KB261325

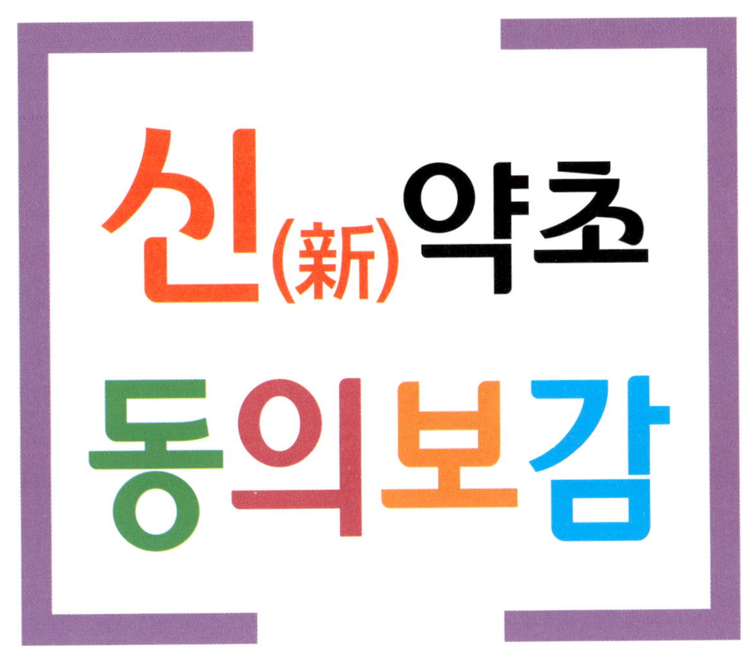
신(新)약초
동의보감

신(新)약초 동의보감

초판인쇄 | 2014년 9월 25일
2쇄발행 | 2016년 4월 15일

지 은 이 | 성환길 · 이용호
펴 낸 이 | 고명흠
펴 낸 곳 | 푸른행복

출판등록 | 2010년 1월 22일 제312-2010-000007호
주 소 | 경기도 고양시 덕양구 통일로 140(동산동)
삼송테크노밸리 B동 329호
전 화 | (02)3216-8401 / FAX (02)3216-8404
E-MAIL | munyei21@hanmail.net
홈페이지 | www.munyei.com

ISBN 979-11-5637-011-6 (13510)

※ 잘못된 책은 바꾸어 드리겠습니다.
※ 이 도서의 국립중앙도서관 출판예정도서목록(CIP)은 서지정보유통지원시스템 홈페이지(http://seoji.nl.go.kr)와 국가자료공동목록시스템(http://www.nl.go.kr/kolisnet)에서 이용하실 수 있습니다.(CIP제어번호: CIP2014024540)

현대인의 체격 · 체중에 준하여 **복용량, 처방 제시**

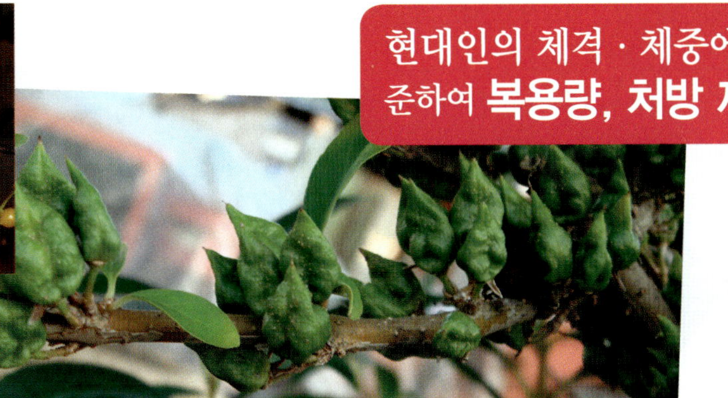

성분 · 이용부위 · 채취 및 가공법 · 약용법과 용량 · 약술 · 약차와 꽃차 · 기능성 특허자료 수록

신(新)약초 동의보감

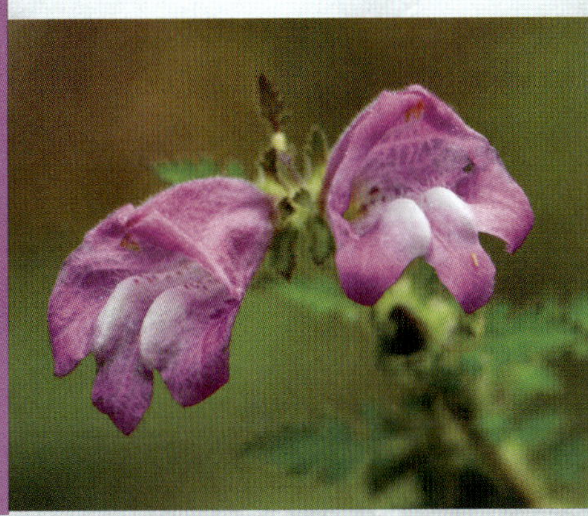

성환길 · 이용호 지음

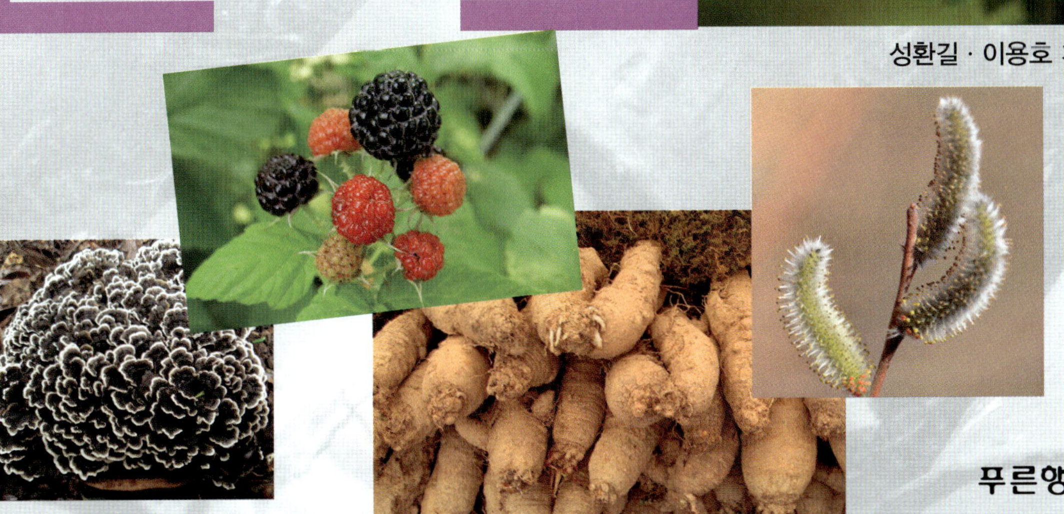

푸른행복

책머리에 〉〉〉

최근 국민 생활수준의 향상, 유기농 농산물과 천연자연물 선호, 건강 유지 및 증진 욕구 등으로 새롭게 각광받고 있는 약초 산업, 그 중에서도 신물질을 이용한 의약품, 기능성식품, 생활용품, 향료 등에서 우리의 약용식물이 널리 이용되고 있는 추세이다.

이런 추세에 따라 『동의보감』을 근간으로 하는 우리나라의 약초 관련 학문은 민족의학으로서 학문적 가치를 인정받음은 물론 기능성 건강 약초로 급부상되면서 현대 의학과 병용하여 활용할 수 있다는 자부심 또한 가질 수 있게 되었다. 이처럼 약용식물에 대한 새로운 인식이 자리 잡으면서, 사람들은 그저 자연에 산재하는 약용식물로만 여기지 않고, 이를 재배하고 활용하는 방법을 전파함으로써 농가의 귀중한 소득원이자, 특화된 미래 산업자원으로서 우리의 약용식물들을 자리매김하고 가치를 새롭게 평가하고 있다.

이 책의 주제는 '약초'이다. 아픈 사람이라면 한 번쯤 관심을 갖게 되는 약초……. 하지만 접하기 어렵고 생활에 적용하기도 쉽지 않은 것이 현실이다. 따라서 이 책에는 약초의 효능을 명확하게 이해할 수 있도록 자세하게 설명하였고, 이를 활용할 수 있는 방법을 제시하였다. 약초에 관한 기본 상식을 다룬 도입부를 제외하고, 본문은 총 4장으로 구성되었다. 1장 항암의 효능이 있는 약용식물, 2장 해독의 효능이 있는 약용식물, 3장 다양한 효능을 가진 약용식물, 4장 특산식물 및 희귀 약용식물, 부록으로 한방 용어해설이 수록되었다.

이 책에 수록된 100종의 약초는 실제 임상에서 가장 활용도가 높은 것들이다. 한의학이나 생약학을 전공한 전문가들이 흔히 사용하는 약초들로서 과학적으로 효과가 입증된 것들이다. 방송에서 특정 약초가 소개되면 '광풍'이 몰아치다가 얼마 가지 않아서 시들해지는 그런 약초가 아니라 수천 년에 걸쳐 효과가 입증된 약초이다. 또한 이 책에 수록된 약초는 대다수가 『동의보감』에 나오는 것으로 현대에 이르러 항암 및 해독의 효과가 알려지면서 세간의 주목을 받고 있는 것들로서 이 책에 나오는 약초와 친구 삼아 살아간다면 건강한 100세 시대를 맞이하리라 생각한다.

이 책은 100종의 식물 각각에 대한 형태학적 특성과 자생지 생육환경을 비롯하여 식물체의 사용부위 및 성분이나 약리학적 특성, 전통 동양의학적 효능과 이용방법 등에 대하여 정리하였다. 그리고 이들 식물체를 이용하기 위하여 적절한 채취시기와 방법, 사용 전에 해야 할 전처리 또는 가공방

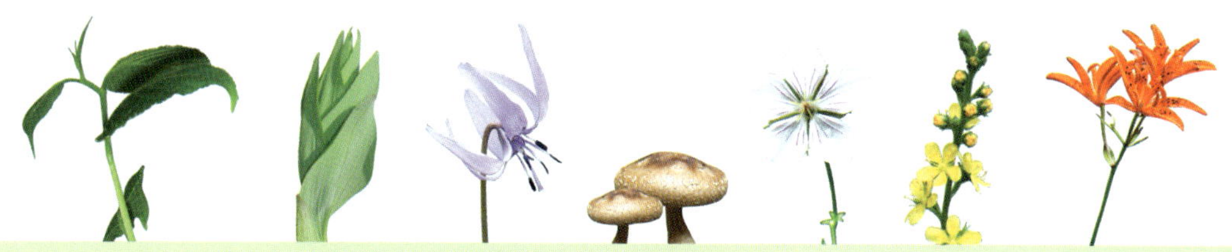

법, 현대인의 체격에 맞춘 적정한 복용량 그리고 개별 약재가 가지는 독성이나 사용상의 주의사항 등을 비교적 상세하게 기술하였다.

특히 생장 과정별 사진, 약재로 가공되거나 식용되는 사진을 상세히 실어 독자들이 약용식물과 약재들에 대하여 시각적으로 이해하고 활용할 수 있도록 하였으며, 각 약초별로 끝부분에는 기능성 특허자료를 수록하여 전통 약용식물이 현대 의학에서 발휘하는 다양한 효능을 확인할 수 있도록 하였다. 아울러 약차와 약술 만들기 등 이용적 측면을 더욱 보강하고, 고전과 현대의 문헌들을 참고하여 그 깊이를 더하였다는 점에서 나름의 의미를 부여할 수 있겠다.

훨씬 나아진 경제적 여력을 바탕으로 현대인들은 '건강'과 '자연 치유'라는 주제에 관심이 높아지면서 주변의 산과 들을 찾아 몸을 단련하는 시간이 많아지고, 자연스럽게 주위에서 발견하는 다양한 약용식물에 관하여 좀 더 알고 싶어 하며, 그 효용성을 생활 속에서 실제로 체험해보고 싶어 한다. 그러나 이런 높은 관심에 비례해서 제대로 된 정보를 주는 책자는 찾기가 어렵다고 하소연하는 경우가 많다.

이 책자는 이러한 일반 독자들의 요구 조건을 충족시키면서, 더 나아가 이 분야의 전문가들과 전공 학생들에게도 요긴한 지침서가 되도록 전통 한의학서와 민간요법이 수록된 옛 문헌들을 방대하게 조사하고 현대적으로 풀어서 상세하게 수록하였다. 또한 현대 의학에 맞춰서 약리학적 검토를 하고 식품가공 및 이용법에 대해서도 많은 부분을 새롭게 보완하였으며, 읽기의 편리성을 위하여 용어를 현대적으로 풀어쓰도록 노력했다. 다만 한의학에서 부득이하게 써야 하는 어려운 한방 용어들은 맨 뒤편에 별도로 실어서 이해를 도왔다.

전통 의약학, 민간요법에서 다뤄진 내용과 그 실물 사진을 최대한 상세하게 실어보자는 당초의 의도를 살리기 위해 나름대로 최선을 다하였으나 아직 부족함을 많이 느낀다. 이 부분은 독자 여러분의 아낌없는 지적과 지도를 바라며, 앞으로 더욱 보완하고 수정하여 완성도를 높일 수 있도록 노력할 것을 약속한다.

지은이 씀

일러두기

이 책은 우리나라에 자생하는 식물 중에서 약초로 이용되는 100종을 선별하여 정리한 것이다. 각 약용식물이 발휘하는 효능과 특성에 따라 총 4개의 장으로 분류함으로써 독자들에게 우리나라 자생 약초에 대한 인식을 새롭게 할 수 있게 하였다. 특히 암 치료 및 해독작용을 하는 약용식물만을 별도로 모은 것은 약초 분류에서 처음이 아닌가 하는 생각도 해본다. 이 책을 이용하는 데에 도움이 되기를 바라는 마음으로 다음 사항들을 미리 일러두기로 남긴다.

1. 매 품목마다 식물명과 함께 학명을 표기하였으며, 이명(異名)과 생약명, 성분, 이용부위, 채취법이나 가공법을 별도로 요약하여 구분을 명확하게 할 수 있도록 하였다.

2. 단위는 ㎝, g, mL로 통일하였다.

3. 약초의 중량은 성인 남녀 40대(남자 70㎏, 여자 55㎏)를 기준으로 맞춰 표시하였다. 왜냐하면 현대 의학에서는 어린이, 성인, 상시복용, 일시복용 등으로 대상과 복용 시간을 구분하며, 복용량에 대해서도 5㎎, 10㎎, 20㎎ 등으로 구분하여 처방하고 있기 때문이다. 또한 이 책에서는 〈동의보감〉 등의 전통 한의학서에서 기준으로 삼은 체중과 체격이 현대인에 비해 훨씬 왜소했던 점을 감안하여 복용량을 10~30% 추가하였다. 현대인의 신체 조건은 옛날 사람들에 비해 월등히 좋아졌고 표준 체중 또한 높아졌다. 이 책에서는 이런 현실을 감안하여 적정량을 제시했으므로 여기에 소개된 양을 기준으로 나이와 몸무게를 따져서 가감하여 사용하면 무리가 없을 것으로 사료된다.

4. 또한 본래 약초가 독성을 지닌 경우가 아니라면 조금 더 추가해서 사용해도 인체에 해가 되는 일이 거의 없고 오히려 득이 되므로 약초의 중량을 늘려 잡았다.

5. 그러나 우리 자생식물 중에는 독성을 가진 것이 의외로 많다. 본서에도 사용방법에

주의사항으로 표기해 놓았듯, 독성을 지닌 식물을 약초로 사용할 때에는 표시된 용량을 반드시 지켜야 하며, 되도록 전문가에게 문의해서 사용할 것을 권한다.

6. 복용할 때 '1컵씩'으로 표시된 부분은 음료수 잔으로 1컵으로서 150mL임을 밝혀둔다. 그리고 '소주잔으로 한 잔'으로 표시된 것은 40~50mL이다.

7. 한 가지 약초는 실제로 여러 가지 병이나 상처에 이용되곤 한다. 그래서 본문에서는 약초의 쓰임새를 최대한 다루었다. 그러나 가장 좋은 효과를 볼 수 있는 것을 맨 앞에 내세웠음을 밝힌다.

8. 사용방법에 있어서 일반적인 방법과 특정 병 또는 상처에 사용하는 방법을 구분하여 해당 약재를 사용하는 데에 편의성을 주고자 했다.

9. 일부 약초에 대해서는 술이나 차, 혹은 음식재료로 사용하는 법을 함께 표시하였다. 이와 같이 표시한 것은 술이나 차, 혹은 음식으로 사용해도 해당 약초의 효능이나 효과가 고스란히 유지된다는 생각 때문이다.

10. 더러 어려운 용어를 사용한 부분이 있을 수 있지만 되도록 어려운 한의학 용어보다는 현대어를 쓰려고 노력했으며, 뒤에 '한방용어해설'을 실어 이해를 도왔다.

11. 끝으로 차 만들기와 술 빚기 등을 곳곳에 팁으로 소개했다. 건강은 건강할 때 지켜야 한다는 말이 있듯, 지금 건강한 이라도 약초를 차나 술로 만들어서 물이나 커피 대신 마신다면 건강을 유지하는 데에 좋으리라는 생각으로 소개하니 몇 가지라도 실제 만들어 마셨으면 하는 마음 간절하다.

차례 〉〉〉

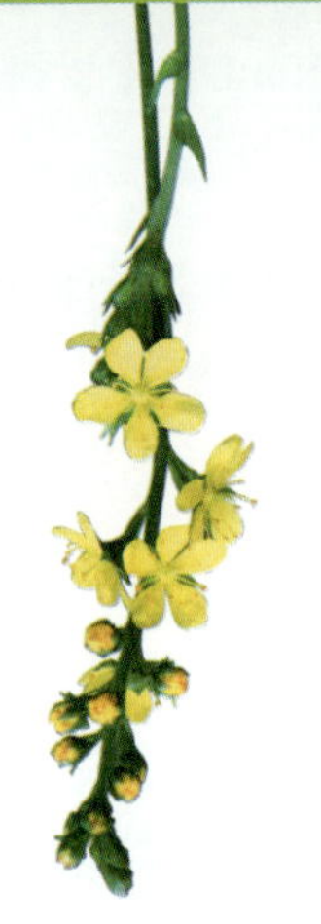

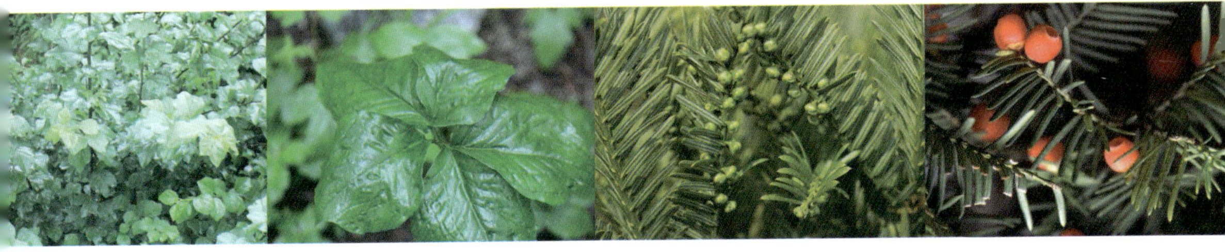

Part 2 해독의 효능이 있는 약용식물 135

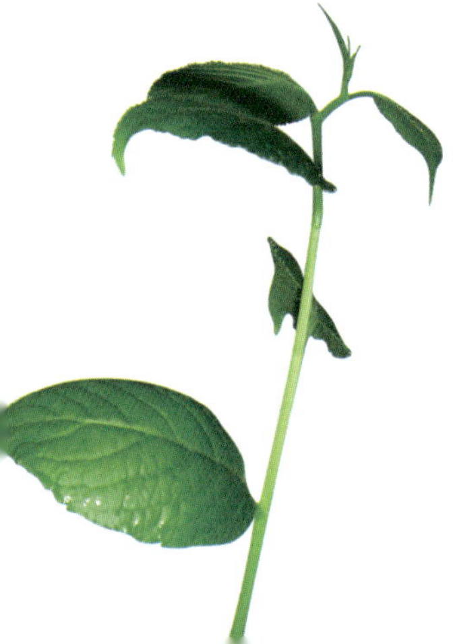

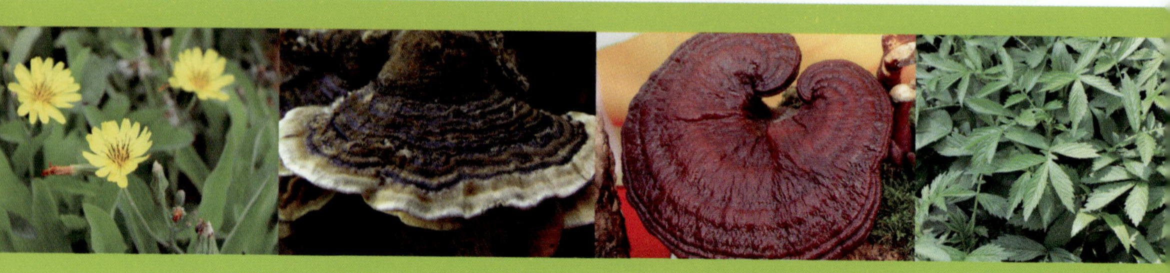

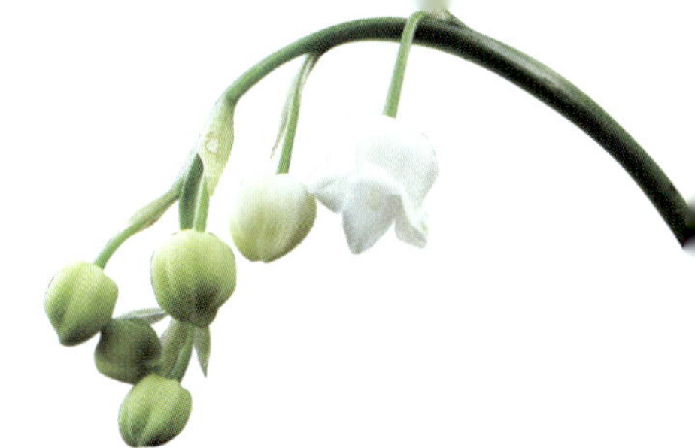

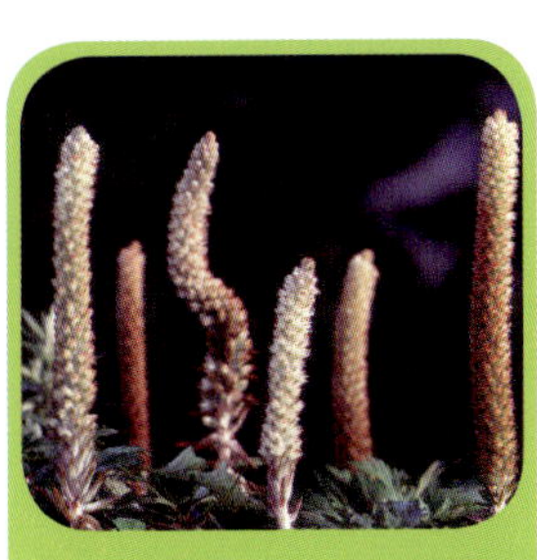

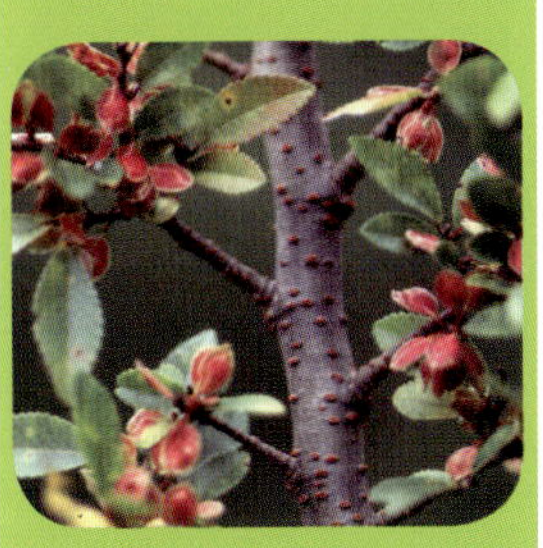

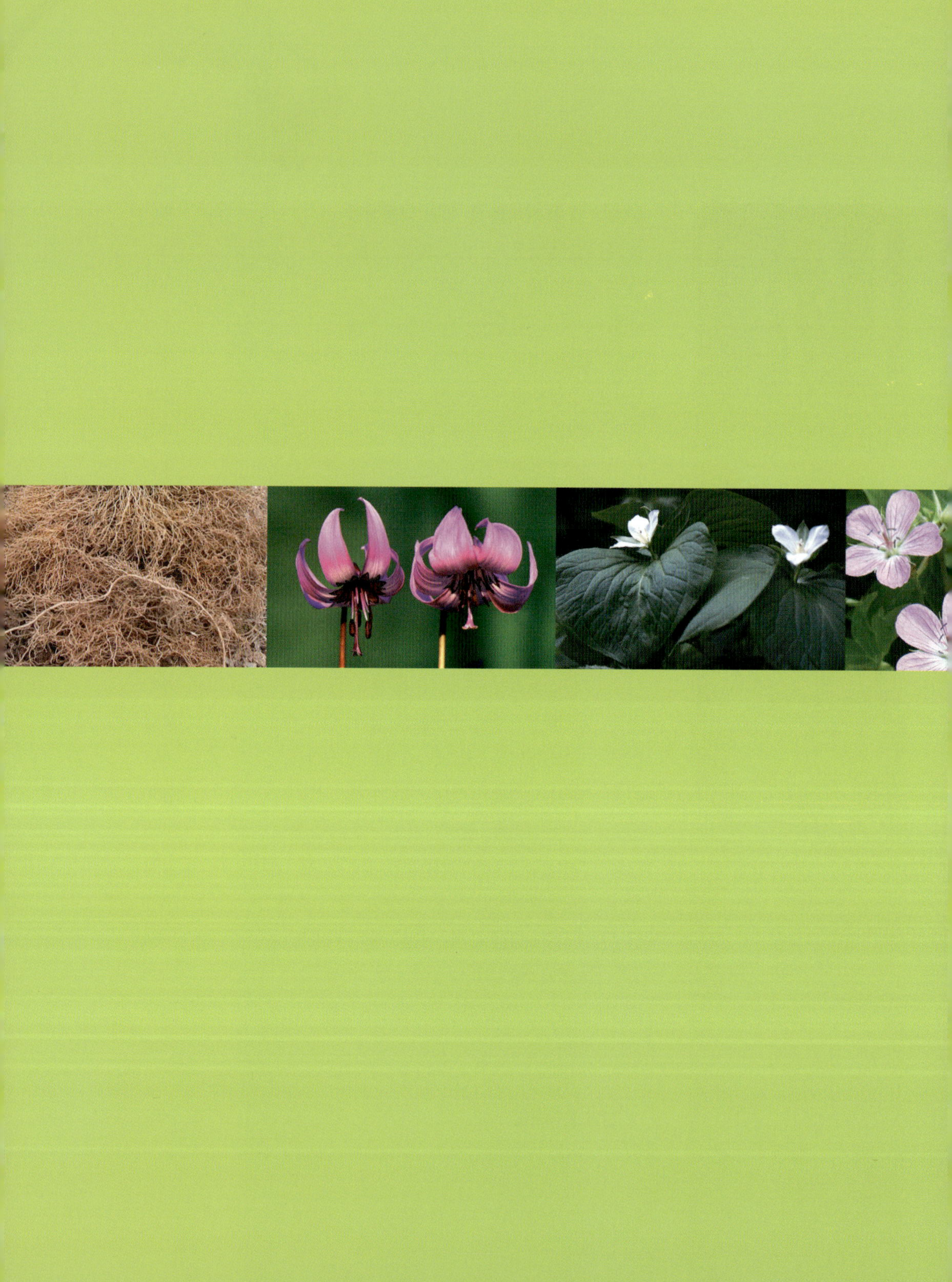

Intro

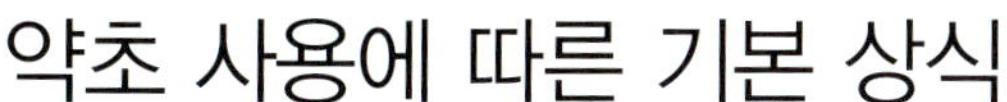

약초 사용에 따른 기본 상식

(약초의 채취 시기 · 복용법 · 금기할 음식)

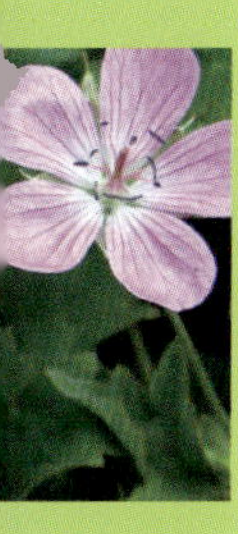

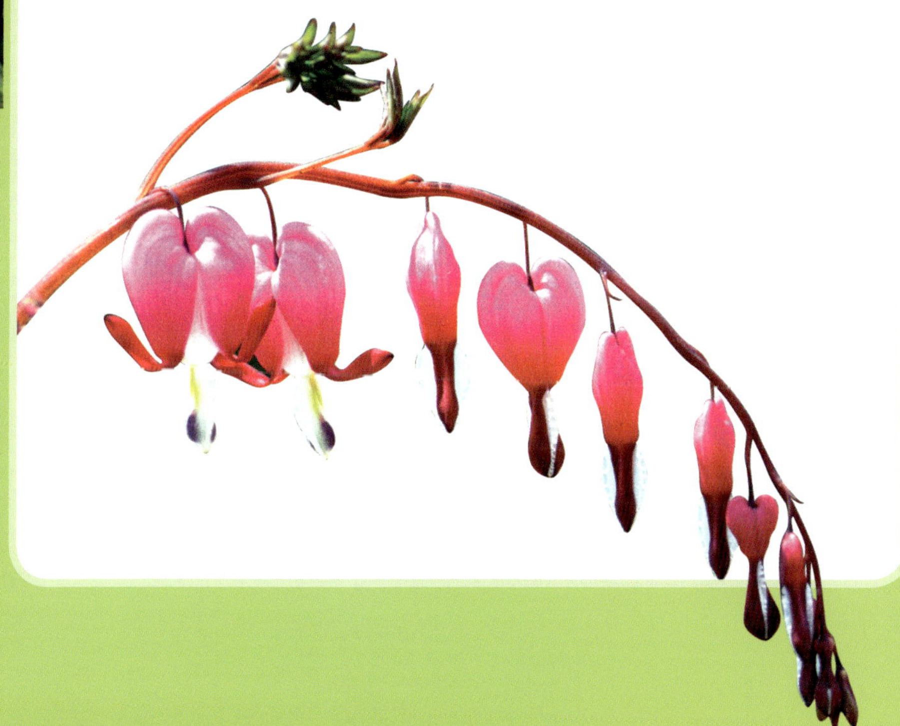

01 약초의 명칭

한의학에서 약초의 명칭을 주로 한(漢)나라의 것을 그대로 사용함으로써 우리나라 고유의 명칭이 차츰 사라져가고 있어 아쉽다. 예를 들어 '너삼'이 '고삼(苦蔘)'으로, '묏미나리'가 '시호(柴胡)'로, '족도리풀'이 '세신(細辛)'으로 불린다. 하지만 세상만사 잃은 것이 있으면 얻은 것도 있을 것이고, 얻은 것이 있으면 잃는 것도 생기는 법이다. 한나라에서 사용했던 약초의 명칭은 약초들을 서로 구분하기 위한 꼬리표가 아니었다. 명칭에는 약초의 맛과 성질, 효능, 산지, 약용 부위 등이 고스란히 담겨 있다. 따라서 이름만 잘 이해해도 약초를 절반 정도 아는 셈이다.

❶ 산지(産地)에 의한 명칭

① **천궁(川芎)** : 천궁을 원래 '궁궁(芎藭)'이라고 했는데, 한자로 쓸 때 획이 너무 많아 쓰기 어려울 뿐만 아니라 중국 사천성(2008년 대지진으로 많은 사람이 목숨을 잃은 바로 쓰촨성이 사천성이다. 면적으로는 중국에서 세 번째로 크며 인구는 중국에서 가장 많다)에서 산출되는 것이 최상품이기 때문에 지금은 사천성의 '川' 자를 넣어 천궁(川芎)이라고 부른다.

② **촉초(蜀椒)** : 촉(蜀)나라, 즉 지금의 중국 사천성에서 생산되었다고 하여 촉초(蜀椒) 또는 천초(川椒)라고 부른다.

③ **감송(甘松)** : 사천의 송주(松州) 지방에서 생산되며, 그 맛이 달아서 감송(甘松)이라고 부른다.

❷ 성질(性質)과 형색(形色)에 의한 명칭

① **황기(黃耆)** : 황기의 색이 노랗고 맛이 달며 성(性)이 화평(和平)하므로 약 중에서 장로(長老)와 유사하다고 해서 붙은 이름이다. 기(耆)는 60~70세가 넘은 어른, 스승, 장로라는 뜻이다.

② **감초(甘草)** : 감초의 맛이 달다는 데서 붙은 이름이다.

③ **우슬(牛膝)** : 우슬의 지상부 마디마디가 소의 무릎과 비슷하게 생겼다고 하여 붙은 이름이다.

④ **세신(細辛)** : 세신의 뿌리가 가늘고 맛이 매워서 붙은 이름이다.

⑤ **산조인(酸棗仁)** : 열매가 대추(大棗)와 유사하면서 맛이 시기 때문에 붙은 이름이다.

⑥ **구기자(枸杞子)** : 가시가 헛개나무(枸)와 비슷하고 줄기는 버드나무(杞)와 비슷하여 두 글자를 합쳐 구기자라고 하였다.

❸ 생태(生態)에 의한 명칭

① **하고초(夏枯草)** : 하고초는 절기로 하지(夏至) 이후가 되면 꽃이 말라버리기 때문에 붙은 이름이다.

② **차전자(車前子)** : 차전자는 길가의 우마차 수레바퀴 자국 사이에서 자생하기 때문에 붙은 이름이다.

③ **인동(忍冬)** : 인동은 겨울에 잎이 얼면서도 시들지 않기 때문에 붙은 이름이다.

❹ 효능에 의한 명칭

① **방풍(防風)** : 방풍은 풍사(風邪)를 나스리고 중풍의 예방 등에 효과가 있다는 데서 붙은 이름이다.

② **원지(遠志)** : 원지를 복용하면 익지(益智), 강지(强志)의 효과가 있다는 데서 붙은 이름이다.

③ **위령선(威靈仙)** : 효능이 강하고(威) 신선과 같이 영험(靈仙)하다는 뜻을 지니고 있다.

❺ 전설(傳說)과 고사(故事)에 의한 명칭

① **음양곽(淫羊藿)** : 음양곽은 장양작용(壯陽作用)이 있어 양(羊)이 이 약초를 먹은 후에

음욕(淫慾)을 일으키며, 하루에 백 번의 교합(交合)이 가능하다는 데서 붙은 이름이다.

② **두충(杜冲)** : 두충은 고대에 두중(杜仲)이라는 사람이 이 약초를 복용함으로써 득도(得道)하였다는 데서 그 사람의 이름을 따서 붙인 이름이다. 원래는 두중(杜仲)이나 일반적으로 두충(杜冲)으로 부르고 있다.

③ **사상자(蛇床子)** : 사상자는 뱀이 이 약초 밑에서 살기를 좋아했다는 데서 붙은 이름이다.

❻ 약용 부위에 의한 명칭

① **꽃을 사용하는 약초** : 괴화(槐花), 갈화(葛花), 홍화(紅花)

② **씨앗을 사용하는 약초** : 치자(梔子), 오미자(五味子), 소자(蘇子), 창이자(蒼耳子), 토사자(菟絲子)

③ **잎을 사용하는 약초** : 소엽(蘇葉), 측백엽(側柏葉), 애엽(艾葉), 상엽(桑葉)

④ **뿌리를 사용하는 약초** : 갈근(葛根), 삼칠근(三七根), 노근(蘆根)

⑤ **껍질을 사용하는 약초** : 진피(陳皮), 계피(桂皮), 오가피(五加皮), 백선피(白鮮皮)

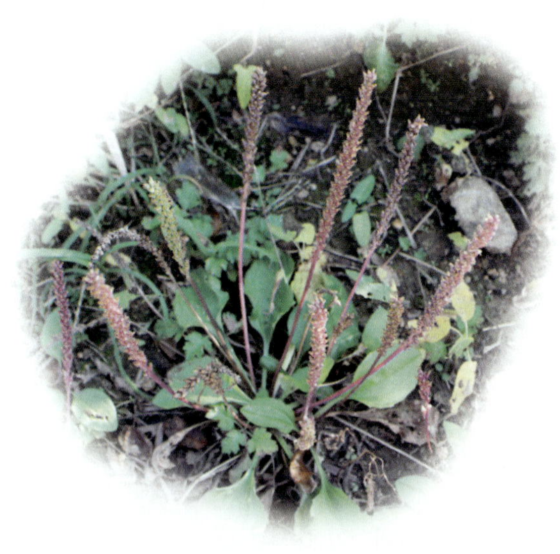

02
약초의 채취 시기

약초의 채취 시기는 약효에 영향을 주기 때문에 매우 중요하다. 시기가 너무 이르거나 너무 늦으면 약의 효과를 기대할 수 없고, 도리어 역작용이 생길 수도 있다. 다음은 채취 시기에 대한 『동의보감』의 설명이다.

"무릇 약초를 채취하는 시기를 흔히 음력 2월과 8월로 잡는 것은 이른 봄에는 물이 올라 싹트기 시작하나 아직 가지와 잎으로는 퍼지지 않아서 뿌리에 있는 약 기운이 아주 진하기 때문이고, 가을에는 가지와 잎이 마르고 진액(津液)이 아래로 내려오기 때문이라고 한다. 그러나 지금까지의 실제 경험에 비추어보자면, 봄에는 차라리 일찍 캐는 것이 좋고, 가을에는 차라리 늦게 캐는 것이 좋으며 꽃, 열매, 줄기, 잎은 각각 그것이 성숙되는 시기에 따는 것이 좋다. 또한 절기가 일찍 오고 늦게 오는 때가 있으므로 반드시 글에 적힌 대로 음력 2월이나 8월에 채취할 필요는 없는 것이다."

약(藥)이라는 말에는 '즐기다(樂)'와 '풀(草)'이라는 뜻이 담겨 있다. 병을 낫게 하여 사람을 즐겁게 해주는 풀. 그렇다! 태초부터 자연은 사람의 행복을 위해 존재했다. 자연은 곡식으로 배를, 꽃으로 눈을, 향기로 코를, 부드러운 바람으로 살결을 즐겁게 한다. 그리고 자연은 우매한 사람의 욕심의 결과인 질병을 치료하기 위해 초근목피(草根木皮)를 준비하였다.

'약(藥)'이라는 말을 세부적으로 분석해보면 약초를 언제 채취해야 좋은지 알 수 있다.

艸 + 幺 + 白 + 木

'幺(요)'는 어리다는 뜻이고, '白(백)'은 선명하다는 뜻이다. 어리고 선명하다는 것은 식물이 지니고 있는 힘이 최고점을 향해 발현되고 있다는 뜻이다. 과일이나 채소를 고를 때 빛깔이 좋은 것을 선택하는 것처럼 약으로 사용하기 위해서는 해당 식물의 약성(藥性)이 최대로 발현되어야 한다. 이는 약초를 채취할 때 가장 중요하게 적용되는 원칙이다. 잎을 사용하는 약초는 잎이 완전히 성숙하기 전에 채취해야 한다. 나무껍질을 사용하는 오가피나 두충 같은 약초는 봄에 진액(津液)이 막 올라오고 있을 때가 좋다. 씨앗이나 뿌리도 마찬가지이다. 자연 속에서 그들이 지녀야 할 성질이 가장 잘 발현될 때 약으로 사용된다. '초(草)'라는 말을 분석하면 의미가 더욱 명확해진다.

艸 + 早

'早(조)'는 어리다, 젊다는 뜻으로, 풀(草)이라는 말 자체에 어리다는 의미가 담겨 있다. 생기발랄하고 여물지 않은 상태, 성숙을 위해 분투하는 모습이 그려진다. 약초는 식물이 지니고 있는 성질이 최고점을 향해 발현될 때 최대의 효과를 나타낸다.

자, 이제 식물 부위별로 언제 채취하는 것이 좋은지 살펴보자.

❶ 나무의 껍질을 사용하는 약초

나무의 껍질을 사용하는 약초는 언제 채취해야 할까? 약의 기운이 최고로 올라와 있을 때는 언제일까를 생각하면 된다. 봄 햇살에 마음이 동(動)한 식물이 땅을 뚫고 올라온다. 앙상했던 가지에 싹이 트고 뿌리는 문어발보다 강한 흡입력으로 지기(地氣)를 끌어당긴다. 이내 나무의 몸통과 가지에 물이 오르기 시작한다. 이렇게 한창 물이 올랐을 때 껍질을 취해야 한다. 잎이 손바닥보다 넓어지는 한여름이 되면 약의 기운은 잎으로 향하게 되고, 껍질에는 약의 성질이 희미해진다. 낙엽이 지는 가을에도 마찬가지이다. 약의 기운이 뿌리로 향하면 껍질은 알거지가 된다. 이때 채취한 껍질에는 약효가 많지 않다. 결국 껍질을 사용하는 약초는 종류에 따라 다르지만 5~7월경, 또는 발아 및 개화 후에 채취해야 약효가 좋고 껍질이 잘 벗겨진다.

예 두충, 오가피, 해동피(엄나무)

❷ 잎을 사용하는 약초

식물의 잎을 사용하는 약초는 언제 채취해야 할까? 마찬가지로 약의 기운이 잎에 충만해졌을 때 채취해야 한다. 녹차 잎을 따느라 바쁜 여인의 손길에서 답을 찾을 수 있다. 그렇다. 완전히 성숙하기 전에 따야 한다. 꽃을 피우는 식물이라면 꽃이 막 피기 시작할 무렵, 늦어도 꽃이 활짝 피었을 때 잎을 채취해야 한다.

예 소엽(차즈기 잎), 상엽(뽕나무 잎)

❸ 꽃을 사용하는 약초

목련 꽃이 약초로 사용된다는 것을 아는가? 목련 꽃은 비염과 축농증에 효과적인 약초이다. 그런데 이것을 채취하는 시기는 꽃이라고 보기 어려울 때이다. 세상에 자신의 존재를 알리기 전, 꽃봉오리가 망울망울 매달려 있을 때 채취한다. 꽃을 사용하는 모든 약초가 그런 것은 아니지만, 꽃이 완전히 피지 않았거나 반쯤 피었을 때 채취해야 한다. 만약 꽃이 활짝 피어 채취 시기가 늦어진다면 약의 기운은 이미 씨앗을 만드는 데로 이동하게 된다.

예 금은화(인동 꽃), 신이(목련 꽃), 홍화, 갈화(칡꽃), 감국(국화)

❹ 식물 전체를 사용하는 약초

식물 전체를 약초로 사용하는 경우가 있다. 무의 뿌리와 잎을 모두 먹는 것처럼 말이다. 식물 전체를 사용하는 약초 또한 약의 기운이 최고점에 달했을 때 채취해야 한다. 사람으로 따지면 청소년기에 채취해야 효과가 좋다. 따라서 봄이나 초여름이 적기이다. 만약 꽃이 피는 식물이라면 꽃이 필 무렵, 늦어도 꽃이 만개했을 때 채취하는 것이 좋다.

예 인진쑥, 곽향(배초향), 익모초, 하고초

❺ 씨앗을 사용하는 약초

씨앗을 사용하는 약초는 대체로 약초의 이름이 자(子), 인(仁)으로 끝난다. 씨앗을 사용하는 약초는 씨앗이 완전히 성숙했을 때 채취하는 것이 일반적이다. 그래야 약의 기운이 온전히 씨앗으로 이동되기 때문이다. 하지만 복분자는 예외이다. 복분자는 신맛이 주요한 약성을 나타내기 때문에 익지 않았을 때 채취해야 한다.

예 구기자, 대추, 산수유, 산사, 오미자, 산조인

❻ 뿌리를 사용하는 약초

뿌리를 약초로 사용하는 것들이 매우 많다. 인삼, 황기, 감초, 백하수오 등 우리가 보약이라고 생각하는 약초는 대체로 뿌리를 사용한다. 그렇다면 약의 기운이 뿌리로 내려가는 시기는 언제일까? 가을이 되어 낙엽이 지고 식물의 에너지가 뿌리로 내려가 다음 해를 기약할 때이다. 아니면 이른 봄 싹이 트면서 가지와 잎으로 물이 오르기 전이다. 따라서 뿌리를 사용하는 약초는 가을 이후, 또는 초봄에 채취해야 한다.

예 사삼(잔대), 길경(도라지), 백하수오, 천궁, 백지, 강활

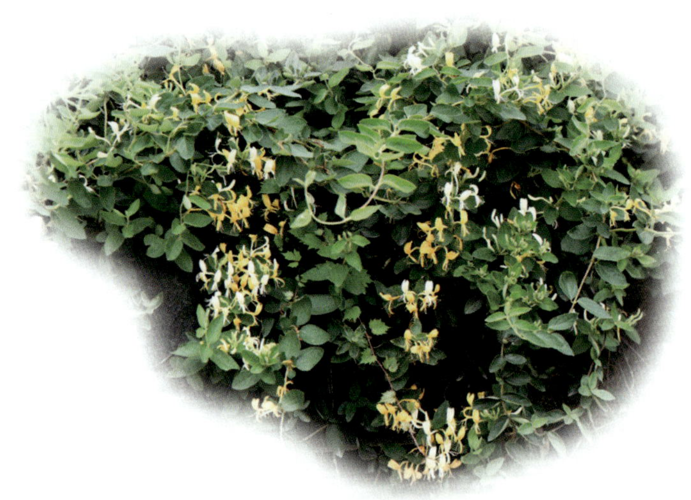

03 약초를 말리는 방법

대부분의 약초는 채취한 후에 바로 말려야 한다. 그 이유는 저장과 유통의 편리를 위해서이다. 채취한 약초를 바로 섭취한다면 건조할 필요가 없겠지만 계절과 지역에 따라 나오는 약초가 다르기 때문에 말려서 오랫동안 보관해야 할 필요성이 생긴다. 다음은 약초의 건조에 대한 『동의보감』의 설명이다.

“폭건(暴乾)은 햇볕에 쪼여 말리는 것이고, 음건(陰乾)은 볕에 노출시키지 않고 그늘에서 말리는 것을 말한다. 그런데 지금 내가 보기에는 약초를 채취하여 그늘에 말리면 나빠지는 경우가 많다. 녹용(鹿茸)의 경우만 하더라도 비록 그늘에 말려야 한다고 하지만, 그럴 경우 모두 썩어서 훼손되므로 오히려 불에 말리는 것이 쉽게 마르고 약의 품질도 좋다. 풀이나 나무의 뿌리와 싹도 그늘에서 말리면 다 나빠진다. 음력 9월 이전에 채취한 것은 다 햇볕에 말리는 것이 좋고, 음력 10월 이후에 채취한 것은 모두 그늘에서 말리는 것이 좋다.”

『동의보감』의 설명대로 음력 9월 이전에 채취한 것은 상할 우려가 있기 때문에 햇볕이나 불에 신속하게 말려야 한다. 반면 음력 10월 이후에 채취한 것은 계절적으로 상할 가능성이 낮기 때문에 그늘에서 말려도 좋다.

약초를 건조시키는 또 하나의 원칙은 다음과 같다. 꽃을 사용하는 약초, 잎을 사용하는 약초, 식물 전체를 사용하는 약초, 휘발성 물질을 많이 함유하고 있는 약초는 20℃ 이하에서 말리는 것이 좋다. 반면 뿌리를 사용하는 약초, 나무의 껍질을 사용하는 약초는 20~60℃의 온도에서 말리는 것이 좋다.

뿌리를 사용하는 약초의 경우 겉껍질을 벗기지 않고 말리는 것이 좋다. 겉껍질을 벗기지 않으면 잘 마르지 않기 때문에 약초를 재배하는 사람들 입장에서는 어려움이 있을 것이다. 하지만 과일의 껍질에 식물성 약성분(phytochemical)이 많은 것처럼, 약초의 겉껍질에 약성분이 더 많다. 예를 들어 인삼은 고려시대 개성 지방에서 약성은 약하지만 곱게 보이려는 상업적인 부분 때문에 겉껍질을 벗겨 유통시켰다고 하는데, 인삼의 겉껍질에 사포닌이 더 많기 때문에 벗기지 않고 사용하는 것이 효과적이다.

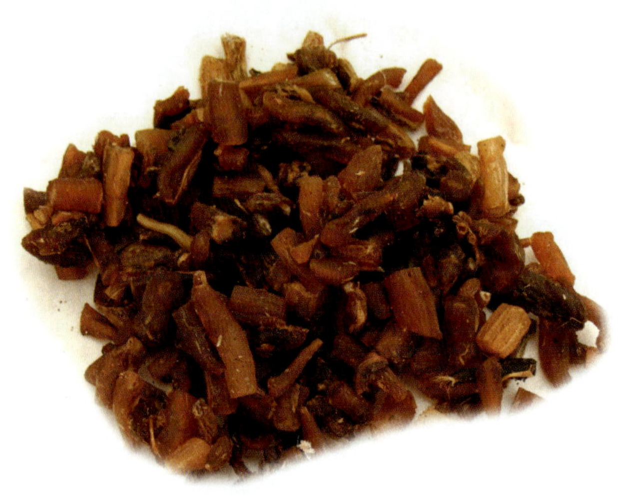

04
약초의 저장법

여름철에는 약초가 상해서 사용하지 못하는 경우가 많기 때문에 보관에 주의를 기울여야 한다. 약초를 대량으로 저장하는 곳에서는 방충제를 사용하지만, 가정집에서 소량으로 보관할 때는 햇볕이 잘 들고 통풍이 잘 되는 곳에 보관하거나 냉장 또는 냉동 보관하는 것이 좋다. 만약 잘 사용하지 않는 약초를 오랫동안 보관해야 한다면 자주 살펴서 변질을 막아야 한다. 다음은 충해(蟲害)가 심한 약초이므로 여름철에 특히 보관에 신경을 써야 한다.

> "당귀, 천문동, 사삼, 독활, 백지, 길경, 방풍, 포황, 홍화, 대추, 의이인, 연자육, 검인, 산조인, 구기자, 모과, 오미자, 산수유, 택사, 고본, 도인, 행인, 이 외에 씨앗을 사용하는 약초는 충해가 심하므로 주의해야 한다."

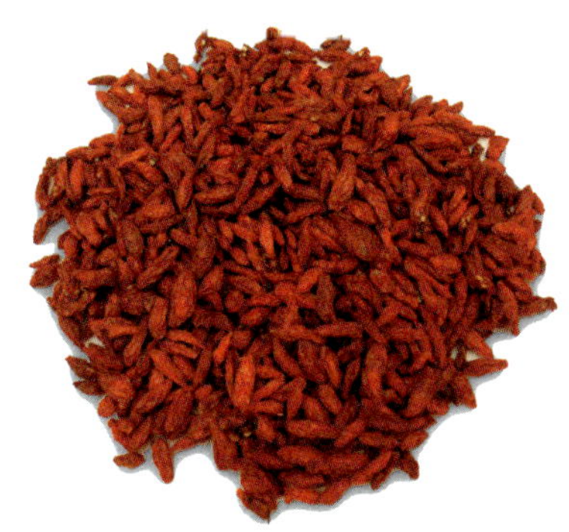

05 약초의 복용법

약초를 복용하는 방법은 질병의 종류와 경중(輕重), 나이에 따라 달라질 수 있다. 전통적으로 약초를 달여서 탕(湯)으로 복용하는 방법이 있고, 분말하여 가루(散)나 환(丸)을 만들어 복용하는 방법이 있다. 하지만 시대가 변하면서 약초를 응용하는 분야가 많아졌고, 일반인들도 개인의 기호에 따라 복용하는 방법을 달리하고 있다. 특히 최근에 효소 열풍이 대단한데, 약초를 담가 발효시키는 것에 대하여 연구자들 간에도 의견이 분분하므로 여기에서는 다루지 않는다.

❶ 달여서 먹는 방법

- 달일 때는 깨끗한 물을 사용해야 하며 단맛이 나는 물이 좋다.
- 물의 양은 최소한 약초가 잠기는 정도가 되어야 하며, 모두 달인 후에도 약초가 물 위로 드러나서는 안 된다. 『동의보감』에서도 '적당히 짐작하여 붓는다'는 식으로 모호하게 표현하였는데, 이는 약을 복용하는 사람에 따라 다를 수 있기 때문이다. 아이는 많은 양의 탕약을 먹지 못하기 때문에 약초가 잠길 정도로 최소한의 물을 붓는 것이 좋을 것이고, 성인은 1회에 1컵(120mL) 정도의 탕약이 나올 정도로 물을 조절하면 된다. 예를 들어 200g의 약초를 달여 성인이 하루에 3번 복용해야 한다고 가정하여 계산하면 다음과 같다.

> 200(약초 무게) + 200(약초에 흡수되는 물의 양) + 1,000(증발되는 물의 양) + 360(3회 복용량)
> ➡ 이렇게 하면 총 1,760이 나온다. 즉 약초 200g을 달일 때 필요한 물의 양은 1,760mL이다.

- 약초를 달일 때는 강한 불을 사용하지 않는다. 『동의보감』의 표현을 빌리자면 '뭉근한 불'로 달여야 한다고 하였다.
- 달일 때 쓰는 용기는 사기그릇이나 유리그릇을 사용한다. 참고로 『동의보감』에서는 은이나 돌그릇을 사용하라고 하였다.
- 달이는 시간은 약초에 따라 차이가 있다. 땀을 나게 하는 약(감기약)이나 변비에 사용하는 약은 30~60분을 달인다. 그 외의 치료약은 1~2시간을 달이고, 보약은 2~3시간을 달인다.

❷ 가루나 환을 만들어 먹는 방법

- 약초를 분말하여 가루나 환을 만들면 휴대가 간편하고 쓴맛을 싫어하는 사람도 먹을 수 있다. 또한 물로 달일 때 완전히 추출되지 않는 성분, 높은 온도에 파괴되는 성분, 그리고 섬유질까지 모두 취하는 장점이 있다.
- 환의 크기에 대하여 『동의보감』은 다음과 같이 설명한다. '환의 크기는 질병의 위치에 따라 달라진다. 허리나 무릎, 자궁, 신장 등에 생긴 병을 치료하려면 환을 크게 만들어서 사용한다. 반면 위장이나 가슴의 병을 치료할 때는 그보다 작게 만들고, 머리와 두면부의 질환을 치료할 때는 극히 작게 만들어야 한다.' 이러한 구분이 하나의 기준이 될 수는 있지만 모든 경우에 해당되는 것은 아니다.
- 보통 환의 크기는 우황청심환처럼 4g 정도의 크기로 만드는 것도 있고, 녹두(綠豆) 크기로 만들어 한 번에 50~100개씩 먹기도 한다.
- 가루나 환의 1회 복용량은 4~10g이 일반적이지만, 병세가 급박하면 늘리고 그렇지 않으면 줄이도록 한다.

❸ 꿀에 재는 방법

신선한 약초의 즙을 꿀에 섞거나 건조된 약초를 곱게 분말하여 꿀에 섞어서 먹으면 맛도 좋고 장기간 보관하면서 복용할 수 있다. 특히 위장이 약하고 기력이 없는 사람에게 적합한 방법이다.

❹ 차로 먹는 방법

무게가 가벼운 잎이나 꽃을 사용하는 약초는 차로 달여 마시면 좋다. 특히 향기를 지닌 약초를 오래 달이면 약효가 줄어들기 때문에 차로 복용하는 것이 좋다. 가볍고 향기를 지닌 약초는 인체의 상부(上部)에 그 효능을 나타내는 경우가 많아서 이들 약초를 차로 복용하면 두통이나 어지럼증, 안구충혈, 여드름 등에 효과를 얻을 수 있다.

❺ 음식으로 먹는 방법

약초를 음식으로 먹으려면 맛이 중요한 요소로 작용한다. 쓴맛이 강한 약초를 음식으로 사용하는 것은 무리이다. 다행히 음식으로 사용하는 약초는 대부분 몸을 보하는 약초이고, 이들의 맛은 담담하거나 단맛이 주류이다. 『동의보감』을 보면 왕세자들에게 처방되었던 연자죽, 세종대왕이 즐겨 먹었던 떡으로 전해지는 구선왕도고가 나온다. 연자죽은 만성화병에 좋은 음식이고, 구선왕도고는 소화력이 약하고 기력이 없는 사람에게 좋은 음식이다. 이 외에도 책에 다양한 음식이 소개되어 있으므로 참고하기 바란다.

❻ 술에 담가서 먹는 방법

술은 기혈(氣血)의 순환을 촉진하여 약의 효능을 온몸에 퍼뜨리는 작용을 하므로 치료 효과를 높이는 데 도움이 되기도 한다. 하지만 필자는 약초를 술에 담가 먹는 방법을 추천하지는 않는다. 이유는 적절하게 복용하는 사람보다 과음하는 사람이 더 많기 때문이다. 혹을 떼기 위해 마신 약술이 혹을 붙이는 꼴이 될 수도 있다. 다음은 약술에 대한 『동의보감』의 설명이다.

“약술을 담글 때는 약을 모두 얇게 썰어 비단 주머니에 넣고 술을 부어 밀봉한 후 봄에는 5일, 여름에는 3일, 가을에는 7일, 겨울에는 10일을 두었다가 진하게 우러나면 걸러낸다. 맑은 것은 복용하고, 찌꺼기는 햇볕에 바짝 말려 거칠게 분말하여 다시 술에 담가 마신다. 보통 한 병의 술에 거칠게 분말한 약초 120g을 담근다.”

06 약초의 복용량

약초는 천연물이고 부작용이 강하게 나타나지 않기 때문에 복용량의 폭이 넓은 편이다. 복용의 최대량과 최소량에 표준이 있는 것은 아니며, 다음에 설명되는 조건들을 참고하면서 복용량을 결정해야 한다.

❶ 약초의 맛과 성질에 따라 결정

약초의 복용량을 결정하는 데 가장 큰 영향을 주는 요소는 맛과 성질이다. 맛과 성질이 강하지 않고 무독성인 약초는 처음부터 많이 먹어도 큰 해가 없다. 예를 들어 인삼이나 황기는 맛과 성질이 한쪽으로 치우치지 않기 때문에 많은 양을 복용해도 큰 해는 없다. 반면 맛과 성질이 강하고 독성이 있는 약초의 복용량은 소량으로 시작하여 반응을 보면서 증가시켜야 한다. 예를 들어 부자(附子)는 열(熱)이 아주 많은 약초이기 때문에 처음부터 많은 양을 사용해서는 안 된다. 또한 씨앗이나 뿌리처럼 질량이 높은 약초는 비교적 많은 양을 복용해야 하며, 꽃이나 잎처럼 질량이 낮은 약초는 적은 양을 복용해야 한다.

❷ 함께 사용하는 약초에 따라 결정

단일 약초를 복용할 경우에는 많은 양을 사용하지만, 다른 약초와 함께 사용할 때는 양을 줄이는 것이 보통이다. 단, 해당 약초가 주된 약초라면 많은 양을 사용해야 하고, 보조적인 약초라면 적게 사용해야 한다. 예를 들어 기운이 없고 소화가 안 되는 증상에 인삼과 백출을 사용할 경우, 기력을 높이는 것이 목적이라면 인삼의 양이 많아야 하고, 소화를 잘 되게 하는 것이 목표라면 백출의 양이 많아야 한다.

❸ 질병에 따라 결정

약초의 복용량은 질병의 성질과 상태에 따라 다르다. 병세가 심하지 않거나 만성질환이라면 복용량을 적게 유지해야 하며, 병세가 중하고 급성질환일 경우에는 복용량을 증가시켜야 한다.

❹ 체질에 따라 결정

체질이 강한 사람은 약한 사람보다 복용량이 많아도 되지만, 노인이나 소아의 복용량은 장년(壯年)보다 적어야 한다. 또한 여성의 복용량은 남성보다 적어야 한다. 노인과 소아, 여성은 간의 대사력이 다소 떨어지기 때문이다. 우리나라 사람들은 농축액을 좋아하는 편이라서 약초를 진하게 먹는 것이 무조건 좋다고 생각하지만, 간이 대사할 수 있는 양을 벗어나면 분명 해가 된다.

❺ 계절과 지역에 따라 결정

인삼처럼 성질이 따뜻한 약초는 여름에 적게 사용하고, 겨울에 많이 사용해야 한다. 반대로 황련처럼 성질이 매우 차가운 약초는 여름에 많이 사용하고, 겨울에 적게 사용해야 한다. 또한 해남이나 진도처럼 겨울에도 비교적 따뜻한 지역에 사는 사람들에게는 차가운 약초의 양을 조금 증가시켜도 되지만, 강원도에 사는 사람에게 차가운 약초를 많이 복용시키는 것은 좋지 않다. 마찬가지로 강이나 바다 근처에 사는 사람들에게 습기(濕氣)를 제거하는 약초를 많이 사용하면 보약의 효과를 얻을 수 있지만, 건조한 지역 사람들에게는 독이 될 수 있다.

07 약의 복용 시간

두통이나 요통, 견비통, 피부질환처럼 치료제를 사용해야 할 때는 식후 40분쯤에 복용하는 것이 좋고, 보약인 경우에는 식사 1시간 이후 약간의 공복이 되었을 때 복용하는 것이 좋다. 식후에 바로 약을 복용하면 소화에 부담을 줄 수 있기 때문이다. 단, 강력하게 치료에 도움이 되어야겠고 빠른 효과를 내야 할 경우에는 식전에 복용하는 것이 좋다. 그러나 반드시 죽과 같은 부드러운 음식을 약간 섭취한 후 안정을 취한 상태에서 복용해야 한다.

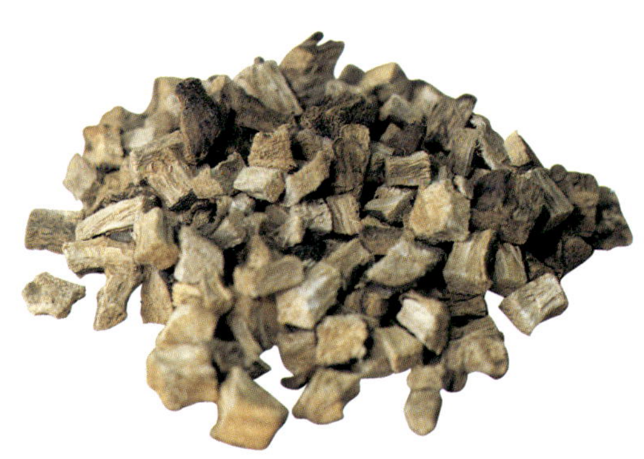

08 약초를 먹을 때 금기할 음식

어떤 음식은 약초의 효능을 떨어뜨리기 때문에 약을 복용할 때는 섭취를 하지 않거나 대폭 줄일 필요가 있다. 또한 따로 설명하지는 않았으나 과식(過食)과 야식(夜食)은 절대 금해야 한다. 과식과 야식을 하면 위장이 쉬지 못하고 간도 과로를 해야 한다. 이런 상태에서 약이 들어가면 간은 혹사를 당하고, 몸 상태는 더욱 나빠진다. 병을 치료하기 위해서 약을 먹는 것인데, 도리어 병을 키울 수도 있으므로 주의해야 한다.

❶ 기름진 음식

고서(古書)에 약을 먹을 때는 돼지고기, 개고기, 고깃국, 생선회, 비늘 없는 생선 등을 먹지 말아야 한다는 말이 자주 나온다. 이는 돼지고기가 약효를 떨어뜨리기 때문이라고 하였는데, 구체적인 이유는 '미끄럽거나 막히게 하는 것을 먹지 말아야 한다'는 구절에서 찾을 수 있다. 미끄럽다는 말은 기름진 음식이라는 뜻이고, 생선으로 치면 비늘이 없는 생선에 해당한다. 이러한 음식은 '막히게 하는 성질'이 있기 때문에 약효를 떨어뜨린다는 설명이다.

기름진 음식에 대한 경고는 약을 복용하는 사람에게만 해당하는 것이 아니었다. 『동의보감』에 다음과 같은 구절이 있다. '소단(消癉, 당뇨병), 쓰러지는 병, 반신불수(중풍), 다리에 힘이 빠지는 병, 기가 가득 차서 숨이 위로 치받는 병은 살찌고 귀한 사람이 달고 기름진 음식을 먹어서 생긴 병이다.' '비늘 없는 고기와 여러 가지 짐승의 고기는 먹지 말아야 한다. 저절로 죽은 짐승의 고기를 먹으면 명(命)을 재촉하는 경우가 많다.' 허준이 이 책을 집필했던 당시 고기는 지금처럼 사육한 것이 아니었고 항생제에 오염된 것도 아니었을 텐데 먹지 말아야 한다고 강조하였다. 사육한 것이 아니더라도 본래 고기의 성질이 몸을 이롭게 하기보다 해롭게 한다는 것을 경험적으로 알았기 때문이다.

❷ 생채소

약초를 복용할 때 생채소를 먹지 않아야 하는 것은 몸이 냉한 사람에게 해당한다. 『동의보감』에 다음과 같은 구절이 있다. '채소의 성질은 아주 차다. 채소나 오이는 기(氣)를 다스리기도 하지만 귀나 눈을 어둡게 하기도 한다. 이러한 것들을 1년 내내 많이 먹으면 안 된다. 노인은 더욱 금해야 한다.'

채소는 열을 내는 데 필요한 당분의 비율이 낮기 때문에 차가운 성질을 지닌 음식이다. 따라서 몸이 찬 사람이 많이 먹으면 몸을 더 차게 만들고, 눈과 귀를 어둡게 할 수 있다. 『동의보감』에 열이 많은 약초인 세신을 복용할 때 생채(生菜)를 먹지 말라는 설명이 나오는데, 이는 생채소가 보약이나 몸을 따뜻하게 하는 약초의 효과를 떨어뜨릴 수 있기 때문이다.

❸ 매운 음식

매운맛은 막힌 것을 뚫어주고 열을 내며 땀을 배출시키는 순작용을 한다. 하지만 너무 많이 먹으면 기(氣)를 소모시키는 역작용이 나타나기 때문에 약을 먹을 때는 섭취량을 줄이는 것이 좋다. 특히 보약을 먹을 때는 더욱 주의해야 하는데, 『동의보감』에서는 숙지황이 든 약을 복용할 때 파와 마늘을 먹지 말라는 조언을 하고 있다.

❹ 식초

신맛은 수렴(收斂)시키는 효능이 좋아서 물질을 몸 밖으로 나가지 못하게 한다. 소변을 자주 보는 증상, 설사, 유정(遺精), 대하증(帶下症) 등이 있을 때 신맛이 나는 약초를 사용하는 원리도 이와 같다. 하지만 반대로 몸 밖으로 내보내야 할 상황에서는 신맛이 약효를 떨어뜨리는 역할을 하므로 주의해야 한다. 『동의보감』에서 복령(茯苓)을 복용할 때 식초를 먹지 말라고 한 것은 복령이 이뇨제이기 때문이다. 소변을 잘 나가게 하는 약초를 복용하는 중에 식초를 섭취하면 효과가 떨어지는 것은 당연하다.

❺ 피

'피는 생명이다'. 혈액에는 신진대사에 필요한 물질이 포함되어 있어 천연 영양제라고 할 수 있다. 하지만 이것은 살아 있는 사람에게 살아 있는 피를 공급했을 때에 해당한다. 죽은 동물의 혈액에는 노폐물과 독소가 많이 함유되어 있다. 따라서 피를 먹으면 독소를 해독하는 간(肝)에 부담이 된다. 이는 보약이나 간에 좋은 약초를 복용할 때 피를 먹지 말아야 할 이유이다. 『동의보감』에도 숙지황과 하수오를 복용할 때는 피를 먹지 말라고 했으며, 보골지(補骨脂, 정력제)라는 약초를 복용할 때는 특히 돼지의 피를 먹지 말라고 하였다.

❻ 밀가루

밀가루는 소화불량의 원인이기 때문에 금기해야 한다. 『동의보감』에 의하면 '밀가루는 장(腸)과 위(胃)를 튼튼하게 하고 기력을 세게 하며 오장(五臟)을 도우니 오래 먹으면 몸이 든든해진다'라고 하였다. 반면 '묵은 밀가루는 열(熱)과 독(毒)이 있고 풍(風)을 동(動)하게 한다'고도 하였다. 시중에 유통되는 밀가루는 묵은 것이며, 첨가제까지 포함되기 때문에 열과 독이 있을 수밖에 없다. 더구나 밀단백질의 대부분은 소화불량을 일으키는 글루텐이므로 소화력이 약한 사람에게는 적합하지 않다. 결국 약초를 복용할 때 밀가루를 많이 섭취하면 약의 흡수가 방해될 가능성이 높다.

09 약초의 효능을 이해하는 방법

노자(老子)의 『도덕경』에 '전쟁이 지나간 자리에는 가시나무만 무성하다'는 말이 있다. 가시나무가 무성해진 것은 투기(鬪氣)가 왕성했던 전쟁의 영향을 받았기 때문이다. 우리는 이제 약초를 볼 때 무심코 보지 말고 그것의 분위기와 감정을 느껴야 한다. 채소는 비가 온 뒤에 신이 나서 마구 일어나고, 추우면 움츠러들며, 한여름 햇볕에는 축 처지고, 아침에 태양이 떠오를 때는 기분이 좋아서 반짝인다. 사람과 다를 바가 없다.

내가 기분이 좋으면 그 감정이 주위 사람에게 전달되어 분위기를 살린다. 기쁜 감정으로 아픈 병자를 위로하면 병자는 그 기(氣)를 받아 병의 회복이 빨라진다. 반대로 일이 힘들어서 얼굴이 일그러지고 어깨가 축 처진 나를 보고 활기(活氣)를 얻을 수 있을까? 이 세상에 존재하는 생물과 무생물은 모두 기(氣)를 가지고 있다. 그런데 우리는 약초를 공부할 때 성분에 너무 집착하는 경향이 있다. 비타민, 미네랄, 효소, 식물성 약성분(phytochemical) 등이 많고 다양해야 좋다고 여긴다. 하지만 이것들이 약초의 효능을 판가름하지는 않는다. 성분보다 더 중요한 것은 맛과 성질로 대표되는 약초의 기(氣)이다. 물을 예로 들어보자.

물(H_2O)은 성분이 같아도 그들이 지니고 있는 온도에 따라 차가운 얼음일 수도 있고, 시원한 물일 수도 있으며, 미지근한 물 또는 뜨거운 물이 되기도 한다. 추위에 떨고 있는 사람에게 차가운 물을 줄 것인가, 아니면 따뜻한 물을 줄 것인가? 성분만을 따진다면 아무 물이나 상관없지만, 추위에 떠는 사람에게 필요한 것은 물이 아니라 온기(溫氣)이다. 물이 아닌 온기가 얼어붙은 몸을 녹인다.

약초의 성질도 마찬가지이다. 어떤 약초는 얼음처럼 차가운 성질을, 어떤 약초는 시원한 성질을, 어떤 약초는 따뜻한 성질을, 어떤 약초는 뜨거운 성질을 지니고 있다. 예를 들어 인삼은 따뜻한 성질을 지니고 있어 몸이 냉한 사람에게 좋다. 결명자는 시원한 성질을 지니고 있어 눈이 충혈되었을 때 적합하다. 황련(黃連)은 얼음처럼 차가운 성질이어서 체열(體熱)을 내리는 데 적합하고, 부자(附子)는 끓는 물처럼 뜨거워서 몸을 데우는 데 필요하다.

약초의 맛은 어떤가. 신맛은 수렴시키는 힘이 좋아서 비정상적으로 배출되는 것을 막는다. 신맛이 나는 오미자, 산수유, 복분자, 매실은 땀을 막고, 기침을 막고, 소변을 막고, 대변을 막고, 남성의 유정(遺精)을 막고, 여성의 대하(帶下)를 막는다. 쓴맛은 하강(下降)시키는 힘이 좋아서 비정상적인 열을 내리고 염증을 가라앉히며 음식을 소화시키는 효능을 발휘한다. 양약구고(良藥口苦)라는 말이 있다. 좋은 약은 입에 쓰다는 것인데, 쓴맛을 내는 대부분의 약초는 염증을 가라앉히고 아픈 것을 낫게 하니 좋은 약일 수밖에 없다.

단맛은 이완(弛緩)시키는 힘이 좋아서 몸과 마음을 누그러뜨리는 효능을 발휘한다. 단맛이 나는 음식은 대체로 많은 양의 당(糖)을 가지고 있어 에너지를 내는 데 긴요하다. 에너지가 보충되면 마음도 몸도 느긋해진다. 우울할 때 초콜릿을 먹으면 기분이 좋아지는 것처럼 말이다. 매운맛은 흩어지게 하는 힘이 좋아서 열과 땀을 몸 밖으로 빼내고 막힌 것을 소통시키는 효능을 발휘한다. 매운 음식을 먹으면 열과 땀이 나면서 기분이 좋아진다. 이는 매운맛이 막힌 것을 뚫어주고 노폐물을 몸 밖으로 배출시킨 결과이다. 짠맛은 단단한 것을 부드럽게 하는 효능이 있다. 차가운 눈을 녹이는 소금, 단단한 배추의 숨통을 끊어놓는 소금, 변비를 해소하는 함초(鹹草)에서 알 수 있듯이 짠맛은 단단한 것을 부드럽게 만든다.

전통 한의학 관련 책에는 약초의 맛과 성질에 대한 이야기가 자주 나온다. 이는 약초를 이해하고 활용하는 데 있어 중요하기 때문이다. 비단 책에서 설명되는 약초뿐만 아니라 산야(山野)에서, 또는 외국에서 낯선 약초를 접했을 때 맛을 보고 성질을 파악한다면 자연이 설명하는 약초의 효능을 이해할 수 있을 것이다.

항암 · 해독의 효능이 있는 토종 약초 100종

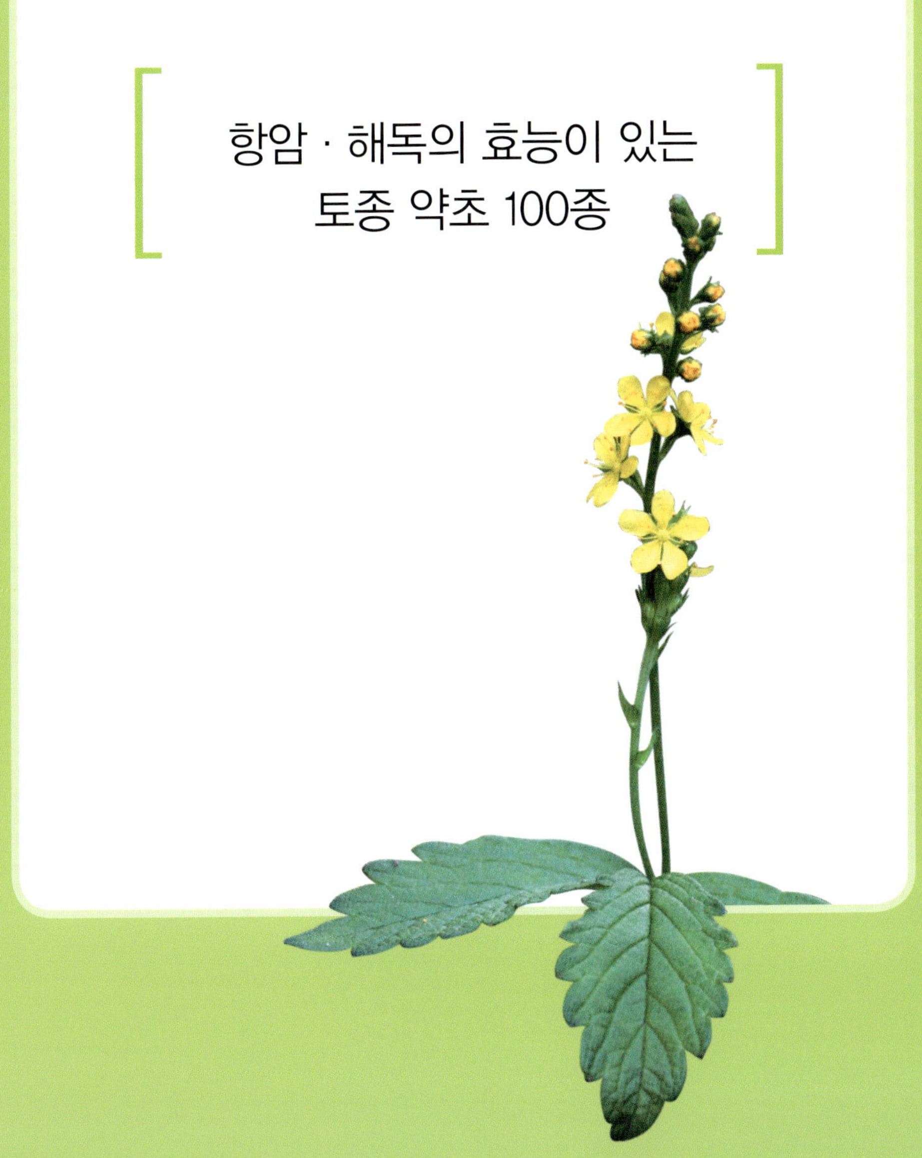

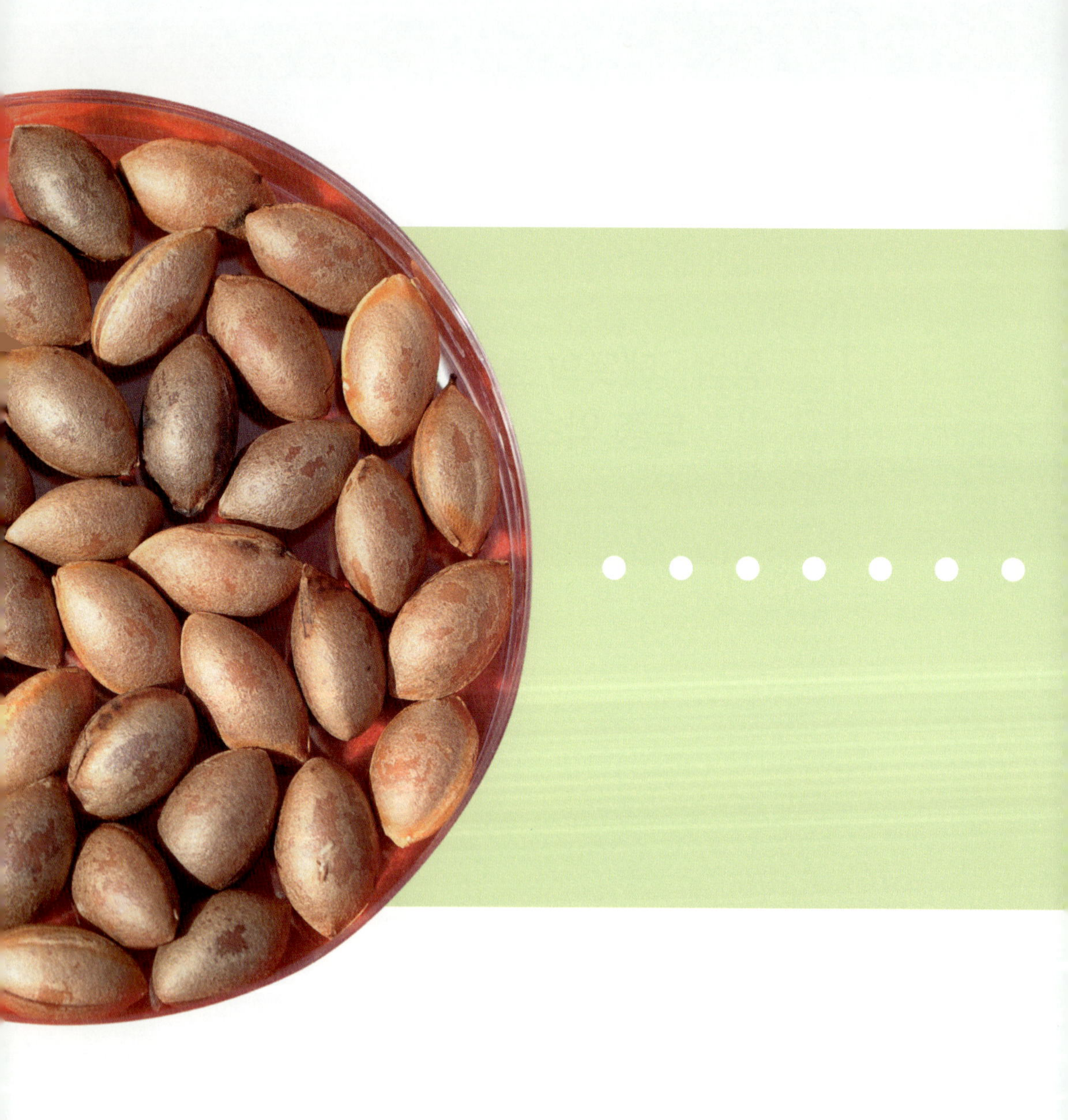

Part 1

>> **항암의 효능**이 있는 약용식물

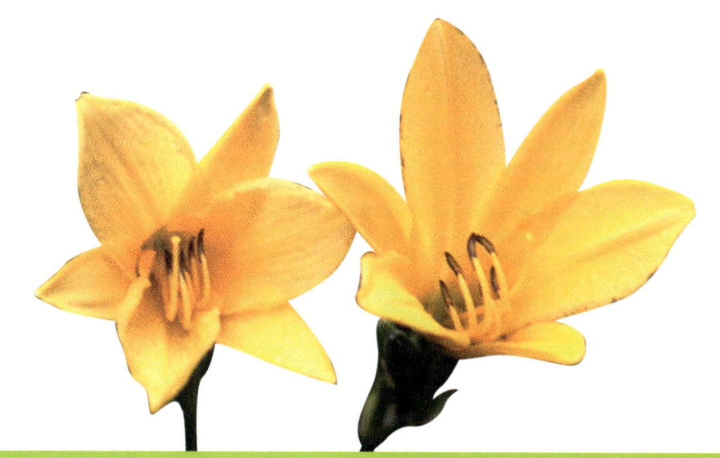

001

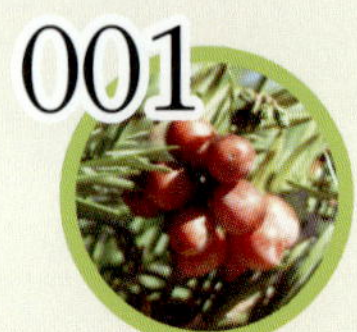

백혈병, 항암, 회충구제

개비자나무

- **학 명 :** *Cephalotaxus koreana* Nakai
- **과 명 :** 개비자나무과
- **이 명 :** 조비, 조선비자, 좀비자나무, 목비
- **생약명 :** 조비(粗榧)
- **성 분 :** 세팔로탁신, 택사마이린 Ⅰ, Ⅱ 등
- **이용부위 :** 종자, 종실, 잎, 줄기
- **채취 및 가공법 :** 가을에 종자를 채취하여 말린다.

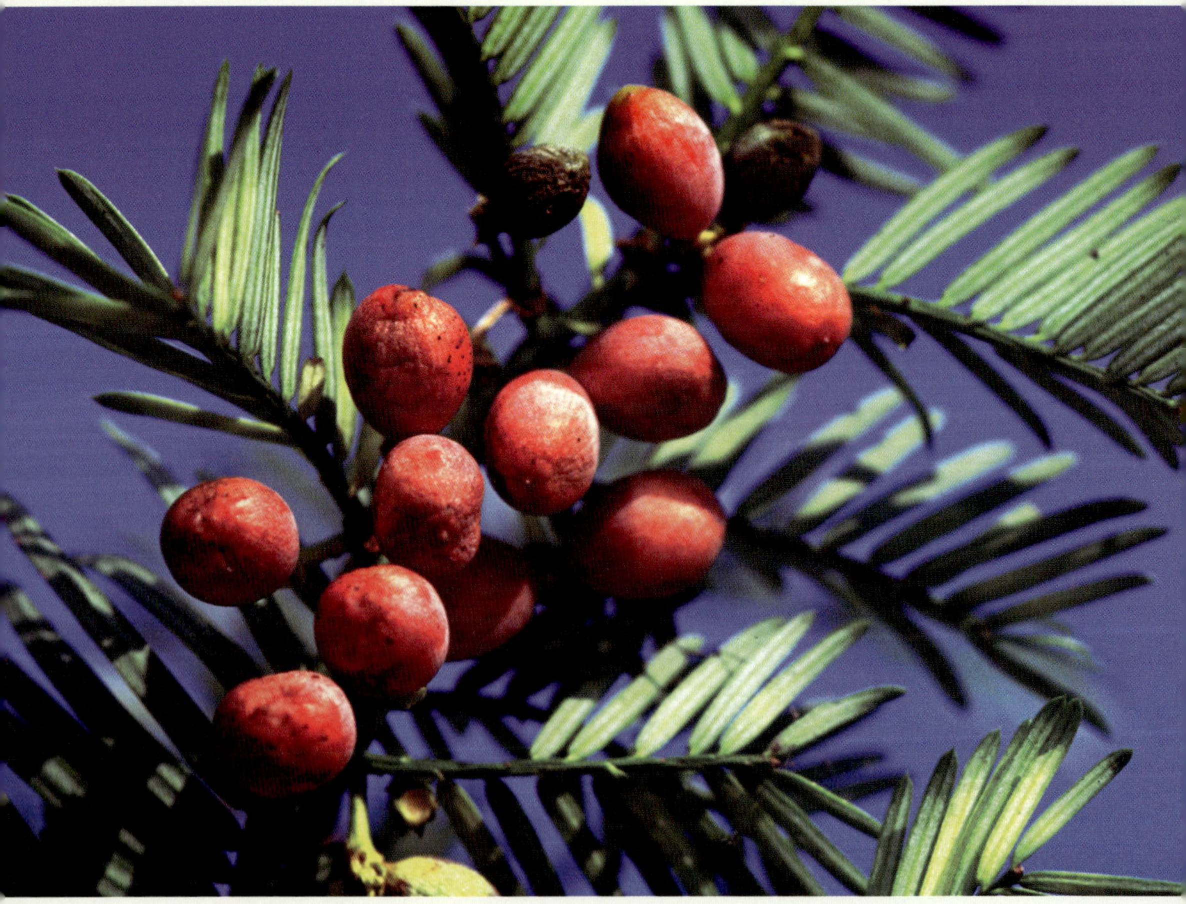

효능

개비자나무 열매의 과육은 식용할 수 있고 딱딱한 씨 속의 종인은 약재로 쓰인다. 기생충 구제에 특효가 있으며, 소화불량에도 쓰인다. 잎과 줄기는 백혈병 및 암의 치료 효과가 있어서 제품 개발 중에 있다.

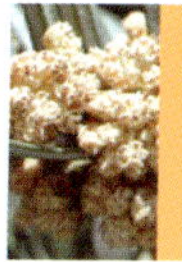

생김새와 특징

개비자나무는 상록침엽 관목으로 높이는 3~6m 정도로 자라며 줄기껍질은 암갈색이다. 잎은 길이가 2~5㎝, 너비가 3~4㎜ 정도로 2열에 선형으로 어긋난다. 잎 끝은 뾰족하고 앞면은 녹색에 주맥이 뚜렷하며 뒷면은 백색을 띤다. 꽃은 암수딴그루로 3~4월에 황백색으로 핀다. 수꽃은 5㎜ 내외의 편구형이 10여 개의 꽃받침으로 싸인 것이 하나의 꽃대에 20~30개씩 달리고 암꽃은 2개씩 한군데 달리며 10여 개의 뾰족한 녹색 포에 싸여 있다. 원추형의 열매는 타원상 난형으로 다음해 9~10월에 홍색으로 익으며 외종피의 과육은

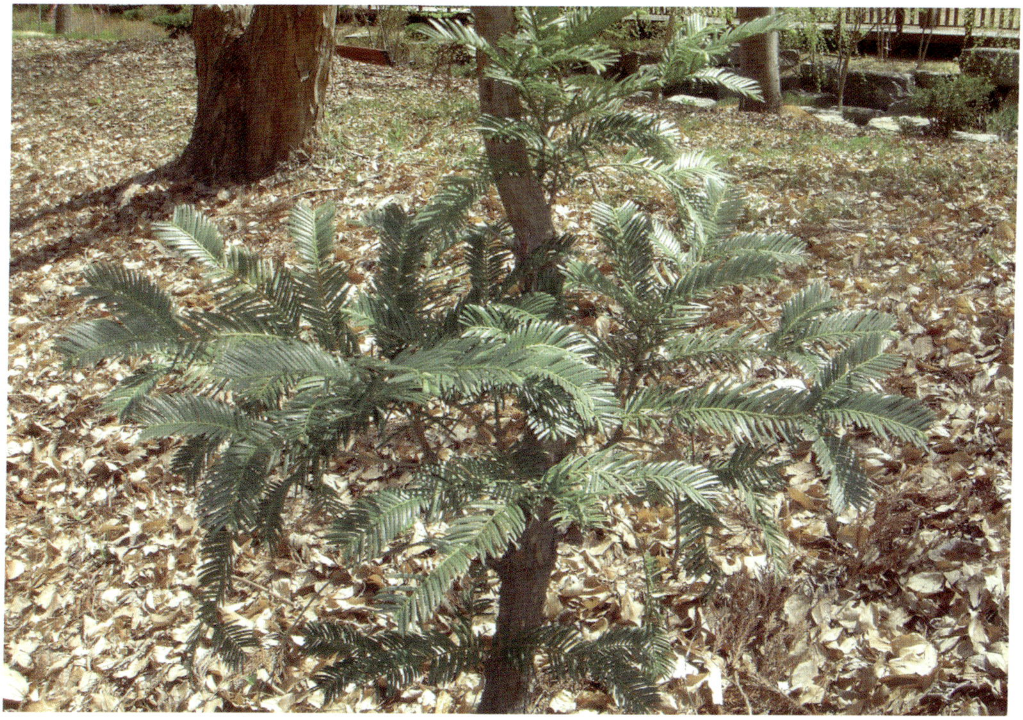

개비자나무_ 항암 약재로 쓰는 개비자나무 잎과 줄기

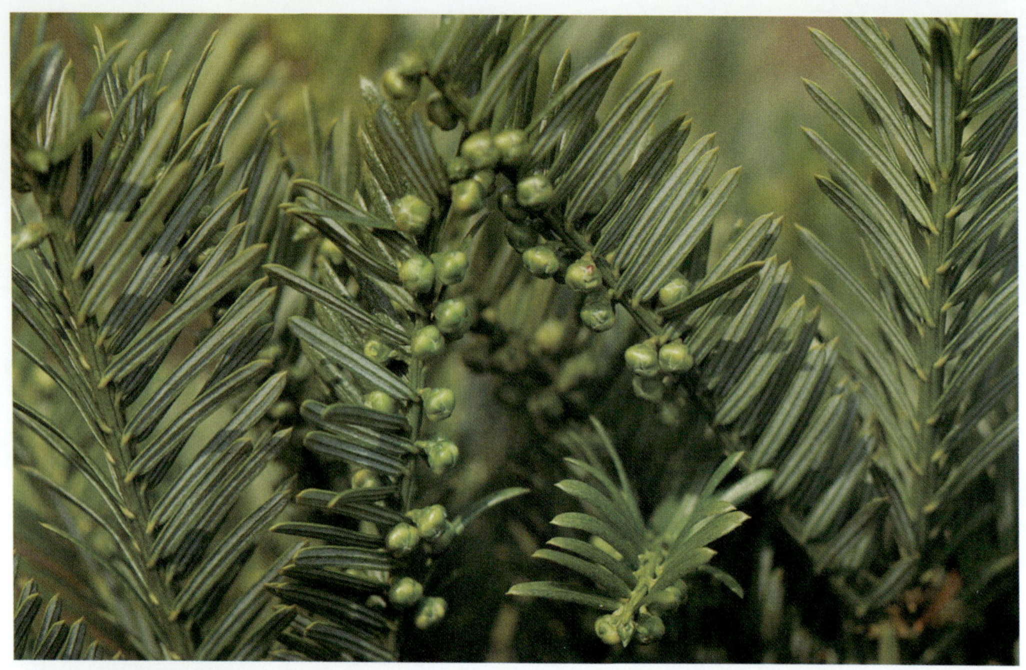

| 개비자나무_ 꽃봉오리와 잎

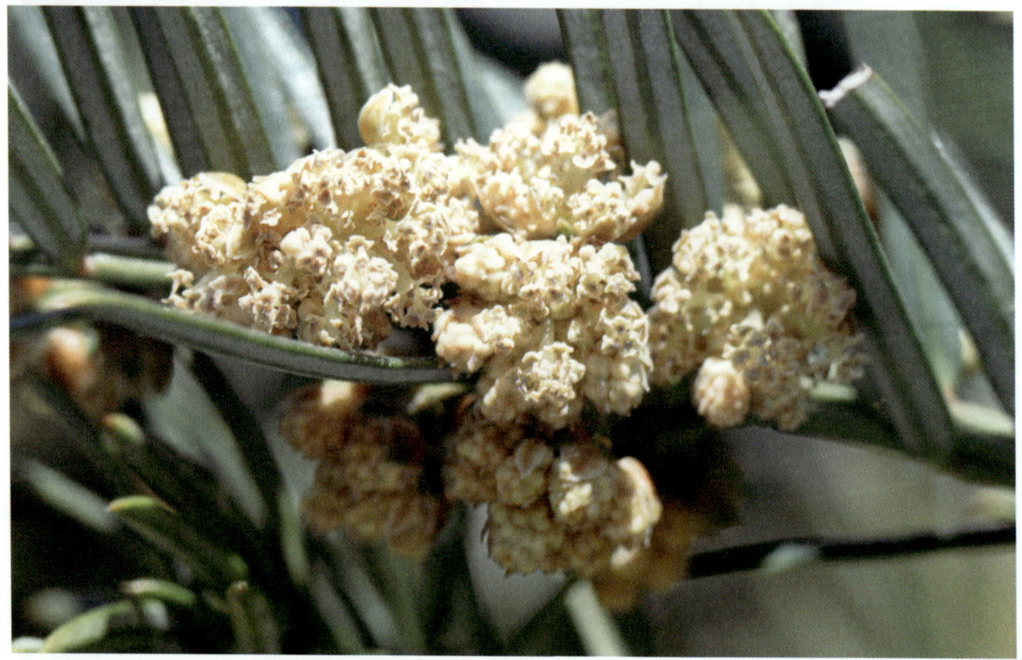

| 개비자나무_ 꽃

먹을 수 있다.

우리나라 특산식물이며 경기도와 충북 이남의 높고 깊은 산 계곡의 습기 많은 곳에 자란다. 중국이나 일본 등 동부아시아와 히말라야에도 분포한다.

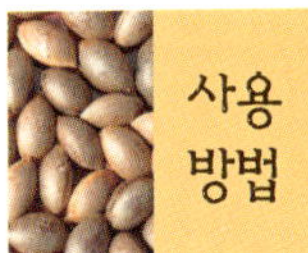

① **일반적인 복용법** : 개비자나무 종자 30g을 물 600mL에 넣고 달여서 아침저녁 1컵씩(150mL) 복용한다. 열매 50개를 400mL 물에 넣고 반으로 될 때까지 약한 불로 달여서 마신다. 촌충은 물론 회충, 요충, 십이지장충까지 구충된다. 종인을 10개씩 아침저녁 2일간 복용해도 효과를 본다.

② **야뇨증** : 볶은 개비자 열매 20~30알을 먹는다.

③ **민간요법** : 개비자나무 잎과 잎자루를 태워서 여름철 모기를 쫓기도 하였다.

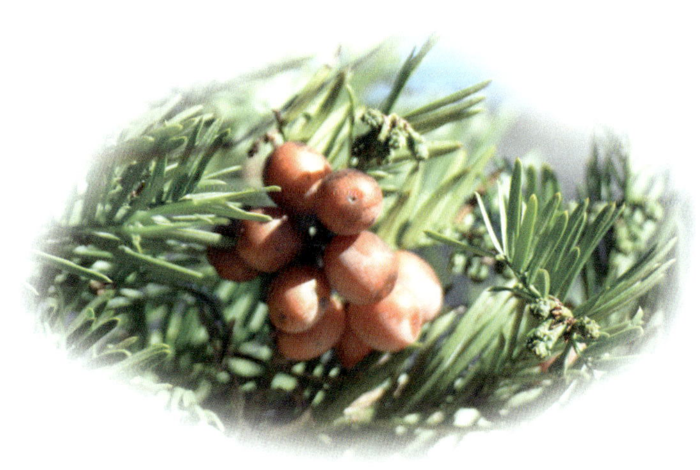

002

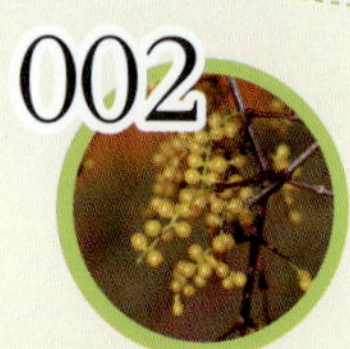

항암, 신경통, 요통

겨우살이

- **학 명 :** *Viscum album* var. *coloratum* (Kom.) Ohwi
- **과 명 :** 겨우살이과
- **이 명 :** 겨우사리, 기생자, 동청, 기생, 북기생, 기생목, 기생초
- **생약명 :** 상기생(桑寄生), 곡기생(槲寄生)
- **성 분 :** 루페올, 아세틸콜린, 올레아놀산, 플라보노이드, 스테롤, 베타 아미린, 라페올, 베타-시토스테롤 등
- **이용부위 :** 줄기와 잎
- **채취 및 가공법 :** 줄기와 잎을 이른 봄이나 겨울에 채취하여 햇볕에 말려 이용한다.

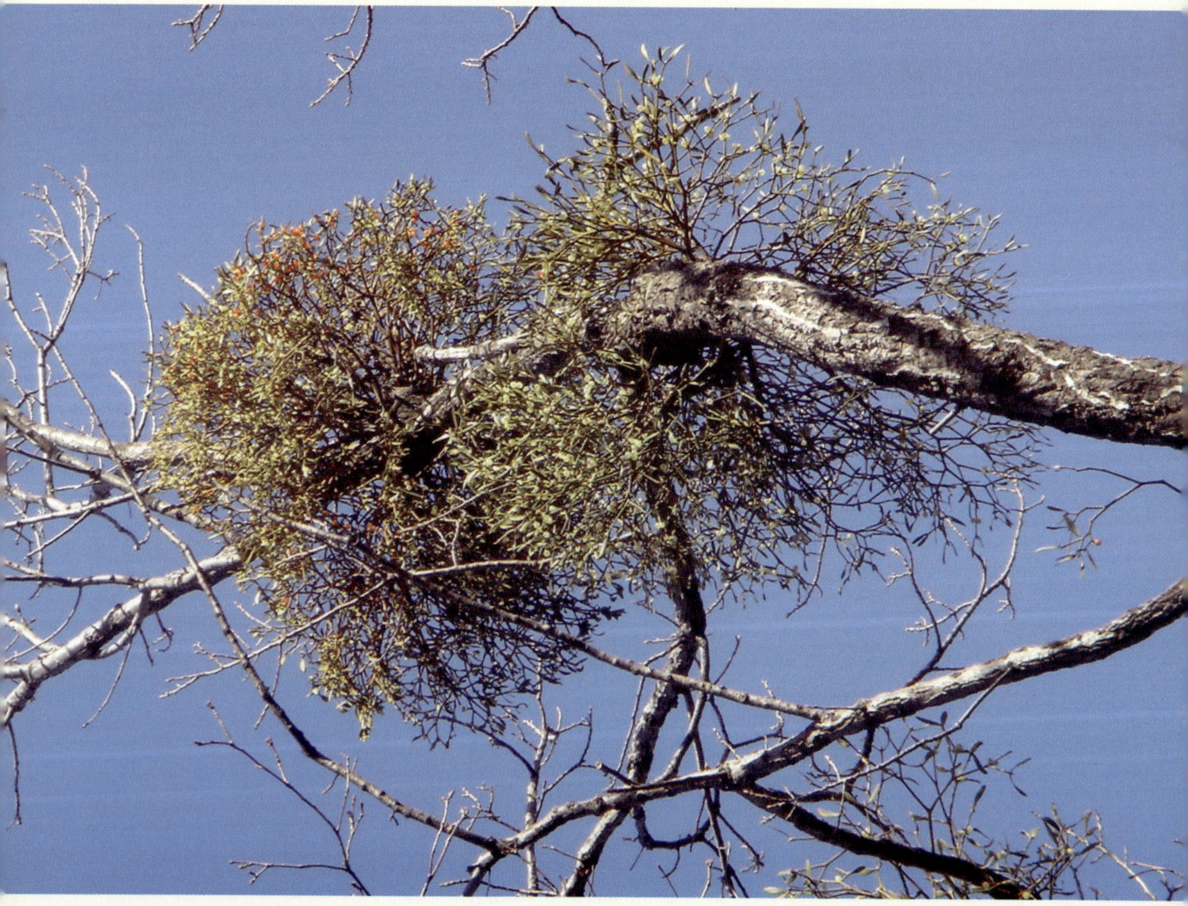

효능

겨우살이는 관절염과 신경통, 요통을 다스리는 데 효과가 좋고, 고혈압 치료에도 사용된다. 또 근래에는 항암작용이 있는 것으로 밝혀졌다. 신장과 간장을 보하며 근골을 강하게 하고 기운을 더해 주는 효능까지 있으니 만병통치에 쓰인다고 해도 무방하다. 독성이 없으므로 누구든 안심하고 사용해도 된다. 탕으로 끓이거나 술에 담가 먹기도 하고 환으로 만들어 복용하기도 한다.

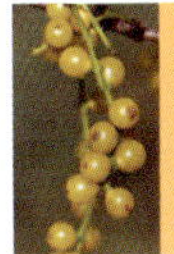

생김새와 특징

겨우살이는 깊은 산속의 참나무나 오리나무, 팽나무, 자작나무, 밤나무, 느릅나무, 배나무 등에 기생하는 기생성 상록활엽 소관목으로 가을에 낙엽이 다 떨어진 뒤에 보면 둥그렇게 까치집처럼 보인다. 잎은 마주나고 다육질이며 피침형으로 잎자루가 없이 반들반들하다. 가지는 둥글고 황록색으로 털이 없으며 마디 사이가 3~6㎝ 정도이다. 꽃은 암수딴그루로 이른 봄에 담황색으로 핀다. 꽃대는 없으며 작은 포는 접시 모양이다. 화피는 종 모양이고 4갈래이다. 열매는 둥글고 10~12월에 녹황색 혹은 연한 노란색으로 익으며 다음해 1~2월

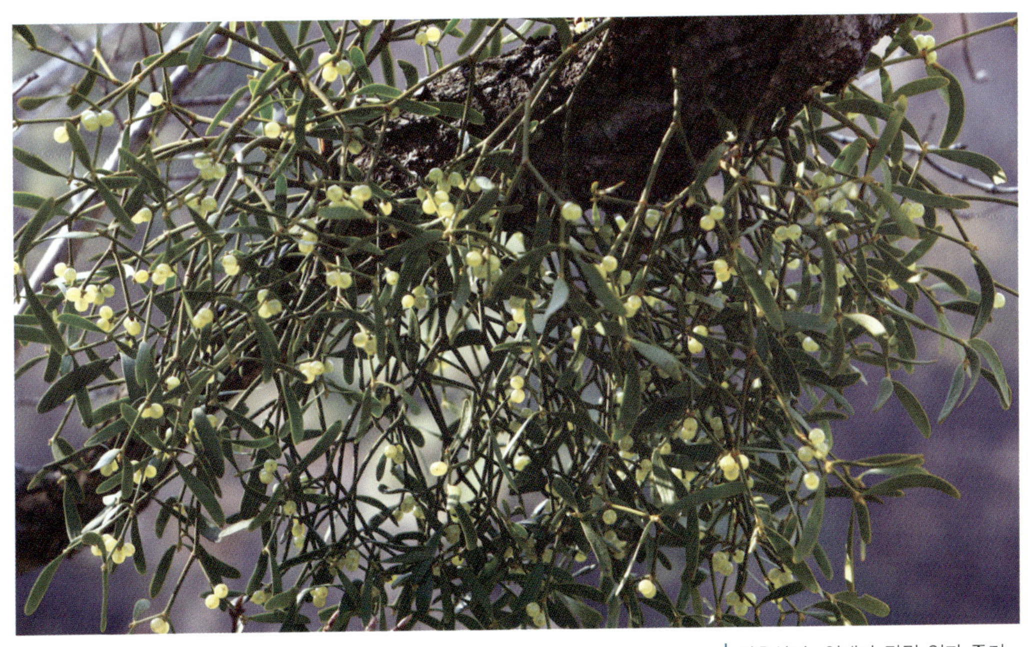

겨우살이_ 열매가 달린 잎과 줄기

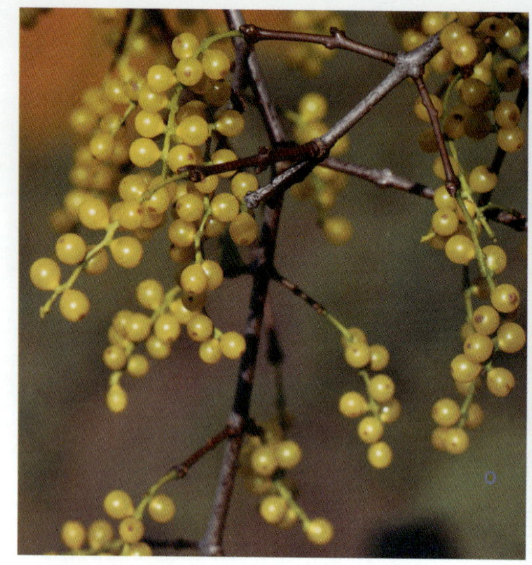

| 겨우살이_ 열매

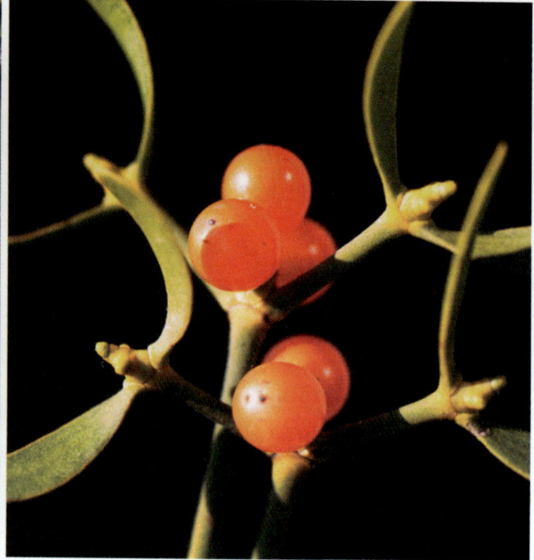

| 붉은겨우살이_ 열매

까지 매달려 있다. 과육이 잘 발달되어 산새들의 먹이가 되며 새들의 분비물에 의해 다른 나무로 옮겨 번식한다.

겨우살이는 우리나라와 일본, 타이완, 중국, 유럽, 아프리카 등지에 분포하며, 우리나라에서는 한라산, 설악산, 지리산 등 높고 깊은 산의 골짜기에 많이 자란다. 열매가 붉은색으로 익는 나무를 붉은겨우살이[*Viscum album rubroauranticum* (Makino) Ohwi]라는 품종으로 구분하기도 하는데, 간혹 겨우살이와 붉은겨우살이가 한곳에서 섞여 자라기도 한다.

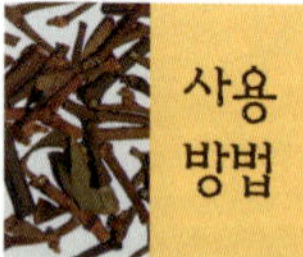

사용 방법

① **탕 만들기** : 말린 줄기와 잎 30g을 물 600mL에 넣고 반으로 될 때까지 달여서 1컵씩(150mL) 아침저녁으로 복용한다.

② **차 만들기** : 말린 줄기와 잎 30~40g을 물에 끓여서 차 대신 마신다.

③ **소화기계통 암** : 말린 줄기와 잎 30g을 물 900mL에 넣고 반으로 될 때까지 달여서 1컵씩(150mL) 매 식후에 복용한다.

④ **간암** : 말린 줄기와 잎 20g과 두릅나무 껍질 40g, 애기똥풀 50g, 조릿대와 황기 각 20g, 오갈피와 금은화 각 10g, 전호와 엄나무 각 10g, 짚신나물과 마가목 열매 각 10g을 물 1,500mL에 넣고 반으로 될 때까지 달여서 1컵씩(150mL) 매 식전에 복용하면 효

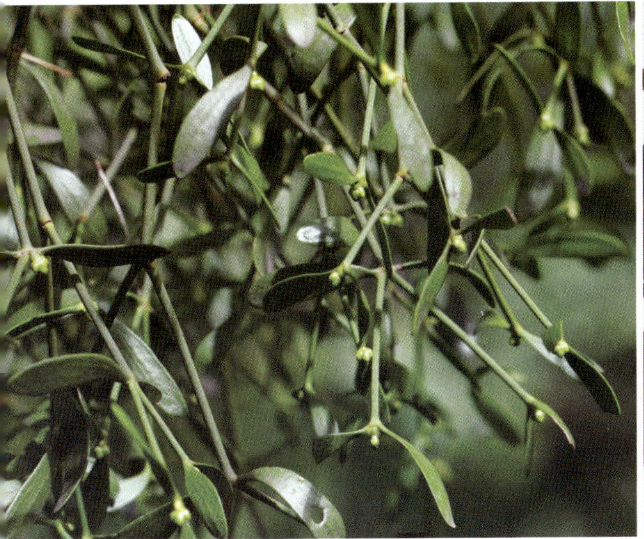

겨우살이_ 건조 전의 생잎과 줄기

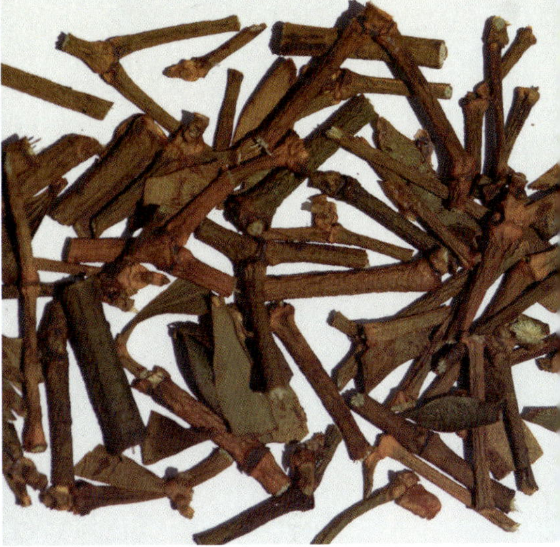

겨우살이_ 말린 잎과 줄기

과가 있다.

⑤ **타박상** : 생잎과 줄기를 짓찧어 환부에 바른다.

겨우살이의 기능성 및 효능에 관한 특허자료

● 렉틴으로 강화된 겨우살이 추출물을 유효성분으로 하는 항암제용 조성물

본 발명은 렉틴으로 강화된 겨우살이 추출물을 유효성분으로 하는 항암제용 조성물에 관한 것으로, 겨우살이로부터 분리 정제한 렉틴과 증류수로 추출한 수추출물 및 상기의 렉틴과 수추출물을 혼합한 조성물은 신생 혈관 억제 활성이 있어 암의 전이 억제에 뛰어난 효과가 있고, 아폽토시스(apoptosis, 세포 계획사) 유도 활성, 텔로메라제 억제 활성, 항암 활성이 뛰어나며, 국소적으로 환부 투여가 가능한 피부암, 구강암, 인두암 등의 치료에 효과적이고, 특히 겨우살이로부터 분리·정제한 렉틴과 수추출물을 혼합하여 제조한 본 발명 조성물은 부작용이 적고 항암 활성이 강화되는 뛰어난 효과가 있다.

– 공개번호 : 10-2003-0028855, 출원인 : (주)바이오메디팜

● 항노화 활성을 갖는 겨우살이 추출물

본 발명은 항노화 활성을 갖는 겨우살이 추출물에 관한 것으로, 본 발명에 따른 겨우살이 추출물 또는 이를 함유하는 기능성 식품 또는 약제학적 조성물은 생명을 연장시키는 효과가 있으며 전반적인 건강을 향상시키는 효과를 나타내는 바, 기능성 식품 또는 의약 분야에서 매우 유용한 발명이다.

– 공개번호 : 10-2010-0102471, 출원인 : (주)미슬바이오텍

겨우살이차

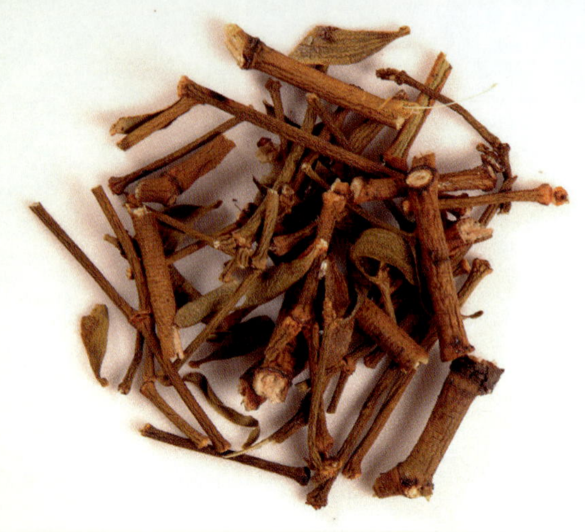

● 생으로 차 우리기

1. 잘 씻고 썰어 말린 겨우살이 잎과 줄기 30~40g을 물 1L에 넣고 약한 불로 반으로 될 때까지 달인다(겨우살이 10g은 소주컵 1잔 기준).
2. 불을 끄고 물이 식으면 건더기를 걸러낸다.
3. 유리병이나 페트병에 담아 냉장고에 보관하며 수시로 마신다.
4. 연하게 끓이면 감잎차나 녹차의 향과 맛이 난다.

● 겨우살이 찜 차

1. 잘 씻고 말린 겨우살이 잎과 줄기를 1㎝ 미만으로 잘게 썬다.
2. 찜통에 면 보자기를 깔고 열을 가하여 김이 나면 겨우살이를 넣고 30분 정도 찐다.
3. 면포나 종이를 깔고 잘 말린다.
4. 앞의 2와 3의 찜과 덖음 과정을 3~4회 이상 반복한다.
5. 밀봉 용기에 넣어 서늘하고 건조한 곳에 보관한다(장기보관 시 냉장저장).
6. 다관에다가 겨우살이차를 2~3g(1잔 기준) 넣는다.

7. 끓인 물(80℃ 정도)을 붓고 2분 정도 우려서 마신다.
8. 다관에 든 차는 3~4회 우려 마신다.

● 겨우살이 찜 덖음차

1. 잘 씻고 말린 겨우살이 잎과 줄기를 1㎝ 미만으로 잘게 썬다.
2. 찜통에 면 보자기를 깔고 열을 가하여 김이 나면 겨우살이를 넣고 30분 정도 찐다.
3. 쪄낸 겨우살이를 바닥이 두꺼운 덖음 솥에 넣고 200℃ 정도에서 덖는다.
4. 2와 3의 찜과 덖음 과정을 3~4회 이상 반복한다.
5. 면포나 종이를 깔고 잘 말린다.
6. 밀봉 용기에 넣어 서늘하고 건조한 곳에 보관한다(장기보관 시 냉장저장).
7. 다관에다가 겨우살이차를 2~3g을 넣는다.
8. 끓인 물(80℃ 정도)을 붓고 2분 정도 우려서 마신다.
9. 다관에 든 차는 3~4회 우려 마신다.
10. 주의할 점은 겨우살이가 철과 동을 싫어하므로 유리 주전자나 사기로 된 다관에 우려 마셔야 한다는 것이다. 또한 우리기 전에 프라이팬에 살짝 볶아서 우려내면 고소한 맛이 난다.

➲ 암 예방과 불면증, 관절염, 신경통에 효과가 있으며 지혈작용도 뛰어나 여성의 월경과다증이나 갖가지 출혈이 있는 증상에 효과가 있다.

003

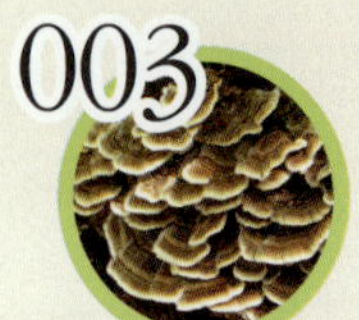

항암, 면역부활, 항종양

구름버섯

- 학 명 : *Trametes vercicolor* (L.) Lloyd
- 과 명 : 구멍장이버섯과
- 이 명 : 운지버섯
- 생약명 : 운지(雲芝)
- 성 분 : 글루칸-폴리사카라이드 K, 유리아미노산, 단백다당류
- 이용부위 : 버섯 전체(버섯의 자실체)
- 채취 및 가공법 : 가을(8월부터 10월)에 수집하여 말려 두고 이용한다.

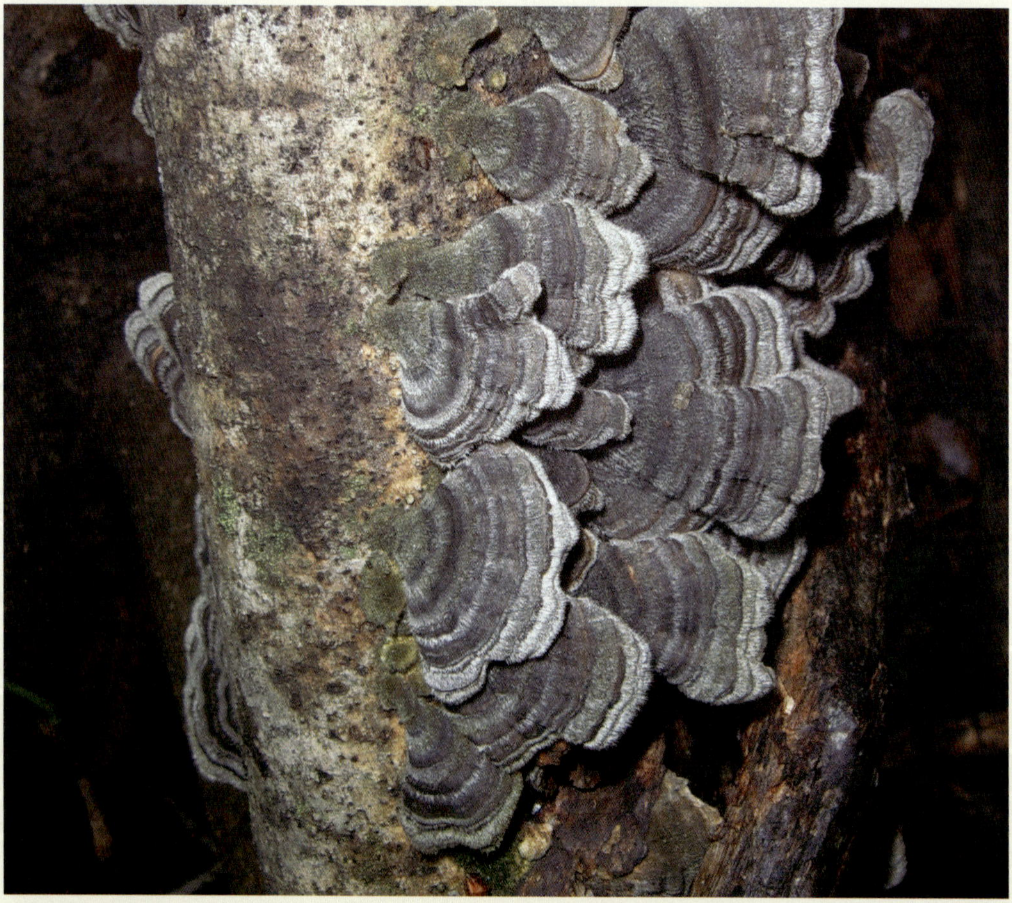

효능

구름버섯은 버섯류 중에서는 항암 성분이 최초로 발견된 것으로 간암, 소화기암, 유방암, 폐암 등의 항암제로 이용되고 있다. 피를 맑게 해주며, 소화기계통에 좋다. 위궤양, 만성간염, B형간염, 동맥경화, 고혈압, 만성기관지염, 순환장애, 관절염 등의 치료에 사용한다. 인체의 면역력이 약할 때 구름버섯의 단백다당류가 인체의 면역증강 작용을 하여 회복이 빠르다. 간세포 손상을 억제시키는 효과가 있어 만성 간질환 환자에게 사용해도 괜찮다.

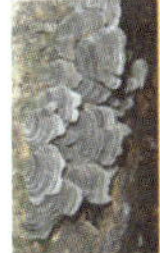

생김새와 특징

구름버섯은 활엽수의 썩은 줄기나 가지 위에서 기왓장처럼 무리를 지어 자란다. 포자를 만드는 영양체인 자실체(fruit body)는 착생이거나 반착생 또는 겹으로 뭉쳐나는 것이 특징으로 갓은 반원형으로 지름은 1~5㎝, 두께는 1~2㎜의 크기이다. 갓은 가죽질이며 고리에는 회색, 흰색, 노란색, 갈색, 붉은색, 녹색, 검은색 등으로 무늬가 나 있다. 살은 흰색 또는 젖빛을 띤 흰색을 띠고 섬유질로 되어 있으며 가장자리는 얇고 예리하다. 두께는 대부분이 1㎜ 이하로 자실층은 흰색 또는 회색빛을 띤 흰색이고 관공은 길이 0.1㎝이며 관공구는 원형 또는 다각형이다. 포자는 원통형이나 가끔 구부러진 곳이 있고 밋밋하며 포자무늬는 흰색이다. 전 세계에 분포하며 우리나라에서는 두륜산, 발왕산, 지리산, 만덕산,

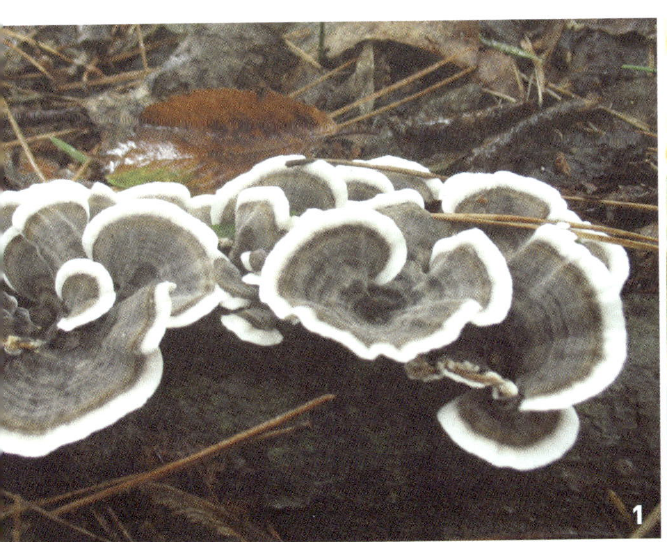

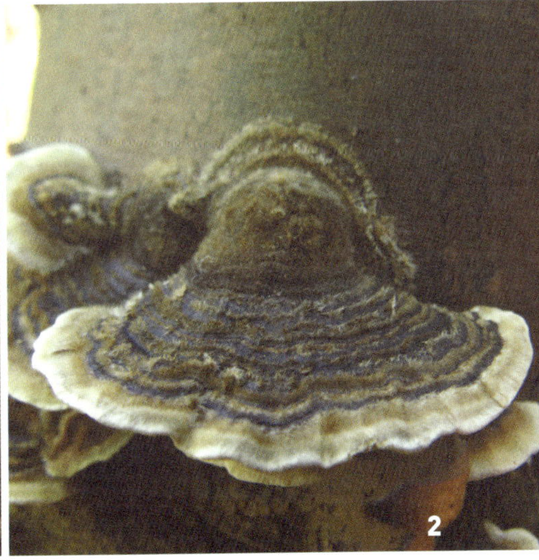

❶ 구름버섯_ 어린 자실체(갓 끝에 흰 띠가 보임) ❷ 구름버섯_ 표면에 털이 있는 어린 버섯

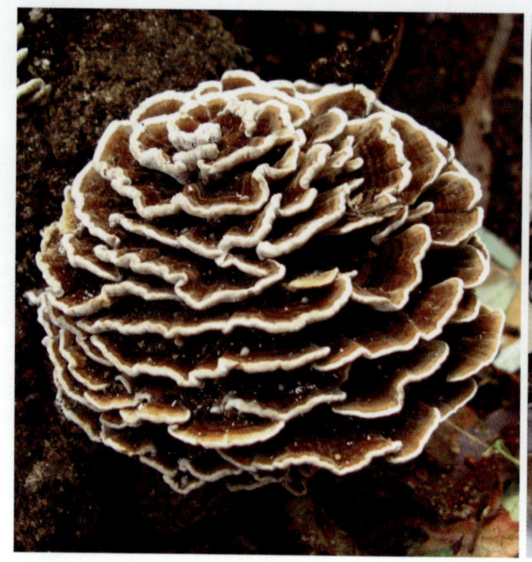

| 구름버섯_ 구름 모양의 자실체

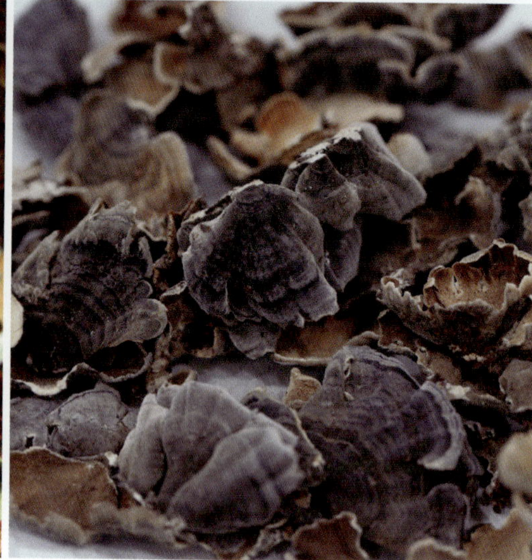

| 구름버섯_ 약용하는 구름버섯(건조)

한라산 등지에서 많이 자라고 있다.

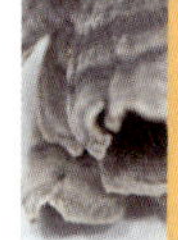

사용 방법

● 일반적인 복용법 : 1L의 물에 말린 구름버섯 50g을 넣어 2~3시간 달여서 매 식후 1컵씩(150mL) 복용한다. 운지의 효능을 좋게 하려면 가급적 다른 약재의 첨가는 자제하는 게 좋다.

구름버섯의 기능성 및 효능에 관한 특허자료

● 간 기능 개선에 유효한 구름버섯 추출 단백다당체 및 그의 제조방법

구름버섯의 균사체를 PDA배지에서 배양하여 간편한 방법으로 고수율로 추출, 정제함으로써 간 기능 개선에 유효한 단백다당체를 제공한다. 더욱 상세하게는 구름버섯 균주를 PDA배지에서 2~3주간 배양하며 얻은 균사체를 pH3-5의 약산성 수용액으로 추출하고 추출액에 황산암모늄을 가하여 침전시켜 정제, 동결 건조하여 간 기능 개선에 유효한 단백다당체를 제조한다.

- 공개번호 : 10-1993-0000691, 출원인 : (주)메디카코리아

운지주

맛은 쓰다. 기호와 식성에 따라 꿀, 설탕을 가미하여 음용할 수 있다.

【적용병증】

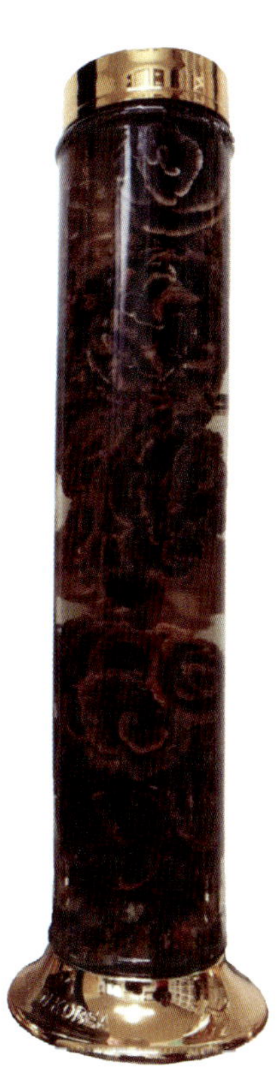

- 어혈(瘀血) : 삐거나 타박상으로 인해 피가 잘 돌지를 못하고 한 곳에 머물러 있어 시퍼렇게 멍이 든 경우이다. 30mL를 1회분으로 1일 3~4회씩, 7~10일 정도 복용한다.
- 기관지염(氣管支炎) : 기관지에 염증을 일으키는 경우로서 대개 감기가 그 원인이 되는 수가 많으므로 특히 환절기에 유의해야 한다. 30mL를 1회분으로 1일 2~3회씩, 6~8일 정도 복용한다.
- 신경쇠약(神經衰弱) : 사물을 느끼거나 생각하는 힘이 평소보다 약해지는 증세를 말한다. 30mL를 1회분으로 1일 2~3회씩, 10~15일 정도 복용한다.
- 기타 질환 : 강장(强壯), 자궁암, 진정, 해수

【만드는 방법】

① 약효는 버섯 전체에 있다.
② 버섯 전체를 채취하여 깨끗이 물에 씻어 말린 다음 사용한다.
③ 말린 버섯 200g을 소주 3.8L에 넣고 밀봉한다.
④ 1년 이상 숙성한 다음 사용하며 그대로 계속 보관 사용할 수 있다.

【구입방법 및 주의사항】

- 약령시장에서 구입할 수 있으나 그리 흔하지 않다. 전국 산간의 고목이 있는 습지에서 채취할 수 있다.
- 장복해도 해롭지는 않으나 치유되는 대로 중단한다.
- 본 약술을 복용 중에 가리는 음식은 없다.

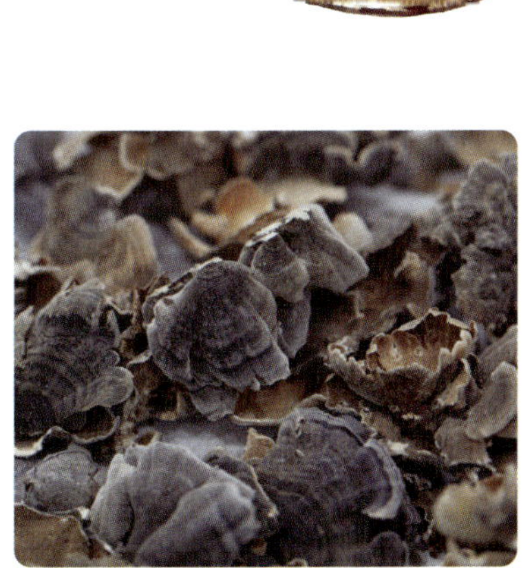

004

항암, 신경통, 요통, 만성간염

꾸지뽕나무

- **학 명 :** *Cudrania tricuspidata* (Carr.) Bureau ex Lavallee
- **과 명 :** 뽕나무과
- **이 명 :** 구지뽕나무, 굿가시나무, 활뽕나무, 구찌뽕나무, 돌뽕나무, 가시뽕나무
- **생약명 :** 자목(柘木)
- **성 분 :** 모린, 캠페롤-7-글루코시드, 포퓰리닌, 스타키그린 등
- **이용부위 :** 잎, 줄기, 가지, 뿌리껍질
- **채취 및 가공법 :** 뿌리껍질은 가을 물이 내린 다음부터 이듬해 봄에 물이 오르기 전에 채취하여 껍질을 벗기고, 가지와 잎, 줄기는 단오 전후에 채취하여 음지에서 건조하여 사용한다.

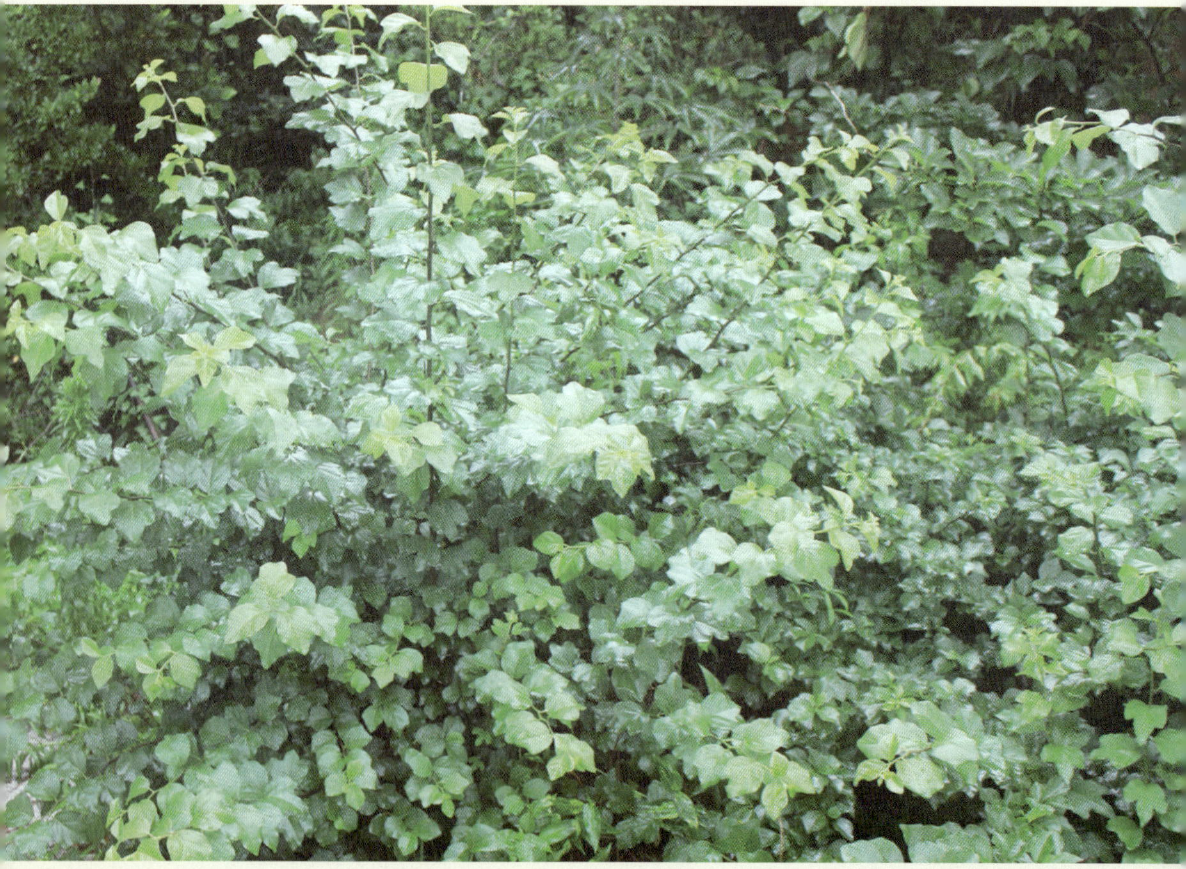

효능

꾸지뽕나무는 오래 전부터 항암의 약효가 밝혀져 위암 등의 항암 치료에 많이 사용하고 있다. 이 밖에도 신경통과 요통, 기침과 폐결핵, 월경출혈, 관절염과 타박상, 만성간염에 좋은 효과가 있다.

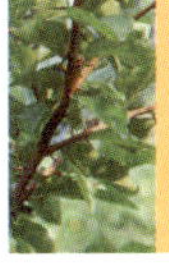

생김새와 특징

꾸지뽕나무는 낙엽활엽 소교목 또는 관목으로 높이는 2~8m 정도로 자란다. 잎이 두 가지인 것이 큰 특징인데, 3갈래로 갈라진 것과 가장자리가 밋밋하고 달걀 모양인 것이 있다. 먼저 3갈래로 갈라지는 잎은 끝이 둔하고 밑이 둥글며, 달걀 모양의 잎은 끝과 밑이 뾰족하다. 표면에 잔털이 있으며 뒷면에는 길이가 일정하지 않은 털이 서로 엉킨 융모가 있다. 암수딴그루로 꽃은 5~6월에 피고 꽃이삭은 지름이 1㎝ 정도로 많은 수의 적은 꽃들이 모여 달리며 둥근 모양이다. 수과인 열매는 길이가 5㎜되는 것들이 모여 덩어리를 이룬다. 이 덩어리의 지름은 2~3㎝로 9월에 붉은색으로 둥글게 익는다. 나무껍질은 회갈색으로 벗겨지는데, 가지에 0.5~3㎝ 정도의 가지가 변형된 가시가 있으며 가지에 껍질눈이 발달되어 있다.

우리나라와 일본, 중국 등지에 분포한다. 우리나라에서는 전라남북도와 경상남북도, 충남, 황해도 지방의 산기슭의 양지쪽 혹은 마을 부근에서 자란다. 항암 치료에 효과가 좋아서 전국적으로 마구 채취되어 멸종위기에 몰린 식물이기도 하다.

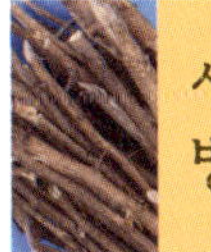

사용 방법

① **일반적인 복용법** : 꾸지뽕나무의 껍질이나 뿌리껍질 70~100g을 물 900mL에 넣고 열탕에 반으로 달여서 매 식후 1컵씩(150mL) 복용하면 각종 암과 소염, 진통에 좋은 효과가 있다. 줄기와 잎 20g, 감초 10g을 물 600mL에 넣고 반이 될 때까지 달여 아침저녁 2회 1컵씩(150mL) 복용하기도 한다.

② **신경통과 요통** : 말린 줄기와 잎 30~60g을 물 900mL에 넣고 열탕으로 반 정도 될 때까지 달여서 하루 2~3회 식후 1컵씩(150mL) 복용한다. 폐결핵이나 기침에도 좋은 효과가 있다.

③ **결핵** : 꾸지뽕나무의 껍질이나 뿌리껍질 80g 또는 목질부 80g을 물 1.2L에 넣고 열탕

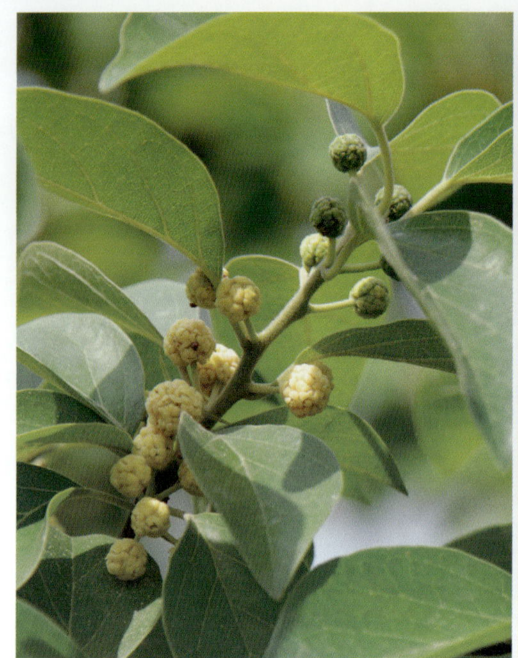

꾸지뽕나무_ 꽃

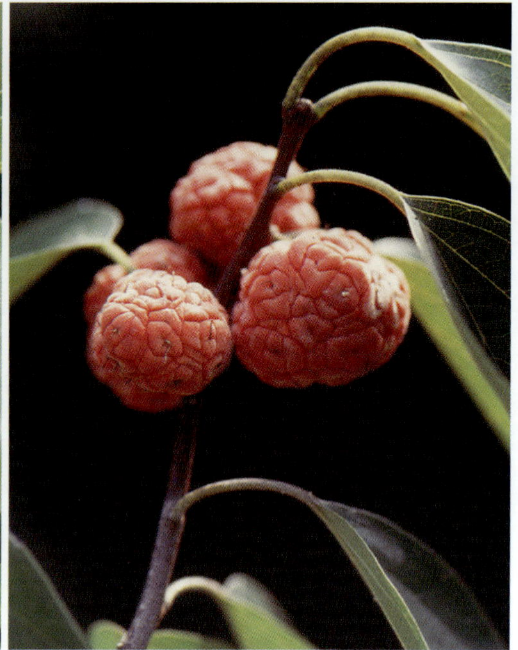

꾸지뽕나무_ 열매

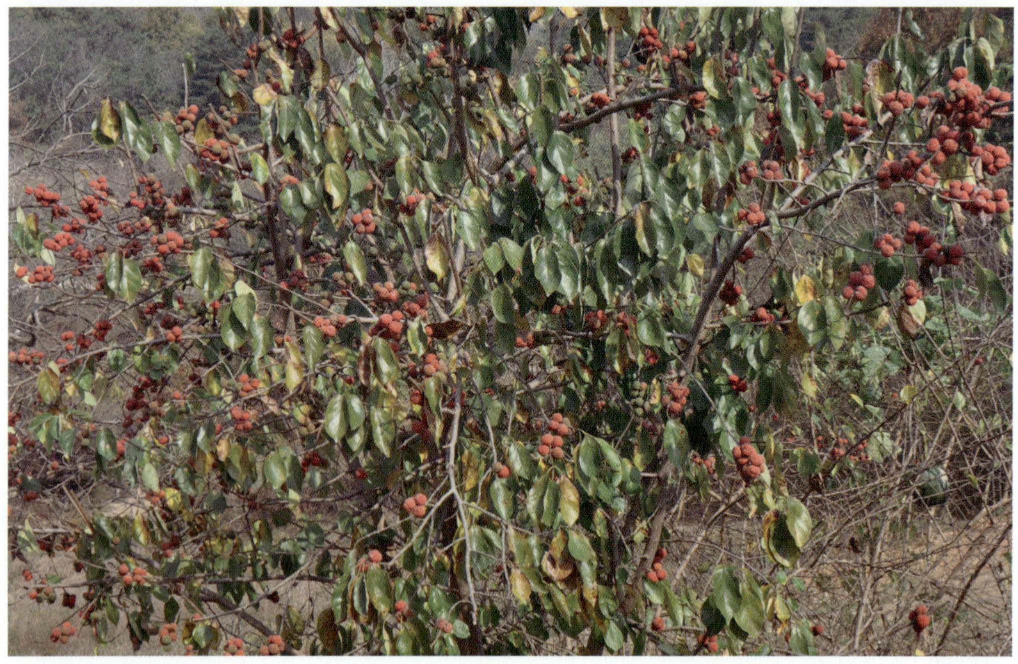

열매가 완숙된 꾸지뽕나무

으로 달여서 1컵씩(150mL) 아침저녁 2회 복용하면 결핵 치료에 효과가 있으며 요통, 위암에도 효과가 있다.

④ **만성간염** : 꾸지뽕나무 줄기와 가지 50~60g과 조릿대 20~30g, 오리나무 껍질 20~30g을 물 2L에 넣고 반이 될 때까지 달여서 수시로 마신다.

⑤ **생리출혈** : 줄기와 가지 30~50g과 오이풀 20g, 느릅나무 껍질 20~30g을 물 2L에 넣고 반이 될 때까지 달여서 매 식후 1컵씩(150mL) 복용한다.

꾸지뽕나무의 기능성 및 효능에 관한 특허자료

● 꾸지뽕나무 잎 추출물을 포함하는 신경세포 손상의 예방 또는 치료용 조성물

본 발명은 꾸지뽕나무 잎의 메탄올 추출물 또는 에탄올 추출물을 포함하는 신경세포 손상의 예방, 개선 또는 치료용 조성물에 관한 것이다. 또한 본 발명의 조성물은 척수 손상, 말초신경 손상, 퇴행성 뇌질환, 뇌졸중, 치매, 알츠하이머병, 파킨슨병, 헌팅턴병, 픽(Pick)병 또는 크로이츠펠트 야콥병 등의 예방, 개선 또는 치료를 위하여 사용될 수 있다.

- 공개번호 : 10-2013-0016679, 출원인 : 한창석

● 꾸지뽕나무 줄기 추출물을 함유하는 아토피 질환 치료용 조성물

본 발명은 꾸지뽕나무 추출물을 유효성분으로 함유하는 조성물에 관한 것으로, 보다 구체적으로는 꾸지뽕나무 줄기 추출물을 함유하는 아토피 유사 피부질환 예방 및 치료용 약학조성물 또는 건강기능성 식품에 관한 것이다.

- 공개번호 : 10-2013-0019352, 출원인 : 한양대학교 산학협력단

● 꾸지뽕나무 잎 추출물을 포함하는 췌장암의 예방 및 치료용 조성물

본 발명은 꾸지뽕나무 잎의 에탄올 추출물을 포함하는 췌장암의 예방 또는 치료용 약학조성물에 관한 것이다. 또한 본 발명은 꾸지뽕나무 잎의 에탄올 추출물을 포함하는 췌장암의 예방 또는 개선용 식품 조성물에 관한 것이다.

- 공개번호 : 10-2013-0016678, 출원인 : 한창석

● 꾸지뽕나무 추출액을 포함하는 면역보강제

본 발명은 꾸지뽕나무 추출액을 유효성분으로 포함하는 면역보강제에 관한 것으로서, 더욱 상세하게는 꾸지뽕나무로부터 추출된 수추출액을 포함함으로써 항원에 대한 체액 반응 및 세포 면역반응 특이성을 향상시키는 것을 특징으로 하는 면역보강제에 관한 것이다.

- 공개번호 : 10-2011-0078695, 출원인 : 건양대학교 산학협력단

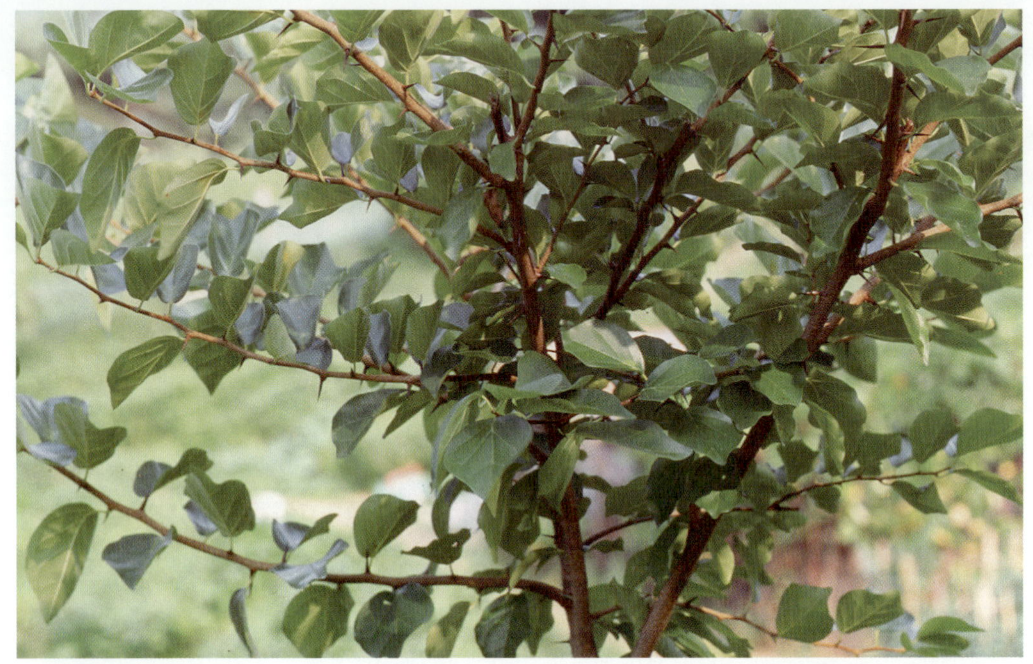

| 꾸지뽕나무_ 잎과 가지

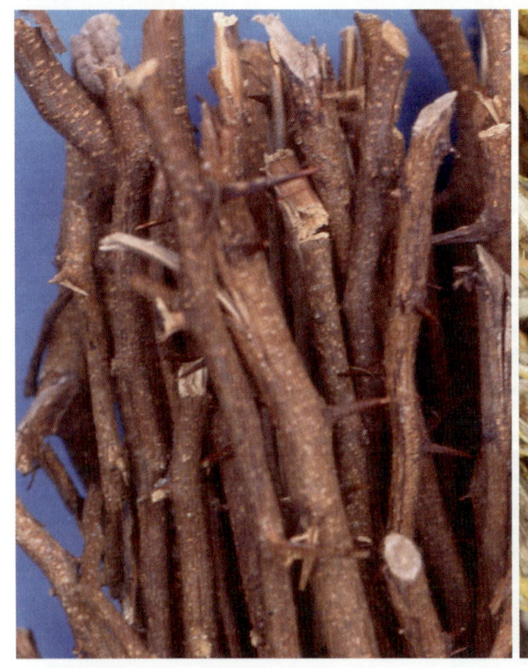

| 꾸지뽕나무_ 약재로 채취한 가지

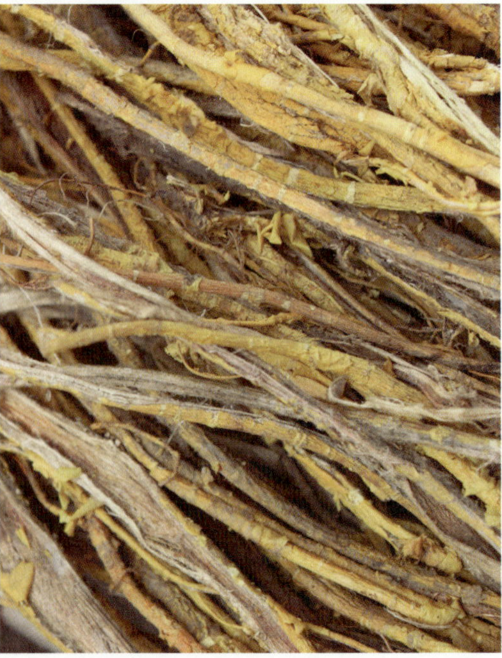

| 꾸지뽕나무_ 약재로 채취한 뿌리

꾸지뽕나무주

꾸지뽕나무 껍질의 맛은 떫고 달며, 열매는 달다.

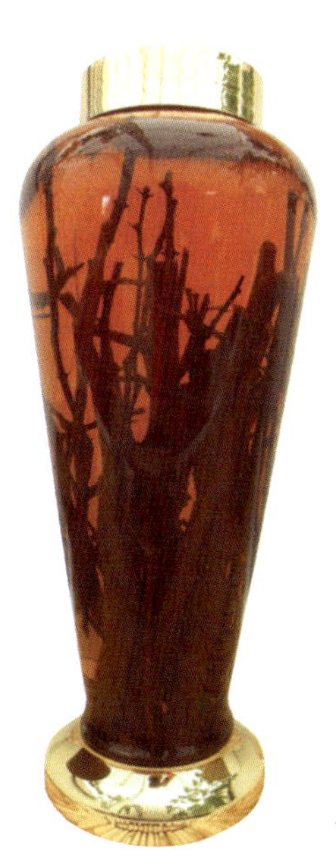

【적용병증】

- **생리통(生理痛)** : 일반적인 생리 전후에 따르는 현상으로 주로 아랫배가 심히 아픈 증세를 총칭하는 말이다. 30mL를 1회분으로 1일 3~4회씩, 2~3일 정도 복용한다.
- **명목(明目)** : 주로 노쇠현상에서 오는 경우로 눈이 침침하여 사물을 알아보기 힘든 경우에 눈을 밝게 하기 위한 처방이다. 30mL를 1회분으로 1일 2~3회씩, 7~12일 정도 복용한다.
- **익기(益氣)** : 몸속의 기력을 보완하기 위한 처방이다. 30mL를 1회분으로 1일 2~3회씩, 10~15일 정도 복용한다.
- **기타 질환** : 강장(强壯), 관절통, 요통, 타박상, 해열, 활혈

【만드는 방법】

① 약재는 나무껍질에 있다. 익은 열매도 사용할 수 있다.

② 나무껍질을 채취하여 깨끗이 씻어 말린 다음 썰어서 사용한다.

③ 말린 나무껍질은 190g, 익은 열매 240g을 소주 3.8L에 넣어 숙성시킨다.

④ 나무껍질은 8~12개월, 열매는 4~6개월 숙성한 다음 사용하며, 숙성한 찌꺼기는 걸러버리고 보관, 사용한다.

【구입방법 및 주의사항】

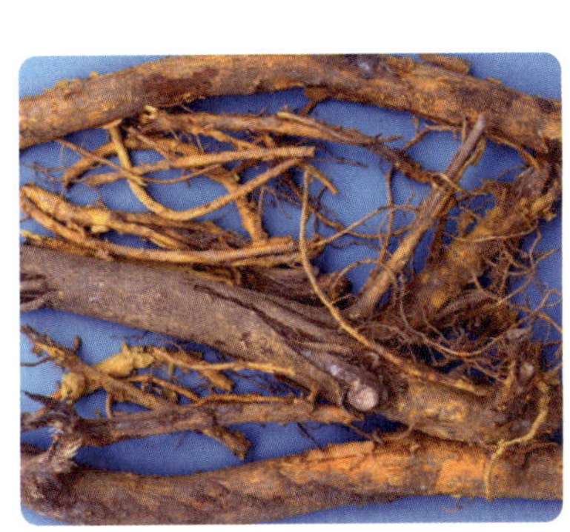

- 산기슭 양지 마을 부근에서 자생한다. 나무껍질을 사용하며, 연중 수시로 채취 가능하다.
- 장복해도 해롭지는 않으나 치유되는 대로 금한다.
- 복용 중에 도라지, 복령, 지네, 철을 금한다.

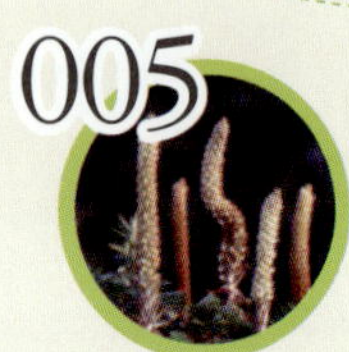

005

항암, 지혈, 해독

바위솔

- 학 명 : *Orostachys japonica* (Maxim.) A. Berger
- 과 명 : 돌나물과
- 이 명 : 와연화, 와화, 오송, 간적낙, 집옹지기, 지붕지기, 지붕직이, 비봉지기
- 생약명 : 와송(瓦松)
- 성 분 : 캠페롤, 케르세틴, 아프젤린, 케르세이트린, 이소케르세이트린 등
- 이용부위 : 전초(잎, 줄기, 뿌리)
- 채취 및 가공법 : 가을에 전초를 채취하여 말린다.

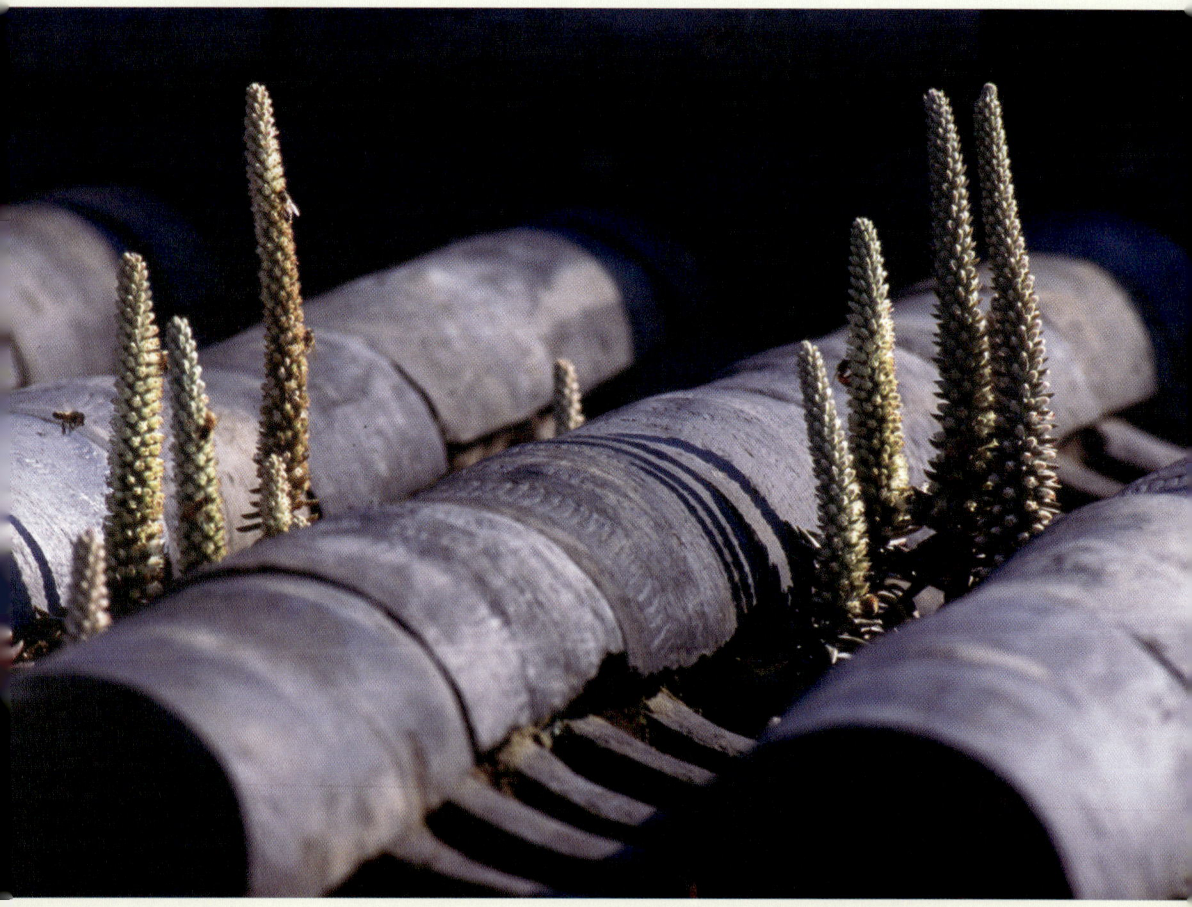

효능

바위솔은 위암, 간암 등의 항암제로 사용된다. 간경화, 고혈압 등 성인병 예방 및 치료에도 도움을 주는 생약으로 인기가 있다. 이 밖에도 종기, 토혈, 치질, 습진, 간염, 이질과 설사, 화상 등을 치료하는 데 효과가 있다.

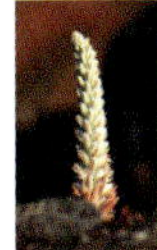

생김새와 특징

바위솔은 여러해살이 다육식물로 기와지붕의 기와와 기와 연결부 사이에서 자라기 때문에 와송이라 하며 30㎝ 정도 자란다. 원줄기에 달린 잎과 여름에 뿌리에서 나온 잎은 끝이 굳어지지 않으며 잎자루가 없고 피침형으로 자주색 또는 흰색이다. 뿌리에서 나온 잎은 방석처럼 퍼지고 끝이 굳어져서 가시같이 된다. 9월에 한 개의 긴 꽃대에 여러 개의 꽃이 이삭 모양으로 여러 개의 백색 꽃이 수상꽃차례로 빽빽이 핀다. 꽃받침 잎인 포는 피침 모양으로 끝이 날카로우며 꽃잎과 꽃받침조각은 각각 5개씩이다. 수술은 10개이고 씨방은 5개이며 꽃밥은 붉은색이지만 점차 적자색으로 된다. 열매는 10월에 익는다.

우리나라와 일본, 중국, 만주, 몽골, 시베리아 등에 분포하며, 우리나라는 중부 이남의

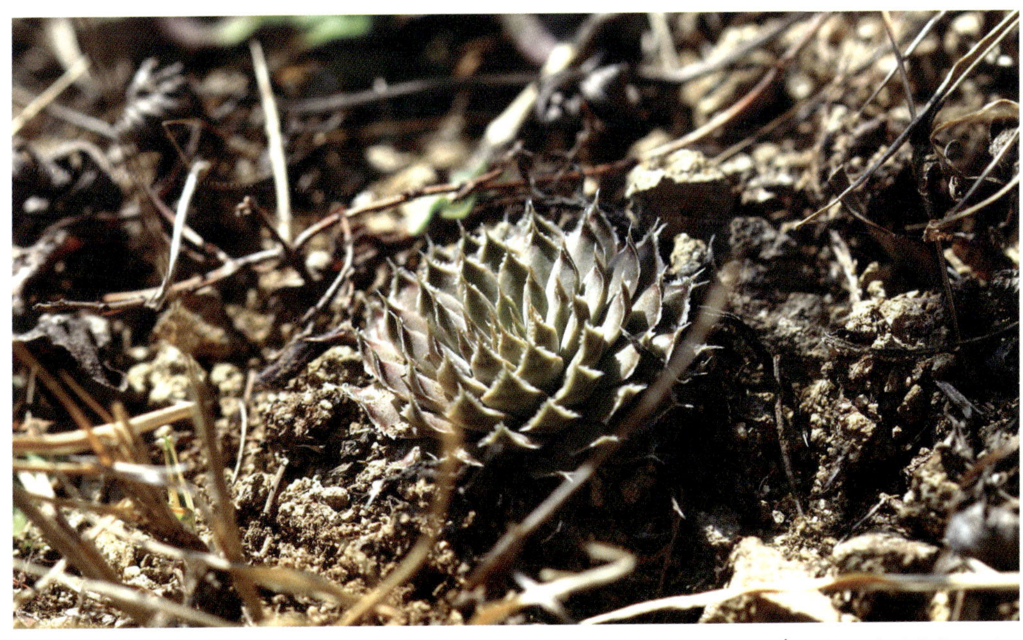

바위솔_ 잎 전개되는 모습

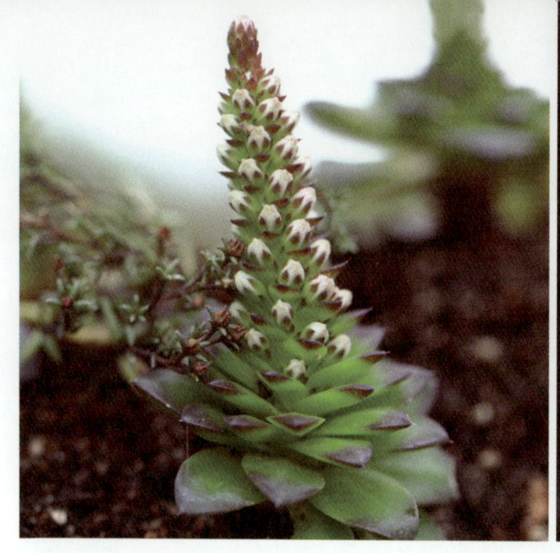
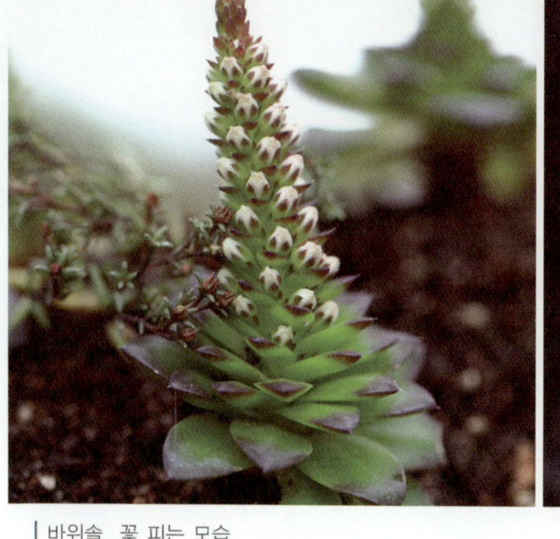

| 바위솔_ 꽃 피는 모습

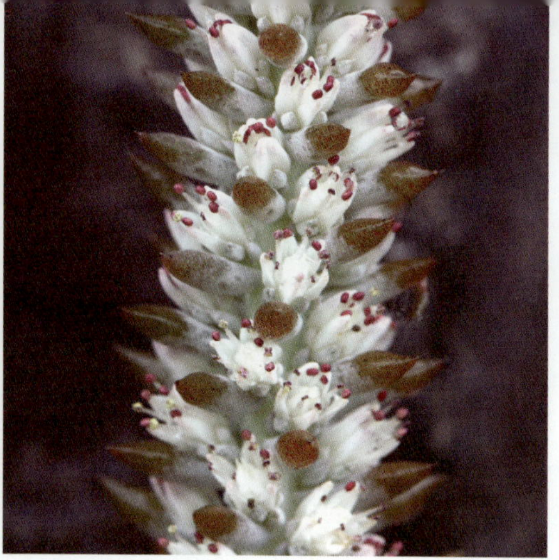

| 바위솔_ 꽃 생김새

배수가 잘되는 바위나 마사토, 지붕 위에서 잘 자란다.

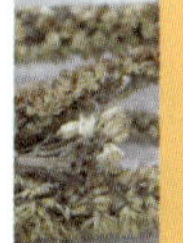

사용 방법

① **일반적인 복용법** : 물 900mL에 전초 30g을 넣고 450mL로 될 때까지 약한 불로 달여서 매 식후 1컵씩(150mL) 복용한다.

② **위암, 식도암** : 말린 전초 100g을 물 2L에 넣고 반으로 될 때까지 달인 물을 매 식후 1컵씩(150mL) 복용한다. 직장암과 대장암에도 효과가 있다.

③ **피로회복** : 매 회마다 말린 전초 가루 10g을 하루 3회씩 복용한다.

바위솔의 기능성 및 효능에 관한 특허자료

● 바위솔(와송) 추출물을 유효성분으로 포함하는 항혈전 약학조성물

본 발명은 바위솔(와송) 추출물을 포함하는 항혈전 조성물에 관한 것이다. 바위솔 추출물은 출혈시간 또는 응고시간을 연장시키거나 조직인자의 활성을 감소시킴으로써, 항혈전 예방 또는 치료에 유용하게 사용될 수 있다.

– 공개번호 : 10-2011-0019262, 출원인 : 사단법인 진안군친환경홍삼한방산업클러스터사업단

● 바위솔(와송)의 에틸아세테이트 분획물을 유효성분으로 포함하는 간암의 예방 또는 치료용 조성물

본 발명에 따른 와송 에틸아세테이트 분획물은 세포독성이 없고, 항세포사멸 인자인 bcl-2, caspase-3, caspase-8 및 caspase-9를 억제하며 세포사멸을 유도한다고 알려져 있는 시토크롬 C의 발현을 촉진 또는 증가시켜 간암 세포의 세포사멸을 유도하는 활성을 가지고 있다. 본 발명에 따른 바위솔의 에틸아세테이트 분획물을 유효성분으로 포함하는 본 발명의 조성물은 간암의 치료 및 예방에 유용한 치료제 및 간암을 개선할 수 있는 기능성 식품의 제조에 사용할 수 있는 효과가 있다.

– 공개번호 : 10-2014-0065184, 출원인 : 인제대학교 산학협력단

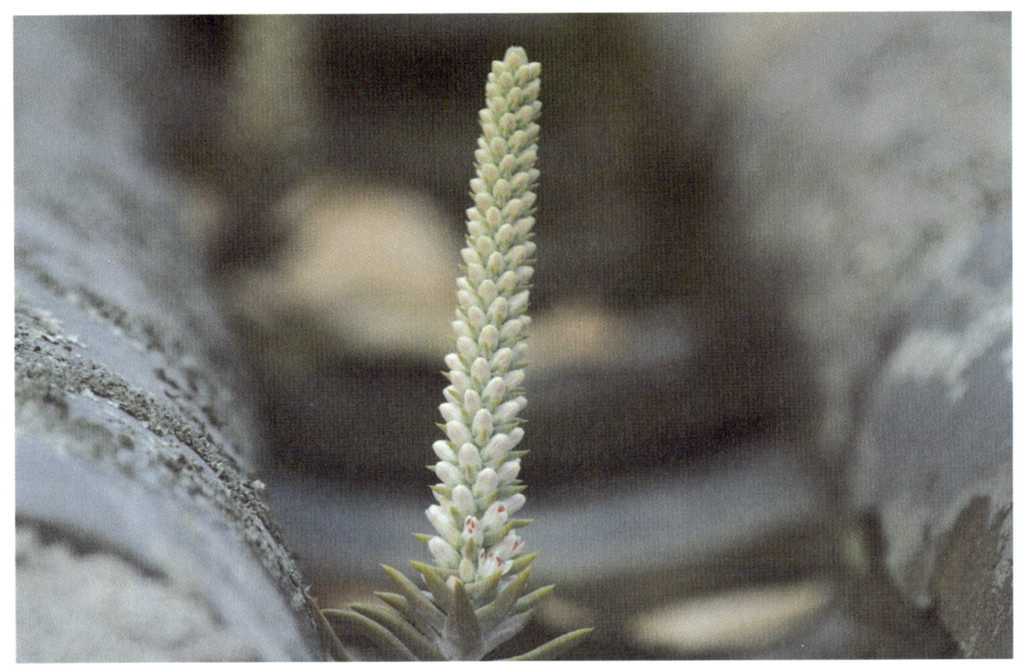

바위솔_ 약재로 이용되는 전초

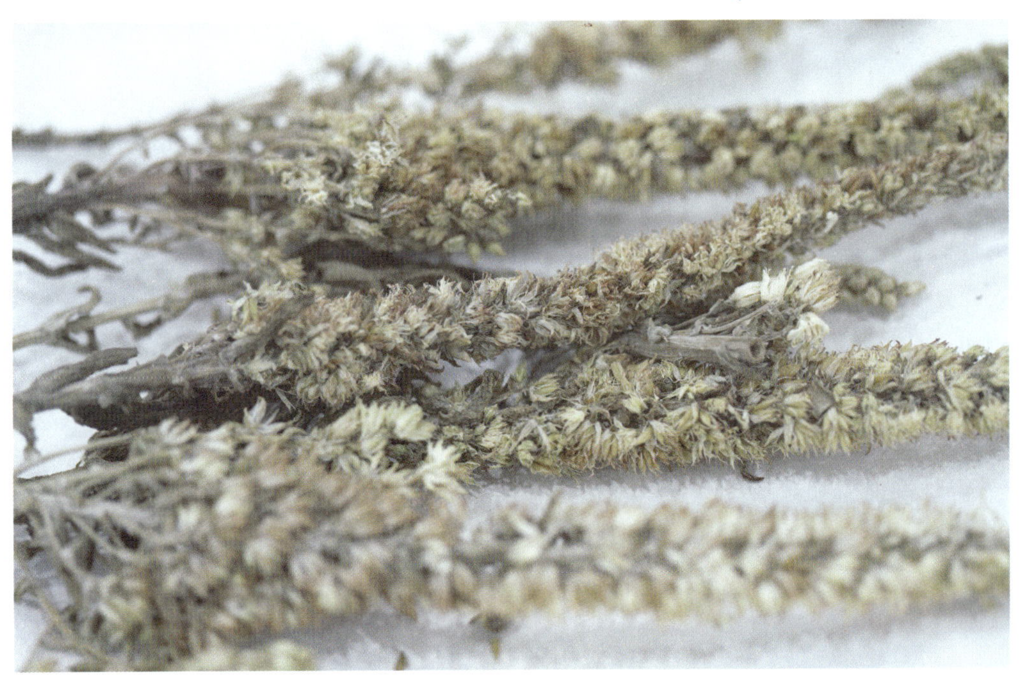

바위솔_ 전초 건조

006

소종, 해독, 옹종, 항암

뱀딸기

- 학 명 : *Duchesnea indica* (Andr.) Focke
- 과 명 : 장미과
- 이 명 : 배암딸기, 큰뱀딸기, 야양매, 계관과, 산뱀딸기, 가락지나물, 쇠스랑나비
- 생약명 : 사매(蛇梅)
- 성 분 : 고미신 A, N과 사르코마, 비타민, 미네랄 등
- 이용부위 : 전초(잎, 줄기, 뿌리)
- 채취 및 가공법 : 전초를 여름부터 가을 사이에 베어서 물에 깨끗이 씻은 다음 햇볕에 바싹 말린다.

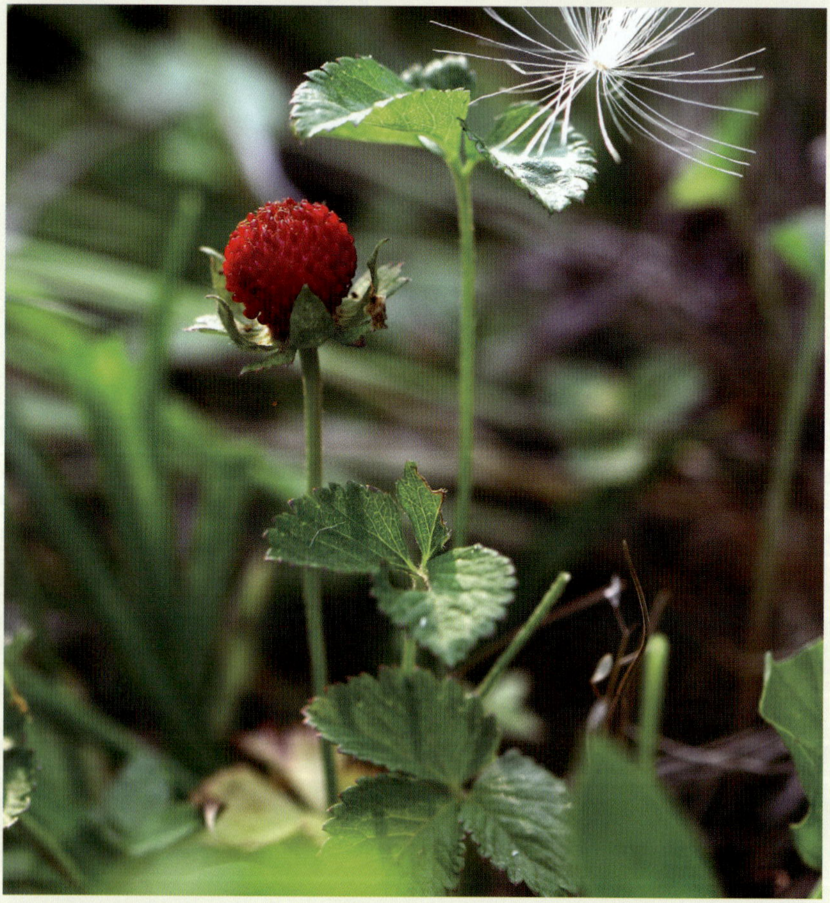

효능

밤딸기는 위암, 자궁경부암, 폐암, 복수암, 비암, 인후암, 여러 종류의 암 치료에 사용한다. 또한 해수나 백일해, 코피가 나거나 토혈, 화상이나 습진, 기관지염, 디프테리아, 방광 종양, 각혈, 자궁출혈, 이질, 구내염, 인후염, 인후종통, 급성충수염, 복막염, 독사교상 등을 치료하는 데에 효과가 있다.

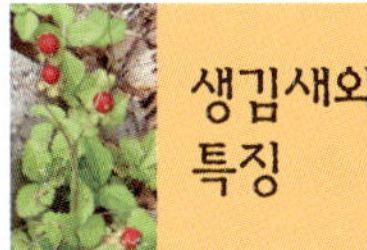

생김새와 특징

뱀딸기는 여러해살이풀로 덩굴이 옆으로 벋으면서 마디에서 뿌리가 내린다. 잎은 어긋나고 뿌리에 달린 잎은 3장의 작은 잎이 나온다. 이 작은 잎은 달걀 모양이거나 달걀 모양의 원형으로 길이는 2~3.5㎝, 나비는 1~3㎝ 정도이며 잎 가장자리에는 톱니가 있고 뒷면에는 긴 털이

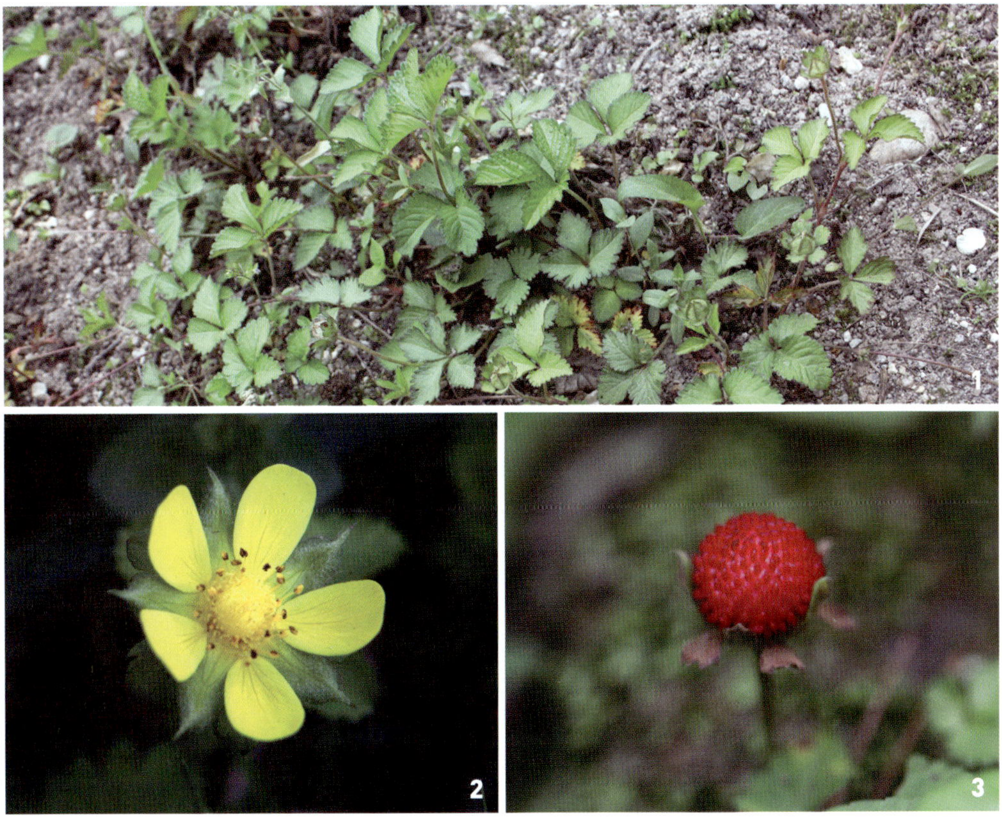

❶ 뱀딸기_ 잎과 줄기 ❷ 뱀딸기_ 꽃 ❸ 뱀딸기_ 열매

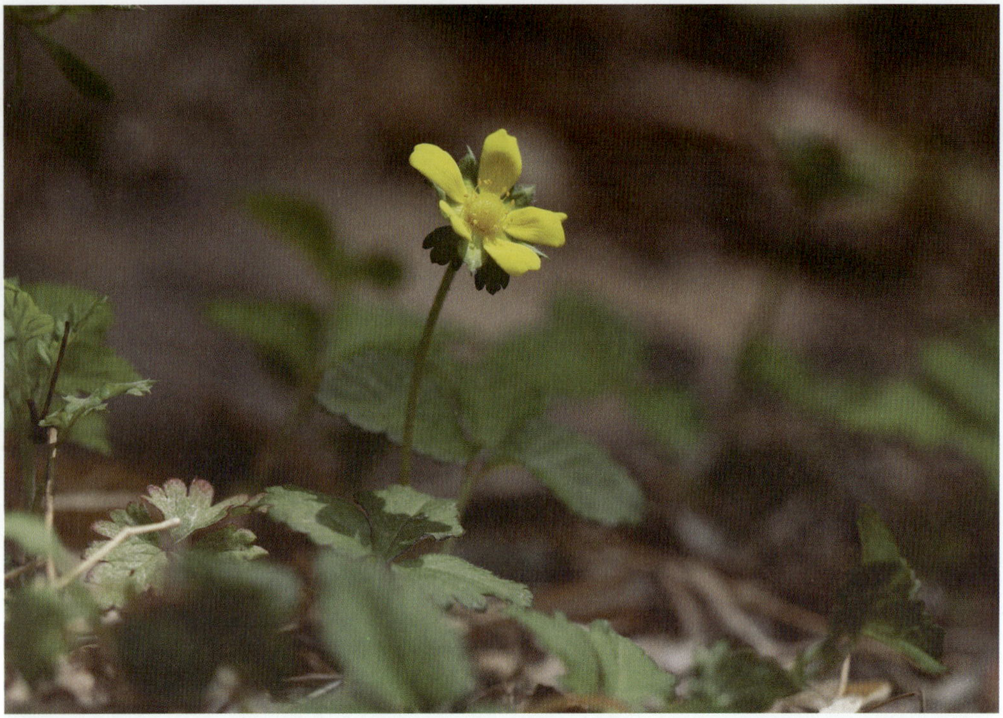

| 뱀딸기_ 전초

난다. 황색의 꽃은 4~5월에 잎겨드랑이에서 긴 꽃줄기가 나와서 끝에 1개가 달린다. 꽃잎은 5장으로 넓은 달걀 모양이며 길이는 5~10㎜이다. 겉꽃받침조각은 5개로서 끝이 얕게 3개로 갈라진다. 열매는 6월에 홍백색 바탕에 붉은빛으로 익는데 식용하기도 한다. 전국의 산과 들, 풀밭이나 논둑의 양지에서 잘 자라며 우리나라를 비롯해 일본, 만주, 중국, 말레이시아, 인도 등에 분포한다.

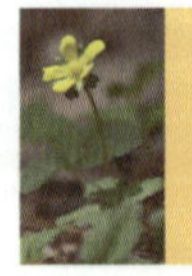

사용 방법

① **일반적인 복용법** : 물 600mL에 말린 뱀딸기 전초 20g(신선한 것은 30~60g)을 넣고 반으로 될 때까지 약한 불로 달인 액을 아침저녁 식후에 1컵씩(150mL) 마시거나 생즙을 내어 복용한다.

② **후두암** : 말린 뱀딸기 잎과 줄기 50g을 900mL의 물에 달여 매 식후 1컵씩(150mL) 복용한다. 환자가 아니어도 이렇게 하면 후두암을 예방할 수 있다.

③ **고혈압** : 뱀딸기 꽃을 물에 진하게 달여서 복용하면 혈압 안정에 묘약이 되고, 열매를

생으로 따 먹어도 효과가 있다. 동맥 경화에도 효과가 있다.

④ 옴 : 뱀딸기 뿌리줄기를 진하게 달여서 상처 부위에 바른다.

⑤ 독사교상 : 뱀딸기 생잎과 줄기를 짓찧어 환부에 바르기도 한다.

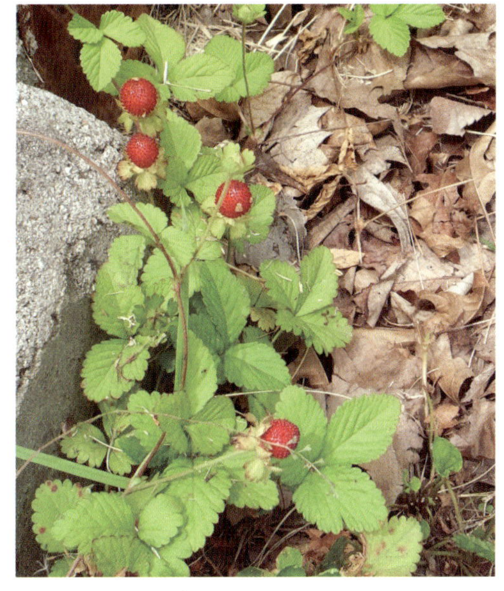

| 뱀딸기_ 뿌리를 포함한 전초를 이용

뱀딸기의 기능성 및 효능에 관한 특허자료

● 뱀딸기의 에틸아세테이트 분획물 및 이를 유효성분으로 포함하는 알레르기 치료용 약학적 조성물

본 발명은 뱀딸기의 에틸아세테이트 분획물 및 이를 유효성분으로 포함하는 알레르기 치료용 약학적 조성물에 관한 것으로서, 보다 구체적으로는 뱀딸기의 알코올추출물을 에틸아세테이트로 분획한 분획물 및 상기 뱀딸기의 에틸아세테이트 분획물 및 어성초를 유효성분으로 포함하는 알레르기 치료용 약학적 조성물에 관한 것이다.

- 공개번호 : 10-2008-0071393, 특허권자 : 대전대학교 산학협력단

● 뱀딸기 추출물의 항산화제로서의 용도

본 발명은 뱀딸기 초본의 항산화성 추출물 및 이를 포함하는 약학적 조성물과 자외선 보호용 조성물에 관한 것으로, 본 발명에서는 뱀딸기로부터 항산화성 물질을 추출하고, 상기 뱀딸기 추출물이 저밀도 지방단백질의 산화를 억제하는 효과, 산소 자유라디칼(oxygen free radical) 또는 자외선에 의한 DNA 손상을 억제하는 효과, 산소 자유라디칼을 제거하는 효과 등을 가짐을 확인한다. 본 발명의 뱀딸기 추출물과 이를 포함하는 조성물은 산소 자유라디칼에 의하여 원인이 될 수 있는 암, 복합성 동맥경화, 관절염, 파킨슨씨병 등의 질병예방, 기능성 식품 및 식품의 산화방지를 위한 첨가물, 피부노화 방지, 자외선 차단용 화장품 등에 유용하게 사용될 수 있다.

- 공개번호 : 10-2001-0045276, 특허권자 : 한국원자력연구소

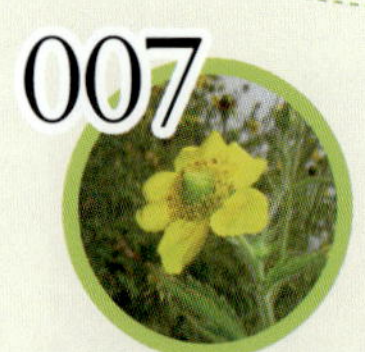

007

보익, 종양, 복통, 설사, 열병, 항암

뱀무

- 학 명 : *Geum japonicum* Thunb.
- 과 명 : 장미과
- 이 명 : 산연화, 천어류, 양매, 일본수양매, 해당채, 노오엽, 두운양, 남포정, 수익모
- 생약명 : 수양매(水楊梅)
- 성 분 : 카로틴, 게오시드, 타닌, 정유, 수지, 방향성 쓴맛 물질, 오이게놀
- 이용부위 : 전초(잎, 줄기, 꽃, 뿌리)
- 채취 및 가공법 : 여름과 가을에 뿌리를 포함한 전초를 채취한 후 씻어서 햇볕에 말린다.

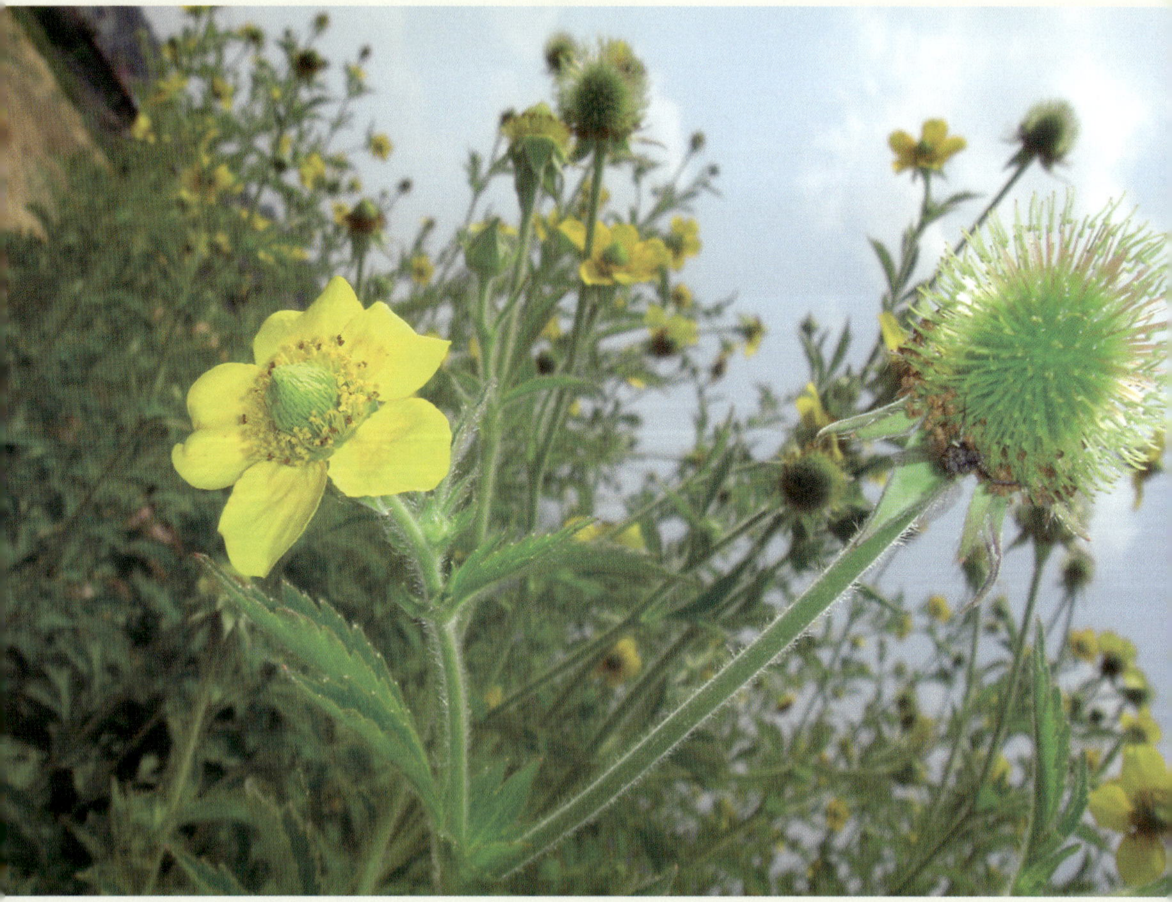

효능

밤무는 보허(補虛), 익신(益腎), 활혈(活血), 해독의 효능을 갖고 있다. 설사와 복통, 사지무력증 등에 좋은 효과가 있으며, 부인의 생리불순, 하복통을 다스린다. 이 밖에도 기침이나 감기, 종양과 종창, 허약성 해수, 구내염, 종양, 신장 기능의 저하로 인한 발기부전, 허약성 정신불안 등의 치료에도 효과를 보인다.

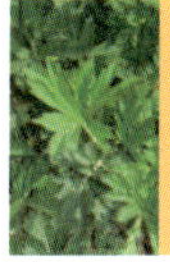

생김새와 특징

뱀무는 여러해살이풀로 높이는 25~100㎝이다. 줄기의 전체에 털이 있으며 가지는 윗부분에서 갈라진다. 뿌리 잎은 잎자루가 길고 갈라져 옆에는 작은 잎이 한두 쌍 붙어 있으며 줄기 잎은 3개로 갈라져 길이는 3~6㎝, 너비는 3~6㎝의 달걀형 원 모양 또는 심장 모양으로 잎의 양면에 짧은 털이 있고 가장자리에 거치가 있다. 꽃은 6월에 노란색으로 가지 끝에 1개씩 달리고 작은 꽃자루에 털이 나며 꽃받침은 5개로 갈라져 털이 빽빽이 나고 꽃이 핀 뒤 젖혀진다. 열매는 수과가 둥글게 모여 있는 형태이며 나비 약 15㎜이다. 암술대는 갈고리와 비슷하다. 전국의 산과 들의 습기가 있는 풀밭 또는 황무지나 들판에서 자라며 중국, 일본에도 분포한다. 농촌진흥청에서는 뱀무에서 항비만이나 동맥경화증 예방에 탁월한 물질인 3, 4, 5 트리하이드록시벤즈알데하이드(3, 4, 5-trihydroxybenzaldehyde)를 다량 추출해내어 항비만 및 항염증 효과와 고지혈증, 동맥경화증 예방에 효과가 있다는 연구결과를 보고한 바 있다. 유사종인 큰뱀무(*Geum aleppicum* Jacq.)도 약초로 사용되는데, 뱀무보다 키나 잎이 좀 더 큰 편이며 작은꽃자루에 퍼진 털이 있는 것이 뱀무와 다른 점이다.

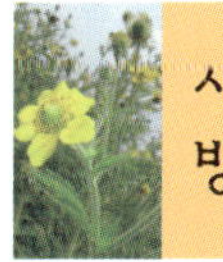

사용 방법

① **일반적인 복용법** : 말린 뱀무 전초 50~100g을 물 1L를 넣고 반이 되도록 달인 물을 매일 물을 마시듯 복용한다. 설사와 복통, 생리불순, 사지무력증 등의 치료에 효과가 있다.

② **이질** : 물 600mL에 말린 뱀무 전초 20g을 넣고 반으로 될 때까지 달인 액을 아침저녁 식후에 1컵씩(150mL) 복용한다.

③ **종양이나 종창** : 외용으로 뱀무 생잎과 줄기를 짓찧어서 환부에 바른다. 골절로 인한 염증 등에도 사용한다.

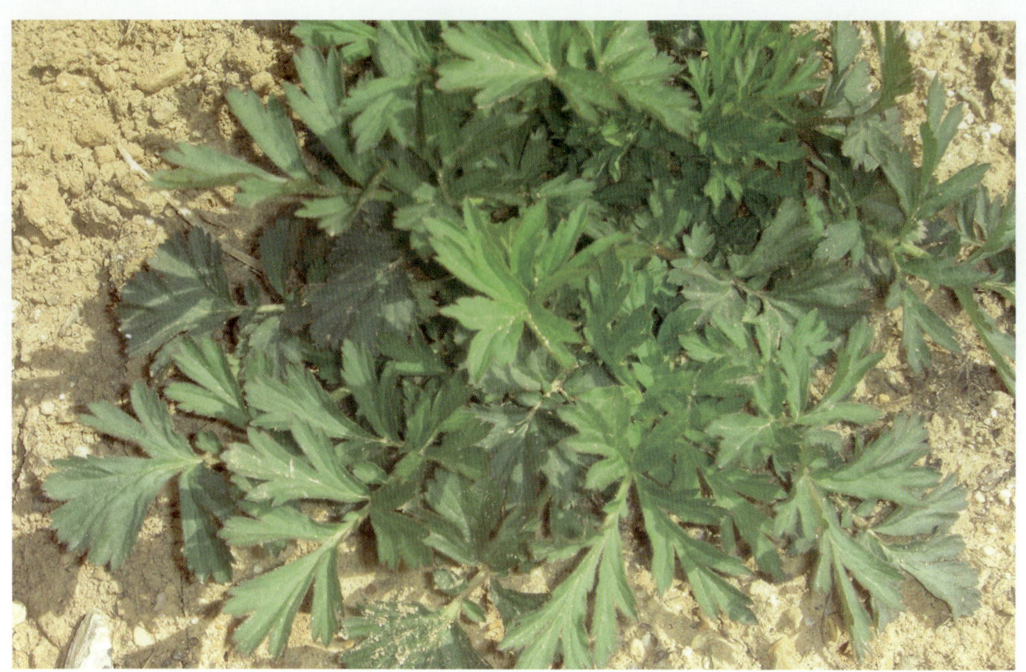

| 뱀무_ 어린잎

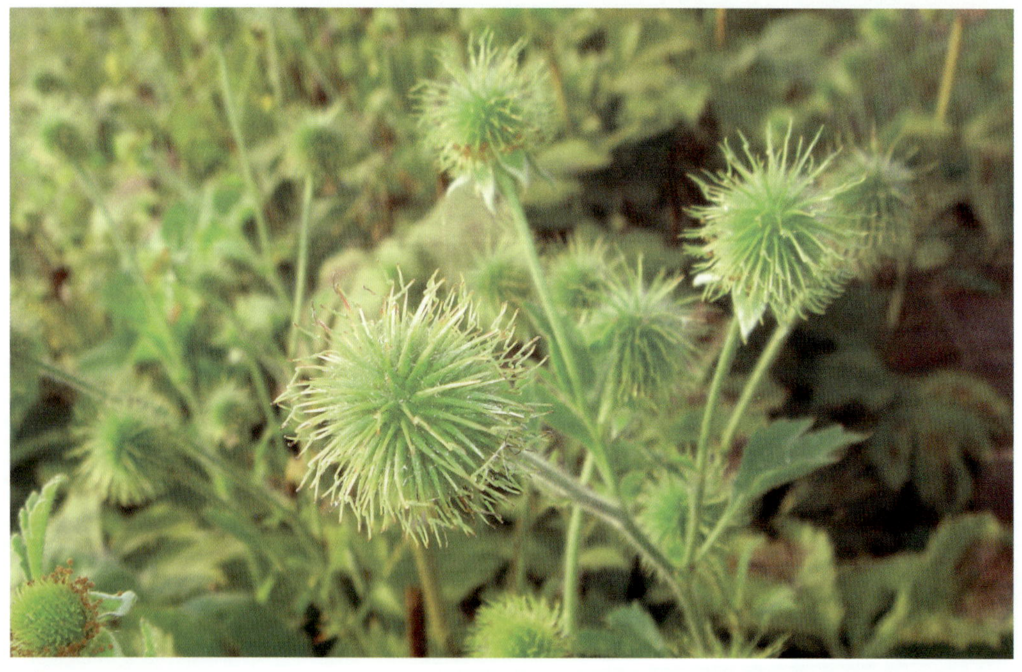

| 뱀무_ 종자 결실

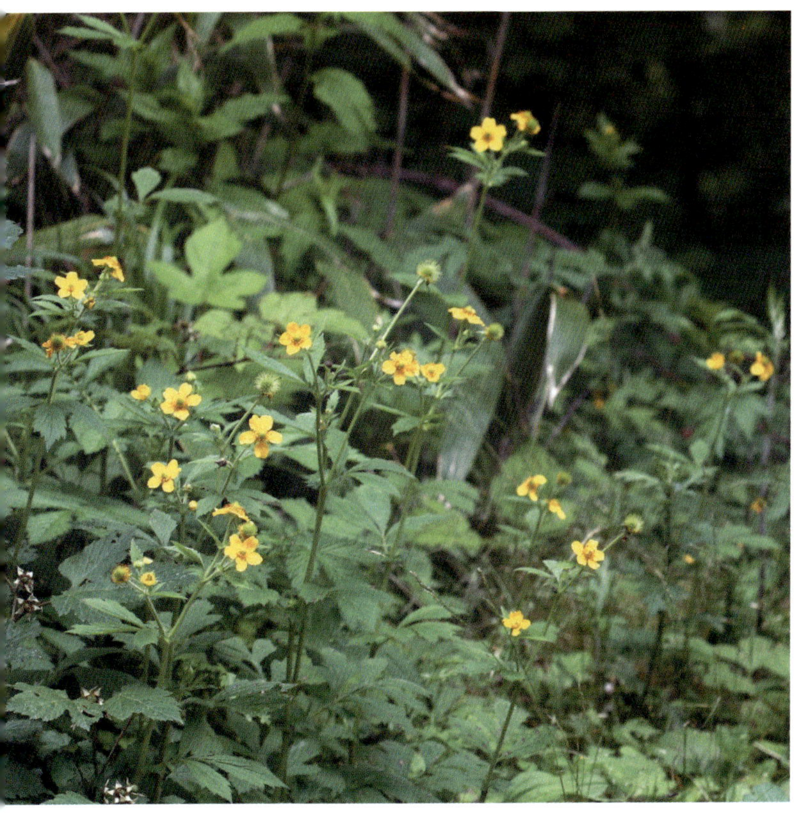

| 유사종인 큰뱀무_ 무리

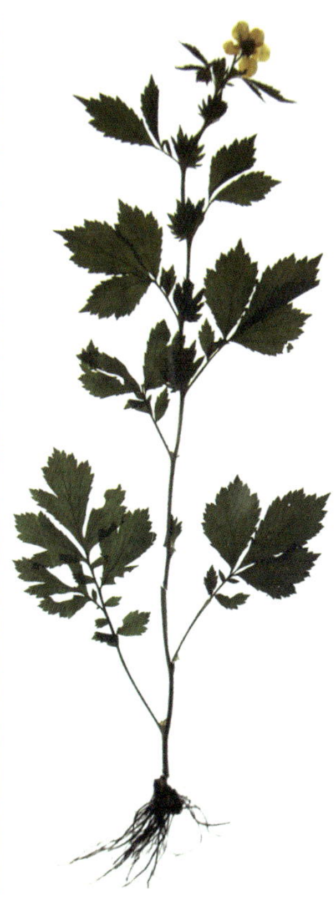

| 큰뱀무_ 전초(건조)

뱀무의 기능성 및 효능에 관한 특허자료

● 항비만 및 항염증 효과를 가지는 뱀무 추출물, 이를 포함하는 식품 조성물 및 이들의 제조 방법

본 발명은 항비만 및 항염증 효과를 가지는 뱀무 추출물, 상기 뱀무 추출물을 포함하는 식품 조성물 및 이의 제조 방법에 관한 것이다. 본 발명의 제조 방법에 의하여 제조된 뱀무 추출물 및 식품 조성물은 중성지방의 축적을 저해하고, 지방의 축적 과정을 조절하는 중요한 효소인 GPDH 활성을 저해하여 항비만 효과를 나타내고, 염증인자인 NO 및 PGE2, IL-1β 및 TNF-α의 초기 염증성 사이토카인의 생성을 억제하여 항염증 효과를 나타낸다.

– 출원번호 : 10-2005-0133322, 특허권자 : 대한민국

008 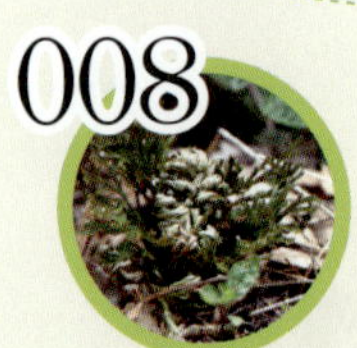

항암, 지혈, 타박상, 종기, 옹종

부처손

- 학 명 : *Selaginella involvens* (Sw.) Spring
- 과 명 : 부처손과
- 이 명 : 두턴부처손, 만년초, 불수초, 장생초, 바위손, 지지백, 풀푸시
- 생약명 : 권백(卷柏)
- 성 분 : 아멘토플라본, 아피제닌, 히노키플라본, 이소크립토메린, 타닌, 트레하르스
- 이용부위 : 전초(잎, 줄기, 뿌리, 담근체)
- 채취 및 가공법 : 전초를 봄, 가을에 채취하여 씻어 말린 후에 이용하고 생으로도 이용한다.

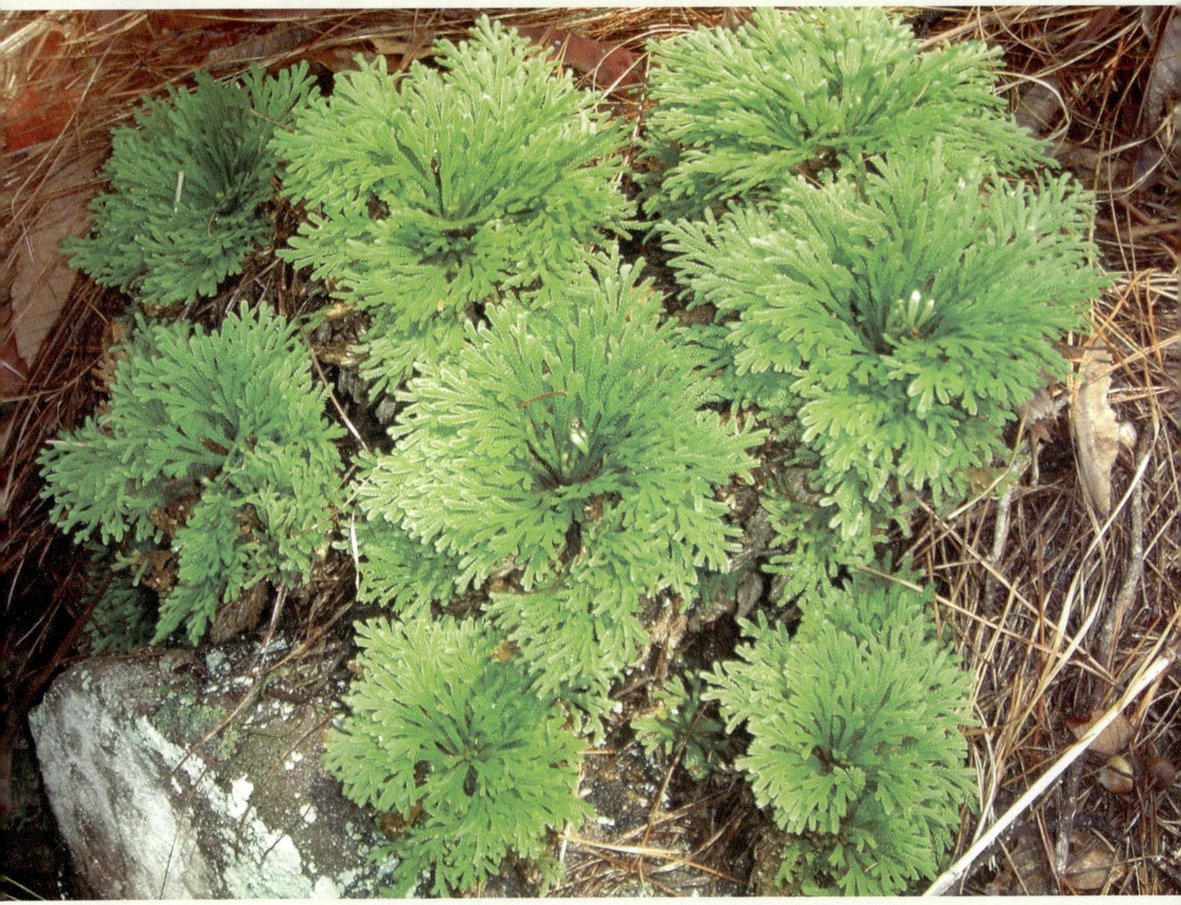

효능

부처손은 각종 암에 효과가 크며, 암으로 인한 출혈을 방지하거나 치료하는 데에도 사용된다. 또한 지혈에 탁월한 효능이 있다. 특히 방사선요법에 민감한 환자에게는 부작용을 막아 주기도 한다. 이 밖에도 간질병, 음부가 가려울 때, 식욕부진 등에도 쓰인다. 식물체가 독특해 관상용으로 가꾸기도 한다.

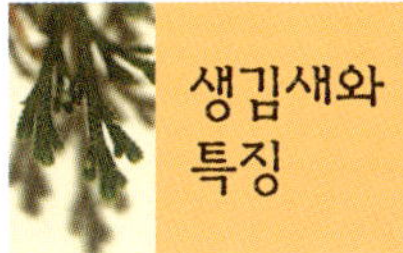

생김새와 특징

부처손은 여러해살이풀로 담근체(擔根體: 땅속줄기나 뿌리가 달리는 가지)와 뿌리가 엉켜 줄기처럼 만들어진 끝에서 높이 15~40㎝ 정도로 자란다. 원줄기의 잎은 드문드문 달리며 밑에서는 서로 비슷하지만 위에서는 2가지의 형태로 된다. 일년생 가지는 잎이 밀생하고, 잎은 앞면이 녹색이고 뒷면은 백록색을 띤다. 잎은 4줄로 배열되어 있는데, 끝이 실처럼 길며 그 가장자리에는 작은 톱니가 있다. 포자낭 이삭은 잔가지 끝에 1개씩 달리며, 포자는 큰 것과 작은 것의 2종류가 있다. 건조할 때는 가지가 수축되어 공처럼 되었다가 습기가 있으면 다시 활짝 펴진다.

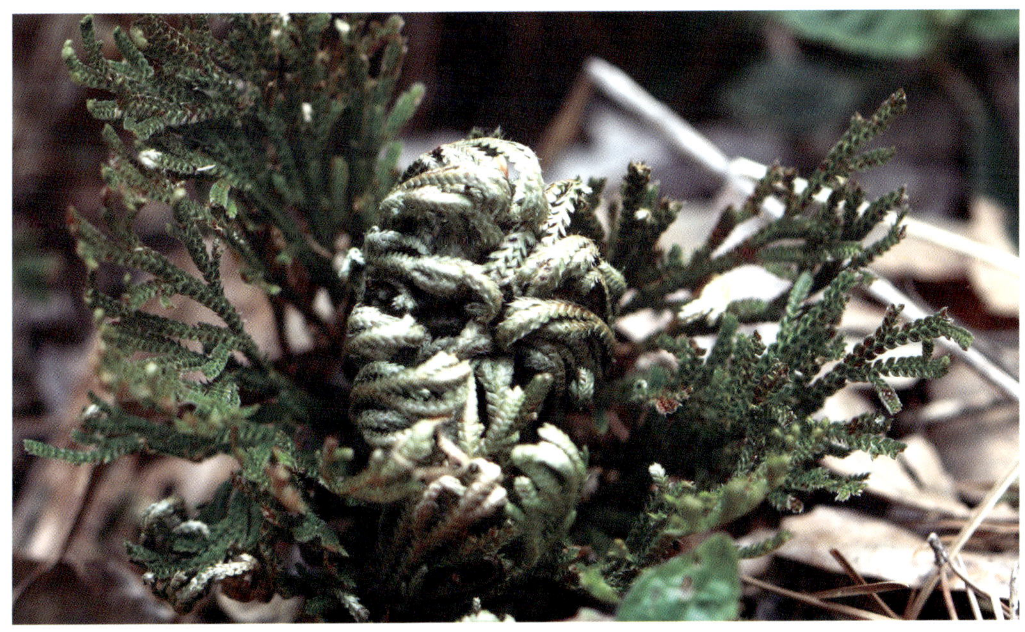

부처손_ 잎과 줄기

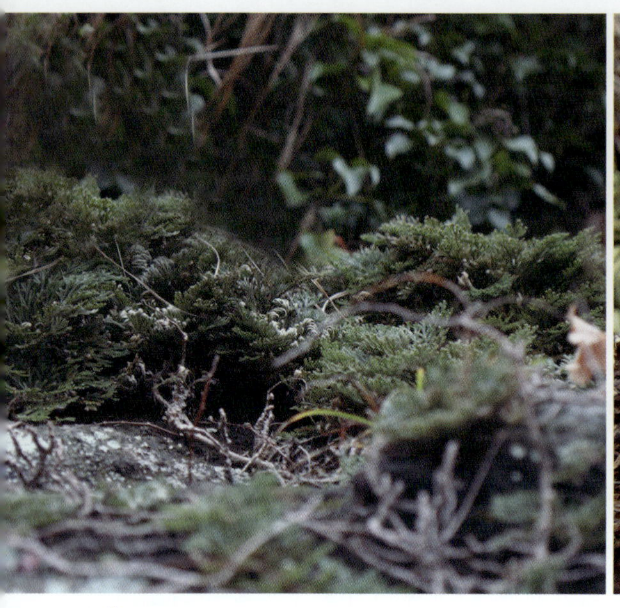

| 부처손_ 무리

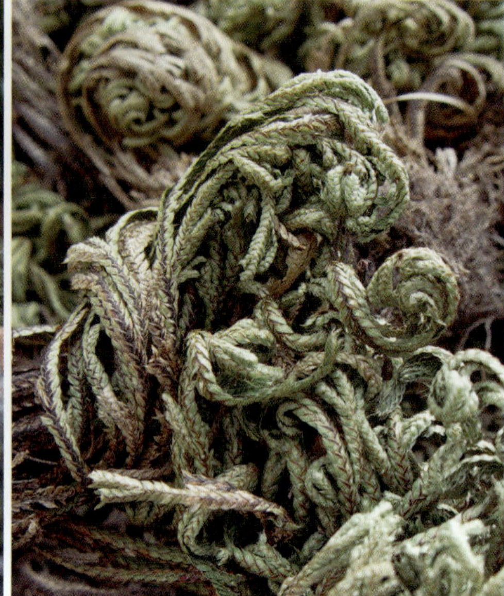

| 부처손_ 약용되는 말린 전초

제주도 및 전국 산지의 건조한 바위 위나 나무 위에서 자라며 일본, 대만, 중국에도 분포한다.

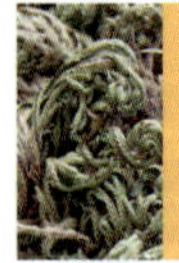

사용 방법

① **일반적인 복용법** : 물 900mL에 말린 부처손 전초 30g을 넣고 450mL로 될 때까지 달여서 매 식후 1컵씩(150mL) 복용하면 혈뇨, 혈변, 토혈 치료에도 효과가 있다.

② **각종 암** : 물 1.8L에 말린 부처손 전초 50~100g을 넣고 반으로 될 때까지 달여서 매 식후 1컵씩(150mL) 복용한다. 암으로 인한 출혈에도 효과가 있다.

③ **음부가 가려울 때** : 말린 부처손 달인 물로 하루 3회씩 5일 정도 목욕을 하거나 음부를 씻으면 효과가 있다.

④ **자궁출혈** : 부처손 전초 20g과 쑥 20g을 약간 검은빛으로 볶은 다음 물 500mL에 넣어 300mL 정도로 달이고 그 물에 아교 20g을 타서 하루 2회로 1컵씩(150mL) 아침저녁에 마신다.

⑤ **간질병** : 말린 부처손 30g과 세신 10g, 물푸레나무 껍질 10g, 말린 영란(은방울꽃) 10g을 물 900mL에 넣고 반으로 될 때까지 약한 불에 달인 액을 매 식후 1컵씩(150mL) 복

용한다.

⑥ **식욕부진** : 말린 부처손 가루 10g과 마타리 뿌리 가루 10g을 매 식후마다 물과 함께 복용한다. 소화불량과 황달 치료에도 효과가 있다.

부처손의 기능성 및 효능에 관한 특허자료

● 부처손 추출물 또는 이의 분획물을 포함하는 폐 기능 향상용 약학적 조성물

본 발명에서 제안하고 있는 폐 기능 향상용 약학적 조성물에 따르면, 부처손 추출물 또는 이의 분획물을 유효성분으로 포함함으로써, 폐 기능을 향상시켜 운동능력, 특히 유산소성 운동능력을 향상시킬 수 있다.

– 공개번호 : 10-2013-0056137, 출원인 : 서웅진

● 부처손 추출물 또는 이의 분획물을 포함하는 편도선염 예방 또는 치료용 약학적 조성물

본 발명에서 제안하고 있는 편도선염 예방 또는 치료용 약학적 조성물에 따르면, 부처손 추출물 또는 이의 분획물을 유효성분으로 포함함으로써, 용혈성 연쇄상구균, 포도상구균 등의 항균 활성을 나타내어 편도선염을 예방 또는 치료할 수 있다.

– 공개번호 : 10-2013-0042726, 출원인 : 서웅진

● 부처손 추출물 또는 이의 분획물을 포함하는 비염 예방 또는 치료용 약학적 조성물

본 발명에서 제안하고 있는 비염 예방 또는 치료용 약학적 조성물에 따르면, 부처손 추출물 또는 이의 분획물을 유효성분으로 포함함으로써, 비염을 예방 또는 치료할 수 있다.

– 공개번호 : 10-2013-0048110, 출원인 : 서웅진

● 부처손 추출물 또는 이의 분획물을 포함하는 아토피 피부염 예방 또는 치료용 약학적 조성물

본 발명에서 제안하고 있는 아토피 피부염 예방 또는 치료용 약학적 조성물에 따르면, 부처손 추출물 또는 이의 분획물을 유효성분으로 포함함으로써, 아토피 피부염을 예방 또는 치료할 수 있다.

– 공개번호 : 10-2013-0056138, 출원인 : 서웅진

● 부처손 추출물 또는 이의 분획물을 포함하는 천식 예방 또는 치료용 약학적 조성물

본 발명에서 제안하고 있는 천식 예방 또는 치료용 약학적 조성물에 따르면, 부처손 추출물 또는 이의 분획물을 유효성분으로 포함함으로써, 천식을 예방 또는 치료할 수 있다.

– 공개번호 : 10-2013-0048108, 출원인 : 서웅진

009

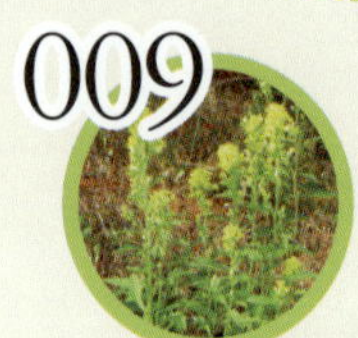

항암, 소종, 인후종통

산미역취

- **학 명 :** *Solidago virgaurea* var. *leiocarpa* (Benth.) A. Gray
- **과 명 :** 국화과
- **이 명 :** 애기미역취, 돼지나물, 메역취, 모과일지황화, 풍모국, 대엽칠성소
- **생약명 :** 일지황화(一枝黃花)
- **성 분 :** 사포닌, 소리다고사포닌 I ~IX, 리모넨, 초산보르닐, 보르네올, 타닌, 플라보노이드 등
- **이용부위 :** 전초(잎, 줄기, 뿌리)
- **채취 및 가공법 :** 고유의 식미와 향취가 있어 미역취, 산미역취의 봄철 어린순은 나물로 식용하고, 전초와 뿌리는 약재로 사용한다.

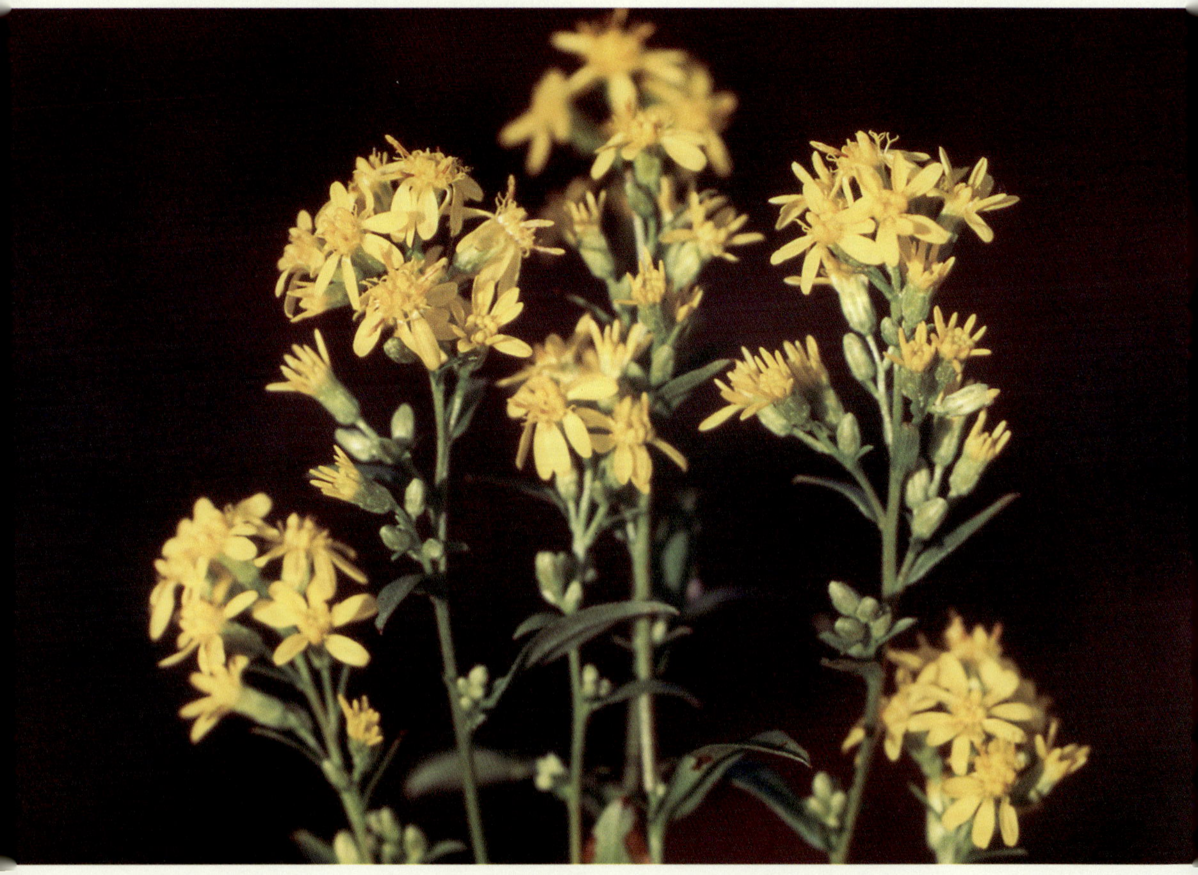

효능

산미역취는 구강암, 후두암 치료제로 쓰인다. 편도선염이나 기관지염에도 사용되고 무좀, 버짐, 종기와 부스럼을 다스리는 데에 효과가 있다. 이 밖에 두통, 인후종통, 인후염, 신장염, 장염, 백일해, 소아경풍, 타박상, 황달 등의 치료에도 쓰인다.

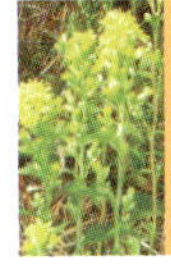

생김새와 특징

산미역취는 여러해살이풀로 높이는 35~85㎝ 정도로 자란다. 뿌리에서 난 잎의 잎자루는 길며 잎은 장타원형이고 피침형이다. 잎이 어긋나는데 줄기 밑에 달리는 잎은 꽃이 필 때쯤 말라 없어지고 줄기 위에 달리는 잎은 달걀 모양으로, 잎자루가 있으나 위로 올라갈수록 잎자루가 짧아져 없어지고 잎 가장자리에는 뾰족한 톱니들이 있다. 7월에 꽃대가 올라와서 9~10월에 황색의 꽃이 피고 또한 3~5개의 산방상수상 꽃차례로 양성화이다. 산방상수상 꽃차례란 총상꽃차례와 산형꽃차례의 중간형이면서 긴 꽃대에 여러 개의 꽃이 피는 꽃차례를 말한다. 열매는 10월에 수과로 익으며 털을 가진 종자가 바람에 날려 번식한다.

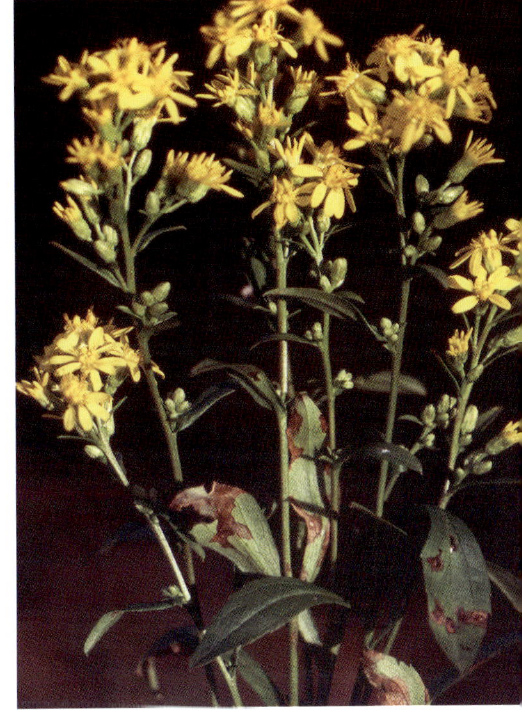

| 산미역취_ 전초를 항암 약재로 활용

전국 어느 곳에서나 잘 자라는 특성이 있으나 척박하고 물 빠짐이 안 되는 땅보다 배수가 잘되는 곳에서 잘 자란다. 자생지는 평지로부터 해발 1,000m의 높은 지대까지 널리 분포하고 있다.

산미역취나 미역취(*Solidago virgaurea* subsp. *asiatica*)의 전초는 '일지황화'라는 생약명이 같으며 한방에서 동일 약재로 쓰이는데, 산미역취는 '애기미역취'라는 이명으로 불리고, 미역취는 '돼지나물'이라는 이명으로도 불린다. 두 식물체의 높이와 개화기 등 생육특성도 거의 유사하다.

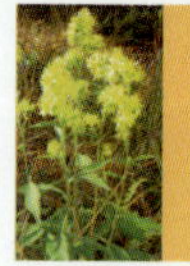

① **구강암과 후두암** : 전초 30~50g을 물 600mL에 달여서 입에 자주 머금고 조금씩 넘겨 목을 축인다.

② **편도선염** : 물 900mL에 전초 30~50g을 넣고 반으로 될 때까지 달인 액을 매 식후 1컵씩(150mL) 복용한다. 기관지염에도 좋다.

③ **식도가 아플 때** : 줄기나 잎 30~50g을 물 500mL에 넣고 반으로 될 때까지 달인 물로 양치질한다. 목이 아플 때에도 마찬가지로 사용한다.

④ **종기** : 잘게 썬 건조한 줄기나 잎 30~50g을 물 900mL에 넣고 반으로 될 때까지 달인 물을 매 식전 30분에 1컵씩(150mL) 복용한다.

⑤ **무좀** : 물 1L에 전초 50g을 넣고 30분 정도 달인 액으로 환부를 씻는다. 버짐에도 같은 방법으로 사용한다.

산미역취의 기능성 및 효능에 관한 특허자료

● 골 대사 질환의 예방 및 치료에 유용한 미역취 추출물

본 발명은 골 대사 질환의 예방 및 치료에 유용한 미역취 추출물, 이를 함유하는 약학적 조성물 및 허용 가능한 식품보조제를 포함하는 건강보조식품을 제공하기 위한 것이다. 미역취 추출물은 단일성분에 의한 것보다 복합적인 작용에 의하여 조골세포의 증식과 분화를 종래의 골 질환에 좋다고 알려진 식품과 양성대조군에 비해 더 빠르게 유도하고, 또한 동물실험에서도 흰쥐의 성장에 대해 독성작용 없이 골밀도와 골무기질 함량을 높이므로 골 질환 치료 및 예방에 적절한 도움을 줄 수 있는 효과가 있다.

– 공개번호 : 10-2006-0001233, 출원인 : 학교법인 계명대학교

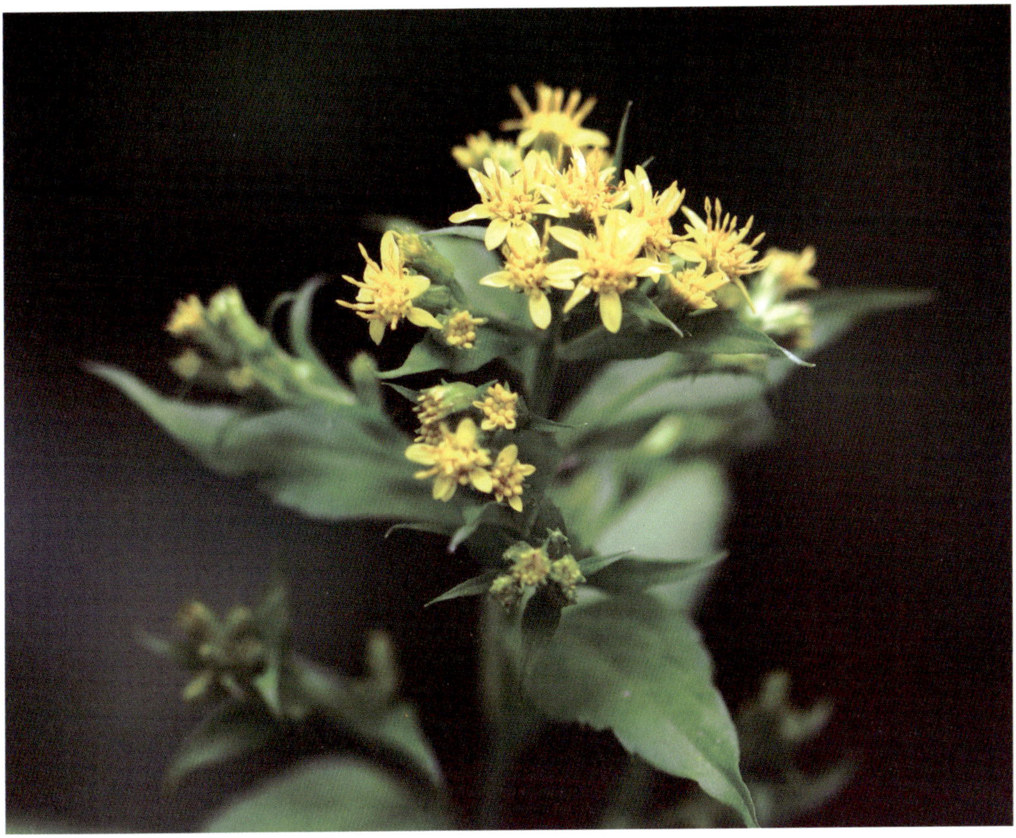

| 유사종인 미역취_ 꽃

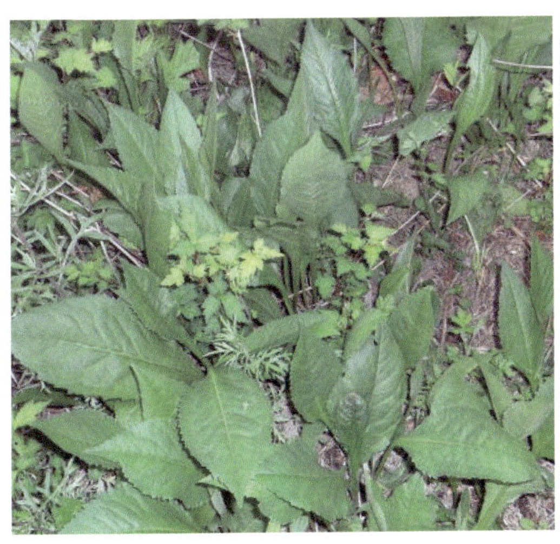

| 미역취_ 어린순은 식용

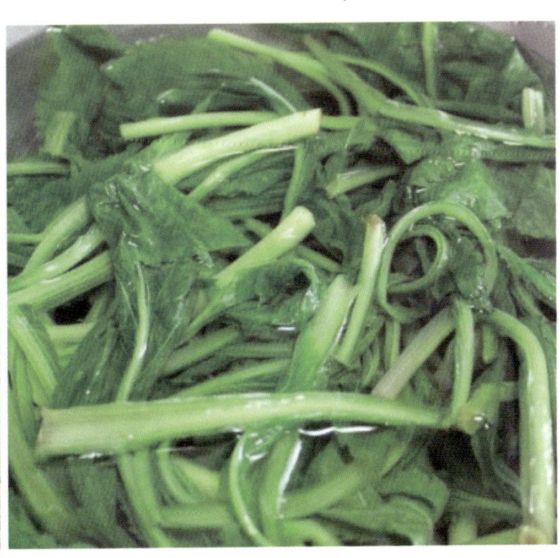

| 미역취_ 나물 재료로 데친 어린순

010

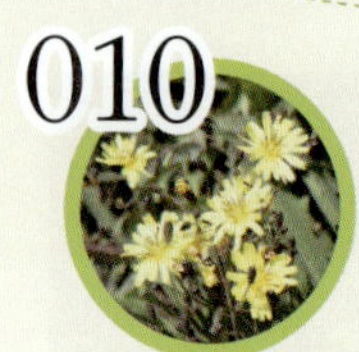

항암, 소종, 청열, 해독, 양혈

씀바귀

- 학 명 : *Ixeridium dentatum* (Thunb.) Tzvelev
- 과 명 : 국화과
- 이 명 : 씸배나물, 씀바구, 쓴나물, 쓴냉이, 쓴귀물, 황매채, 꽃씀바귀, 고채, 고고채, 싸랑부리
- 생약명 : 산고채(山苦菜), 황과채(黃瓜菜)
- 성 분 : 타락사스테롤, 바우에레놀, 우르솔산, 올레아놀산, 유황화합물, 비타민 C와 E 등
- 이용부위 : 전초(잎, 줄기, 꽃, 뿌리)
- 채취 및 가공법 : 봄에 채취하여 잘 손질한 후에 햇볕에 말렸다가 이용한다.

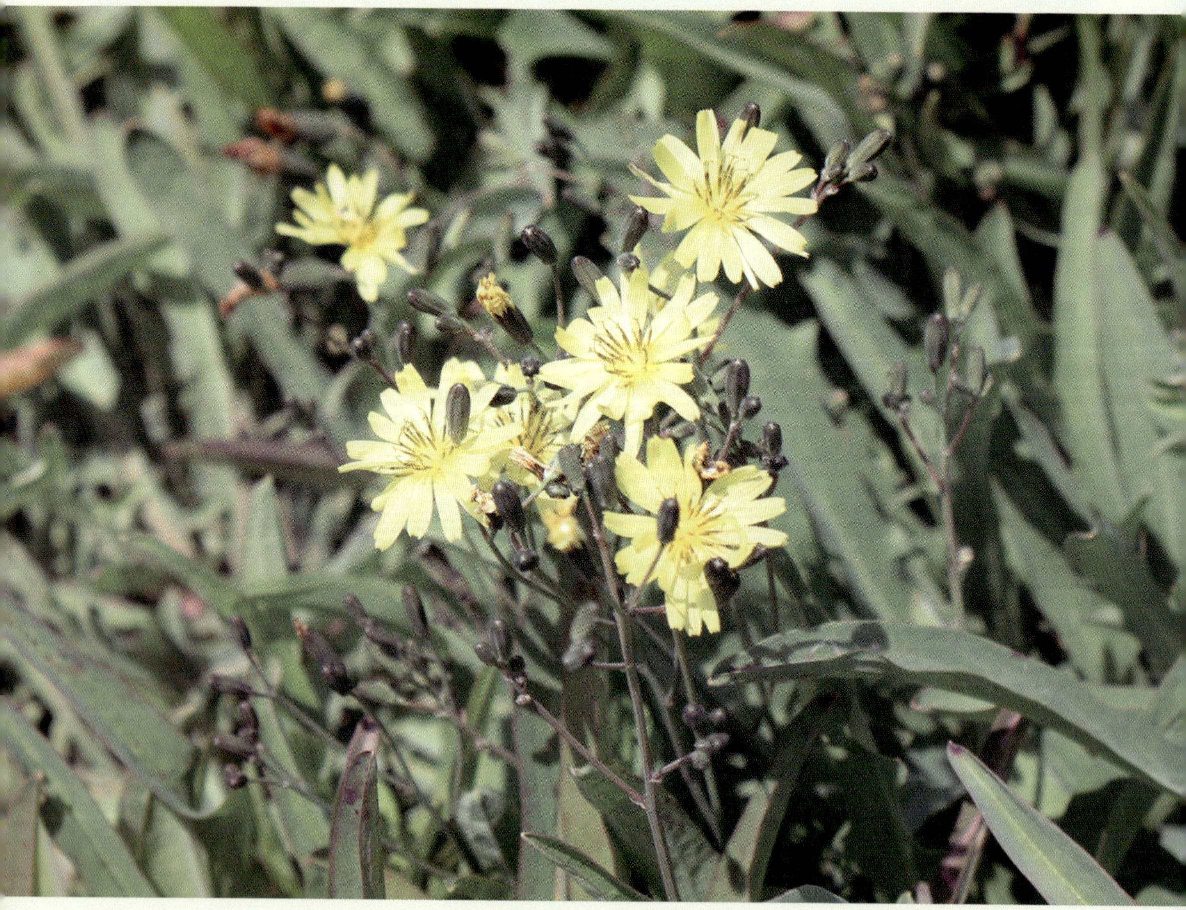

효능

쓴바귀는 항암, 진정, 해열, 해독, 건위, 열을 내리는 청열(淸熱), 혈분의 열사를 제거하는 양혈(凉血)의 효능이 있다. 음낭습진, 젖몸살, 기침, 종기, 골절과 타박상 등에 효과가 있고, 폐렴과 간염, 외이염, 독사교상, 소화불량 등에도 치료 효과가 있다.

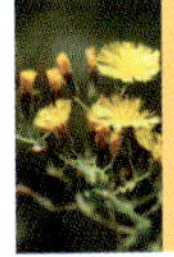

생김새와 특징

쓴바귀는 여러해살이풀로 높이가 25~50㎝ 정도로 줄기가 곧추서서 자라며 위에서 가지가 갈라지고 가시와 같이 작은 톱니를 가지고 있다. 꽃은 5~7월에 노란색으로 피고, 줄기와 잎을 자르면 쓴맛이 나는 흰 즙액이 나온다. 뿌리에서 난 잎은 거꿀피침형으로 끝이 뾰족하고 밑은 좁아져 잎자루로 이어지며 중부 이하에 자잘한 톱니가 있다. 줄기에서 난 잎은 피

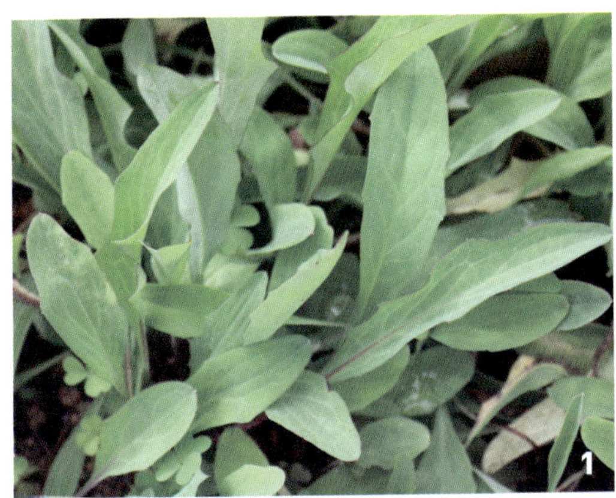

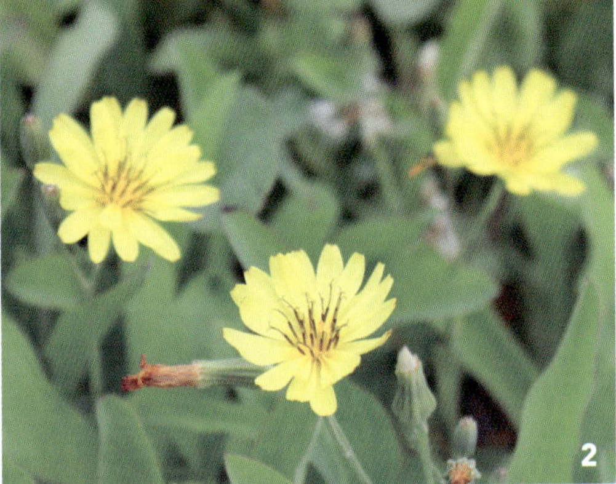

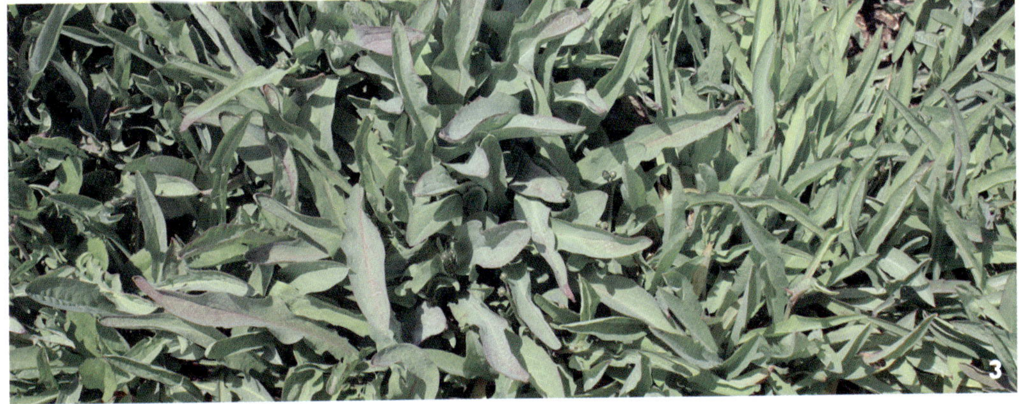

❶ 쓴바귀_ 나물로 식용되는 어린잎 ❷ 쓴바귀_ 꽃 ❸ 쓴바귀_ 잎(재배)

침형 또는 장타원상 피침형으로 아랫부분이 귀 모양으로 줄기를 감싼다. 익은 종자는 민들레 씨처럼 바람에 날리는 수과에 속하며 5~7㎜ 크기의 종자는 검은 갈색을 띤다. 씀바귀는 전국의 산야에 분포하며 일본, 중국 등지에도 분포한다. 이른 봄에 뿌리와 어린순을 나물로 먹는다. 씀바귀의 유사종인 선씀바귀(*Ixeris strigosa*)는 5~6월에 연한 자주색으로 꽃이 피는데, 두 식물체의 전초는 동일한 생약명으로 부르며 같은 약재로 사용한다.

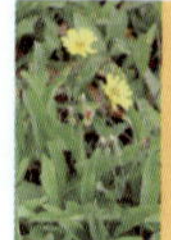

사용 방법

① **일반적인 복용법** : 물 900mL에 말린 씀바귀 전초 50g을 넣고 반으로 될 때까지 약한 불로 달여서 매 식후 1컵씩(150mL) 복용하면 항암 효과가 있다.

② **음낭습진** : 말린 씀바귀 전초 30g을 물 600mL에 넣고 반으로 될 때까지 약한 불로 달인 물을 아침저녁 식후에 1컵씩(150mL) 마신다.

③ **젖몸살** : 말린 씀바귀 전초 30g을 물 600mL에 넣고 반으로 될 때까지 달인 물을 아침저녁 식후에 나누어 마신다. 기침에도 좋다.

④ **골절** : 씀바귀 생잎과 줄기를 짓찧어서 바르기도 한다. 종기에도 마찬가지다.

씀바귀의 기능성 및 효능에 관한 특허자료

● 씀바귀 또는 씀바귀 추출물을 활성성분으로 포함하는 궤양성 대장염 개선 및 치료용 조성물

본 발명은 씀바귀 또는 씀바귀 추출물의 대장염 개선 및 치료 효과를 확인하여 씀바귀 또는 씀바귀 추출물을 활성성분으로 포함하여 대장염, 특히 궤양성 대장염의 개선 및 치료 효능을 가진 조성물에 관한 것으로서, 본 발명의 실시 예 및 시험 예에 의하면 씀바귀 추출물은 체중 변화, 장 길이 변화, 질병 활성도, 혈장 인터루킨-6 변화에 효과를 보였다. 따라서 본 발명에 따른 조성물을 종래의 물질을 대체하여 대장염 개선 또는 치료에 유용하게 사용할 수 있다.

\- 공개번호 : 10-2012-0108079, 출원인 : 원광대학교 산학협력단

● 씀바귀 추출물을 유효 성분으로 함유하는 피부질환의 예방과 치료를 위한 조성물

본 발명은 아토피성 피부염 및 접촉성 피부염을 포함하는 피부질환에서, 피부의 장벽 기능이 손상되지 않게 할 뿐더러, 이뮤노글로블린 E(IgE)가 과민 반응하는 것을 억제하고, 염증성 사이토카인인 인터루킨-1β가 과잉 분비되는 것을 억제함으로써 피부질환을 예방, 개선 및 치료하기 위한 조성물에 관한 것이다. 본 발명인 피부질환의 예방, 개선 및 치료를 위한 조성물은 씀바귀 추출물을 유효성분으로 포함함에 기술적 특징이 있다.

\- 공개번호 : 10-2012-0136460, 출원인 : 원광대학교 산학협력단

⑤ **타박상** : 900mL의 물에 말린 씀바귀 뿌리 30g을 넣고 반 정도 될 때까지 약한 불로 달여서 매 식후 1컵씩(150mL) 복용한다.

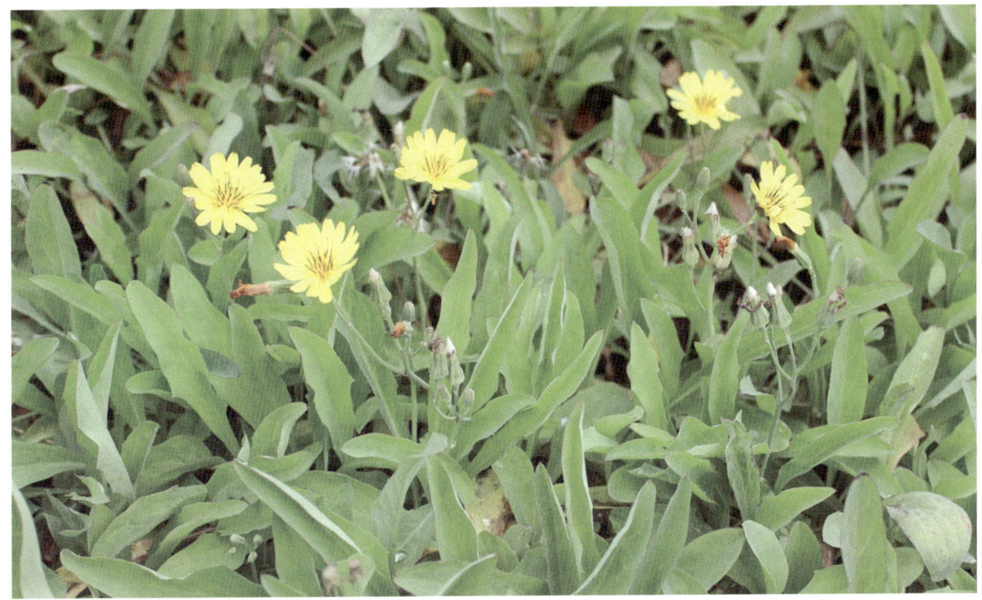

| 씀바귀_ 전초

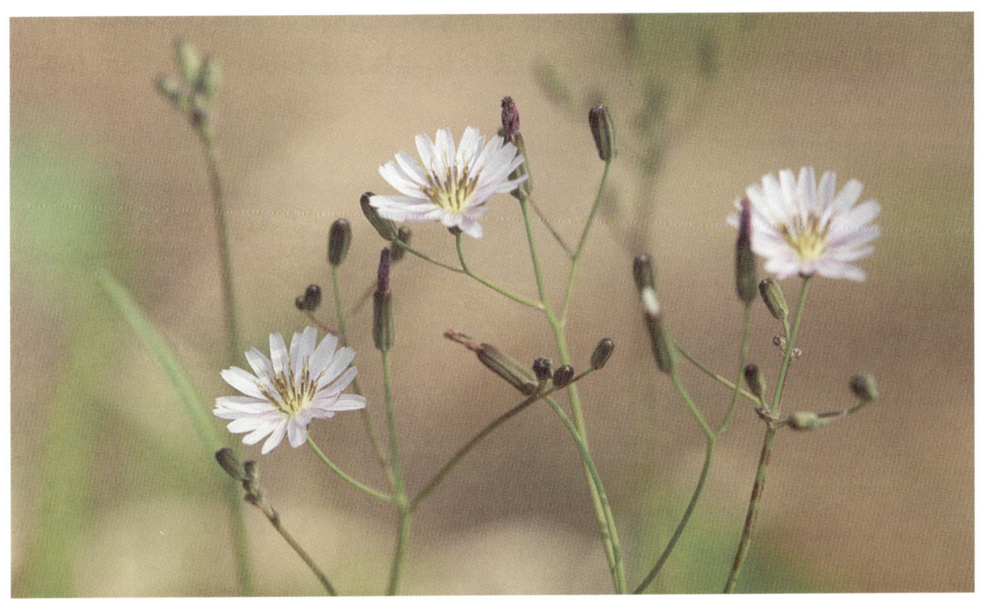

| 유사종인 선씀바귀_ 연한 자주색 꽃

011

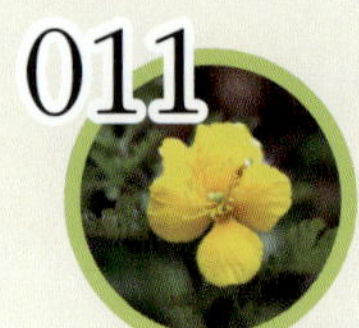

항암, 소종, 이뇨, 해독, 진통, 지혈

애기똥풀

- 학 명 : *Chelidonium majus* var. *asiaticum* (H. Hara) Ohwi
- 과 명 : 양귀비과
- 이 명 : 까치다리, 아기똥풀, 산황연, 우금화, 단장초, 가황연, 씨아똥, 토황연, 젖풀, 버짐풀
- 생약명 : 백굴채(白屈菜)
- 성 분 : 켈리도닌, 켈레리트린, 메톡시겔, 옥시켈리도닌, 산구이나린, 옥시산구이나린, 베르베린, 콥티신, 비타민 C, 카로티노이드, p-쿠마르산, 카페인산, 쓴맛 물질, 켈리도닌산, 사과산, 레몬산, 호박산, 케르세틴, 캠페롤, 트리펜사포닌 등. 생즙에도 수지와 40%의 기름이 있다.
- 이용부위 : 전초(잎, 줄기, 꽃, 뿌리)
- 채취 및 가공법 : 전초는 6~7월에 꽃이 필 때, 뿌리는 여름에 채취하여 말린다.

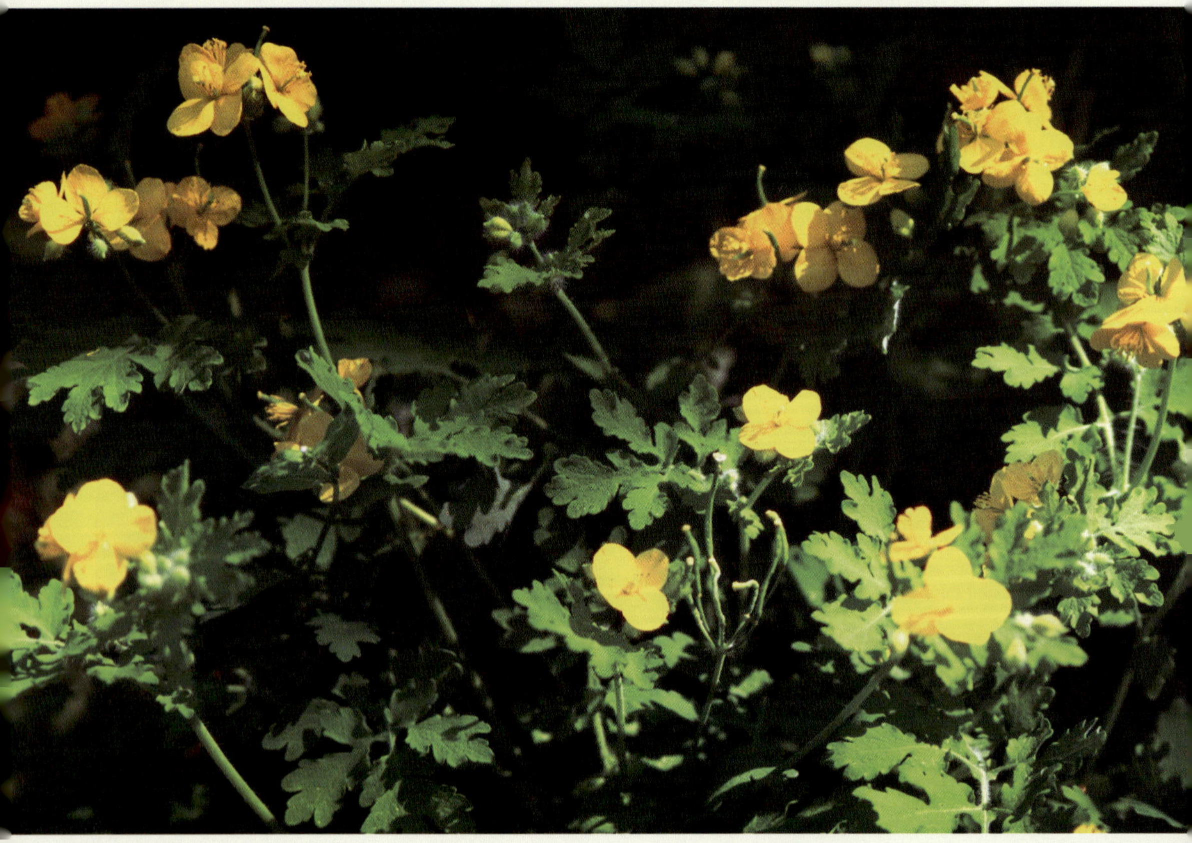

효능

애기똥풀은 진통, 진경, 소종, 이뇨, 해독, 지혈, 진해작용을 한다. 간암과 위암 등에 효과가 있으며, 특히 종기 및 악성 종양의 성장을 억제하는 효력이 있다. 이 밖에도 간장병과 위궤양, 기침, 백일해 등에 효과가 있다. 또한 생리불순과 생리통, 위통, 황달, 창상과 타박상, 부종, 해충 및 독사교상 등을 치료한다.

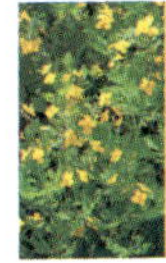

생김새와 특징

애기똥풀이란 줄기에 상처를 내면 나오는 노란색 즙이 아기의 똥과 비슷하다고 해서 붙여진 이름이다. 애기똥풀은 두해살이풀로 원뿌리가 땅속 깊이 들어간다. 높이 30~80cm 정도로 자라는 원줄기는 잎과 더불어 분을 칠한 것처럼 흰빛이 돌고 곱슬털이 있으며 상처가 나면 등황색의 유액이 나온다. 잎은 어긋나고 1~2회 새의 깃털 모양으로 갈라지며, 길이는 7~15cm이며 잎 끝이 둥글고 가장자리에 둔한 톱니와 잎의 가장자리가 깊이 파인 결각이 있다. 5~8월에 원줄기와 가지 끝에서 노란색 꽃이 피는데, 산형꽃차례로 피고 꽃잎은 4개이다. 종자의 삭과는 길이 3~4cm 정도로 5~7월에 결실한다.

전국적으로 마을 근처의 양지 또는 숲 가장자리에 자라며 동부 아시아 온대지역에 분포한다.

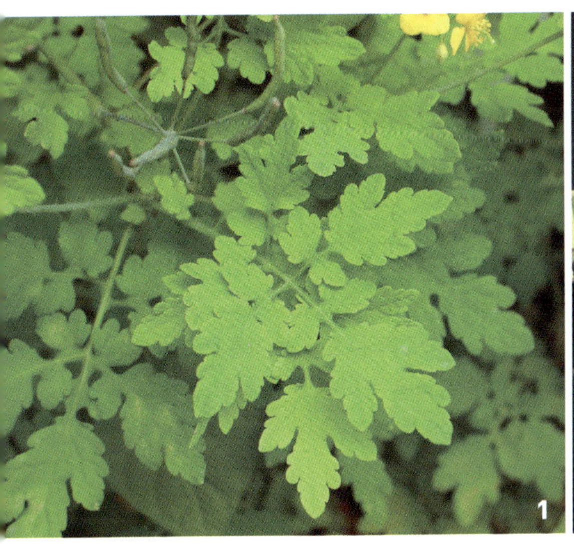

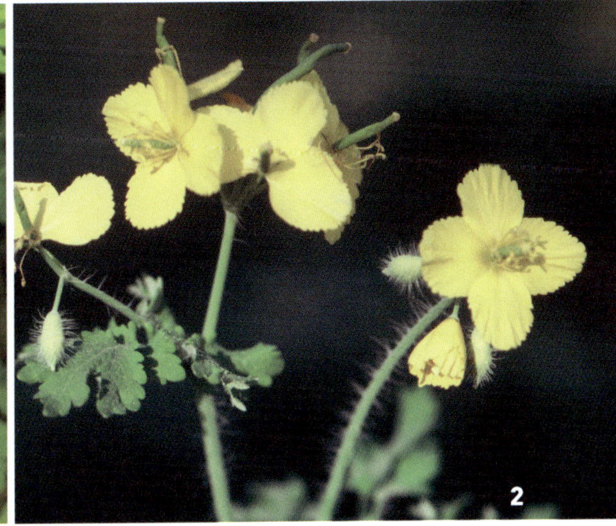

❶ 애기똥풀_ 잎 ❷ 애기똥풀_ 꽃

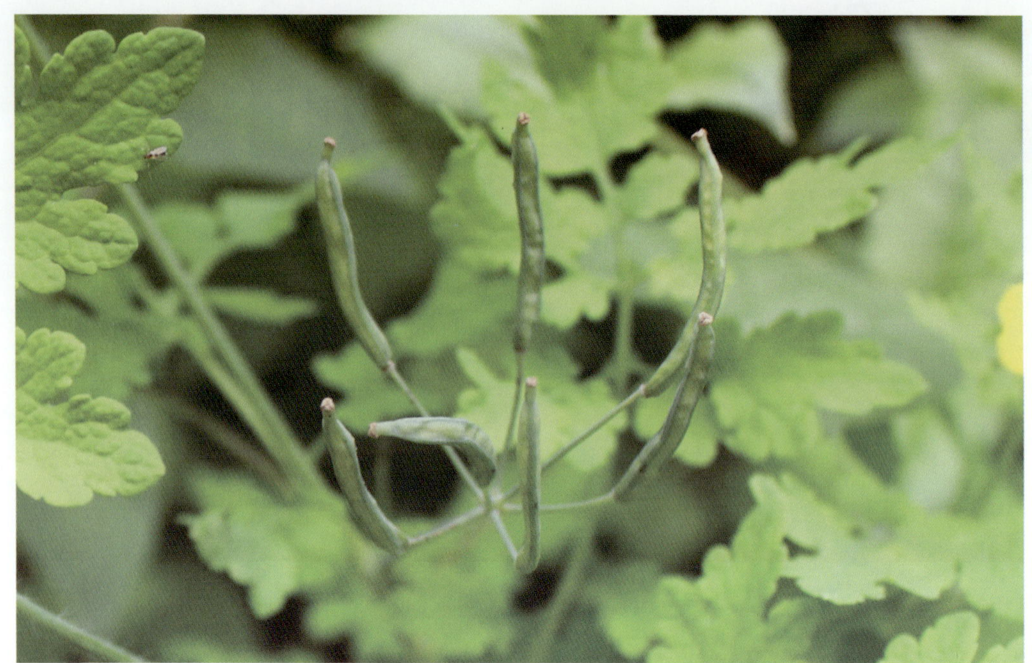

| 애기똥풀_ 종자

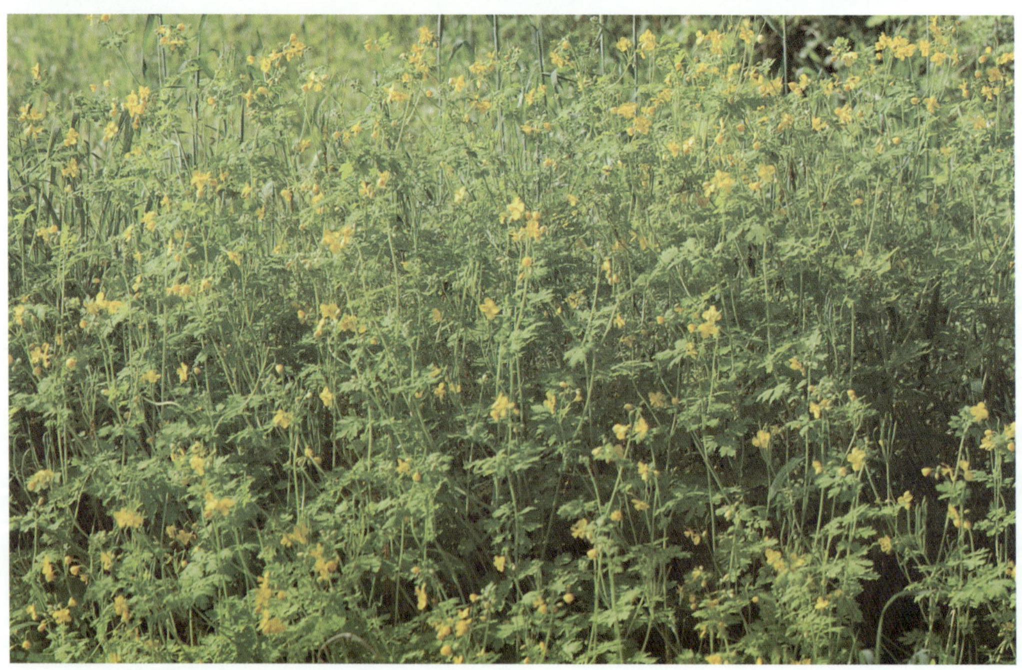

| 애기똥풀_ 전초

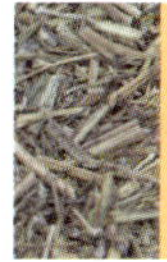

사용 방법

① 일반적인 복용법 : 잎과 줄기를 생채로 짓찧은 것 50g에 40%의 술 200mL를 넣어서 하룻밤 두었다가 짜낸 것을 한 번에 10mL씩 하루 3번 식사 전에 마신다. 헬리드인을 비롯한 알칼로이드 성분이 종양세포에 선택적으로 작용하여 종양세포 발육을 억제하는 효과가 있다.

② 간암 : 애기똥풀 50g과 겨우살이 20g, 두릅나무 껍질 40g, 조릿대와 황기 각 20g, 오갈피와 금은화 각 10g, 전호와 엄나무 각 10g, 짚신나물과 마가목 열매 각 10g을 물 1.5L에 넣고 반으로 될 때까지 달여서 매 식전에 1컵씩(150mL) 복용한다.

③ 해충에 물려 가려울 때 : 생잎줄기 20~30g을 적당히 잘라서 약용 알코올 100mL에 담가 두었다가 그 액을 탈지면에 묻혀 환부에 바른다.

④ 진통과 해독 : 물 900mL에 말린 전초 20g과 뿌리 20g을 넣고 반으로 될 때까지 약한 불로 달여서 아침저녁으로 식후 1컵씩(150mL) 복용한다.

⑤ 주의사항 : 독성이 약간 있으니 주의를 요한다.

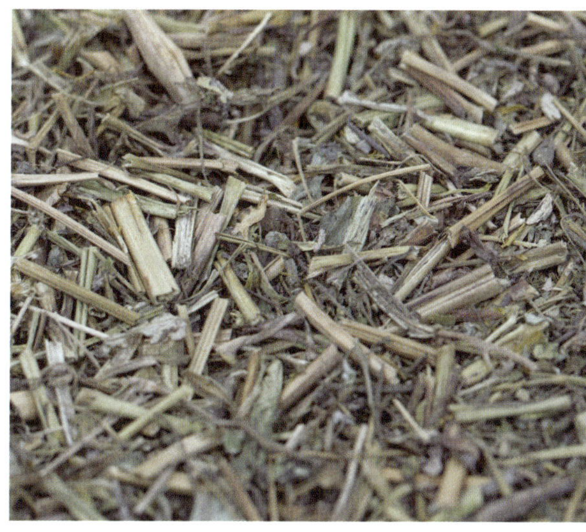

애기똥풀_ 전초 약재

애기똥풀의 기능성 및 효능에 관한 특허자료

● 애기똥풀의 잎으로부터 분리한 스틸로핀을 유효성분으로 함유하는 항염증제 조성물

본 발명은 애기똥풀의 잎으로부터 분리한 스틸로핀(stylopine)을 유효성분으로 하는 항염증제 조성물에 관한 것이다. 보다 상세하게는, 상기 조성물은 스틸로핀을 유효성분으로 함유하여 일산화질소(NO), 프로스타글란딘 E2(prostaglandin E2, PGE2), 종양 괴사 인자-α(tumor necrosis factor-α, TNF-α), 인터류킨-1β(Interleukin-1β, IL-1β) 및 IL-6 생산, 유도성 일산화질소 합성효소[inducible nitric oxide synthase(iNOS)] 및 사이클로옥시제나제-2(cyclooxygenase, COX-2) 발현을 억제하여 항염증반응을 나타내는 것이다.

– 공개번호 : 10-2005-0080882, 출원인 : 채규윤

012

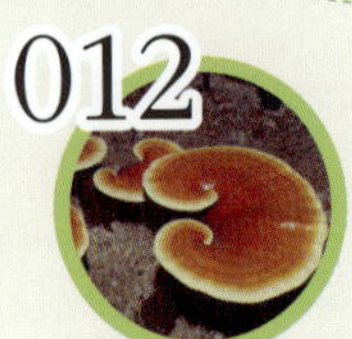

항암, 강장, 진정, 면역 증강

영지(불로초)

- 학 명 : *Ganoderma lucidum* (Curtis) P. Karst.
- 과 명 : 불로초과
- 이 명 : 불로초, 만연버섯, 영지초, 지초
- 생약명 : 영지(靈芝)
- 성 분 : 아미노산, 아르기닌, 트립토판, 아스파릭산, 글리신, 알라닌, 트레오닌, 세린, 사포닌, 폴리사카라이드 계, 글루코스, 자일로스, 아라비노오스, 트리터페노이드 등
- 이용부위 : 버섯 전체(버섯의 자실체)
- 채취 및 가공법 : 가을에 채취하여 햇볕에 말린다.

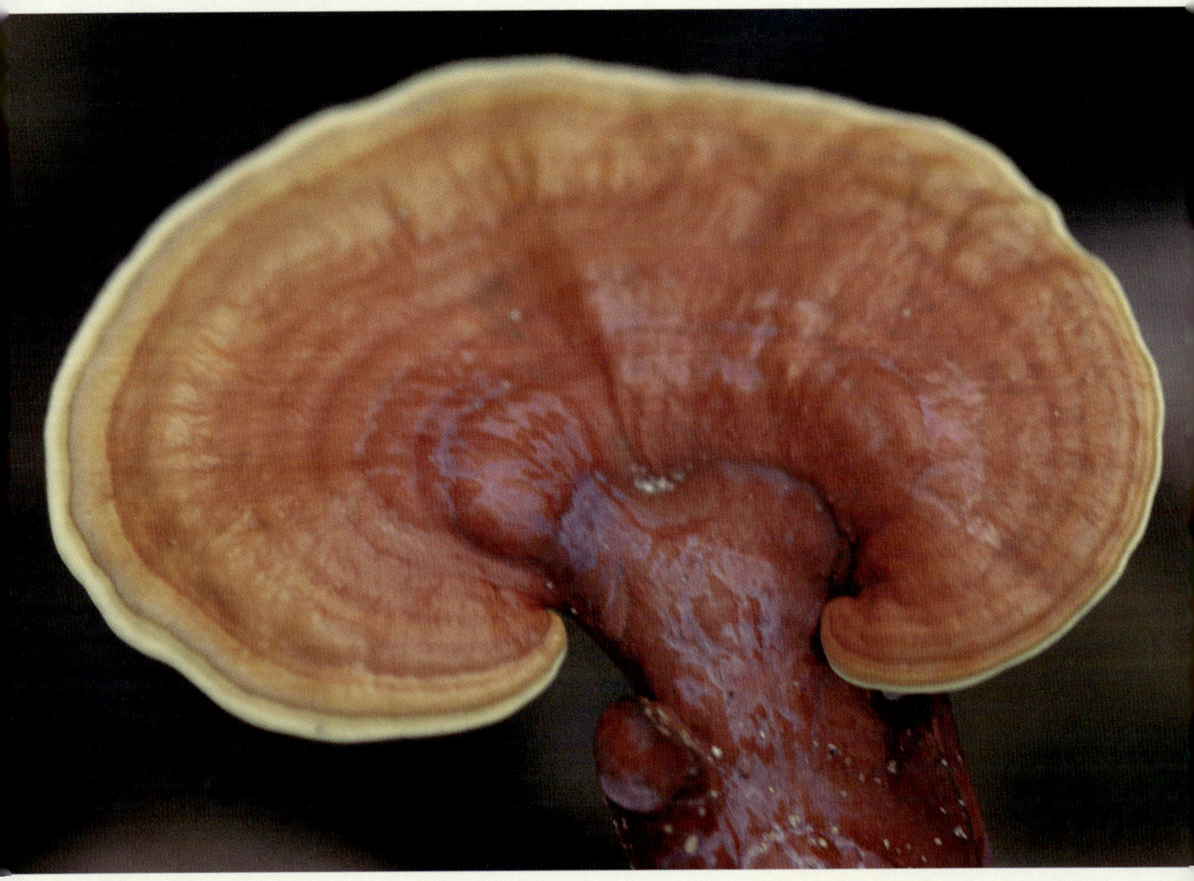

효능

영지의 성분에는 중추신경계, 순환계, 간장 보호, 면역 증강 외에 여러 가지 효능이 있다. 영지 침출액 5g을 생쥐의 복강에 주사하면 중추신경 억제작용이 일어나 근육이완이 생기고 수면 시간의 연장을 가져온다. 또한 침출액을 8일간 쥐에게 투여하면 손상된 간과 간장의 해독 기능 손상을 경감시키고 혈청 GPT(Glutamic-pyruvic transaminase)를 저하시키며 간세포의 재생을 촉진시킨다. 이 밖에 관상동맥의 혈액유량을 증가시키고 급성 심근 무산소증에 대한 보호작용이 있다는 것이 연구, 보고된 바 있다.

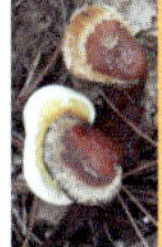

생김새와 특징

불로초라는 식물명으로 불리는 영지는 활엽수의 고사목과 그루터기에 자라는데 우리나라와 일본, 중국 등 북반구 온대 이북에 분포한다. 『신농본초경』에 따르면 영지버섯 종류는 자지, 적지, 청지, 황지, 백지, 흑지 등 6종이 있다고 기록되어 있으나 현대에는 자지, 적지 두 종류가 많다. 영지는 버섯 대와 갓 즉 버섯 자실체의 표면 모두가 광택이 있는 1년생 버섯으로, 윤문이 있는 원형이나 때에 따라 타원형의 것도 있다. 앞면은 처음에 황백색을 띠고

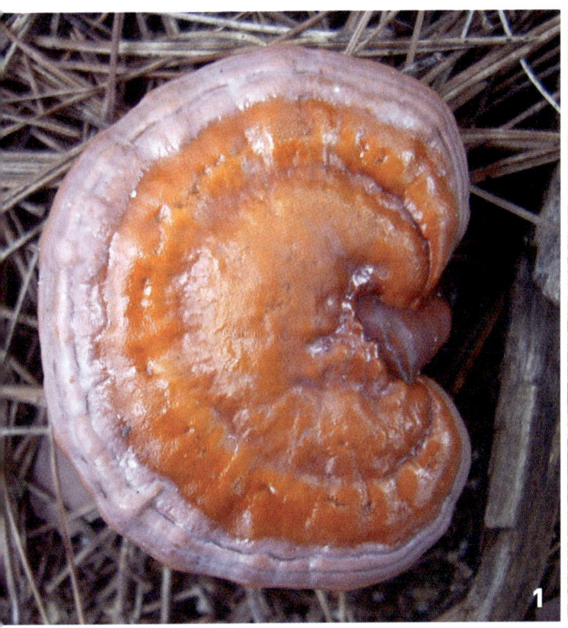

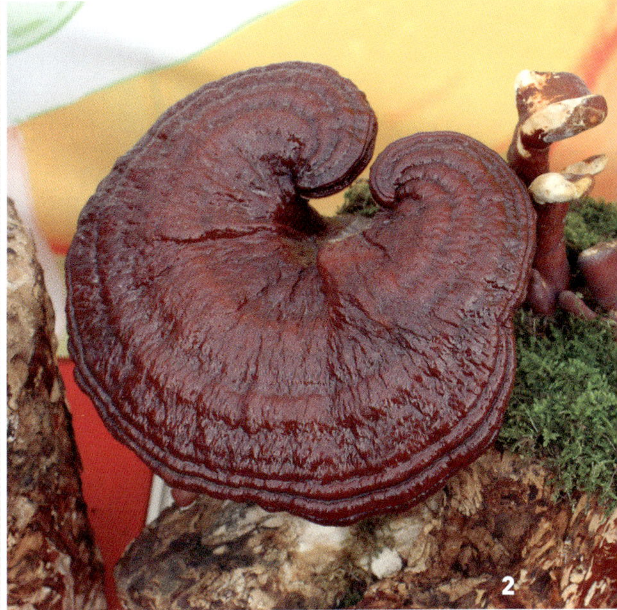

❶ 영지_ 야생버섯 ❷ 영지_ 재배버섯

있으나 성장하면서 먼저 자란 부분부터 적갈색 내지 자갈색으로 변해간다. 뒷면은 황백색을 띠고 관공이 무수히 나 있다. 버섯 대는 갓의 표면과 같은 색으로 약간 굴곡이 생긴다. 큰 것은 갓의 주름이 30㎝, 길이가 20㎝를 넘는 것도 있다.

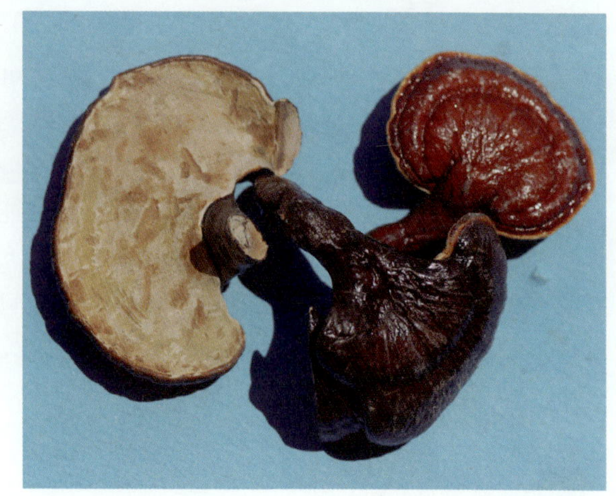

| 영지_ 약용 건조한 버섯

채집은 가을에 한다. 영지는 다른 식용버섯과 달리 죽은 후에도 썩지 않고 광택까지도 그대로 유지되는 것이 특징이다. 영지는 도토리가 열리는 상수리나무, 졸참나무, 떡갈나무, 굴참나무, 신갈나무, 갈참나무의 썩은 그루터기에 잘 자라며 살구나무, 복숭아나무와 같은 유실수 등에도 자라고 있다.

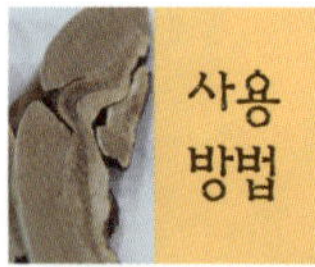

사용 방법

① 일반적인 복용법 : 영지버섯 적당량을 썰어 약탕기나 주전자에 넣고 물은 영지 100g에 1L 정도 비율로 하여 은근한 불에서 달인다. 쓴맛이 강해 마시기 힘든 경우 대추 또는 감초를 넣어 달여도 된다. 영지를 분말로 꿀에 재워두고 먹어도 좋다. 첫 번째 달인 영지 차는 다른 용기에 옮기고 재탕을 끓인다. 이때는 물 양을 조금 줄여 800mL 정도로 하고 약한 불로 달인다. 재탕한 것을 처음 달인 물과 섞어 두고 삼탕은 물을 600mL 정도 넣고 달여 초탕, 재탕과 함께 섞어 마시는 것이 효과적인 음용법이다. 합탕한 영지액은 냉장 보관하고 매 공복에 하루 2~3회 1컵씩(150mL) 복용한다.

② 술 빚는 법 : 영지 100g에 소주 1병과 꿀물 또는 설탕을 적당량 넣어 밀봉 한 후 약 30여 일 숙성 발효시킨다. 술을 따라 내어 별도 보관하는 것이 좋은데 영지를 계속 담가 두면 술이 줄거나 추출물이 재흡수 되기 때문이다. 자극적인 쓴맛이 싫은 사람은 다른 약초주 또는 과일주와 섞어 마시거나 소주를 희석해 마신다. 영지 술은 1회 2~3잔 마시는 게 좋으며 불에 달여 마시는 것보다 영지 추출물을 효과적으로 흡수할 수 있다. 한편, 일본에서는 영지버섯과 매실을 혼합한 영매주가 인기인데, 영지의 약효성분은 에

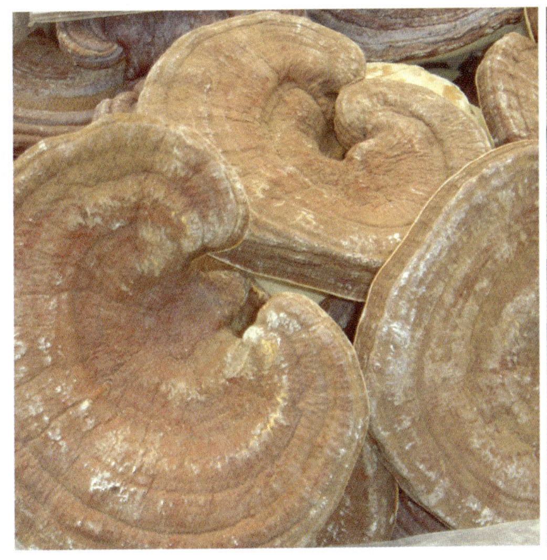

| 영지_ 상품으로 유통되고 있는 말린 영지버섯

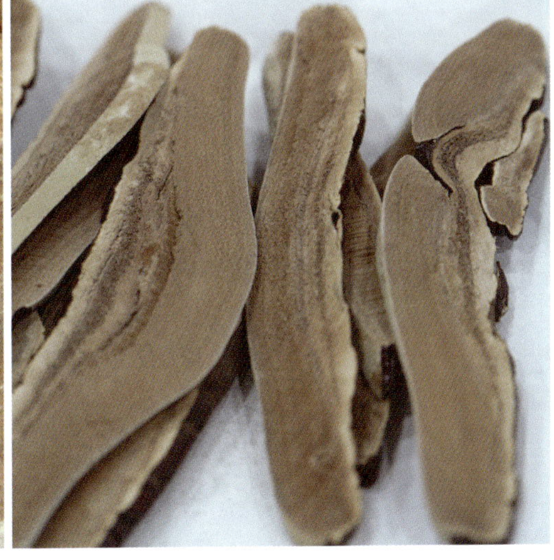

| 영지_ 얇게 절단되어 약재로 쓰이는 영지버섯

틸알코올에 의해 쉽게 추출된다. 주변에서 구하기 쉬운 소주를 이용하는 게 제일 무난하다.

③ 목욕에 이용하기 : 달여 먹은 영지나 술에서 건져낸 영지를 목욕물에 담가 두거나 10g 내외의 소량 영지를 끓여 목욕물에 희석시켜 사용한다. 영지로 목욕하면 신체가 따뜻해지고 보습성이 좋아서 건성피부나 체질적으로 피부가 거친 사람에게 좋다.

영지(불로초)의 기능성 및 효능에 관한 특허자료

● 골다공증 예방 및 치료용 영지버섯 추출물

본 발명에 의한 영지버섯 추출물은 골다공증 치료제 또는 예방제로서 사용될 수 있음 뿐만 아니라 건강식품으로도 응용될 수 있다.

– 등록번호 : 10-0554387, 출원인 : (주)오스코텍

● 저지혈증 효과를 갖는 영지버섯 유래의 세포외다당체와 세포내다당체 및 그 용도

본 발명은 저지혈증 효과를 갖는 영지버섯 유래의 세포외다당체 및 세포내다당체에 관한 것으로, 저지혈증 효과가 증가하는 뛰어난 효과가 있다.

– 등록번호 : 10-0468648, 출원인 : 학교법인 영광학원

영지차

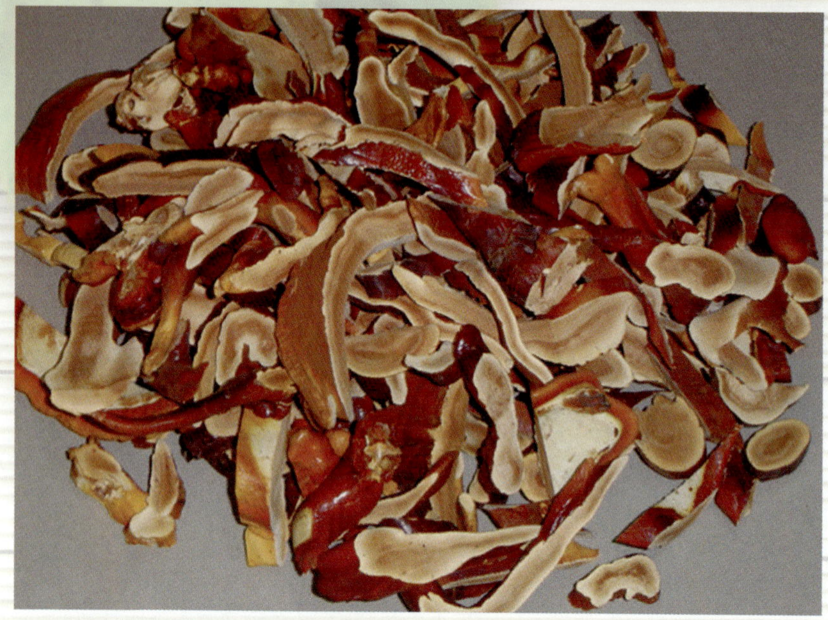

1. 영지를 깨끗이 씻어서 잘게 썰어 말린다.
2. 잘 말린 버섯을 밀봉 용기에 넣어 서늘하고 건조한 곳에 보관한다.
3. 영지 50g을 물 1L를 부어 약한 불로 1시간 정도 달인다.
4. 건더기를 건져내고 약간 씁쌀한 맛이 느껴지면 꿀을 타서 마셔도 된다.
5. 영지는 여러 번 재탕해도 영지 농축액이 우러나온다.
6. 한 번 끓인 후 버리지 말고 2~3회 반복해서 끓여 먹는 것이 좋다.

➲ 불로초로 불리는 영지차는 호흡기 질환에 효과가 있으며 간 기능 보호작용이 있어 술이나 담배를 즐기는 사람에게 특히 좋다. 단, 찬 우유나 맥주를 마시면 설사를 자주 하는 사람은 마시지 않는 게 좋다.

영지주

맛은 매우 쓰다. 쓴맛을 덜기 위해 기호와 식성에 따라 꿀, 설탕을 가미하여 음용할 수 있다.

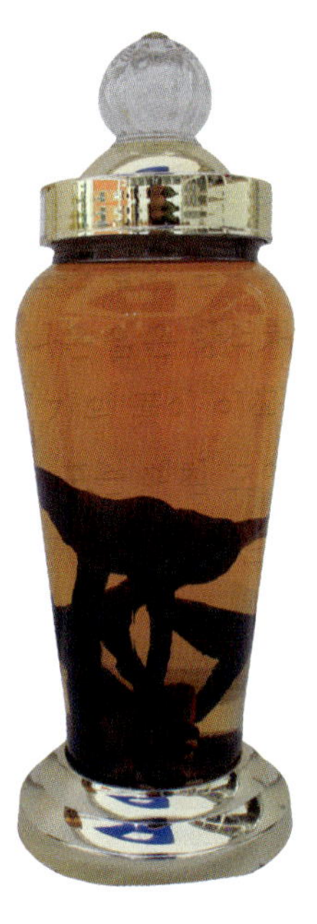

【적용병증】

- 동맥경화(動脈硬化) : 동맥의 벽이 두꺼워지고 굳어져서 혈류가 장애를 받아 고혈압이나 저혈압 등을 유발시키는 병이다. 두통, 가슴통증, 불면증, 변비, 만성피로, 이명 등의 증상을 보인다. 30mL를 1회분으로 1일 1~2회씩, 10~15일 정도 복용한다.
- 기관지염(氣管支炎) : 기침과 함께 가래가 나오는 경우로 처음에는 헛기침에서 나중에는 담홍색 농이 섞여 나온다. 30mL를 1회분으로 1일 1~2회씩, 5~15일 정도 복용한다.
- 신경쇠약(神經衰弱) : 신경이 약해진 경우인데 신경을 강화하기 위한 처방이다. 30mL를 1회분으로 1일 1~2회씩, 10~12일 정도 복용한다.
- 기타 질환 : 강장보호, 당뇨병, 불면증, 어혈, 진정, 진해

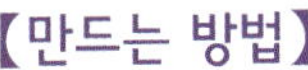

【만드는 방법】

① 약효는 영지버섯 전체에 있다.
② 약재상에서 구입하거나 주로 가을에 채취한 것을 씻어서 말려 사용한다.
③ 영지 생것이나 말린 것 150~160g을 소주 3.8L에 넣어 밀봉한다.
④ 7~8개월 정도 숙성시킨 다음 찌꺼기는 걸러내고 보관, 사용한다.

【구입방법 및 주의사항】

- 약재상에서 취급한다. 산에서 직접 채취할 수도 있다.
- 장복해도 해롭지는 않으나 냉증이 있는 사람은 장복을 금한다. 냉증을 완화하기 위하여 산에서 나는 마를 생으로 넣거나 말린 것을 잘게 썰어서 넣는다.
- 본 약술을 복용 중에 가리는 음식은 없다.

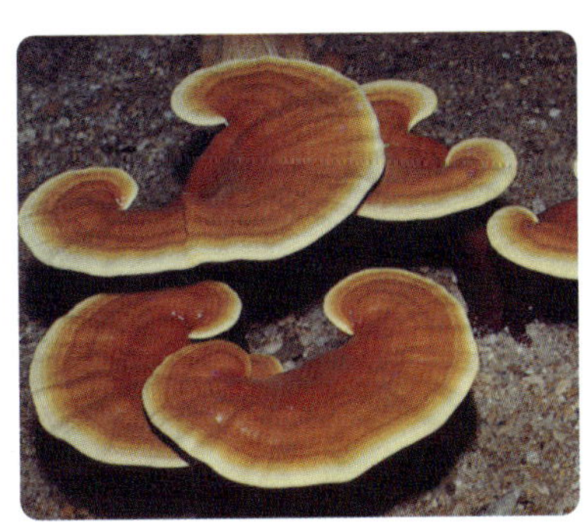

013 

항암, 당뇨, 이뇨

주목

- **학 명 :** *Taxus cuspidata* Siebold & Zucc.
- **과 명 :** 주목과
- **이 명 :** 화솔나무, 적목, 경복, 노가리나무, 적벽송, 수송, 자백송, 저목
- **생약명 :** 자삼(紫杉)
- **성 분 :** 탁시닌 A, H, K, L, 포나스테론 A, 엑디스테론, 스키아도피티신, 택솔
- **이용부위 :** 잎, 가지, 열매
- **채취 및 가공법 :** 잎, 가지, 열매를 채취해 말린다.

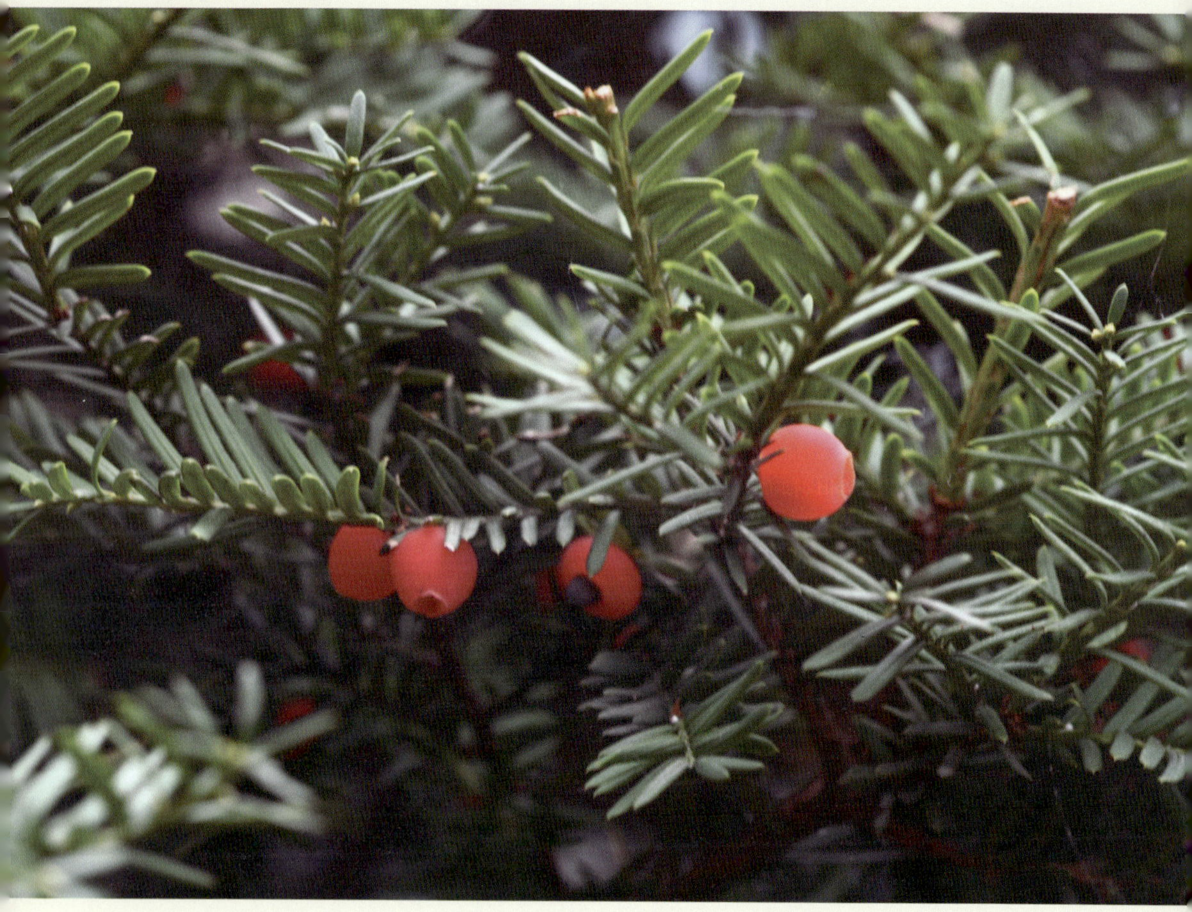

효능

주목은 난소암, 자궁암, 위암의 치료에 선택적으로 사용하고 당뇨병, 신장병, 통경, 이뇨, 혈압강하에도 효과가 있다. 식용, 공업용, 관상용으로도 사용한다. 독성이 약간 있으므로 반드시 끓일 때 달걀을 같이 넣어서 달여야 한다.

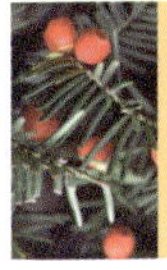

생김새와 특징

주목은 상록침엽 교목으로 높이 17~20m, 지름 1m 정도로 자란다. 잎은 선형으로 좁고 바늘처럼 뾰족한 전면은 짙은 녹색이지만 뒷면은 엷은 황록색이다. 암수딴그루로서 4월에 녹색으로 피는 꽃은 달걀 모양으로 잎겨드랑이에 착생하며 수꽃은 6개의 비늘조각으로 싸여 있고 암꽃은 10개의 비늘조각에 싸여 있다. 8~9월에 붉게 익는 난원형의 핵과는 맛이 달고

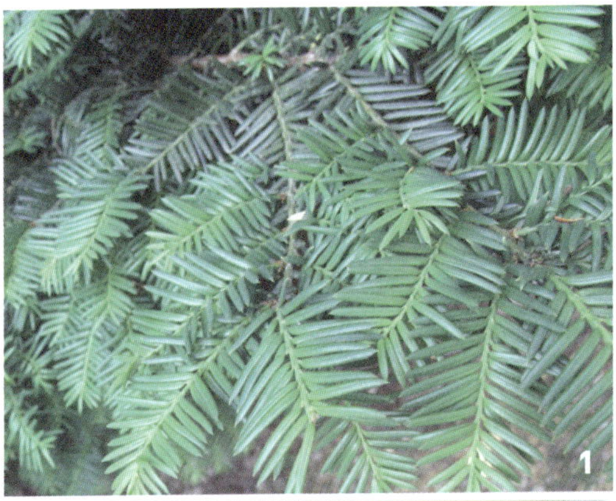

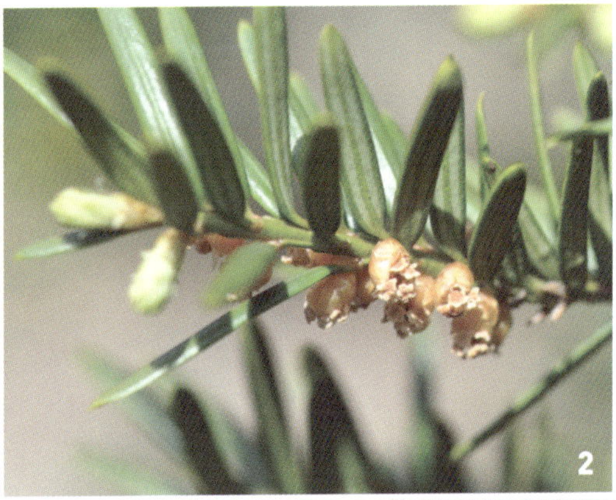

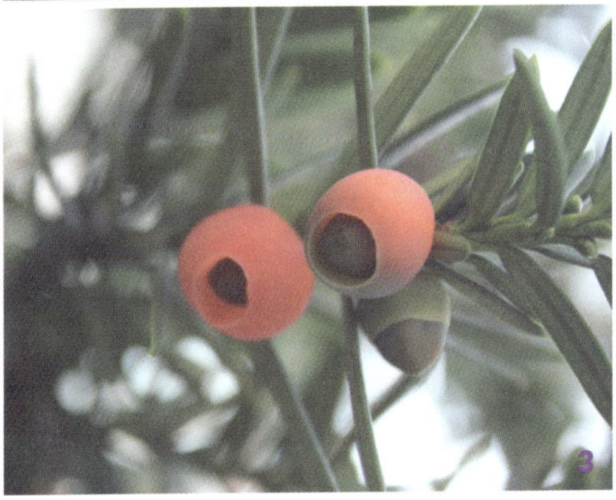

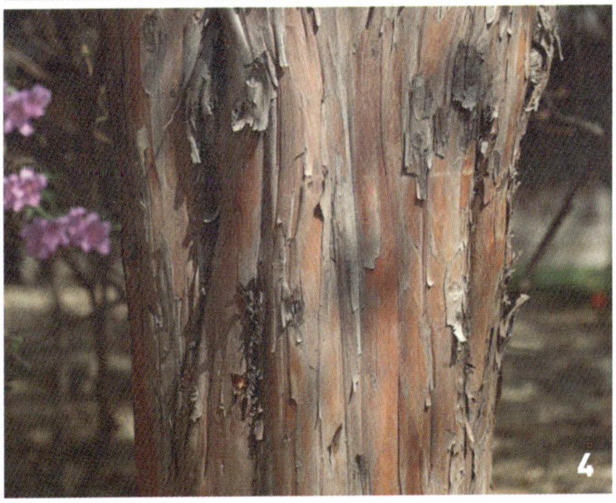

❶ 주목_ 잎 ❷ 주목_ 꽃 ❸ 주목_ 열매 ❹ 주목_ 수피

종실의 껍질 속에 자줏빛을 띤 갈색 종자가 들어 있다. 비자나무와 전나무(젓나무), 구상나무, 일본전나무(일본젓나무)의 잎이 유사하여 구분이 어렵다.
전국의 고산지(700~2,500m)에 자라며 일본, 만주, 시베리아 등에도 분포한다.

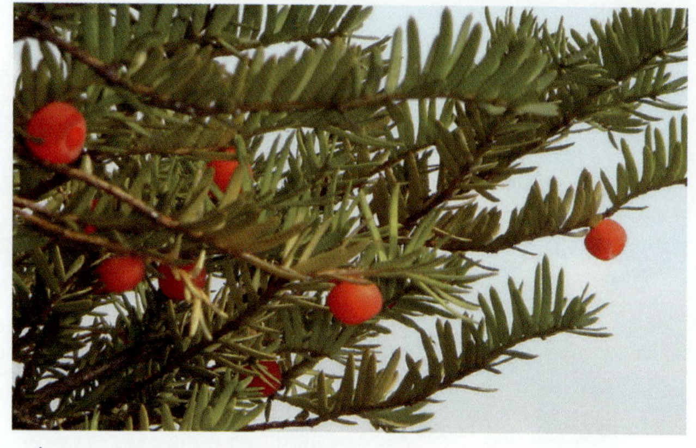

주목_ 약용되는 잎과 가지, 열매

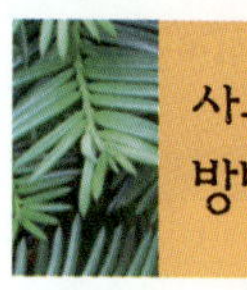

사용 방법

① **일반적인 복용법** : 물 600mL에 가지와 잎 30g을 넣고 반으로 될 때까지 약한 불로 달여서 아침저녁 식후에 1컵씩(150mL) 마신다. 자궁암, 유방암 등에 효과가 있는데, 구토 등의 부작용이 있으면 복용을 중지한다.

② **위암** : 햇순 또는 덜 익은 열매 20g을 1회분으로 달여 하루 2~3회씩 식후 복용한다.

③ **당뇨병** : 나무껍질을 벗긴 것 30g 정도를 900mL의 물에 넣고 반 정도 될 때까지 달여서 차 대용으로 1컵씩(150mL) 매 식후 마시면 효과가 있다.

④ **독감** : 연한 주목 가지를 잘게 썰어 30g을 넣고 여기에 달걀(유정란) 1개를 넣은 후 물 1L를 부어 끓인 뒤 약한 불로 반이 되게 달여서 매 식후 1컵씩(150mL) 복용한다.

⑤ **주의사항** : 달걀을 넣을 때 깨서 넣지 말아야 하며, 달인 뒤 주목의 독성을 빨아 들였기 때문 달걀은 먹지 말고 꼭 버려야 한다.

주목의 기능성 및 효능에 관한 특허자료

- **주목의 형성층 또는 전형성층 유래 식물 줄기세포주를 유효성분으로 함유하는 항산화, 항염증 또는 항노화용 조성물**

본 발명은 주목의 형성층 또는 전형성층 유래 세포주, 그 추출물, 그 파쇄물 및 그 배양액 중 어느 하나 이상을 함유하는 항산화, 항염증 또는 항노화용 조성물에 관한 것이다. 본 발명에 따른 조성물은 기존 항산화제와 항염증제의 부작용을 최소화하며, 세포 내의 대사작용에 관여하여 세포 내 활성산소를 감소시키고, 노화와 관련된 신호들을 감소 및 유도시키는 효과가 있으므로, 노화의 방지 및 지연에 유용하다. 아울러 본 발명에 따른 조성물은 멜라닌 생성을 억제하는 효과가 있어 미백용 화장료 조성물로서도 유용하다.

– 공개번호 : 10-2009-0118877, 출원인 : (주)운화

주목주

맛은 달고 쓰다. 특별히 당류를 가미할 필요는 없다.

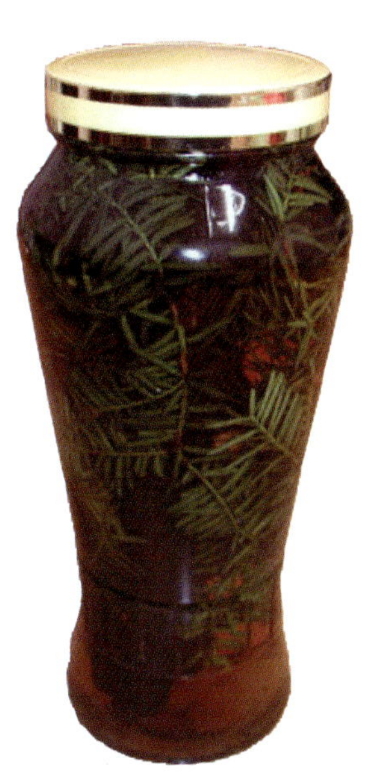

【적용병증】

- 신장염(腎臟炎) : 신장에 염증이 생겨 배뇨가 힘들고 구갈이 따르는 질환이다. 얼굴이 검은색을 띠는 것은 신장병 때문에 생식기능에 장애가 생겨 나타나는 증상이다. 30mL를 1회분으로 1일 1~2회씩, 15~25일 정도 복용한다.
- 소변불통(小便不通) : 오줌을 누는 데 불편을 느끼는 증세이다. 30mL를 1회분으로 1일 1~2회씩, 7~10일 정도 복용한다.
- 암(癌) : 불치병의 하나이다. 30mL를 1회분으로 1일 1~2회씩 20~25일, 심하면 1개월 이상 복용한다.
- 기타 질환 : 당뇨병, 성인병, 위암, 조갈증, 통경

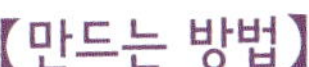

【만드는 방법】

① 약효는 덜 익은 열매와 나무 끝에 있는 연한 햇순에 있다.
② 채취한 열매와 햇순을 생으로 쓰거나 그늘에 말려서 사용한다.
③ 열매와 햇순 각각 200g씩 사용한다.
④ 말린 것은 각각 160g씩 소주 3.8L에 넣고 밀봉한다.
⑤ 4~6개월 정도 숙성시킨 다음 찌꺼기는 걸러내고 보관, 사용한다.

【구입방법 및 주의사항】

- 전국 고산지대에 분포하며 약재상에서는 취급하지 않는다.
- 치유되는 대로 중단한다.
- 본 약술을 복용 중에 가리는 음식은 없다.

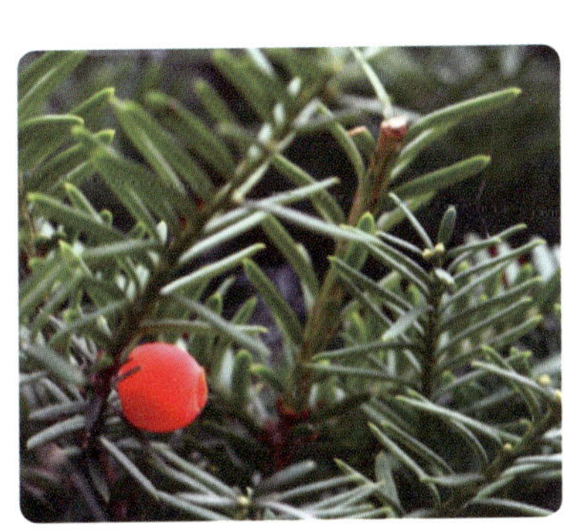

014

고혈압, 비만증, 항균, 항염증, 항암

지치

- 학 명 : *Lithospermum erythrorhizon* Siebold & Zucc.
- 과 명 : 지치과
- 이 명 : 자초, 자단, 자초자, 지혈, 지초, 주초, 대자초, 홍조자초, 자초근자
- 생약명 : 자초(紫草)
- 성 분 : 나프토키논 유도체인 아세틸시코닌, 시코닌, 이소발레릴시코닌, 베타디메틸아크릴-시코닌, 테르아크릴-시코닌, 알파메틸-n-부틸시코닌, 알란토인, 다당류, 유기산 등
- 이용부위 : 뿌리
- 채취 및 가공법 : 늦가을 또는 초겨울에 지상부가 시들면 뿌리를 채취하여 깨끗이 씻은 후 그늘에서 말려서 서늘한 곳에 보관한다.

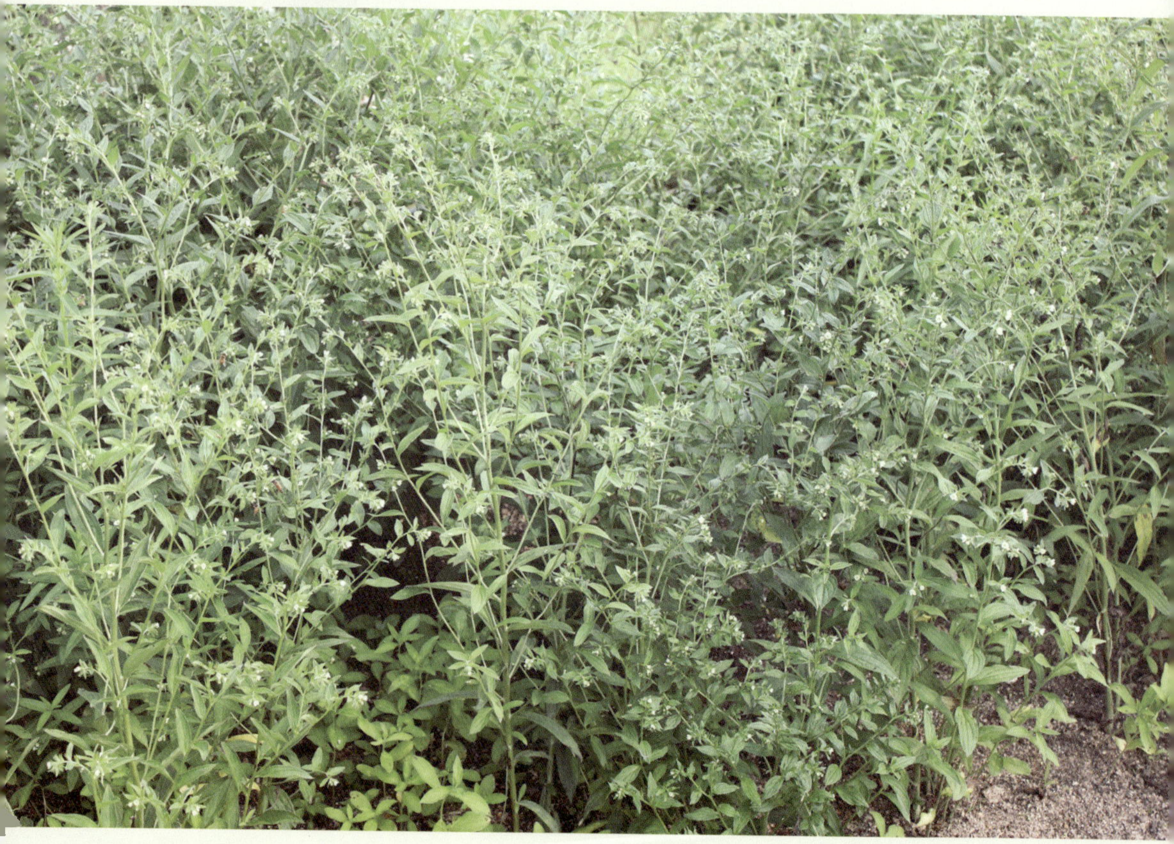

효능

지치는 항균이나 항염증작용을 하며 구강암, 위암, 갑상선암, 자궁암, 피부암 등의 세포 성장을 억제시켜 새살이 돋게 한다. 백혈구 치료에도 도움을 준다. 이 외에도 고혈압과 동맥경화, 비만증, 정신분열증, 어린아이의 경기, 자궁융모막상피종, 관절염, 백전풍과 자전풍, 위장이나 뱃속에 딱딱하게 생긴 덩어리를 다스리는 데에도 효과가 있다.

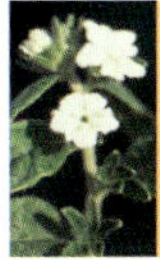

생김새와 특징

지치는 여러해살이풀로 높이 30~70㎝ 정도로 자라고 줄기에 털이 많으며 곧게 자란다. 잎은 어긋나며 양끝이 뾰족한 피침형으로 가장자리가 밋밋하고 밑부분이 좁아져 잎자루처럼 보인다. 잎 앞면은 깊은 주름이 있으며 잎자루가 없다. 5~6월에 흰색으로 피는 꽃은 총상꽃차례로 달리고 포는 잎과 같이 생겼으며 꽃받침 잎은 5개로 길게 갈라지고 갈라진 조각은 끝이 둔한 줄 모양이다. 꽃부리는 끝이 5개로 갈라지며 갈라진 조각은 둥근 모양이고 수술은 5개에 암술은 1개이다. 열매는 분과로 회색을 띤 흰색으로 윤기가 있다.
전국 산야의 풀밭에서 자라며 전라남도 진도 지방에서 많이 재배하고 있다. 일본, 중국, 러시아 등에도 분포한다. 예전에는 자주색 염료로 많이 사용했다.

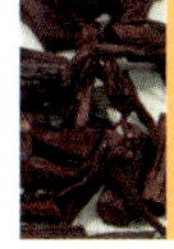

사용 방법

① **일반적인 복용법** : 말린 지치 가루를 한 번에 1찻숟갈씩, 하루 3회 따뜻한 물이나 생강차와 함께 먹는다. 지치 가루와 느릅나무 뿌리 껍질 가루를 같은 양으로 혼합하여 매회 1찻숟갈씩 매 식후마다 복용한다. 고혈압, 동맥경화, 중풍, 심장의 열이 머리로 올라와서 생긴 두통에도 좋다.

② **위장이나 뱃속에 딱딱하게 생긴 덩어리** : 잘 말린 지치 가루를 한 번에 1찻숟갈씩 하루 3회 복용한다.

③ **비만증** : 지치 가루를 한 번에 1찻숟갈씩, 하루 3회, 오랫동안 복용하면 정상적인 체중으로 몸무게가 줄어들고 다시 살이 찌지 않는다.

④ **정신분열증** : 지치 10g, 천마 10g을 1회분으로 달여서 식후 복용한다.

⑤ **어린아이의 경기** : 생즙을 내어 먹이거나 참기름에 지치를 넣고 달여서 한 숟갈씩 떠서 먹인다.

⑥ **자궁융모막상피종** : 신선한 지치 뿌리 30~50g을 잘게 썰어 물 1L에 달여서 하루 2~

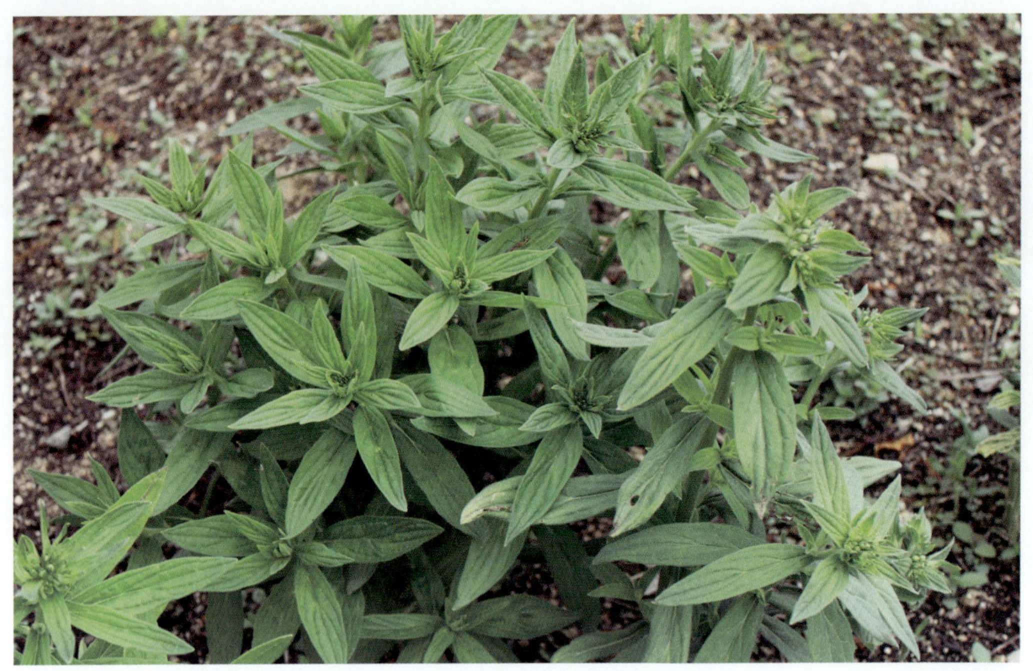

| 지치_ 지상부 전초

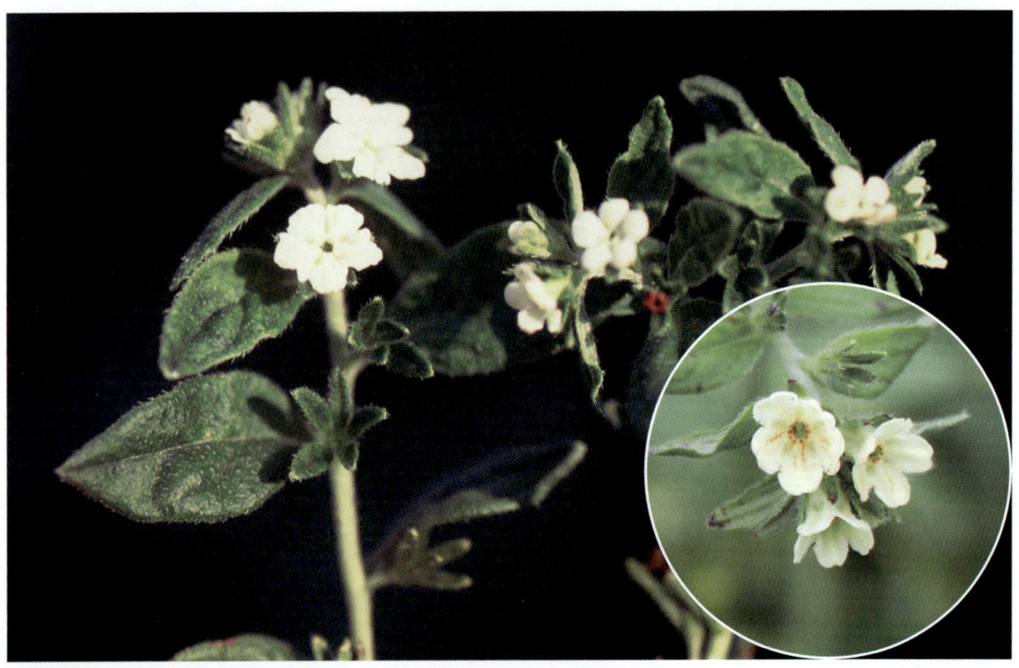

| 지치_ 꽃

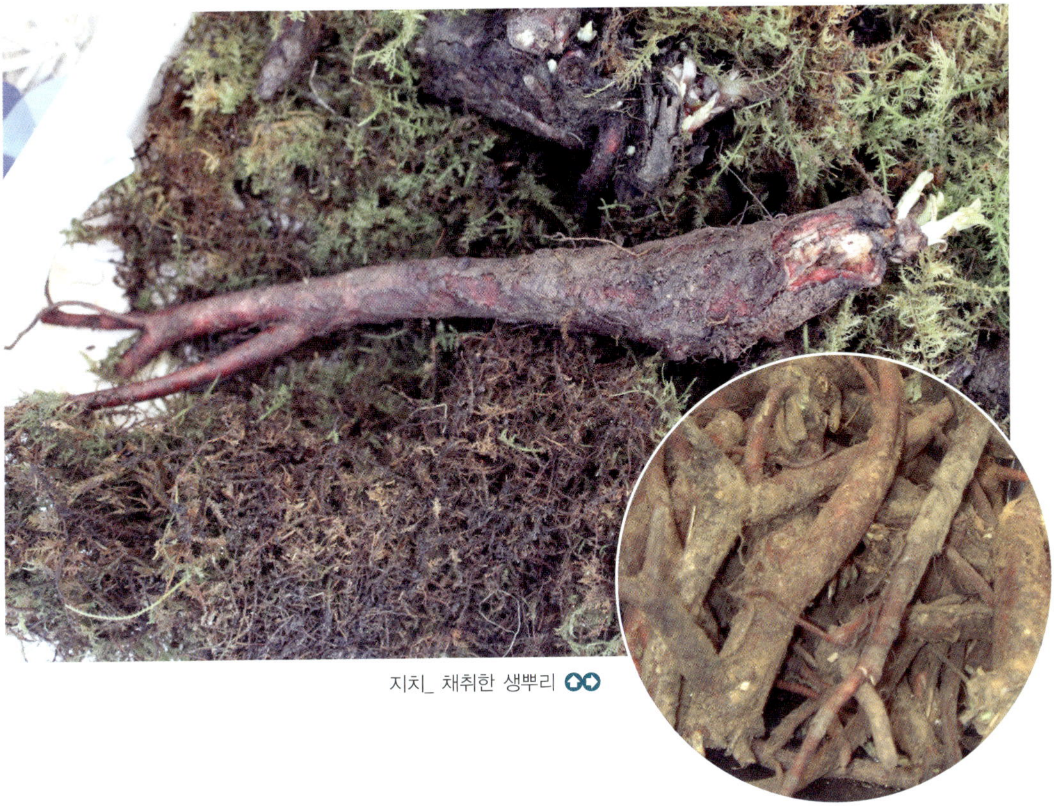

지치_ 채취한 생뿌리

3번 식후 1컵씩(150mL) 복용하기를 한 주기를 10일로 하고 4회 반복한다.

⑦ **백전풍과 자전풍** : 피부에 하얀 얼룩 반점이 생기는 백전풍, 살갗에 자주색의 반점이 생기는 자전풍에는 지치 가루를 한 번에 밥숟갈로 하나씩 하루 3번 먹음과 동시에 지치 가루를 참기름에 개어 도포하여 치료한다.

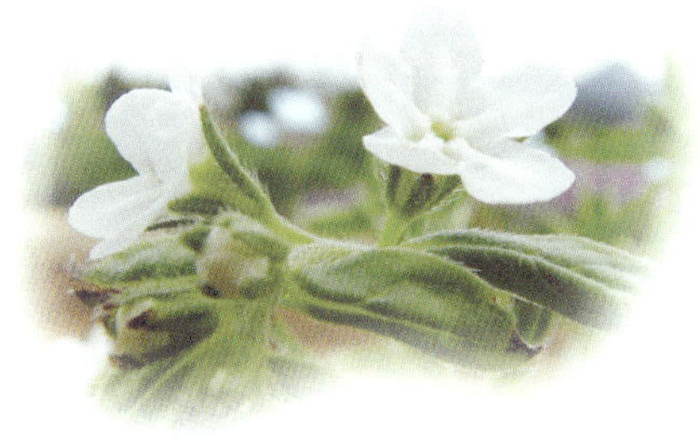

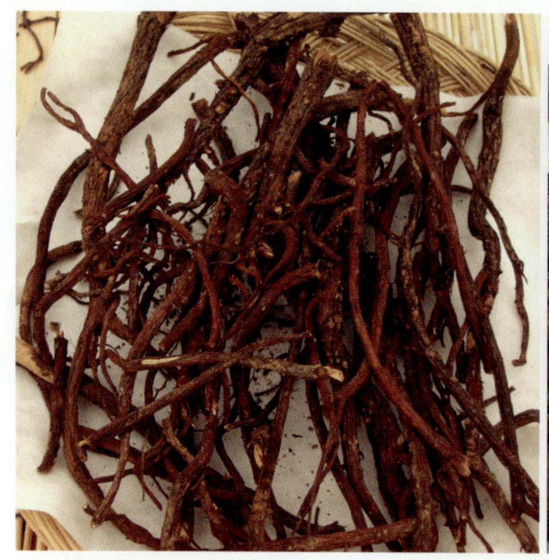

| 지치_ 말린 뿌리

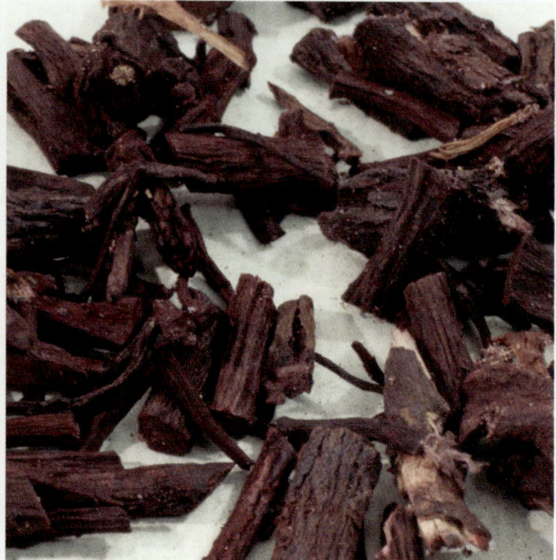

| 지치_ 약재로 이용되는 뿌리(세절 건조)

지치의 기능성 및 효능에 관한 특허자료

● 지치 추출물을 유효성분으로 하는 지방간 개선용 식품조성물

본 발명은 지방간 개선용 식품조성물에 관한 것으로서, 구체적으로는 지치 추출물을 유효성분으로 하는 지방간 개선용 식품조성물에 관한 것이다.

- 공개번호 : 10-2011-0059572, 출원인 : 남종현

● 지치 추출물을 유효성분으로 하는 숙취해소용 약제학적 조성물

본 발명은 숙취해소용 약제학적 조성물에 관한 것으로서, 구체적으로는 지치 추출물을 유효성분으로 하는 숙취해소용 약제학적 조성물에 관한 것이다.

- 공개번호 : 10-2011-0073396, 출원인 : 남종현

● 지치 추출물을 유효성분으로 하는 비만 개선용 약제학적 조성물

본 발명은 비만 개선용 약제학적 조성물에 관한 것으로서, 구체적으로는 지치 추출물을 유효성분으로 하는 비만 개선용 약제학적 조성물에 관한 것이다.

- 공개번호 : 10-2011-0068958, 출원인 : 남종현

● 지치 추출물을 유효성분으로 하는 흡연독성 해독용 약제학적 조성물

본 발명은 흡연독성 해독용 약제학적 조성물에 관한 것으로서, 구체적으로는 지치 추출물을 유효성분으로 하는 흡연독성 해독용 약제학적 조성물에 관한 것이다.

- 공개번호 : 10-2011-0073398, 출원인 : 남종현

지치주

맛은 뿌리나 싹 모두 달고 짜다. 다른 당류는 가미하지 않는다.

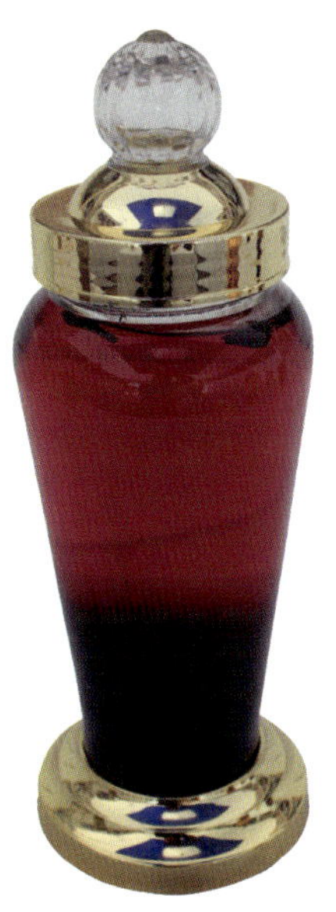

【적용병증】

- 두풍(頭風) : 머리가 늘 아프거나 머리에 부스럼이 나는 증상을 말한다. 백설풍(白屑風)이라고도 한다. 30mL를 1회분으로 1일 2~3회씩, 9~12일 정도 음용한다.
- 정신분열증(精神分裂症) : 원래 조발성치매(早發性痴呆)라 불렸으며 이성과 감정, 의지와의 조화를 잃고 인격의 황폐를 가져오는 경우이다. 30mL를 1회분으로 1일 2~3회씩, 35~45일 정도 음용한다.
- 요통(腰痛) : 요부(腰部)의 연부조직(軟部組織)이 병변에 의해 생기는 허리통증이다. 30mL를 1회분으로 1일 2~3회씩, 17~20일 정도 음용한다.
- 기타 질환 : 복통, 부종, 위팽만증, 해독, 해열, 황달

【만드는 방법】

① 약효는 지치 뿌리나 싹에 있으므로 주로 뿌리와 싹을 사용한다.
② 뿌리나 싹을 구하여 뿌리는 물에 깨끗이 씻어 말리고 생 싹은 그대로 사용한다.
③ 말린 뿌리는 약 170g, 생 싹은 약 270g을 소주 3.8L에 넣고 밀봉하여 서늘한 냉암소에서 보관 숙성시킨다.
④ 뿌리는 300일, 싹은 90일 이상 침출한 다음 찌꺼기를 걸러내고 보관, 음용한다.

【구입방법 및 주의사항】

- 건재상, 약재상, 약령시장 또는 재래시장에서 구입한다. 싹은 산지(產地)에서 직접 구입하여 사용한다.
- 장기 음용해도 해롭지는 않으나 치유되는 대로 중단한다.
- 본 약술을 음용 중에 가리는 음식은 없다.

015

항암, 지혈, 위궤양

짚신나물

- 학 명 : *Agrimonia pilosa* Ledeb.
- 과 명 : 장미과
- 이 명 : 등골짚신나물, 과향초, 황화초, 지선초, 지동풍, 자모초, 금선공, 황우미, 남아초
- 생약명 : 용아초(龍芽草), 선학초(仙鶴草)
- 성 분 : 아그리모닌, 아그리모닐리드, 타닌, 스테롤, 유기산, 사포닌, 교질 등
- 이용부위 : 전초(잎줄기, 꽃, 뿌리)
- 채취 및 가공법 : 개화기 전에 채취하여 깨끗이 손질한 후 그늘에서 말리거나 생으로 이용한다.

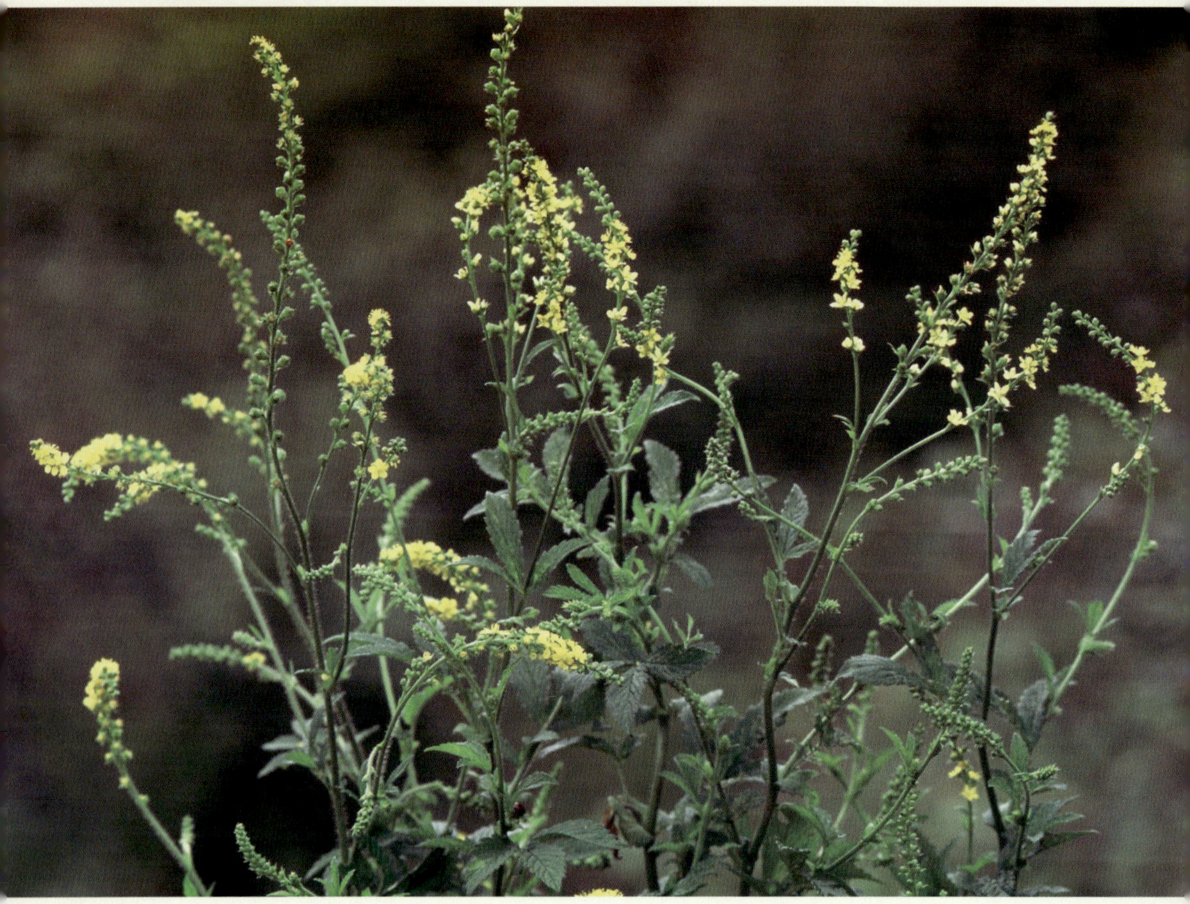

효능

짚신나물은 항암(위암, 식도암, 대장암, 간암, 자궁암, 방광암) 효과가 있다. 설사, 대하, 자궁출혈, 구충, 고혈압, 해수, 장출혈, 위궤양, 눈병, 종기, 타박상, 간질환 등에도 치료 효과가 있다. 유럽에서도 위궤양, 장염과 설사, 출혈 등에 효과가 있는 약으로 기록하고 있다.

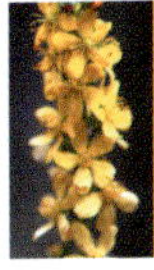

생김새와 특징

짚신나물은 여러해살이풀로 높이는 30~100㎝ 정도로 자란다. 어긋난 잎이 긴 타원형 또는 달걀 모양 긴 타원형에 5~7개의 작은 잎으로 구성되어 있으며, 잎 가장자리에 톱니가 있다. 6~8월에 줄기 끝과 가지 끝에 노란색 꽃이 피고, 열매는 수과로 8~9월에 익으며 많은 가시 모양의 털이 있어 옷이나 짐승의 몸에 잘 붙는다. 주름진 잎맥이 마치 짚신을 연상시켜 짚신나물이라는 이름이 붙었다고 하며, 열매에 가시 같은 것이 있어서 옛날에 짚신이나 버선에 잘 달라붙어 이런 이름이 붙었다는 이야기도 전한다.

전국의 산과 들에 자라며 일본과 중국, 인도차이나 등에도 분포한다. 어린잎은 나물로 이용한다.

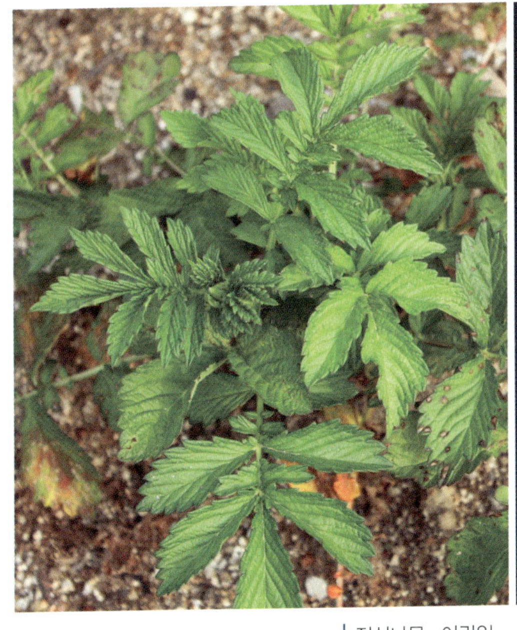

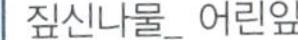
짚신나물_ 어린잎

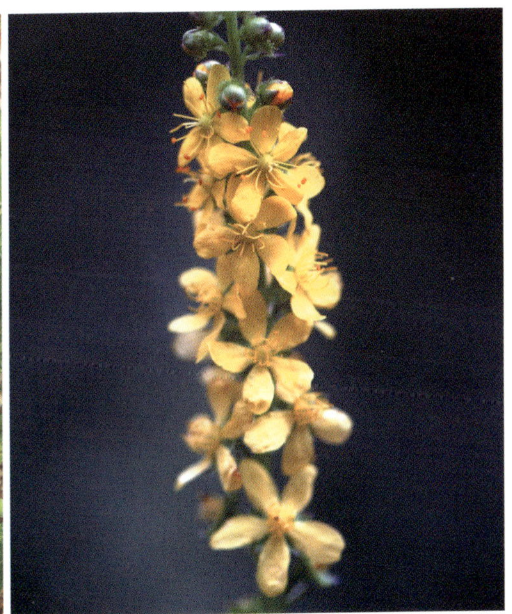

짚신나물_ 꽃

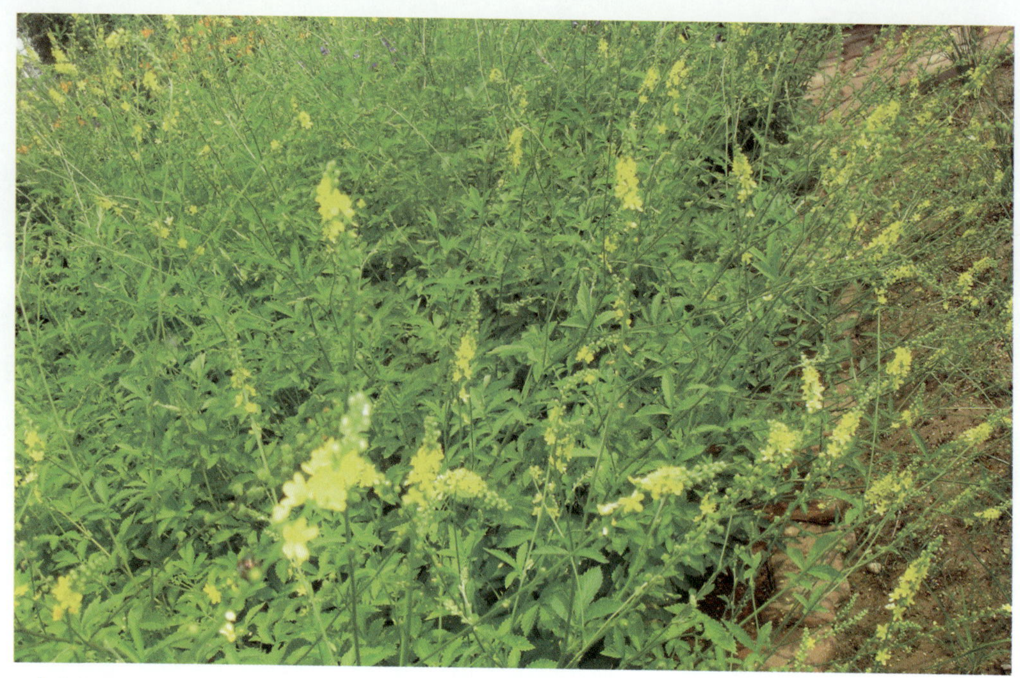

| 짚신나물_ 무리

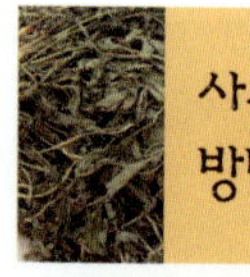

사용 방법

① **일반적인 복용법** : 물 900mL에 짚신나물 전초 50~100g을 넣고 450mL로 될 때까지 약한 불로 달여서 매 식후에 1컵씩(150mL) 복용하거나 생즙을 내어 마시면 위암과 식도암, 대장암, 간암, 자궁암, 방광암 치료에 효과가 있다.

② **암세포 성장을 억제** : 전초 60~100g을 물 900mL에 넣고 반으로 될 때까지 달인 액을 식후 1컵씩(150mL) 장기간 복용한다.

③ **지혈** : 선학초의 전초를 으깨어 상처 부위에 발라준다.

④ **건위** : 생즙을 내어 녹즙으로 1컵씩(150mL)을 아침저녁에 복용한다. 처음에는 소량으로 시작하여 150mL까지 늘리는 것이 요령이다. 객혈과 토혈의 치료에도 효과가 있다.

⑤ **성대 보호** : 미국에서 펴낸 한 책에는 성악가들이 짚신나물 달인 물로 입가심을 하여 성대를 보호하고 있다고 한다. 오장을 편안하게 하는 효과도 있다.

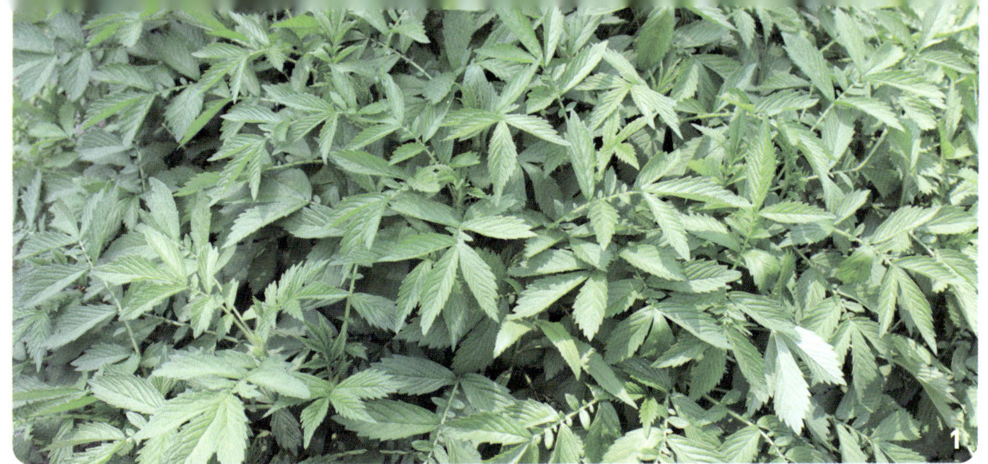

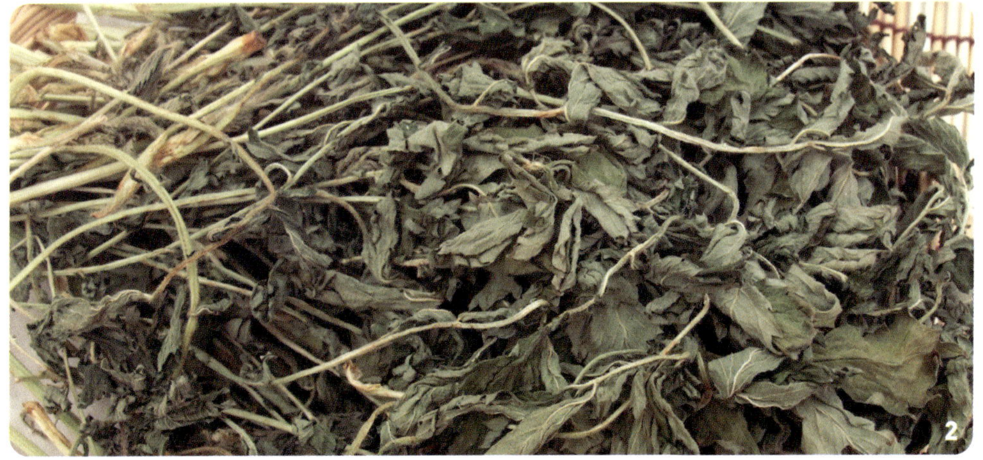

❶ 짚신나물_ 개화 전의 생잎과 줄기 ❷ 짚신나물_ 약재로 말린 잎줄기

짚신나물의 기능성 및 효능에 관한 특허자료

● 짚신나물 추출물을 포함하는 진통제 조성물

본 발명은 짚신나물속(Agrimonia) 식물 추출물을 유효성분으로 함유하는 진통제 조성물 및 이를 포함하는 통증 개선용 식품 조성물에 관한 것이다.

– 공개번호 : 10-2011-0075336, 출원인 : 대한민국(농촌진흥청장), 한림대학교 산학협력단

● 짚신나물 추출물을 유효성분으로 함유하는 항아토피용 화장료 조성물

본 발명은 항아토피용 화장료 조성물에 관한 것으로, 보다 구체적으로는 짚신나물 추출물 및 이를 유효성분으로 함유하는 항아토피성 화장료 조성물에 관한 것이다. 상기 본 발명에 따른 화장료 조성물은 사이토카인 분비 조절 및 면역 억제를 통해 홍반 개선, 가려움증 개선, 건조피부의 진정효과 등을 나타내어 아토피 증상을 효과적으로 개선할 수 있어 아토피 피부염 개선을 위하여 유용하게 이용될 수 있다.

– 공개번호 : 10-2010-0128770, 출원인 : 대전대학교 산학협력단

016

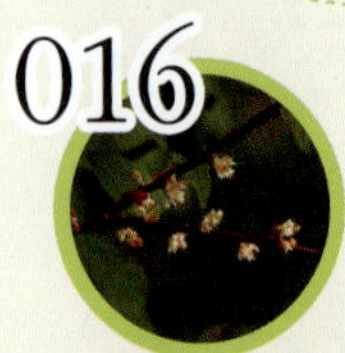

항암, 위장질환, 이수, 옹종

참느릅나무

- **학 명 :** *Ulmus parvifolia* Jacq.
- **과 명 :** 느릅나무과
- **이 명 :** 좀참느릅나무, 세엽랑유, 소엽유, 산유, 홍유, 가유, 화유, 떡느릅나무, 뚝나무
- **생약명 :** 낭유피(榔楡皮), 유근피(楡根皮), 유백피(楡白皮)
- **성 분 :** 타닌, 스티그마스테롤, 피토스테롤, 셀룰로스, 리그닌, 펙틴, 유지, 플라보노이드, 사포닌
- **이용부위 :** 나무껍질과 뿌리껍질, 줄기와 잎
- **채취 및 가공법 :** 나무껍질이나 뿌리껍질을 가을이나 봄에 채취하여 말려서 이용하기도 하고 생으로 쓰기도 한다.

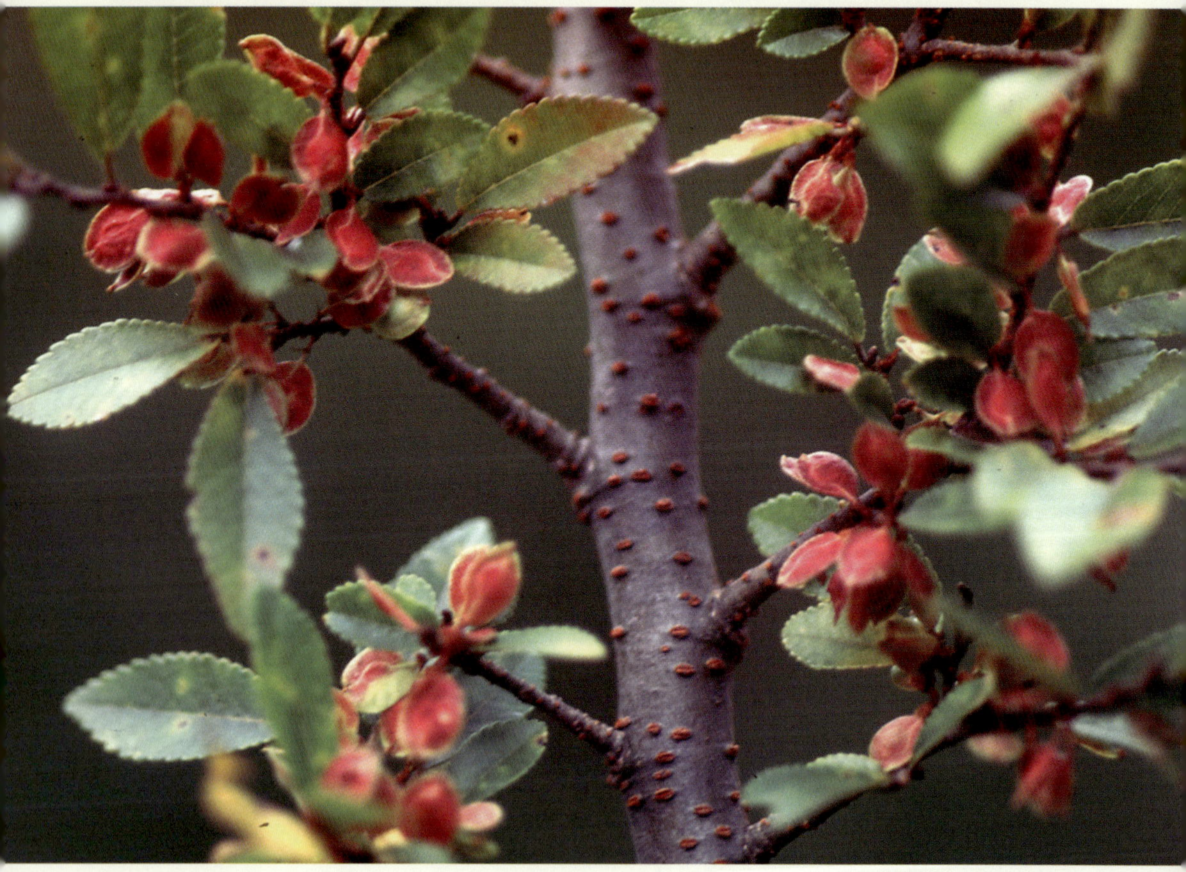

효능

참느릅나무는 위암과 위통, 위궤양, 위염 등 위장질환을 개선하고 염증이나 종기, 종창의 치료에 효과를 보인다. 이 밖에도 치통, 방광염, 부종, 불면증 등의 치료에 사용한다.

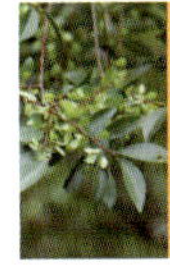

생김새와 특징

참느릅나무는 높이가 10m 전후까지 자라는 낙엽활엽 교목이다. 줄기가 바로 서는데 작은 가지에는 약간의 털이 있고 나무껍질은 홍갈색으로 두꺼우며 잘게 갈라진다. 잎은 길이가 3~5㎝ 정도에 타원형이나 장타원형으로 약간 두터우며 잎 가장자리에는 톱니가 있고 잎 전면은 짙은 녹색으로 윤기가 나지만 잎 뒷면은 담녹색에 잎자루가 짧고 턱잎은 좁아 일찍 떨어진다. 8~9월에 노란빛을 띤 갈색 꽃이 잎겨드랑이에서 피고 열매는 넓은 타원형의 껍질이 얇은 날개 모양을 이루어 바람을 타고 흩어지는 시과로 10~11월에 익는다.

중부 이남의 표고 50~1,100m 사이의 냇가나 습기가 많은 계곡, 하천변에 잘 자란다. 우리나라 외에도 일본, 중국, 대만 등지에 분포한다. 목재는 땔감으로 쓰고 어린잎은 식용한다.

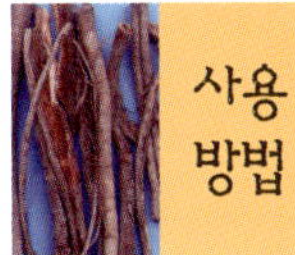

사용 방법

① **일반적인 복용법** : 물 900mL에 참느릅나무 나무껍질(낭유피)이나 뿌리껍질(유근피) 60~100g을 넣고 450mL로 될 때까지 열탕으로 달여서 하루 2~3회 식후 1컵씩(150mL) 복용하면 위암이나 위염 등 위장질환에 효과가 있다.

② **이뇨** : 물 1.5L에 말린 나무껍질 40g과 옥수수수염 40g을 넣고 달여서 찌꺼기는 버리고 그 물을 매 식후 1컵씩(150mL) 마시면 소변이 잘 나온다.

③ **방광염** : 물 900mL에 말린 뿌리껍질 80g과 옥수수수염 80g을 넣고 달여서 찌꺼기는 버리고 그 물을 하루 세 번 매 식후에 1컵씩(150mL) 복용한다.

④ **부종** : 물 1L에 말린 뿌리껍질 80g을 넣고 달여서 찌꺼기는 버리고 그 물을 마시기도 하고 부종 부위에 나무껍질 가루를 밀가루와 반죽하여 바르기도 한다.

⑤ **종기나 종창** : 말린 나무껍질 가루를 밥과 함께 으깨거나 밀가루와 으깨어 바르고 고름이나 악혈을 빼내어 치료한다.

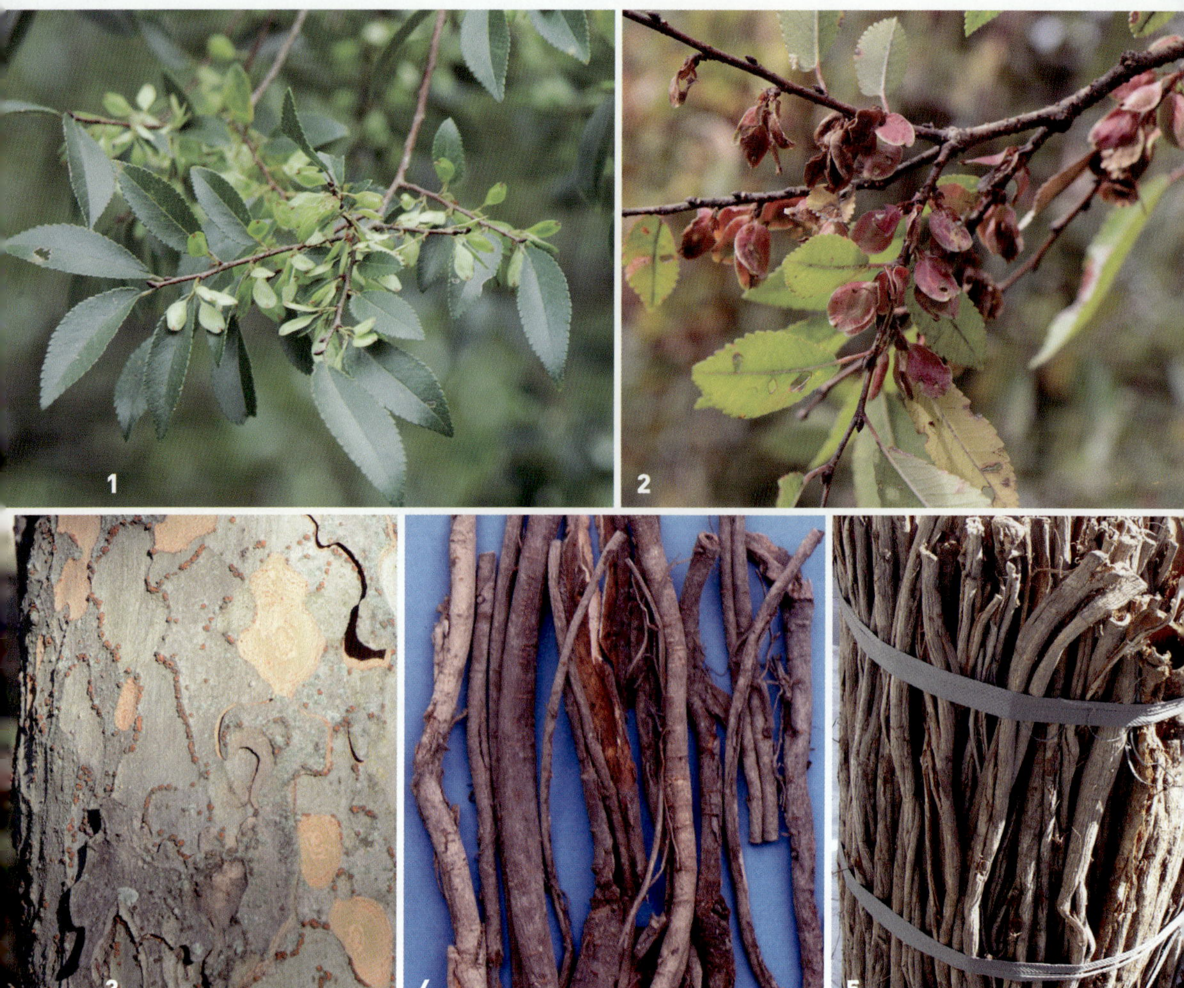

❶ 참느릅나무_ 잎과 미숙 열매 ❷ 참느릅나무_ 열매
❸ 참느릅나무_ 수피 ❹ 참느릅나무_ 뿌리껍질(유근피) ❺ 참느릅나무_ 나무껍질(유백피)

참느릅나무의 기능성 및 효능에 관한 특허자료

● 참느릅나무 수피 추출물을 유효성분으로 함유한 면역억제제 및 이의 이용방법

본 발명은 참느릅나무 수피 추출물을 유효성분으로 함유한 면역억제제 및 이의 이용방법에 관한 것으로서, 더욱 상세하게는 참느릅나무의 수피를 환류냉각장치를 이용해 유기용제 및 증류수로 추출, 여과하여 얻은 수용성 고분자를 유효성분으로 함유시킴으로써, 장기이식 시 발생하는 거부반응의 제어, 자가면역질환의 치료 및 만성 염증의 치료에 효과적인 면역억제제와 이의 이용방법에 관한 것이다.

– 공개번호 : 10-1998-0086059, 출원인 : 한솔제지(주)

참느릅나무주

맛은 달다. 기호와 식성에 따라 꿀, 설탕을 가미하여 음용할 수 있다.

【적용병증】

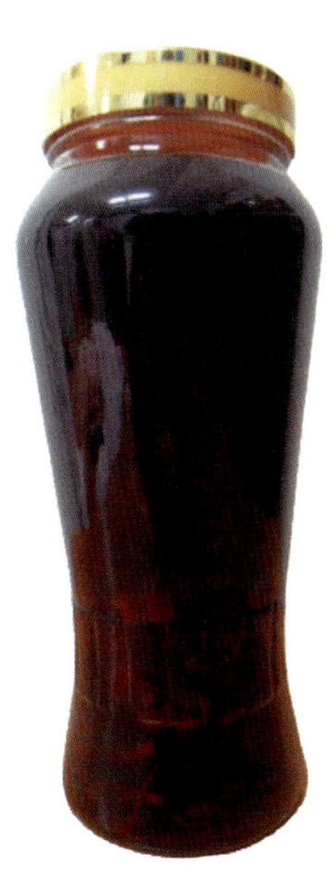

- 암(癌) : 정상세포가 정상적인 성장조절 방법을 벗어나 무한대로 증식하는 악성 종양현상을 말한다. 30mL를 1회분으로 1일 2~3회씩 30일 이상 장복한다.
- 오로보호(五勞保護) : 오장(심로, 폐로, 간로, 비로, 신로 등)의 과로(過勞)를 뜻하는 것으로 질병의 우선이 되는 것을 약을 써서 보완해주는 것이다. 30mL를 1회분으로 1일 2~3회씩, 15~20일 정도 복용한다.
- 완화(緩和) : 급한 일이 닥쳤을 때 급한 성질이나 마음이 일어나는 증상을 느긋하게 하기 위한 처방이다. 30mL를 1회분으로 1일 2~3회씩, 8~10일 정도 복용한다.
- 기타 질환 : 부종, 수종, 이뇨

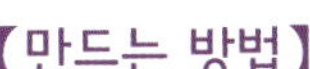

【만드는 방법】

① 약효는 나무껍질에 있다.
② 나무껍질을 구입하여 물로 깨끗이 씻어 말린 다음 적당히 썰어서 사용한다.
③ 말린 나무껍질 200~250g을 소주 3.8L에 넣고 밀봉한다.
④ 6~8개월 정도 숙성한 후 찌꺼기는 걸러내고 보관 사용한다.

【구입방법 및 주의사항】

- 건재약상이나 약령시장에서 구입할 수 있으며 경우에 따라서는 직접 채취하여 사용한다.
- 해롭지는 않으나 치유되는 대로 중단한다.
- 본 약술을 복용 중에 가리는 음식은 없다.

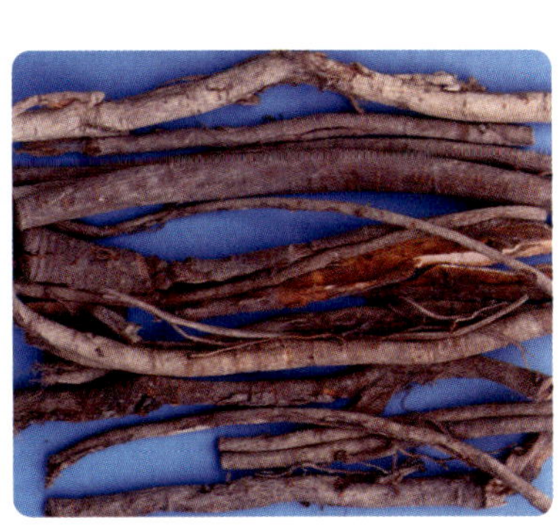

017

종기, 옹종, 반신불수, 항암

천남성

- 학 명 : *Arisaema amurense* f. *serratum* (Nakai) Kitag.
- 과 명 : 천남성과
- 이 명 : 가새천남성, 남성, 치엽동북천남성, 천남생이, 청사두초, 남생이, 남셍이
- 생약명 : 천남성(天南星), 남성(南星)
- 성 분 : 트리테르페노이드-사포닌, 아미노산, 안식향산, 녹말
- 이용부위 : 알줄기(뿌리)
- 채취 및 가공법 : 알줄기(뿌리)를 여름에 채취하여 2~3회 물에 담그기를 반복하면서 말린 후 잘게 썰어서, 즉 세절(細切)하여 사용한다.

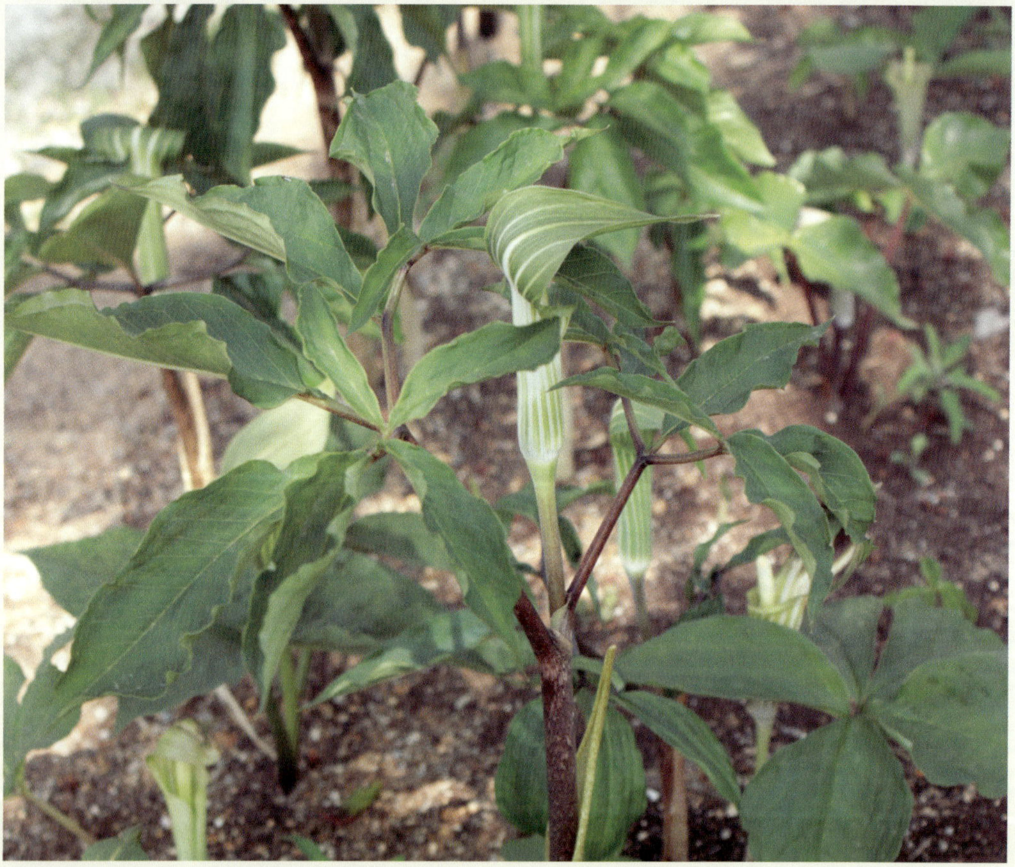

효능

천남성은 자궁암 치료에 효과가 있으며 경련, 파상풍, 구안와사, 반신불수를 치료하는 데도 쓰인다. 부스럼과 타박상, 벌레 물린 데, 염증이나 무좀 등에도 사용한다. 이 밖에도 항경련 작용과 진정, 진통, 거담, 항종양작용 등도 약리실험에서 밝혀져 앞으로 더욱 많이 이용될 것으로 보인다.

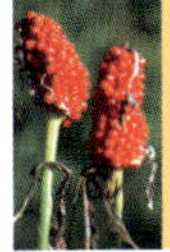

생김새와 특징

천남성은 여러해살이풀로 높이는 20~50㎝ 정도로 자란다. 줄기는 곧게 서며, 겉은 녹색이나 속은 때로 자색 반점이 있다. 잎은 길이가 10~20㎝이고 5~10갈래로 갈라지며 긴 타원형이고, 작은 잎은 양끝이 뾰족하고 톱니가 있다. 꽃은 5~7월에 피는데, 깔때기 모양을 한 불염포는 판통의 길이가 8㎝ 정도로 녹색 바탕에 흰 선이 있으며 윗부분이 모자처럼 앞으로 꼬부라지고 끝이 뾰족하다. 열매는 장과로 옥수수 알처럼 달려 있고 10~11월에 붉은색으로 익는다. 알줄기(뿌리)는 약용식물로 이용되지만 유독성 식물이므로 주의를 요한다. 전국의 산지에서 볼 수 있으며, 높은 지대에도 분포하는데 습기가 많고 그늘진 곳을 좋아한다. 우리나라를 비롯해 중국 동북부, 만주 등에 분포한다.

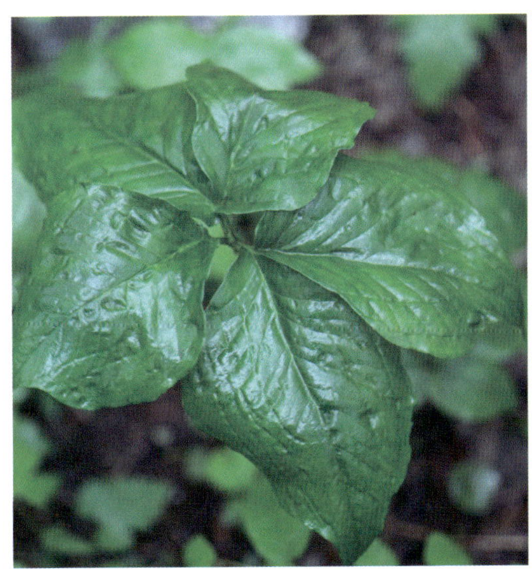

천남성_ 잎

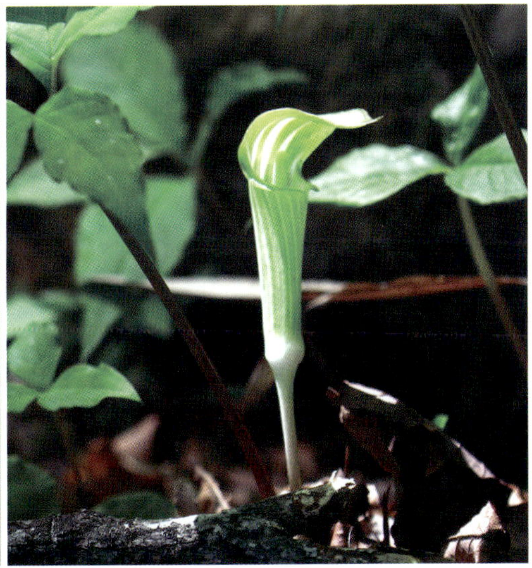

천남성_ 꽃

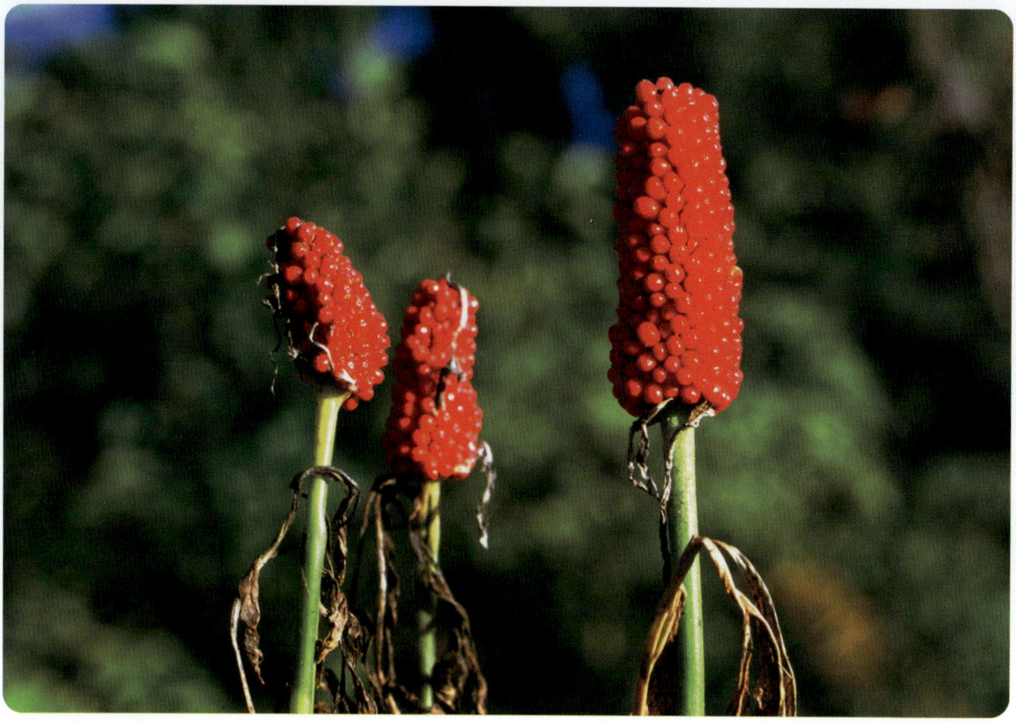

천남성_ 붉게 익은 열매

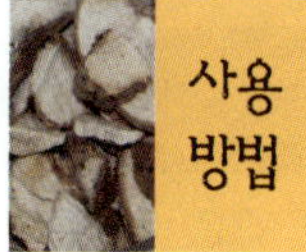

① **일반적인 복용법** : 뿌리 20g(1일)을 잘게 썰어 900mL의 물에 달여 하루 3번 매 식후마다 1컵씩(150mL) 복용하며, 반응상태를 보아가면서 차츰 양을 늘려 하루 양을 30~40g에 이르게 복용한다. 또는 신선한 뿌리 10g을 짓찧어 70% 알코올 0.5mL를 넣고 고루 섞은 다음 소독된 약천에 싸서 자궁경부의 암 병조가 덮이게 넣어주면 자궁암 치료 효과를 볼 수 있다.

② **구안와사** : 물 600mL에 뿌리 10g을 넣고 반으로 될 때까지 달인 액을 아침저녁에 나누어 1컵씩(150mL) 복용한다. 반신불수와 타박상, 벌레 물린 데에도 효과가 있다.

③ **부스럼** : 뿌리를 짓찧어서 환부에 붙인다. 타박상, 벌레 물린 데에도 사용한다.

④ **염증이나 무좀** : 뿌리를 갈아서 염증 부위에 붙이고 귓속 염증에는 식초에 개어 면봉으로 귓속에 넣는다. 무좀 치료에도 효과가 있다.

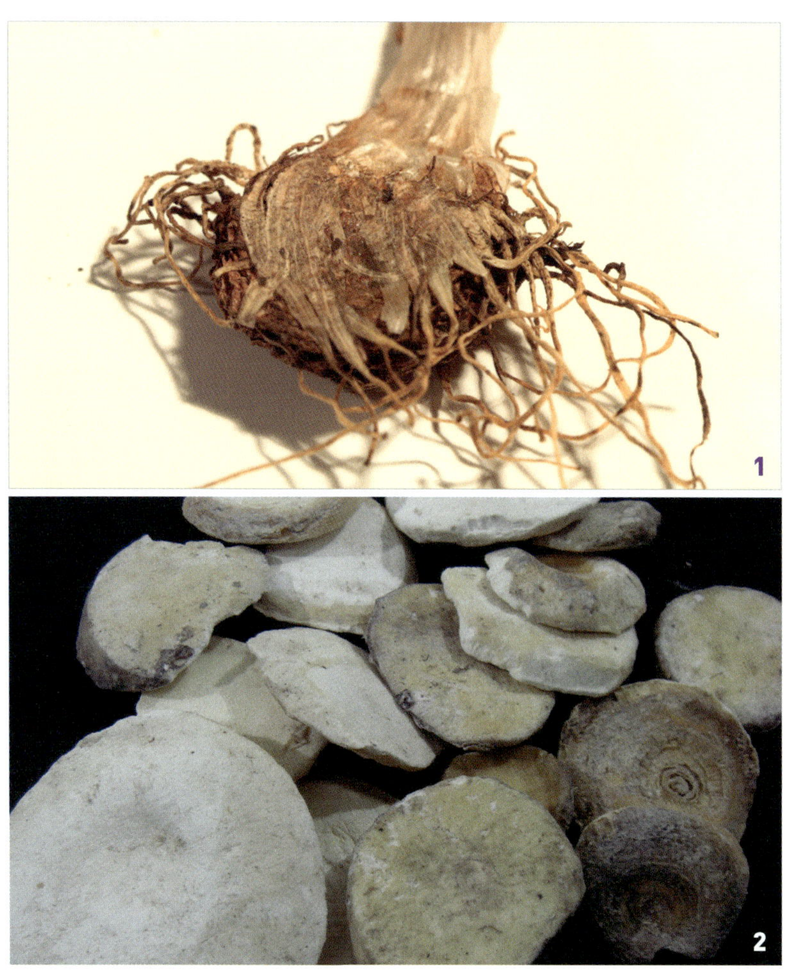

❶ 천남성_ 뿌리 ❷ 천남성_ 뿌리(세절 건조)

천남성의 기능성 및 효능에 관한 특허자료

● 천남성 추출물을 함유하는 탈모 방지 및 발모 촉진용 조성물

본 발명은 천남성 추출물을 함유하는 탈모 방지 및 발모 촉진용 조성물에 관한 것으로서, 본 발명에 따른 천남성 추출물 및 분획물은 모낭을 성장기 중기 또는 후기로 분화시키며, TGF-β 및 프로락틴을 억제하고, IGF 및 태반성 락토겐을 증가시키며, VEGF, c-kit, PKC-α 및 FGF의 발현을 증가시켜서 탈모를 방지하고 발모를 촉진시키는 효과가 있다.

- 공개번호 : 10-2010-0009725, 출원인 : 우석대학교 산학협력단

018

항암, 구루병 예방, 면역 증강

표고

- 학 명 : *Lentinula edodes* (Berk.) Pegler
- 과 명 : 낙엽버섯과
- 이 명 : 표구, 포구
- 생약명 : 향심(香蕈), 향신, 향고
- 성 분 : 레티딘, 렌티오닌, 인터페론, 에리타데닌, 구아닐산, 히스티린, 아라닌, 바린, 로이신, 코린, 아스파라긴, 구르테린, 푸로라민, 단백질, 미네랄, 비타민 D
- 이용부위 : 버섯의 자실체
- 채취 및 가공법 : 봄과 가을 사이에 참나무나 너도밤나무 등과 같은 활엽수의 마른 그루터기에서 채취하여 말린다.

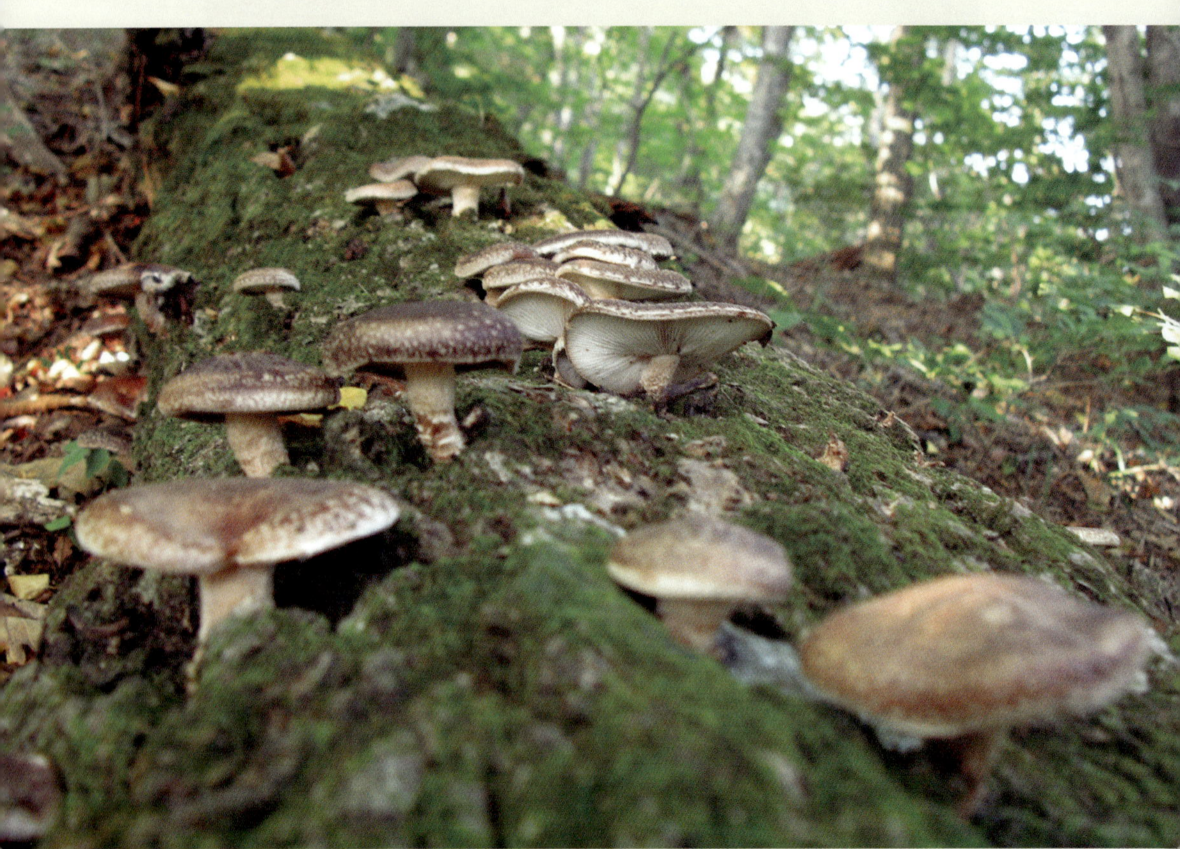

효능

표고는 혈액 속의 콜레스테롤 축적을 억제시키는 특수한 성분이 있다는 것이 밝혀졌으며 항암, 면역 증강, 구루병과 고혈압을 예방, 치료하는 데 도움을 주는 식품으로 널리 활용되고 있다. 특히 인터페론(interferon)이라는 물질을 만들어냄으로써 암의 치료제, 바이러스의 치료에 각광받고 있다. 암세포의 증식을 억제하는 기능이 뛰어나며 또한 비타민 D는 뼈에 칼슘을 공급하여 아이들의 성장을 돕는 효과가 있고 단백질, 미네랄, 비타민류가 풍부해 담석증, 위장장애 등에 효능이 있으며 체질을 개선한다. 소화기관을 튼튼하게 하는 데 효과가 있어서 식욕부진, 소화불량, 유즙 부족 및 신체가 피곤할 때에 복용한다. 식용으로 국물을 우려내는 데 쓰기도 한다.

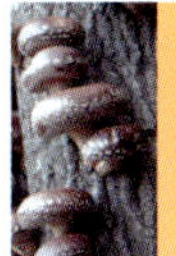

생김새와 특징

표고는 봄부터 가을 2회에 걸쳐 참나무, 졸참나무 등 활엽수의 죽은 나무에 홀로 또는 무리지어 발생하는 부후성 버섯으로 갓 지름은 4~10㎝ 정도이다. 갓은 처음에 반구처럼 형성되지만 점차 펴지며 편평해진다. 갓의 표면은 다갈색이고 흑갈색의 가는 비늘조각으로 덮여 있으며 때로는 터져서 흰 살이 보이기도 한다. 갓의 가장자리는 어렸을 때 안쪽으로 감기고 흰색 또는 연한 갈색의 피막으로 덮여 있다가 터지면 갓 가장자리와 버섯대에 떨어져 붙는다. 버섯대에 붙은 것은 불완전한 버섯대 고리가 되고, 주름살은 흰색이며 촘촘하다. 표면은 위쪽이 흰색, 아래쪽이 갈색이고 섬유처럼 질긴 편이다.

표고는 전국적으로 분포하며 특히 두륜산, 방태산, 발왕산, 오대산, 지리산, 한라산, 속리산, 가야산, 내장산, 소백산 등지에서 많이 볼 수 있다. 식용 및 약용버섯으로 이용되며 농가에서 재배가 되고 있다.

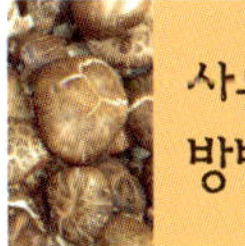

사용 방법

① **일반적인 복용법** : 말린 표고버섯 30g에 물 900mL를 붓고, 반으로 줄 때까지 약한 불에 달여서 매 식후에 1컵씩(150mL) 복용한다. 꾸준히 섭취하면 면역력을 강화하는 데 좋아, 감기 등의 잔병을 예방해준다.

② **조미료로 활용** : 표고버섯을 서늘한 곳에서 1주일 정도 말렸다가 곱게 갈아 가루를 내어 사용한다.

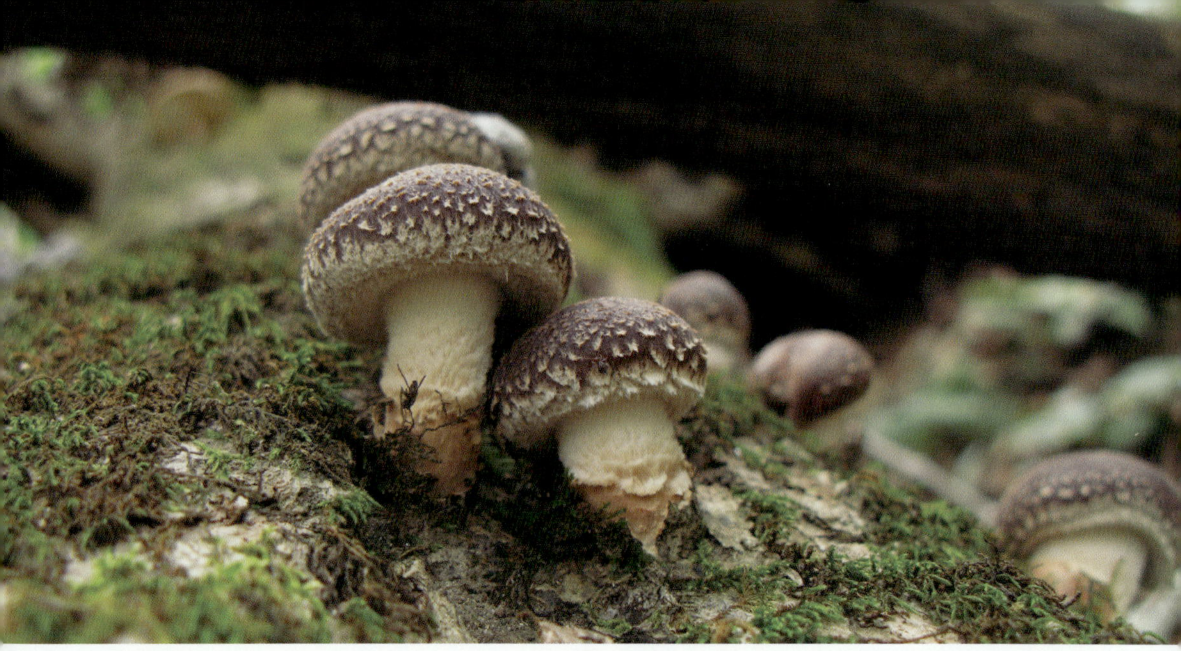

| 야생의 자연산 표고

③ **반찬 및 음식재료로 활용** : 표고밥, 표고튀김, 표고국수, 표고볶음밥, 표고야채볶음, 표고양념구이, 표고한식조림, 표고전, 표고덮밥, 표고만두, 표고전골, 표고잡채 등에 사용된다. 또한 각종 국 종류, 찌개, 매운탕, 추어탕, 육개장 등에 넣어 먹거나 육류의 소금구이, 양념구이, 샤브샤브에 곁들여 사용하며, 잡채, 탕수육, 팔보채, 냉채 등 거의 모든 중화요리에 사용된다.

표고의 기능성 및 효능에 관한 특허자료

● 표고버섯 열수 추출물을 이용한 골 길이 성장에 도움을 주는 조성물

본 발명은 IGF-1 및 성장 호르몬의 발현을 촉진하는 표고버섯 열수 추출물을 유효성분으로 함유하는 골 길이 성장 도움 및 성장 장애 예방용 조성물, 발효유, 음료 및 건강기능식품에 관한 것으로, 본 발명의 표고버섯 열수 추출물 및 이를 함유하는 제제는 골 길이 성장을 촉진하는 작용이 탁월하여 골 길이 성장 장애의 치료 및 예방을 목적으로 사용될 경우에 매우 효과적이다.

– 공개번호 : 10-2008-0110212, 출원인 : (주)한국야쿠르트

● 표고버섯 균사체 추출물을 포함하는 γδT 세포 면역활성 증강제

본 발명은 표고버섯 균사체 추출물이 γδT 세포의 활성을 현저하게 증강하는 작용을 갖는 것을 이용하여 종양의 치료 또는 세균 감염증 또는 바이러스 감염증의 치료 및 예방에 사용하기 위한, 표고버섯 균사체 추출물을 포함하는 γδT 세포 활성 증강제, 나아가서는 면역 활성제를 개발, 제공한다.

– 공개번호 : 10-2001-0089497, 출원인 : 고바야시 세이야쿠 가부시키가이샤, 나가오카 히토시

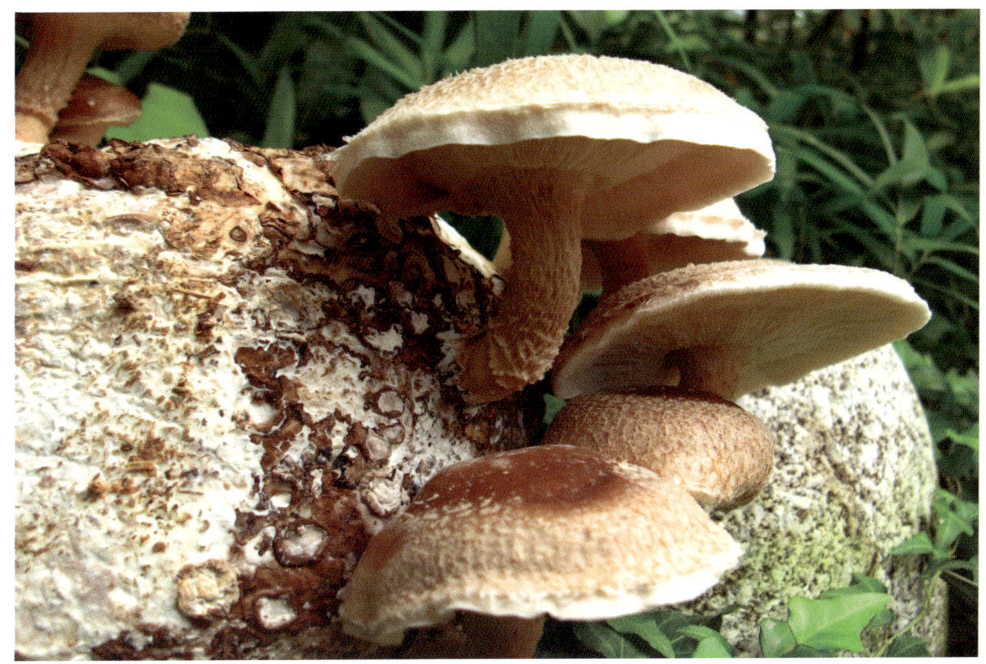

블럭재배 방식으로 길러낸 표고

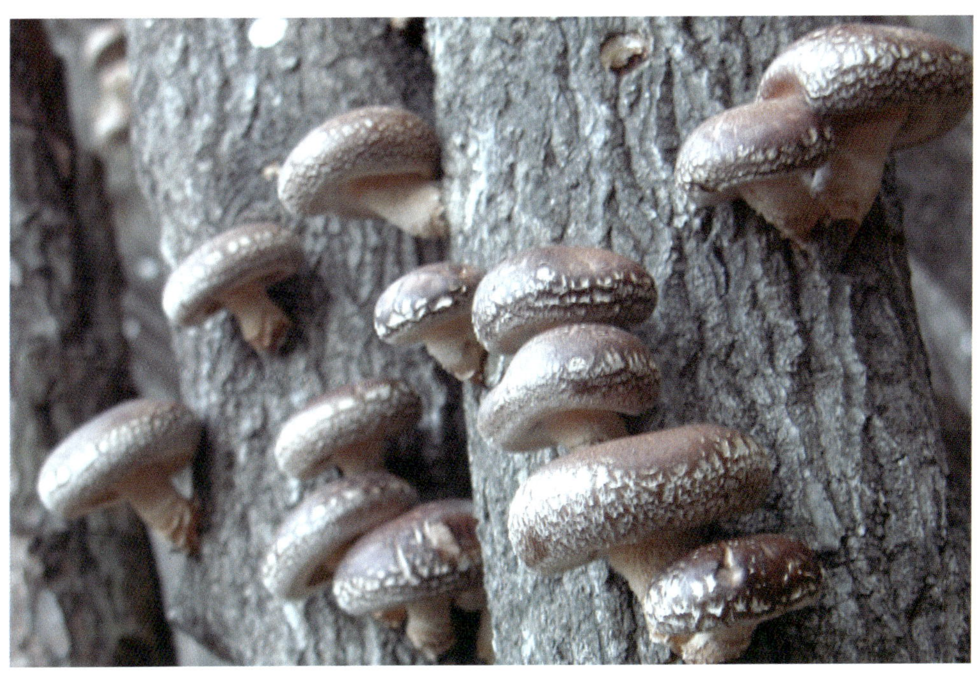

원목재배 방식으로 길러낸 표고

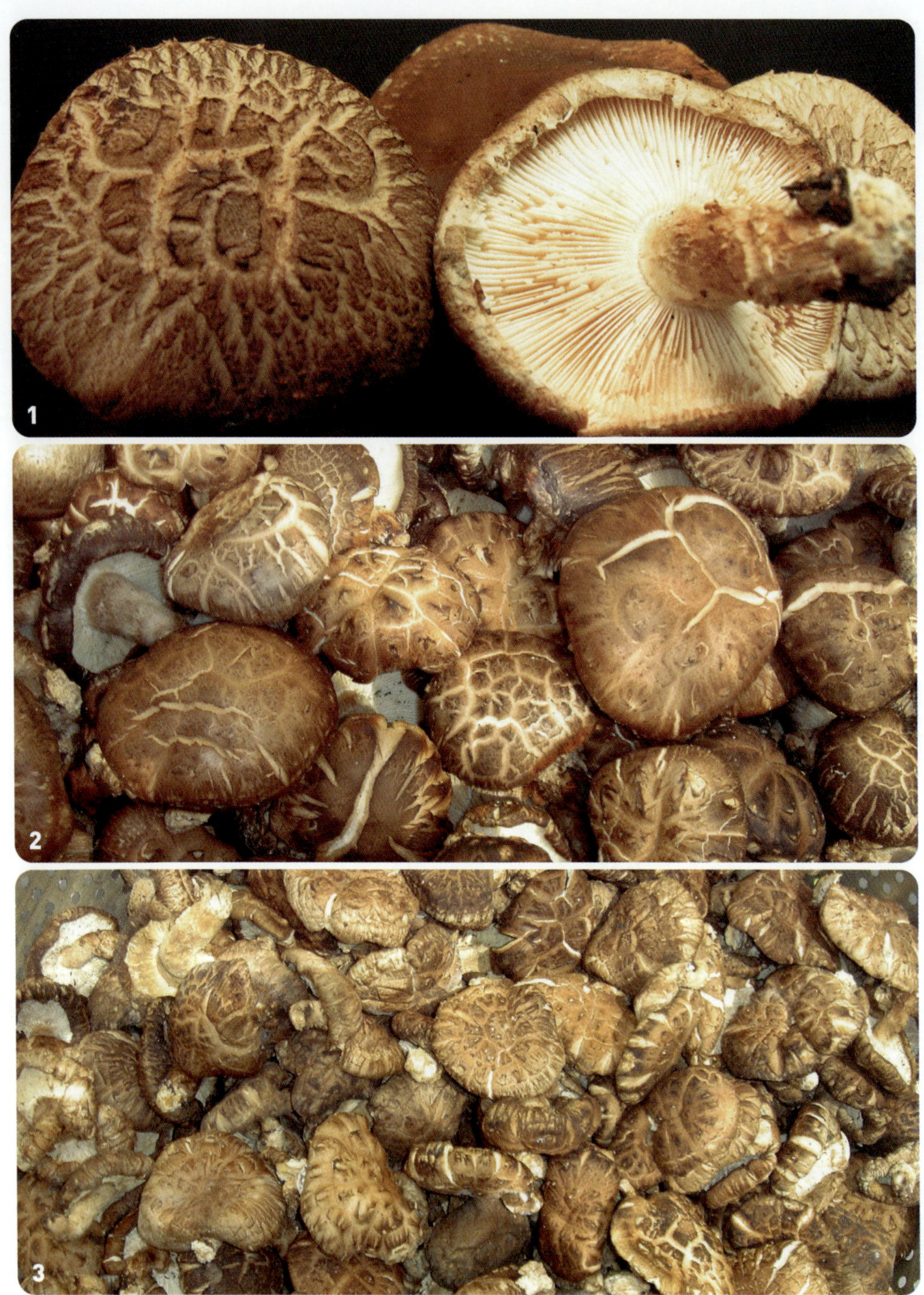

❶ 말린 표고 ❷❸ 표고를 말려서 약용, 식용으로 두루 활용

표고버섯주

맛은 달다. 기호와 식성에 따라 꿀, 설탕을 가미하여 음용할 수 있다.

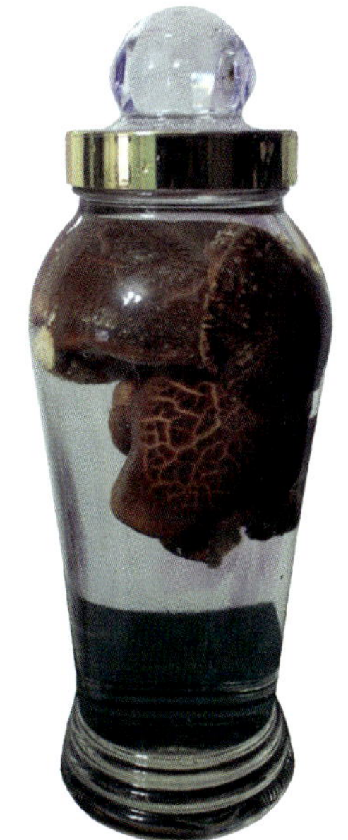

【적용병증】

- 중풍(中風) : 반신 또는 전신에 불수(不隨)가 오는 경우이다. 팔 또는 다리에 마비가 오는 병증을 말한다. 30mL를 1회분으로 1일 2~3회씩, 20~30일 정도 복용한다.
- 비만증(肥滿症) : 지방분이 피하조직과 장간막에 고여서 비정상적으로 뚱뚱해지는 병적인 증세이다. 30mL를 1회분으로 1일 2~3회씩, 20~30일 정도 복용한다.
- 중독증(中毒症) : 적은 양으로도 몸에 해를 끼치는 동물 또는 식물, 광물 등에 의하여 생체에 생기는 병적인 상태를 말한다. 30mL를 1회분으로 1일 3~4회씩, 6~7일 정도 복용한다.
- 기타 질환 : 간경변증, 구토증, 식욕부진, 위경련, 편도선염, 협심증, 심장병

【만드는 방법】

① 약효는 버섯 전체에 있다.
② 대개는 깨끗이 하여 말린 것으로 상품화하였기 때문에 그대로 사용해도 무방하다.
③ 말린 표고버섯 전체 200g을 소주 3.8L에 넣고 밀봉한다.
④ 18개월 정도 숙성한 후 찌꺼기는 걸러내고 보관, 사용한다.

【구입방법 및 주의사항】

- 전국의 마트나 슈퍼, 백화점 식품부 또는 산지에서 언제 어느 때나 구입 가능하다.
- 장복해도 해롭지는 않으나 치유되는 대로 중단한다.
- 본 약술을 복용 중에 가리는 음식은 없다.

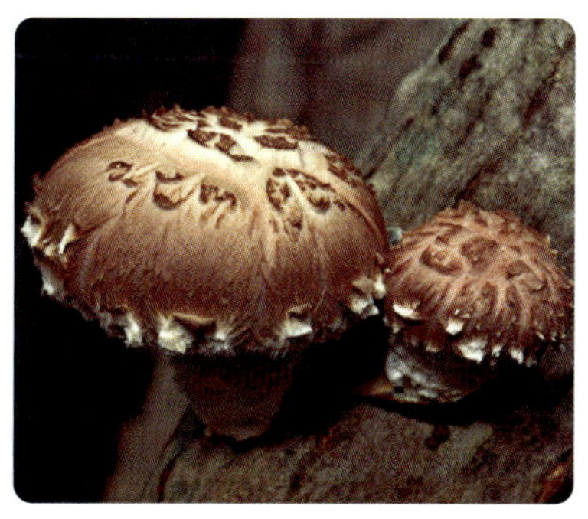

019

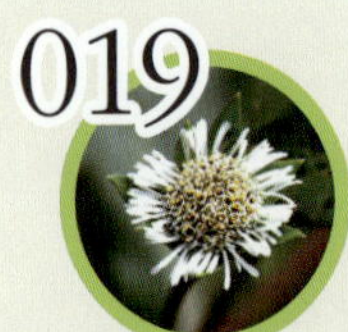

항암, 발기부전, 생리통, 만성장염

한련초(가는잎한련초)

- 학 명 : *Eclipta alba* (L.) Hass.
- 과 명 : 국화과
- 이 명 : 하년초, 할년초, 한련풀, 묵초, 묵채, 조심초
- 생약명 : 묵한련(墨旱蓮)
- 성 분 : 사포닌, 타닌, 에크립틴, 쿠마린 화합물인 웨테르락틴, 비타민 A
- 이용부위 : 전초(잎, 줄기, 꽃, 뿌리)
- 채취 및 가공법 : 꽃이 피는 8~9월에 전초를 채취하여 그늘에서 말린다.

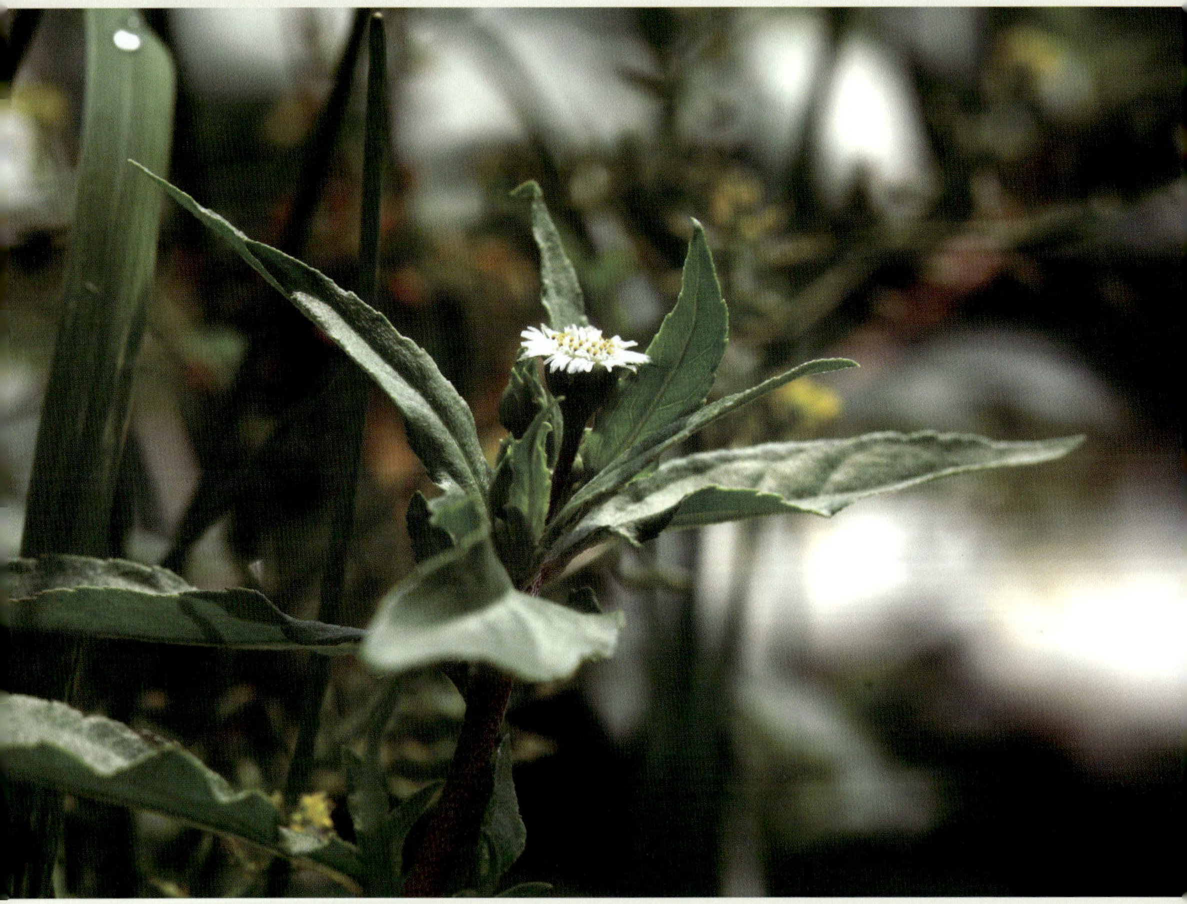

효능

한련초는 양기 부족과 음위, 조루, 발기부전 등 갖가지 남성 질환을 치료하는 데에 효력이 탁월하며, 암의 경우 식도암과 피부암의 치료에 효과가 있다. 여성의 자궁염이나 생리불순, 생리통, 냉증, 불감증에도 뛰어난 효력을 발휘한다. 만성피로와 피부병, 만성장염 등 요즘 사람들이 걸리기 쉬운 여러 질병에 두루 효과가 있다.

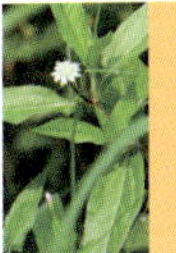

생김새와 특징

한련초는 한해살이풀로 줄기는 처음에 밑부분이 비스듬히 자라다가 곧게 서며 전체에 센 털이 있어 거칠고 높이는 20~60㎝로 자란다. 잎겨드랑이에서 가지가 갈라지고 잎과 줄기에 뻣뻣한 털이 있으며 잎은 마주나고 길이 3~9㎝, 너비 5~15㎜쯤 되는데 버들잎 모양으로 양면에 굳센 털이 있으며 잔 톱니가 있다. 꽃은 가지 끝과 원줄기 끝에 8~9월에 백색의 꽃이 머리 모양으로 피는 두화로 1개씩 달리며 두화의 크기는 지름이 1㎝ 정도이다. 꽃잎이 합쳐져서 1개의 꽃잎처럼 되는 설상화는 흰색으로 총포조각은 5~6개이며 긴 타원형으로 녹색이고 끝이 둔하다. 열매는 수과로 검은색으로 익는데 설상화의 것은 세모지만 가늘고 긴 관 또는 통 모양인 관상화의 것은 네모이다.

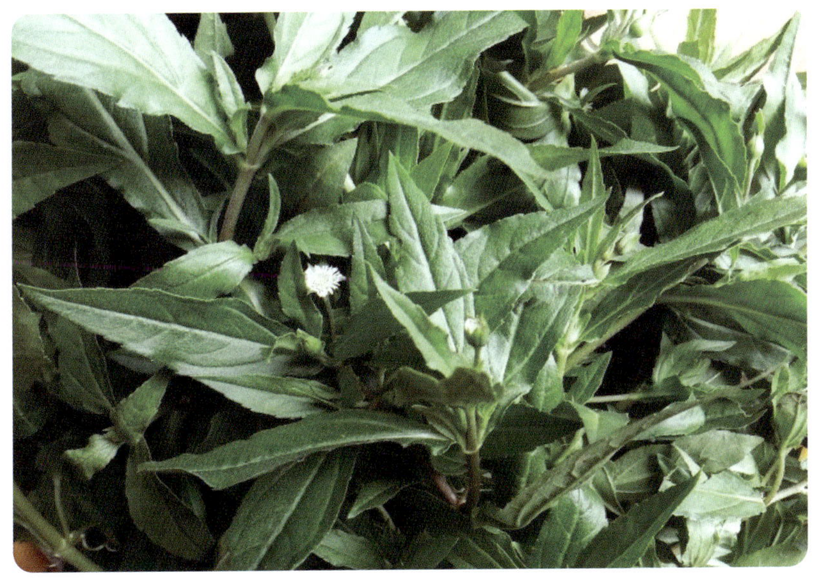

| 한련초_ 잎줄기

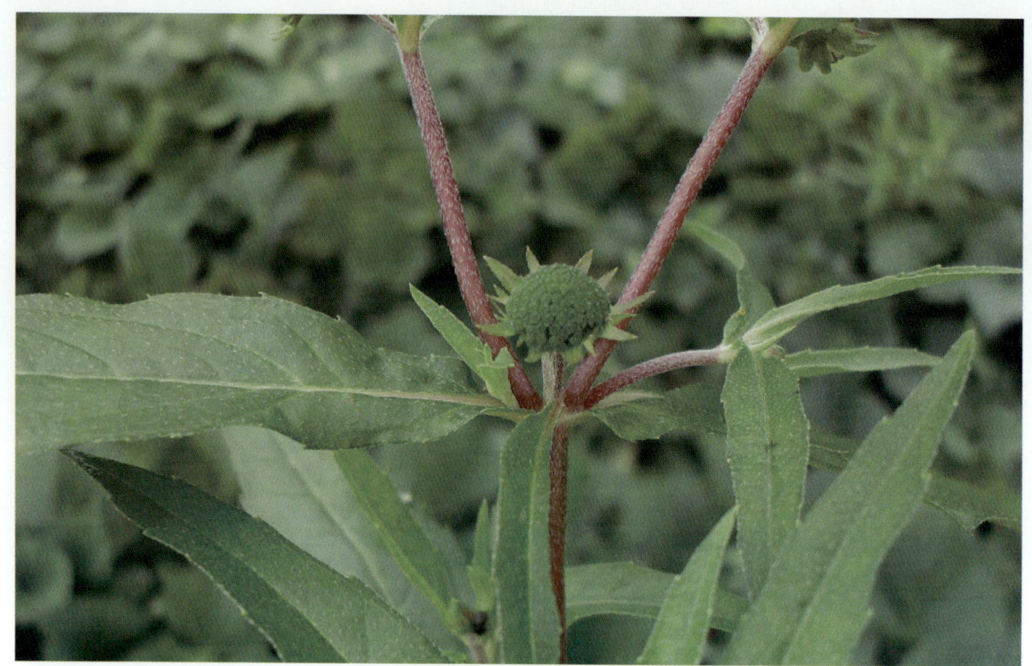

한련초_ 꽃봉오리와 줄기

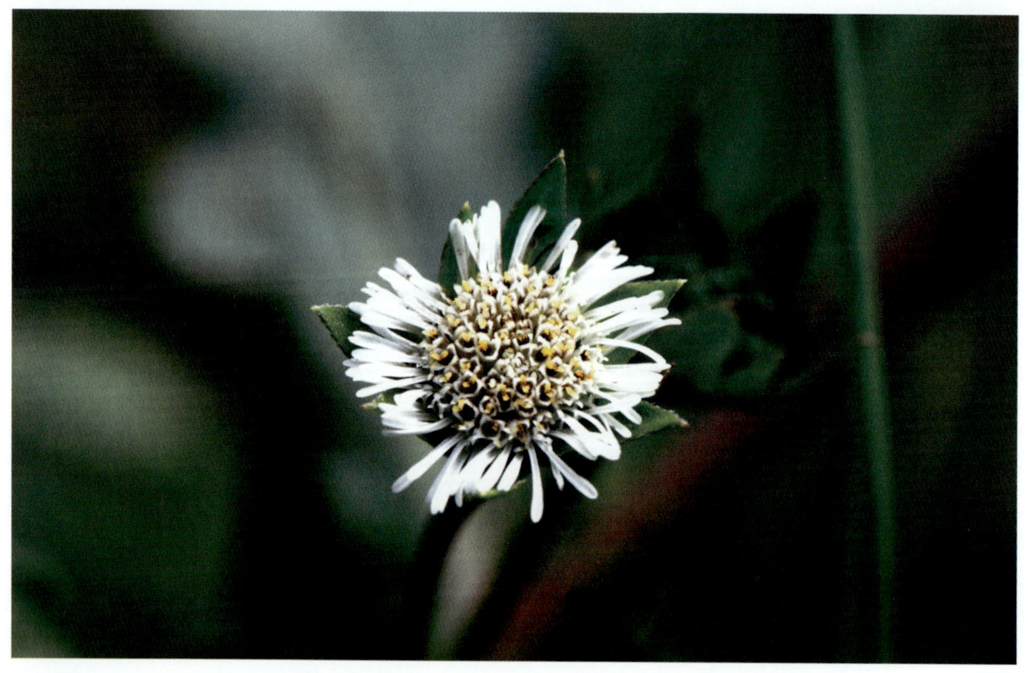

한련초_ 꽃

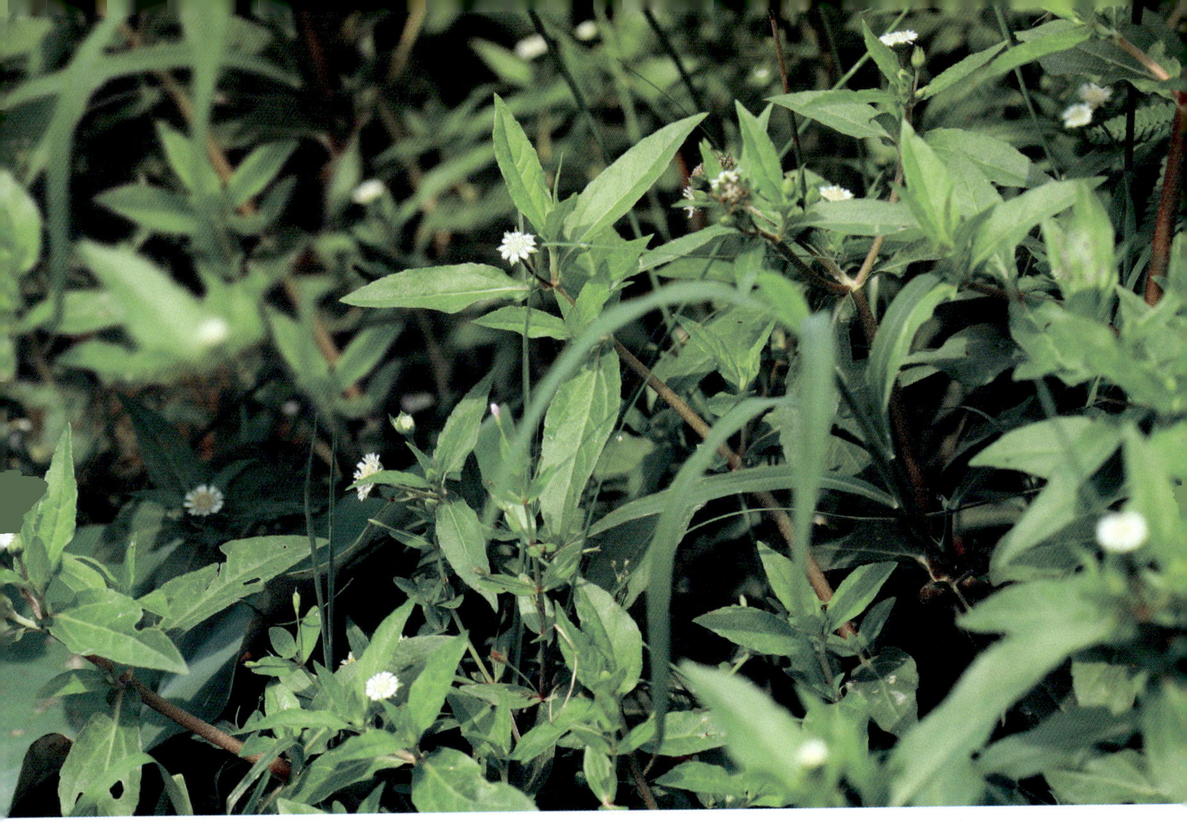

한련초_ 무리

전 세계의 따뜻한 곳에 분포하며 우리나라에서는 중부와 남부 지방의 논이나 개울가, 물기 있는 땅에 잘 자란다. 참고로, '한련'이라는 이름을 가진 식물은 따로 있는데, 한련과의 덩굴성 한해살이풀로, 페루가 원산지이다. 이름은 비슷하지만 한련초와는 전혀 다른 종이다.

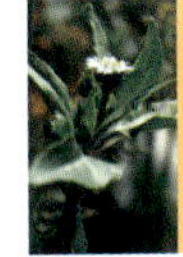

사용 방법

① **일반적인 복용법** : 전초 30g쯤을 물 900mL에 넣고 열탕으로 달여서 매 식후에 1컵씩(150mL) 마실 수도 있고, 전초 30g을 어성초 20g, 쑥 10g과 함께 물 1L에 넣고 열탕으로 달여서 매 식후에 1컵씩(150mL) 먹어도 된다.

② **가루와 알약으로 만들기** : 그늘에서 말린 한련초를 가루 내어 10g씩 하루 세 번 먹어도 좋고, 말린 한련초 가루로 환약을 만들어 한 번에 20~30개씩 하루 세 번 따뜻한 물과 함께 먹는 방법도 있다.

③ **식도암** : 신선한 한련초 250g을 녹즙을 짜서 마신다.

④ **피부암** : 한련초, 당귀, 백작약, 산약, 백출, 단삼, 목단피, 복령을 달여서 먹는다.

⑤ **외용 치료** : 활석가루, 노감석, 주사, 용뇌, 얼레지 전분을 함께 가루 내어 참기름으로 개어 아픈 부위에 붙인다.

⑥ **민간요법** : 양젖 한 되(1.8L)를 달여서 한 번 끓어오르면 한련초 생즙 1.8L, 참기름 1.8L, 돼지기름 1.8L를 넣고 2~3회 끓어오르도록 달여서 식힌 다음 사기그릇에 담아 두고 날마다 머리에 바르면 머리카락이 검어진다고 전래되고 있다.

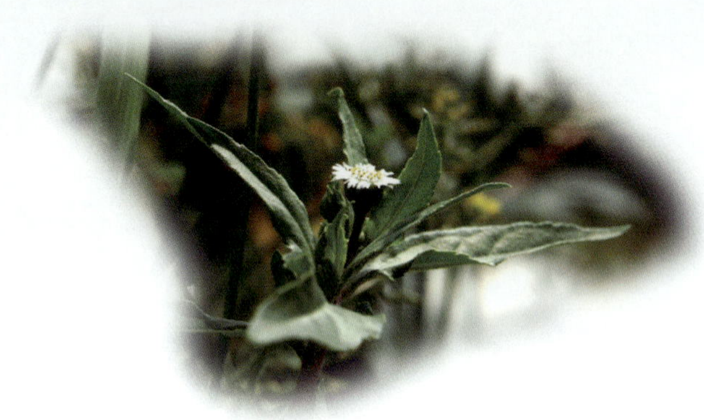

한련초(가는잎한련초)의 기능성 및 효능에 관한 특허자료

● 한련초 추출물을 주재로 한 발기촉진제 및 그의 제법 및 그의 강화식품

본 발명은 한련초 추출물을 주재로 한 발기촉진제 및 그의 제법 및 그의 강화식품에 관한 것이다. 한련초 추출물을 주재로 하고 여기에 본 실험을 통해 발기촉진 활성(erection accelerating activity)이 입증된 누에 수번데기의 추출물, 홍삼, 복분자 추출물을 적당한 부형제에 첨가, 혼합하고, 여기에 강화제로서 알기닌, L-글루타민산, 토코페롤, 타우린을 적당량 첨가하여 기능성 발기촉진제(EAA)를 제조하였다.

- 공개번호 : 10-2006-0014686, 출원인 : 최진호

● 탈모 방지 및 발모 촉진용 조성물로 유용한 한련초 추출물

본 발명은 한련초 추출물, 이의 분획물, 터트티에닐 유도체 또는 이의 약학적으로 허용 가능한 염을 포함하는 탈모 방지 또는 발모 촉진용 조성물에 관한 것이다. 보다 구체적으로, 상기 조성물은 TGF-β의 발현을 현저히 억제시킴으로써, 탈모 방지, 육모, 양모, 발모 촉진에 유용히 사용될 수 있으며, 탈모 방지용 용액, 크림, 로션, 샴푸, 스프레이, 겔 및 로션 등의 형태로 사용될 수 있다.

- 공개번호 : 10-2012-0052894, 출원인 : 한국생명공학연구원

한련초주

맛은 달고 시다. 기호와 식성에 따라 꿀, 설탕을 가미하여 음용할 수 있다.

【적용병증】

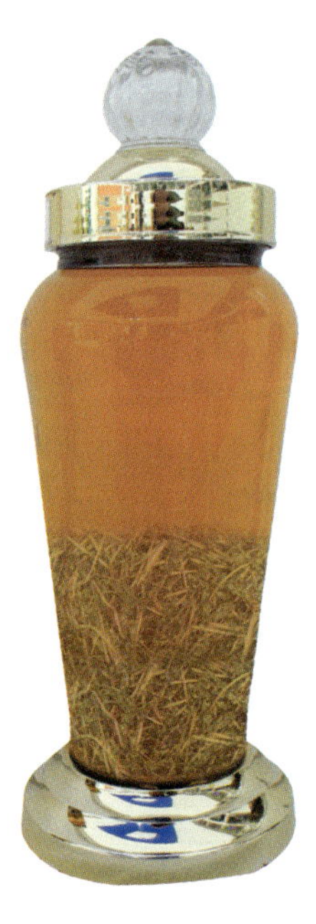

- **음위증(陰痿症)** : 남자의 생식기가 위축되거나 발기가 되지 않는 증상이다. 30mL를 1회분으로 1일 1~2회씩, 20~30일 정도 음용한다.
- **불임증(不姙症)** : 결혼 후 3년이 지나도 임신이 안 되는 경우이다. 30mL를 1회분으로 1일 1~2회씩, 20일 이상 복용한다.
- **장염(腸炎)** : 주로 설사가 심한 경우이다. 곱똥을 자주 누며, 대변을 본 뒤 항문이나 언저리가 아픈 증세가 나타난다. 30mL를 1회분으로 1일 2~3회씩, 7~10일 정도 복용한다.
- **피로회복(疲勞回復)** : 피로는 신체적 이상의 징후이다. 주로 환절기나 이른 봄에 온몸이 나른하면서 특정한 곳 없이 온몸이 아픈 경우의 처방이다. 30mL를 1회분으로 1일 1~2회씩, 20~25일 정도 음용한다.
- **기타 질환** : 냉증, 생리통, 발기부전

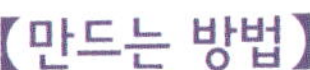

【만드는 방법】

① 약효는 온포기(전초)에 있다.
② 온포기를 채취한 후 깨끗이 씻어 말린 다음 사용한다.
③ 말린 온포기 180g을 소주 3.8L에 넣고 밀봉한다.
④ 4개월 이상 숙성한 다음 찌꺼기는 걸러내고 보관, 사용한다.

【구입방법 및 주의사항】

- 중부나 남부의 논이나 개울가, 물기 있는 곳에서 자생하며 특히 산지(産地)에서 직접 채취하여 사용하는 것이 현명하다.
- 장복해도 해롭지는 않으나 치유되는 대로 중단한다.
- 본 약술을 복용 중에 가리는 음식은 없다.

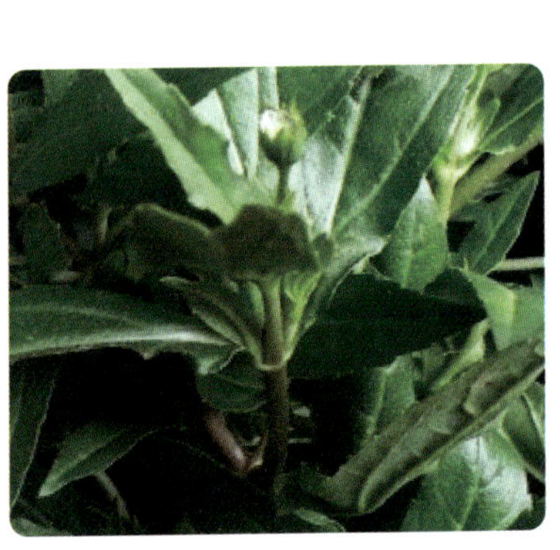

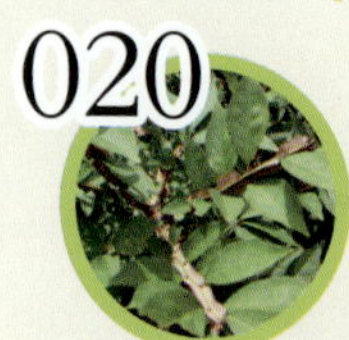

020

항암, 통경, 당뇨

화살나무

- 학 명 : *Euonymus alatus* (Thunb.) Siebold
- 과 명 : 노박덩굴과
- 이 명 : 흔립나무, 귀견우, 우예, 귀우전, 유월능, 참빗나무, 홋잎나무, 신전목
- 생약명 : 귀전우(鬼箭羽)
- 성 분 : 에피프리에데라놀, 프리에데린, 케르세틴, 리놀산, 안식향산, 옥살, 초산, 카프르산 등
- 이용부위 : 열매, 잎, 줄기에 붙어 있는 코르크질의 날개[익상물(翼狀物)]
- 채취 및 가공법 : 수시로 채취하여 그늘에서 말린 후에 이용한다.

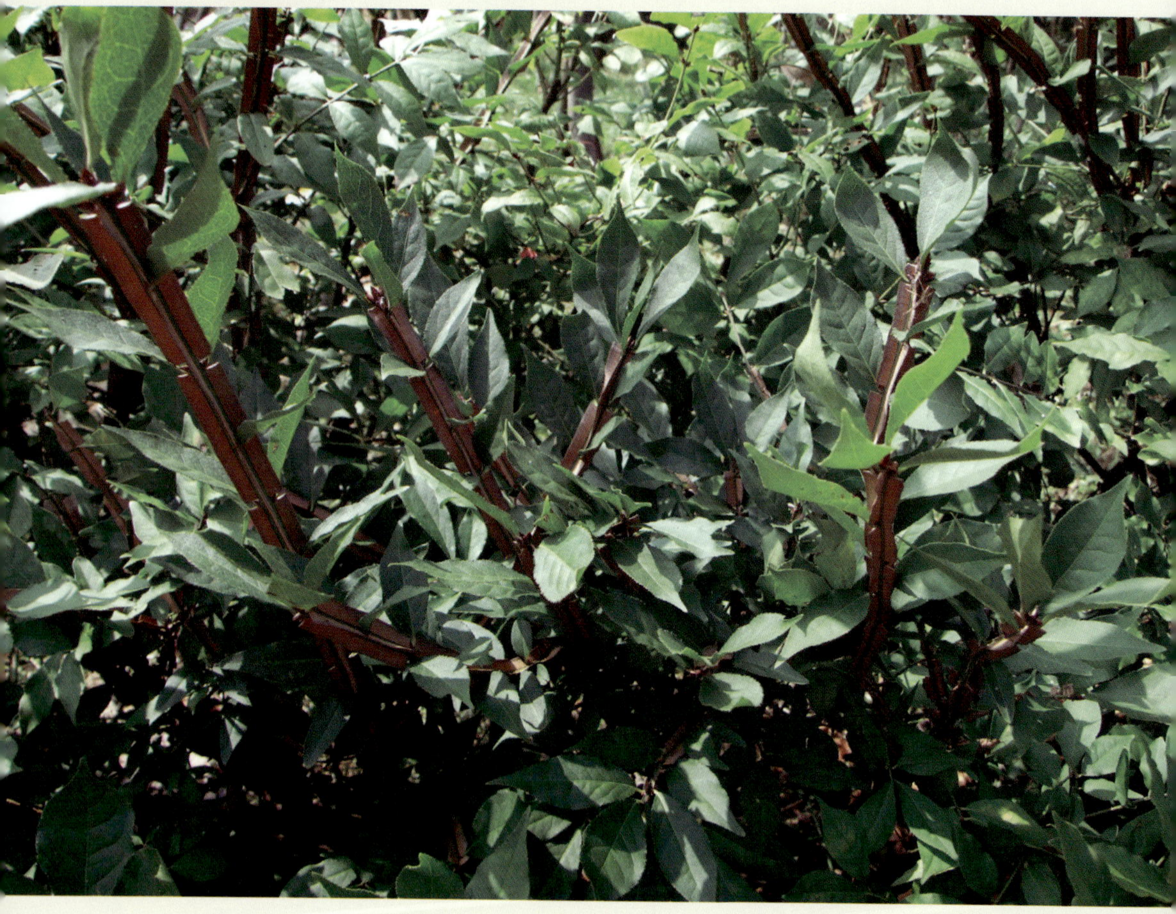

효능

화살나무(귀전우)는 당뇨병에 좋은 효과가 있으며 암과 자궁내막염, 생리불순 치료에도 효과가 있고 지혈, 어혈 효능도 있다. 귀전우(鬼箭羽)는 가지에 붙어 있는 코르크질의 날개를 말한다.

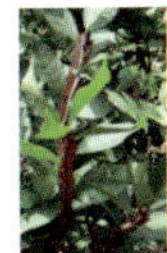

생김새와 특징

화살나무는 낙엽활엽 관목으로 높이는 3m 정도 자라고, 가지가 사방으로 퍼져 있으며 잔가지에서 2~4개의 코르크질 날개가 있다. 잎은 달걀형에 2장이 마주보고 달려 있고 짧은 잎자루가 있으며 가장자리에는 작은 톱니가 있고 뒷면은 잿빛을 띤 녹색이다. 5월에 연한 녹색 꽃

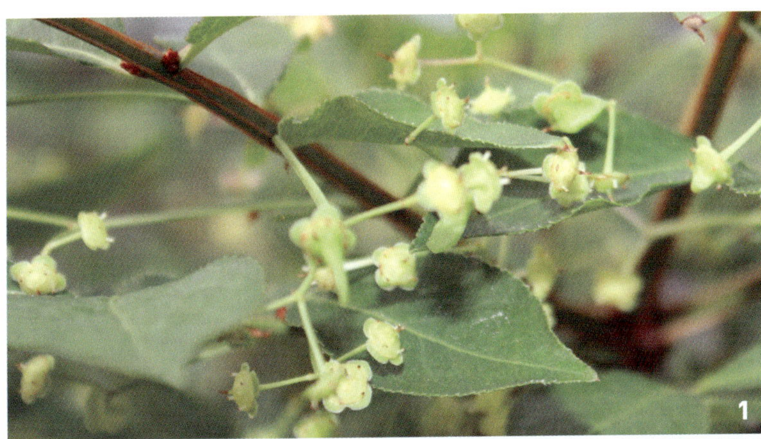

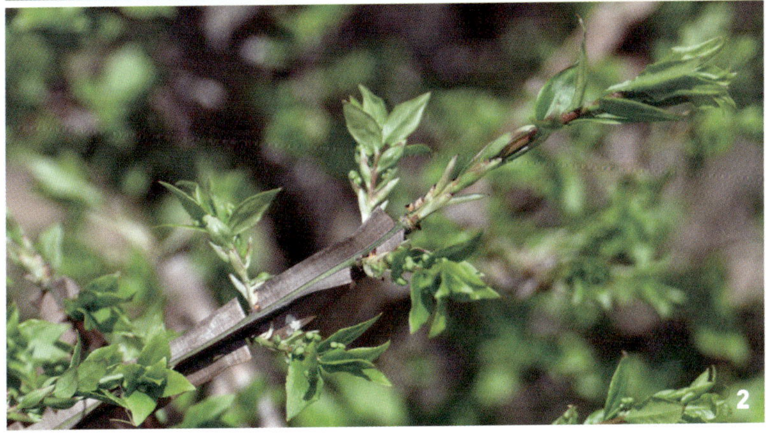

❶ 화살나무_ 꽃 ❷ 화살나무_ 귀전우차로 이용되는 새잎

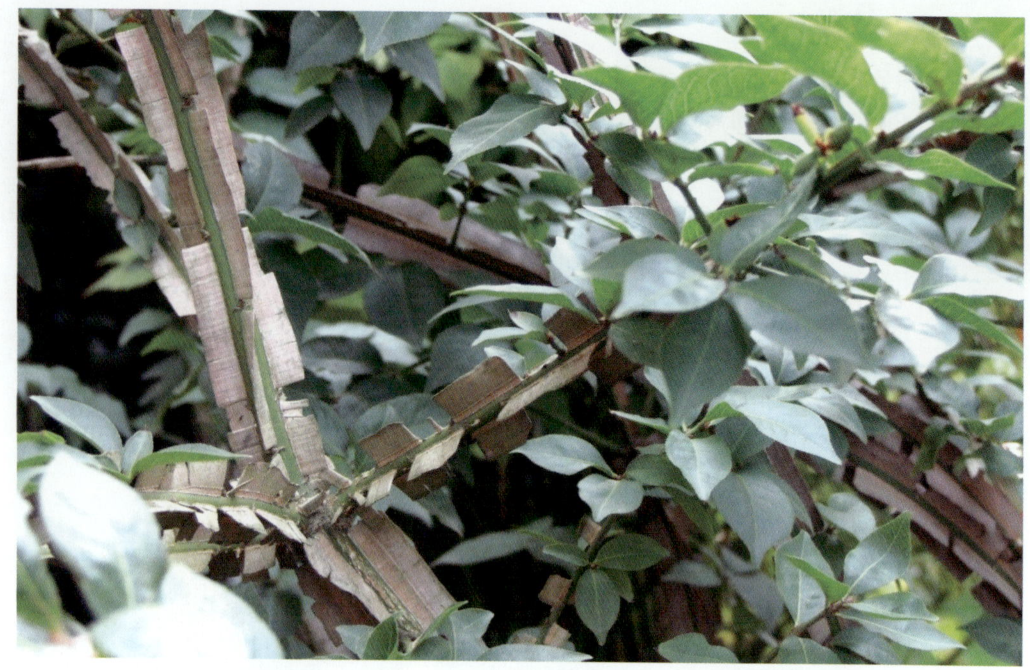

| 화살나무_ 줄기에 붙은 날개(봄)

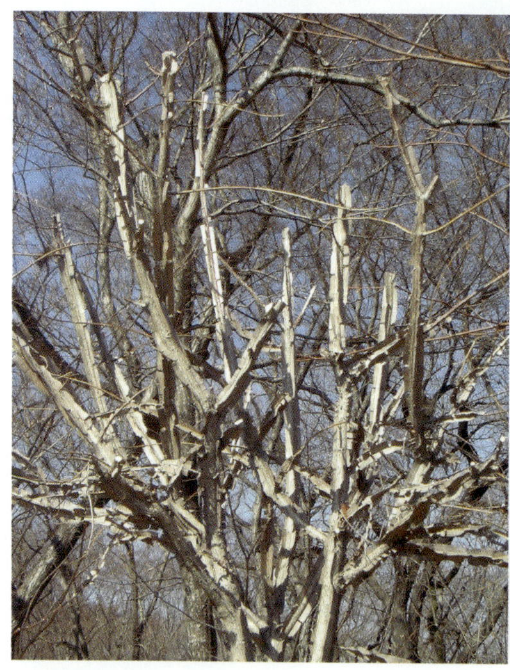

| 화살나무_ 줄기에 붙은 날개(겨울)

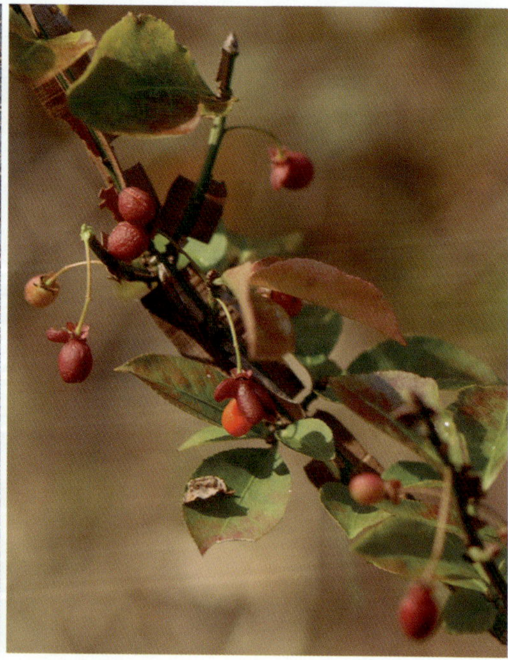

| 화살나무_ 열매

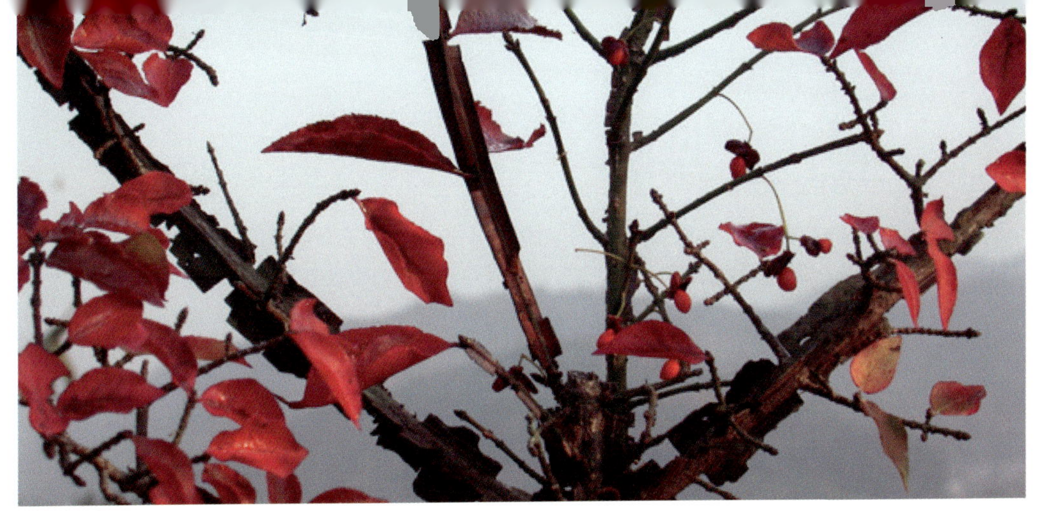

| 화살나무_ 11월의 단풍잎과 줄기

이 피며 꽃받침 조각과 꽃잎, 수술은 4개씩 있으며 열매는 둥글고 9~10월에 붉은색 혹은 갈색으로 익으며 종자는 흰색이다. 줄기의 겉에 날개가 달려 있는 것이 꼭 화살 같다고 해서 붙여진 명칭이다.

전국의 산야에 많이 자라며 우리나라를 비롯해 일본, 사할린, 중국 등지에도 분포한다.

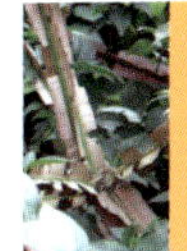

사용 방법

① **일반적인 복용법** : 물 900mL에 화살나무 줄기에 붙어 있는 코르크질 날개[귀전우] 30g을 넣고 450mL가 될 때까지 약한 불로 달여서 매 식후에 1컵씩(150mL) 복용한다.

② **당뇨병** : 화살나무 어린잎과 코르크질 날개[귀전우] 30g을 물 900mL에 넣고 반으로 될 때까지 달여서 하루 3회씩 식간에 마시면 혈당량을 낮추고 인슐린 분비를 돕는다.

③ **생리불순** : 그늘에서 잘 말린 어린잎 10g을 뜨거운 물 60mL에 넣고 3~4분간 우려낸 것을 귀전우차라고 하는데 생리불순과 자궁염에 효과가 있다.

화살나무의 기능성 및 효능에 관한 특허자료

● **항암 활성 및 항암제의 보조제 역할을 하는 화살나무 수용성 추출물**

본 발명은 화살나무 수용성 추출물 및 이의 용도에 관한 것으로서, 더욱 상세하게는 화살나무를 유기용매로 처리하여 유기용매 용해성 분획을 제거한 후 남은 잔사를 물로 추출하여 기존의 화살나무 수추출물과는 다른 새로운 수용성 추출물을 얻고, 이 수용성 추출물이 항암 활성을 가지고, 또한 항암제의 보조제 역할로 항암제의 독성 완화 및 활성을 증강시키는 등의 효능이 강하고 독특한 생리활성을 밝힘으로써 이를 이용한 항암 및 항암제 보조용의 기능성 건강식품의 제조에 관한 것이다.

– 공개번호 : 10-2004-0097446, 출원인 : 동성제약(주), 이정호

021

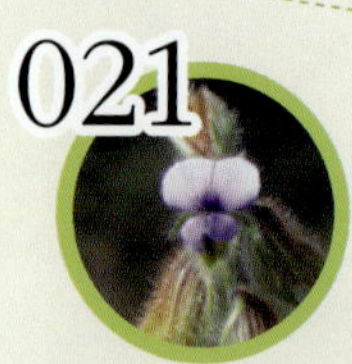

항암, 소종, 해독, 청열

활나물

- 학 명 : *Crotalaria sessiliflora* L.
- 과 명 : 콩과
- 이 명 : 구령초, 불지갑, 남화야백합
- 생약명 : 야백합(野百合)
- 성 분 : 모노크로탈린, 알칼로이드
- 이용부위 : 전초(잎, 줄기, 꽃, 뿌리)
- 채취 및 가공법 : 개화기에 채취하여 그늘에서 말린다.

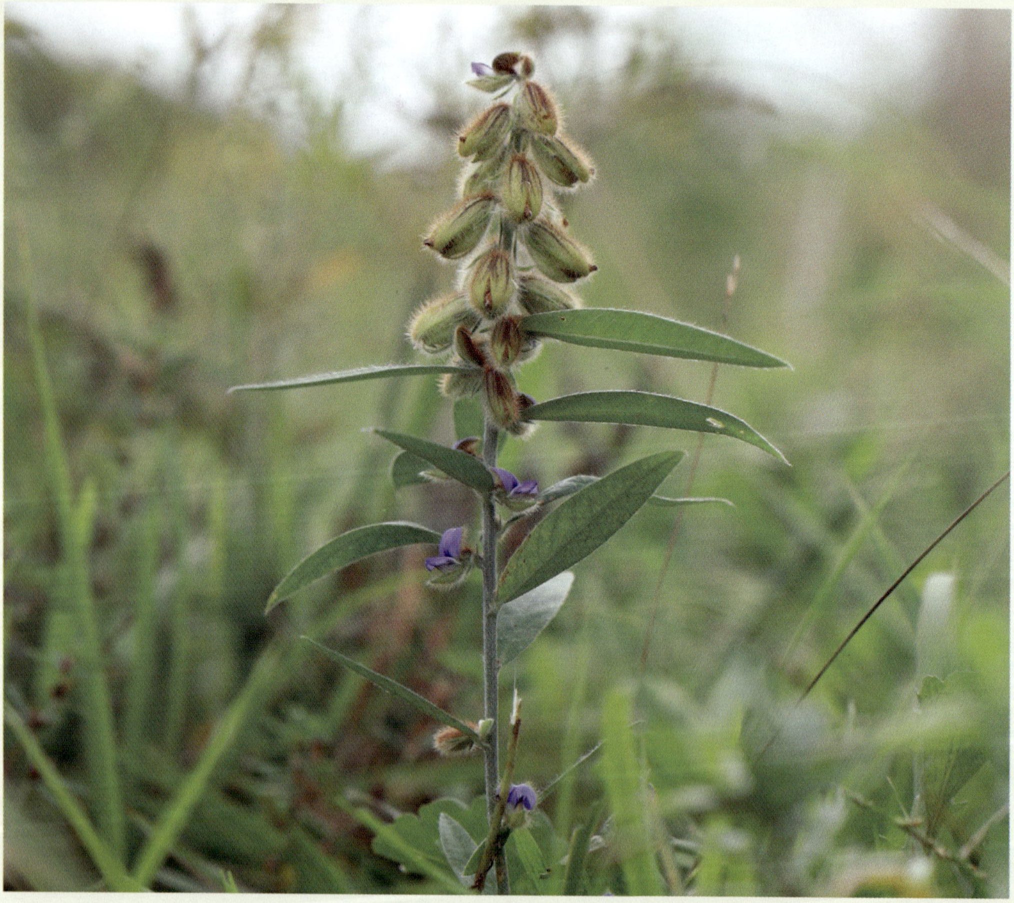

효능

활나물은 해독, 청열, 청혈, 이뇨의 효능이 있다. 이질이나 염증성 발열, 소변불리, 복수, 귀울림 등의 치료에 사용한다. 임상에서는 간암, 위암, 식도암, 자궁암, 방광암 등 각종 암과 백혈병에 대해서도 치료 효과가 있는 것이 밝혀졌다.

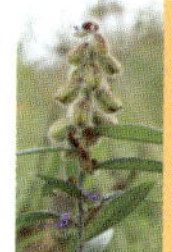

생김새와 특징

활나물은 한해살이풀로 높이는 20~70㎝ 정도로 자란다. 잎 표면을 제외하고는 전체에 갈색 털이 있으며 잎은 넓은 선형 혹은 피침형으로 서로 어긋나고 길이 4~10㎝, 너비 3~10㎜이다. 꽃은 줄기와 가지 끝에 수상꽃차례로 7~9월에 청자색으로 피고 꽃이 진 다음 꽃받침이 자라서 열매를 둘러싼다. 선형으로 생긴 포는 5~8㎜ 정도가 된다. 꽃잎의 길이는 1㎝ 정도에 꽃받침은 2개로 갈라지며 위는 2개, 아래는 3개로 다시 갈라진다. 열매는 9~10월에 결실하며 꼬투리가 있는 협과로 타원형이고 갈색 털이 밀생하며 2개로 갈라진다.

전국적으로 산과 들의 양지쪽 풀밭에서 자라며 우리나라를 비롯해 일본, 만주, 타이완, 인도, 필리핀 등에도 분포한다.

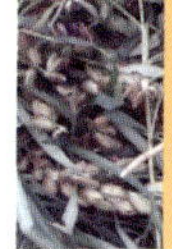

사용 방법

① **일반적인 복용법** : 물 1.2L에 전초 50g을 넣고 반으로 될 때까지 약한 불로 달여서 아침저녁 식후에 마신다. 특히 잘 말린 전초 120g을 물 1L를 넣고 반이 되도록 달인 물을 매일 물 마시듯 1컵씩(150mL) 계속 복용한다.

② **자궁경부암** : 신선한 것을 깨끗이 씻어 짓찧어 솜에 발라서 자궁경부에 닿도록 넣거나 말려 가루 내어 솜에 묻혀서 자궁경부에 닿도록 밀어 넣는다.

③ **유방암** : 잘 말린 전초 40g을 물 600mL에 넣고 반이 되도록 달인 물을 매일 아침저녁 식후 1컵씩(150mL) 복용하고, 생으로 짓찧어 환부에 하루 1번씩 갈아 붙인다.

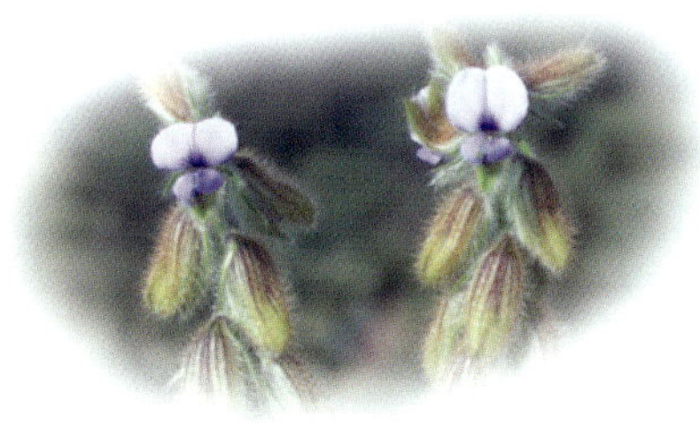

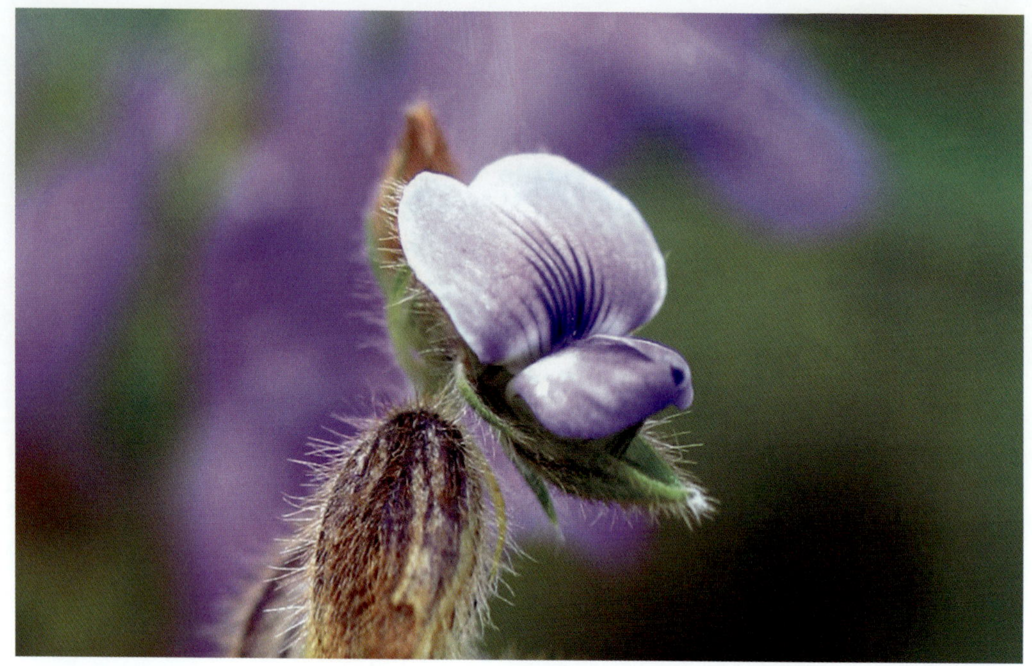

| 활나물_ 꽃

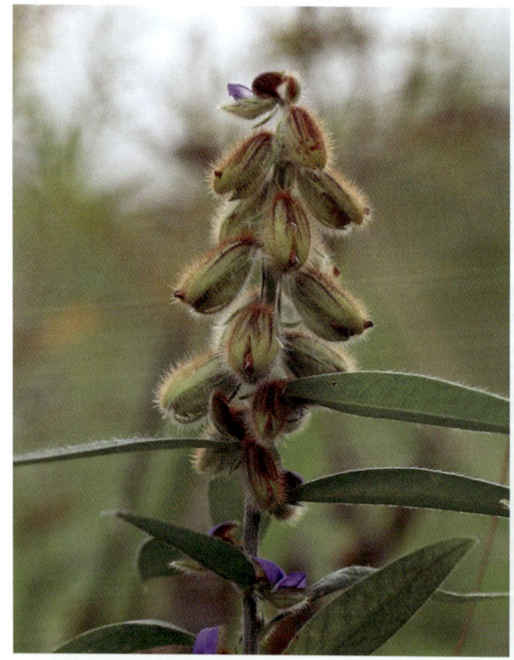

| 활나물_ 잎과 열매

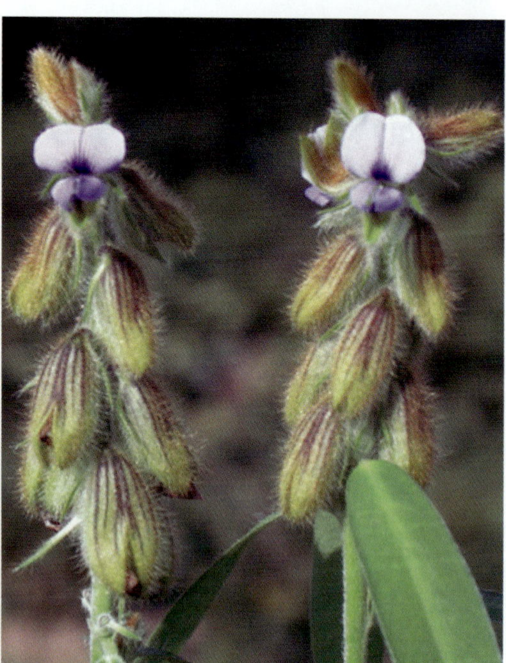

| 활나물_ 청자색 꽃과 털이 밀생하는 열매

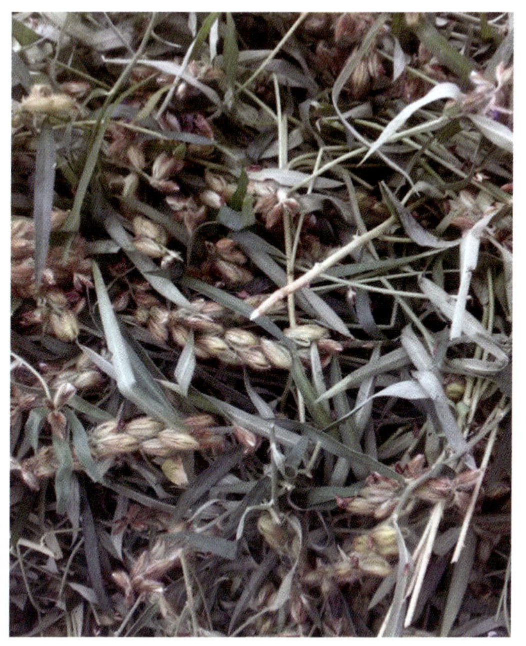

약재로 채취한 활나물 전초

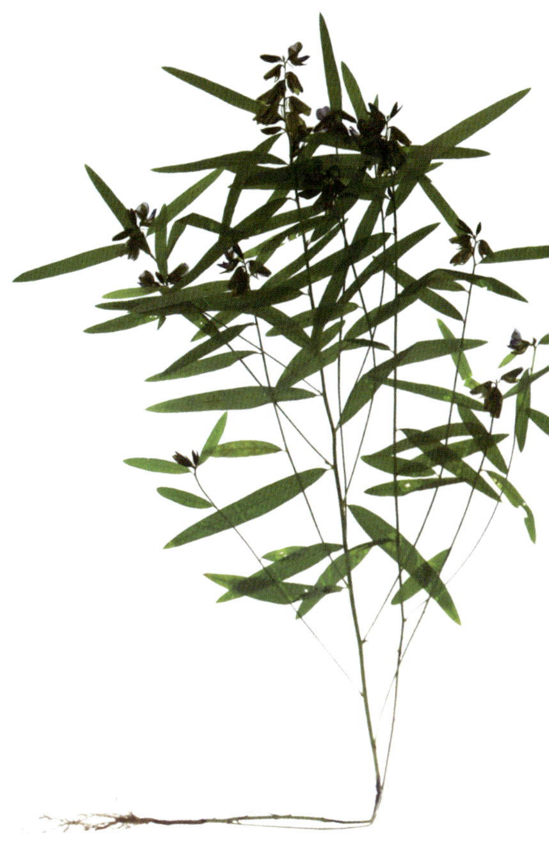

약용되는 활나물 전초(건조)

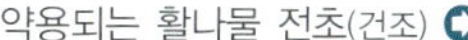

활나물의 기능성 및 효능에 관한 특허자료

● 활나물 추출물을 함유하는 대장암 예방용 및 치료용 조성물

본 발명은 활나물 추출물, 그를 함유하는 기능성 식품 또는 대장암 예방용 및 치료용 조성물에 관한 것이다. 활나물 추출물은 활나물을 줄기, 잎, 뿌리, 씨로 분리한 후 할로겐화 탄화수소계 유기용매 및 C1~C4 알코올의 혼합용매를 첨가하여 상온에서 3~5일 방치하고, 2~3회 반복 추출한 후 재결정법으로 분리 정제하여 제조되며, 상기 활나물 추출물이 항산화 활성과 더불어 항암 또는 면역기능 증진 활성을 확인함으로써, 그를 유효성분으로 함유하는 기능성 식품 또는 대장암 예방용 및 치료용 조성물로 유용하게 활용할 수 있다.

- 공개번호 : 10-2007-0036099, 출원인 : 호서대학교 산학협력단

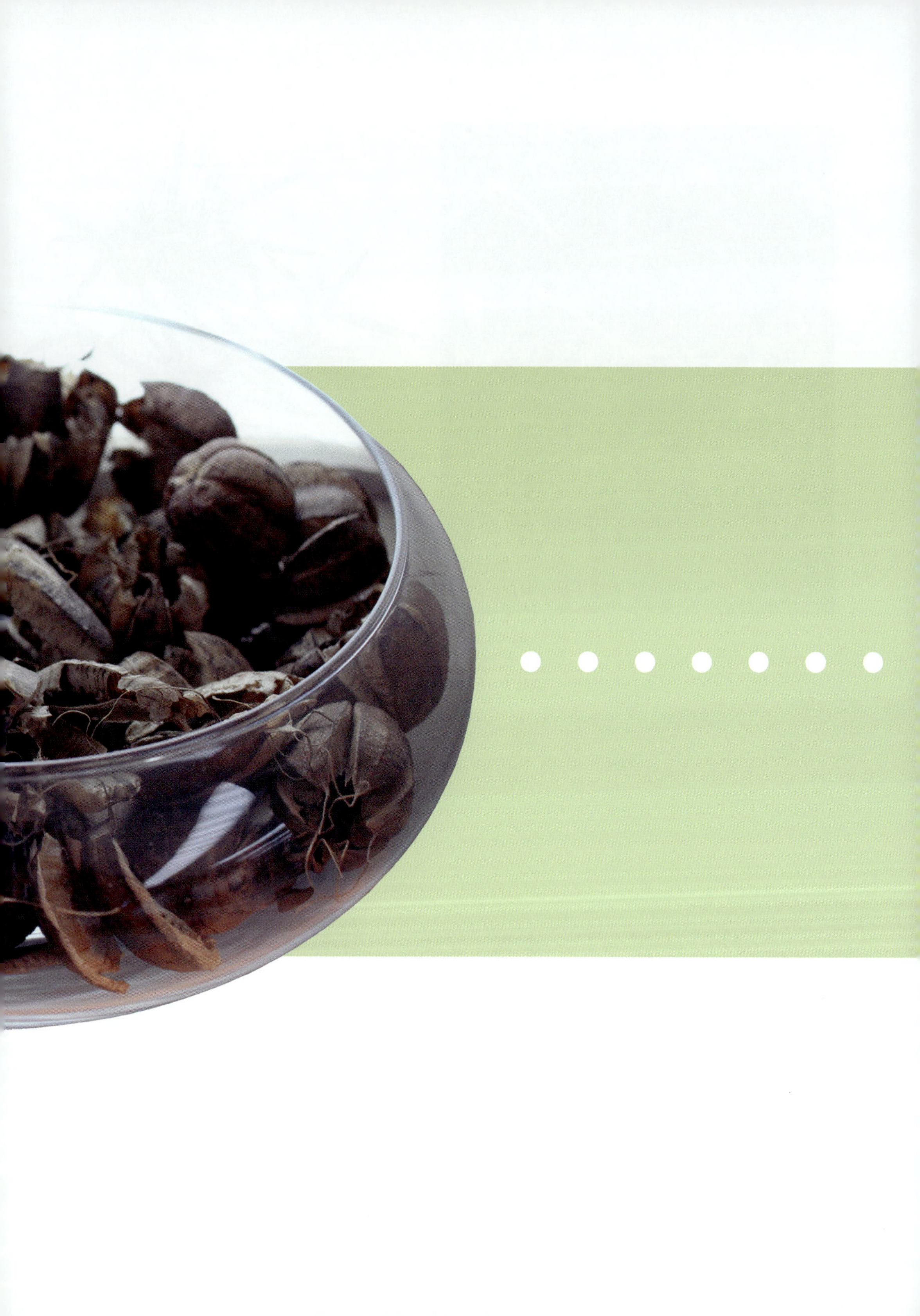

Part 2

>> 해독의 효능이 있는 약용식물

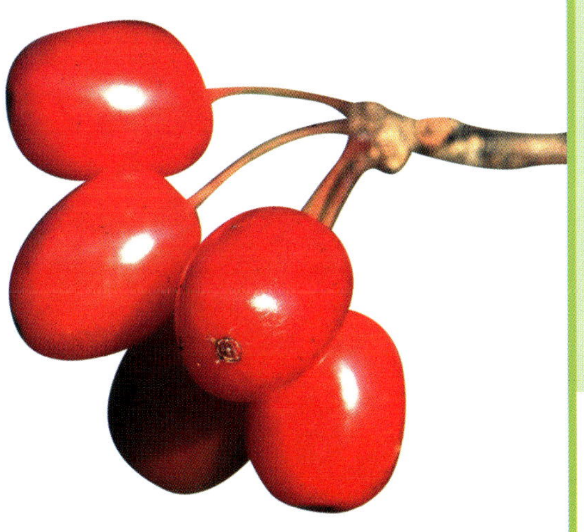

022

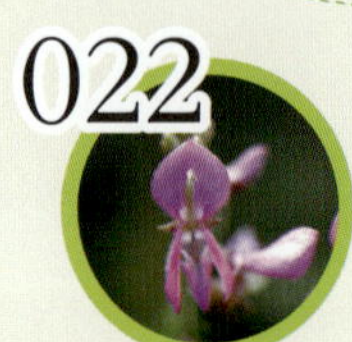

소염, 해독, 진해

낭아초

- **학 명** : *Indigofera pseudotinctoria* Matsum.
- **과 명** : 콩과
- **이 명** : 랑아초, 낭아비싸리, 낭아초비싸리, 마극, 아람지자, 선학초, 금정용아
- **생약명** : 일미약(一味藥)
- **성 분** : 인디칸, 인디고틴 등
- **이용부위** : 전목(잎, 줄기, 꽃, 뿌리)
- **채취 및 가공법** : 지상부의 잎줄기는 개화기 전후에, 뿌리줄기는 가을에 채취하여 말린 다음 이용한다.

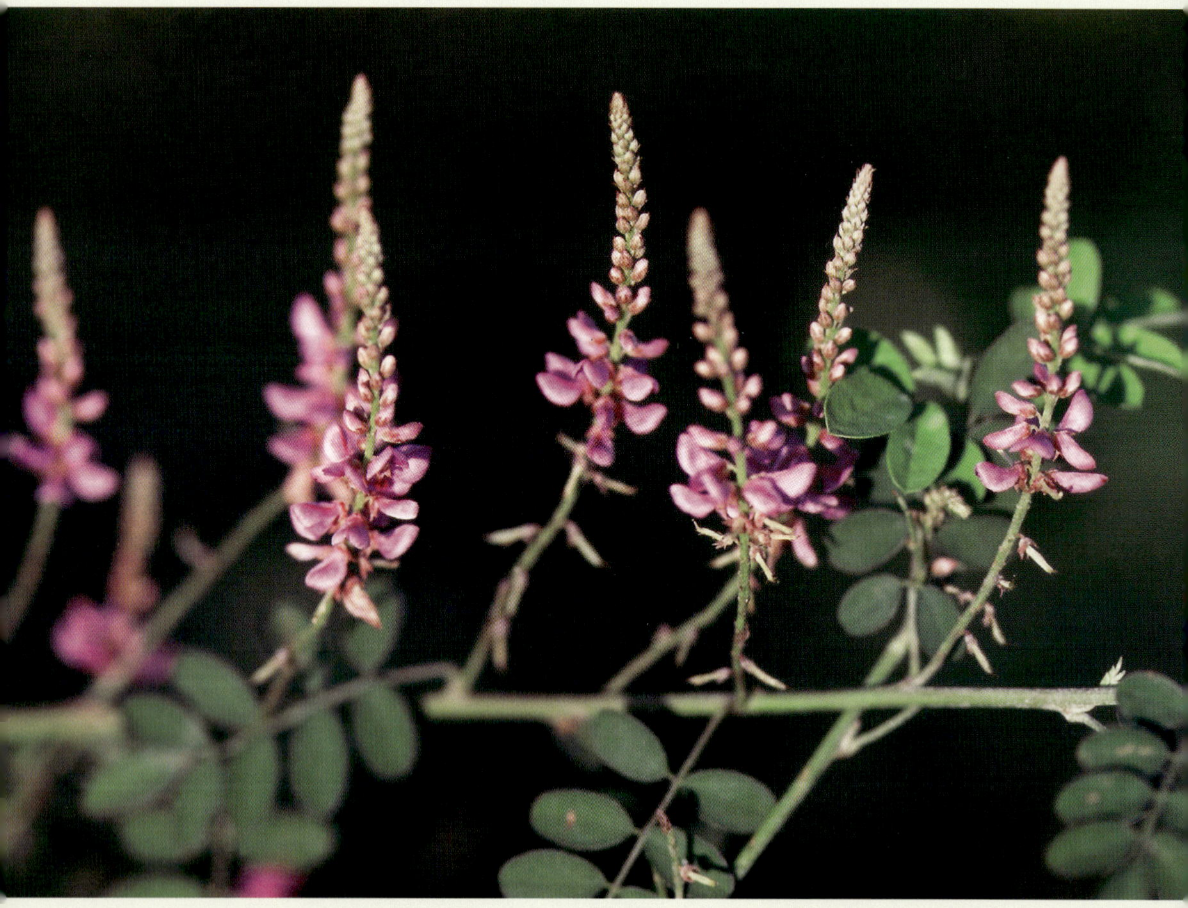

효능

낭아초는 장에서 물 같은 액체를 배출하는 증세인 이수, 종기나 부스럼 치료에 효능을 보인다. 또 연두창, 항문 안팎에 생기는 외과적 질병인 치질, 해수, 타박상과 편도선염의 치료에도 효과가 있다. 활혈과 해독에도 도움이 된다.

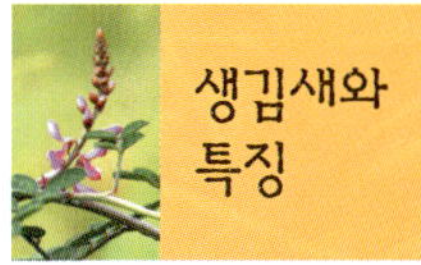

생김새와 특징

낭아초는 낙엽활엽 반관목으로 높이가 30~60㎝ 정도로 바닥을 기면서 자란다. 잎은 어긋나기하고 2~5쌍의 작은 잎으로 이루어졌다. 작은 잎은 길이 6~25㎜로 장타원형 또는 타원형으로 잎자루, 잎 양면에 누운 털이 있으며 잎 가장자리는 밋밋하고 양 끝이 둥글다. 꽃은 5~8월에 홍자색으로 피고, 꽃의 길이는 4~12㎝로 많은 꽃이 잎겨드랑이에 총상꽃차례로 달린다. 열매는 콩 모양의 협과로 원주형이며 9~10월에 익는다. 열매 안에는 녹황색의 종자가 5~6개가 들어 있다.

제주, 경남, 전북 등지의 들녘이나 산기슭, 바닷가에 자라며 일본, 중국 등에도 분포한다.

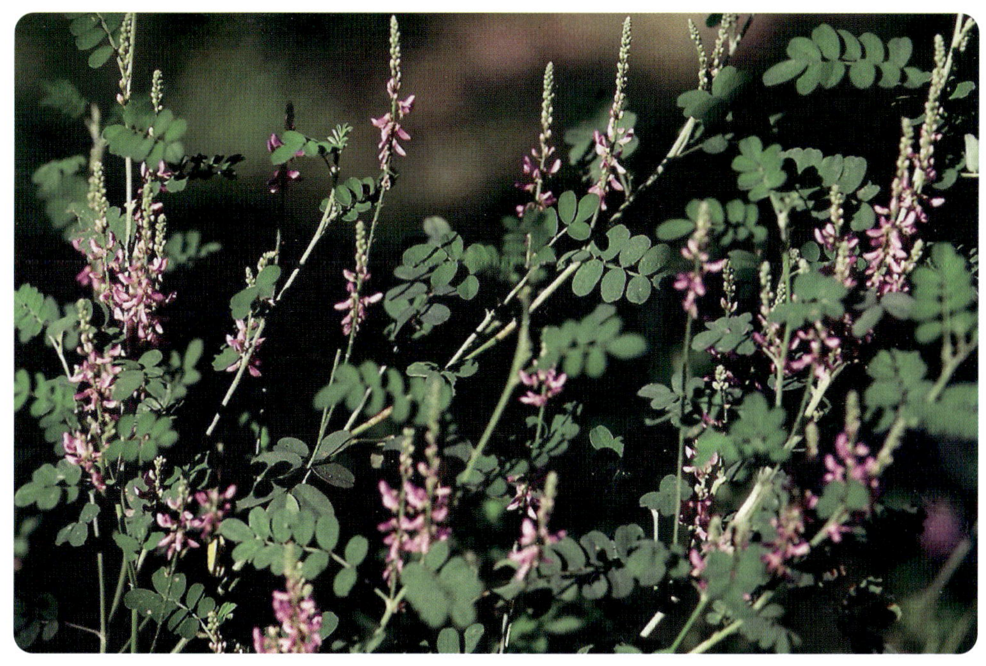

| 낭아초_ 개화기의 잎과 줄기

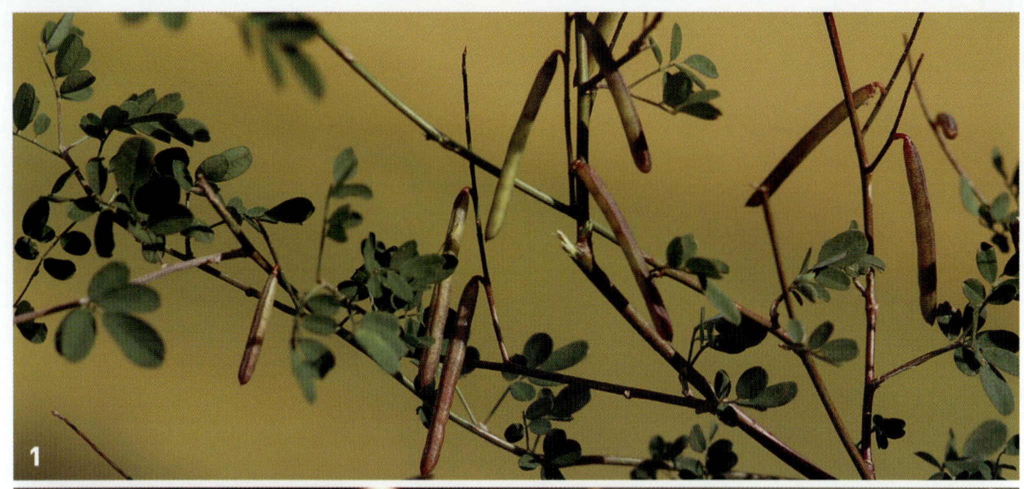

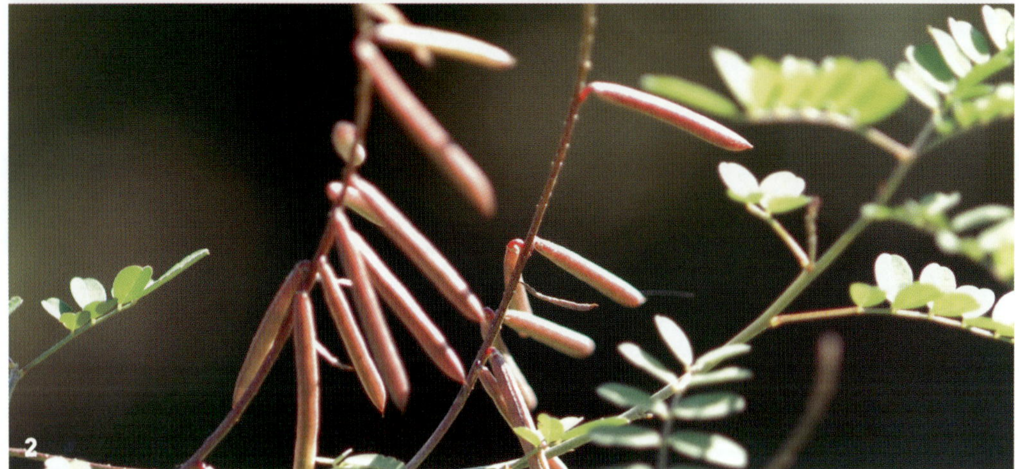

❶ 낭아초_ 잎과 줄기는 약용 ❷ 낭아초_ 열매

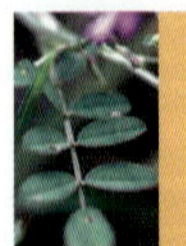

사용 방법

① **일반적인 복용법** : 물 900mL에 낭아초 줄기와 가지 30g을 넣고 반으로 될 때까지 중불로 달여서 매 식후 1컵씩(150mL) 복용한다.

② **편도선염** : 신선한 낭아초 100~180g을 물 900mL에 넣고 반으로 될 때까지 달인 물을 매 식후에 1컵씩(150mL) 복용한다. 활혈, 해독에도 좋다.

③ **타박상** : 날것을 짓찧어서 환부에 붙인다. 치창(치질)의 경우에도 유효하다.

023

해독, 관절염, 이뇨, 중풍

댕댕이덩굴

- 학 명 : *Cocculus trilobus* (Thunb.) DC.
- 과 명 : 방기과
- 이 명 : 댕강넝쿨, 댕강덩굴, 끗비돗초, 토목향, 우목향, 청등자, 소갈자, 구조자, 구갈자, 해갈자, 소금갈, 한방기, 엄방기
- 생약명 : 목방기(木防己)
- 성 분 : 뿌리에는 트릴로빈, 이소트릴로빈, 호모트릴로빈, 트릴로바민, 노르메니사린을 함유하고 있고, 잎과 줄기에는 코큘로리딘, 이소볼딘을 함유하고 있다.
- 이용부위 : 잎, 줄기, 뿌리
- 채취 및 가공법 : 뿌리는 가을부터 겨울까지, 줄기와 잎은 가을에 낙엽지기 전 채취하여 말린다.

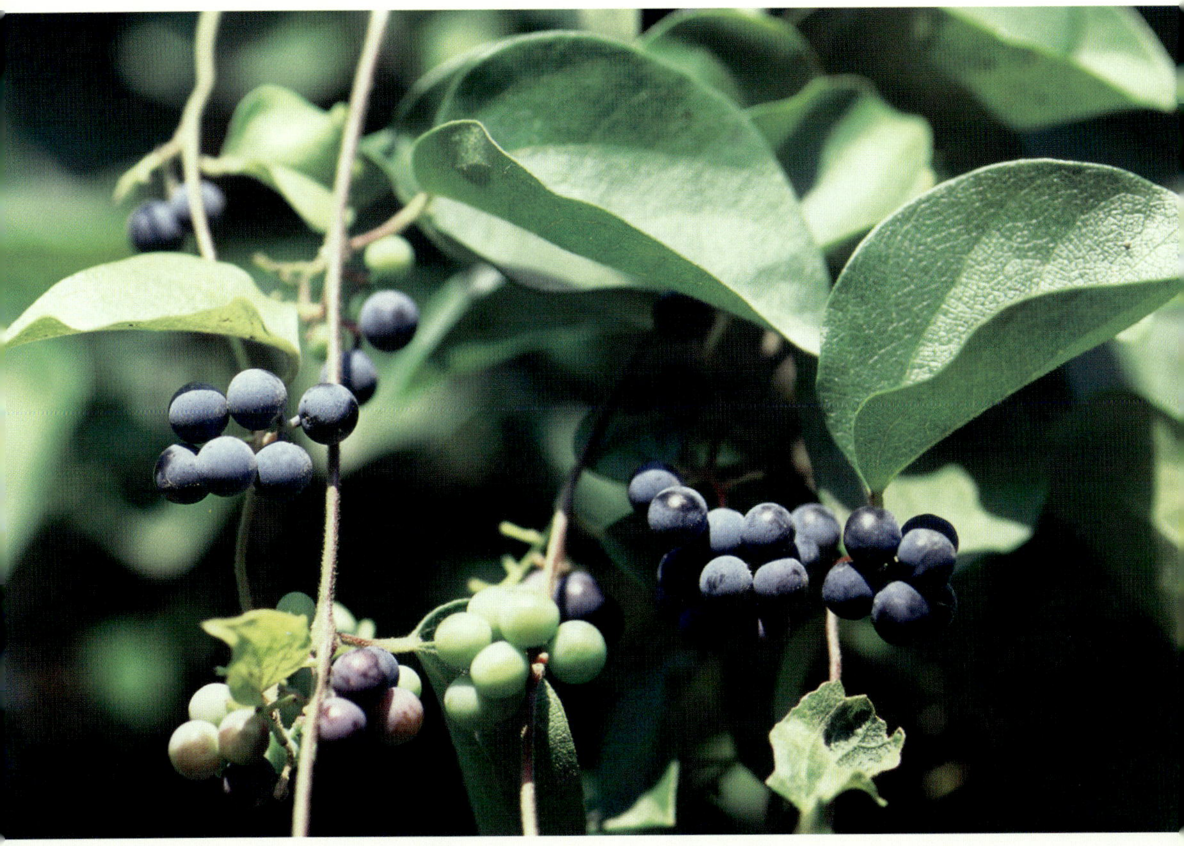

효능

댕댕이덩굴은 뿌리, 덩굴줄기, 잎 등을 약용하는데 맛이 쓰고 약성은 따뜻하며 독성은 없다. 류머티스성 관절염, 신경통, 소염, 해독, 이뇨, 수종 등에 효과가 있다. 또한 중풍이나 사지마비, 구토와 토사곽란, 혈압강하 등에도 사용한다. 줄기와 잎은 청단향이라고 하는데 병의 근원이 되는 열기를 다스린다.

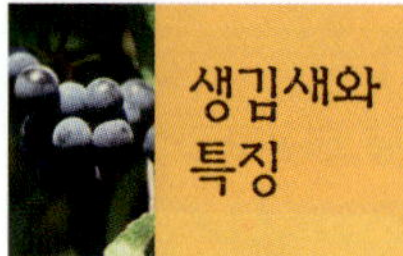

생김새와 특징

댕댕이덩굴은 다른 물체나 나무를 감고 올라가는 낙엽활엽 덩굴식물로 줄기는 3m 정도 자란다. 댕댕이덩굴 뿌리 말린 것을 생약명으로 목방기(木防己)라 한다. 잎은 어긋나고 달걀 모양으로 윗부분이 3개로 갈라지기도 하며 잎 가장자리에는 거치가 없이 밋밋하고 줄기와 잎에 털이 있다. 잎 끝은 뾰족하고 밑은 둥글며 길이 3~12㎝, 너비 2~10㎝로서 3~5맥이 뚜렷하다. 꽃은 양성화로 5~6월에 황백색으로 잎겨드랑이에서 원추꽃차례를 이루어 핀다. 열매는 핵과로 지름 5~8㎜의 공 모양이고 9~10월에 검게 익으며 흰 가루로 덮여 있다.

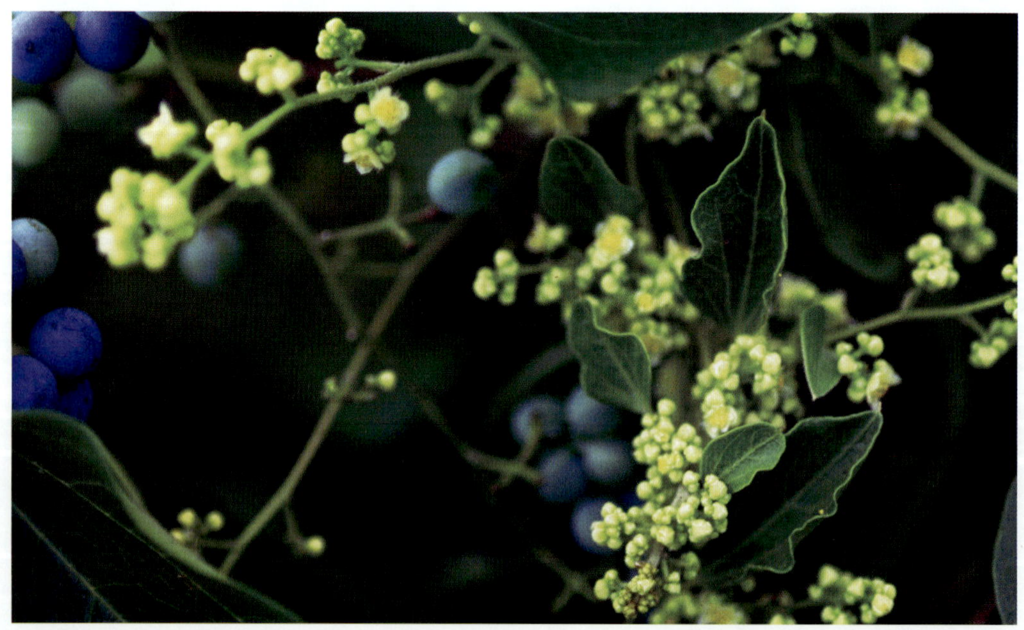

| 댕댕이덩굴_ 꽃

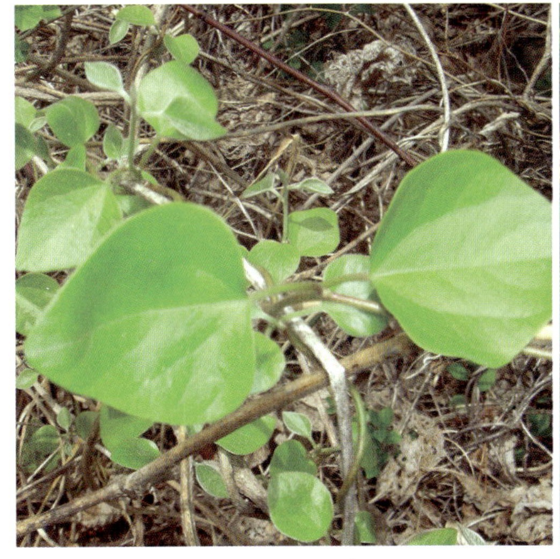

| 댕댕이덩굴_ 어린잎

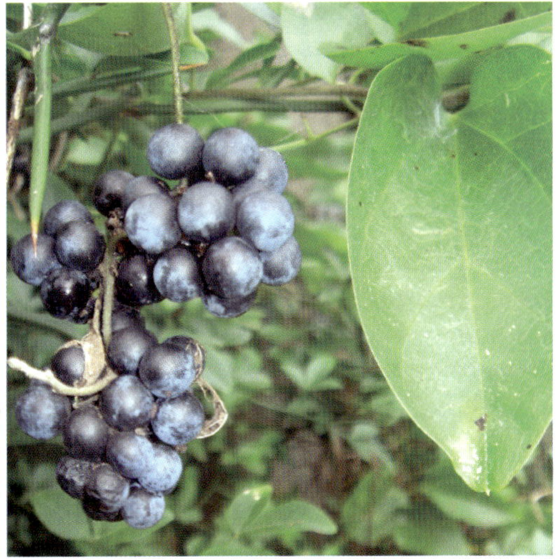

| 댕댕이덩굴_ 잎과 열매

황해도 이남의 들판 또는 양지바른 산기슭이나 돌 틈에서 자라며, 우리나라를 비롯해 일본, 중국, 타이완, 필리핀 등지에 분포한다.

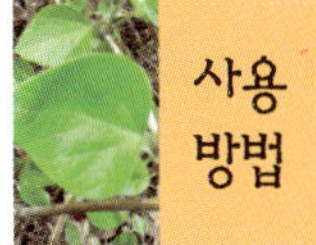

사용 방법

① **일반적인 복용법** : 물 900mL에 뿌리 30g을 넣고 반 정도 될 때까지 달여서 1컵씩(150mL) 매 식후에 복용한다.

② **구토** : 위 방법에서 뿌리의 양을 두 배 정도로 늘린다. 토사곽란에도 효과가 있으며, 혈압을 내리는 데도 도움이 된다.

댕댕이덩굴의 기능성 및 효능에 관한 특허자료

- **댕댕이덩굴 추출물을 유효성분으로 하는 다이옥신 유사물질의 독성에 의한 질병 치료를 위한 약제학적 조성물**

본 발명은 댕댕이덩굴 추출물을 유효성분으로 하는 다이옥신 유사물질에 대한 길항성 조성물 그리고 댕댕이덩굴 추출물을 유효성분으로 하는 약제학적 조성물 및 건강식품 조성물에 관한 것이다. 본 발명의 조성물은 다이옥신 유사물질의 독성을 효과적으로 감소시킬 뿐만 아니라 종래부터 약제로 사용되고 있는 천연물인 댕댕이덩굴 추출물을 유효성분으로 포함하고, 매우 특이적으로 다이옥신 유사물질에 대하여 길항 작용을 나타내기 때문에 인체에 대한 부작용이 화학적 합성 의약보다 극히 적다.

– 공개번호 : 10-2003-0003673, 특허권자 : (주)내츄럴엔도텍

024 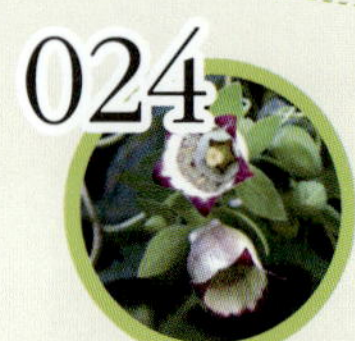

소종, 해독, 거담, 배농

더덕

- 학 명 : *Codonopsis lanceolata* (Siebold & Zucc.) Trautv.
- 과 명 : 초롱꽃과
- 이 명 : 참더덕, 양유(羊乳), 구두삼(狗頭蔘), 사엽삼, 산해라, 노삼, 사엽삼, 백하거, 통유초, 대두삼
- 생약명 : 양유(羊乳)
- 성 분 : 사포닌, 이눌린, 플라보노이드, 인, 비타민, 단백질, 칼슘, 당류 등
- 이용부위 : 뿌리를 약재와 식용, 잎은 방향제로 이용
- 채취 및 가공법 : 이른 봄과 가을, 생육 정지기에 수확해 잘 씻어 말려서 세절하거나 저장해 두고 이용한다. 재배 더덕은 2~3년생을 10~11월에 수확하지만, 자연산은 덩굴이 말라버리고 나면 분별하기가 어려우므로 덩굴이 마르기 전에 수확한다.

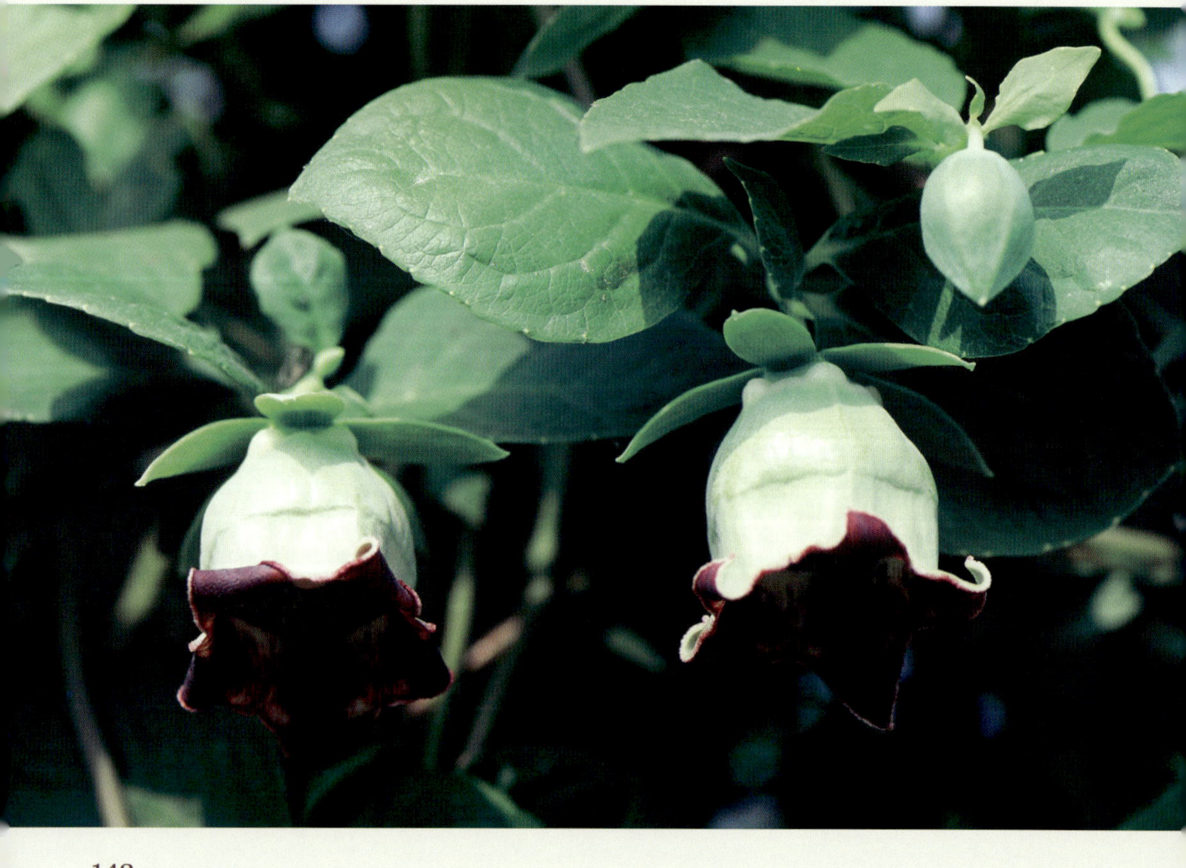

효능

더덕은 건위, 강장제, 이뇨, 진통, 해독, 거담, 배농 등의 효능이 있다. 또 호흡기계통 질환의 약재로 많이 이용되며, 허파와 비장, 신장을 튼튼하게 해주는 효능이 있다. 혈액 속의 콜레스테롤과 지질의 함량을 줄이고 혈압을 낮추는 작용이 있어 고혈압 등 성인병 예방과 치료에도 도움을 주며, 자양강장의 효능이 있어 허약한 체력을 높여 주기도 한다.

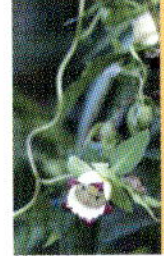

생김새와 특징

더덕은 여러해살이 덩굴식물로 1.5~2.5m 정도 자란다. 잎은 서로 어긋나며 3~4개의 잎이 피침형 또는 장타원형으로 나고 톱니가 없다. 꽃은 8~9월에 짧은 가지 끝에서 아래쪽을 향해서 작은 종이 달린 것처럼 핀다. 꽃의 겉은 연한 녹색이고 안쪽은 자주색 반점이 있다. 짧은 가지에 밑을 향해 달리고, 열매는 삭과로 9~10월에 결실한다. 뿌리는 길이 10~20㎝, 직경 1~3㎝ 정도로 자라며 오래될수록 껍질에 두꺼비 등처럼 더덕더덕한 혹들이 많이 달린다.

전국의 산골짜기에 널리 자생하지만 현재는 전국적으로 재배를 많이 하고 있다. 우리나라를 비롯해 만주, 일본, 타이완 등지에 분포한다. 이른 봄에 더덕 어린싹이나 잎은 데쳐서 나물이나 국거리로 하고 가을에 캐낸 뿌리는 더덕구이, 더덕술, 더덕장아찌 등 다양

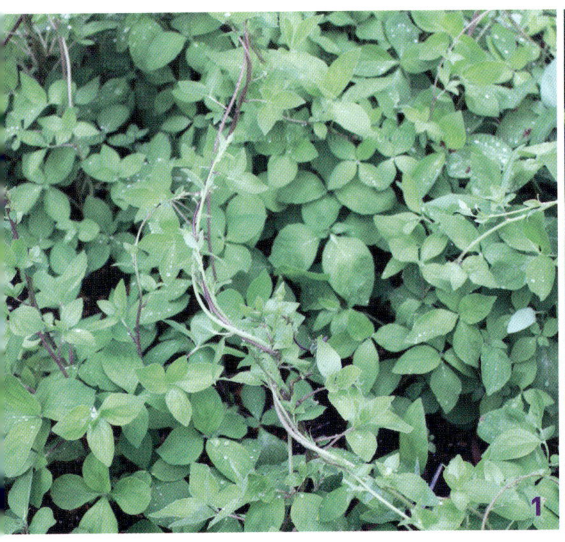

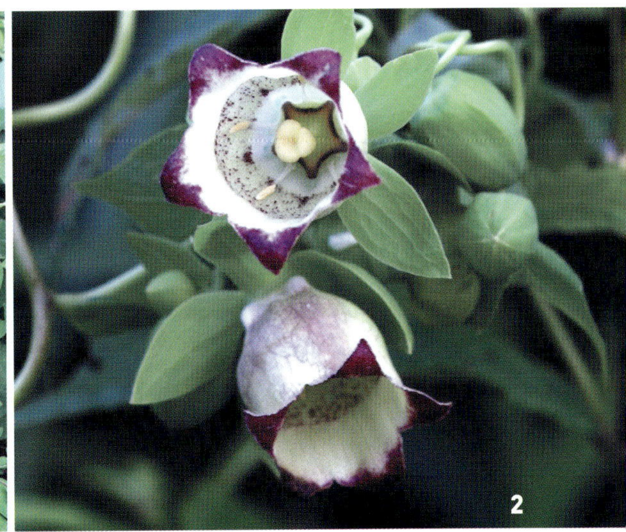

❶ 더덕_ 잎과 덩굴 ❷ 더덕_ 꽃

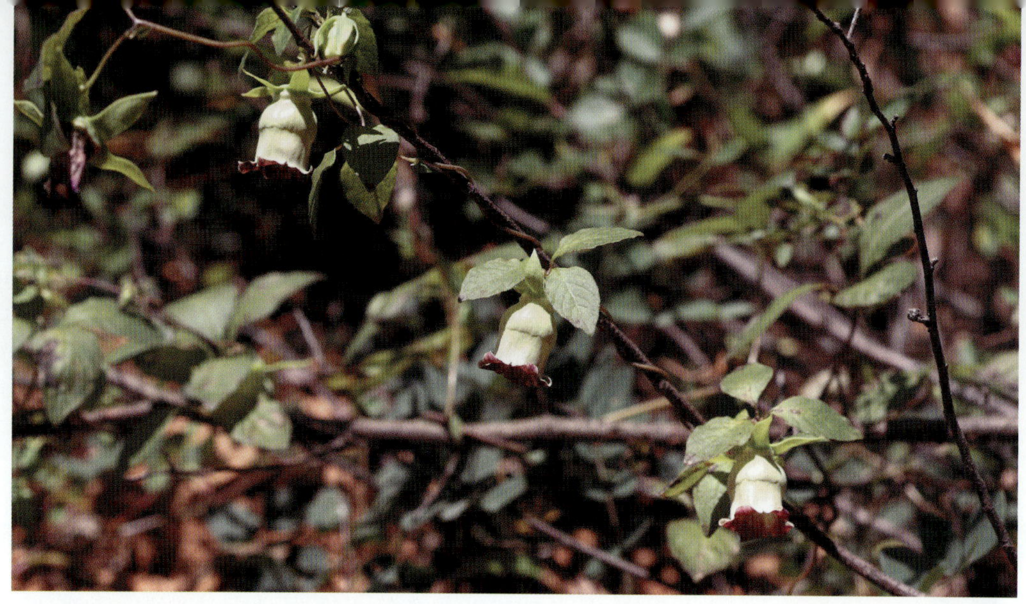

| 나뭇가지를 감고 올라간 더덕 덩굴줄기

한 요리의 재료로 쓰인다. 이와 같이 더덕은 건강에 큰 도움이 되는 식물로 요즘은 먹을 거리로도 수요가 늘고 있다.

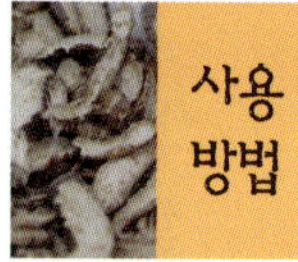

사용 방법

① **기침과 가래** : 더덕 뿌리 30g과 도라지 30g에 물 2L를 넣고 절반이 될 때까지 달여 매일 3회 식후에 1컵씩(150mL) 따뜻하게 하여 복용한다. 기침이 약할 때는 2~3일, 심할 때는 1개월이면 효과를 볼 수 있다. 더덕술을 빚어 마셔도 된다.

② **종기** : 더덕 뿌리를 말려 가루로 만들어 바른다. 더덕 속에 함유되어 있는 사포닌에 의해 치료 효과를 볼 수 있다. 독충에 물렸을 때에도 유효하다.

③ **대하증** : 뿌리를 가루로 만들어 밥물로 매일 3번 식전에 10g 정도씩 복용한다.

Tip 옛 문헌에 나타난 더덕

- **본초강목** : 위를 보하고 폐기를 보하며 산기를 다스리고 고름과 종기를 없애고 오장의 풍기를 고르게 한다. 이러한 증상을 다스리는 데에는 뿌리가 희고 실한 것이 좋다.
- **본초비요** : 폐기를 보하고, 폐를 맑게 하여 간을 기른다. 아울러 비장과 신장을 이롭게 하며 인삼과 비슷하나 몸집이 가볍다. 더덕은 희고 실한 것이 좋다. 모래땅에서 나는 것은 길고 크며 진흙땅에서 나는 것은 여의고 작다.
- **단방신편** : 음부가 가려운 데는 더덕을 가루로 하여 물에 타서 마신다.

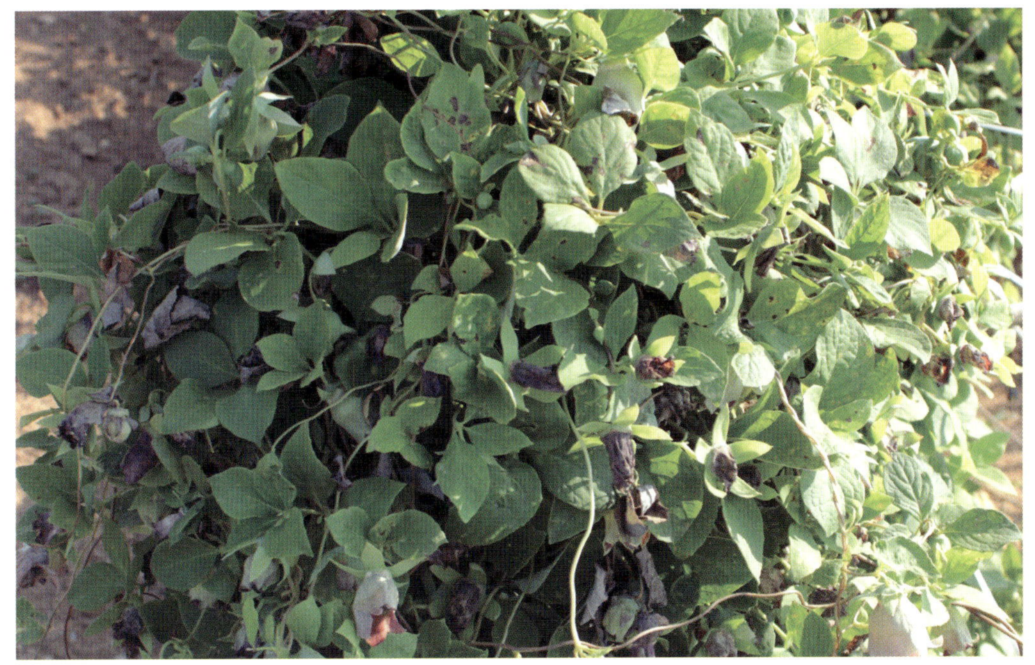

더덕_ 텃밭 재배 모습

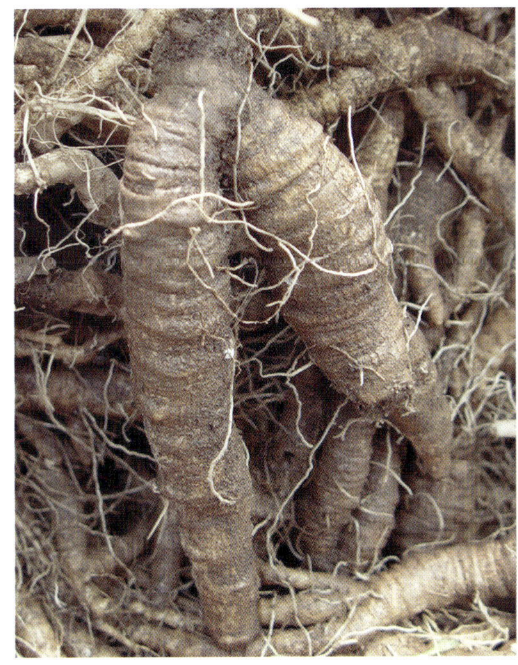

더덕_ 생뿌리

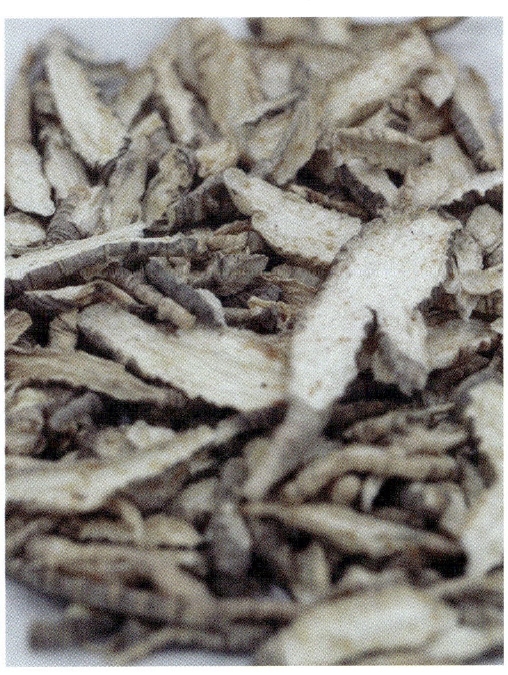

더덕_ 약재로 쓰는 뿌리(세절 건조)

더덕의 기능성 및 효능에 관한 특허자료

● 더덕 추출물을 유효성분으로 포함하는 당뇨 또는 당뇨합병증 예방 또는 치료용 조성물

본 발명에 따르면 더덕 추출물 또는 상기 추출물의 분획물을 유효성분으로 함유하는 당뇨 및 당뇨합병증의 예방 및 치료용 조성물이 제공된다.

– 공개번호 : 10-2011-0058556, 출원인 : 한림대학교 산학협력단

● 더덕 추출물을 포함하는 알코올성 간 질환 및 알코올성 고지혈증의 예방 및 치료용 조성물

본 발명은 더덕 추출물을 유효성분으로 포함하는 알코올성 간 질환 및 알코올성 고지혈증의 예방 및 치료용 조성물에 관한 것이다. 본 발명에 따른 조성물은 알코올의 섭취로 인해 증가된 간 조직 및 혈장의 지질 농도, 지질과산화물 농도를 감소시키고 간 기능 지표 효소의 활성을 정상화하는 효과가 있으므로 알코올성 간 질환 및 알코올성 고지혈증의 예방, 경감 및 치료의 목적으로 유용하게 사용할 수 있다.

– 등록번호 : 10-0631073-0000, 출원인 : 연세대학교 산학협력단

● 더덕 추출물을 포함하는 허혈성 뇌혈관 질환 예방 또는 개선용 조성물

본 발명은 더덕 추출물을 유효성분으로 포함하는 허혈성 뇌혈관 질환 예방 또는 개선용 조성물에 관한 것으로, 보다 상세하게는 상기 더덕 추출물은 뇌 해마조직의 신경세포 보호능 및 신경세포사 억제능이 우수하고, 아교세포의 활성화 억제능이 뛰어나다는 것이 확인되어, 뇌허혈에 민감하다고 알려져 있는 뇌 해마조직 CA1 영역의 신경 손상을 효과적으로 예방할 뿐만 아니라, 인체에 무해하여, 상기 더덕 추출물을 유효성분으로 포함하는 허혈성 뇌혈관 질환 예방 또는 개선용 조성물은 뇌허혈에 의한 질환의 치료, 예방 또는 개선을 위해 다양하게 응용될 수 있을 것으로 기대된다.

– 공개번호 : 10-2012-0053604, 출원인 : 강원대학교 산학협력단

● 더덕 추출물과 그를 함유한 비만 억제용 조성물

본 발명은 더덕 추출물과 그를 함유한 비만 방지용 조성물에 관한 것으로, 더덕의 잎, 뿌리, 줄기 등으로부터 물 또는 유기용매로 추출한 더덕 추출물은 알파글루코시다제 및 알파 아밀라제 효소 활성을 억제하여 식후 당질 또는 전분질의 소화 흡수를 억제함으로써 인체나 동물의 비만 예방 및 치료에 이용할 수 있는 매우 뛰어난 효과가 있다.

– 공개번호 : 10-2003-0074979, 출원인 : 손건호, 장동재, 권정숙, 김정상

● 더덕 추출물 또는 더덕 사포닌 분획을 포함하는 발모 또는 양모 촉진용 조성물

본 발명은 더덕 추출물 또는 더덕의 사포닌을 유효성분으로 포함하는 발모 또는 양모 촉진용 조성물 및 이를 포함하는 피부외용제 또는 기능성 식품에 관한 것이다. 본 발명의 조성물 및 이를 함유하는 제품은 사람뿐만 아니라 애완동물이나 털을 채취하거나 모피를 이용하는 동물에 적용할 수 있다.

– 공개번호 : 10-2010-0116882, 특허권자 : 강원대학교 산학협력단

더덕주

맛은 달고 맵다. 기호와 식성에 따라 꿀, 설탕을 가미하여 음용할 수 있다.

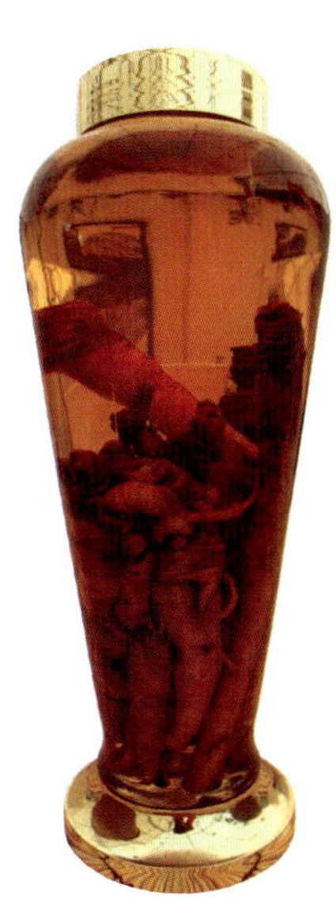

【적용병증】

- **산통(疝痛)** : 발작성 복통으로 급성위염, 신장결석, 기생충 등이 원인으로 격심한 복통, 두통과 함께 고환이 붓고 아픈 증상을 말한다. 30mL를 1회분으로 1일 1~2회씩, 12~15일 정도 음용한다.
- **임파선염(淋巴腺炎)** : 임파선에 생겨나는 병원균에 의한 염증으로 목, 겨드랑이, 팔꿈치, 허벅지 등의 임파의 화농 등이 있다. 30mL를 1회분으로 1일 1~2회씩, 20~25일 정도 음용한다.
- **인후염(咽喉炎)** : 목구멍이 아프고 붓는 증상을 말한다. 30mL를 1회분으로 1일 1~2회씩 10~15일, 심하면 20일 정도 음용한다.
- **기타 질환** : 고환염, 불면증, 신경쇠약, 심장병, 오장보익, 편도선염

【만드는 방법】

① 약효는 뿌리에 있으므로, 주로 뿌리를 사용한다.
② 말린 것보다 생으로 사용하는 것이 더 좋다.
③ 씻은 다음 껍질을 벗기고 적당한 크기로 잘라 사용한다.
④ 생뿌리 약 370g, 마른 것을 쓸 경우에는 약 240g을 소주 3.8L에 넣고 밀봉하여 서늘한 냉암소에서 보관 숙성시킨다.
⑤ 360일 정도 침출한 다음, 찌꺼기를 걸러내도 좋고 걸러내지 않고 음용해도 된다.

【구입방법 및 주의사항】

- 약재상이나 관광지의 노점상에서 구입할 수 있으며, 깊은 산속 구릉지에서 직접 채취할 수 있다.
- 오래 음용해도 무방하다.
- 본 약술을 음용 중에 특별히 가리는 음식은 없다.

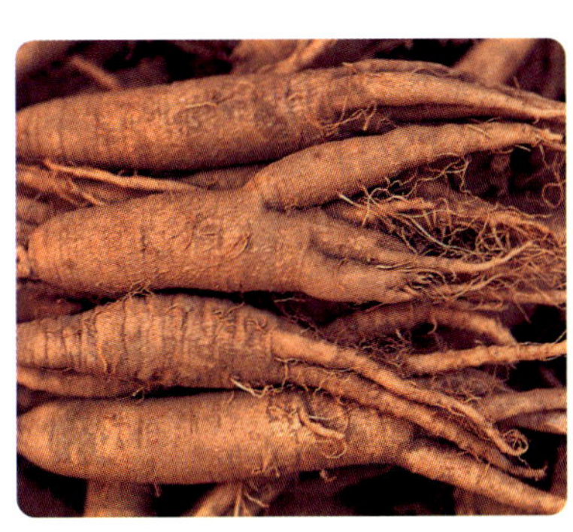

몸이 나른하고 입맛이 없을 때

더덕요리

더덕은 도라지와 비슷하지만 도라지보다 향기가 진하고 살이 연해 더욱 귀한 대접을 받아온 나물이다. 『해동역사』에는 고려시대에 더덕을 나물로 만들어 먹었다는 기록이 나오는 것으로 보아 오래 전부터 더덕을 널리 먹어 왔던 것을 알 수 있다. 기후조건과 재배방법 등에 따라 맛과 향에 차이가 있는데, 일교차가 심한 고랭지의 배수가 잘되는 토양에서 자란 3년근 이상이 좋다고 한다.

더덕은 술과 구이, 찜, 절임, 무침, 김치 등 다양한 식품으로 개발되어 있다. 더덕 100g에는 단백질 2.3g, 지방 3.5g, 기타 칼슘과 인, 다량의 사포닌이 함유되어 있으며 100g당 53㎉로 열량은 낮은 편이다.

● 더덕구이

■ **재료** : 더덕 200g, 진간장 1큰술, 참기름 1큰술, 통깨, 식용유 약간, 양념고추장

① 더덕 껍질을 벗겨 물기를 뺀 다음 방망이로 얇게 편다.

② 참기름, 간장을 고루 발라 간이 배면 석쇠에 살짝 굽는다.

③ 양념고추장을 만들어 구워낸 더덕에 골고루 버무린다.

④ 석쇠에 은박지를 깔고 식용유를 바른 다음 은은한 불에 타지 않게 굽는다.

⑤ 구운 것을 그릇에 담아 통깨를 약간 뿌린다.

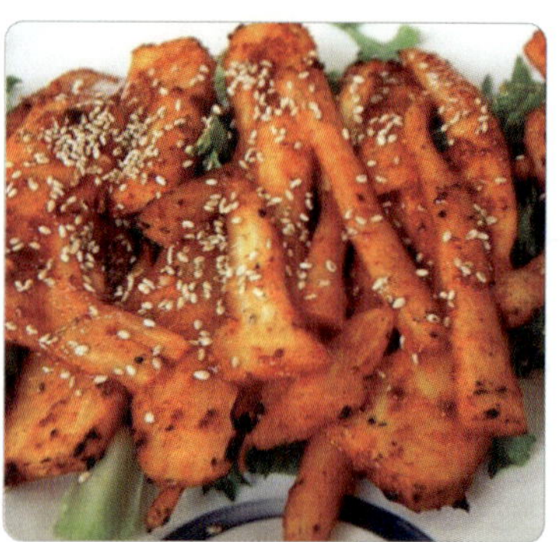

● 더덕무침

■ **재료** : 더덕 200g, 물엿 1큰술, 통깨 약간, 마늘 1쪽, 고추장 1큰술, 조미료 약간

① 더덕을 깨끗이 씻어 물기를 뺀 후 4쪽으로 가른다.

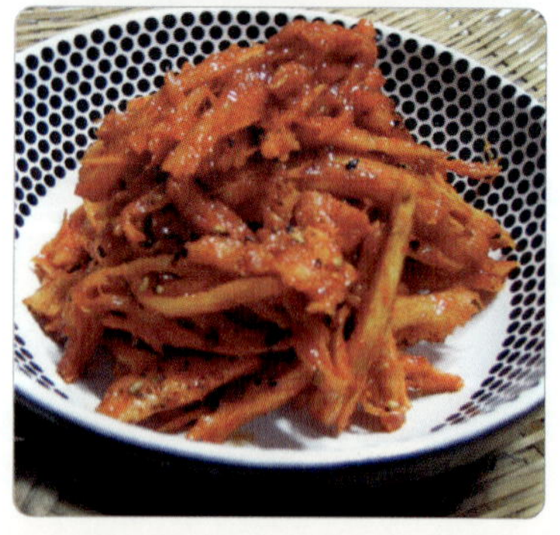

② 고추장, 물엿, 다진 마늘, 조미료, 파 등으로 양념을 만든다.
③ 더덕을 양념장에 버무린 다음 볶은 참깨를 뿌린다.

● 더덕장아찌

■ **재료** : 더덕 200g, 파 1뿌리, 설탕 1큰술, 마늘 3쪽, 고추장 1컵, 소금 1작은술

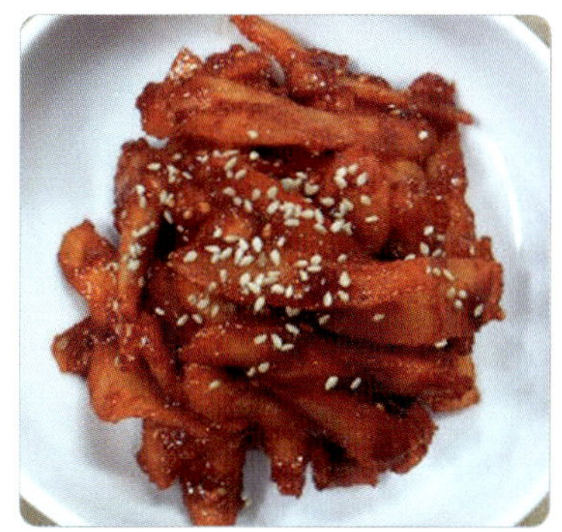

① 더덕을 깨끗이 손질한 다음 잘게 가른다.
② 더덕에 고추장 맛이 배도록 고루 바른다.
③ 더덕을 항아리에 차곡차곡 넣고 2~3개월간 숙성시킨다.
④ 적당히 양념해 먹는다.

● 더덕튀김

■ **재료** : 더덕 200g, 소금 1큰술, 설탕 3큰술, 찹쌀가루 1컵, 배, 마늘, 양파 약간, 식용유

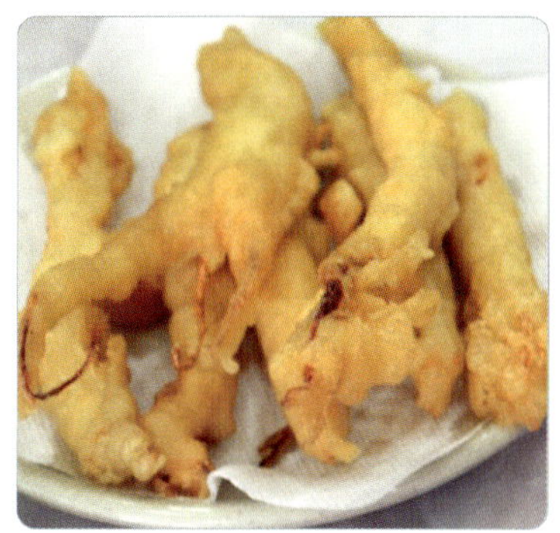

① 더덕을 깨끗이 손질한다.
② 손질한 더덕을 찹쌀가루에 입힌다.
③ 반죽된 튀김을 고루 묻혀 기름에 아삭아삭하게 튀겨낸다.
④ 튀긴 더덕에 꿀 또는 설탕을 뿌린다.

● 더덕주스

■ **재료** : 더덕 100g, 요구르트 5병 또는 우유 200mL, 바나나 또는 복숭아

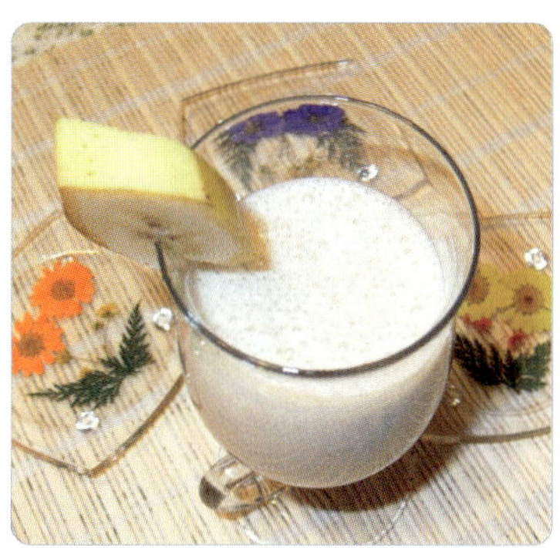

① 더덕을 물에 깨끗이 씻는다.
② 믹서기에 더덕, 바나나 또는 복숭아를 넣고 요구르트와 우유도 함께 넣어서 갈아낸다.
③ 식성에 따라 꿀 또는 설탕을 가미해 음용한다.

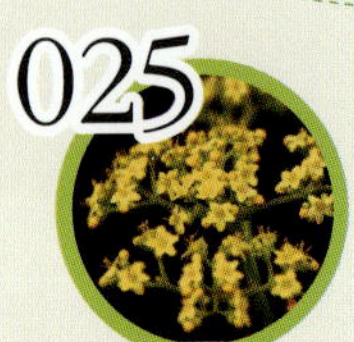

025

간의 해독작용, 배농, 위장장애 개선

마타리

- **학 명 :** *Patrinia scabiosaefolia* Fisch. ex Trevir.
- **과 명 :** 마타리과
- **이 명 :** 가양취, 미역취, 가얌취, 야황화, 야근, 황아용아, 여랑화, 마초, 고마자
- **생약명 :** 황화패장(黃化敗醬)
- **성 분 :** 뿌리에 올레아놀산, 헤데라게닌, 타닌, 사포닌, 몰로니시드, 로가닌, 빌로시드, 파트리노시드, 스카비오시드 등
- **이용부위 :** 전초(잎, 줄기, 뿌리)
- **채취 및 가공법 :** 가을에 채취하여 햇볕에 말린다.

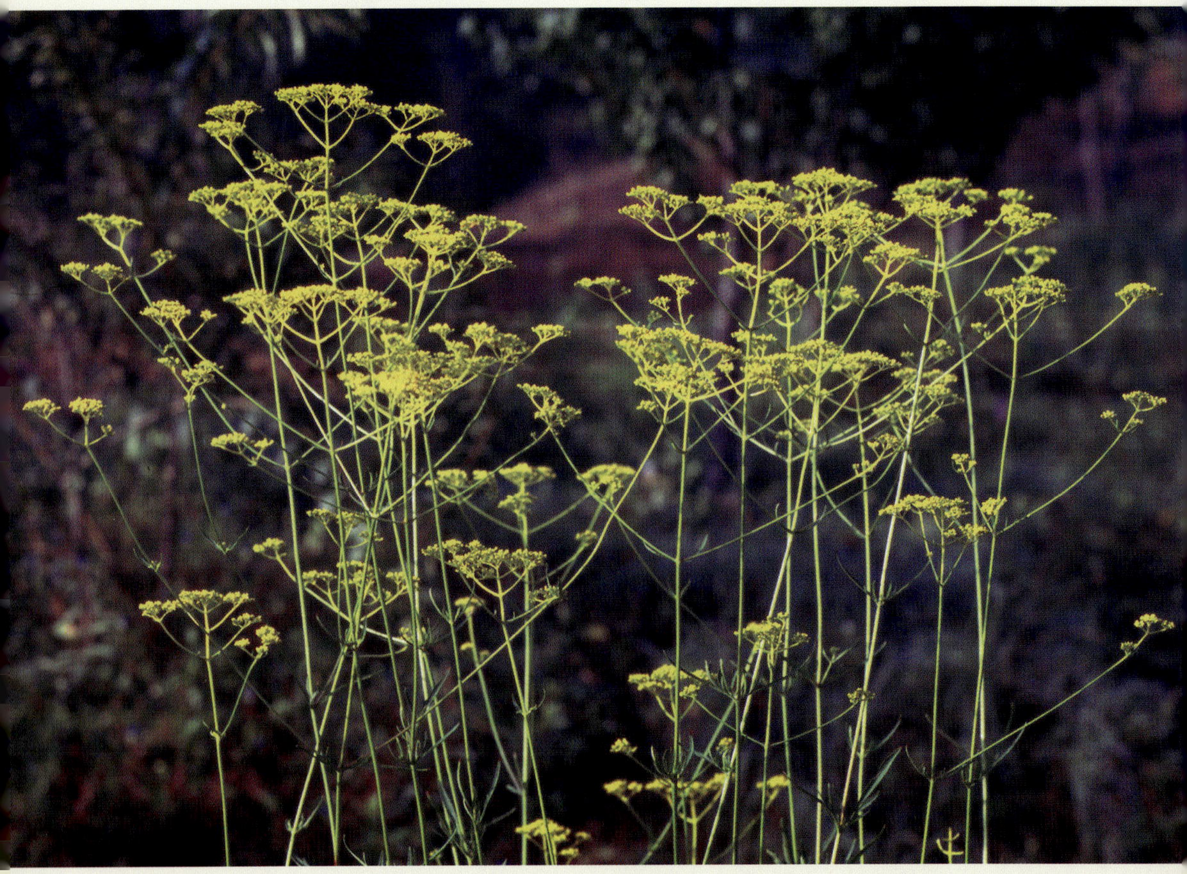

효능

마타리는 전초를 황화패장이라 하고 뿌리는 패장이라고 한다. 간의 해독작용을 도와 간을 보호하며 위염, 위궤양에 특효를 나타낸다. 옹종, 설사, 산후어혈, 산후복통 등을 치료하는 데에도 쓰인다. 유사종인 금마타리는 전초(잎, 줄기, 꽃, 뿌리)를 약용하는데, 자궁내막염, 산후복통, 간염 치료에 활용하며 코피가 나거나 피를 토할 때에 지혈제로도 이용된다.

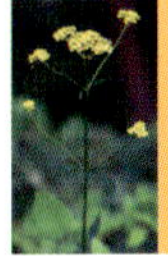

생김새와 특징

마타리는 숙근성 여러해살이풀로 높이는 60~150㎝ 정도로 자라고, 굵은 뿌리줄기가 옆으로 뻗어 나간다. 줄기는 윗부분에서 가지가 갈라지고 털이 없으나 밑부분에는 털이 약간 있으며 밑에서 새싹이 갈라져서 번식한다. 잎은 마주나며 새의 깃 모양으로 깊게 갈라지고 양면

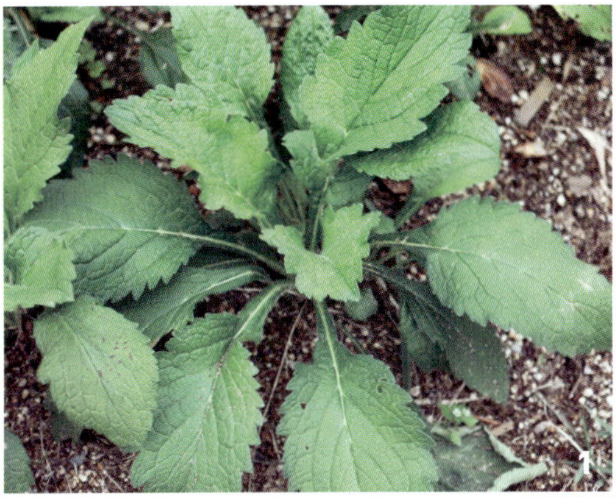

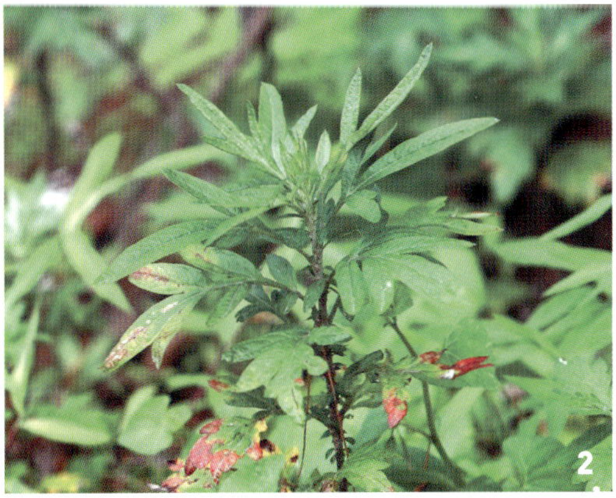

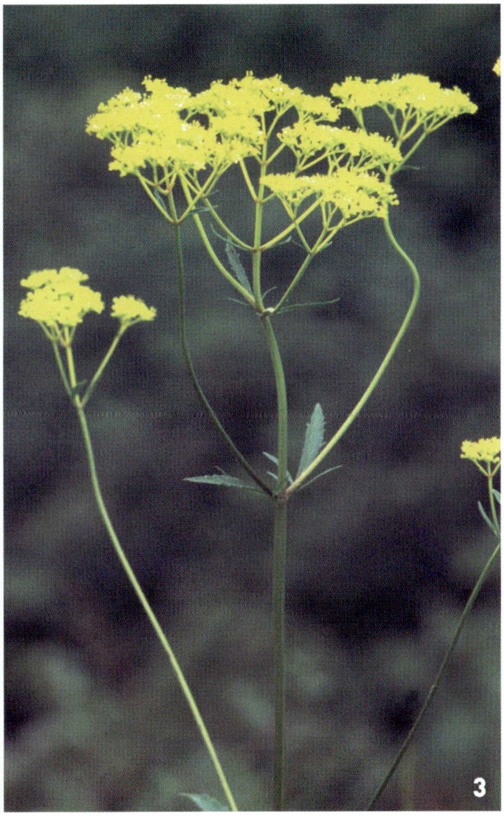

❶ 마타리_ 어린잎 ❷ 마타리_ 잎 전개된 모습 ❸ 마타리_ 꽃

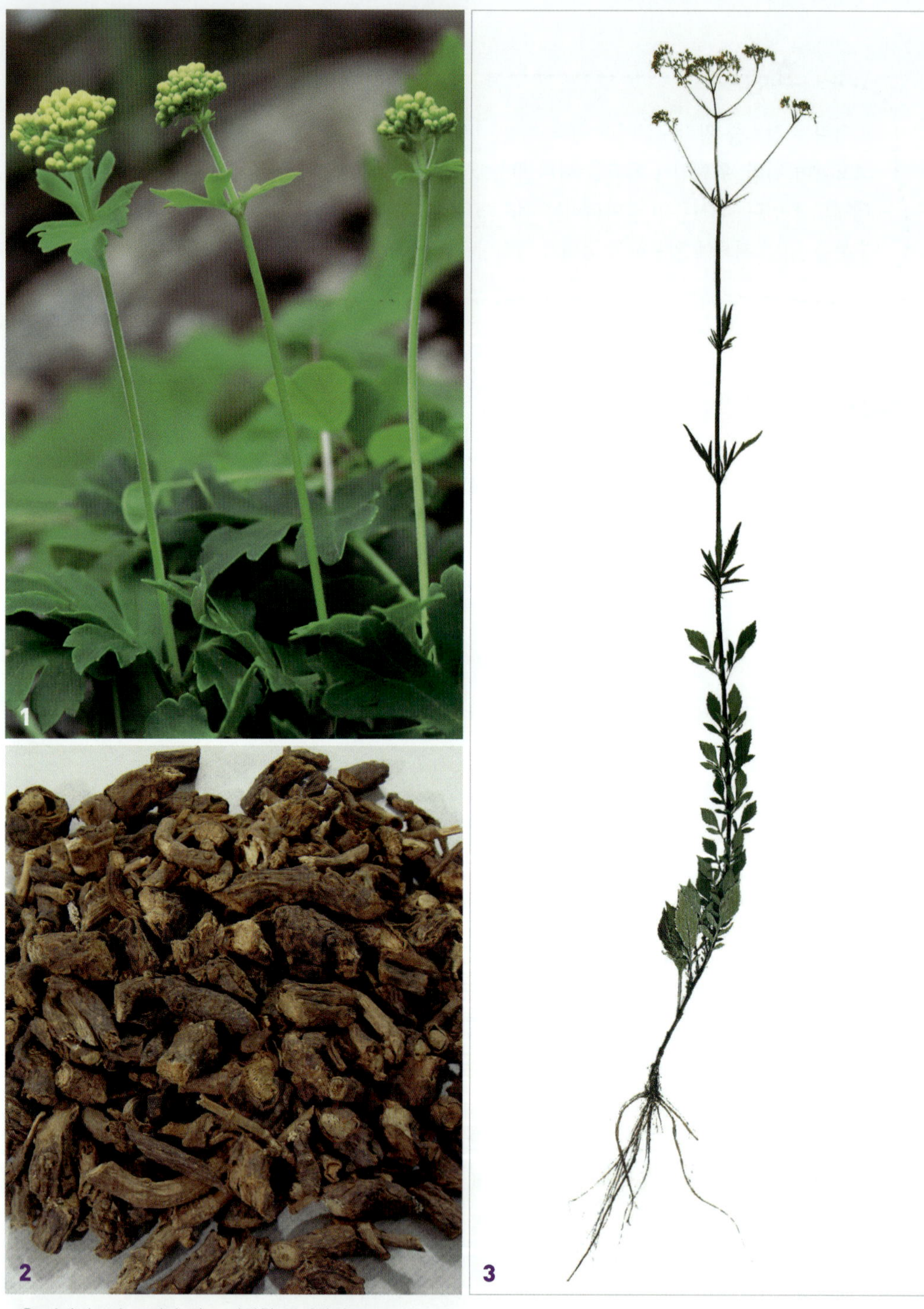

❶ 마타리보다 포기가 작고 아담한 금마타리

❷ 마타리_ 약재로 건조 가공된 줄기와 뿌리 ❸ 마타리_ 전초는 약재로 이용(건조)

에 복모가 있고 밑부분의 것은 잎자루가 있으나 위로 올라가면서 없어진다. 7~8월에 피는 황색의 꽃은 여름부터 가을에 걸쳐서 노란색으로 피고 우산 꼴 모양으로 산방꽃차례를 이룬다. 꽃이 활짝 피었을 때 간장 썩는 냄새가 많이 나므로 패장이란 이름을 붙였다. 열매는 9~10월에 결실하는데 씨방은 3실이지만 1개만이 성숙하여 타원형의 열매로 된다. 우리나라와 일본, 만주, 중국, 사할린에 분포한다. 전국의 양지바른 산기슭이나 풀밭에 자란다.

5~6월에 꽃이 피는 금마타리는 마타리보다 포기가 작고 아담한 편으로 높이는 30㎝ 정도까지 자라며 울릉도와 제주도를 제외한 전국 각처의 산지에서 자란다.

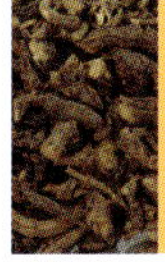

사용 방법

① **일반적인 복용법** : 물 900mL에 말린 마타리 전초 30g을 넣고 약한 불로 450mL 정도 될 때까지 달여서 매 식후 1컵씩(150mL) 복용한다.

② **대장염** : 말린 전초 50g을 물 900mL에 넣고 반으로 될 때까지 약한 불에 달인 액을 매 식후 1컵씩(150mL) 마신다. 설사에도 좋은 효과가 있다.

③ **눈이 피로할 때** : 햇볕에 잘 말린 뿌리 30g을 물 900mL에 넣고 절반이 될 때까지 달인 액을 하루 3회 1컵씩(150mL) 식전에 마신다.

④ **산후어혈** : 물 600mL에 전초 30g을 넣고 약한 불에 반으로 될 때까지 달여서 아침저녁 식후 1컵씩(150mL) 복용한다.

⑤ **산후통증** : 말린 마타리와 당귀를 각각 40g, 속단과 작약 각 20g, 천궁 20g, 생지황 30g을 물 3L에 넣고 반으로 될 때까지 달인 액을 매 식후 1컵씩(150mL) 마신다. 산후요통과 산후복통에도 좋은 효과가 있다.

마타리의 기능성 및 효능에 관한 특허자료

● 마타리와 황백피의 혼합 수추출물을 함유하는 면역증강제 조성물

본 발명은 마타리와 황백피(황벽나무 껍질)의 혼합 수추출물을 유효성분으로 함유하는 면역증강제 조성물에 관한 것이다. 본 발명의 추출물은 우수한 면역증강작용을 가지고 있어서 항암 화학요법이나 방사선 요법을 받는 환자에게서 손상된 면역기전을 부활 또는 증가시키고, 또한 면역 관련 백신을 사용할 때에 면역보조제로서 사용함으로써 항체 생성 강도를 증가시키는 효과를 나타낸다.

– 공개번호 : 10-1998-0021297, 출원인 : (주)파마킹, 한영복

026

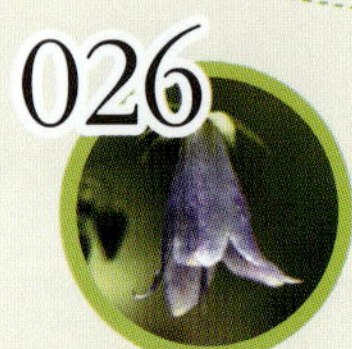

청열, 해독, 거담

모시대

- **학 명 :** *Adenophora remotiflora* (Siebold & Zucc.) Miq.
- **과 명 :** 초롱꽃과
- **이 명 :** 모시때, 모싯대, 그늘모시대, 첨길경, 행삼, 백면근, 왜발채, 몽아지, 시때, 게루기, 오시대
- **생약명 :** 제니(薺苨)
- **성 분 :** 베타-시토스테롤(beta-sitosterol), 다우코스테롤(daucosterol)
- **이용부위 :** 뿌리
- **채취 및 가공법 :** 가을에서 이듬해 봄 사이에 채취하여 잘 씻은 다음 햇볕에 말리거나 생으로 쓴다.

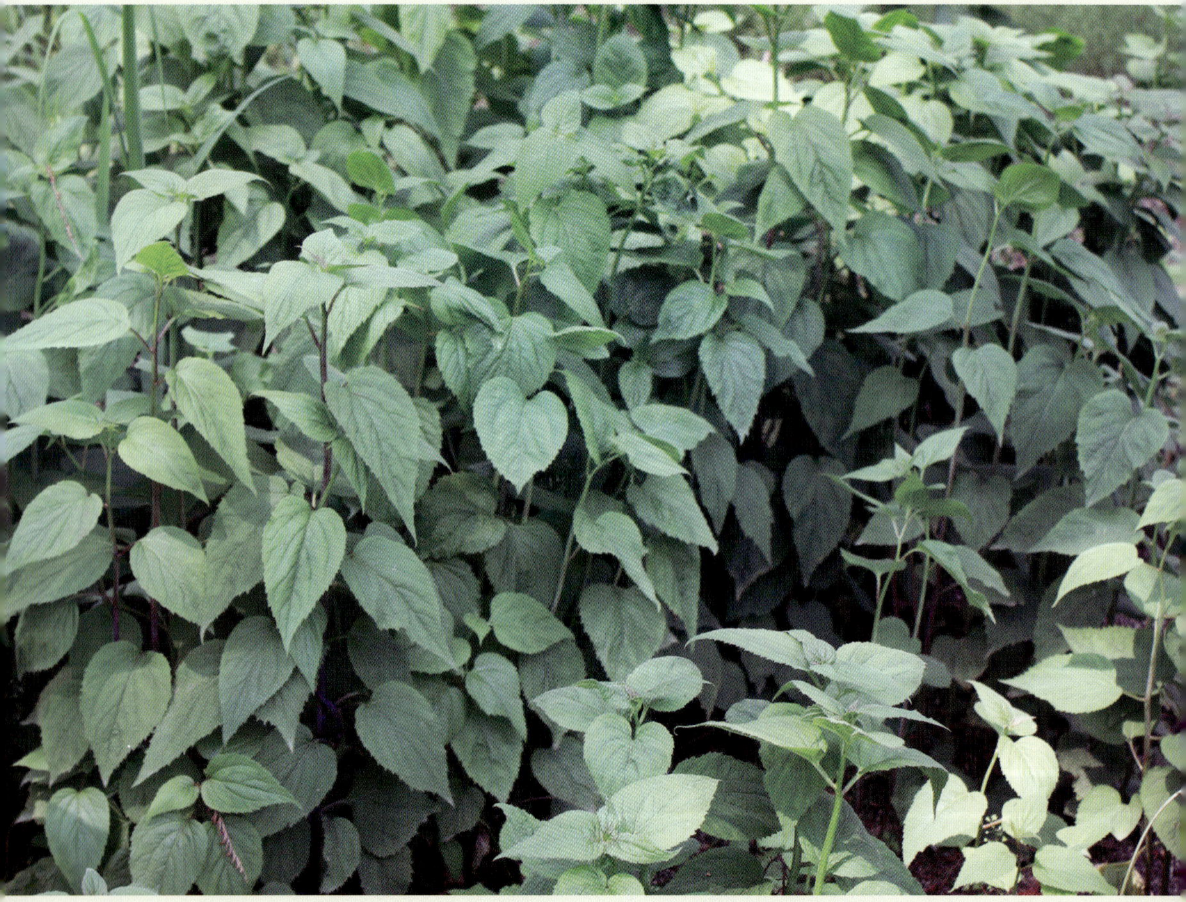

효능

모시대는 해독 및 청열, 해수, 거담의 효능이 있다. 기침과 가래, 기관지염에 좋은 효과가 있으며, 종기나 독사에 물린 데에도 사용한다. 연한 부분과 뿌리는 식용한다.

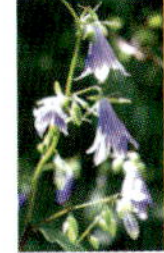

생김새와 특징

모시대는 여러해살이풀로 줄기는 곧게 서며 높이는 40~100㎝ 정도로 자란다. 뿌리는 도라지 뿌리처럼 굵다. 잎은 서로 어긋나고 밑부분의 것은 잎자루가 길며 달걀 모양의 심장형, 달걀 모양 또는 넓은 피침형이고 가장자리에 뾰족한 톱니가 있으며 잎자루는 위로 올라갈수

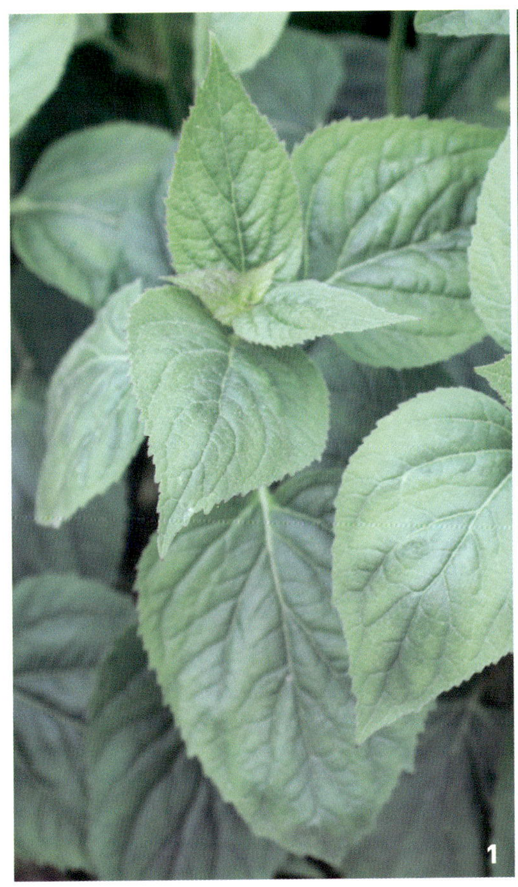

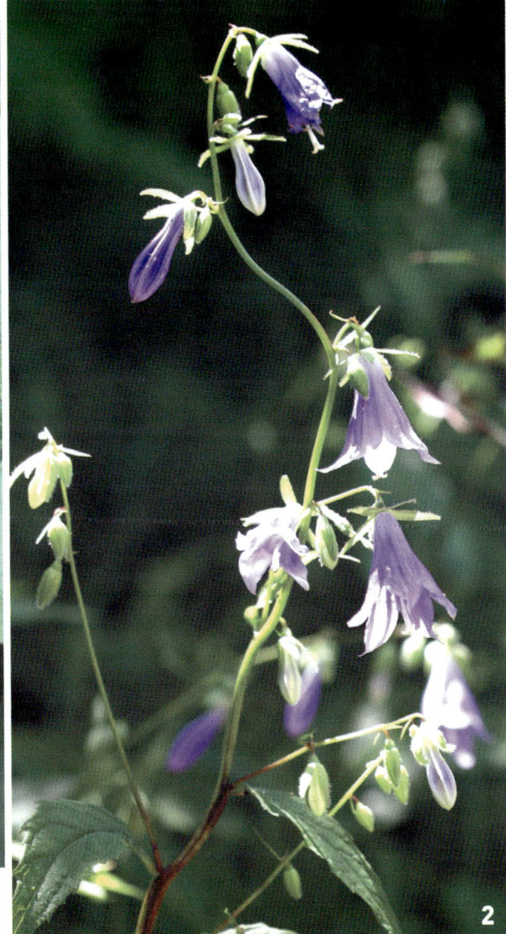

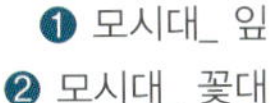

❶ 모시대_ 잎
❷ 모시대_ 꽃대

록 짧아진다. 꽃은 8~9월에 자줏빛으로 피고 종처럼 생긴 꽃이 엉성한 원추꽃차례로 밑을 향하여 달리며 화관(꽃부리)은 길이 2~3㎝로 끝이 5개로 갈라져 5개의 수술과 1개의 암술이 들어 있다. 씨방은 하위이며 열매는 많은 종자가 들어 있는 원형에 10월경 결실한다.우리나라와 일본, 중국 북동부에 분포한다. 우리나라에서는 고산지의 그늘진 곳에서 잘 자라는데 지리산의 노고단 초원지대에 많이 분포한다. 이와 비슷한 종으로 백색 꽃이 피는 것을 흰모시대라고 한다.

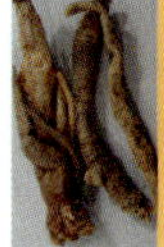

사용 방법

① **일반적인 복용법** : 600mL의 물에 모시대 말린 뿌리 20g을 넣고 반 정도 될 때까지 서서히 달인 물을 아침저녁 식후에 1컵씩(150mL) 복용한다.

② **뱀에 물렸을 때** : 전초와 뿌리 100g을 물 1L에 넣고 반으로 될 때까지 약한 불로 달인 것을 환부에 바르고 매 식후 1컵씩(150mL) 마신다. 그러나 오늘날에는 독이 온 몸으로 퍼지지 않도록 조치한 뒤 신속하게 병원으로 가야 한다. 우선 생명을 보전한 뒤 이 방법을 이용하면 치료가 한결 빨라진다.

③ **민간요법** : 옛날에 민간약으로는 전초를 종기 난 데, 벌레 물린 데 등에 달여 마시고 치료해 왔다. 또 봄철에 어린잎을 따서 나물로 무쳐 먹고, 가을에 뿌리를 캐서 굽거나 날것으로 먹으면 눈이 밝아진다고 전해지고 있다.

모시대의 기능성 및 효능에 관한 특허자료

● **모시대 추출물과 그를 함유한 혈당강하용 조성물**

본 발명은 모시대 추출물과 그를 함유한 혈당강하용 조성물에 관한 것으로, 모시대의 잎, 뿌리, 줄기 등으로부터 물 또는 유기용매로 추출한 모시대 추출물은 알파글루코시다제 및 알파아밀라제 효소활성을 억제하여 식후 혈중 포도당 농도의 급격한 상승을 억제하여 인체나 동물의 당뇨병 예방 및 치료에 이용할 수 있는 매우 뛰어난 효과가 있다.

- 공개번호 : 10-2002-0035230, 출원인 : 손건호, 장동재, 권정숙, 김정상

● **모시대 추출물과 그를 함유한 비만 억제용 조성물**

본 발명은 모시대 추출물과 그를 함유한 비만 방지용 조성물에 관한 것으로, 모시대의 잎, 뿌리, 줄기 등으로부터 물 또는 유기용매로 추출한 모시대 추출물은 알파글루코시다제 및 알파 아밀라제 효소 활성을 억제하여 식후 당질 또는 전분질의 소화흡수를 억제함으로써 인체나 동물의 비만 예방 및 치료에 이용할 수 있는 매우 뛰어난 효과가 있다

- 공개번호 : 10-2003-0074978, 출원인 : 손건호, 권정숙, 김정상, 장동재

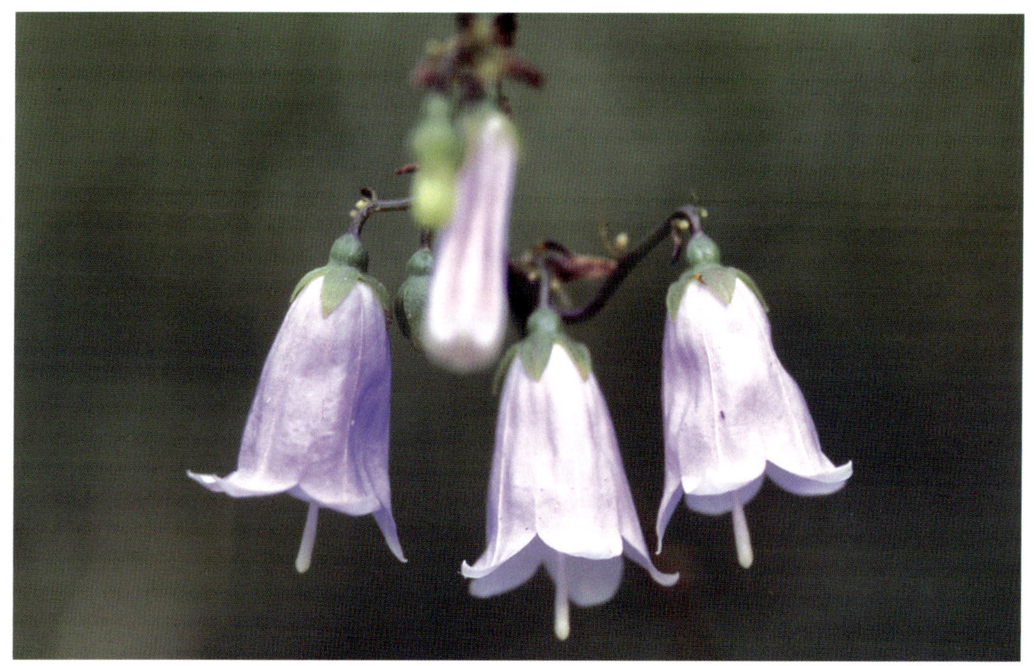

| 모시대_ 꽃

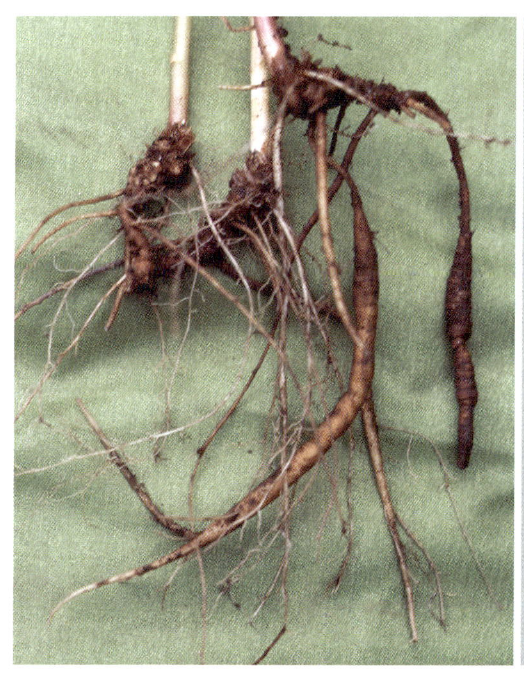

| 모시대_ 채취한 생뿌리

| 모시대_ 말린 뿌리

027

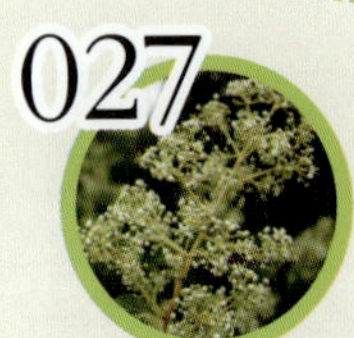

살충, 소염, 해독

미역줄나무

- 학 명 : *Tripterygium regelii* Sprague & Takeda
- 과 명 : 노박덩굴과
- 이 명 : 메역순나무, 곤명산해당, 노랑덩굴, 한삼덩굴, 노방구덩굴
- 생약명 : 뇌공등(雷公藤)
- 성 분 : 트립토리드, 트립디올리드, 트립토니드, 셀라시닌, 셀라벤진, 셀라퓨린, 월포딘, 월포린
- 이용부위 : 뿌리, 잎, 꽃
- 채취 및 가공법 : 뿌리, 잎, 꽃을 가을철에 채취하여 약용으로 쓴다.

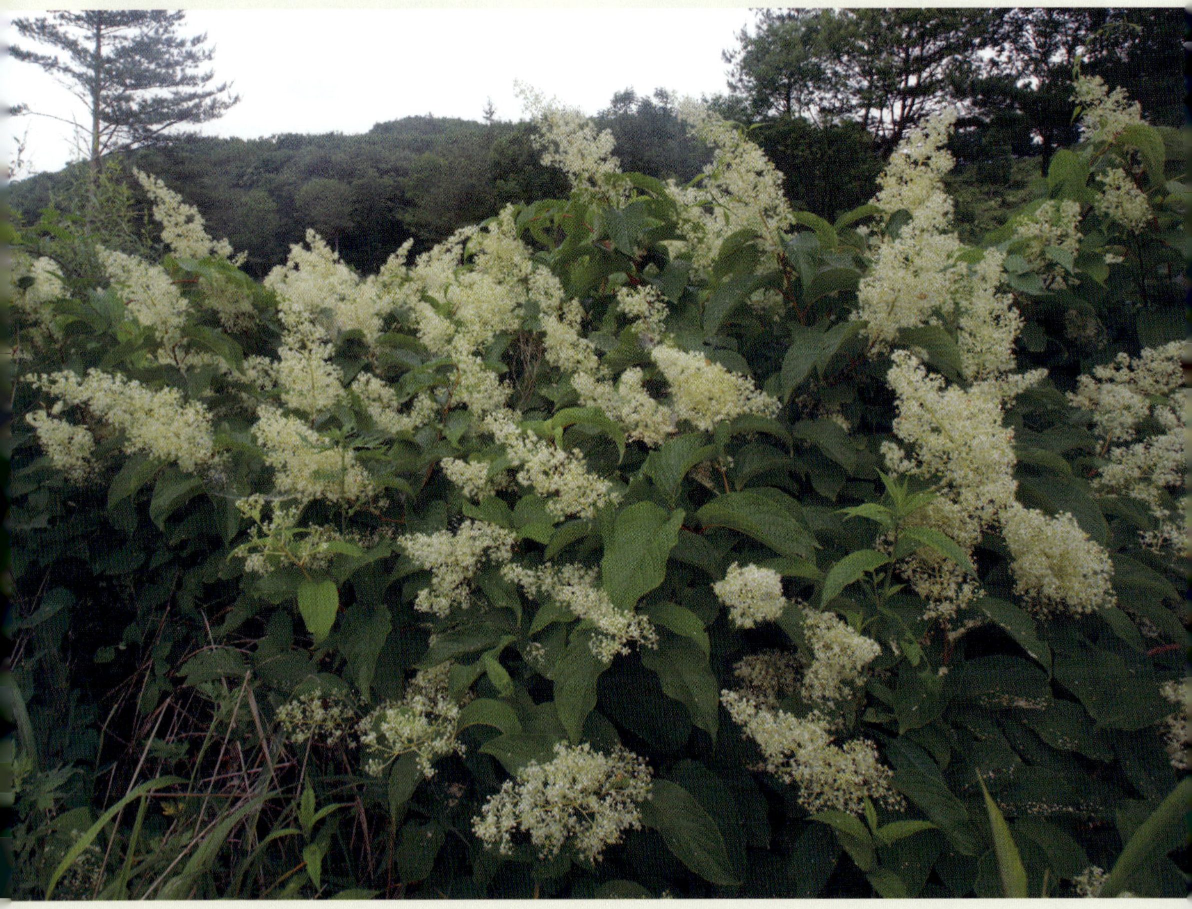

효능

미역줄나무는 살충, 소염, 진통, 해독의 효능이 있다. 류머티스성 관절염의 치료에 효과가 있다. 그러나 약간의 독성이 있기 때문에 근래에는 내복으로는 잘 이용하지 않고 잎을 짓찧어서 피부발진이나 피부소양증 등의 환부에 도포하여 치료한다.

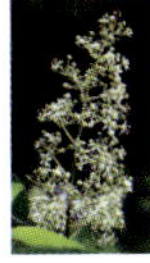

생김새와 특징

미역줄나무는 낙엽활엽 덩굴성 목본류로서 메역순나무라고도 한다. 다른 나무를 감고 올라가기도 하지만 흔히 덤불 형태로 자라는데 길이는 2~3m 정도이다. 잎은 달걀 모양 또는 타원형으로 서로 어긋난다. 잎 끝이 뾰족하며 가장자리에는 가는 톱니가 있다. 꽃은 원추꽃차례(원뿔 모양 꽃차례)로 가지 끝이나 잎겨드랑이에 달리는데, 6~7월에 백색의 작은 꽃이 핀다. 열매는 시과로 연한 녹색이지만 붉은빛이 돌며 3개의 날개가 붙어 있고 9~10월에 결실하며 종자는 흑갈색을 띤다.

황해도를 제외한 전국의 높은 산지에서 자라며 우리나라를 비롯해 미얀마, 중국, 대만, 일본에도 분포하고 있다.

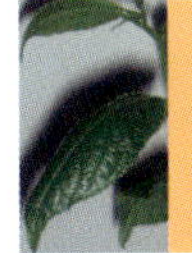

사용 방법

① **일반적인 복용법** : 약재로 채취한 뿌리와 잎 30g을 물 900mL에 넣고 중불로 반량이 될 때까지 달여서(달일 때는 감초를 조금 넣어 독성을 중화) 매 식후 1컵씩(150mL) 복용한다.

② **류머티스성 관절염** : 미국에서는 미역줄나무 뿌리 추출액 60mL를 매 식후 복용하는데, 고통스러운 류머티스성 관절염의 치료에 효과가 있다.

③ **피부발진** : 여름에서 가을 사이에 잎을 채취하여 말린 후 짓찧어서 환부에 바른다. 피부소양증에도 좋은 효과가 있다.

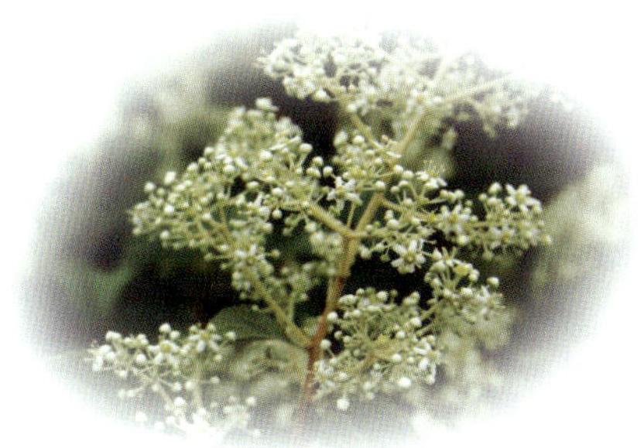

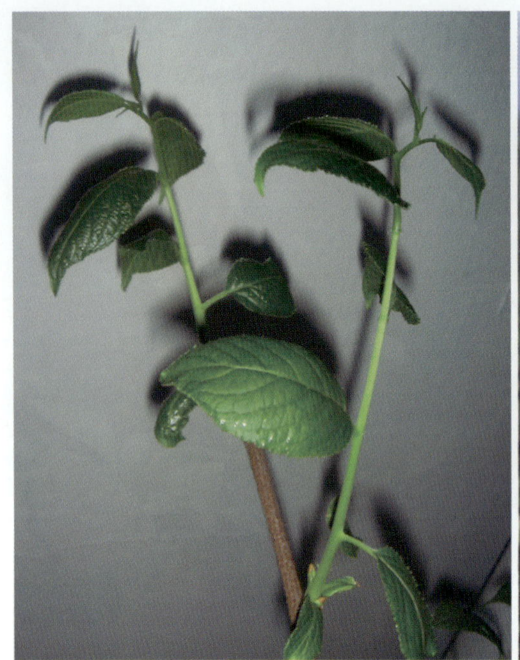

| 미역줄나무_ 새 가지에 난 어린잎

| 미역줄나무_ 약용하는 꽃

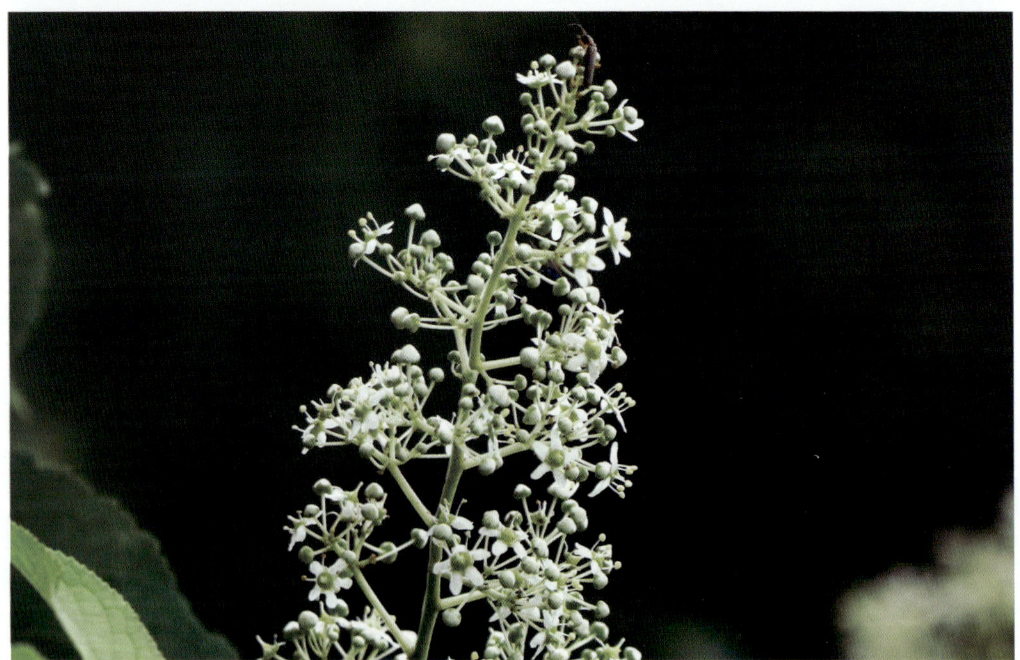

| 미역줄나무_ 꽃 생김새

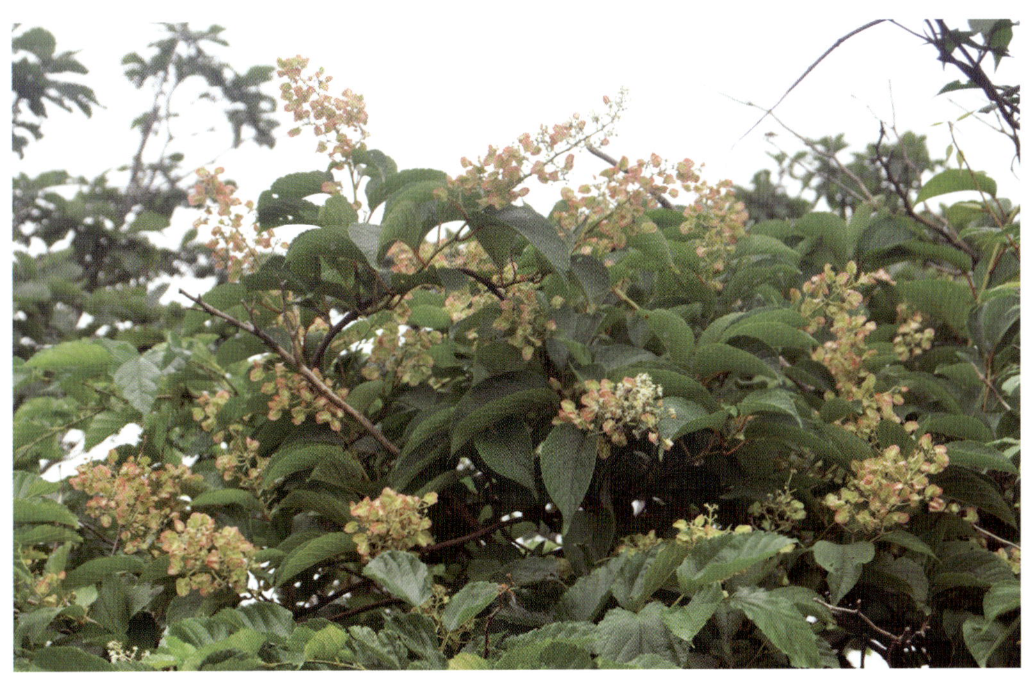

미역줄나무_ 잎과 줄기

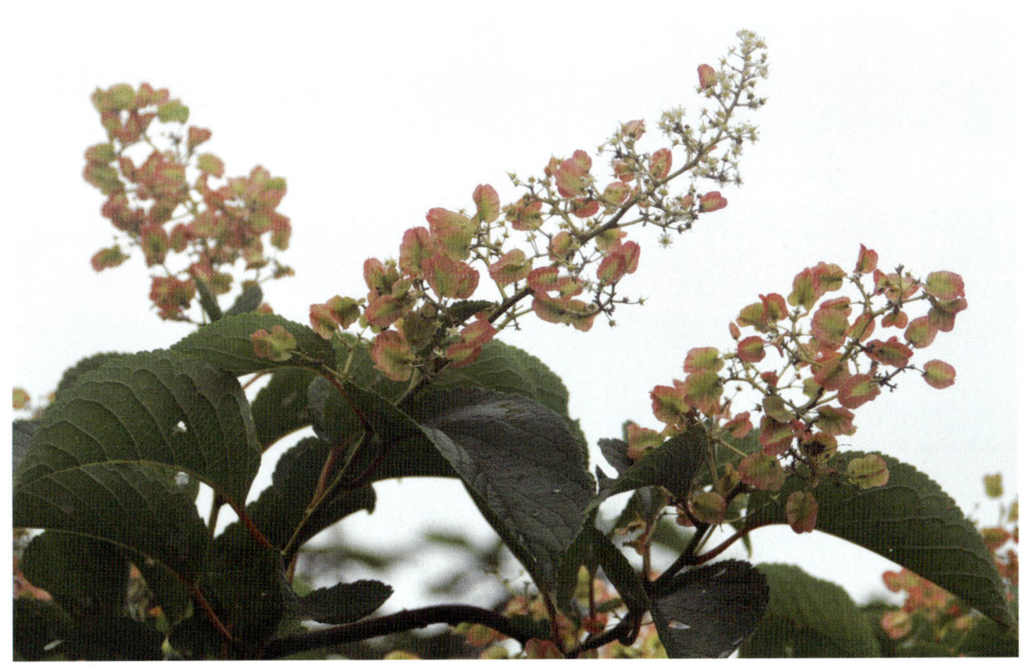

미역줄나무_ 열매

028

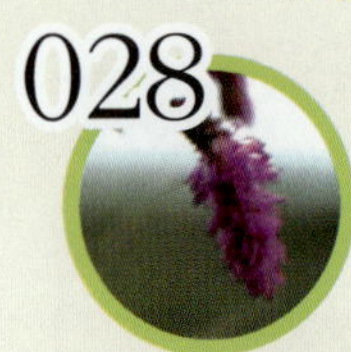

해독, 자궁출혈 등의 지혈, 피부 개선

산오이풀

- **학 명 :** *Sanguisorba hakusanensis* Makino
- **과 명 :** 장미과
- **이 명 :** 지유초, 수박풀, 외순나물, 근엽지유
- **생약명 :** 지유(地楡)
- **성 분 :** 지주사포닌, 상규소빈, 타닌. 잎에는 탄수화물, 단백질, 지방, 무기질이 고루 들어 있고 칼슘, 철, 구리, 아연 등의 미량 원소와 비타민 C 등이 많이 들어 있다.
- **이용부위 :** 뿌리줄기
- **채취 및 가공법 :** 가을부터 이듬해 봄 사이, 새싹이 나기 전에 채취하여 햇볕에 말려 사용한다.

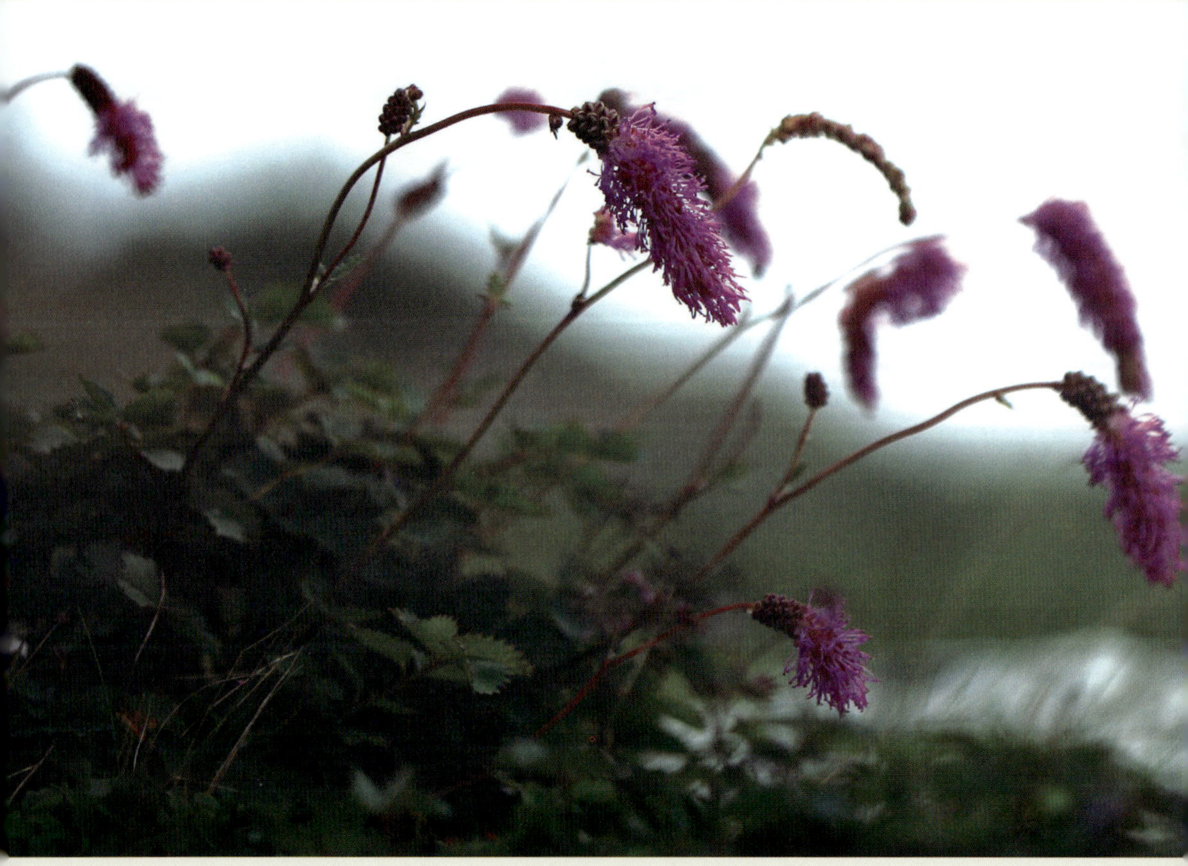

효능

산오이풀은 타닌(tannin)이 함유되어 있어 설사에 효과가 좋다. 출혈에 지혈작용이 있어 대변에 피가 섞여 나오는 증상이나 자궁출혈, 월경과다, 장출혈 등에 사용한다. 이 밖에도 치질과 습진, 화상 치료에도 이용되며 항균작용이 있어 적리균, 대장균 등의 생활력을 억제한다. 오이풀, 산오이풀, 가는오이풀, 큰오이풀의 뿌리는 모두 생약명으로 지유(地榆)라 부르며 약용한다.

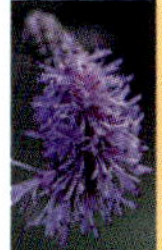

생김새와 특징

산오이풀은 여러해살이풀로 높이는 40~80㎝ 정도로 자라며 뿌리줄기가 굵고 옆으로 벋는다. 잎은 어긋나고 깃꼴겹잎이다. 뿌리에 달린 잎은 잎자루가 길고 4~6쌍의 작은 잎으로 구성되는데, 작은 잎은 줄 모양의 긴 타원형으로 양 끝이 둥글며 턱잎의 가장자리에는 톱니가 있다. 8~9월에 붉은 자줏빛 꽃이 가지 끝에 수상꽃차례로 오밀조밀 달린다. 꽃차례는 기둥 모양이고 꽃줄기에 털이 빽빽하다. 꽃받침 잎인 포는 피침형이며 4개의 꽃받침조각

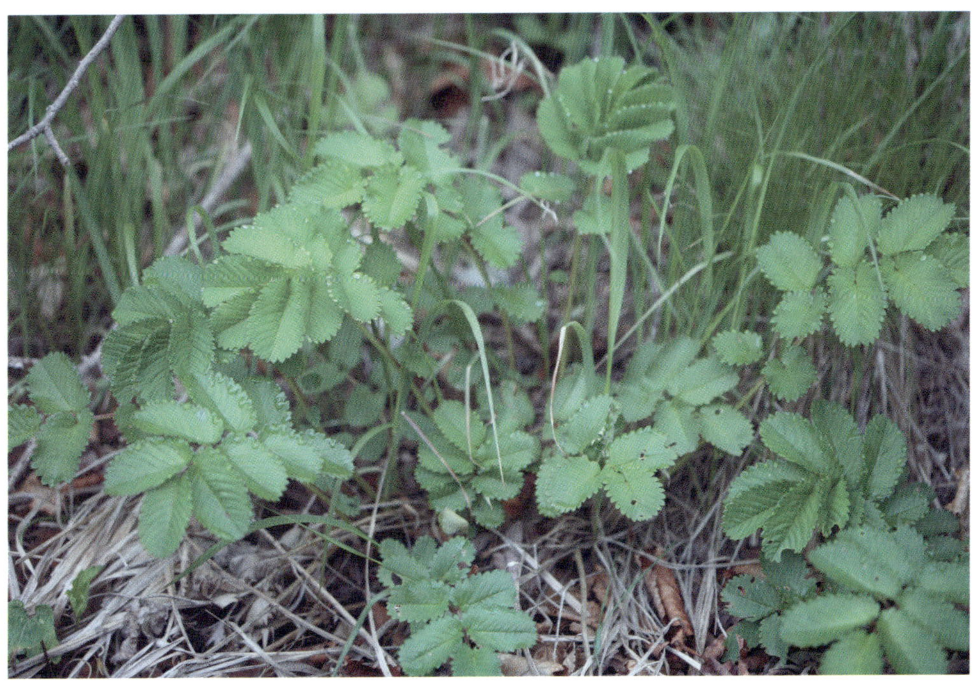

산오이풀_ 잎

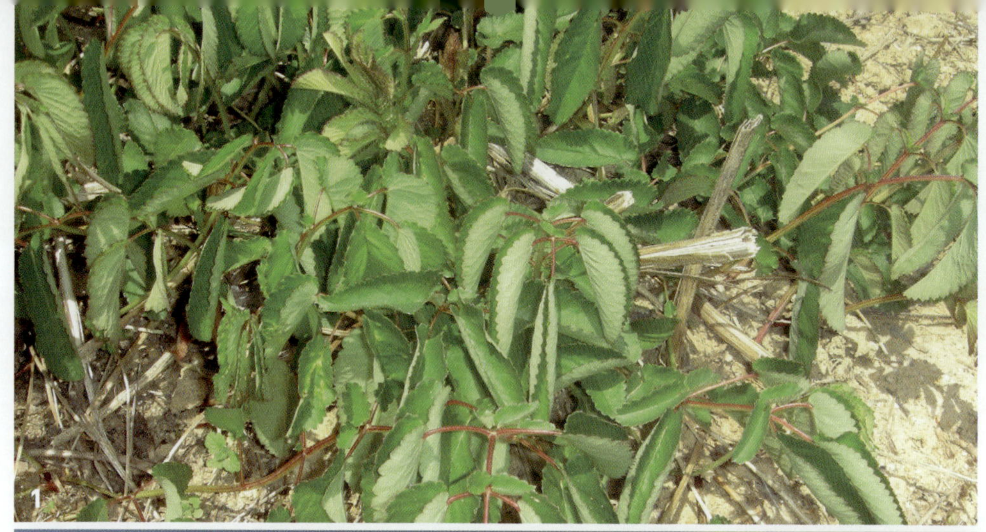

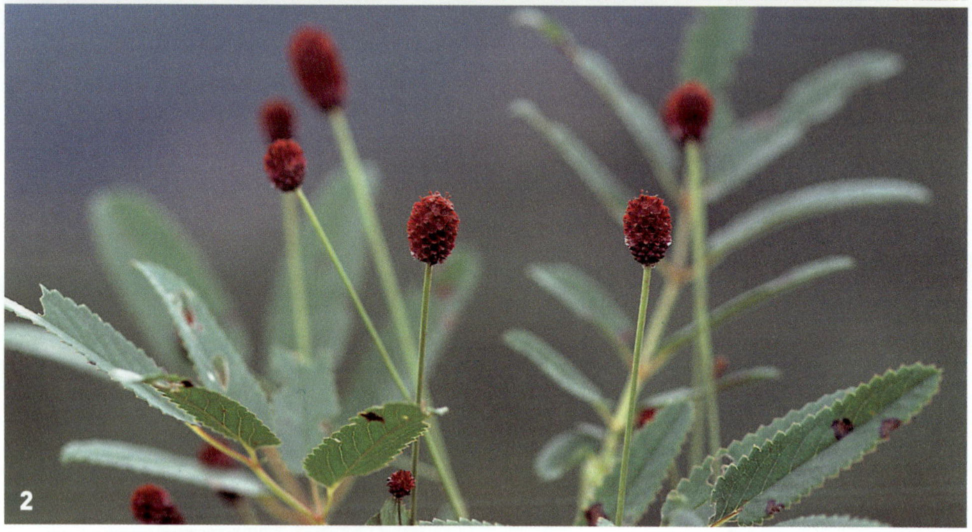

❶ 유사종인 오이풀_ 어린잎 ❷ 유사종인 오이풀_ 지상부 전초

은 뒤로 젖혀지고 꽃잎은 없다. 수술은 9~11개로서 길이 7~10㎜이고 수술대는 윗부분이 넓다. 꽃밥은 마르면 노란 갈색이 되고 밑부분이 짙은 갈색으로 열매는 네모가 나 있다. 산오이풀 어린싹은 식용한다.

백두산, 금강산, 설악산, 무등산, 지리산, 한라산, 가야산 등 고산지역의 습기가 많은 곳에서 잘 자란다.

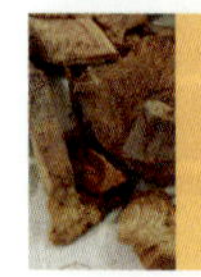

사용 방법

① 일반적인 복용법 : 뿌리 20g을 물 300mL에 넣어 열탕으로 반이 되게 달여서 1번에 마시면 설사에 즉시 효과가 있다. 또 새싹을 따서 그늘에 말린 것 30g을 물 1L에 넣고 달여서 수시로 마셔도

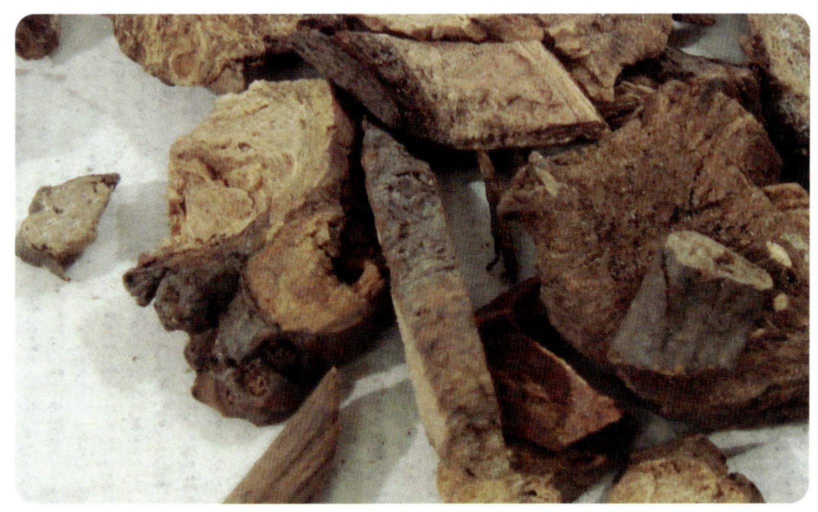

| 산오이풀_ 약용하는 뿌리줄기(절단 건조)

된다. 갑자기 배가 아플 때에 신기한 효과가 있다.

② 지혈 : 뿌리 30~40g을 물 600mL에 넣어 반이 되게 달여서 아침저녁 식후 1컵씩 (150mL) 마시면 여러 가지 출혈을 치료하는 데에 효과가 있다.

산오이풀의 기능성 및 효능에 관한 특허자료

● 주름 생성 억제 및 개선 효과를 갖는 지유 추출물을 함유하는 화장료 조성물

본 발명은 주름 생성 억제 및 개선 효과를 갖는 Sanguisorba 속(屬)에 속하는 지유(地楡: 오이풀, 산오이풀, 긴오이풀 등의 뿌리)의 추출물을 함유하는 화장료 조성물에 관한 것이다. 본 발명의 조성물은 피부를 주름이 없는 생생한 피부를 유지하는 데 있어 가장 중요한 역할을 담당하고 있는 콜라겐과 같은 세포외 간질을 생합성하는 섬유아세포의 증식과 대사를 원활히 할 뿐만 아니라, 콜라겐의 생합성을 촉진하며 세포외 간질 성분 분해효소(MMPs)를 억제함으로써 피부의 주름, 잔주름 및 거칠어짐 등의 피부 노화를 근본적으로 예방 및 개선할 수 있는, 주름 생성 억제 및 개선용 화장료 조성물 및 피부 외용제로 사용할 수 있다.

- 공개번호 : 10-2005-0100222, 출원인 : (주)참존, 바이오랜드

● 지유 추출물을 유효성분으로 함유하는 과민성 피부질환 치료제

본 발명은 지유(地楡: 오이풀, 산오이풀, 긴오이풀 등의 뿌리) 추출물을 유효성분으로 함유하는 과민성 피부질환 치료제에 관한 것이다. 본 발명에 따른 지유 추출물은 면역글로불린 IG E를 감소시키는 효과, 자유 라디칼을 제거하는 항산화 효과 및 면역 세포의 증식을 촉진하는 효과가 있을 뿐 아니라 세포독성이 적어 아토피 피부염으로 대표되는 과민성 피부 질환 치료에 유용하게 이용될 수 있다.

- 공개번호 : 10-2006-0102621, 출원인 : 한국한의학연구원

029

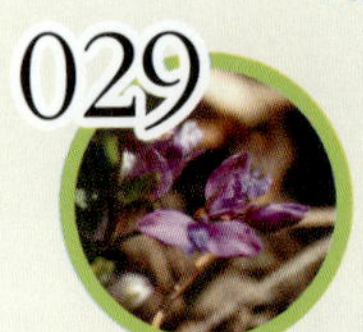

지혈, 안신, 해독, 진해, 타박상

애기풀

- **학 명 :** *Polygala japonica* Houtt.
- **과 명 :** 원지과
- **이 명 :** 아기풀, 영신초, 원지초, 과자금, 과자초, 원사초, 지등이, 신사초, 이월화, 홍자세신, 중구자
- **생약명 :** 영신초(靈神草)
- **성 분 :** 켈리도우닌, 프로토파인, 스틸로핀, 알로크립토핀, 베르베린, 켈레리트린, 산구이나린, 스파르테인, 수지, 지방 등
- **이용부위 :** 전초, 뿌리
- **채취 및 가공법 :** 여름~가을에 채취하여 건조한 후 절단 저장한다.

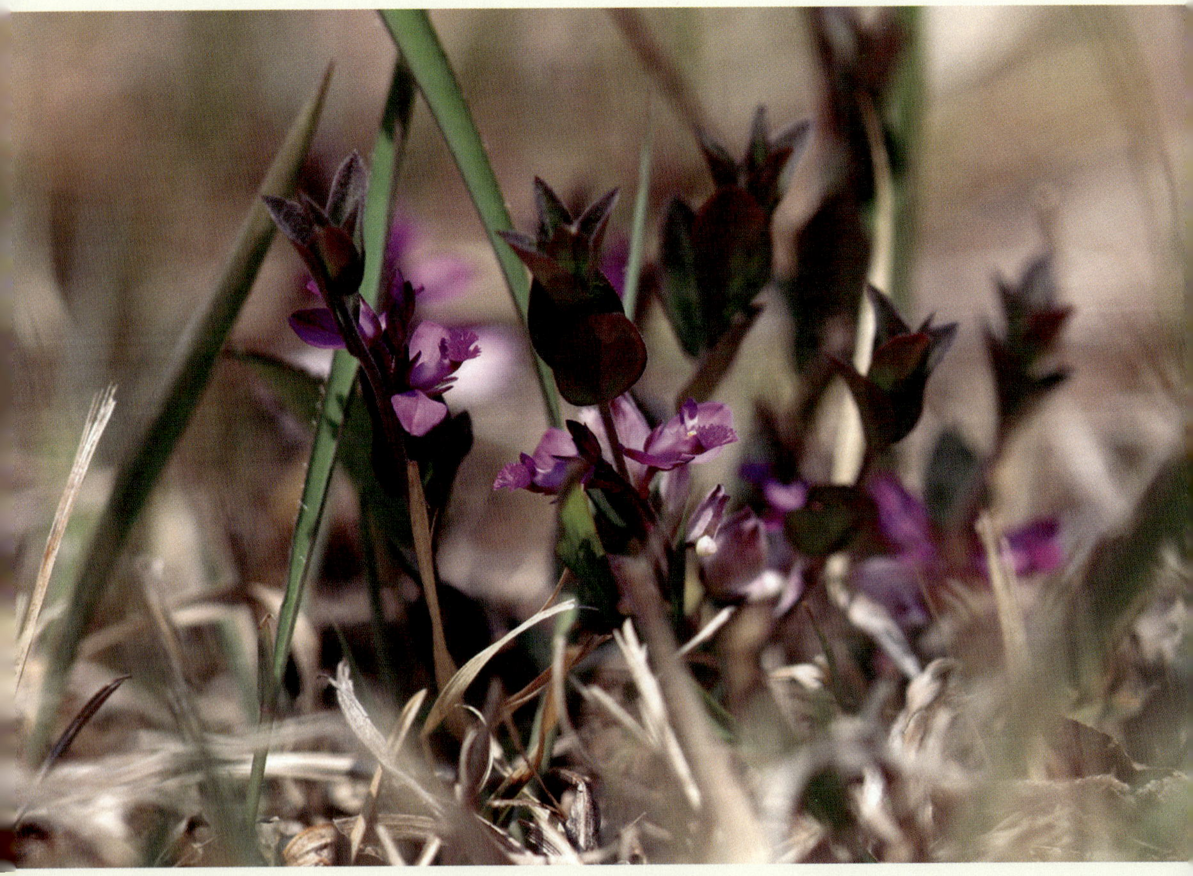

효능

애기풀은 지혈, 기침을 멈추게 하는 지해(止咳), 이뇨, 해독, 진해, 거담의 효능이 있다. 안신(安神)작용을 하여 불면증에 효과가 있으며 골수염과 관절염, 결핵, 종기, 소화성 궤양, 독사교상이나 타박상에도 사용한다.

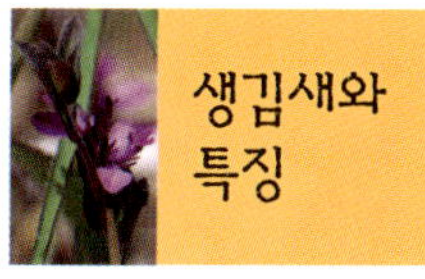

생김새와 특징

애기풀은 초본성 반관목으로 줄기는 뿌리에서 여러 개가 모여 나와 높이 20㎝ 정도로 곧게 또는 비스듬히 자라며 전체에 털이 덮인다. 잎은 장타원형으로 줄기에 어긋나게 달리며 줄기와 더불어 잔털이 있다. 잎자루는 매우 짧으며 간혹 잎에 자주색이 돌기도 한다. 꽃은 4~5월에 짧은 총상꽃차례로 나비 모양의 연한 자주색 꽃이 여러 개가 모여서 핀다. 꽃잎은 3개이고 꽃받침 잎은 5개로 양쪽의 2장이 커서 마치 꽃잎처럼 보인다. 수술은 8개로 밑부분이 합쳐진다. 열매는 삭과이고 편평하게 둥근 모양으로 날개가 있으며 지름이 7~8㎜이고 2개로 갈라지며 양 가장자리에 날개가 있고 9월에 익는다.

우리나라 산지의 볕이 잘 드는 풀밭에서 자라며 일본, 타이완, 필리핀, 인도차이나 등지에 분포한다.

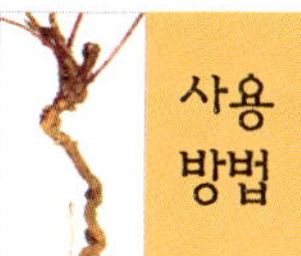

사용 방법

① **일반적인 복용법** : 물 600mL에 전초 20g, 뿌리 20g을 넣고 반으로 될 때까지 달여서 아침저녁 식후에 1컵씩(150mL) 복용한다. 독사교상, 타박상 등에 짓찧어 환부에 바르기도 한다.

② **진해, 거담** : 말린 전초 30g을 물 900mL에 넣고 반으로 될 때까지 달인 물을 매 식후에 1컵씩(150mL) 복용한다. 해독작용의 효과도 있다.

③ **불면증** : 말린 전초 40g을 물 600mL에 넣고 반으로 될 때까지 달인 물을 아침저녁으로 식후에 1컵씩(150mL) 복용한다.

④ **골수염과 관절염** : 말린 전초 300g에 물 1.8L를 붓고 밀봉하여 1주일 이상 서늘하고 건조한 곳에 두었다가 아침저녁으로 1잔씩(50mL) 마신다. 결핵이나 종기에도 치료 효과가 있다.

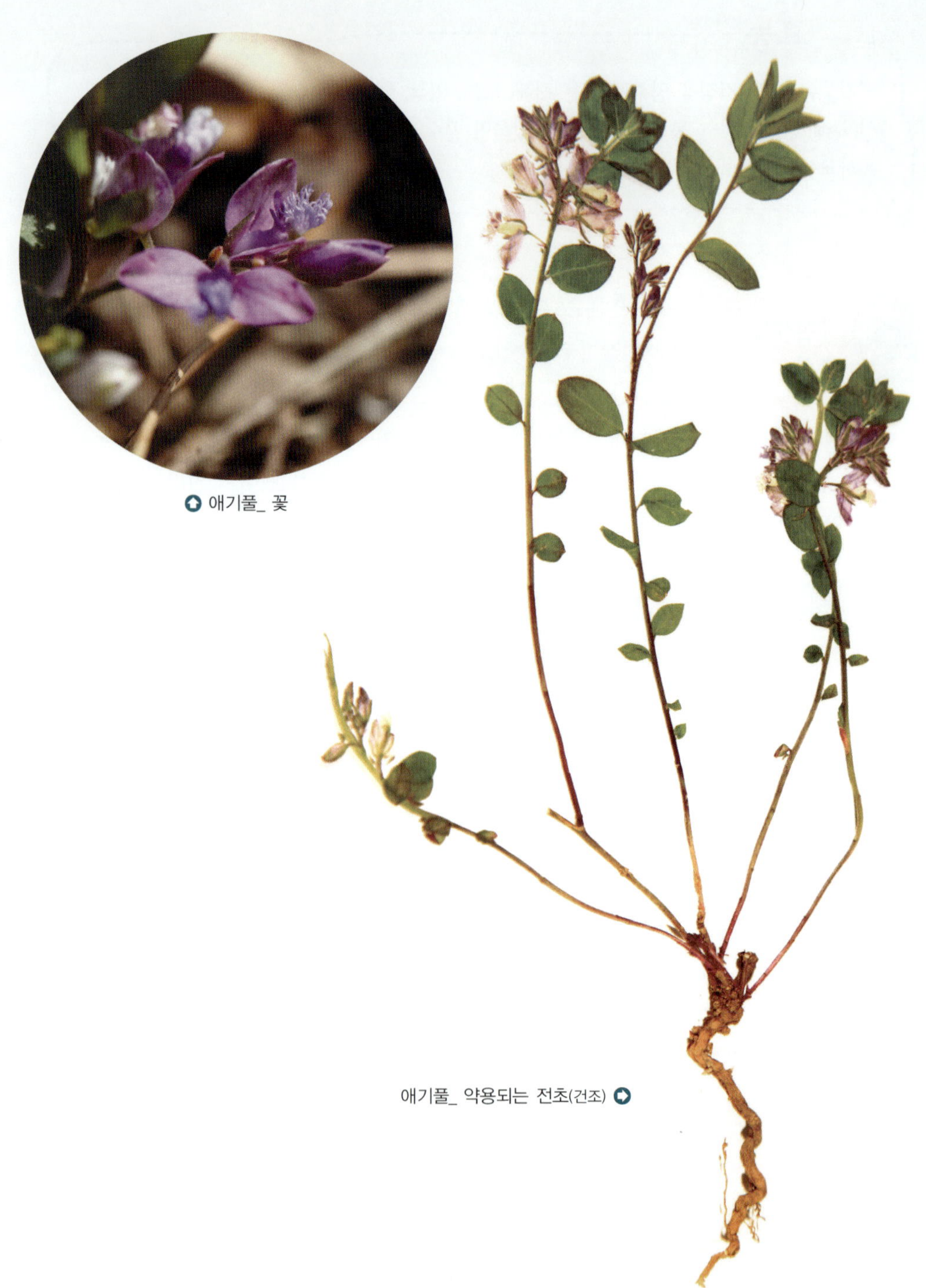

애기풀_ 꽃

애기풀_ 약용되는 전초(건조)

030 

해독, 우울증, 종기, 이뇨, 부종

원추리

- 학 명 : *Hemerocallis fulva* (L.) L.
- 과 명 : 백합과
- 이 명 : 등황옥잠, 등황훤초, 망우초, 금침채, 의남초, 황화채, 넘나물
- 생약명 : 훤초(萱草)
- 성 분 : 아스파라긴, 콜히친, 티로신, 리신, 프리델린 등
- 이용부위 : 뿌리, 어린싹, 꽃
- 채취 및 가공법 : 가을에 뿌리를 채취하여 잘 씻어 말리며 개화기에 꽃을 채취하여 건조한다.

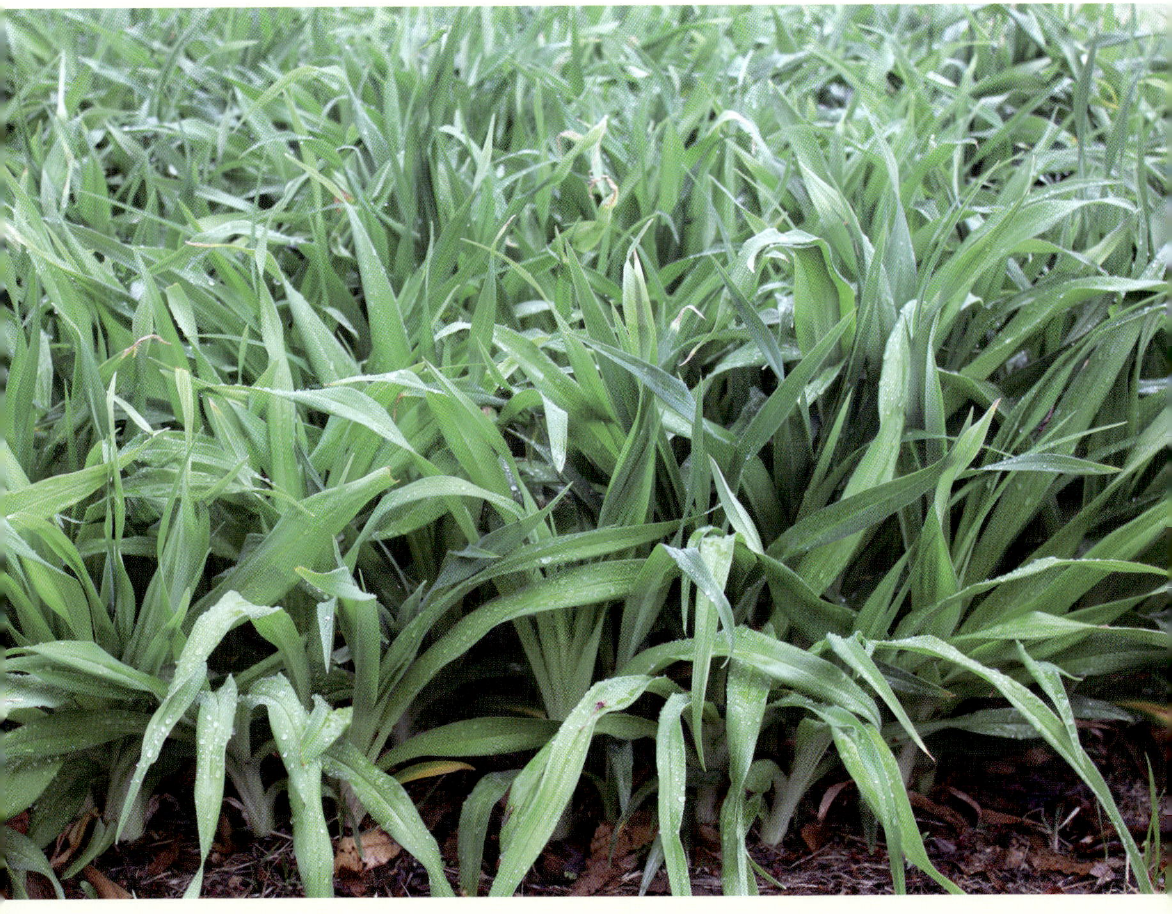

효능

원추리는 마음을 안정시켜 주는 효능이 있어서 근심을 잊게 한다는 뜻으로 망우초라 부르기도 한다. 스트레스나 우울증에는 좋은 효과를 나타낸다. 뿌리는 양혈, 이뇨의 효능을 지니며, 종기나 수종, 황달, 비출혈, 혈변을 치료하는 데 사용한다. 꽃은 금침채라고 하며 이습열, 관흉격에 효능이 있다.

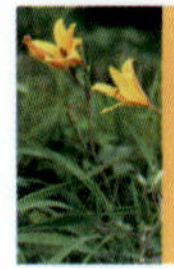

생김새와 특징

원추리는 여러해살이풀로 높이는 1m 내외로 자란다. 칼처럼 생긴 잎은 길이가 60~80㎝, 너비가 1.2~2.5㎝로 밑에서 2줄로 마주나기하고 끝이 둥글게 뒤로 젖혀진다. 꽃은 6~8월에 황색으로 피는데, 원줄기 끝에서 짧은 가지가 갈라지고 6~8개의 꽃이 뭉쳐 달리며 아침에 피었다가 저녁에 시들며 계속 다른 꽃이 핀다. 열매는 9~10월경 타원형으로 익는다. 원추리는 이른 봄에 부드러운 새싹이나 꽃봉오리를 데쳐서 쌈이나 나물, 죽을 끓여 먹으며 꽃이 아름답기 때문에 관상용 및 꽃꽂이용으로 인기가 있어 많이 재배하는 식물이다.

전국 각처의 산지 계곡이나 산기슭에서 자라며 지리산 노고단 초원지대에는 10만 평 규모의 군락을 이루기도 한다. 만주, 중국, 동인도, 이란, 유럽 등에도 분포한다.

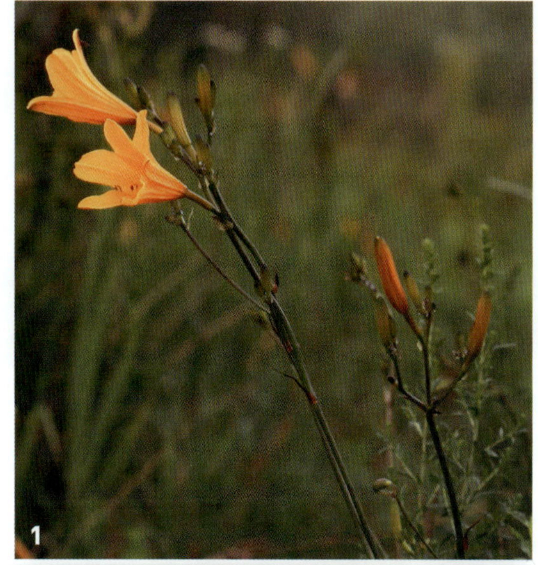

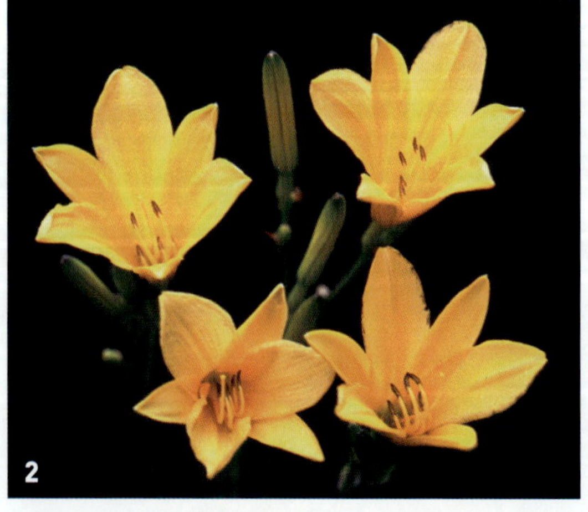

❶ 원추리_ 꽃대 ❷ 원추리_ 꽃

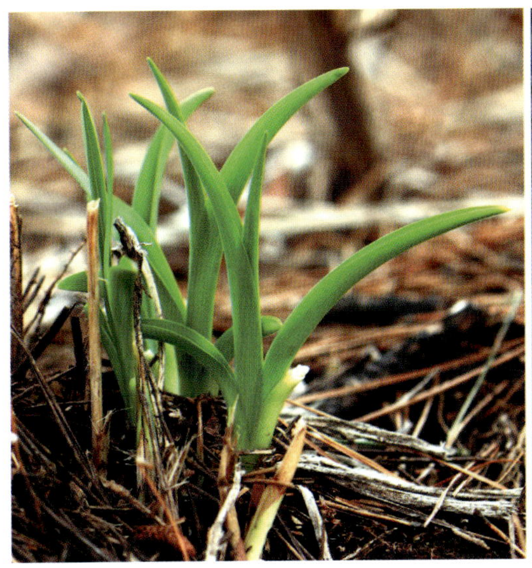

원추리_ 어린순은 나물로 식용

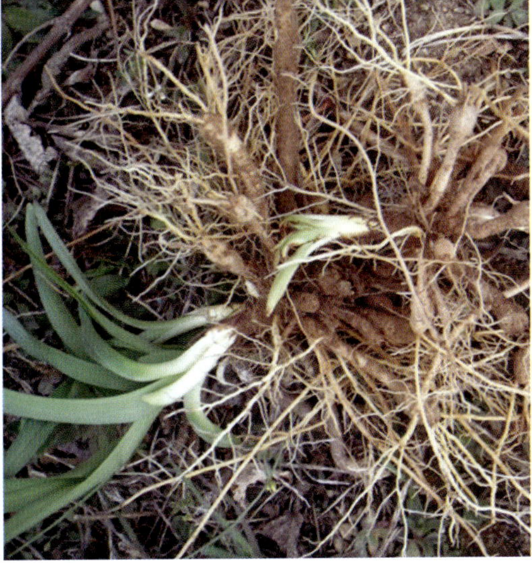

원추리_ 생뿌리와 어린순

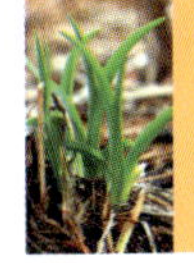

사용 방법

① **일반적인 복용법** : 말린 원추리 뿌리 20g 또는 건조한 꽃 20g을 600mL 물에 넣고 반으로 달여서 아침저녁 식후에 1컵씩(150mL) 복용한다.

② **소변이 붉고 탁할 때** : 말린 원추리 뿌리 30g을 물 900mL에 넣고 반으로 될 때까지 달인 액을 매 식후 1컵씩(150mL) 마신다. 부종에도 좋은 효과를 보인다.

③ **우울증** : 말린 원추리 뿌리 30g 또는 건조한 꽃 30g을 물 900mL에 넣고 반으로 될 때까지 달인 액을 매 식후 1컵씩(150mL) 마신다. 유선염과 생리불순에도 효과가 있다.

원추리의 기능성 및 효능에 관한 특허자료

● **원추리 꽃 추출물을 유효성분으로 함유하는 우울증의 예방 및 치료용 조성물**

본 발명은 원추리 꽃 추출물을 유효성분으로 함유하는 우울증의 예방 및 치료를 위한 조성물에 관한 것으로, 상세하게는 본 발명의 원추리 추출물은 기존의 우울증 치료제에 비하여 강력하게 우울증을 억제시킴을 확인하였으므로, 우울증의 예방 및 치료에 유용한 약학조성물 및 건강기능식품에 이용될 수 있다.

– 공개번호 : 10-2011-0064917, 출원인 : 대구한의대학교 산학협력단

원추리차

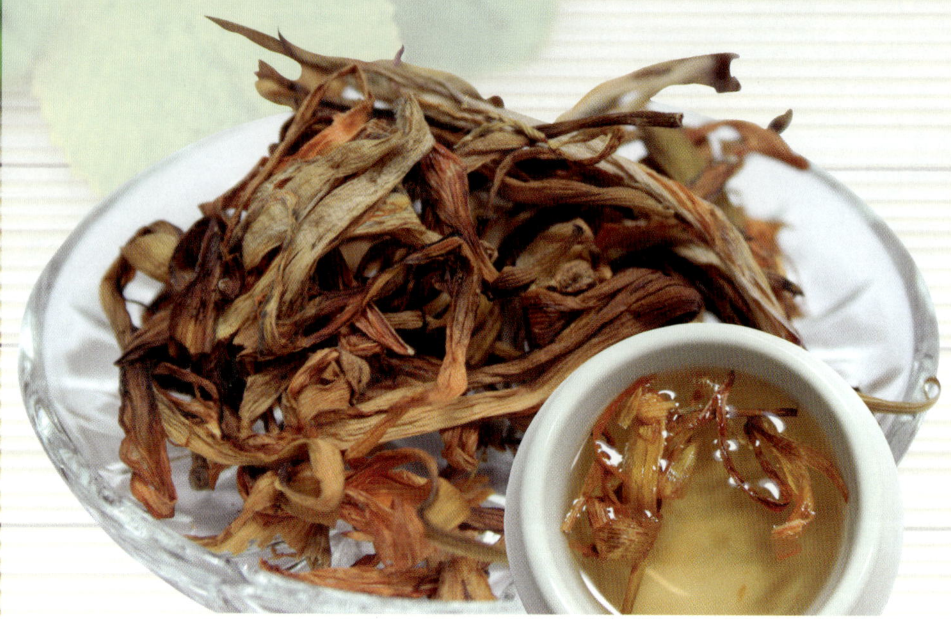

● 원추리 꽃 말림 차

1. 바로 핀 꽃이나 봉오리를 딴다(흰가루병이나 개각충 피해가 없는 꽃).
2. 오염된 꽃과 꽃술을 제거하고 잘 씻어 그늘에서 말린다.
3. 씻은 꽃을 채반에 펴고 바람이 잘 통하는 그늘에서 말린다(5~8일간).
4. 잘 말린 원추리 꽃을 밀폐 용기에 넣어 보관하면서 이용한다.
5. 끓인 물 150mL에 말린 꽃 1~2송이를 넣고 2분 정도 우려서 마신다.

● 원추리 꽃 찜 차

1. 원추리 꽃송이를 깨끗이 씻어 물기를 제거한다.
2. 찜통에 물을 적당히 넣고 소금을 약간 넣은 후 약간의 김이 날 때 원추리 꽃을 찜통에 넣어 빠른 시간 내에 살짝 쪄낸다.
3. 쪄낸 꽃을 그늘에서 5~7일 정도 말린다.
4. 마무리 과정은 말린 원추리 꽃을 냄비에 넣고 약한 불에서 서서히 건조작업을 거친 후에 밀봉 저장한다.
5. 건조된 원추리 꽃 한 송이를 넣고 따뜻한 물을 부으면 다시 꽃잎이 피어나며 찻물의 색상도 은근히 살아나고 차는 달고 시원한 맛이 난다.
6. 원추리 꽃은 꽃밥으로도 사용이 가능하며 꽃 샐러드용으로도 가능하고, 어린잎은 삶아서 나물용으로도 쓴다.
7. 부산물은 말려 두었다가 재탕해서 마신다.

➲ 원추리 꽃차는 해열, 불면증, 이뇨와 혈액순환에도 좋으며 맛이 구수하고 순하다. 차 색상은 비교적 붉은색을 띤다.

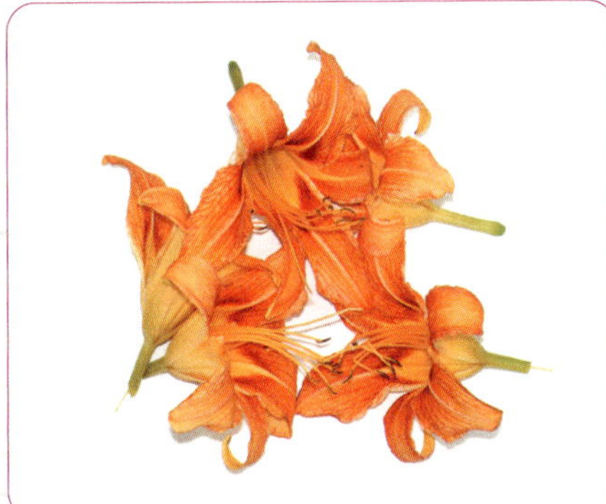

수확한 원추리 꽃

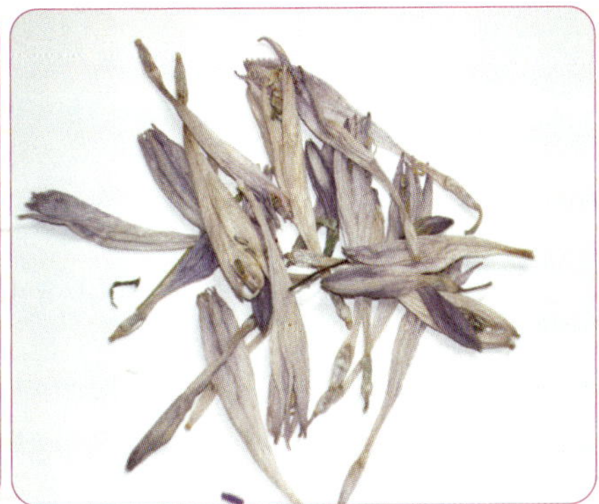

건조 중인 원추리 꽃

031

고미건위약, 청열, 해독

자주쓴풀

- 학 명 : *Swertia pseudochnensis* H. Hara
- 과 명 : 용담과
- 이 명 : 털쓴풀, 장아채, 수황연, 어담초, 쓴풀, 천진, 자당약
- 생약명 : 당약(當藥)
- 성 분 : 스웨르티아마린, 스웰티신, 겐티신 등
- 이용부위 : 전초
- 채취 및 가공법 : 꽃이 개화했을 때 전초를 채취하여 햇볕에 말린 후 잘게 썰어서 이용한다.

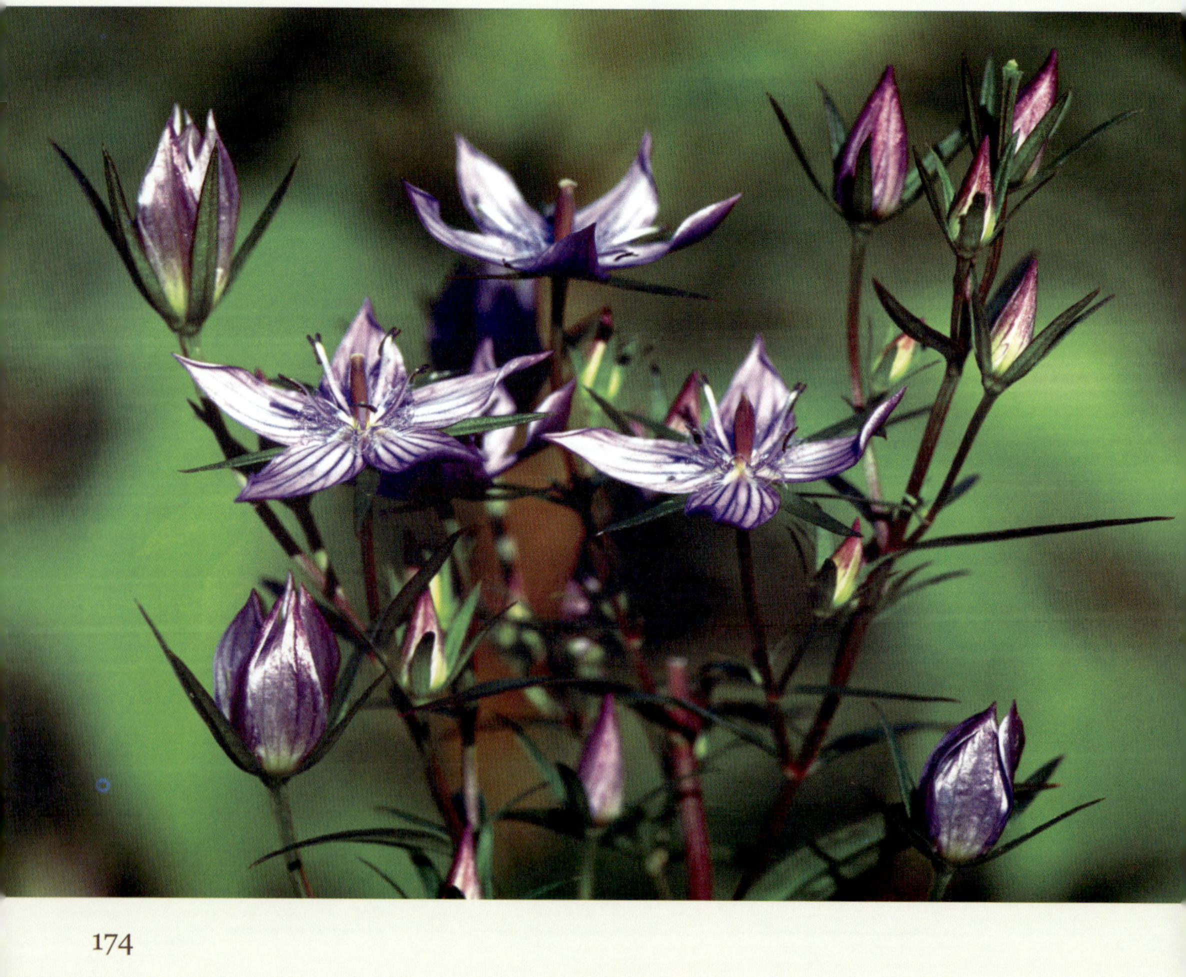

효능

자주쓴풀은 잎이 달린 줄기와 뿌리를 소화제와 고미건위약으로 사용하는데, 소화불량, 식욕부진에 효과가 있다. 청열과 해독의 효능이 있어 위염과 결막염, 편도선염, 후두염, 골수염, 무좀이나 피부가려움증 등을 치료한다. 또한 민간에서는 구충약으로 사용했으며, 복통이나 매독의 치료에도 사용한다.

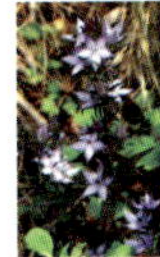

생김새와 특징

자주쓴풀은 두해살이풀로 높이는 15~30㎝이다. 줄기는 곧게 서고 네모지며 검은 자주색이다. 뿌리는 전체에 털이 없는데, 노란색으로 매우 쓰다. 잎은 마주나고 피침형으로 양 끝이 날카로우며 잎 가장자리는 약간 뒤로 말린다. 꽃은 9~10월에 원추꽃차례로 자주색의 꽃이 피고 꽃잎은 짙은 자주색 줄이 있고 5개이며 밑부분에 털로 덮인 2개의 선체가 존재한다. 꽃받침 조각은 5개이다. 열매는 삭과로서 넓은 피침형이며 화관 길이와 비슷하다. 전국 산지의 양지쪽에서 잘 자라며 우리나라를 비롯해 일본, 중국, 헤이룽 강에 분포한다.

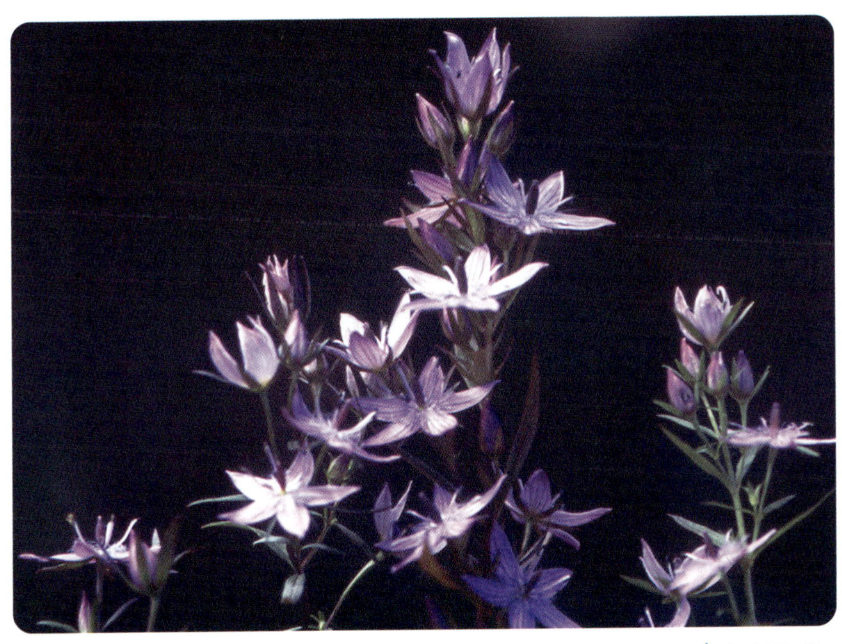

자주쓴풀_ 꽃

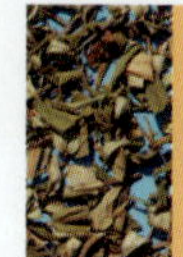

사용 방법

① **일반적인 복용법** : 전초 말린 것 20g을 1L의 물에 넣고 반으로 될 때까지 중불로 달인 액을 아침저녁 식후에 1컵씩(150mL) 복용하면 소화불량, 식욕부진에 효과가 있다.

② **무좀** : 자주쓴풀 전초를 진하게 달여서 환부에 바르거나 찜질을 한다.

③ **만성위염** : 전초 20g을 물 900mL에 넣어 반량으로 달여서 매 식후 1컵씩(150mL) 마신다.

④ **급성위염** : 그늘에 말린 전초 30g을 물 900mL에 넣어 반량으로 달여 매 식후 1컵씩(150mL) 복용한다.

⑤ **결막염** : 자주쓴풀 달인 즙으로 눈을 씻어 내고 찜질을 한다.

⑥ **민간요법** : 회충, 요충 등 구충약으로도 복용한다.

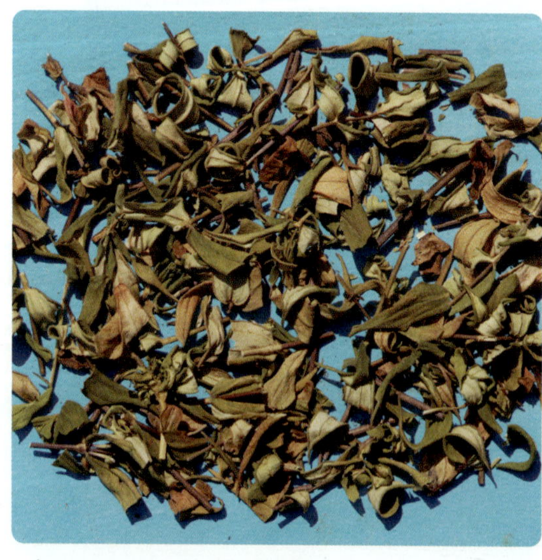

약용하는 자주쓴풀 전초(절단 건조)

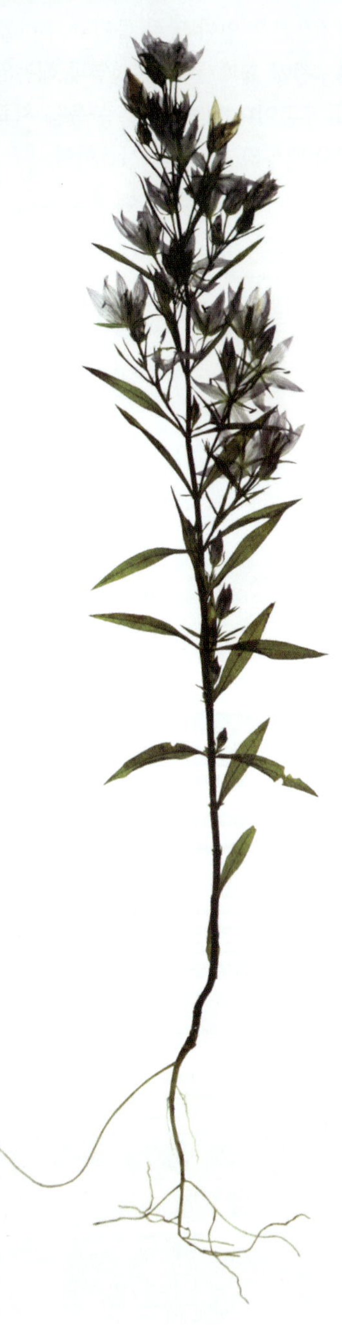

자주쓴풀 전초(건조)

032

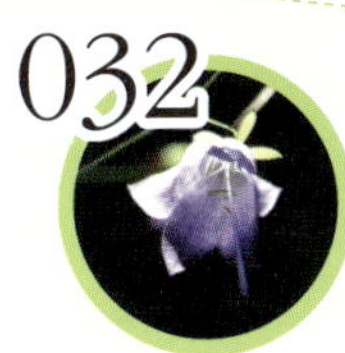

거담, 해독, 해수, 산후 회복

잔대

- 학 명 : *Adenophora triphylla* var. *japonica* (Regel) H. HARA
- 과 명 : 초롱꽃과
- 이 명 : 갯딱주, 남사삼(南沙蔘)
- 생약명 : 사삼(沙蔘)
- 성 분 : 사포닌, 이눌린, 베타-시토스테롤, 루페온, 트라이피롤
- 이용부위 : 어린 잎줄기, 뿌리
- 채취 및 가공법 : 가을에 뿌리를 채취하여 말린 것을 약으로 이용하고 부드러운 순과 뿌리는 식용한다.

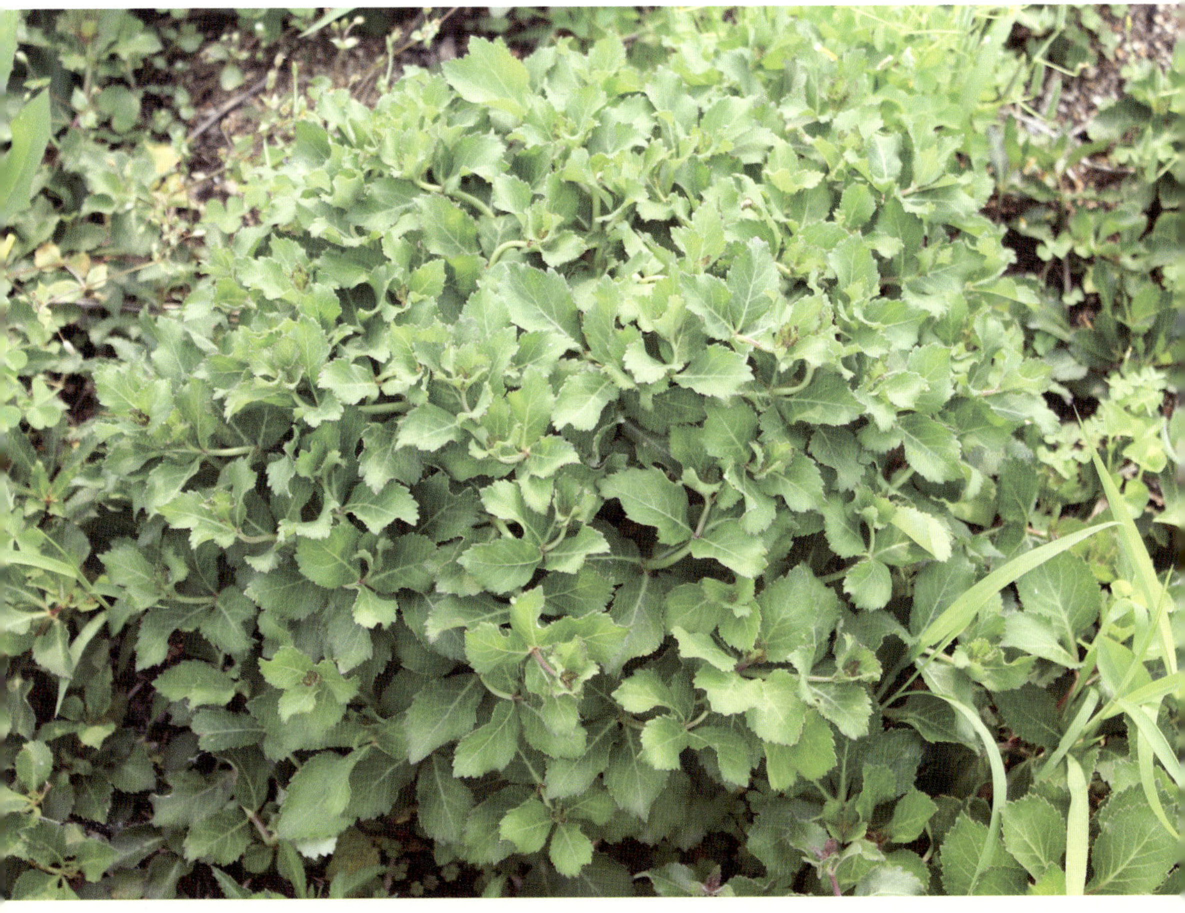

효능

잔대에는 사포닌과 이눌린이 풍부하게 함유되어 지혈과 가래 삭임, 각종의 독성을 해독하는 효능이 탁월하다. 또한 폐의 기운을 맑게 하고 소종(消腫)의 효능이 있어서 해수(咳嗽), 옹종(癰腫) 등을 치료하며 자궁수축 기능이 있어서 산후 회복기에도 유효하다. 잔대의 어린 잎줄기는 살짝 데친 후 물에 담가 쓴맛을 우려내어 나물이나 무침 등으로 해서 먹는다.

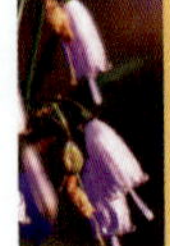

생김새와 특징

잔대는 여러해살이풀로 높이는 40~120㎝이다. 줄기는 곧게 서며 잔털이 난다. 근생엽(뿌리에서 나온 잎)은 원심형으로 길며 꽃이 필 때쯤 사라진다. 경엽(줄기에서 나온 잎)은 마주나기 또는 돌려나기, 어긋나기를 하며 긴 타원형 또는 피침형, 넓은 선형 등 다양하다. 경엽의 길이는

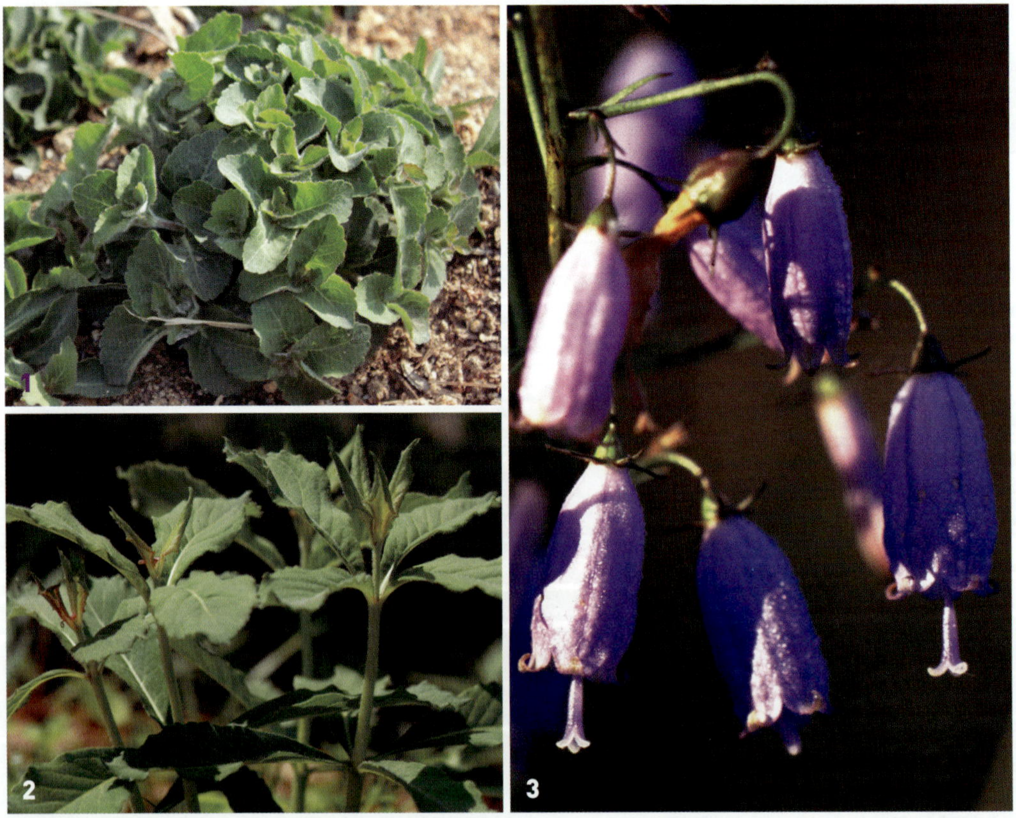

❶ 잔대_ 식용하는 어린 잎줄기 ❷ 잔대_ 잎과 줄기 ❸ 잔대_ 꽃

4~8㎝, 지름은 5~40㎜로 양 끝이 좁고 톱니가 있다. 꽃은 7~9월에 원줄기 끝에 보라색이나 분홍색으로 피는데, 길이는 1.5~2㎝이며 종 모양으로 생겼다. 열매는 10월경에 달리고 갈색으로 된 씨방에는 먼지와 같은 작은 종자들이 많이 들어 있다. 뿌리는 도라지처럼 희고 굵은데, 이를 사삼이라 부르며 약용한다. 전국의 산야에 자생하고 있으며, 일본과 중국 등 온대에서 한대에 거쳐 널리 분포하고 있다.

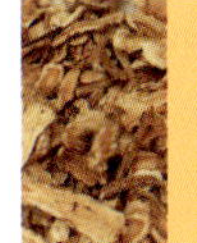

사용 방법

① **일반적인 복용법** : 말린 잔대 뿌리 10~20g을 600mL 물에 넣고 달인 액을 아침저녁 식후 1컵씩(150mL) 복용한다.

② **가래삭임** : 말린 잔대 뿌리 20g을 물 600mL에 넣고 반으로 될 때까지 달여서 아침저녁 식후에 1컵씩(150mL) 복용하거나 가루로 만들어 따뜻한 물과 함께 복용한다.

③ **민간요법** : 잔대 뿌리를 늙은 호박에 넣어 산후조리 식품으로 이용한다.

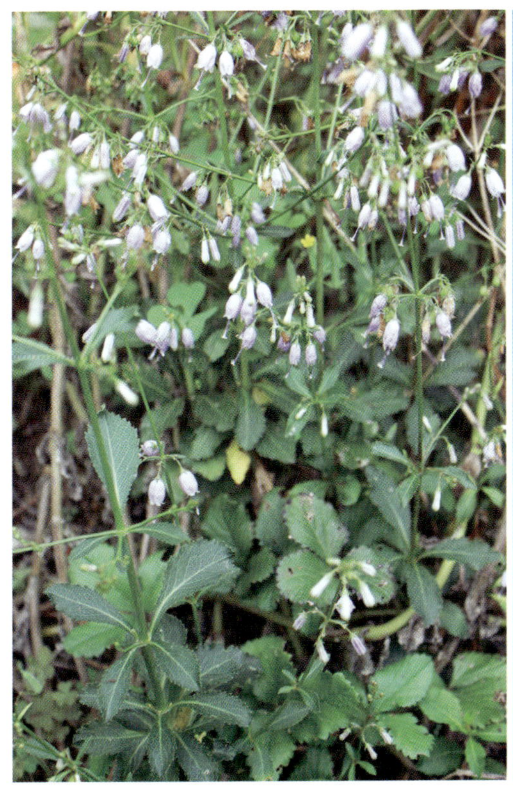

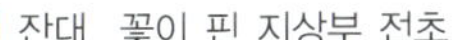

잔대_ 꽃이 핀 지상부 전초

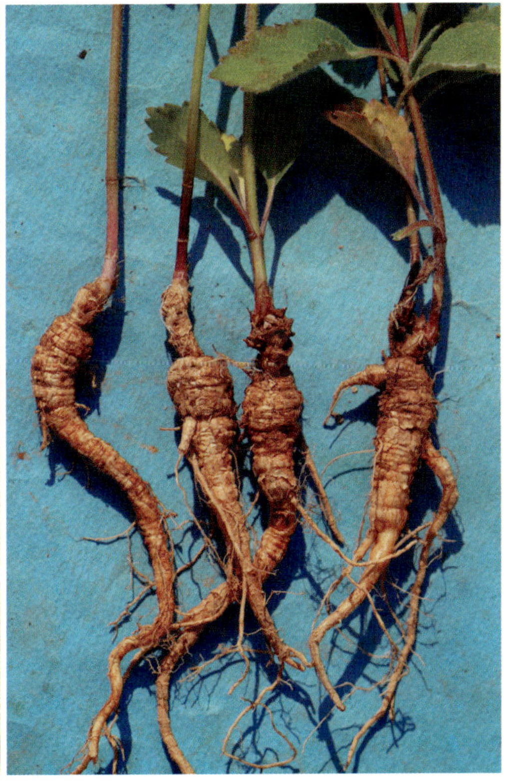

잔대_ 생뿌리

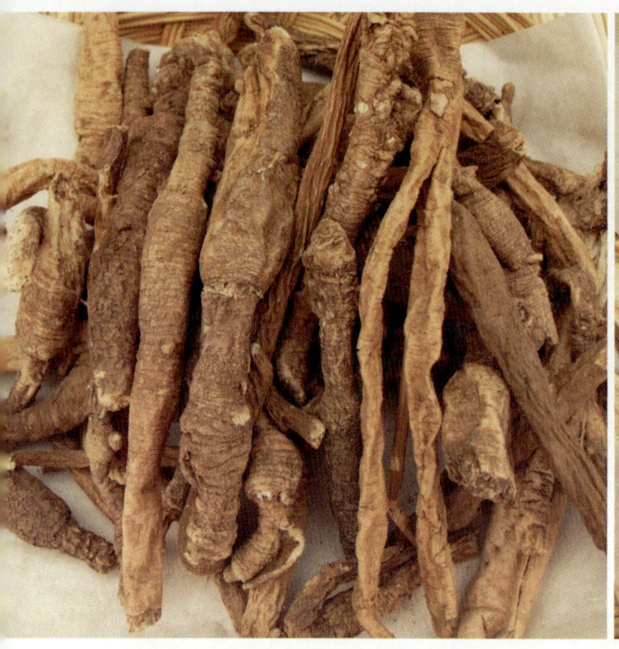

| 잔대_ 말린 뿌리

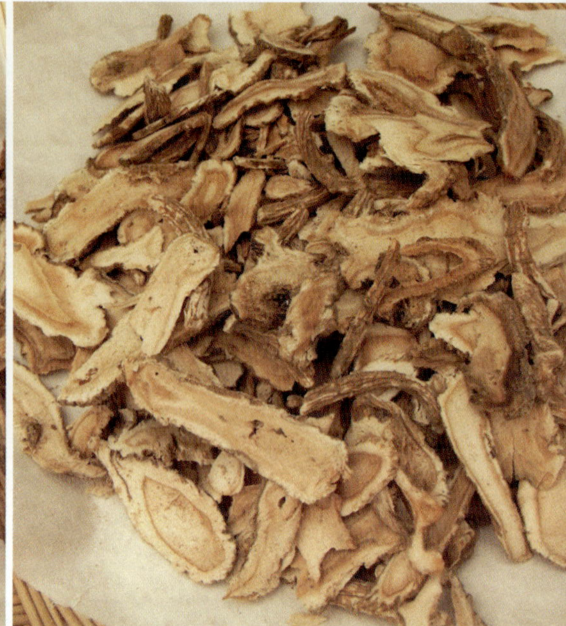

| 잔대_ 약재로 세절 건조한 뿌리

잔대의 기능성 및 효능에 관한 특허자료

● 잔대 추출물과 그를 함유한 비만 억제용 조성물

본 발명은 잔대 추출물과 그를 함유한 비만 방지용 조성물에 관한 것으로, 잔대의 잎, 뿌리, 줄기 등으로부터 물 또는 유기용매로 추출한 잔대 추출물은 알파글루코시다제 및 알파 아밀라제 효소 활성을 억제하여 식후 당질 또는 전분질의 소화 흡수를 억제함으로써 인체나 동물의 비만 예방 및 치료에 이용할 수 있는 매우 뛰어난 효과가 있다.

– 공개번호 : 10-2003-0074974, 출원인 : 손건호, 권정숙, 김정상, 장동재

● 잔대로부터 추출된 콜레스테롤 생성 저해 조성물

본 발명은 잔대의 에탄올 추출물을 유효성분을 포함하는 콜레스테롤 생성 저해기능을 갖는 조성물 및 그 제조방법에 관한 것으로, 잔대의 유효성분이 콜레스테롤 생합성 과정 중 후반부 경로에 관여하는 효소를 특이적으로 저해하는 것을 특징으로 한다. 이러한 본 발명은 현재 가장 많이 복용되는 스타틴(statin)계 약물이 콜레스테롤 생합성 전반부에 작용하면서 부작용을 동반하고 있는 것과는 달리 콜레스테롤 생합성 후반부에 작용함으로써 부작용이 적은 치료제나 건강식품의 성분으로써 유용하게 사용될 수 있다.

– 공개번호 : 10-2003-0013482, 출원인 : (주)한국야쿠르트

잔대주

맛은 달다. 기호와 식성에 따라 꿀, 설탕을 가미하여 음용할 수 있다.

【적용병증】

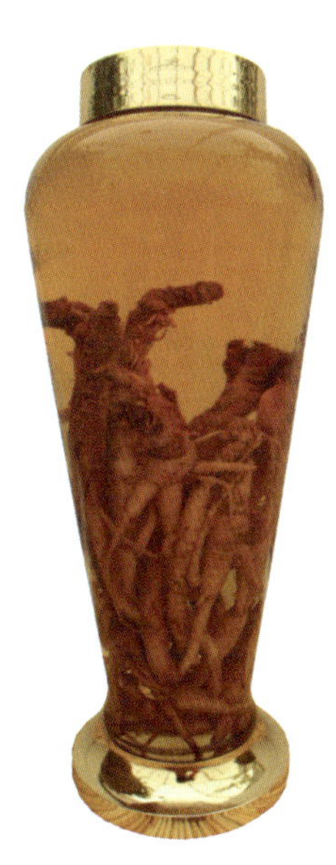

- 경련증(痙攣症) : 근육이 자기 의사에 반하여 병적으로 수축(收縮)운동을 일으키는 현상을 말한다. 30mL를 1회분으로 1일 3~4회씩, 13~15일 정도 음용한다.
- 한열왕래(寒熱往來) : 병을 앓는 중에 추운 기운과 더운 기운이 서로 번갈아 나타나는 경우이다. 30mL를 1회분으로 1일 3~4회씩, 10~11일 정도 음용한다.
- 자양강장(滋養强壯) : 특히 병후 쇠약해진 경우 원기부족을 채워주기 위해 쓰는 처방이다. 30mL를 1회분으로 1일 2~3회씩, 25~30일 정도 음용한다.
- 기타 질환 : 강장(强壯), 거담, 폐기보호, 해수

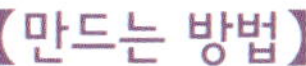

【만드는 방법】

① 약효는 뿌리에 있으므로, 뿌리를 사용한다.
② 뿌리는 수시로 구입하거나 채취하여 깨끗이 물로 씻어 물기를 없애고 사용한다.
③ 생뿌리 약 250g을 소주 3.8L에 넣고 밀봉하여 서늘한 냉암소에서 보관, 숙성시킨다.
④ 뿌리를 240일 이상 침출한 후 숙성시켜 음용하며 뿌리는 찌꺼기를 걸러내지 않는다.

【구입방법 및 주의사항】

- 일반시장이나 건재약상에서도 소량으로 구입할 수 있다.
- 20일 이상 장기 음용해도 무방하다.
- 본 약술을 음용 중에 가리는 음식은 없다.

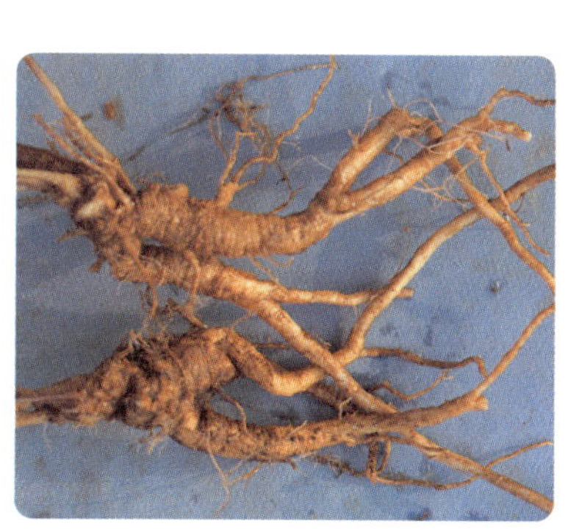

033

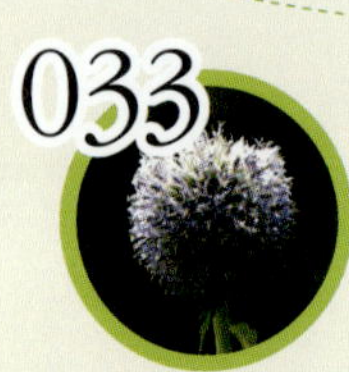

청열, 해독, 소종, 배농

절굿대

- **학 명 :** *Echinops setifer* Iljin
- **과 명 :** 국화과
- **이 명 :** 절구대, 절구때, 개수리취, 둥둥방망이, 강모란자두, 분취아재비, 전굿대
- **생약명 :** 누로(漏蘆)
- **성 분 :** 에키놉신(echinopsine), 에키노린(echinorine), 에키닌(echinine), 아세틸렌 콤파운드(acetylene compound), 지방유 등
- **이용부위 :** 전초(잎, 줄기, 뿌리)
- **채취 및 가공법 :** 뿌리는 봄, 가을에 채취해서 씻은 후 햇볕에 말리며, 전초는 개화기 이전에 채취하여 햇볕에 말리거나 수시로 채취하여 신선하게 이용한다.

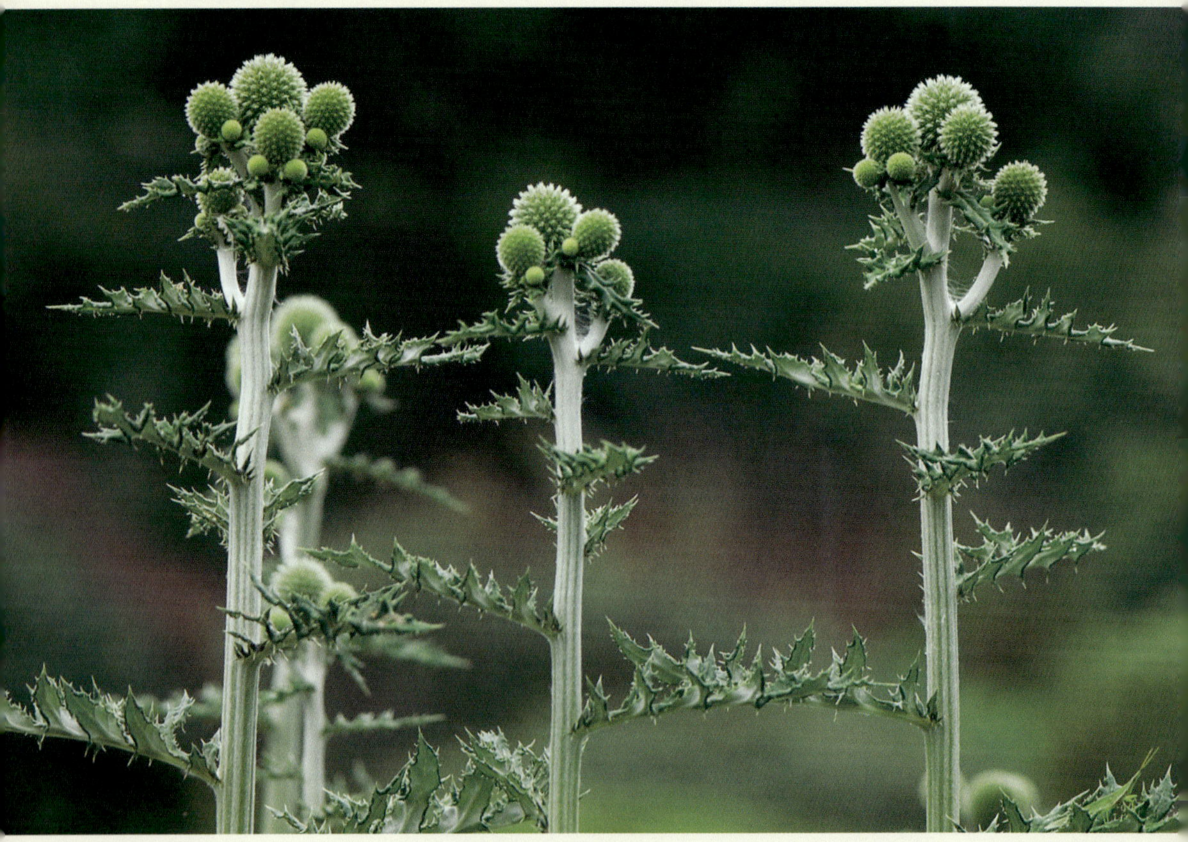

효능

절굿대는 열을 내리고 독성을 풀어주며 고름을 배출시키는 효능이 있다. 또한 지혈작용도 하여 산후출혈이나 실조유산의 지혈에 사용된다. 이 밖에도 유선염, 기관지염, 폐렴, 임파선 결핵, 부스럼, 신경근염, 시신경위축, 안면근육 마비 등에도 사용된다. 어린잎은 식용한다.

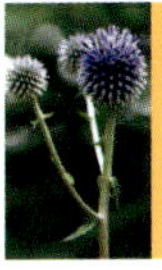

생김새와 특징

절굿대는 여러해살이풀로 개수리취, 절구대라고도 부르며 높이는 1m 내외로 자란다. 가지에 솜 같은 털이 덮였으며 전체가 흰색이 돈다. 뿌리에서 나온 잎은 잎자루가 길며 가장자리가 엉겅퀴같이 갈라지며 가시가 있고 줄기에서 나온 잎은 긴 타원형으로 잎자루는 없이 5~6쌍으로 갈라진다. 꽃은 7~8월에 남자색으로 지름 5㎝ 정도로 피고 꽃부리는 끝이 5개로 갈라져서 뒤로 말리며 열매는 수과로 털이 빽빽하고 9~10월에 결실한다.

전국 산지의 양지쪽 풀밭에서 자라며 일본에도 분포하고 있다.

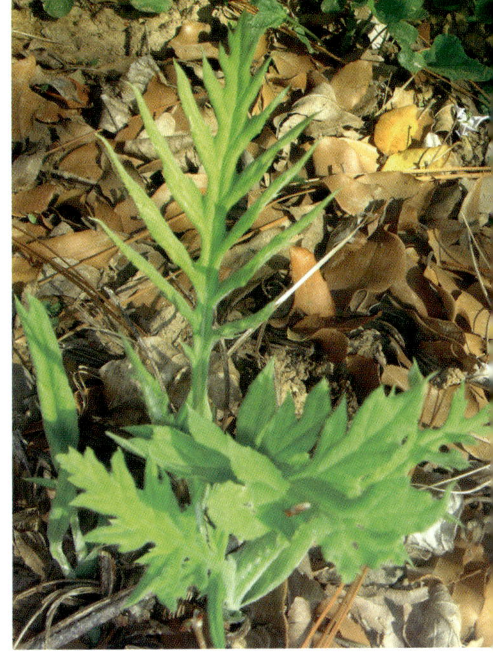

절굿대_ 어린잎

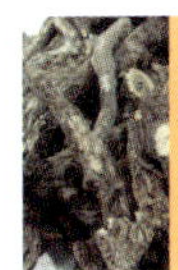

사용 방법

① 일반적인 복용법 : 건조 가공한 전초(뿌리 포함) 30g을 900mL 물에 넣고 반으로 될 때까지 달인 물을 매 식후 1컵씩(150mL) 복용한다.

② 부스럼 : 전초(뿌리 포함)를 짓찧어서 환부에 붙인다.

③ 주의사항 : 협심증이나 고혈압, 간염, 콩팥염, 바세도우병 환자는 쓰지 않는다.

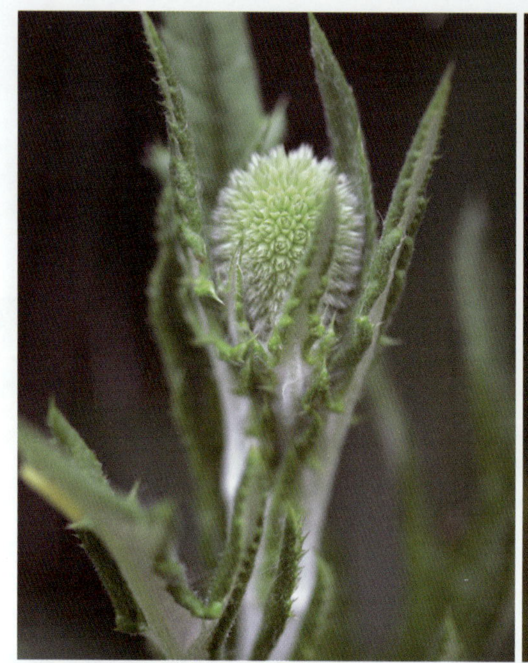

| 절굿대_ 꽃봉오리

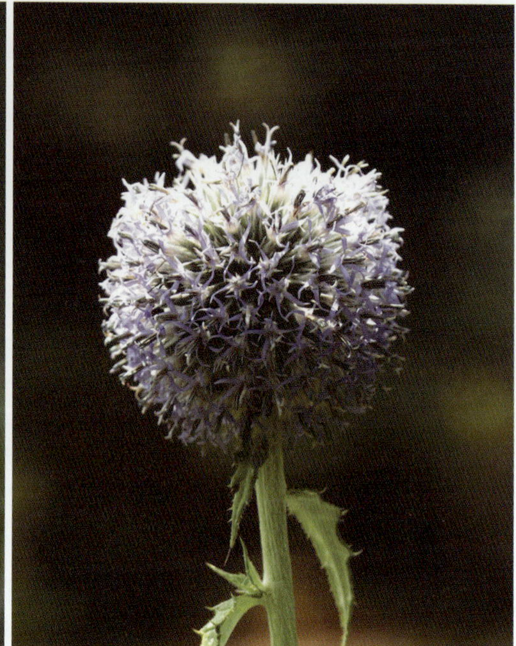

| 절굿대_ 꽃 생김새

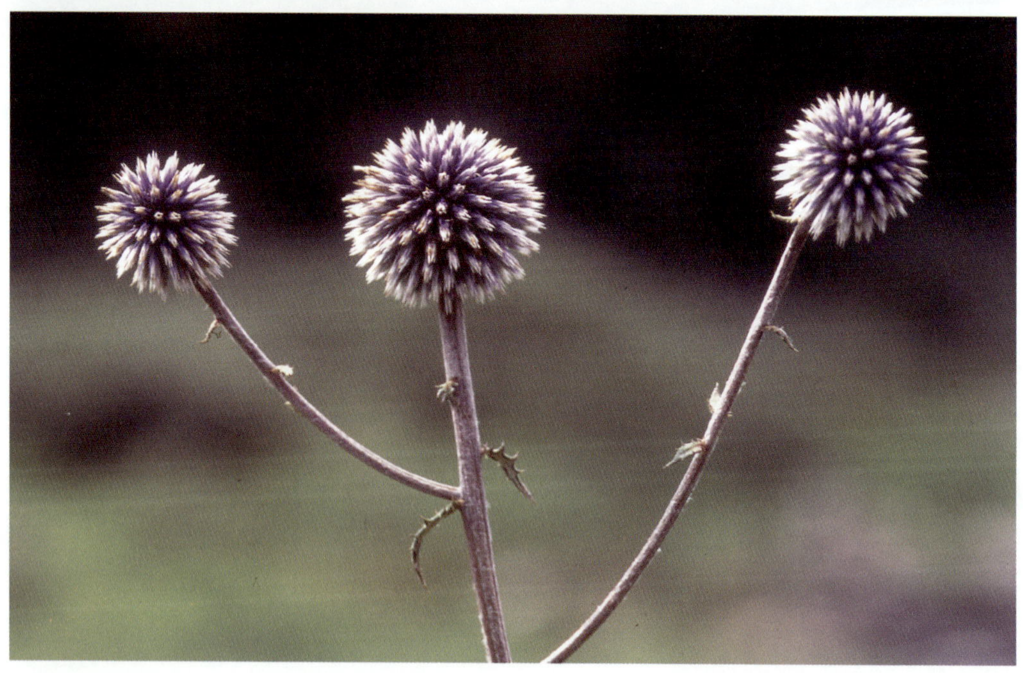

| 절굿대_ 꽃

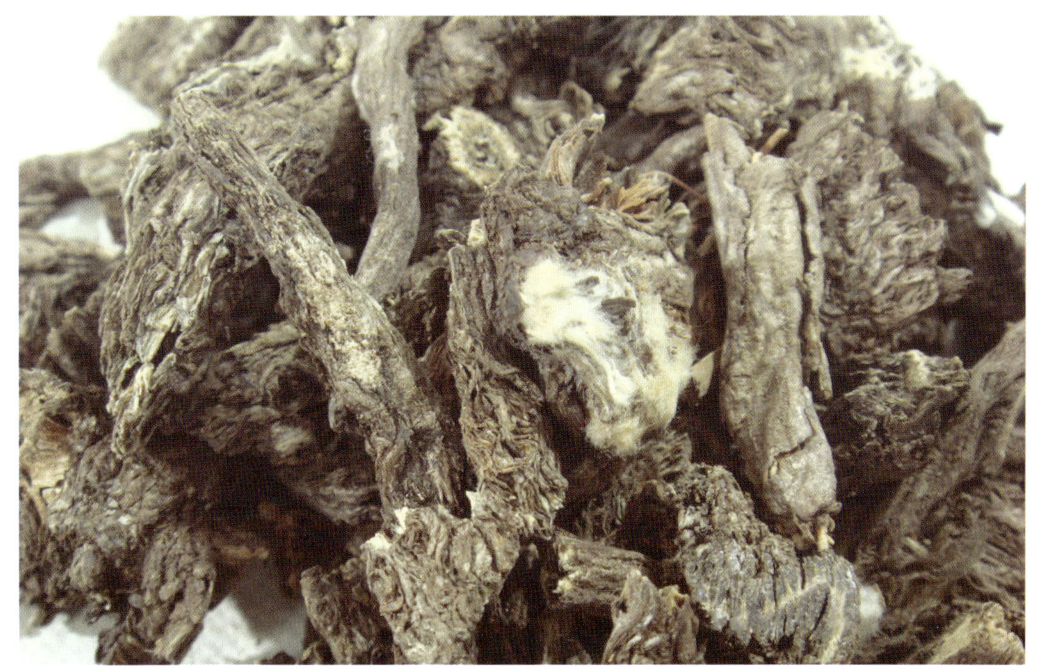

절굿대_ 건조 가공한 뿌리

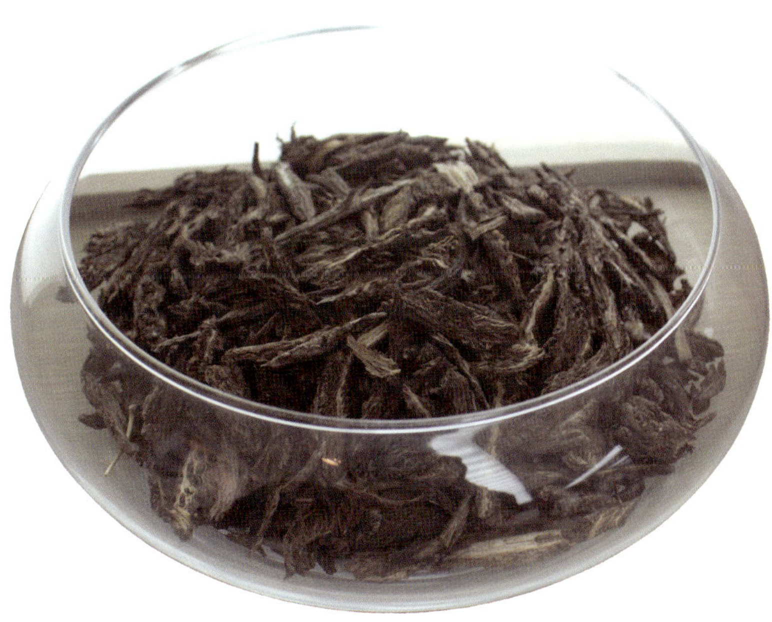

절굿대_ 약재로 쓰는 뿌리(건조 절단)

034

청열, 해독, 소종, 독사교상

제비꽃

- **학 명 :** *Viola mandshurica* W. Becker
- **과 명 :** 제비꽃과
- **이 명 :** 오랑캐꽃, 장수꽃, 씨름꽃, 민오랑캐꽃, 병아리꽃, 외나물, 옥녀제비꽃, 앉은뱅이꽃, 가락지꽃, 참제비꽃, 참털제비꽃, 큰제비꽃
- **생약명 :** 자화지정(紫花地丁), 지정초(地丁草)
- **성 분 :** 플라보노이드, 글리코사이드(glycoside), 사포닌, 비타민 C
- **이용부위 :** 부드러운 잎과 꽃은 식용하고 뿌리를 포함한 전초는 약용
- **채취 및 가공법 :** 이른 봄에는 꽃을 채취하고, 열매가 성숙하면 뿌리째 뽑아서 이물질을 제거하고 말려서 가늘게 썰어서, 즉 세절(細切)하여 사용한다.

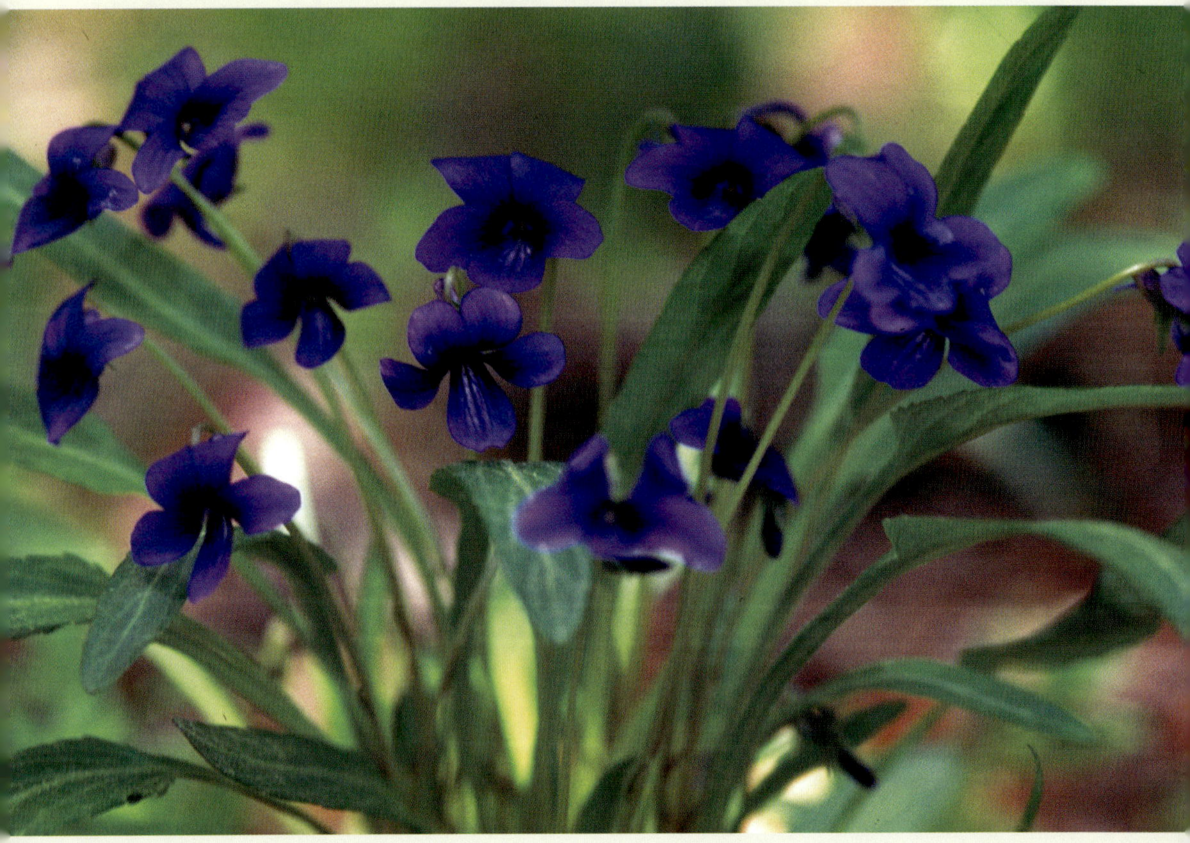

효능

제비꽃은 열을 식히고 독을 푸는 청열해독(淸熱解毒), 혈열을 시원하게 하며 종양을 제거하는 양혈소종(凉血消腫) 등의 효능이 있어서 종기와 부스럼을 치료하고 독사 물린 데에 이용한다. 또한 눈이 붉게 충혈되고 종기가 나서 아픈 목적종통(目赤腫痛)을 치료하는 데 이용한다.

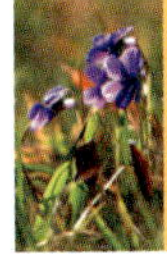

생김새와 특징

제비꽃은 여러해살이풀로 원줄기가 없으며 뿌리에서 긴 잎자루가 있는 잎이 모여난다. 높이는 10~15cm까지 자라고, 잎은 길이가 3~8cm, 폭이 1~2.5cm로 가장자리에 얕고 둔한 톱니가 있으며 양면에는 털이 있다. 꽃은 보라색 또는 짙은 자색으로 4~5월에 핀다. 꽃잎은 5조각이며 잎 사이에서 긴 꽃줄기가 나오고 그 끝에 꽃이 한 송이 달려 한쪽을 향하여 핀다. 열매는 6~7월경에 타원형으로 달리는데 3갈래로 갈라지고 담갈색의 종자가 많이 들어 있다. 우리나라 각지에 분포하고, 들이나 산의 햇볕이 잘 쬐는 양지에 잘 자란다. 중국에는 장강 유역 하류와 남부 각성에 분포한다.

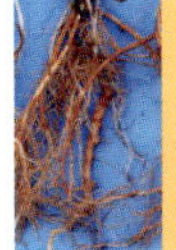

사용 방법

① **일반적인 복용법** : 물 900mL에 말린 제비꽃 전초 30~40g을 넣어 반량으로 달여서 1컵씩(150mL)을 매 식후 복용한다.

② **민간요법** : 화농(짓무름)과 타박상 치료에 많이 이용하는데, 화농

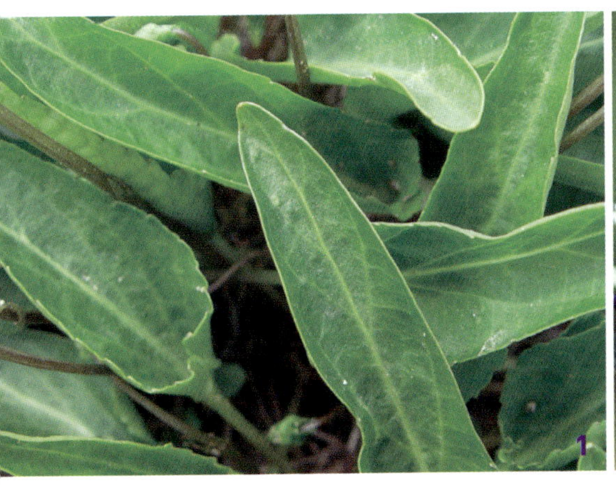

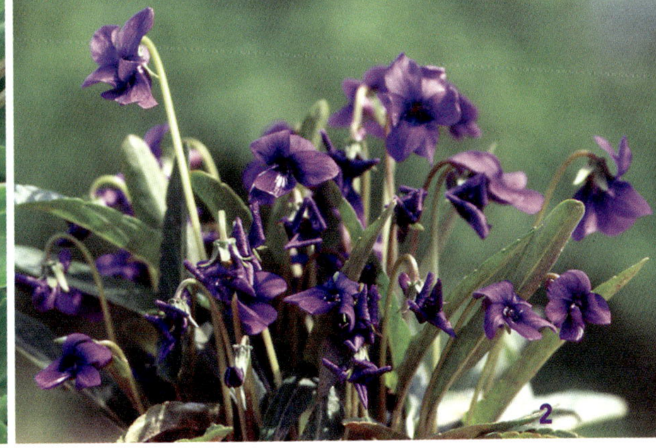

❶ 제비꽃_ 어린잎 ❷ 제비꽃_ 꽃과 잎

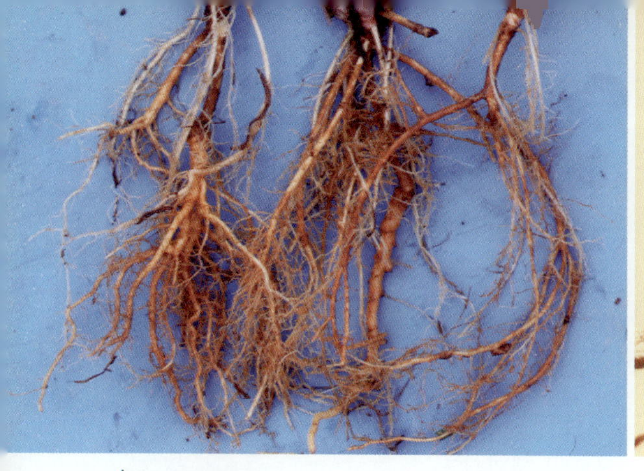
제비꽃_ 생뿌리

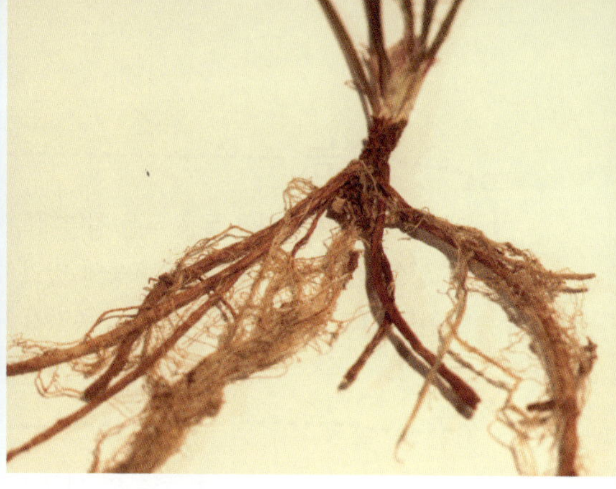
제비꽃_ 말린 뿌리

에는 제비꽃 전초를 채취하여 깨끗이 씻은 뒤 약절구에 곱게 찧어 화농 부위에 붙여 두면 증상이 호전된다. 명주 천에 짓찧은 약재를 싸서 상처 부위를 감싸 두어도 된다. 또 타박상 치료에는 제비꽃을 통째로 소금에 버무린 것을 환부에 붙여두거나, 말린 제비꽃에 적당량의 물을 붓고 반으로 달여 그 물에 적신 헝겊을 환부에 덮어 습포를 한다. 견비통이나, 요통, 관절염에도 효과가 있다. 약절구에 곱게 찧은 약재를 통증 부위에 붙이고, 그 위에 얇은 거즈를 덮고, 뜨거운 물에 적신 수건을 덮어 찜질을 하면 효과가 좋다.

③ **주의사항** : 약성은 찬 성질에 청열작용이 있으므로 비위가 찬 경우에는 사용에 신중을 기한다.

제비꽃의 기능성 및 효능에 관한 특허자료

● **제비꽃 잎 추출물을 유효성분으로 함유하는 당뇨병 예방 및 치료용 조성물**

본 발명은 현저한 혈당강하 효과를 갖는 제비꽃 잎 추출물을 유효성분으로 함유하는 조성물에 관한 것으로, 보다 상세하게는 본 발명의 제비꽃 잎 추출물은 우수한 알파-글루코시다제 저해 활성을 나타낼 뿐만 아니라 식후 혈당 농도의 급격한 상승을 억제하는 탁월한 혈당강하 효과를 나타냄으로써 당뇨병 예방 및 치료를 위한 약학조성물 및 건강기능식품으로 유용하게 이용될 수 있다.

– 공개번호 : 10-2010-0090371, 출원인 : 인제대학교 산학협력단

● **제비꽃으로부터 항암 활성물질을 추출하는 방법**

본 발명은 제비꽃으로부터 항암 활성을 갖는 물질을 추출하는 방법에 관한 것으로서, 제비꽃으로부터 각종 암세포의 성장을 저해하고, 특히 암세포의 전이 억제 활성을 유도하여 각종 암, 특히 위암, 간암, 췌장암, 혈액암 질환의 예방 및 치료에 효과적이고 안전한 항암 활성을 갖는 물질을 추출하는 방법을 제공한다.

– 공개번호 : 10-2005-0030361, 출원인 : 박화목

제비꽃주

맛은 쓰다. 기호와 식성에 따라 꿀, 설탕을 가미하여 음용할 수 있다.

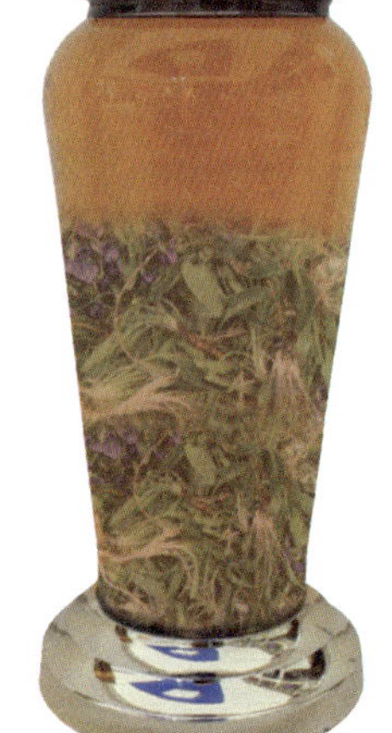

【적용병증】

- 치통(齒痛) : 치아의 법랑질이 치아의 세균작용에 의해 파괴되고, 입안의 음식물이 분해되어 형성된 산의 영향으로 탈피하는 경우이다. 30mL를 1회분으로 1일 2~3회씩, 2~4일 정도 복용한다.
- 두훈(頭暈) : 머리가 어지럽고 눈이 캄캄한 경우의 증상이다. 여러 가지 원인에 의해 일어날 수 있다. 30mL를 1회분으로 1일 2~3회씩, 4~7일 정도 복용한다.
- 황달(黃疸) : 특히 간 질환에서 많으며, 차고 습한 기운과 내열의 작용에 의하여 혈액이 소모됨으로써 나타난다. 30mL를 1회분으로 1일 3~4회씩, 12~15일 정도 복용한다.
- 기타 질환 : 간열, 발한, 부인병, 불면증, 상기된 눈, 수종, 임파선염, 중풍, 한열왕래

【만드는 방법】

① 약효는 온포기(전초)에 있다.
② 5~7월에 잎이나 온포기를 채취하여 깨끗이 물로 씻어 사용한다.
③ 말린 온포기 180g을 소주 3.8L에 넣고 밀봉한다.
④ 3개월 이상 숙성한 다음 찌꺼기는 걸러내고 보관, 사용한다.

【구입방법 및 주의사항】

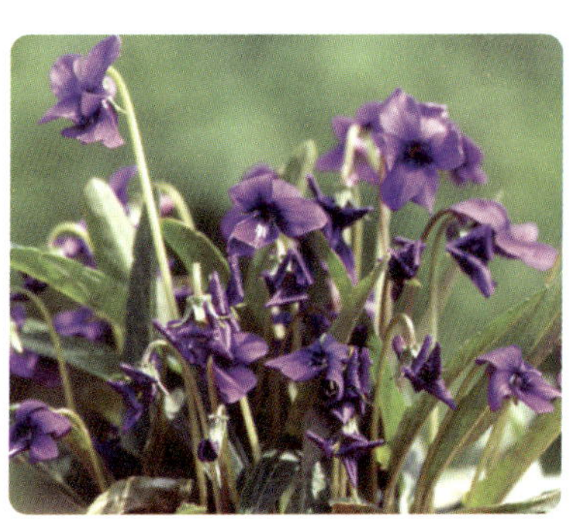

- 시장이나 약령시장에서 취급하지 않는 야생 약초이다. 산지(産地)에서 채취하여 사용한다. 전국의 야산이나 들, 양지에서 자생한다.
- 장복해도 해롭지는 않으나 치유되는 대로 중단한다.
- 본 약술을 복용 중에 가리는 음식은 없다.

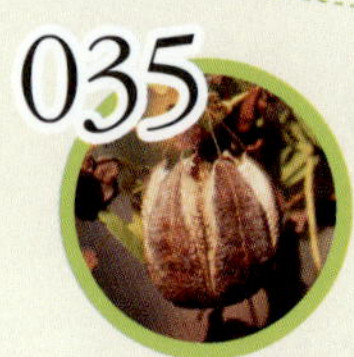

035

해독, 소종, 고혈압, 진해

쥐방울덩굴

- **학 명 :** *Aristolochia contorta* Bunge
- **과 명 :** 쥐방울덩굴과
- **이 명 :** 쥐방울, 마도령, 까치오줌요강, 방울풀, 당목향, 산두근, 토청목향, 토청목향근, 옥황과, 다엽포, 구란과, 북마도령
- **생약명 :** 마두령(馬兜鈴: 열매), 청목향(靑木香: 뿌리), 천선등(天仙藤: 잎과 줄기)
- **성 분 :** 아리스톨론, 아리스톨로킨산, 노르아리스톨로킨산, 아리스토인산, 아리스톨로키아락담, 알칼로이드, 마그노플로린, 씨클라놀린, 아리스톨킨산, 알란토인 등
- **이용부위 :** 열매, 잎과 줄기, 뿌리
- **채취 및 가공법 :** 열매가 터지기 전(8~9월)에 채취하고, 뿌리는 가을에 캐며, 잎과 줄기는 서리가 내리기 전후 잎이 떨어지기 전에 채취하여 햇볕에 말린다.

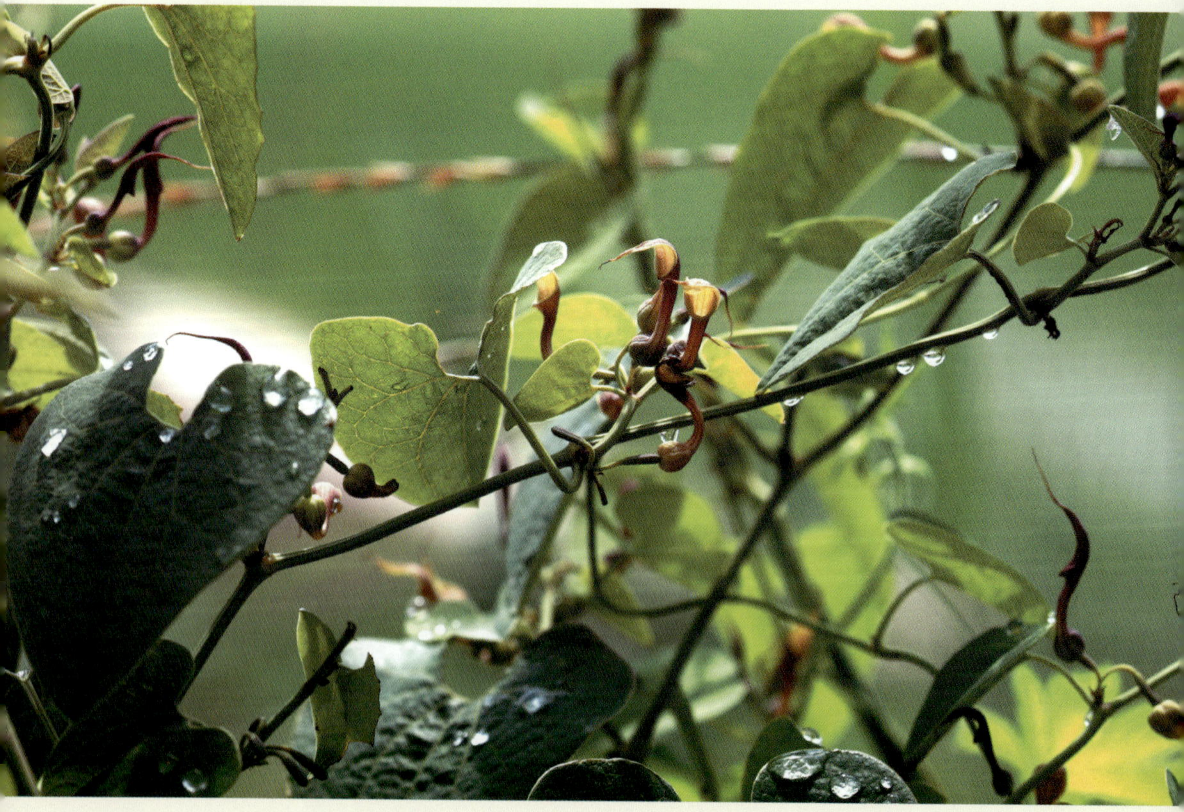

효능

쥐방울덩굴은 기침과 가래에 치료약으로 사용되며 고혈압과 만성기관지염, 천식을 치료하는 데도 이용한다. 또한 종기를 삭이고 진해와 해독작용을 한다. 단, 독성이 약간 있으므로 전문가의 주치에 따라야 한다. 열매가 작은 방울처럼 생겨서 이런 이름이 붙여졌으나 열매를 약용할 때는 말방울이라는 뜻의 마두령(馬兜鈴)으로 불린다. 이용 부위에 따라 열매는 마두령, 뿌리는 청목향, 잎과 줄기는 천선등으로 분류하여 부른다.

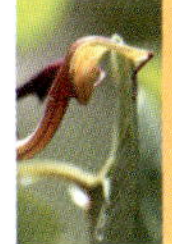

생김새와 특징

쥐방울덩굴은 덩굴성 여러해살이풀로 뿌리는 가늘며 원추형의 황갈색이다. 높이는 1.5m 정도로 자라고 줄기는 검은빛을 띠며 다른 물질을 감고 올라간다. 잎은 어긋나며 길이가 4~10㎝, 폭이 3.5~8㎝로 흰빛이 도는 녹색이며 모양은 심장형이다. 줄기는 전체에 털이 없고 길이가 1~5m이며 어릴 때는 검은빛이 도는 자주색이지만 자라면서 녹색으로 되고 약간 분처럼 흰색이 돈다. 꽃은 7~8월에 녹자색으로 통처럼 핀다. 잎겨드랑이에서 꽃자루가 1개씩 나오고 둥글게 커진다. 꽃의 안쪽에는 긴 털이 있고 윗부분이 좁아졌다가 나팔처럼 벌어지며 한쪽이 길게 뾰족해진다. 열매는 10월경에 길이가 3~5㎝ 정도인 구형으로 달리고 안에는 많은 종자가 들어 있다. 열매 밑부분은 6개로 갈라져서 각각 가는 실처럼 갈라진 꽃자루에 매달려

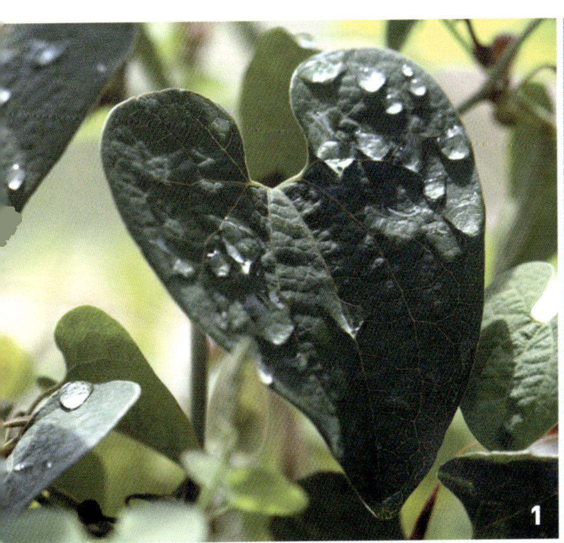

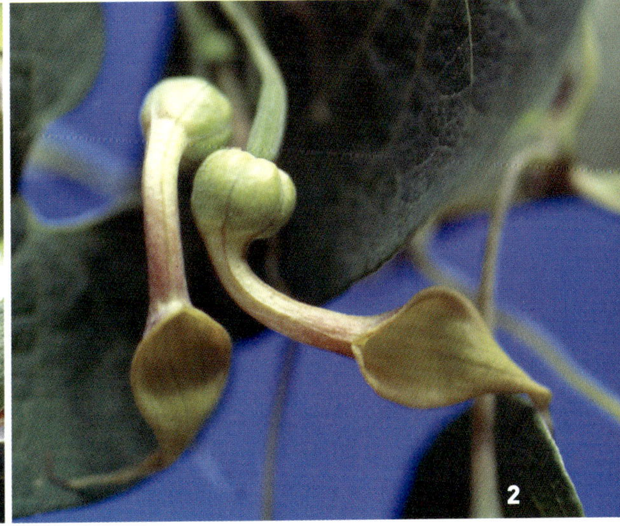

❶ 쥐방울덩굴_ 잎 ❷ 쥐방울덩굴_ 꽃

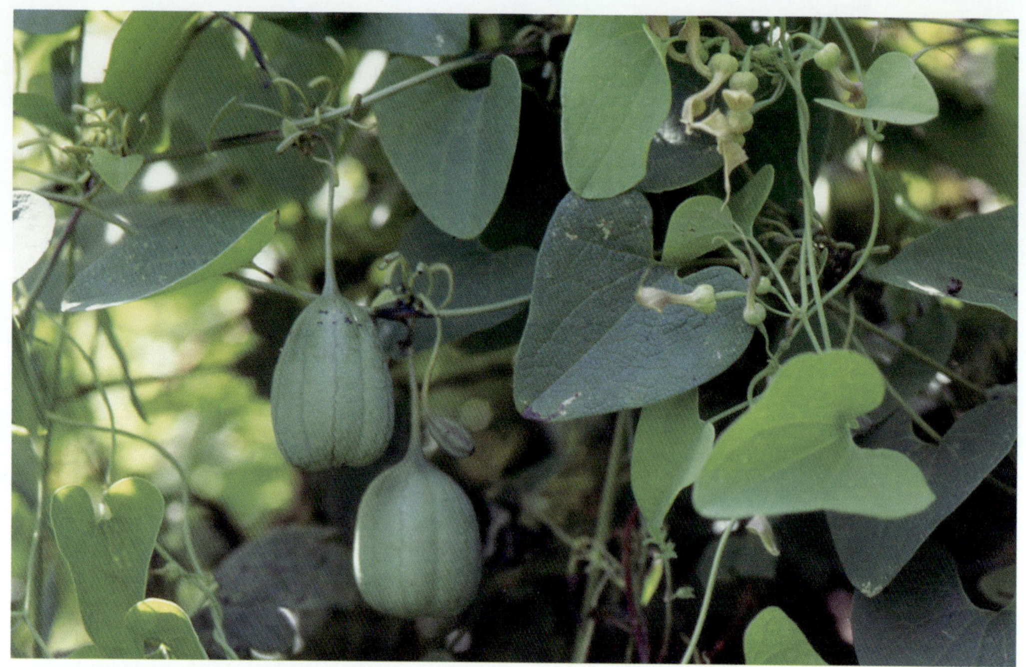

| 쥐방울덩굴_ 열매(미숙)

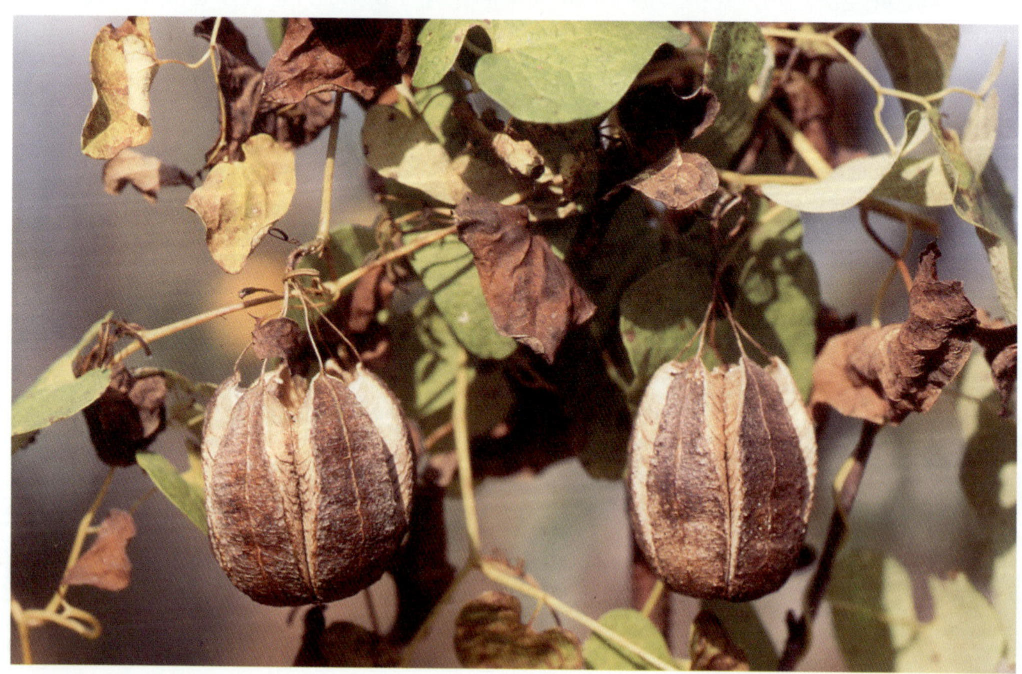

| 쥐방울덩굴_ 열매(완숙)

낙하산 모양을 이룬다. 열매가 덜 익었을 때는 연녹색이다가 완전히 익으면 짙은 갈색으로 변한다.

전국의 산과 들에서 자라며 특히 지리산 칠선계곡에서 가끔 볼 수 있다. 일본, 만주, 중국 등에도 분포한다.

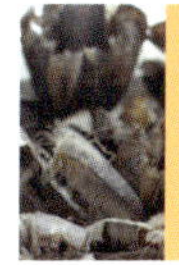

사용 방법

① **일반적인 복용법** : 말린 쥐방울덩굴 열매 30g을 900mL 물에 넣고 열탕으로 달여서 하루 2~3회씩 식후 1컵씩(150mL) 복용하면 심한 기침과 피가 섞인 가래를 삭인다. 고혈압, 만성기관지염에도 효과가 있다.

② **천식** : 말린 마두령(쥐방울덩굴 열매), 창출, 차조기, 길경, 오미자 각 20g과 물 1L에 꿀을 적당량 넣어 열탕으로 달여서 매 식후 1컵씩(150mL) 복용한다. 기침이나 가래에도 잘 듣는다.

③ **진해와 해독** : 물 600mL에 말린 뿌리 10g을 넣고 반으로 될 때까지 달인 물을 아침저녁 식후에 1컵씩(150mL) 복용한다.

④ **주의사항** : 독성이 약간 있으므로 내복 용량에 주의해야 하며, 전문가의 의견에 따라 사용한다.

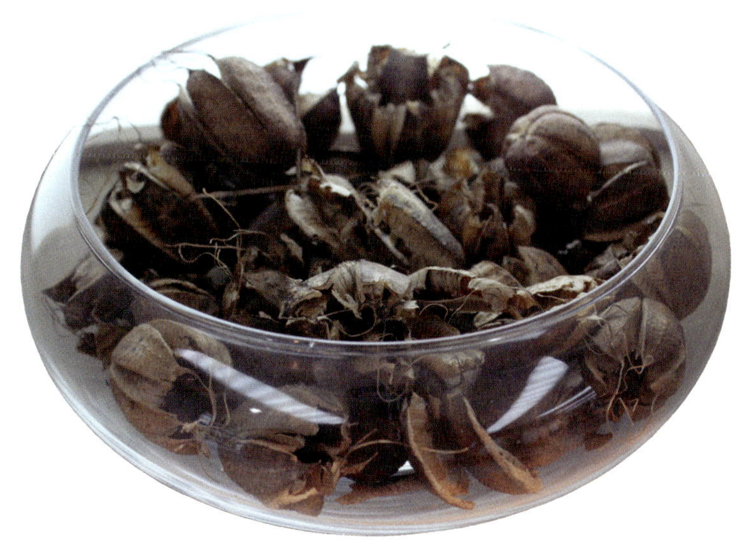

쥐방울덩굴_ 약재로 채취한 열매

036

해독, 청열, 거풍, 양혈

참바위취

- **학 명** : *Saxifraga oblongifolia* Nakai
- **과 명** : 범의귀과
- **이 명** : 바위귀, 범의귀, 이초, 동이초, 접화호이초, 장타원엽호이초
- **생약명** : 호이초(虎耳草)
- **성 분** : 알부틴, 에스쿨린, 삭시푸라긴, 케르세틴, 질산칼슘, 염화칼륨, 단백질, 비타민 C
- **이용부위** : 전초(잎, 줄기, 꽃)
- **채취 및 가공법** : 잎은 연중 채취 가능하나 개화 후에 채취한 것이 좋다.

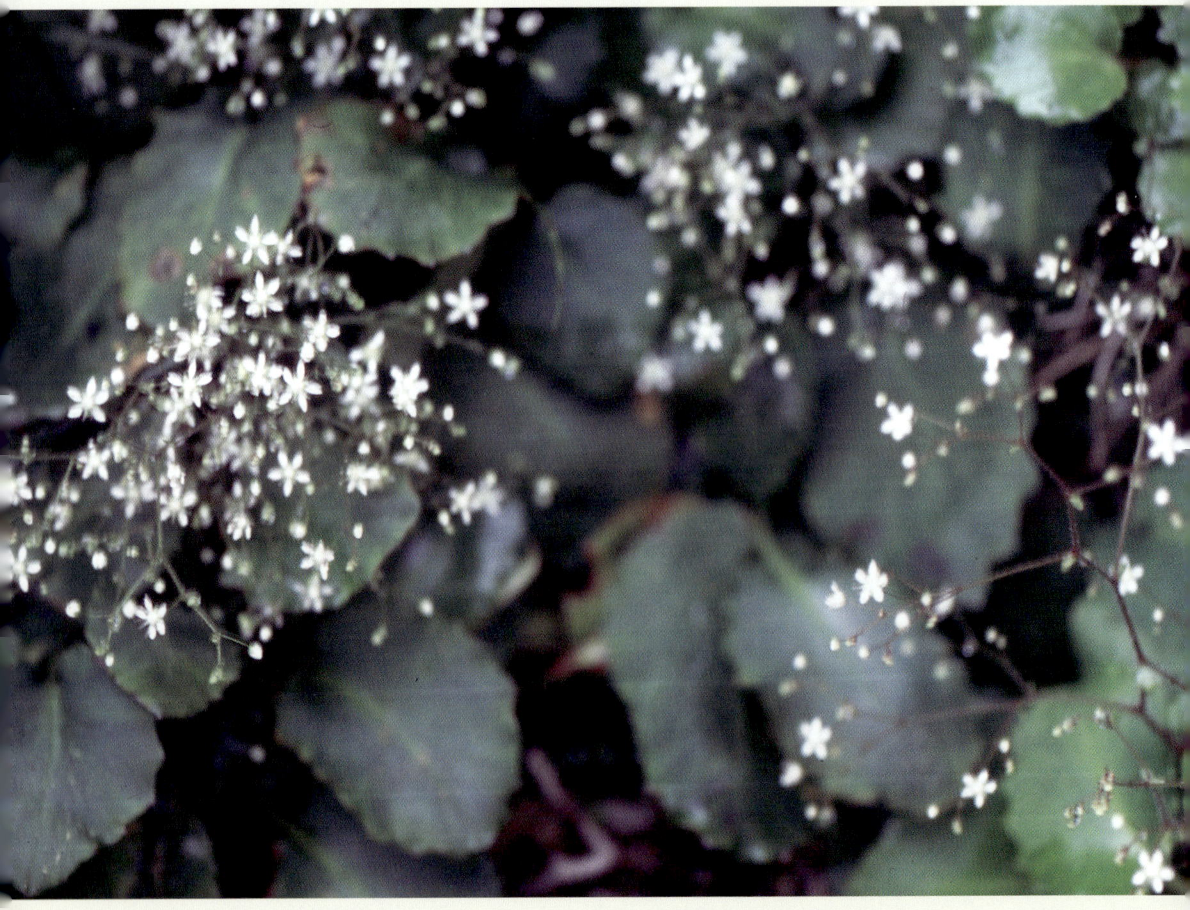

효능

참바위취는 거풍, 청열, 양혈, 해독의 효능이 있으며 치통, 화상, 치질 등에 쓰인다. 이 밖에도 기침이나 토혈, 폐종, 화농성 염증에 효과가 있다.

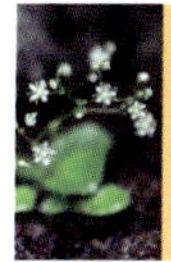

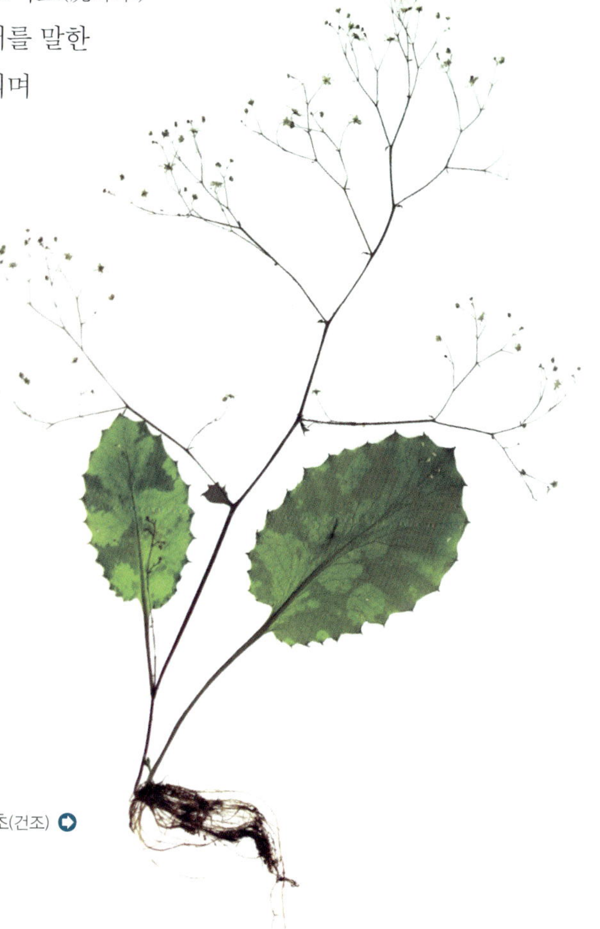

생김새와 특징

참바위취는 여러해살이풀로 높이는 30㎝ 내외로 자란다. 뿌리잎은 잎자루가 길고 타원형 또는 둥근 타원형으로 털이 없으며 가장자리에 톱니가 있다. 참바위취는 작은 바위취라는 뜻으로 높이가 60㎝인 바위취의 절반 정도밖에 안 된다. 잎 모양이 호랑이 귀를 닮아서 '호이초(虎耳草)'란 이름도 있는데 이는 다름 아닌 범의귀를 말한다. 7~8월에 흰색 꽃이 원뿔형으로 달리며 꽃줄기는 길이 25㎝ 정도이고 꽃받침잎인 포는 잎처럼 생겼으나 작은 것이 다르다. 열매는 삭과로 달걀 모양이며 끝이 2개로 갈라지고, 종자에는 10개의 능선이 있다. 어린순은 식용으로 쓰이며, 특히 싱싱한 잎은 쌈으로 싸 먹기도 한다.

바위취의 유사종인 참바위취는 한국 특산식물로 전국 각처의 깊은 산, 바위 곁에 붙어서 자란다. 바위떡풀과 비슷하지만 잎이 심장형인 것이 다르다.

잎과 줄기, 꽃을 약용하는 참바위취 전초(건조)

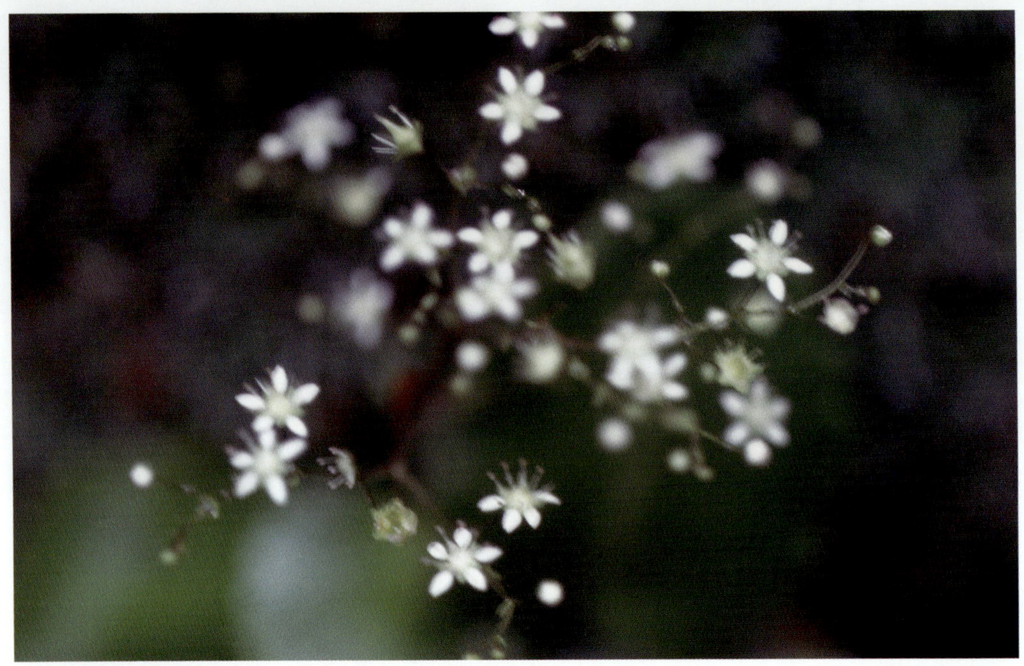

| 참바위취_ 꽃

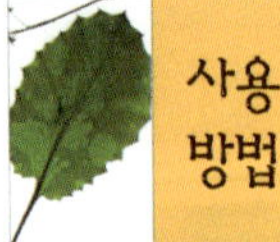

① **치통** : 참바위취 잎을 짓찧어서 작은 알갱이로 뭉쳐서 아픈 치아의 틈에 넣고 가볍게 깨문다.

② **치질** : 말린 전초 40g을 물 600mL에 넣고 반으로 될 때까지 달여서 소금을 약간 첨가한 후 가제에 적셔서 치질 부위에 도포하여 준다.

③ **토혈** : 그늘에서 말린 전초를 달여 물을 마시듯이 꾸준히 마신다. 기침에도 좋다.

④ **화상** : 잎을 잘 짓찧어서 환부에 붙인다. 화농성 염증에도 잘 듣는다.

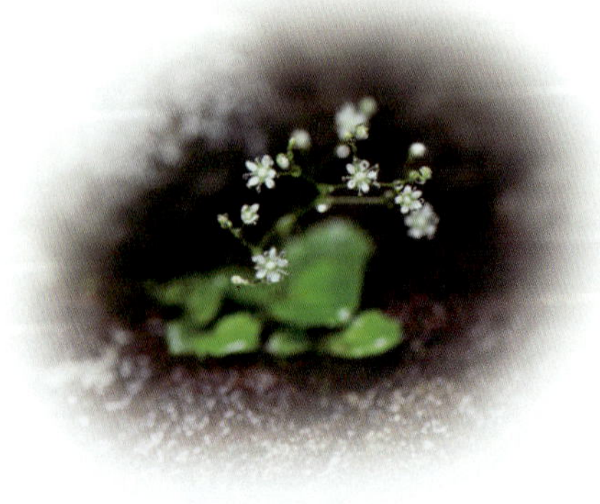

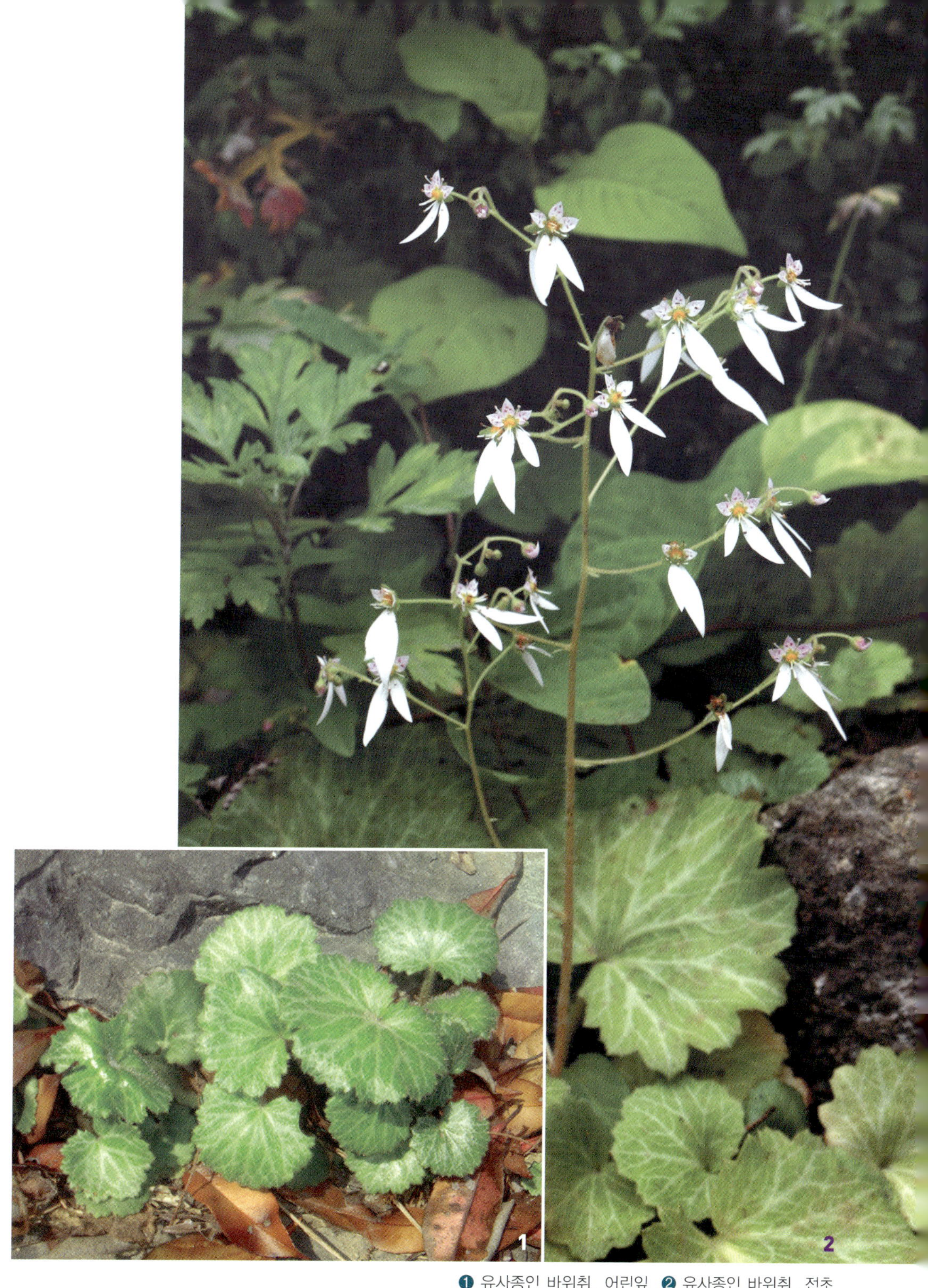

❶ 유사종인 바위취_ 어린잎 ❷ 유사종인 바위취_ 전초

037

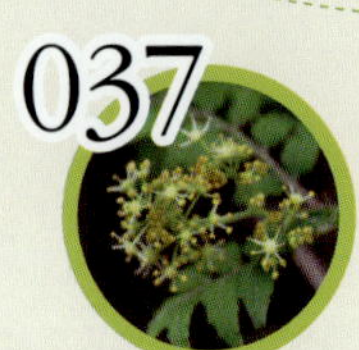

방향성 건위약, 살충, 해독, 소염, 이뇨

초피나무

- **학 명 :** *Zanthoxylum piperitum* (L.) DC.
- **과 명 :** 운향과
- **이 명 :** 제피, 재피
- **생약명 :** 초피(椒皮)
- **성 분 :** 게라니올, 리모넨, 산숄, 아비세놀, 아비세닌, 베르갑텐, 미티딘, 시스-아비세놀, 켈레리트린, 쿠마린, 플라보놀, 알칼로이드 등
- **이용부위 :** 열매껍질(종피), 나무껍질, 뿌리껍질
- **채취 및 가공법 :** 9~10월에 성숙한 열매를 채취한다.

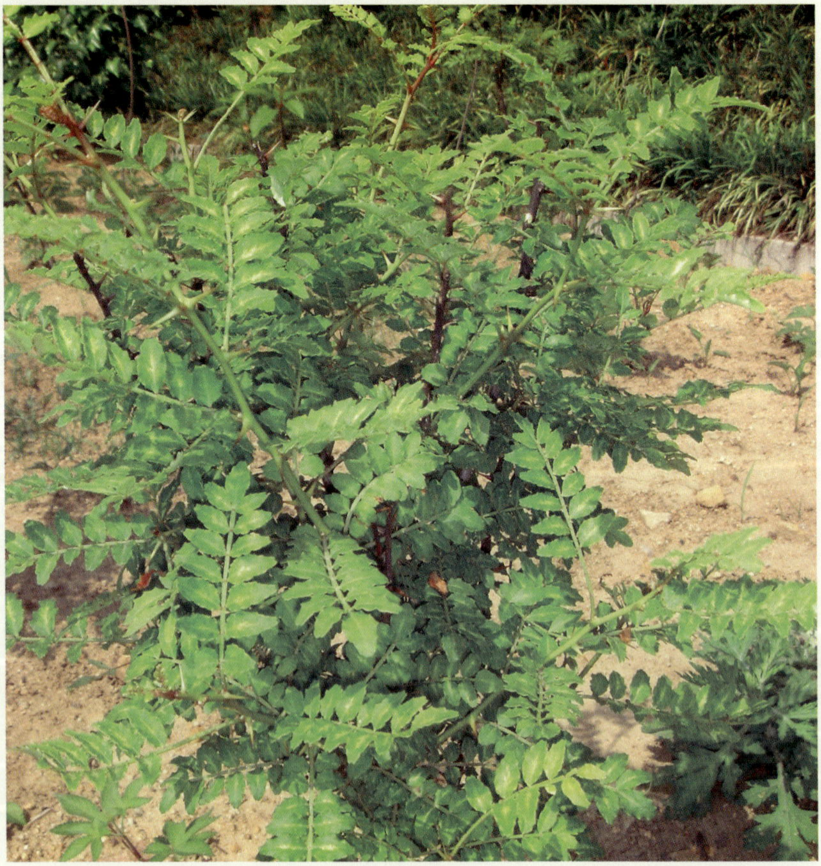

효능

초피나무는 살충, 해독, 소염, 이뇨의 효능이 있다. 소화불량이나 식체, 위하수와 위확장, 기침, 구토, 이질과 설사, 회충구제 등에도 쓰이며, 방향성 건위약과 향신료, 방향제 등으로 쓰인다. 매운맛을 내는 산슐(sanshool) 성분은 국부 마취, 살충작용을 하는 것으로 알려졌다. 열매는 장아찌를 만들어 먹기도 하고, 미국에서는 커피에 초피가루를 넣어 마시기도 한다.

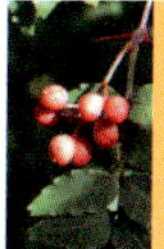

생김새와 특징

초피나무는 낙엽활엽 관목으로 높이는 3m 정도로 자란다. 잎은 서로 어긋나며, 9~19개의 작은 잎으로 이루어진 깃 모양의 겹잎이다. 작은 잎은 길이가 1~3.5㎝로 넓은 피침형 또는 달걀 모양이며 가장자리에 물결 모양의 톱니와 선점이 있으며 향기가 있다. 잎줄기에는 짧은 가시가 있다. 꽃은 암수딴그루로, 새가지 끝에서 나온 원추꽃차례에 연한 황록색의 꽃이 모여 달리는데 꽃에는 꽃잎이 없다. 열매의 삭과는 둥글고 9~10월에 성숙하며 붉은빛이 돌고, 크기는 길이가 3~4㎜, 지름이 4~5㎜ 정도이다.

경기도 이남의 따뜻한 지역에서 자라며 일본에도 분포하고 있다. '산초나무'와 유사해 구분이 쉽지 않다. 특징이라면 산초나무에 비해 초피나무는 가지의 가시가 마주나고 원추꽃차례에 꽃이 달리며 꽃잎이 없는 점이다. 산초나무는 가지의 가시가 어긋나기하고

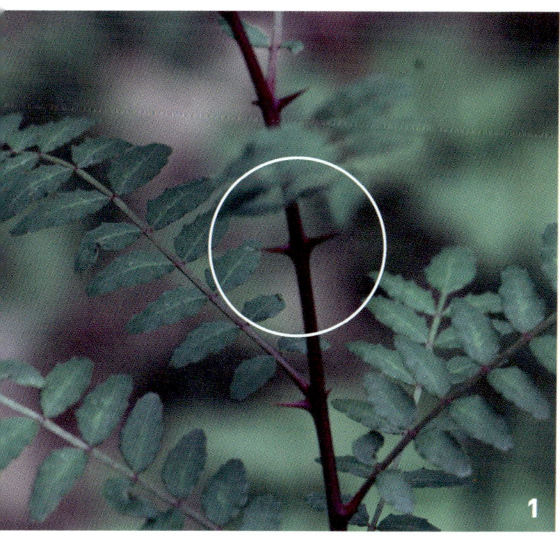

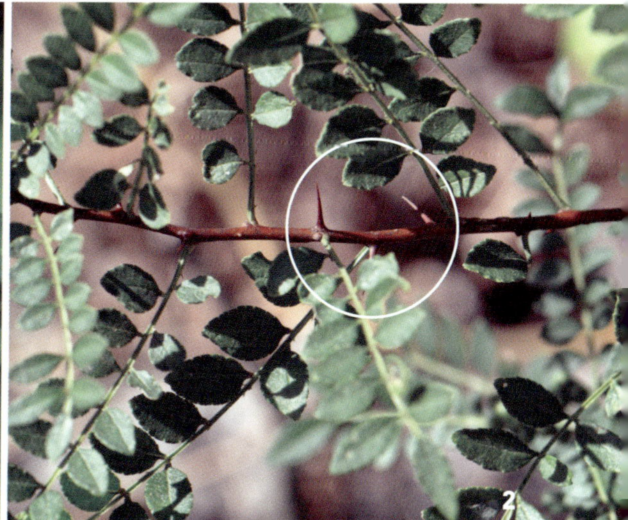

❶ 초피나무_ 가지의 가시가 마주나 있음 ❷ 산초나무_ 가지의 가시가 어긋나 있음

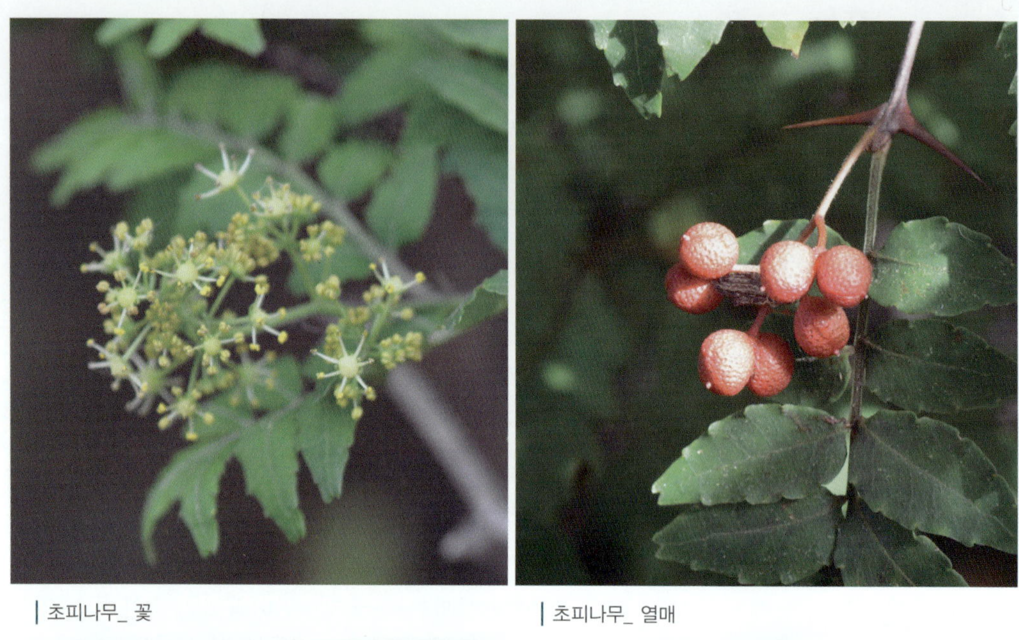

| 초피나무_ 꽃

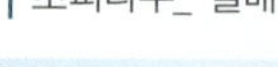

| 초피나무_ 열매

| 초피나무_ 수피

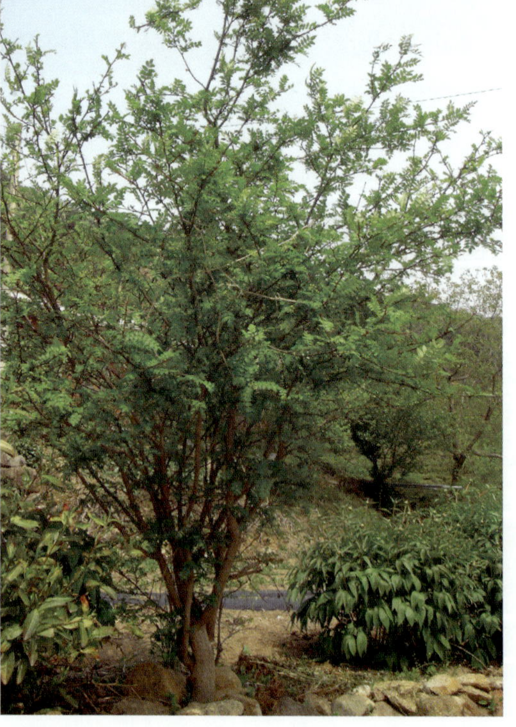

| 초피나무_ 수형

꽃이 산방꽃차례에 달리며, 길이 2㎜ 정도의 꽃잎이 있다. 산초나무는 씨앗을 기름 짜서 쓰며, 초피는 열매의 외피를 가루 내어 향신료로 쓴다.

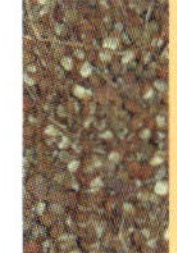

사용 방법

① **일반적인 복용법** : 초피나무 말린 열매껍질과 씨는 5g을 달이거나 가루를 내어 하루에 3번 매 식후 먹는다. 기름을 짜 식용하며, 초피주를 담가 먹기도 하는데, 기침에 좋은 효과가 있다. 생선 독에 중독되었을 때에는 해독제로 이용되기도 한다.

② **신경통** : 돼지족발과 초피나무(가지)를 1:1 비율로 물 적당량을 넣고 고아서 매 식후 1컵씩(150mL) 마신다. 관절염에도 좋은 효과가 있다.

③ **기침** : 볶은 초피나무 열매 가루 10g을 끓인 물과 함께 하루 2~3회 복용한다.

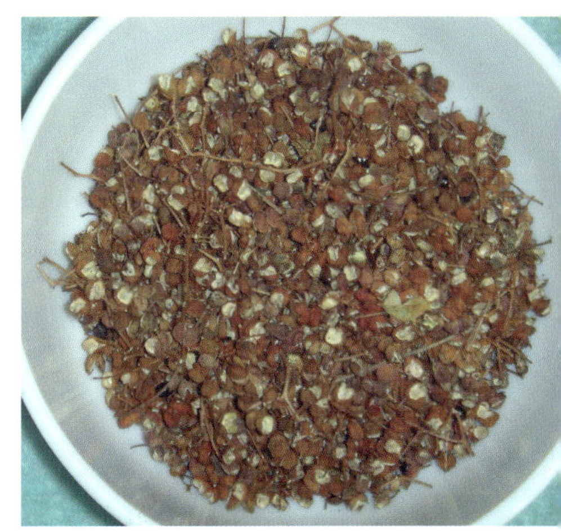

초피나무_ 종피(열매껍질)

초피나무의 기능성 및 효능에 관한 특허자료

● **초피나무 추출물을 유효성분으로 하는 다이옥신 유사물질에 대한 길항성 조성물**

본 발명은 초피나무 추출물을 유효성분으로 하는 다이옥신 유사물질에 대한 길항성 조성물 그리고 초피나무 추출물을 유효성분으로 하는 약제학적 조성물 및 건강식품 조성물에 관한 것이다. 본 발명의 조성물은 다이옥신 유사물질의 독성을 효과적으로 감소시킬 뿐만 아니라 종래부터 약제로 사용되고 있는 천연물인 초피나무 추출물을 유효성분으로 포함하고, 매우 특이적으로 다이옥신 유사물질에 대하여 길항 작용을 나타내기 때문에 인체에 대한 부작용이 화학적 합성 의약보다 극히 적다.

– 공개번호 : 10-2003-0003672, 출원인 : (주)내츄럴엔도텍

● **초피나무 추출물을 유효성분으로 함유하는 골 질환 예방 및 치료용 조성물**

본 발명은 초피나무 추출물을 유효성분으로 함유하는 골 질환 예방 및 치료용 조성물에 관한 것이다. 본 발명에 의한 초피나무 추출물은 천연물로서 부작용이 없고, 뼈의 분해 억제가 아닌 형성을 촉진하여 기존의 뼈 분해억제제의 단점을 보완하여 골다공증 및 관련 질병의 치료에 효과적이다.

– 공개번호 : 10-2012-0111385, 출원인 : 연세대학교 산학협력단

038

해독, 외상, 옹종

토현삼

- 학 명 : *Scrophularia koraiensis* Nakai
- 과 명 : 현삼과
- 이 명 : 조선현삼
- 생약명 : 현삼(玄蔘), 토현삼
- 성 분 : 스크로폴라딘, 피토스테롤, 피토스테린, 루테인, 카로틴, 비타민 A, 기타 당분, 정유, 지방산
- 이용부위 : 뿌리
- 채취 및 가공법 : 늦가을에 잎이 시들면 뿌리를 캐어서 물에 씻은 다음 2~3일 볕에 말린 후 살짝 쪄서 다시 볕에 말린다.

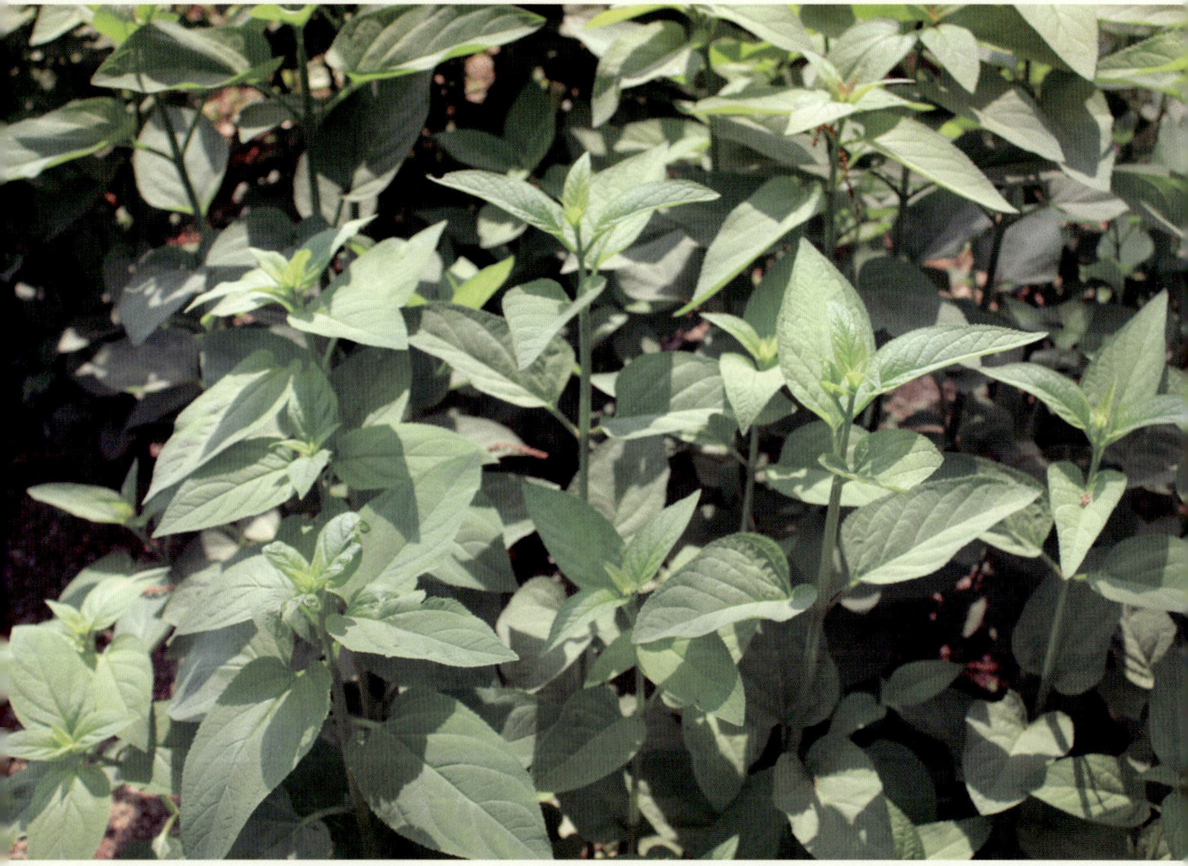

효능

토현삼은 열을 내리고 심장 기능을 강화시키는 효능이 있으며 해독제나 외상, 종기, 인후염, 편도선염, 결막염, 임파선염 등에 두루 사용된다. 토현삼 뿌리를 보통 현삼이라 부르며 약용하는데, 현삼은 성질이 차가우면서 응체하여 위장의 기운을 손상하기 쉬우므로 비위에 습기가 많거나 비장이 허하여 변이 무른 사람은 조심하여 사용하여야 한다.

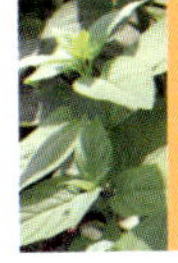

생김새와 특징

토현삼은 여러해살이풀로 높이는 1.5m에 이르고, 줄기는 사각형에 곧게 서고 털이 없다. 잎은 마주나기하고 잎자루가 짧으며 난상 피침형으로 길이 10~15㎝, 너비 4~7㎝이다. 잎 끝은 뾰족하고 밑은 둥글며 가장자리에 뾰족한 톱니가 있다. 꽃은 7~8월에 검은빛을 띤 자주

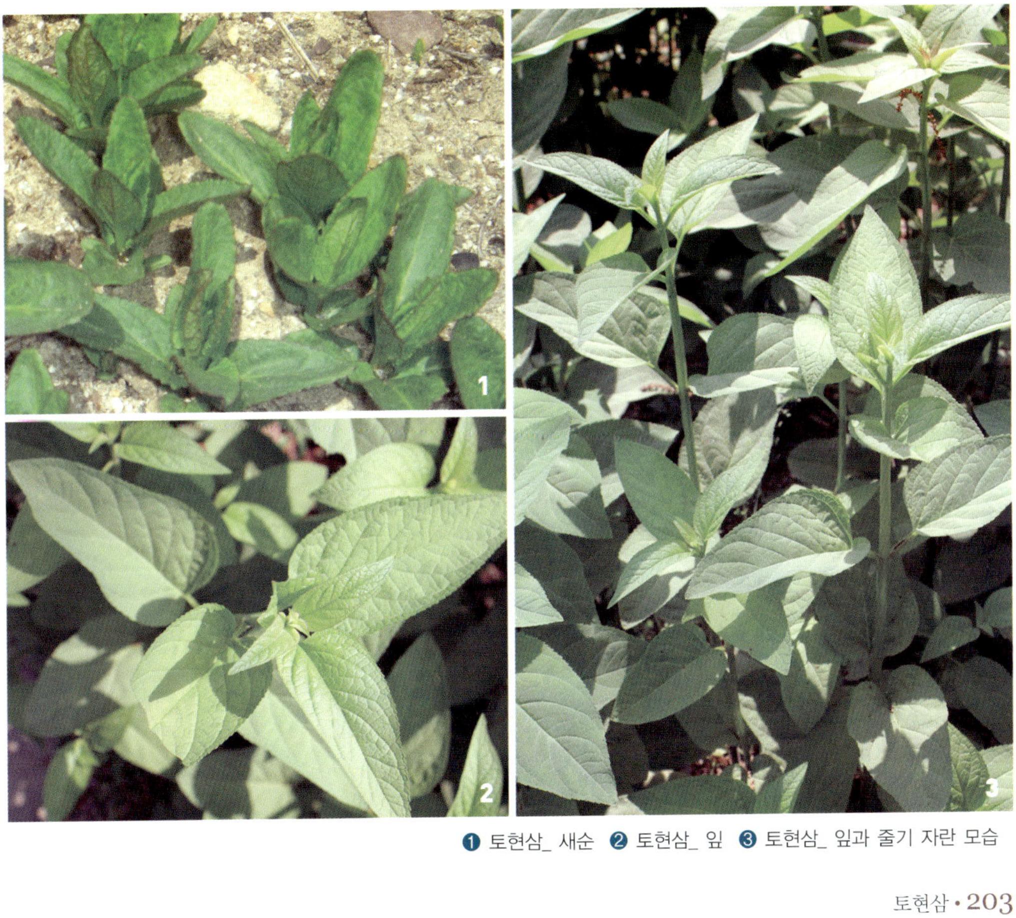

❶ 토현삼_ 새순 ❷ 토현삼_ 잎 ❸ 토현삼_ 잎과 줄기 자란 모습

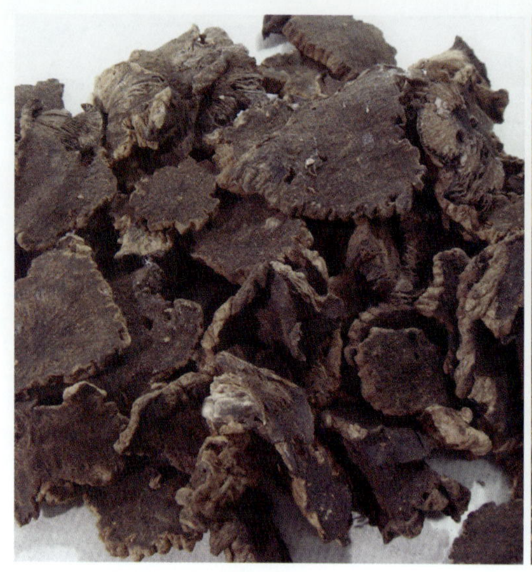
| 토현삼_ 뿌리는 약용(절편 건조)

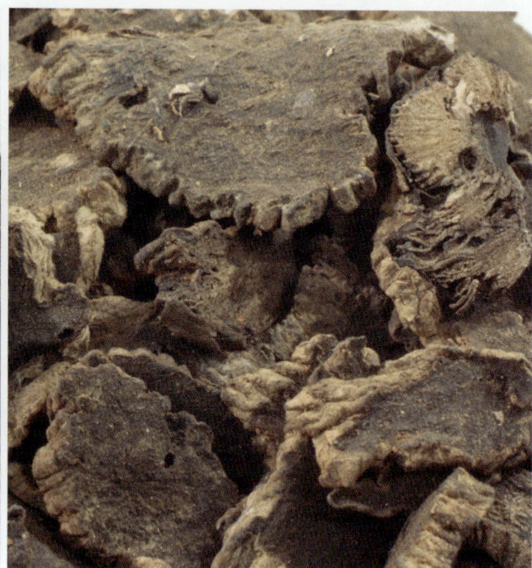
| 토현삼_ 절편 건조한 뿌리

색으로 피고 취산꽃차례로 달려 있다. 작은 꽃자루에는 샘털이 나 있고 꽃받침은 5개로 갈라지는데, 갈래조각은 짧고 끝이 뭉뚝하거나 날카롭다. 열매는 삭과로서 달걀 모양이고 9~10월에 익으며 2개로 갈라지고 종자는 매우 작다.

한국 특산식물로 전국의 산지에 자생하는데, 기후가 온화하면서 습기가 많은 곳을 좋아한다. 추위에 강하고 토양 부식질이 많이 함유된 비옥한 사질양토이면서 배수가 양호한 곳에서 잘 자란다.

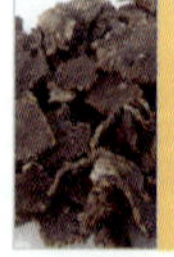
사용 방법

① **일반적인 복용법** : 말린 토현삼 뿌리 40g을 물 900mL에 넣고 중불로 반 정도 될 때까지 달여서 매 식후 1컵씩(150mL) 복용하거나 환 또는 가루로 만들어 하루 3번 10g씩 복용하고 짓찧어서 아픈 부위에 직접 바르기도 한다.

② **차 만들기** : 말린 토현삼 뿌리 10g에 물 200mL를 넣어 끓인다.

③ **주의사항** : 비위에 습기가 많거나 비장이 허하여 변이 무른 사람은 사용할 때 조심해야 한다.

오래 끓일수록 효과가 좋은 현삼차

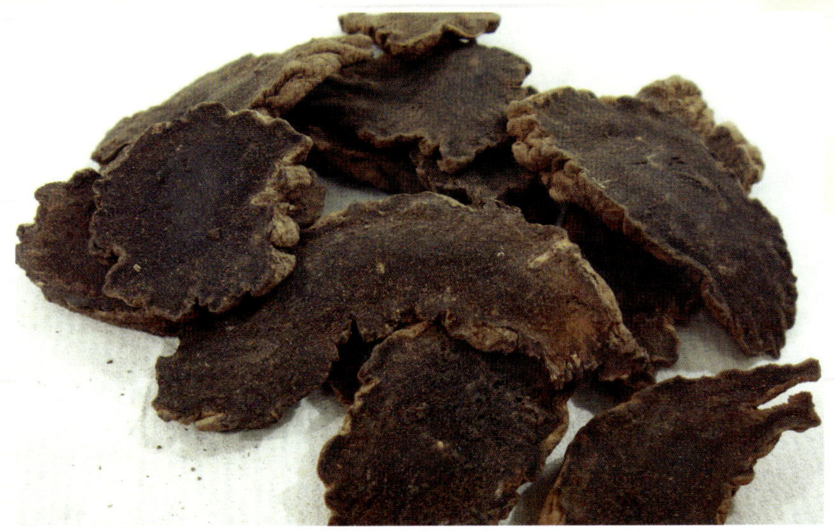

현삼(토현삼 뿌리)은 콩팥의 열을 식혀주는 작용을 하는데, 콩팥과 목은 거리상 멀리 떨어져 있지만 그 식힌 기운이 얼굴까지 올라와 목의 열도 감소시키게 된다. 현삼은 오래 끓일수록 효과가 좋으므로 농도를 진하게 하여 꿀을 타서 먹는다.

현삼은 온열병으로 인한 고열로 입안이 마르고 혀가 붉으며 정신이 혼몽하고 헛소리를 하는 증상에 생지황, 맥문동, 황련, 연교, 금은화 등의 약재와 함께 배합하여 쓰고, 고열로 마른기침을 연발하는 증상에 유효하다. 세균이 피에 침입하여 생기는 혈열로 인한 피부발진에 현저한 반응을 나타내고, 고열을 수반한 인후염을 치료하며, 종기와 림프절이 붓는 증상에도 빠른 효과를 보인다. 인후염을 다스릴 때는 현삼에다 우방자(우엉 씨앗)를 배합하며, 림프절이 붓는 증상에는 패모, 모려를 배합하여 사용한다. 이 외에도 눈이 충혈되는 증상이나 귀안이 붓는 증상, 장염 등에도 유효하다.

실험 결과에 따른 약리를 보면 혈압을 낮추는 작용을 하고, 소량을 사용하면 강심작용이 있으나 다량 사용하면 중독 현상을 보이기도 한다. 또한 혈당을 내리고, 해열작용 및 피부진균 억제작용이 있다. 관상동맥 혈류량을 늘리고 산소결핍에 대한 내성을 증가시킨다. 임상보고를 보면 손바닥의 피부가 벗겨지는 증상에 이 약물과 생지황을 넣고 달여 차로 복용하면 효과적이다.

039

옹종, 진통, 해독, 거풍

톱풀

- 학 명 : *Achillea alpina* L.
- 과 명 : 국화과
- 이 명 : 가새풀, 배암세, 배암채, 산톱풀, 가새나물, 비천오공, 우의초, 거치초
- 생약명 : 일지호(一枝蒿)
- 성 분 : 아칠린, 케마줄렌, 캠퍼, 디애세틸메트리카린 등
- 이용부위 : 전초(잎, 줄기, 꽃, 뿌리)
- 채취 및 가공법 : 전초를 가을에 채취하여 말린다.

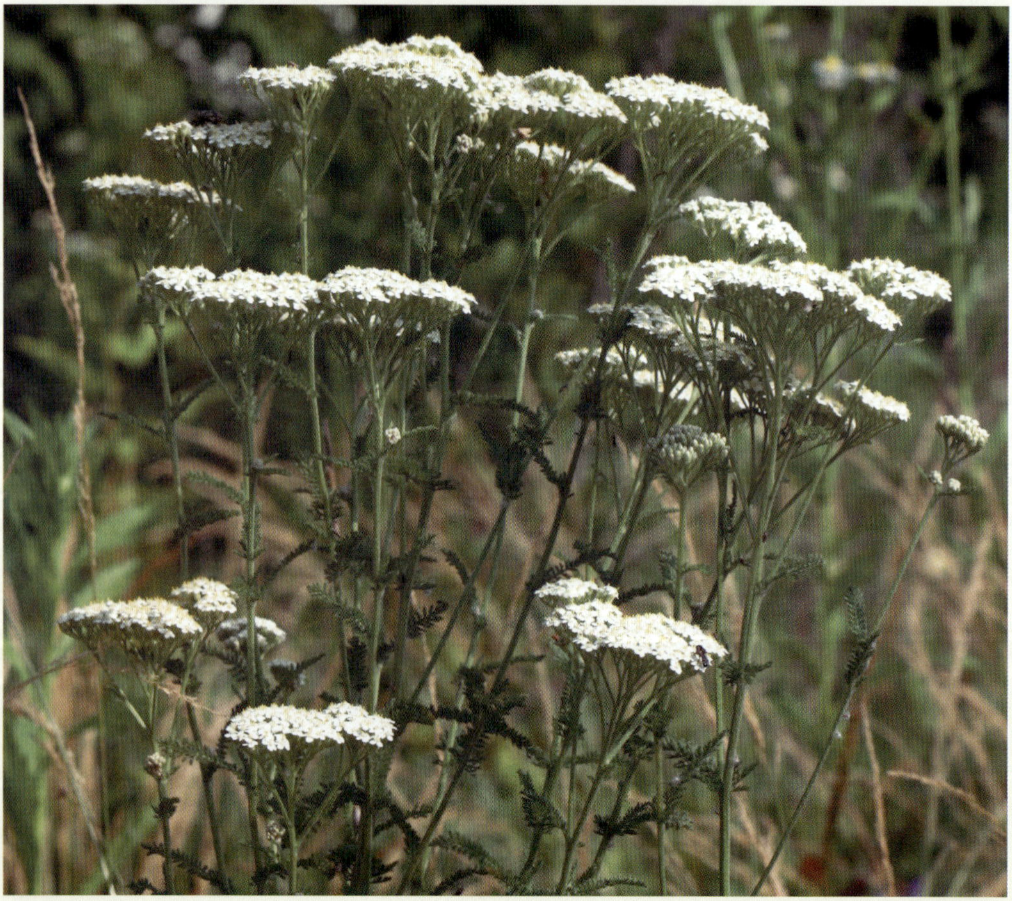

효능

톱풀은 활혈, 진통, 해독, 거풍, 강장, 건위의 효능이 있다. 치질이나 옹종, 타박상, 피부병, 기억상실증, 벌레에 물렸을 때 등 두루두루 쓰인다. 엑기스는 황색포도구균, 대장균, 녹농균에 대해 항균작용을 가지고 있으며, 암세포에 대한 항암작용이 있는 것도 밝혀졌다. 봄에 어린잎을 뜯어 데쳐서 나물로도 먹는데 쓰고 매운맛이 있기 때문에 여러 차례 물을 갈아가면서 잘 우려내야 한다.

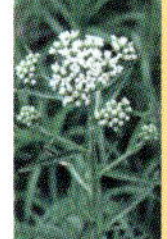

생김새와 특징

톱풀은 숙근성 여러해살이풀로 높이 50~110㎝ 정도로 자라며, 뿌리줄기가 옆으로 뻗으면서 여러 대가 모여 나온다. 잎은 어긋나기 하며 잎자루가 없고 끝이 둔하다. 잎은 길이가 6~10㎝, 너비는 0.7~1.5㎝이며 밑부분이 줄기를 조금 감싼다. 꽃은 양성화로 7~10월에 흰색이나 홍색으로 피며 원줄기 끝과 가지 끝의 편평꽃차례에 달린다. 총포는 둥글고 털이 약간 나 있으며 꽃받침의 잎인 포 조각은 긴 타원형으로 2줄로 늘어서고 겉의 것이 짧다. 설상화는 길이 3.5~4.5㎜로서 5~7개이다. 열매는 과피가 말라서 목질이 되어도 속에 터지지 않는 수과로서 11월에 익는다. 전국의 산속 초원과 들에서 자라며 일본, 중국, 동시

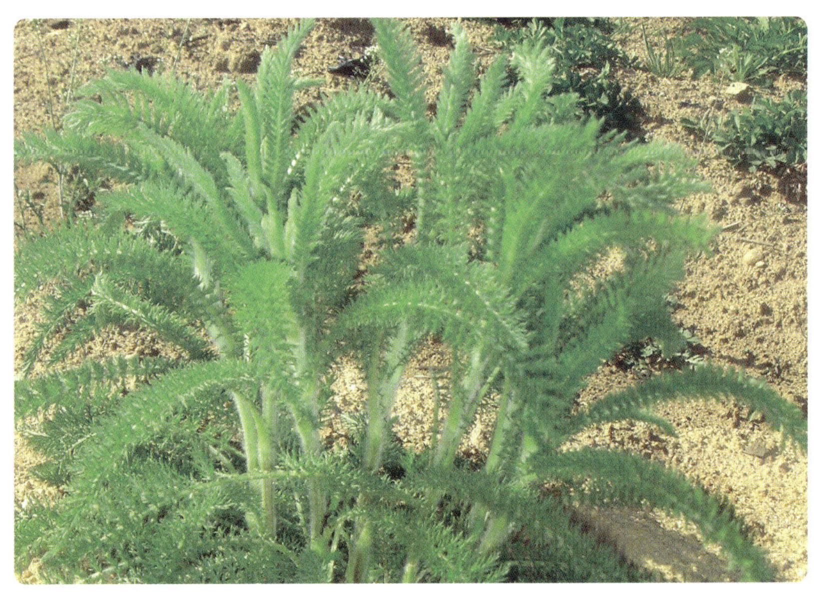

톱풀_ 어린잎

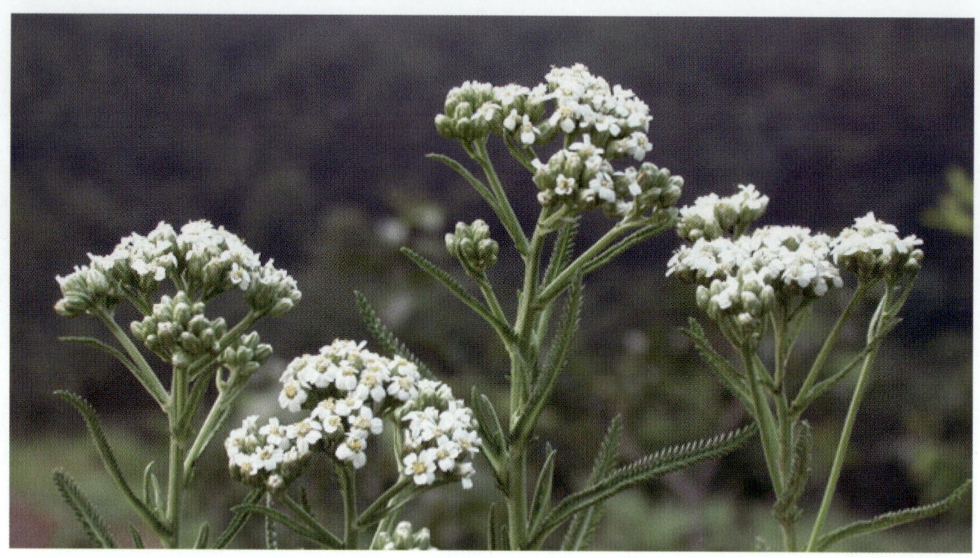

| 톱풀_ 꽃

베리아, 캄차카반도, 북아메리카에도 분포한다.

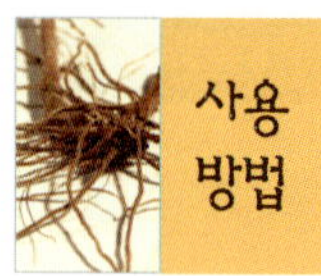

① **일반적인 복용법** : 물 600mL에 말린 톱풀 전초 20g을 넣고 반으로 달여서 아침저녁 1컵씩(150mL) 복용한다. 활혈, 진통, 소염에 효과가 있다. 물 900mL에 말린 톱풀 전초 30g을 넣고 열탕으로 달여서 매 식후에 1컵씩(150mL) 복용하면 위통, 통풍, 자궁출혈, 코피, 치질 출혈, 피부병과 타박상 등의 치료에 효과가 있다.

② **피부병** : 톱풀 생잎줄기를 짓찧어서 환부에 바른다. 옹종과 타박상에도 효과가 있다.

③ **기억상실증** : 물 900mL에 말린 톱풀 전초 30g을 넣고 반으로 달인 물을 매 식후에 1컵씩(150mL) 복용한다.

톱풀의 기능성 및 효능에 관한 특허자료

● **톱풀의 유효성분을 함유하는 B형 간염 예방 및 치료용 약학적 조성물**

본 발명은 톱풀의 유효성분을 함유하는 B형 간염 예방 및 치료용 약학적 조성물에 관한 것으로서, 아킬리아 속 식물의 추출물, 이의 불용성 침전물 및 이의 활성분획은 B형 간염 바이러스 복제를 저해하며, 세포 독성이 없는 안정한 물질이므로 B형 간염 예방 및 치료용 약학적 조성물로 유용하게 이용될 수 있다.

– 공개번호 : 10-2008-0073473, 출원인 : 한국생명공학연구원

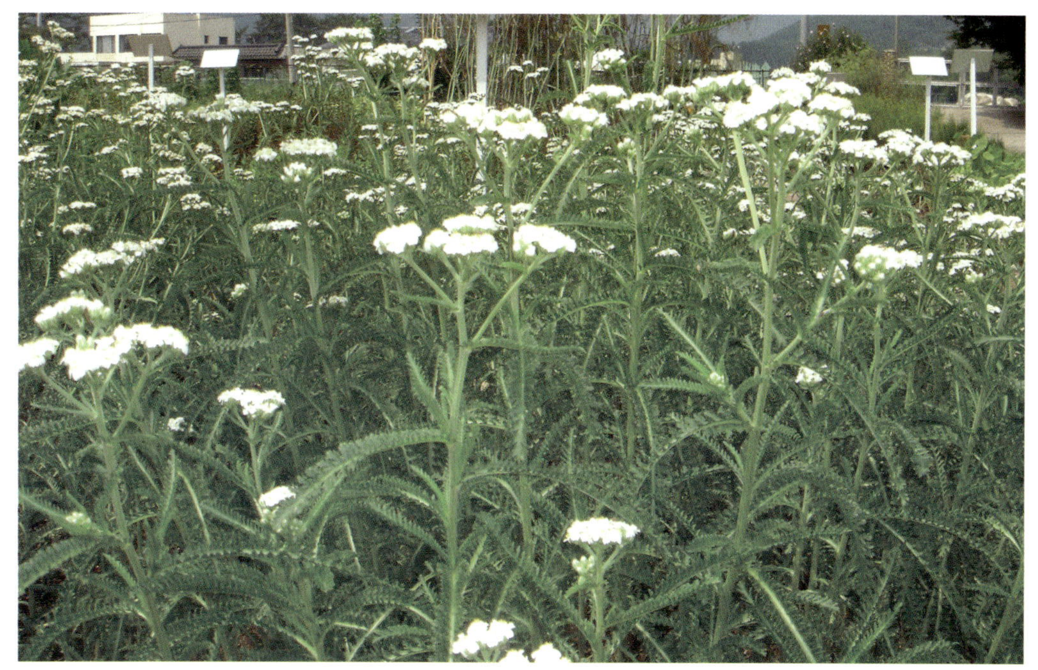

톱풀_ 무리를 지어 핀 모습

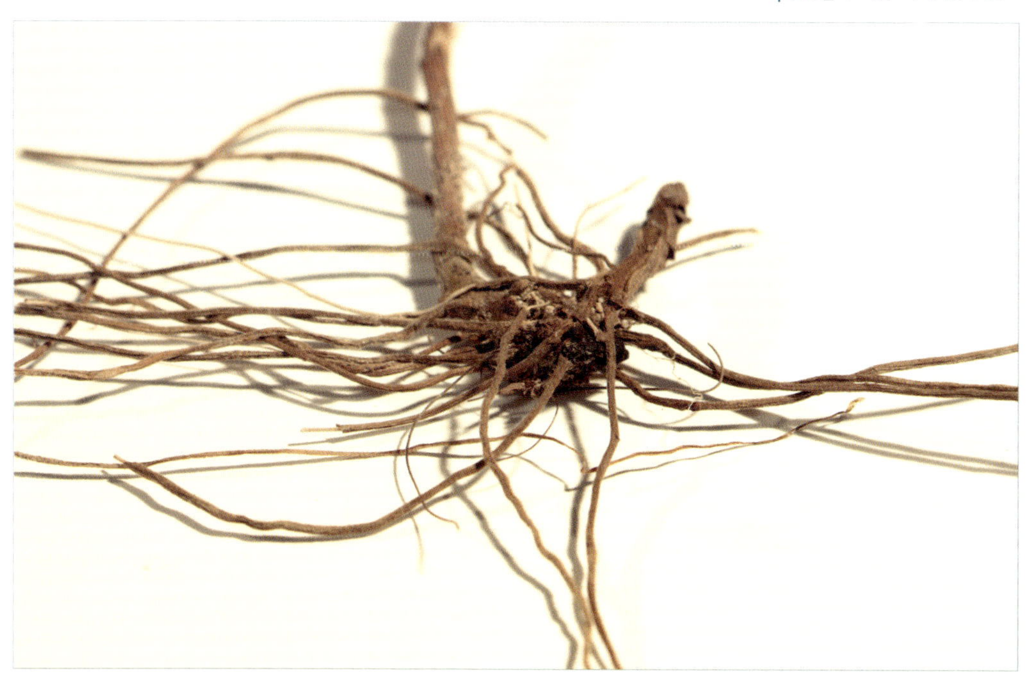

톱풀_ 말린 뿌리

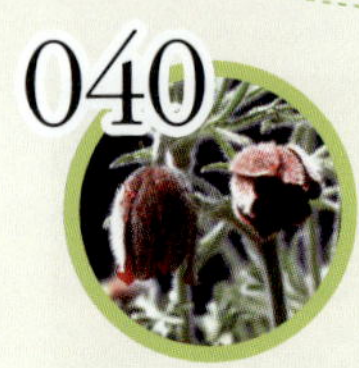

040

해독, 청열, 양혈, 지사, 지혈

할미꽃

- 학 명 : *Pulsatilla koreana* (Yabe ex Nakai) Nakai ex Nakai
- 과 명 : 미나리아재비과
- 이 명 : 노고초, 가는할미꽃, 조선백두옹, 가는잎할미꽃, 일본할미꽃, 할미씨까비
- 생약명 : 백두옹(白頭翁)
- 성 분 : 아네모닌, 프로토아네모닌, 사포닌, 탄수화물, 비타민 C, 미네랄
- 이용부위 : 주로 뿌리를 이용하지만 꽃과 잎도 약용
- 채취 및 가공법 : 싱싱한 꽃과 잎을 채취하고, 뿌리는 봄철 개화 전에 채취하여 깨끗이 씻어 잘 말렸다가 잘게 잘라서 이용한다.

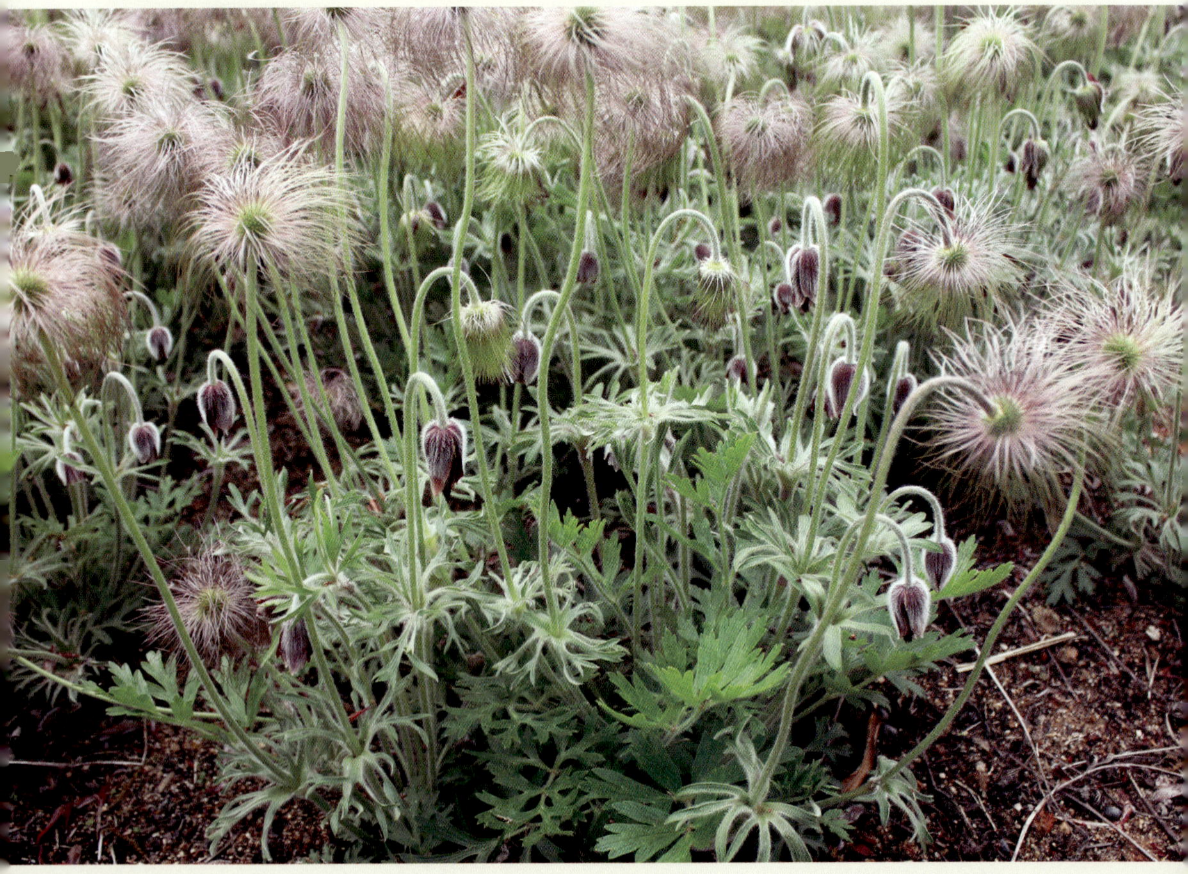

효능

할미꽃은 맛은 쓰고 성질은 차고 독이 약간 있다. 열을 내리고 해독시키는 소염, 살균, 살충 및 지사작용을 한다. 지혈과 청혈, 해독, 수렴 등의 효능도 지닌다. 습열이 원인이 되어 발병한 이질이나 설사, 대장염에 좋은 효과를 나타낸다. 이 밖에도 치통, 신경통, 만성위염, 월경불순에 효과적이며 특히 꽃은 오한, 학질 등의 치료에 신속한 반응을 보인다. 경부림프절염, 치질에는 내복하거나 외용한다.

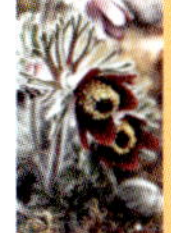

생김새와 특징

할미꽃은 여러해살이풀로 꽃대의 높이가 30~40㎝ 정도로 자란다. 잎은 뿌리에서 모여 나고 우상복엽이며 전체에 긴 털이 밀생하며 흰빛이 돈다. 4월에 적자색으로 피는 꽃은 1개로 꽃줄기의 끝에 달리고 밑을 향해 보고 있다. 열매는 수과로 긴 달걀 모양이고 겉에 백색 털이 있다. 전국의 산야에서 흔하게 자라는데, 배수가 잘되고 건조한 양지쪽이나 무덤가에서 특히 잘 자란다.

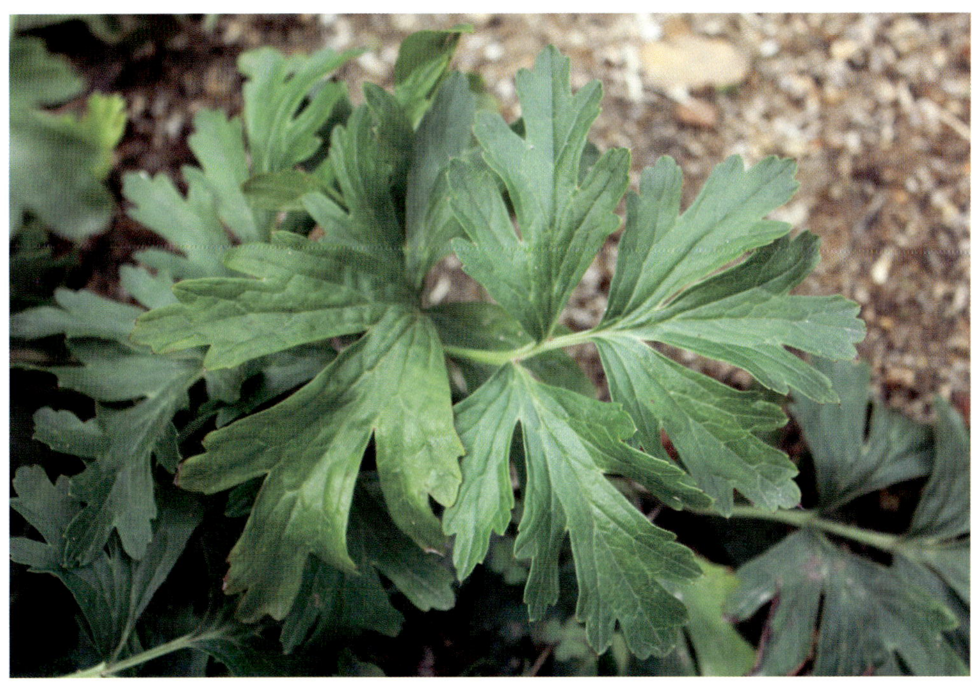

할미꽃_ 약용되는 잎

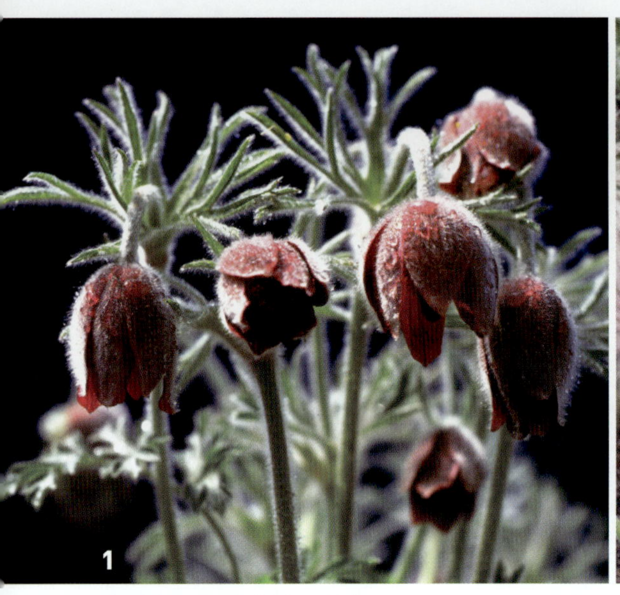
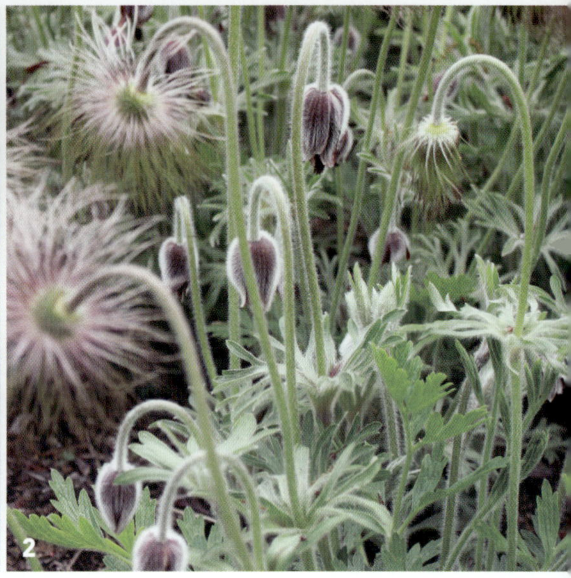

❶ 할미꽃_ 꽃 ❷ 할미꽃_ 종자

흰 털로 덮인 열매의 덩어리가 할머니의 하얀 머리카락같이 보이기 때문에 할미꽃이라고 불렀다는 꽃 이야기가 전한다. 다른 꽃 이야기 하나. 옛날에 세 딸을 둔 할머니가 추운 겨울날, 시집간 딸들이 그리워 찾아갔는데, 첫째와 둘째 딸은 부자였지만 할머니를 가난한 셋째 딸네로 쫓아냈다. 쫓겨나 집을 나선 할머니는 눈보라에 휘말려 길을 헤매다가 셋째 딸이 사는 마을 어귀에서 죽었다. 이를 슬퍼한 셋째 딸이 할머니를 양지바른 언덕에 고이 묻었더니 이듬해 봄 무덤에서 할머니처럼 등이 굽은 꽃이 피었으며 이때부터 사람들은 이 꽃을 할미꽃이라고 불렀다고 한다.

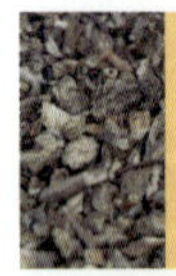

사용 방법

① **일반적인 복용법** : 할미꽃 뿌리와 잎 20g을 600mL 물에 넣고(꽃은 10g을 500mL 물로 달임) 반으로 될 때까지 약한 불로 달여서 아침저녁 식후 1컵씩(150mL) 복용한다.

② **만성위염** : 할미꽃 뿌리를 깨끗이 씻어 잘 말렸다가 가루 내어 한 번에 10~20g씩 하루 3회 식사 후 먹는다. 15~20일 동안 먹고 나서 7일쯤 기다렸다가 낫지 않으면 한 번 더 먹는다. 단, 임산부는 금한다.

③ **오한** : 싱싱한 할미꽃 꽃을 짓찧어 팔꿈치 아래 팔뚝에 바른다.

④ **치통** : 할미꽃 뿌리를 기름으로 지져 입에 머금으면 충치로 인한 치통을 치료하는 효과가 있다.

⑤ **주의사항** : 독성이 있으므로 전문가와 상의해서 사용하는 것이 좋다. 1일 사용량은 20~30g 정도이며 몸이 허하고 냉해서 설사하는 사람은 복용해서는 안 된다. 강력한 피부점막 자극으로 발포, 눈물, 재채기를 유발시키기도 한다. 관상용으로 심을 땐 꽃가루 알레르기가 있는 사람은 피하는 것이 좋다.

할미꽃의 기능성 및 효능에 관한 특허자료

● 할미꽃 뿌리로부터 위암에 대한 우수한 항암 특성을 갖는 성분을 추출하는 방법

이 발명은 할미꽃 뿌리의 추출물을 항암제로 이용하는 것에 관한 것이다. 할미꽃 뿌리의 유기용매 추출물 특히 디클로로메탄과 에틸아세테이트 추출물은 항암 효과를 나타내며, 그 중에서도 디클로로메탄 추출물은 위암, 대장암 및 간암에 효과가 있고 에틸아세테이트 추출물은 특히 위암에 탁월한 효과 있다.

– 공개번호 : 10-1996-0028914, 출원인 : 보령제약(주), 박재갑

● 백두옹(할미꽃 뿌리) 추출물을 포함하는 항암제 부작용 억제용 조성물

본 발명은 백두옹(할미꽃 뿌리) 추출물을 유효성분으로 포함하는 항암제 투여로 인한 신장 독성 억제용 조성물에 관한 것이다. 보다 구체적으로는 백두옹 추출물을 유효성분으로 포함하는 항암제 투여로 인한 신장 독성 억제용 조성물, 기존 항암제와 병용 투여하여 항암 활성을 상승시키는 항암 활성 증강용 조성물에 관한 것이다.

– 공개번호 : 10-2011-0101803, 출원인 : 경희대학교 산학협력단

● 할미꽃 추출물을 포함하는 통증 치료용 조성물 및 그 제조방법

본 발명은 우수한 진통 효과를 가지고 있는 할미꽃 지상부의 조추출물을 진통제로 사용하는 새로운 용도에 관한 것으로 이를 포함한 조성물은 강력하고 효과적으로 통증을 완화 또는 해소시켜 부작용이 없는 진통 효과를 가지는 조성물에 관한 것이다.

– 공개번호 : 10-2011-0038386, 출원인 : 한림대학교 산학협력단

● 백두옹 추출물을 유효성분으로 포함하는 염증성 질환 치료 및 예방용 조성물

본 백두옹(할미꽃 뿌리) 추출물을 유효성분으로 포함하는 것을 특징으로 하는 염증성 질환 치료 및 예방용 조성물에 관한 것으로, 더욱 상세하게는 백두옹 추출물 중 악티제닌(arctigenin)의 함량이 일정범위로 포함되도록 규격화 및 표준화시키고, 제제화하여, 진통 억제, 급성염증 억제 및 급성부종 억제 등의 염증성 변화에 의하여 나타나는 제증상의 억제 효과가 우수하게 발현되어 관절염 등의 염증성 변화에 의한 질환 치료 및 예방에 유용한 약제로 사용할 수 있는 백두옹 추출물에 관한 것이다.

– 등록번호 : 10-1131719-0000, 출원인 : 신도산업(주), 한국폴리텍바이오대학 산학협력단

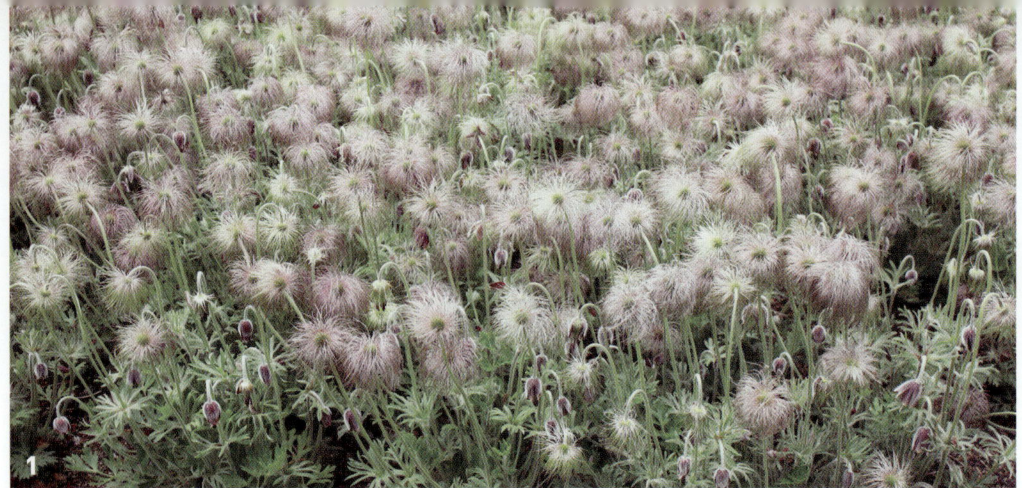

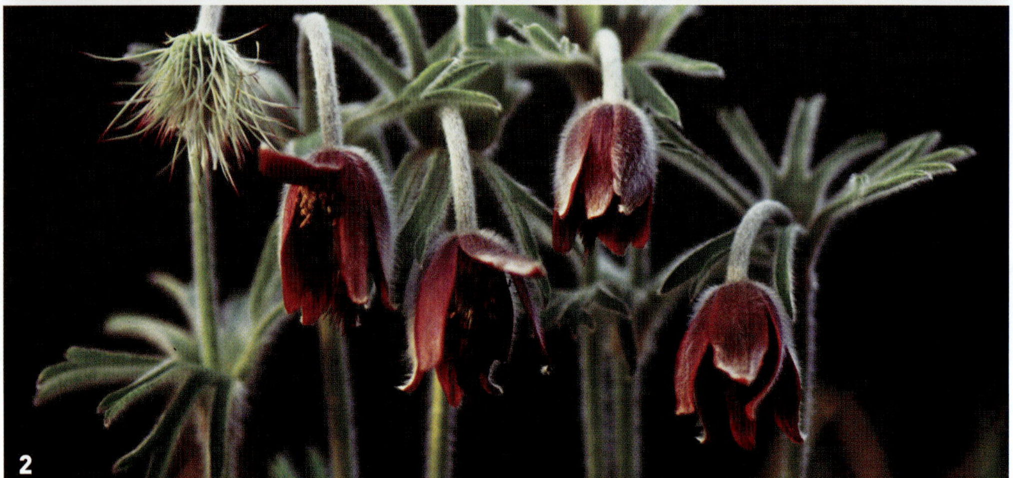

❶ 할미꽃_ 무리 지어 핀 꽃이 종자 결실되는 모습 ❷ 할미꽃_ 학질 치료에 효과가 있는 꽃

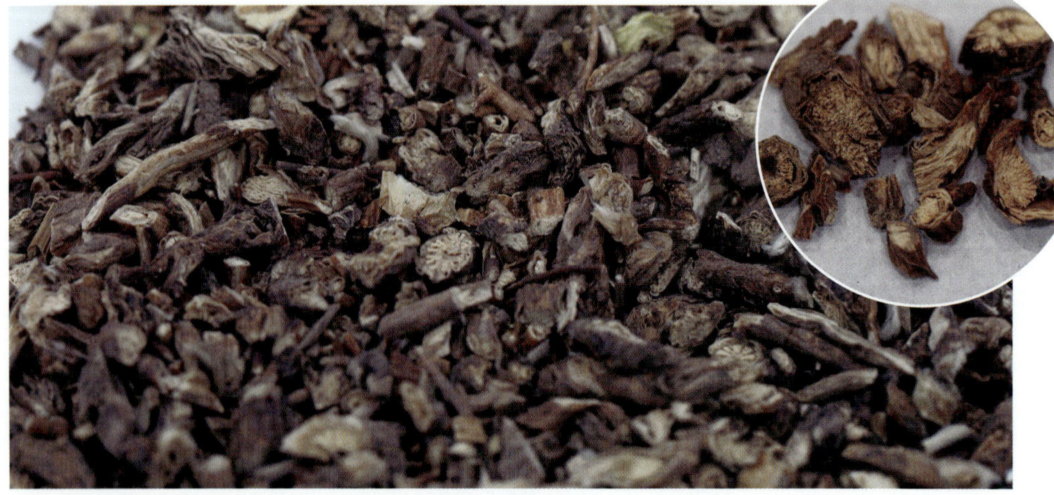

| 약재로 세절 건조한 할미꽃 뿌리 / **(원 안)** 약재로 쓰는 할미꽃 뿌리

할미꽃주

맛은 쓰다. 기호와 식성에 따라 꿀, 설탕을 가미하여 음용할 수 있다.

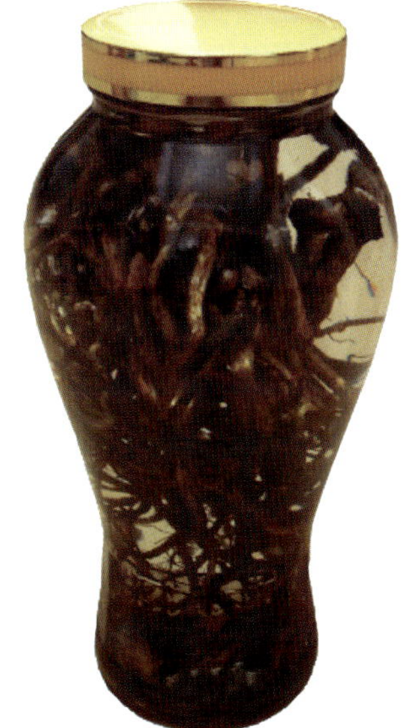

【적용병증】

- 대장염(大腸炎) : 대장염은 대장에 나타나는 염증(炎症)을 말한다. 30mL를 1회분으로 1일 2~3회씩, 8~10일 정도 복용한다.
- 변혈(便血) : 항문에서 치질이나 탈홍에 의한 변혈은 선홍색이고, 대장의 질병에 의한 변혈은 흑색을 많이 띠고 있다. 30mL를 1회분으로 1일 2~3회씩, 5~10일 정도 복용한다.
- 장출혈(腸出血) : 장(腸)에서 나는 출혈로 변의 색깔이 검다. 장암이나 십이지장궤양도 같은 색의 변을 본다. 30mL를 1회분으로 1일 2~3회씩, 7~10일 정도 복용한다.
- 기타 질환 : 냉병, 신경통, 어혈, 임파선염, 진통, 행혈, 혈변

【만드는 방법】

① 약효는 뿌리에 있다.
② 뿌리를 채취한 다음 깨끗이 물에 씻어 말린 후에 사용한다.
③ 말린 할미꽃 뿌리 170g을 소주 3.8L에 넣고 밀봉한다.
④ 10개월 이상 숙성한 다음 찌꺼기는 걸러내고 보관, 사용한다.

【구입방법 및 주의사항】

- 전국에 분포하며 산이나 들 양지에서 자생하는 것을 직접 산지(産地)에서 채취하여 쓰는 것이 좋다.
- 약간의 독성이 있으며 치유되는 대로 중단한다.
- 본 약술을 복용 중에 가리는 음식은 없다.

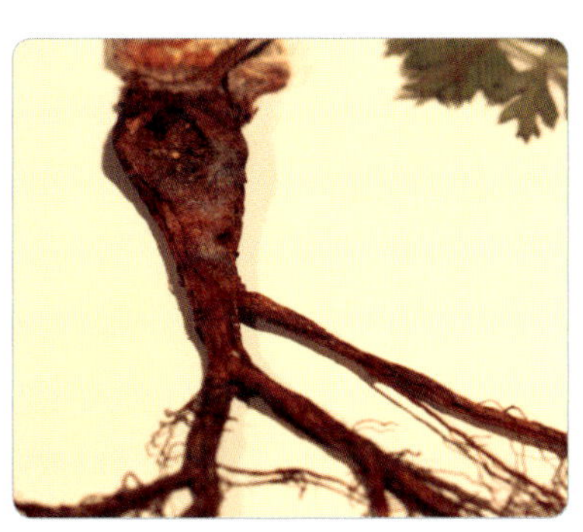

041

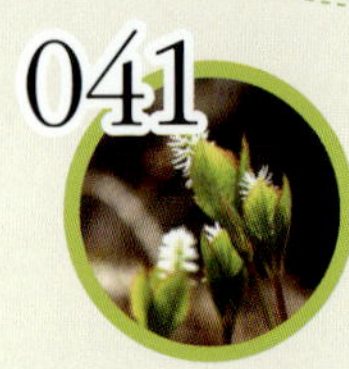

거풍, 해독, 타박상

홀아비꽃대

- **학 명 :** *Chloranthus japonicus* Siebold
- **과 명 :** 홀아비꽃대과
- **이 명 :** 홀애비꽃대, 홀아비꽂대, 홀꽃대, 금율란, 주란, 진주란, 다란, 사대천황, 괴독요초, 독요초
- **생약명 :** 은선초(銀線草)
- **성 분 :** 클로란탈락톤 A~D, 에폭시드, 헬레날린, 아트락틸놀라이드 Ⅰ·Ⅱ·Ⅲ, 이소프락시딘, 시주카놀라이드, 세스키락톤 등
- **이용부위 :** 전초
- **채취 및 가공법 :** 봄~여름에 전초를 채취하여 씻어 그늘에 말리고, 봄~가을에 뿌리줄기를 캐서 씻어 말리거나 신선한 것을 이용한다.

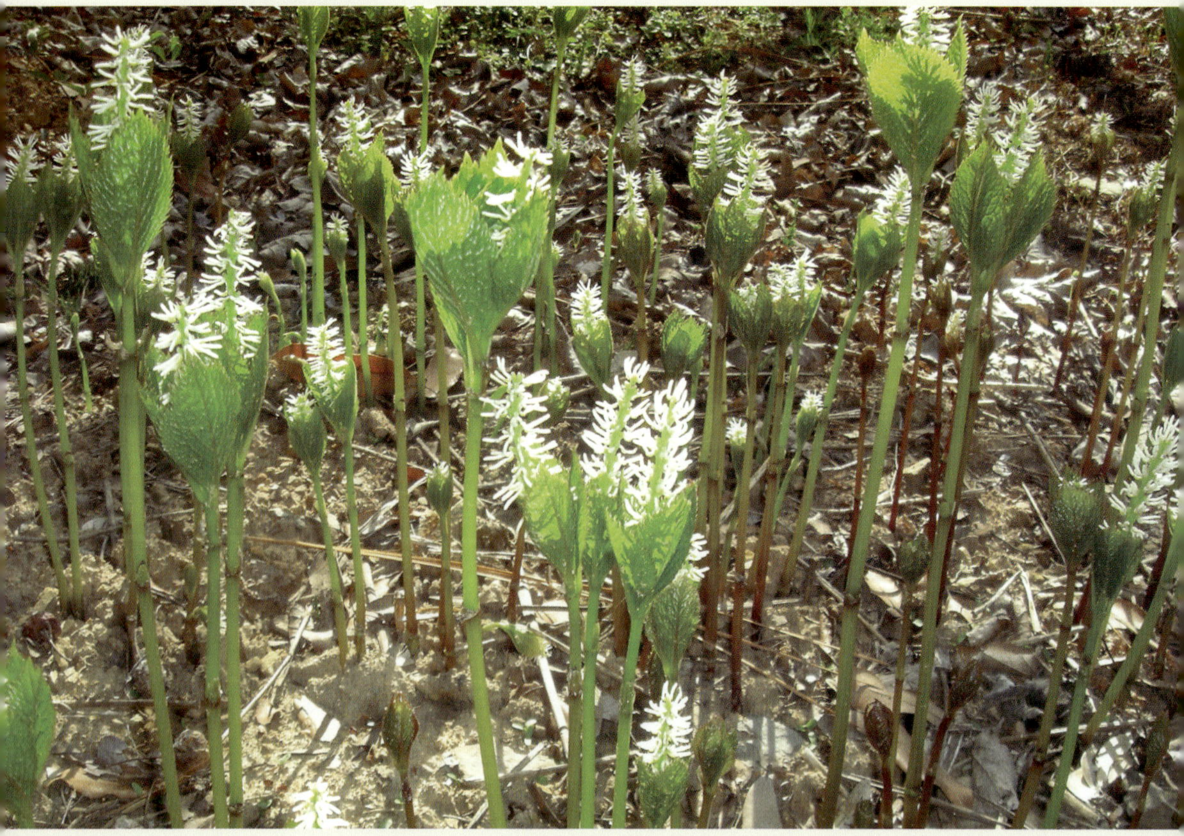

효능

홀아비꽃대는 거풍, 어혈, 해독에 효능이 있다. 뿌리를 이뇨작용과 해수, 풍양, 월경촉진을 위해 다른 약재와 함께 처방한다. 또한 타박상을 입었을 때 신선한 잎을 찧어서 환부에 바르면 효과가 있다. 옛날부터 민간약으로 옹종을 삭이는 약재로 써왔는데, 근래에 암에 대한 치료 효과가 입증되어 항암 약재로도 활용되고 있다. 독성이 있으므로 주의한다.

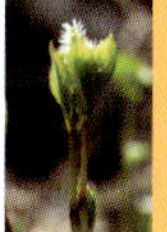

생김새와 특징

홀아비꽃대는 여러해살이풀로 줄기는 곧게 서고 높이는 20~30㎝ 정도로 자란다. 밑에 비늘 같은 잎이 달리고 위쪽에 4개의 잎이 달린다. 잎은 마주나지만 마디 사이가 짧기 때문에 돌려난 것같이 보이고, 타원형이며 가장자리에 뾰족한 톱니가 있다. 꽃은 4~5월에 양성으로 피는데, 1개의 꽃줄기에 길고 하얀색을 띤 많은 꽃이 이삭꽃차례를 이루며 달린다. 꽃잎은 없고 수술은 3개가 밑부분이 합쳐져서 씨방 뒷면에 붙어 있다. 열매는 삭과로 거꿀달걀 모양이다. 뿌리줄기가 옆으로 뻗으면서 군데군데 새싹이 돋는다.

우리나라 전국 산지의 그늘에서 자라며 중국, 일본, 러시아에도 분포하고 있다. 1개의 꽃대에 꽃이 하나만 피므로 '홀아비꽃대'라는 이름을 얻게 되었다고 한다.

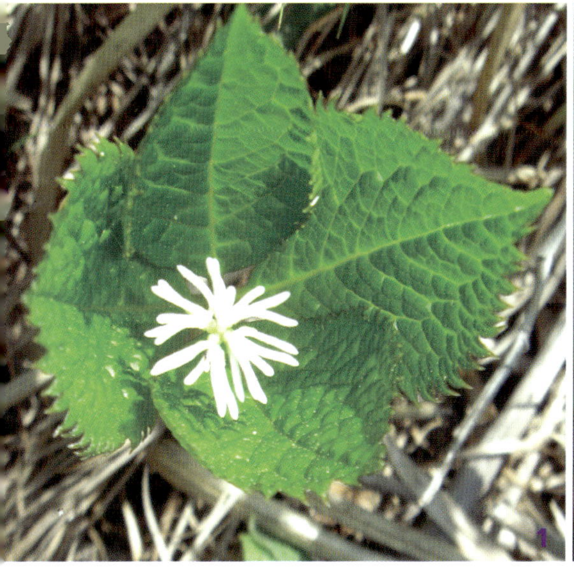

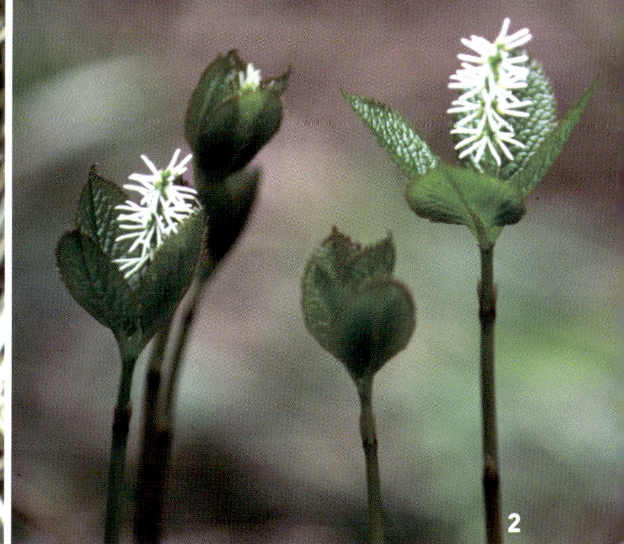

❶ 홀아비꽃대_ 어린잎 ❷ 홀아비꽃대_ 전초

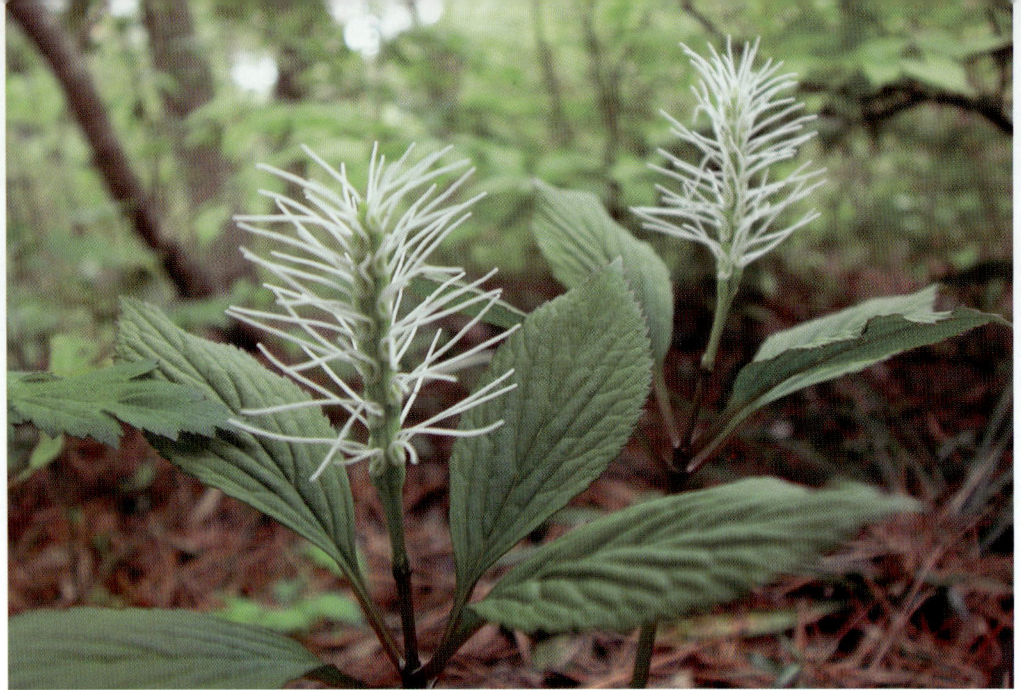

| 홀아비꽃대_ 꽃과 잎

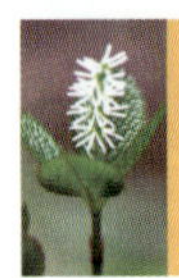
사용 방법

① **일반적인 복용법** : 물 600mL에 말린 홀아비꽃대 전초 20g을 넣고 반으로 될 때까지 달인 액을 아침저녁 1컵씩(150mL) 복용한다. 물 600mL에 말린 홀아비꽃대 전초 30g을 넣어도 된다.

② **타박상** : 신선한 홀아비꽃대 전초를 짓찧어서 환부에 붙여도 된다. 류머티스성 통증이나 옹종에도 효과적이다.

③ **주의사항** : 독성이 있으므로 함부로 사용해서는 안 되며 전문가와 상의해서 사용한다.

홀아비꽃대의 기능성 및 효능에 관한 특허자료

- **홀아비꽃대로부터 추출한 동맥경화 또는 염증질환의 예방 및 치료를 위한 약학조성물**

본 발명은 홀아비꽃대로부터 분리된 세포접착 활성을 저해하는 세스퀴테르펜 계열 화합물인 시주카올 B를 함유하는 약학조성물에 관한 것으로서, 더욱 상세하게는 특이적으로 세포간접착인자-1(ICAM-1)의 세포 내 발현을 저해하여 세포접착에 의한 동맥경화 및 면역관련 염증질환의 예방 및 치료에 유용하게 사용할 수 있는 시주카올 B를 함유하는 약학조성물에 관한 것이다.

– 공개번호 : 10-2005-0006406, 특허권자 : 제주특별자치도, 한국생명공학연구원

042 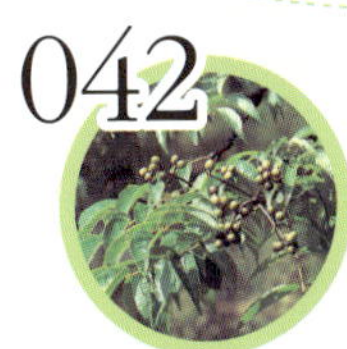

해독, 청열, 이뇨, 건위, 이질, 지사

황벽나무

- 학 명 : *Phellodendron amurense* Rupr.
- 과 명 : 운향과
- 이 명 : 황벽, 황백나무, 황경나무, 황경피나무, 벽목, 벽수, 황피라
- 생약명 : 황백피(黃柏皮), 황백(黃柏)
- 성 분 : 알칼로이드, 베르베린, 마그노플로린, 펠로덴드린, 칸디신, 팔마틴, 메니스페린, 리모닌
- 이용부위 : 황벽나무 줄기 내피(속껍질)
- 채취 및 가공법 : 초여름에 수액의 이동이 활발할 때(껍질을 벗기기 쉬운 때) 황벽나무 겉껍질을 벗겨 내고 황색을 띠는 속껍질을 채취하여 햇볕에 건조한 후 서늘한 곳에서 보관한다.

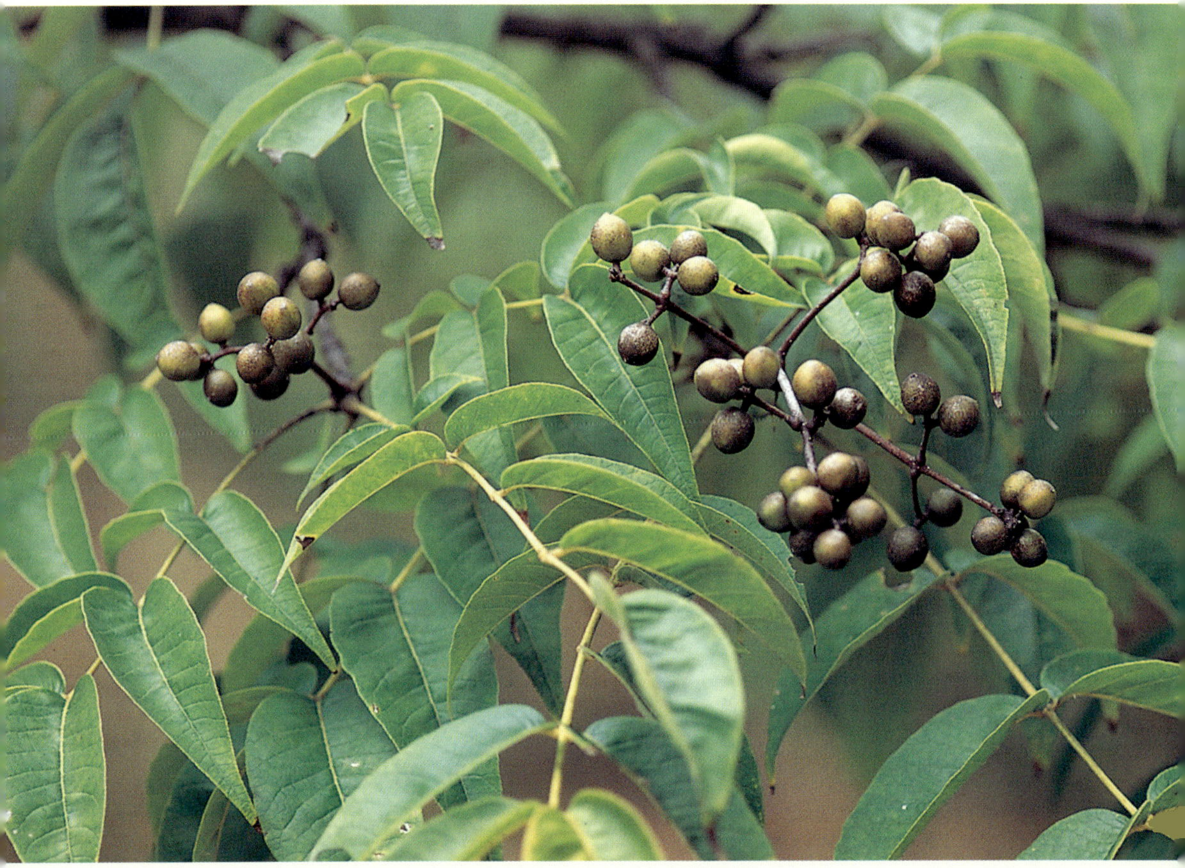

효능

황벽나무 줄기의 내피는 건위, 수렴, 지사, 정장에 특효를 보인다. 또한 화기를 없애고 해열, 해독, 진통, 살균의 효능이 있다. 적용질환은 편도선염, 구내염, 설염, 만성기관지염 및 눈병이나 유행성 결막염, 황달, 간염, 간경화증, 소변이 잘 나오지 않는 증세, 자궁출혈, 당뇨병 등이다.

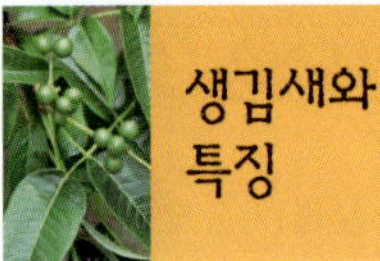

생김새와 특징

황벽나무는 낙엽활엽 교목으로 높이는 10m 정도로 자란다. 나무껍질은 연한 회색으로 코르크가 발달하여 깊은 홈이 지며 내피는 황색이다. 잎은 두 개씩 서로 마주보며 홀수 깃 모양 겹잎이고, 작은 잎은 5~13개로 피침상 달걀 모양이다. 황록색으로 6월에 피는 꽃은 암수딴그루이며, 원추꽃차례에 달리는데, 꽃대는 짧고 꽃잎은 5~8개이다. 열매는 9~10월에 흑색으로 둥글게 익는데 5개의 종자가 들어 있다. 황벽나무 줄기의 두툼한 겉껍질을 벗겨 내면 선명한 황색의 속껍질이 나오는데 나무 이름은 이 속껍질에서 유래하였다.

우리나라의 강원도, 경기도, 울릉도에 분포하며 깊은 산골짜기, 습하고 비옥한 곳에서 잘 자란다. 중국과 일본에도 분포하고 있다.

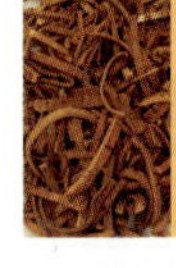

사용 방법

① **일반적인 복용법** : 채취하여 건조한 황벽나무 줄기 내피(속껍질)를 하루에 30g, 900mL의 물에 넣고 반 정도의 양이 될 때까지 달여서 1컵씩(150mL) 매 식후 따뜻하게 하여 마시면 식욕부진이나 위산과다, 지사, 정장 등에 잘 듣는다.

② **식중독** : 하루 40g을 앞의 ①과 마찬가지로 해서 따뜻하게 데워 마신다. 급성대장염이나 설사에도 이 방법으로 처방한다.

③ **편도선염** : 앞의 ①로 만들어 목 양치질을 하면 편도선염이나 구내염, 설염 치료에 도움이 되며, 눈을 씻으면 눈병이나 유행성 결막염을 치료할 수도 있다.

④ **타박상** : 황벽 분말에 식초를 넣고 반죽하여 헝겊에 발라서 하루에 1번씩 환부에 붙인다. 관절 삔 데에도 효과가 있다.

⑤ **만성기관지염** : 열매 100g을 물 1L에 넣고 500mL 정도가 될 때까지 약한 불로 달여서 매 식후에 1컵씩(150mL) 복용하면 잘 낫는다.

⑥ **민간요법** : 황벽나무 신선한 열매를 하루에 4~5개씩 2~3회 복용하면 당뇨병과 신장염, 황달, 담석증, 만성간염, 염증성 질환 예방과 치료 효과가 있다.

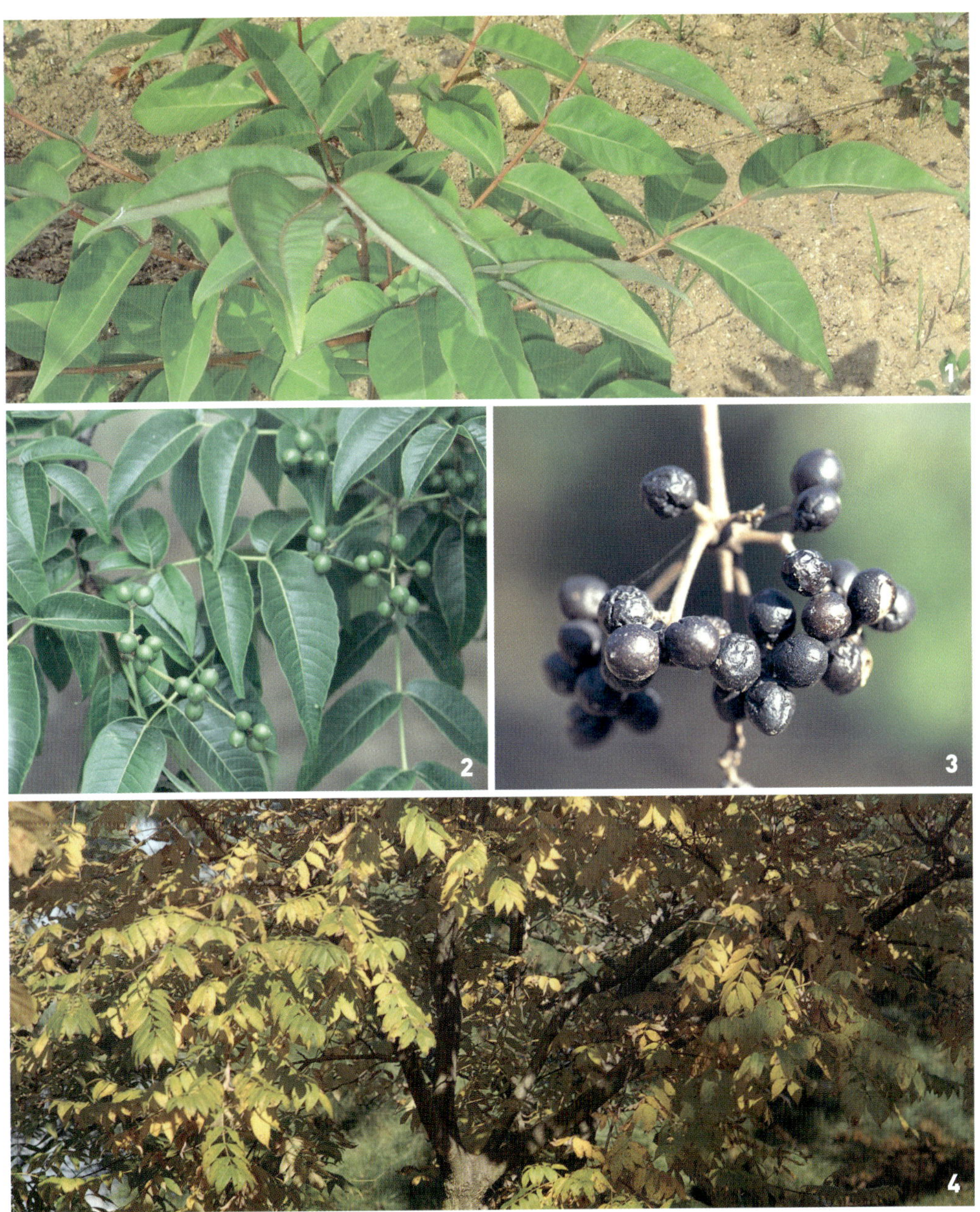

❶ 어린 황벽나무 ❷ 황벽나무_ 잎과 덜 익은 열매 ❸ 황벽나무_ 검게 익은 열매 ❹ 단풍이 들고 있는 황벽나무

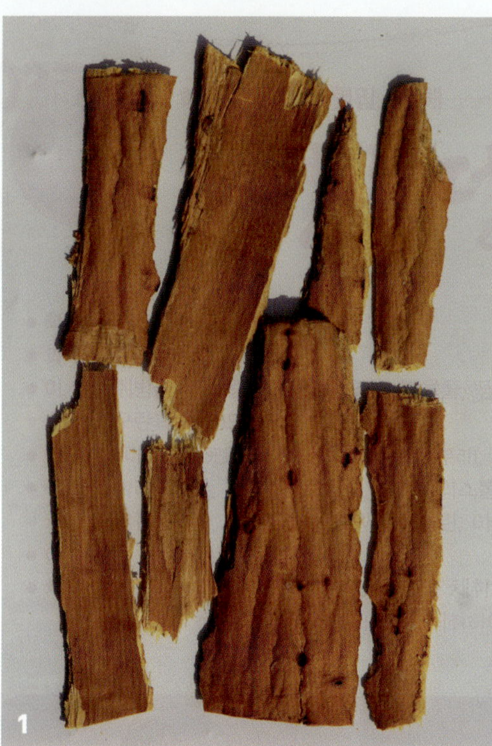

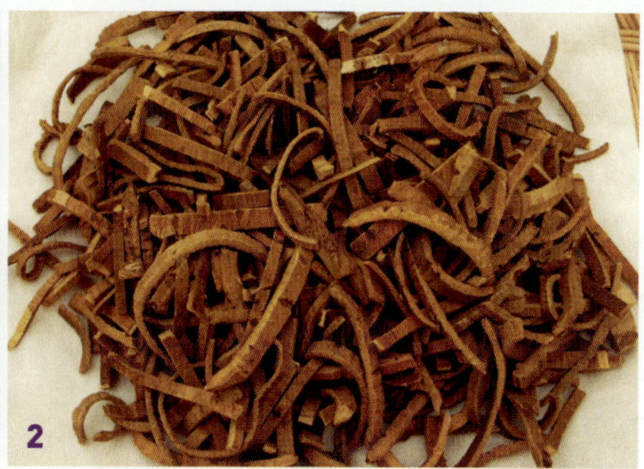

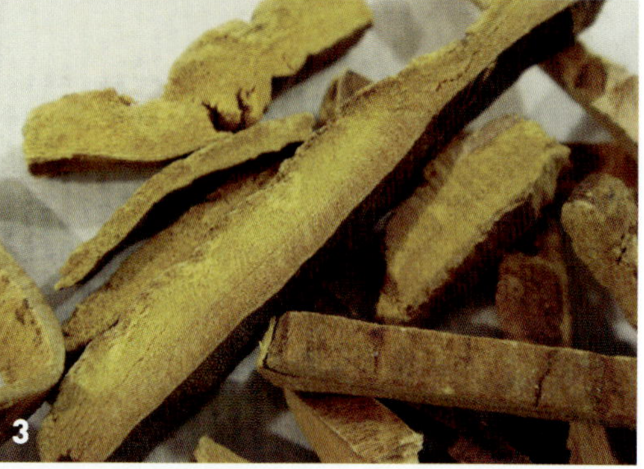

❶ 황벽나무_ 채취 건조한 줄기 내피(속껍질) ❷ 황벽나무_ 약재로 세절 건조한 속껍질
❸ 황벽나무_ 약재로 쓰이는 속껍질(확대)

황벽나무의 기능성 및 효능에 관한 특허자료

● 황백피와 지모의 혼합 수추출물을 포함하는 염증 및 통증 치료용 조성물

본 발명은 황백피(황벽나무 껍질)와 지모 등의 수추출물로 이루어진 소염, 진통 효과를 나타내는 치료 조성물과 그 제조방법에 관한 것이다. 본 발명은 일반적인 통증 및 염증 치료에 사용될 수 있는데, 구체적으로는 만성위염, 관절통, 전립선 비대증, 만성 및 재발성 방광염, 요추 및 경추 수핵탈출증, 퇴행성 관절염, 류마티스 관절염, 팔꿈치통, 골다공증에 의한 통증, 편두통, 당뇨성 통증 및 장부통 등에 사용되어 통증을 완화시키고 염증을 치료한다. 본 발명은 생약 추출물로서 부작용이 적으면서 소염 및 진통 효과를 나타내어 장기 복용 및 투여가 가능하다. 또한 의존성 및 내성을 초래하지 않고 말초 조직에 특이성을 갖는다.

- 공개번호 : 10-2000-0060612, 출원인 : (주)메드빌

● 황백을 이용한 약물 중독 예방 및 치료를 위한 약제학적 조성물

본 발명은 황백(黃柏, 황벽나무 껍질)에서 추출한 물질로서, 중독성 약물의 반복 투여에 따라 증가되는 도파민의 작용을 억제시키는 물질을 유효성분으로 포함하는 황백을 이용한 약물 중독 예방 및 치료를 위한 약제학적 조성물을 제공한다.

- 공개번호 : 10-2004-0097425, 출원인 : 심인섭

황벽나무주

맛은 쓰다. 기호와 식성에 따라 꿀, 설탕을 가미하여 음용할 수 있다.

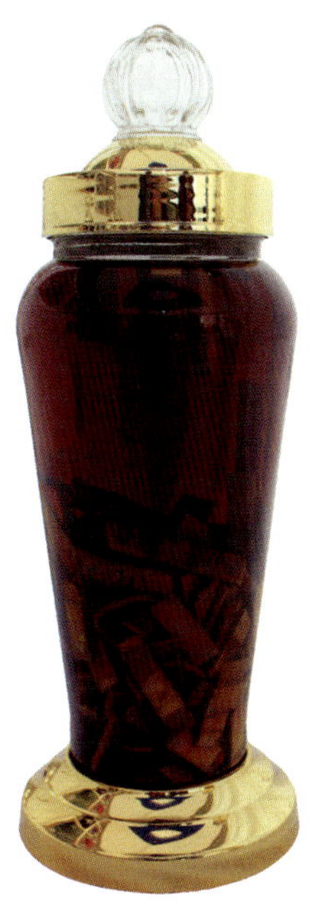

【적용병증】

- **장염(腸炎)** : 주로 설사가 심한 경우이다. 곱똥을 자주 누며, 대변을 본 뒤 항문이나 언저리가 아픈 증세가 나타난다. 30mL를 1회분으로 1일 2~3회씩, 7~10일 정도 복용한다.
- **건위(健胃)** : 평소 기력이 약하고 식욕이 없으며, 손발이 차고 안색이 좋지 않은 데다 소화가 잘 안 되는 허약체질을 개선하고자 하는 경우이다. 30mL를 1회분으로 1일 2~3회씩, 6~10일 정도 복용한다.
- **간염(肝炎)** : 간 조직에 염증이 생겨 간세포가 파괴되어 일으키는 카달성 황달(黃疸)을 말한다. 30mL를 1회분으로 1일 2~3회씩, 20~25일 정도 복용한다.
- **기타 질환** : 치조농루, 폐결핵, 전립선비대, 구내염, 당뇨, 도한, 방광염

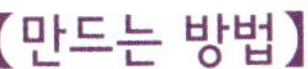

【만드는 방법】

① 약효는 나무껍질(10년 이상 묵은) 또는 뿌리껍질에 있다. 방향성이다.
② 구입한 뿌리나 나무껍질을 깨끗이 씻어 말린 다음 적당히 절단하여 사용한다.
③ 뿌리나 나무껍질 180g을 소주 3.8L에 넣고 밀봉한다.
④ 10개월 이상 숙성한 다음 찌꺼기는 걸러내고 보관, 사용한다.

【구입방법 및 주의사항】

- 공해가 없는 산지(產地)에 가서 채취하는 것이 좋다. 5~6월경에 10년 이상 된 나무의 껍질을 벗겨 사용한다.
- 장복해도 해롭지는 않으나 치유되는 대로 중단한다.
- 본 약술을 복용 중에 가리는 음식은 없다.

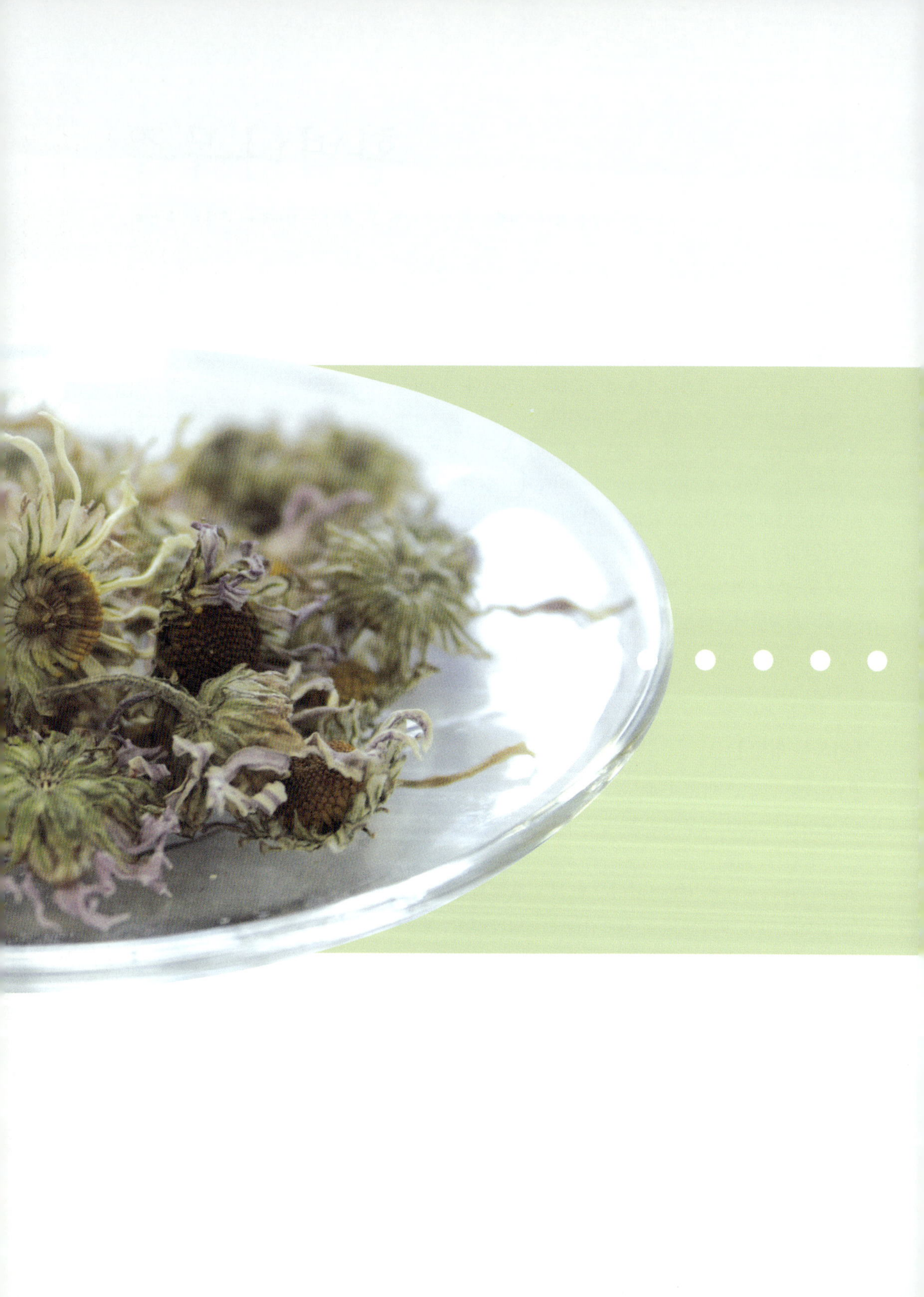

Part 3

>> 다양한 효능을 가진 약용식물

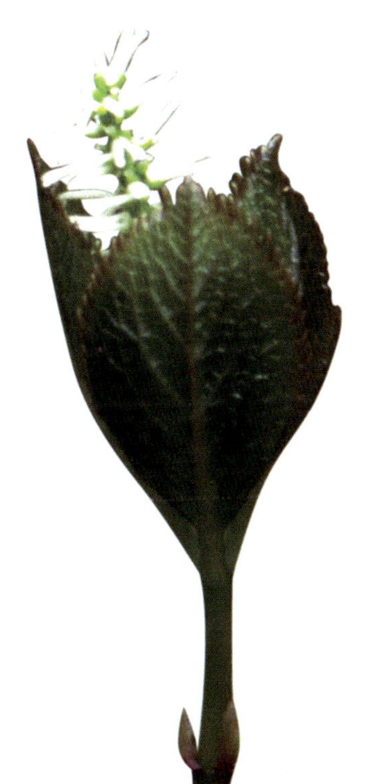

043

진통, 대장염, 중이염

갈퀴나물

- 학 명 : *Vicia amoena* Fisch. ex DC.
- 과 명 : 콩과
- 이 명 : 갈키나물, 칼키나물, 갈퀴덩굴, 가시랑구, 수레갈퀴, 산야완두, 산흑두, 말굴레풀
- 생약명 : 산야완두(山野豌豆), 산완두(山豌豆), 산흑두(山黑豆)
- 성 분 : 아스퍼루러시드, 헤스페리딘, 케르세틴, 갈락토시드 등의 플라보노이드 배당체, 타닌 함유
- 이용부위 : 어린순은 식용, 줄기와 잎은 약용
- 채취 및 가공법 : 7~9월에 윗부분의 어린줄기와 잎을 채취하여 건조기에 넣어 말린 것을 썰어서 밀봉하여 두고 이용한다.

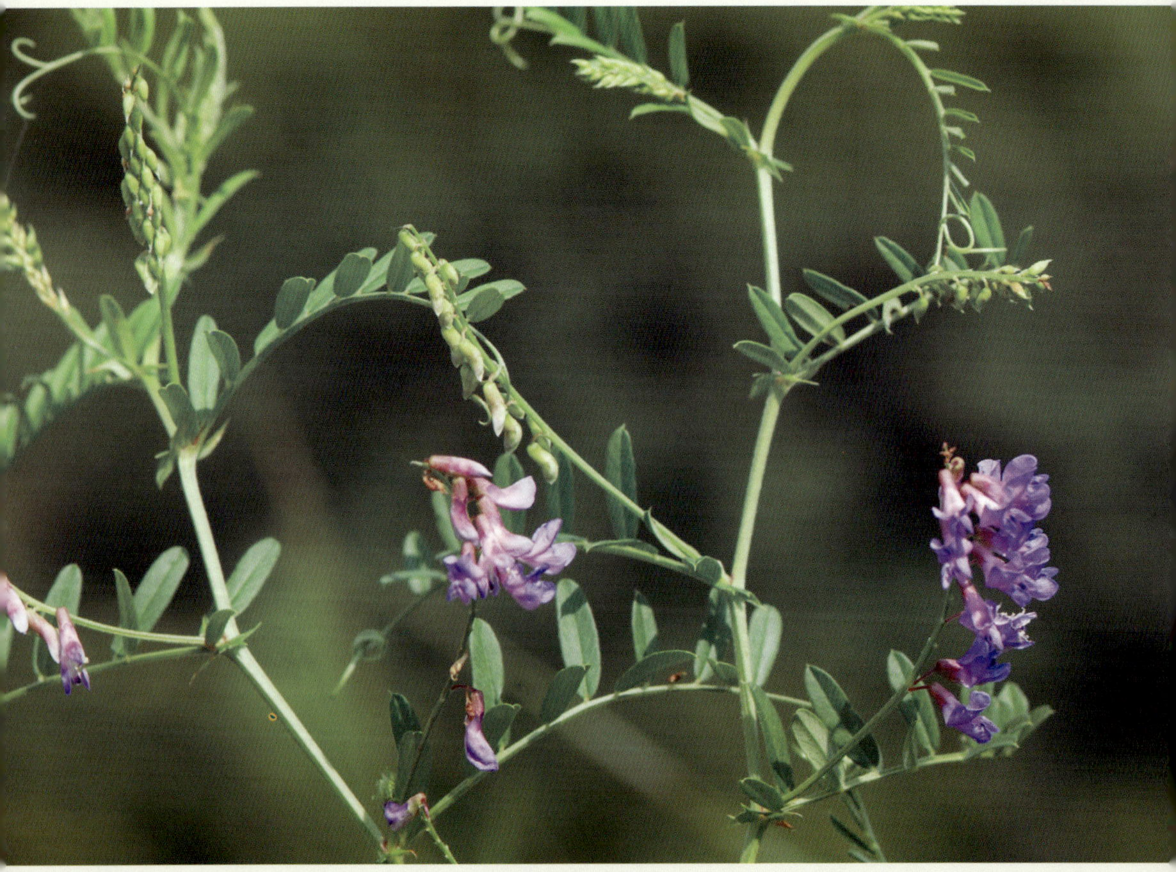

효능

갈퀴나물은 각종 암의 약재로 사용된다. 타박상 및 통증, 중이염, 대장염, 혈뇨, 절종, 감기, 이하선염 등의 치료에도 사용한다.

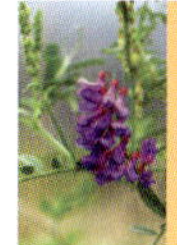

생김새와 특징

갈퀴나물은 여러해살이풀로 줄기의 길이가 80~180㎝ 정도로 자란다. 줄기는 능선이 있어 네모지고 잎 뒷면과 더불어 잔털이 있거나 없다. 잎은 어긋나고 작은 잎은 길이는 1.5~3㎝, 폭은 0.4~1㎝이고 긴 타원형이거나 피침형이며, 잎줄기 끝에 2~3개로 갈라진 덩굴손이 있다. 꽃은 6~9월에 홍자색으로 한쪽으로 치우치며 피고 길이는 1.2~1.5㎝이다. 꽃받침은 종형으로서 5개의 불규칙한 조각으로 갈라지며 밑부분의 것이 가장 길고 꽃받침통보다 짧거나 같다. 열매는 8~9월경에 길이 2.0~2.5㎝, 폭은 0.5㎝로 긴 타원형이며 검고 둥근 종자가 들어 있다. 봄에 나오는 새순을 나물로 해 먹는다.
전국 산야의 습윤한 풀밭이나 관목림에서 자라며 일본, 중국, 몽골, 사할린, 유럽 등지에도 분포하고 있다.

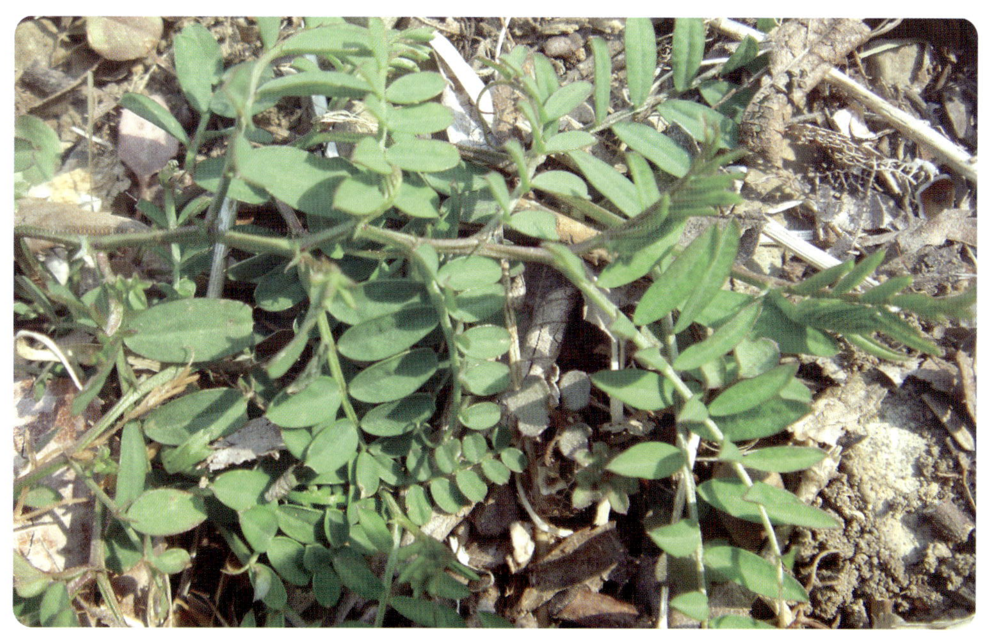

| 갈퀴나물_ 잎

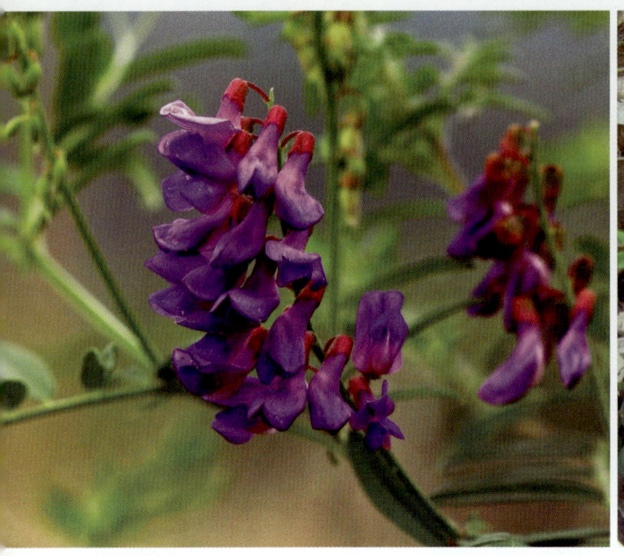

| 갈퀴나물_ 꽃

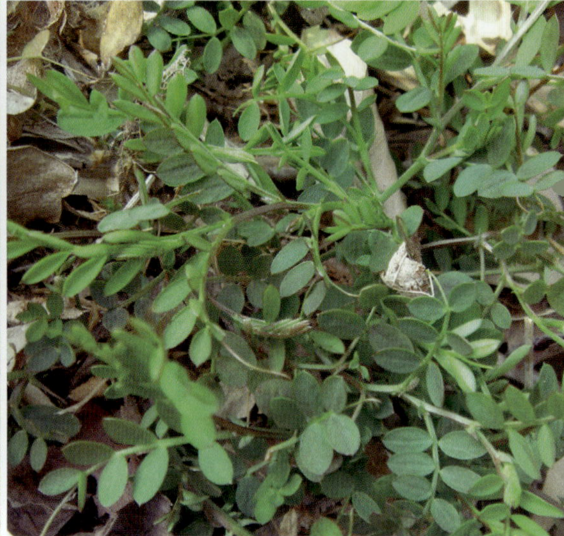

| 갈퀴나물_ 말려서 약재로 쓰는 잎과 줄기

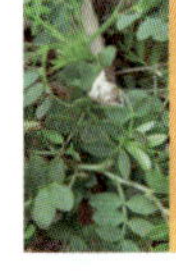

사용 방법

① **일반적인 복용법** : 건조 가공한 갈퀴나물 줄기와 잎 50g(신선한 것은 100g)을 900mL 물에 넣고 반 정도 될 때까지 달여서 1컵씩(150mL) 매 식후에 복용한다.

② **각종 암** : 신선한 줄기와 잎 300g을 즙을 내어 하루 한 번씩 먹거나 또는 건조 가공한 줄기와 잎 80~100g을 1.8L의 물에 넣고 반으로 될 때까지 달여서 1컵씩(150mL) 매 식후에 복용한다. 자궁경부암과 이하선염에도 효과가 있다.

③ **중이염** : 신선한 줄기와 잎을 녹즙을 내거나 달여서 복용한다.

④ **대장염** : 건조 가공한 갈퀴나물 줄기와 잎 50g을 달여서 매 식후 1컵씩(150mL) 복용하면 효과를 볼 수 있다. 감기와 혈뇨의 치료에도 효과가 있다.

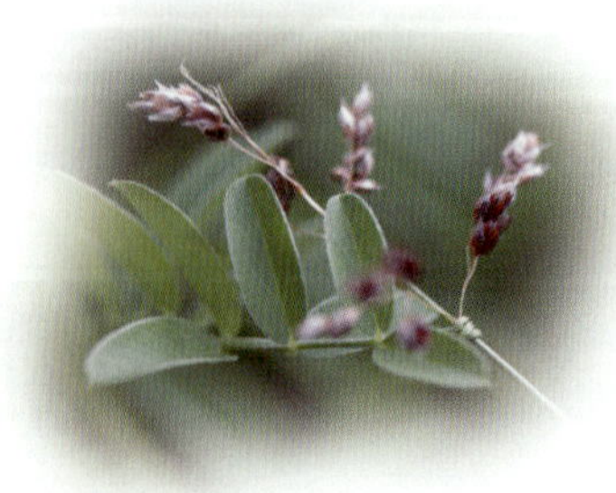

044

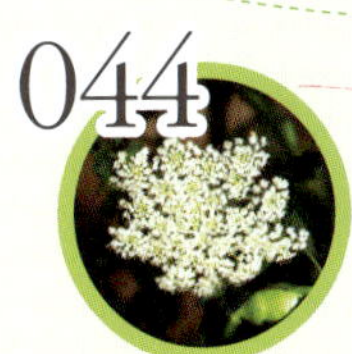

발한과 해열, 몸살감기, 진통, 신경통

강활

- **학 명 :** *Ostericum praeteritum* Kitag.
- **과 명 :** 산형과
- **이 명 :** 강호리, 강흐리, 조선강활, 자간근, 소엽근, 산근채, 강청
- **생약명 :** 강활(羌活)
- **성 분 :** 쿠마린 유도체, 베르갑텐, 키산토실, 이소임페라토린, 옥시포세다닌, 프랑고골라린, 임페라토린 등
- **이용부위 :** 잎(방향제), 뿌리(약용)
- **채취 및 가공법 :** 뿌리는 가을에서 이른 봄 사이에 채취하여 씻어 말려 두고 잘게 썰어서 이용한다. 잎과 부드러운 줄기는 개화기 이전에 채취하여 증기로 잠깐 쪄서 말려 방향제로 이용한다.

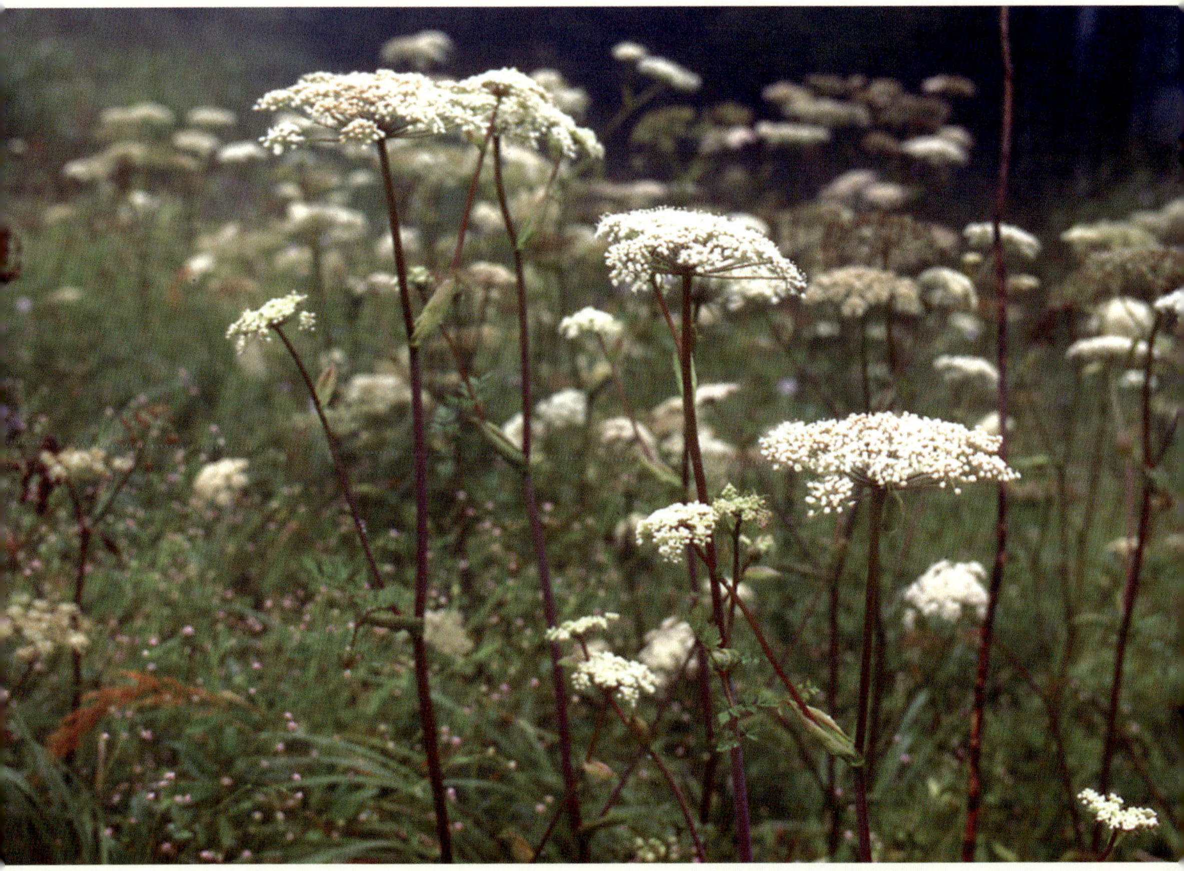

효능

강활은 진통작용이 탁월해 두통, 치통, 신경통, 전신통 등에 사용한다. 또한 발한과 해열의 효능이 있어서 몸살감기에 특효를 보인다. 풍습성 관절염, 중풍, 몸이 무겁고 권태증을 일으킬 때, 간질병 발작을 일으켰을 때에 효과가 있다. 근래에 들어와서는 항암 효과도 있는 것으로 밝혀졌다.

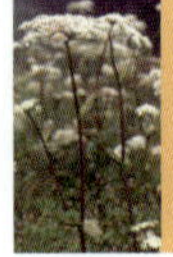

생김새와 특징

강활은 숙근성 두해살이풀 또는 여러해살이풀로 줄기는 곧게 서며 높이는 2m 정도로 자란다. 줄기와 잎에는 가는 털이 밀생해 있고 특유한 방향을 풍긴다. 줄기 속은 비어 있다. 윗부분에서 잔가지가 많이 갈라져 퍼지고 잎은 어긋난다. 잎은 크고 연하며 2회 3출로 날개깃 모양으로 갈라지는 복엽에 갈라진 작은 잎은 난형으로 끝이 날카롭고 톱니가 있다. 꽃은 8~9월경에 우산을 펼쳐놓은 것 같은 복산형의 꽃차례로 가지 끝과 원줄기 끝에 작은 꽃이 총총하게 핀다. 열매는 타원형으로 9~10월에 익는데 납작한 날개가 붙어 있어서 멀리 날아가 번식한다. 당귀와 산미나리, 섬바디, 갯방풍 잎과 유사하다. 뿌리는 원뿌리가 썩어 없어져도 옆에 싹이 생겨서 다시 자란다.

우리나라와 중국 동북부, 우수리강 등지에 분포하고 있다. 깊은 산중의 선선한 곳에서 자생하며 강원, 경기 경북지방에서 재배가 이루어지고 있다.

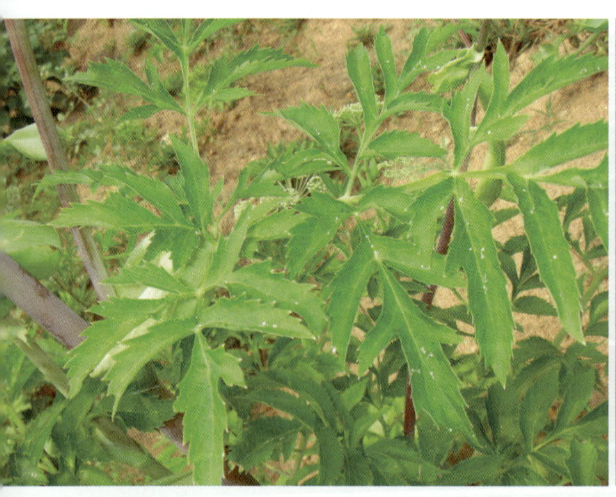

| 강활_ 잎

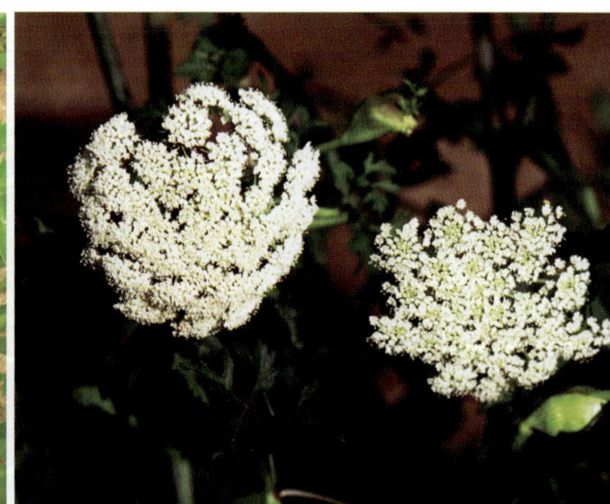

| 강활_ 꽃

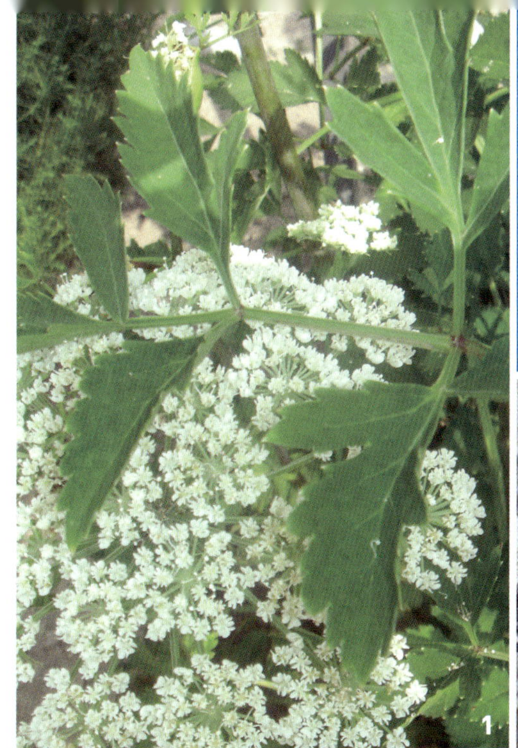

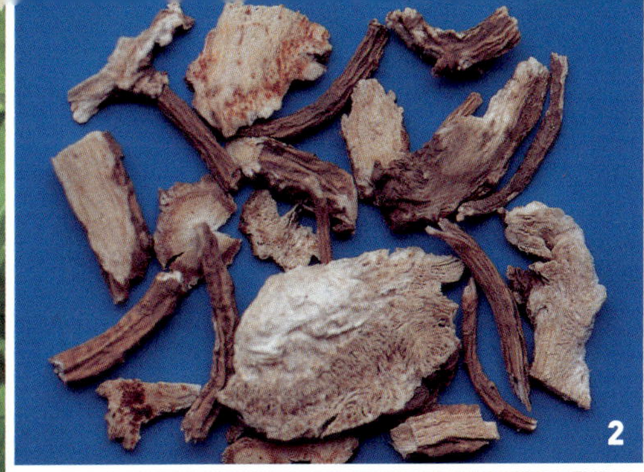

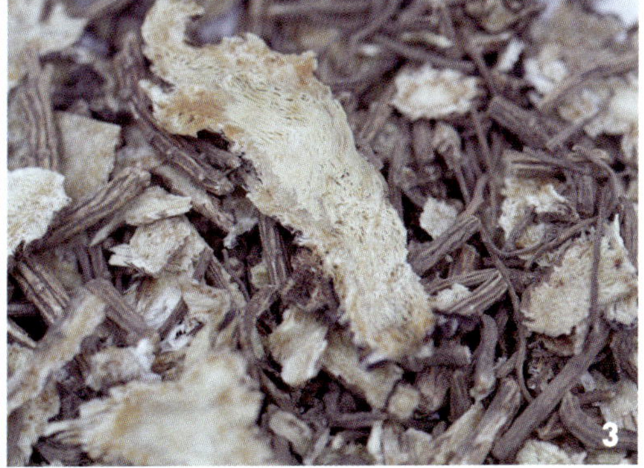

❶ 강활_ 꽃과 잎 ❷❸ 강활_ 약용되는 뿌리(절단 건조)

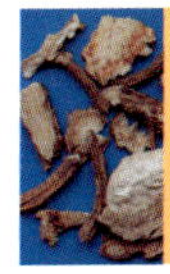

사용 방법

① 일반적인 복용법 : 말린 강활 뿌리 20g을 900mL 물에 넣고 달여서 매 식후 1컵씩(150mL) 복용한다. 강활과 독활, 위령선, 백지를 같은 비율로 섞은 뒤 분말로 하여 꿀에 개어 환약으로 만들어 진통제로 사용하기도 한다.

② 대갈활탕 : 대갈활탕을 처방해 신경통과 하지신경통의 치료에 사용한다.

③ 주의사항 : 독성이 강하므로 전문가의 도움을 받아 사용하도록 한다. 특히 빈혈증으로 인한 두통에 복용해서는 안 된다.

강활의 기능성 및 효능에 관한 특허자료

● 항염 및 항산화 효능을 갖는 강활 추출물 및 이를 함유하는 화장료 조성물

본 발명은 항염 및 항산화 효능을 갖는 강활 추출물 및 이를 함유하는 화장료 조성물에 관한 것으로, 강활 추출물을 유효성분으로 포함하는 것을 특징으로 하는 항염 효능 및 항산화 효과에 의한 노화 방지 화장료 조성물은 피부에 자극이 없고 안전하여 피부 질환 유발 문제가 없으며, 산화질소(nitric oxide)의 생성을 억제하여 항염 효과를 나타낼 뿐 아니라, 활성산소종 소거능을 통한 항산화 효과를 나타내는 피부 노화 방지 화장료 조성물로 사용할 수 있다.

– 공개번호 : 10-2011-0130115, 출원인 : 재단법인 홍천메디칼허브연구소

045

황달, 소종, 피부염, 일사병

계요등

- 학 명 : *Paederia scandens* (Lour.) Merr. var. scandens
- 과 명 : 꼭두서니과
- 이 명 : 계뇨등, 구렁내덩굴, 산지과, 피동, 계각등, 변장미려
- 생약명 : 계요등(鷄尿藤), 계시등(鷄屎藤)
- 성 분 : 패데로시드, 아스페룰로시드, 스칸도시드, 알칼로이드 등
- 이용부위 : 뿌리를 포함한 줄기와 잎 전체 및 열매 이용
- 채취 및 가공법 : 여름에서 가을 사이에 열매와 뿌리를 포함한 전초를 채취하여 말린다.

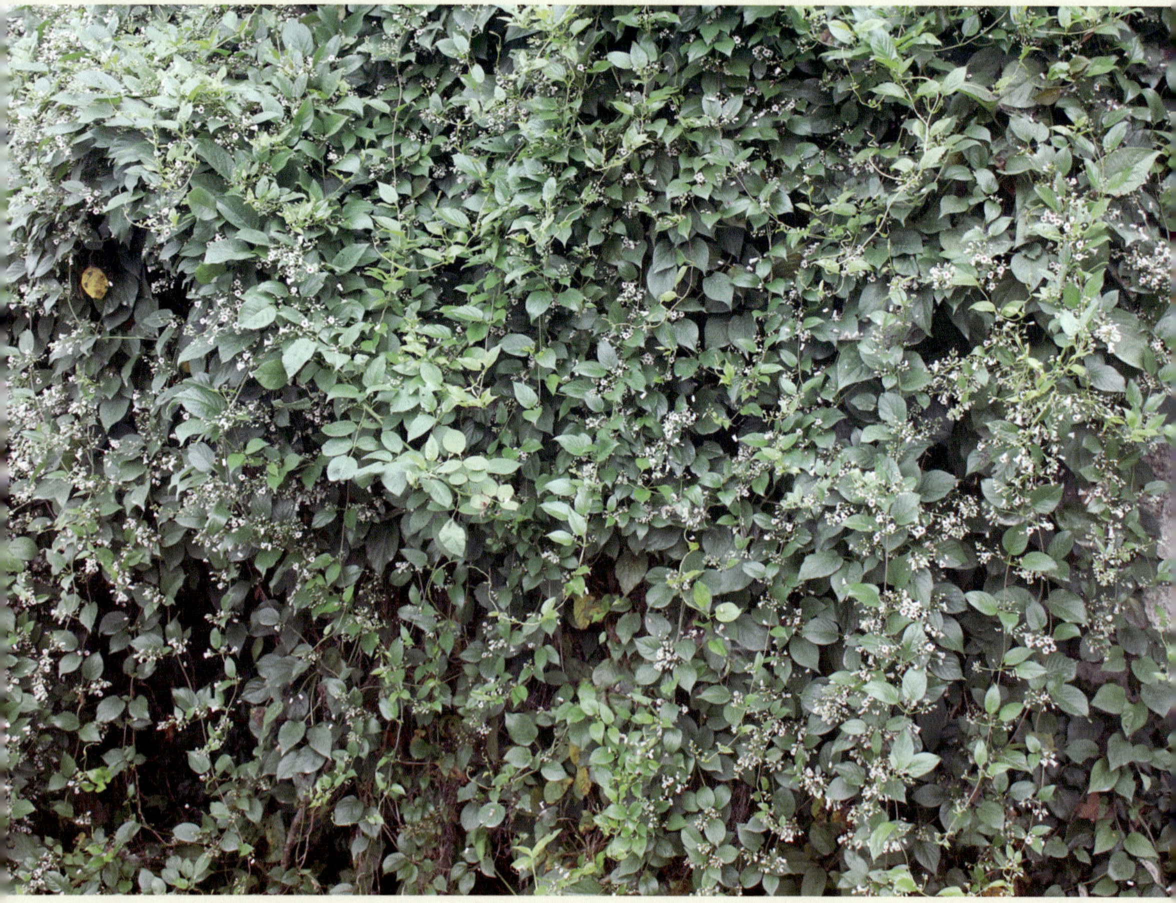

효능

계요등은 갖가지 독을 풀고 염증을 삭이며 부은 것을 빠지게 하는 효과가 있으며 황달과 간염, 소화불량이나 화농성 질환 등에 잘 듣는다. 또한 신경성 피부염이나 가려움증, 농약 중독, 불면증, 일사병, 신경통, 관절통 등의 치료에도 사용된다.

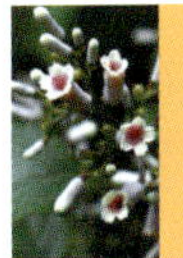

생김새와 특징

계요등은 낙엽 덩굴성 여러해살이풀로, 줄기의 길이는 5~7m 정도까지 자란다. 잎은 길이 5~12㎝, 나비 1~7㎝의 달걀 모양 또는 잎이 좁고 긴 피침형의 잎이 서로 마주난다. 잎 가장자리는 밋밋하다. 꽃은 7~8월에 피는데 긴 원통 모양이고 흰색에 자주색 반점이 있다. 꽃은 줄기 끝이나 잎겨드랑이에 원뿔 모양 꽃차례로 핀다. 또는 꽃대 끝에 한 송이가 피고 아래에 여러 개 흩어져 피는 취산꽃차례로 핀다. 열매는 둥글고 윤이 나며 9~10월에 황갈색으로 익는다. 계요등은 닭의 오줌냄새가 난다고 해서 붙여진 이름이다. 잎의 표면에 털이 없으나 뒷면 맥 위에 털이 있는 것을 좁은잎계요등, 잎이 넓고 뒷면에 융털이 많이

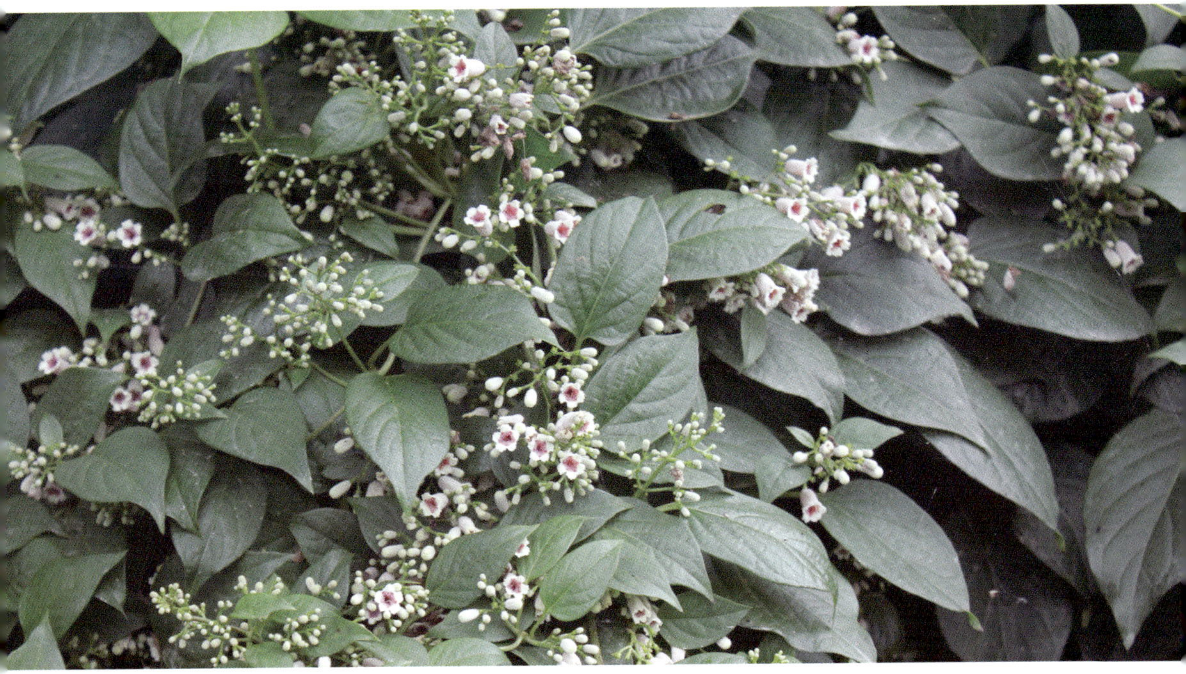

| 계요등_ 잎과 덩굴줄기는 건조하여 약용

| 계요등_ 꽃과 꽃봉오리 생김새

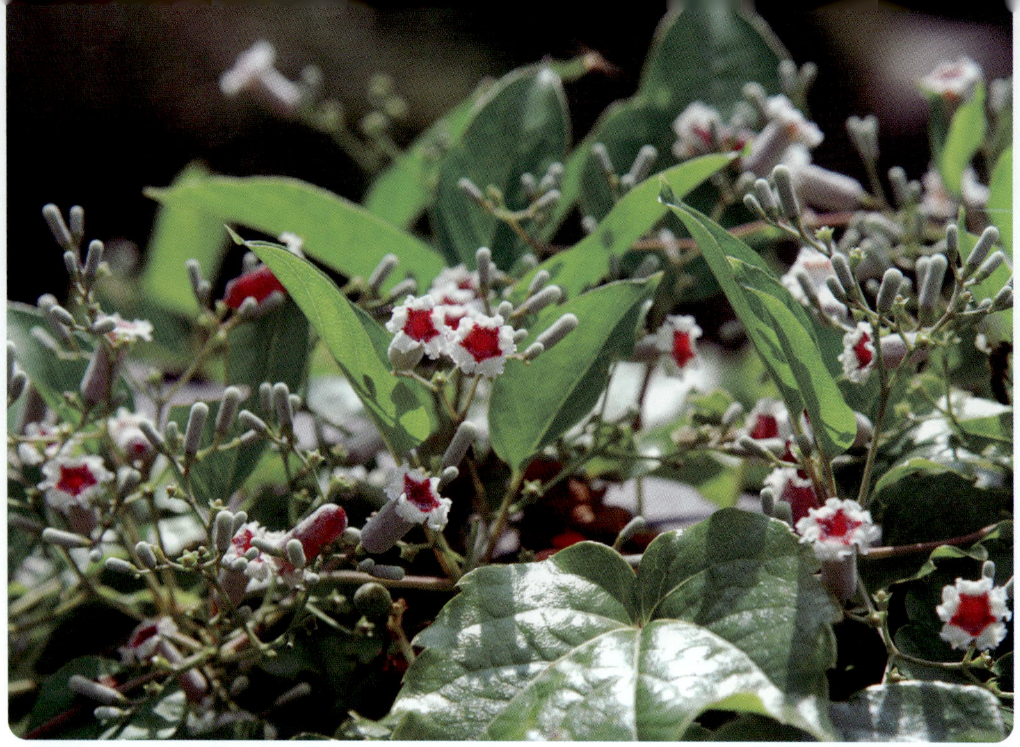

나 있는 것을 털계요등이라고 한다.

전국 각처의 산기슭 양지나 물가에 많이 자라는데, 우리나라를 비롯해 일본, 중국, 필리핀 등지에 분포한다.

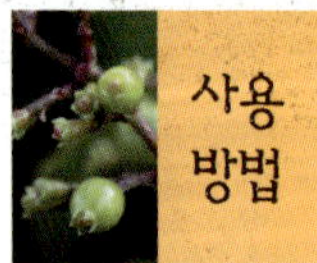

① **일반적인 복용법** : 말린 계요등 전초 30g을 물 900mL에 넣고 반으로 될 때까지 달여서 1컵씩(150mL) 매 식후에 복용한다.

② **불면증** : 그늘에서 말린 계요등 잎과 줄기 60g을 600mL의 물에 넣고 반으로 될 때까지 달인 액을 1컵씩(150mL) 아침, 저녁 식후에 복용한다.

③ **더위 먹었을 때** : 말린 계요등 뿌리 30g을 가루로 만들어서 1회 10g씩 매 식후에 복용한다.

④ **일사병** : 신선한 잎과 줄기로 녹즙을 내어 100~150mL 정도 마신다.

⑤ **농약 중독** : 신선한 계요등 잎과 줄기 또는 뿌리 100g과 녹두 40g을 1.5L의 물에 넣고 반으로 될 때까지 달인 액을 1컵씩(150mL) 매 식후에 복용한다.

⑥ **풍습 관절통** : 말린 계요등 뿌리 50g을 물 600mL와 30%의 소주 300mL를 넣고 반으로 될 때까지 달인 액을 1컵씩(150mL) 매 식후에 복용한다.

⑦ **신경성 피부염 :** 신선한 계요등 잎을 즙을 내어 하루 2~3회 환부에 문질러 발라준다. 가려움증에도 좋은 효과를 보인다.

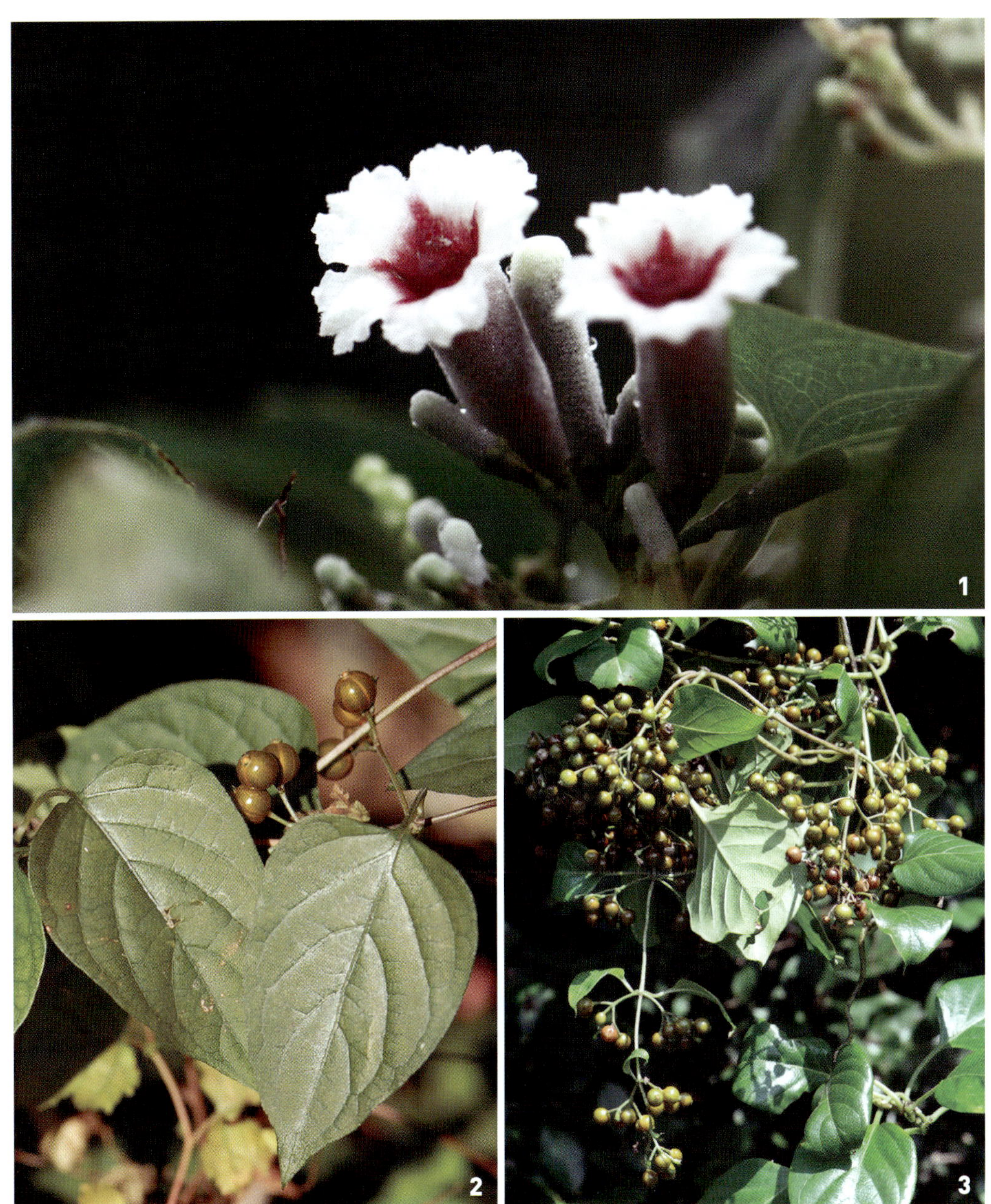

❶ 계요등_ 꽃 ❷ 계요등_ 열매가 익어갈 무렵의 잎 ❸ 계요등_ 열매

046

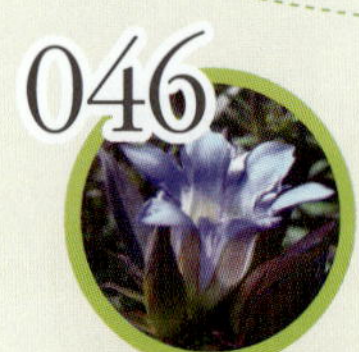

고미건위약, 황달, 해수

과남풀

- **학 명** : *Gentiana triflora* var. *japonica* (Kusn.) H. Hara
- **과 명** : 용담과
- **이 명** : 북과남풀, 큰과남풀, 큰용담, 칼잎용담, 큰초룡담, 큰잎용담, 긴잎용담
- **생약명** : 용담(龍膽)
- **성 분** : 겐티오피크린, 스웨르티아미린, 겐티신, 겐티아닌, 겐티아노스, 겐티신산 등
- **이용부위** : 뿌리, 뿌리줄기, 수염뿌리
- **채취 및 가공법** : 지상부가 시드는 늦가을 또는 11월경에 뿌리를 채취하여 씻어서 말린 다음 이용한다.

효능

생약명이 용담인 과남풀은 소화불량과 황달, 고혈압 등에 좋은 효과가 있다. 또한 위염과 담낭염, 두통, 방광염, 요도염, 해수, 류머티즘 등에 처방한다.

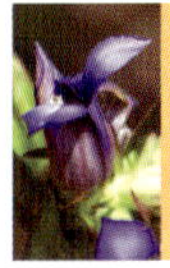

생김새와 특징

과남풀은 예전에 '큰용담' 또는 '칼잎용담'이라고 불렸는데, 잎이 긴 타원상 피침형으로서 마치 칼처럼 생겨서 그런 이름이 붙었다. 여러해살이풀로 높이는 30~80㎝ 정도까지 자란다. 원줄기는 1개가 곧게 나며 수염뿌리는 굵다. 잎은 서로 마주나고 잎자루가 없으며 밑부분이 합쳐진다. 잎은 긴 타원형 또는 타원상 피침형이고 길이 5~15㎝, 나비 1~2.5㎝에 뚜렷하지 않은 3맥이 있으며 끝이 날카롭고 가장자리에는 잔 돌기가 거의 없다. 꽃은 7~8월에 하늘색 또는 보라색으로 피는데, 줄기 끝이나 잎겨드랑이에 여러 송이씩 달리며 화관은 종 모양으로 하늘을 향하며 꽃잎은 5갈래로 갈라진다. 5~6개의 수술과 1개의 암술이 있고 열매는 삭과로서 10~11월경에 맺으며 바소꼴이고 종자에는 그물 같은 무늬가 있으며 양끝에 꼬리 같은 돌기가 있다.

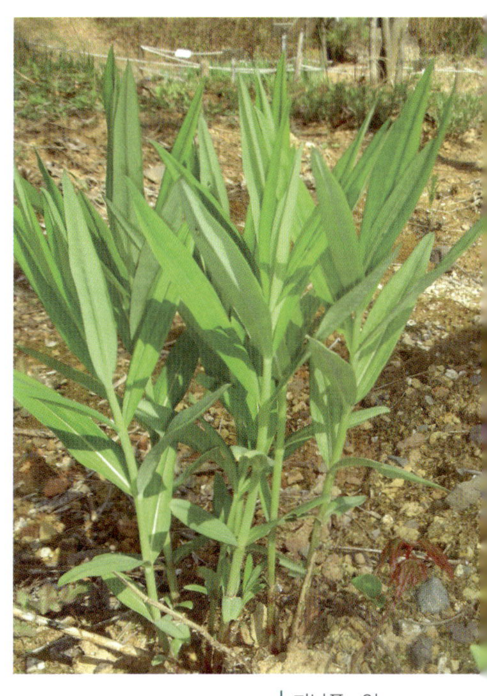

| 과남풀_ 잎

경상남도와 중부 이북인 경기도, 강원도 등의 산지에서 자라며 중국, 러시아에도 분포하고 있다.

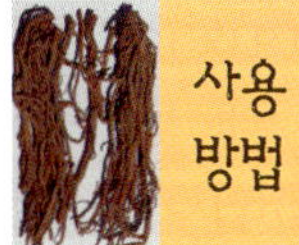

사용방법

① **일반적인 복용법** : 말린 과남풀 뿌리와 뿌리줄기 30g을 물 900mL에 넣고 반으로 될 때까지 달인 물을 매 식후에 1컵씩(150mL) 마시면 소화불량, 위염에 효과가 있다.

② **두통을 동반한 고혈압** : 끓인 물 150mL에 뿌리 가루 10g과 치자 1개를 넣고 따뜻하게

우려 마신다.

③ **스트레스성 혈압** : 말린 과남풀 뿌리 20g을 물 900mL에 넣고 반으로 될 때까지 약한 불로 달여서 매 식후에 1컵씩(150mL) 따뜻하게 마신다.

④ **황달** : 물 900mL에 말린 과남풀 뿌리와 인진쑥을 각각 20g씩 넣고 반으로 될 때까지 약한 불로 달여서 매 식후에 1컵씩(150mL) 마신다.

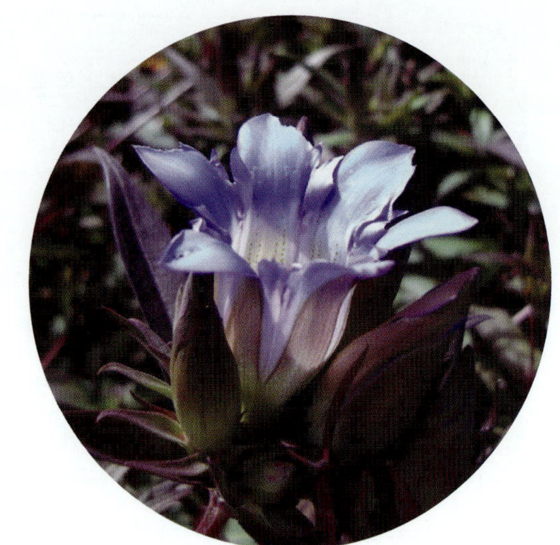

과남풀_ 꽃

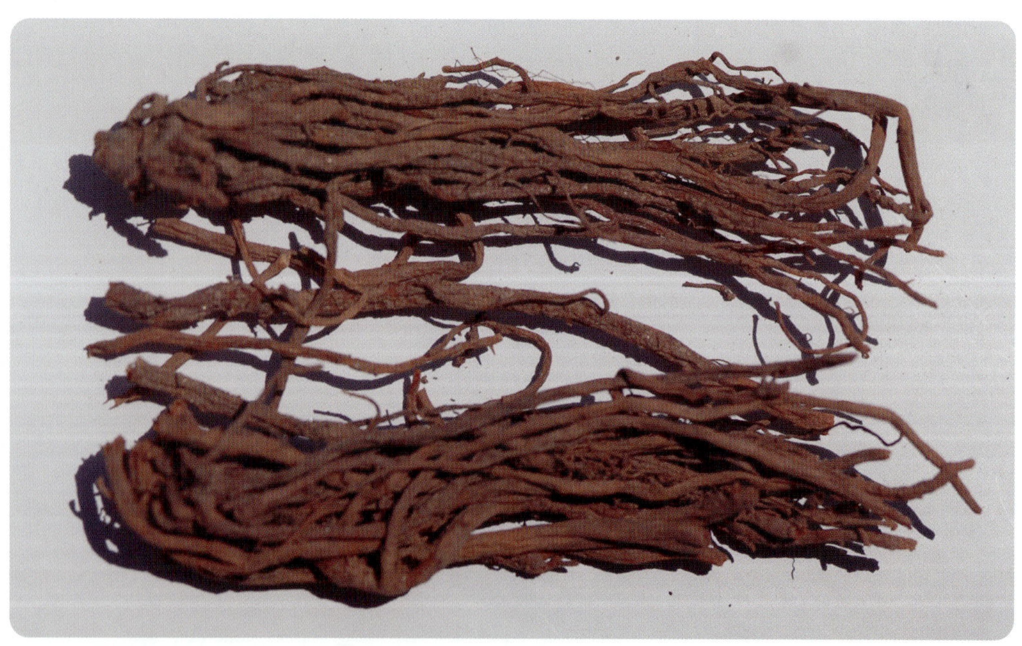

과남풀_ 약재로 쓰는 뿌리(건조)

047

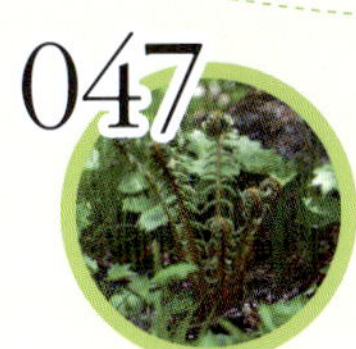

촌충구제, 항바이러스, 항진균

관중

- **학 명** : *Dryopteris crassirhizoma* Nakai
- **과 명** : 면마과
- **이 명** : 호랑고비, 면마, 관종, 면마인모궐, 야계방자, 야면마, 회초, 회미초, 동면마, 봉미초
- **생약명** : 관중(貫衆), 관종(貫鍾), 면마(綿馬)
- **성 분** : 리나린, 워고닌, 바이카린, 바이카레인, 아리안톤, 아스피디놀, 면마산의 휘발성 정유 힐마론 등
- **이용부위** : 뿌리줄기, 잎자루의 밑부분
- **채취 및 가공법** : 가을에 뿌리째 수확하여 잎자루와 수염뿌리를 제거하고 잘 씻어서 그늘에 말린다.

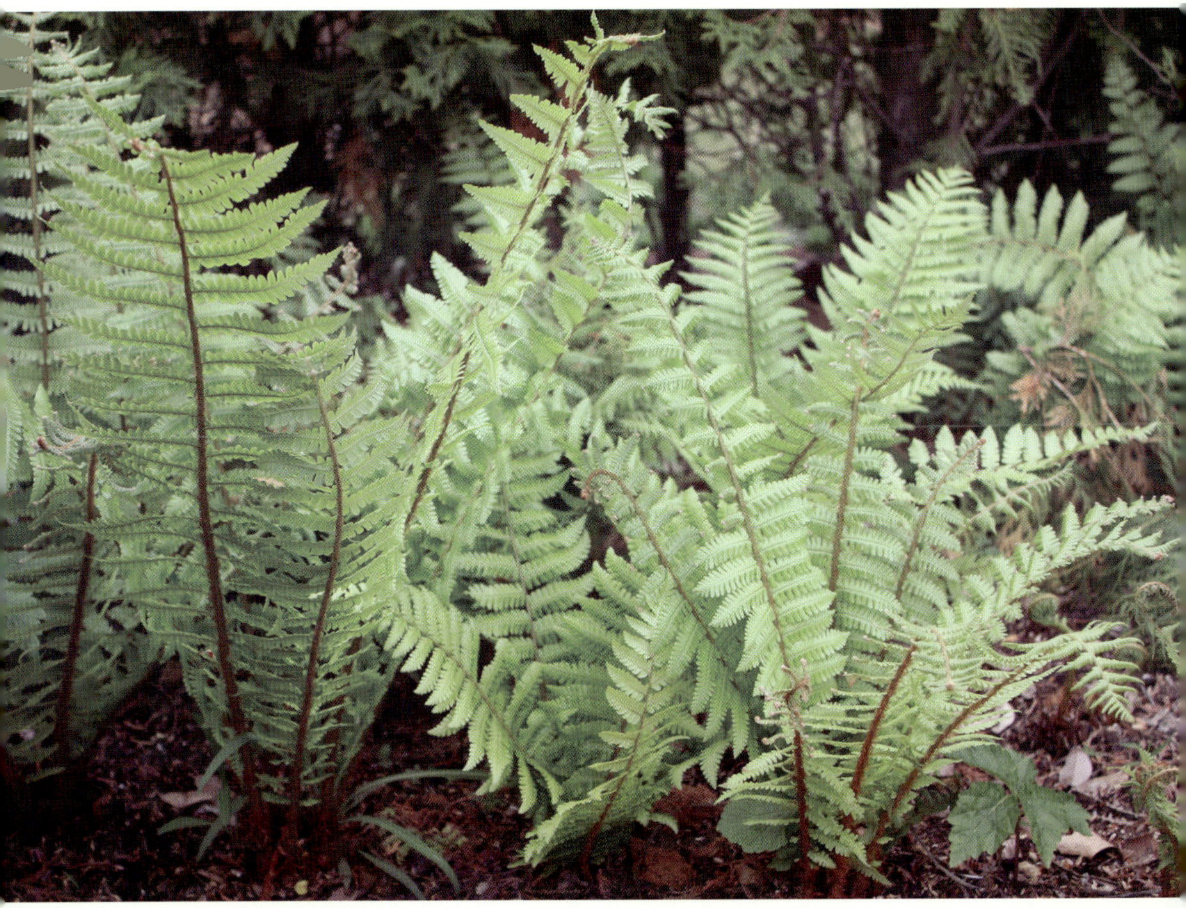

효능

관중은 구충제가 만들어지지 않았던 옛날에 각종 기생충의 구충약으로 사용했다. 특히 뿌리줄기는 면마 엑스로 제조하여 촌충구제의 특효약으로 썼다. 이는 뿌리에 면마산이라는 휘발성 정유가 함유되어 있기 때문이다. 그 외 청열, 해독, 지혈의 효능도 있어 풍열 감기나 장출혈, 코피, 토혈 등에 처방된다. 최근에는 항균 및 항바이러스, 항진균 효능도 있는 것으로 밝혀졌다.

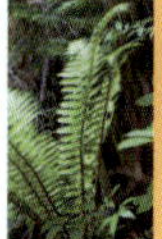

생김새와 특징

숙근성 양치식물인 관중은 여러해살이풀로 높이는 50~100㎝ 정도로 자란다. 잎은 길이 1m 내외, 너비 25㎝에 달하며 선형 혹은 넓은 피침형으로 생겼고, 잎 가장자리에는 둔한 톱니가 있다. 뿌리는 덩어리 모양의 괴상으로 수염뿌리가 많다. 건조한 약재는 긴 원추형을 띠며 윗부분은 무딘 원형이고 아랫부분은 약간 뾰족하며 구부러져 있다. 표면은 황갈색 또는 흑갈색으로 가지런한 잎자루에 비늘잎이 촘촘하게 덮여 있어서 둥그런 환을 형성하며 배열된 모습이 특징적으로 보인다.

우리나라에서는 지리산을 비롯한 전국의 높고 깊은 산지 계곡의 나무 그늘이나 습윤한

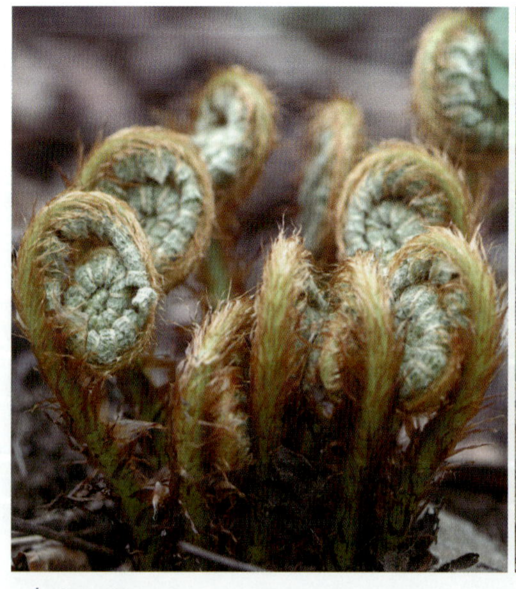

| 관중_ 새순

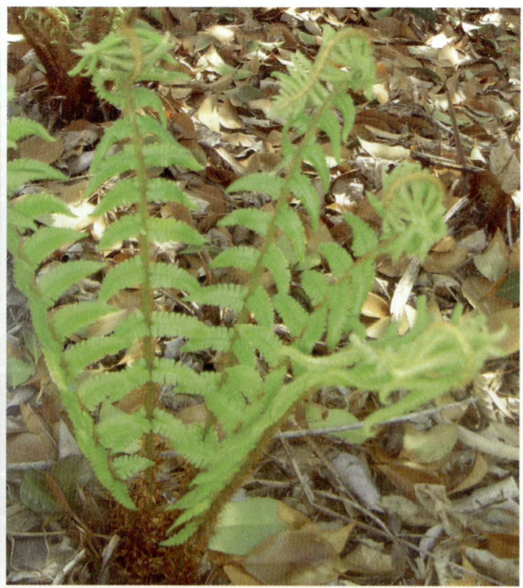

| 관중_ 새순이 자라는 모습

곳에서 잘 자란다. 일본, 중국, 만주, 러시아 등지에도 분포한다.

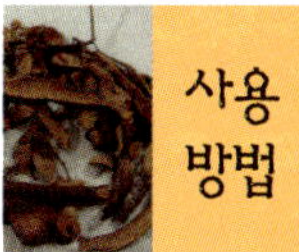

① 일반적인 복용법 : 말린 관중 뿌리줄기 10g을 물 600mL에 넣고 반으로 될 때까지 달인 물을 1컵씩 아침저녁으로 공복에 복용한다. 가루로 만들어 복용하기도 하고 가루를 내어 환부에 바르기도 한다.

② 주의사항 : 비위가 허약한 사람이나 임산부는 복용하지 않는 것이 좋다.

관중의 기능성 및 효능에 관한 특허자료

● 관중으로부터 얻은 지방산 생합성 효소 저해용 화합물 및 이를 유효성분으로 포함하는 암 및 비만 예방과 치료용 조성물

본 발명은 관중 유래의 지방산 생합성 효소(FAS) 저해용 플로로글루시놀계 화합물 및 이를 유효성분으로 포함하는 암 및 비만 예방과 치료용 조성물에 관한 것으로, 관중을 에탄올 추출한 후 크로마토그래피를 이용하여 순수 분리 정제하여 얻은 FAS 저해 화합물과 이를 유효성분으로 함유하는 암 및 비만의 예방과 치료 용도에 관한 것이다.

– 공개번호 : 10-2008-0008819, 출원인 : (주)아모레퍼시픽

● 관중 추출물로부터 분리되는 화합물을 유효성분으로 함유하는 후천성면역결핍증의 예방 및 치료용 조성물

본 발명은 관중 추출물로부터 분리된 화합물을 유효성분으로 함유하는 후천성면역결핍증의 예방 및 치료용 조성물에 관한 것으로, 본 발명의 화합물은 HIV-1 단백질 분해효소의 활성에 대한 강력한 저해 효과를 나타내므로, 후천성면역결핍증의 예방 및 치료용 약학조성물 및 건강기능식품으로 유용하게 이용될 수 있다.

– 공개번호 : 10-2010-0012927, 출원인 : 이지숙

● 여드름 예방 및 치료용 관중 추출물 및 이를 함유하는 여드름 피부용 화장료 조성물

본 발명은 관중에 물, 친수성 유기용매, 물과 친수성 유기용매의 혼합용매, 2종 이상의 친수성 유기용매의 혼합용매 중에서 선택된 어느 하나의 용매를 첨가하여 추출된 여드름 예방 및 치료용 관중 추출물과 여드름 피부용 화장료 조성물에 관한 것이다. 본 발명에 의하면 기존의 여드름 치료방법에 비하여 부작용이 없고 지속적 사용이 가능하면서도 안전성이 우수한 여드름 피부용 화장료 조성물을 얻을 수 있다.

– 공개번호 : 10-2007-0105146, 출원인 : (주)래디안

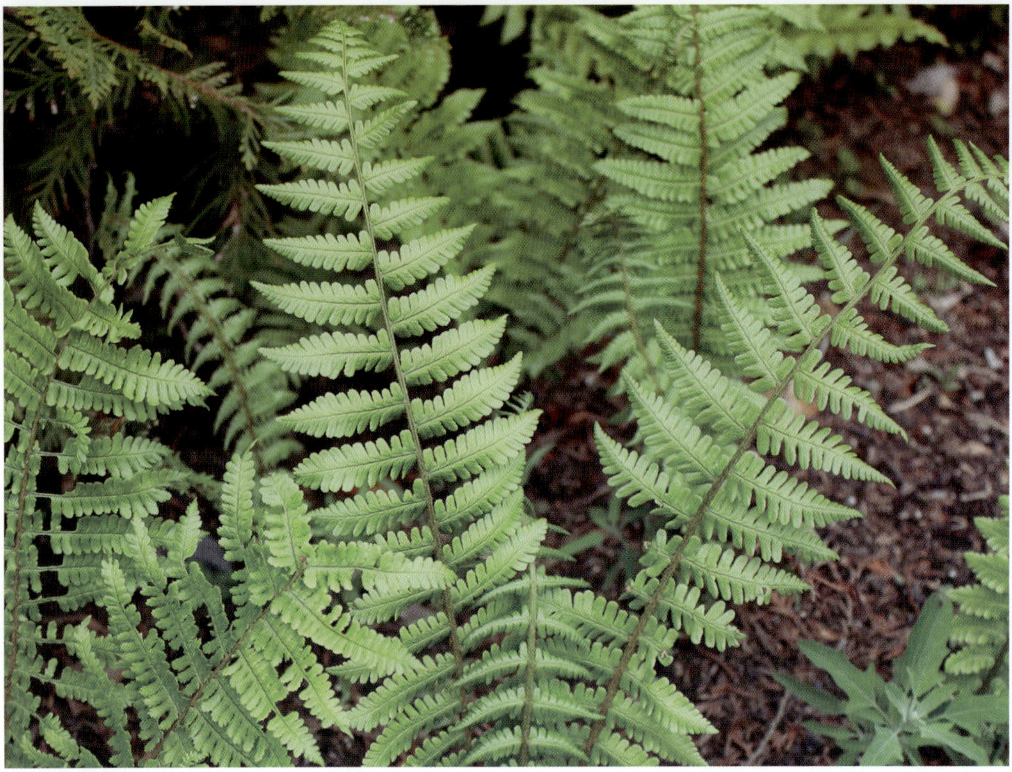

| 관중_ 잎줄기

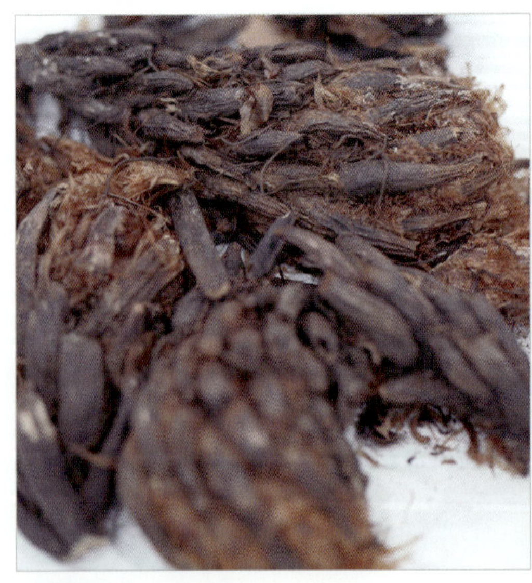

| 관중_ 말린 뿌리줄기

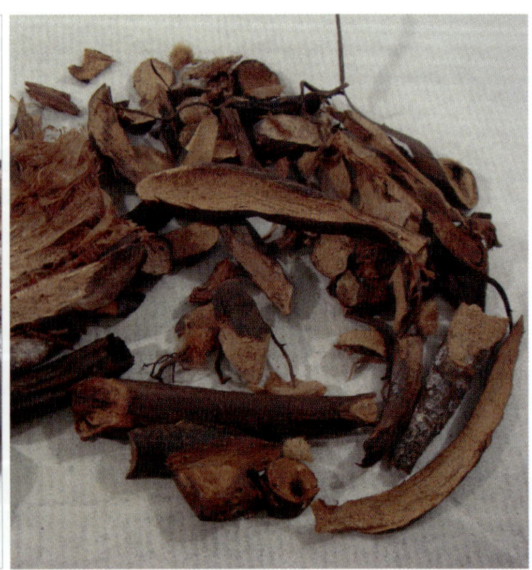

| 관중_ 약용하는 뿌리줄기와 잎자루(세절 건조)

048

중풍, 부인병, 두통, 치통

구릿대

- 학 명 : *Angelica dahurica* (Fisch. ex Hoffm.) Benth. & Hook. f. ex Franch. & Sav.
- 과 명 : 산형과
- 이 명 : 구리때, 구릿때, 구리대, 백지, 향백지, 항백지, 방향, 대활, 향대활, 토백지, 백채, 두약, 주마등, 홍안백지
- 생약명 : 백지(白芷)
- 성 분 : 백안겔리신, 백안겔리콜, 임페라트린, 이소임페라트린, 펠롭테린, 하이드로카로틴
- 이용부위 : 뿌리
- 채취 및 가공법 : 4월과 9~10월에 뿌리를 채취하여 깨끗이 씻어서 햇볕에 말려두고 이용한다.

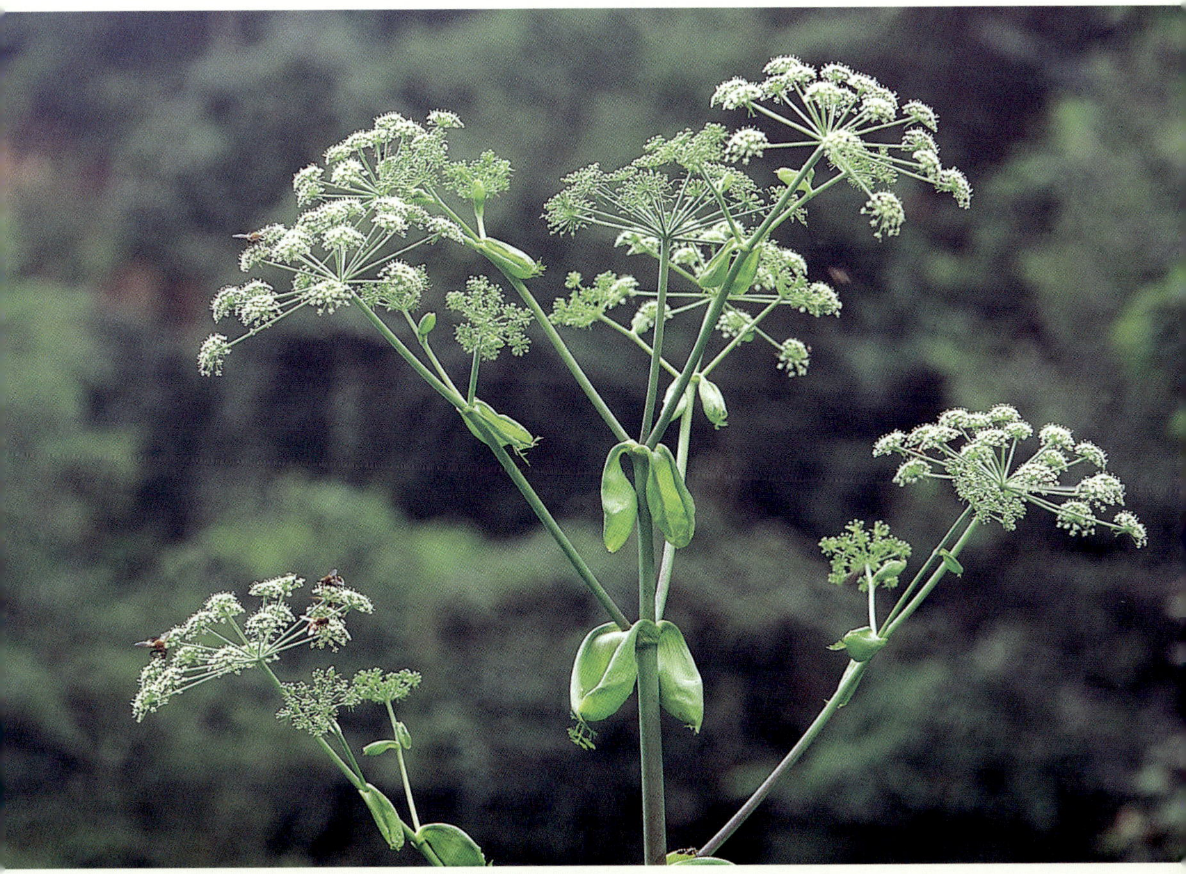

효능

구릿대는 풍을 제거하고 통증을 없애주며, 부인병에 효능이 있다. 따라서 중풍에 효과가 있고, 두통과 치통, 신경통 등에도 잘 듣는다. 생리출혈, 늑골이 아플 때, 유방암이나 간경화에도 효과가 있다. 최근 추출한 엑기스는 대장균, 티푸스균, 파라티푸스균, 콜레라균 등의 항균작용이 밝혀져 쓰임새가 더욱 늘어날 것으로 보인다.

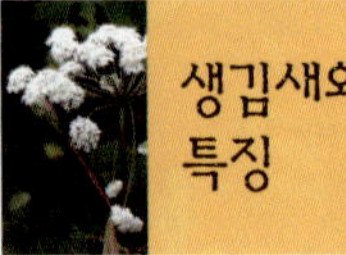

생김새와 특징

구릿대는 두해살이풀 또는 3년초로 곧게 선 줄기는 속이 비어 있다. 높이는 1~2m 내외로 자라며 뿌리는 굵게 뻗는다. 잎은 새 날개 깃 모양에 2~3회 깊이 갈라져 달걀 모양 또는 긴 달걀 모양으로 끝이 날카롭고 톱니가 있다. 꽃은 6~8월에 황백색 또는 백색으로 피는데, 꽃대 끝에 다시 부챗살 모양으로 갈라져 피는 복산형 꽃차례로 달리며 소형이다. 꽃잎은 5개이며 5개의 수술과 1개의 자방이 있다. 종자는 9~10월에 결실한다. 줄기가 구릿빛을 띠며 대나무처럼 보여 구릿대라고 한다.

전국의 산야에 자라며 일본, 만주, 동시베리아 등에도 분포한다.

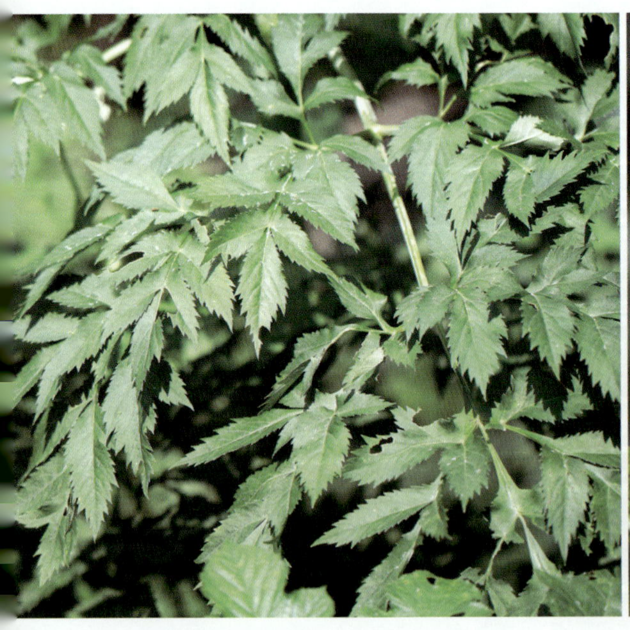

구릿대_ 잎과 줄기

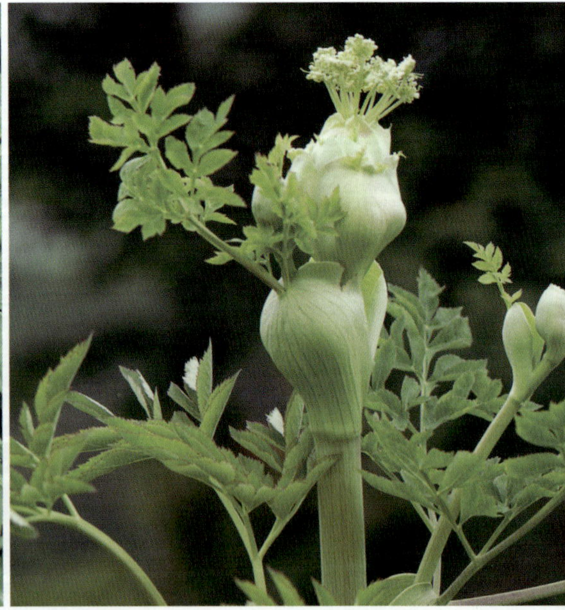

구릿대_ 꽃봉오리

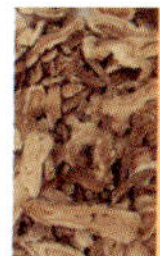

사용 방법

① **일반적인 복용법** : 말린 구릿대 뿌리 20g을 물 900mL에 넣고 반으로 될 때까지 달인 액을 1컵씩(150mL) 매 식후 복용하거나 환제나 분말로 만들어 복용한다.

② **두통** : 구릿대와 천궁 뿌리 말린 것을 각각 10g씩 채취하여 곱게 가루를 내어 하루에 세 번 나누어 소주 30~40mL에 희석해 복용한다. 두통에 의한 눈물이나 늑골 통증에도 효과가 있다.

③ **이기거풍산(理氣祛風散)** : 백지, 강활, 지각, 청피, 오약, 길경, 남성, 반하, 천궁, 천마, 형개, 방풍, 백작약, 감초를 각각 2g씩 처방하여 물 900mL에 넣어 달여서 매 식후 1컵씩(150mL) 복용한다. 이기거풍산이란 한방에서 중풍으로 인한 안면신경마비에 대한 처방을 말한다.

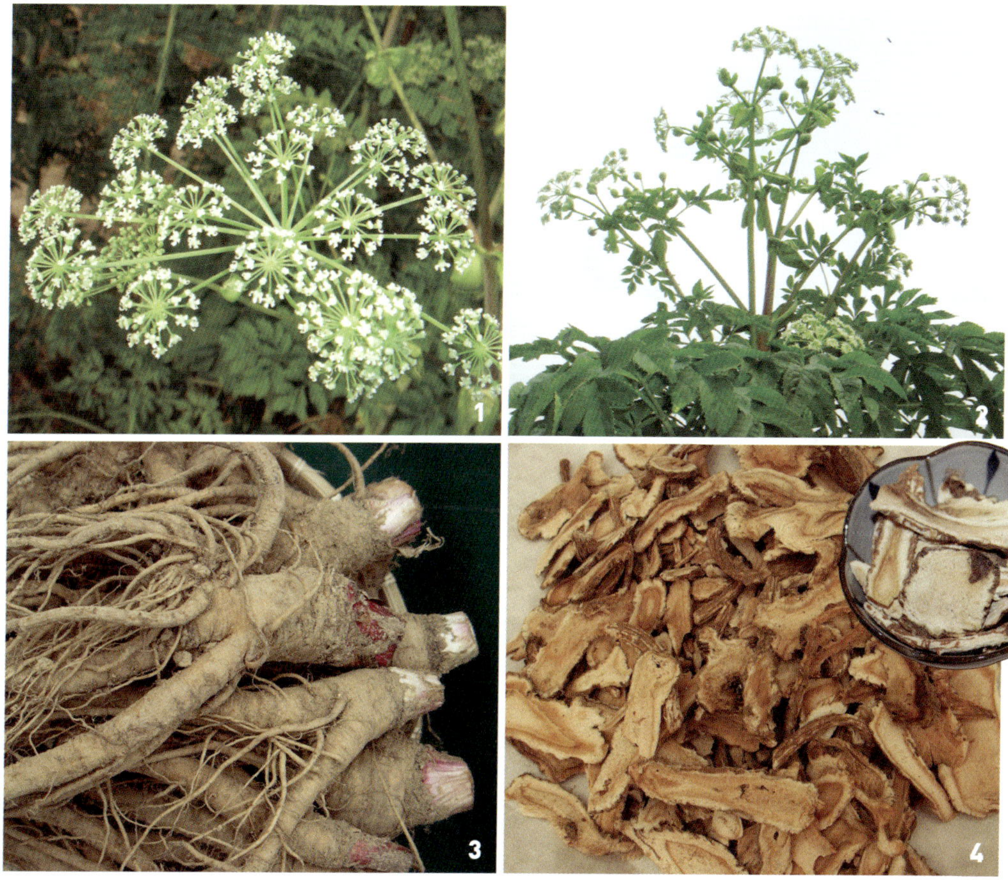

❶ 구릿대_ 꽃 ❷ 구릿대_ 지상부 전초 ❸ 구릿대_ 생뿌리 ❹ 구릿대_ 말린 뿌리(세절 건조)

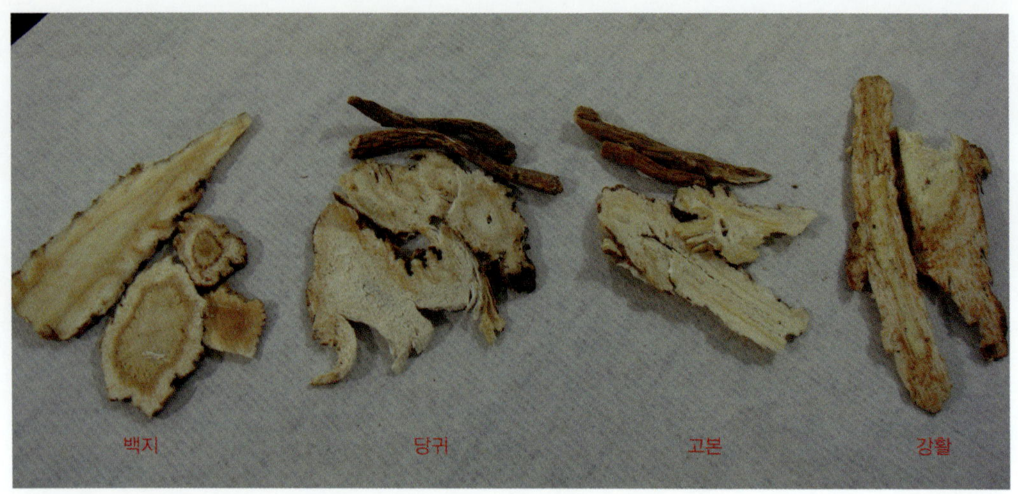

| 구릿대_ 뿌리 비교. 왼쪽부터 백지, 당귀, 고본, 강활

구릿대의 기능성 및 효능에 관한 특허자료

● **백지 추출물을 함유하는 소포체 스트레스 완화 또는 미토콘드리아 기능 개선용 조성물**

본 발명은 백지(구릿대 뿌리) 추출물 또는 임페라토린(imperatorin)을 유효성분으로 하는 소포체의 스트레스 완화 및 미토콘드리아의 기능 개선을 위한 의약조성물 또는 식품조성물에 관한 것이다. 본 발명의 의약조성물 또는 식품조성물은 소포체 스트레스 또는 미토콘드리아 기능 이상으로 야기되는 질환인 비만, 인슐린 저항증, 체지방 증가, 지방간, 간섬유화, 대사증후군, 지질 대사 이상, 고혈압, 신경퇴화질환, 양극성 장애, 당뇨병, 동맥경화증, 국소빈혈, 심장병, 간질환, 췌장질환, 암, 노화, 심혈관질환, 파킨슨병, 헌팅톤병, 치매 또는 척수손상의 예방 또는 치료를 위하여 사용될 수 있다.

- 공개번호 : 10-2012-0060192, 출원인 : 경희대학교 산학협력단

● **백지 추출물을 유효성분으로 함유하는 척수 손상 치료용 조성물**

본 발명은 척수신경 손상 후 세포 내에서의 항산화 및 항염증 효과, 소교세포 활성화 억제효과, 희소돌기아교세포의 사멸 억제 효과 및 운동기능 회복 효과를 나타내는 백지(구릿대 뿌리) 추출물의 효능을 이용한 척수 손상 예방 및 치료용 조성물에 관한 것이다. 또한 본 발명의 백지 추출물을 유효성분으로 포함하는 조성물은 산화적 스트레스 및 염증을 수반하는 중추신경계 염증성 질환에 대한 예방 및 치료제로 사용될 수 있고, 개선용 건강식품으로 사용될 수 있다.

- 공개번호 : 10-2011-0093128, 출원인 : 경희대학교 산학협력단

● **항천식 활성을 갖는 백지 추출물을 함유하는 조성물**

본 발명은 항천식 활성을 갖는 백지(구릿대 뿌리) 추출물을 함유하는 조성물에 관한 것으로, 백지 추출물을 함유하는 조성물은 천식의 예방 및 치료용 약학적 조성물 또는 건강보조식품 또는 건강기능식품으로서 유용하게 이용될 수 있다.

- 공개번호 : 10-2011-0071729, 출원인 : 한국한의학연구원

구릿대주

맛은 맵다. 기호와 식성에 따라 꿀, 설탕을 가미하여 음용할 수 있다.

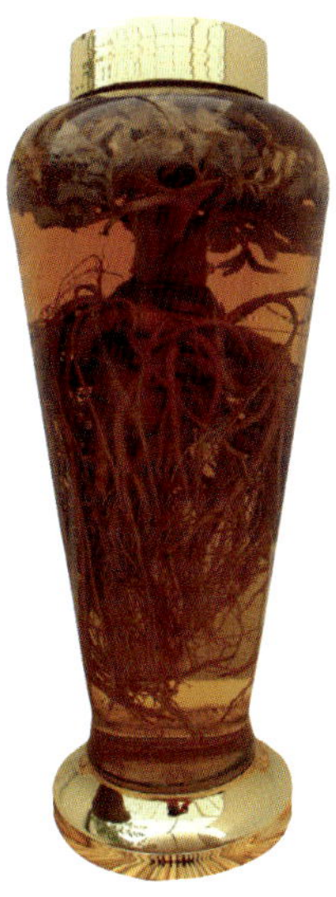

【적용병증】

- 치질(痔疾) : 항문 근처가 붓고 아프고 가려운 증상을 말한다. 변을 보기가 거북하고 출혈이 생겨 앉기도 힘들다. 30mL를 1회분으로 1일 2~3회씩, 30~35일 정도 음용한다.
- 혈붕(血崩) : 염증으로 자궁이나 항문에 벌집처럼 구멍이 난 곳으로 배설물이나 대하 또는 피가 새어나오는 증상을 말한다. 30mL를 1회분으로 1일 2~3회씩, 20~25일 정도 음용한다.
- 요독증(尿毒症) : 신장의 기능이 부진하여 소변으로 배출되어야 할 성분이 혈액 속에 남아 있어 일어나는 중독 증상을 말한다. 30mL를 1회분으로 1일 3~4회씩, 17~20일 정도 음용한다.
- 기타 질환 : 진통, 진정, 두통, 풍한, 생리통, 한열왕래, 통풍, 요혈, 두드러기

【만드는 방법】

① 약효는 뿌리에 있으므로 주로 뿌리를 사용한다.
② 뿌리를 구하여 깨끗이 씻어 건조한 다음 적당한 크기로 잘라 사용한다.
③ 말린 뿌리 약 220g을 소주 3.8L에 넣고 밀봉하여 서늘한 냉암소에서 보관, 숙성시킨다.
④ 90일 이상 침출한 다음 찌꺼기는 걸러내고 하루 30mL를 1회 정도 음용한다.

【구입방법 및 주의사항】

- 건재상, 약재상, 약령시장 또는 재래시장에서 구입할 수 있으며, 전국 산골짜기 냇가에서 채취할 수도 있다.
- 음용 중에 선복화(금불초)를 금하며, 음기허약자는 장기 음용을 금한다.
- 오래 음용해도 해롭지는 않으나 치유되는 대로 중단한다.

049

소화불량, 생리불순, 불임증

구절초

- 학 명 : *Dendranthema zawadskii* var. *latilobum* (Maxim.) Kitam.
- 과 명 : 국화과
- 이 명 : 서흥구절초, 넓은잎구절초, 낙동구절초, 선모초, 한라구절초, 찰씨국, 들국화
- 생약명 : 구절초(九折草), 시모초
- 성 분 : 리나린, 카페인산, 퀸산, 카페오일퀸산 등
- 이용부위 : 전초(잎, 줄기, 꽃, 뿌리)
- 채취 및 가공법 : 음력 9월 9일에 채집하여 쓰면 약효가 가장 뛰어나다고 전래되고 있다.

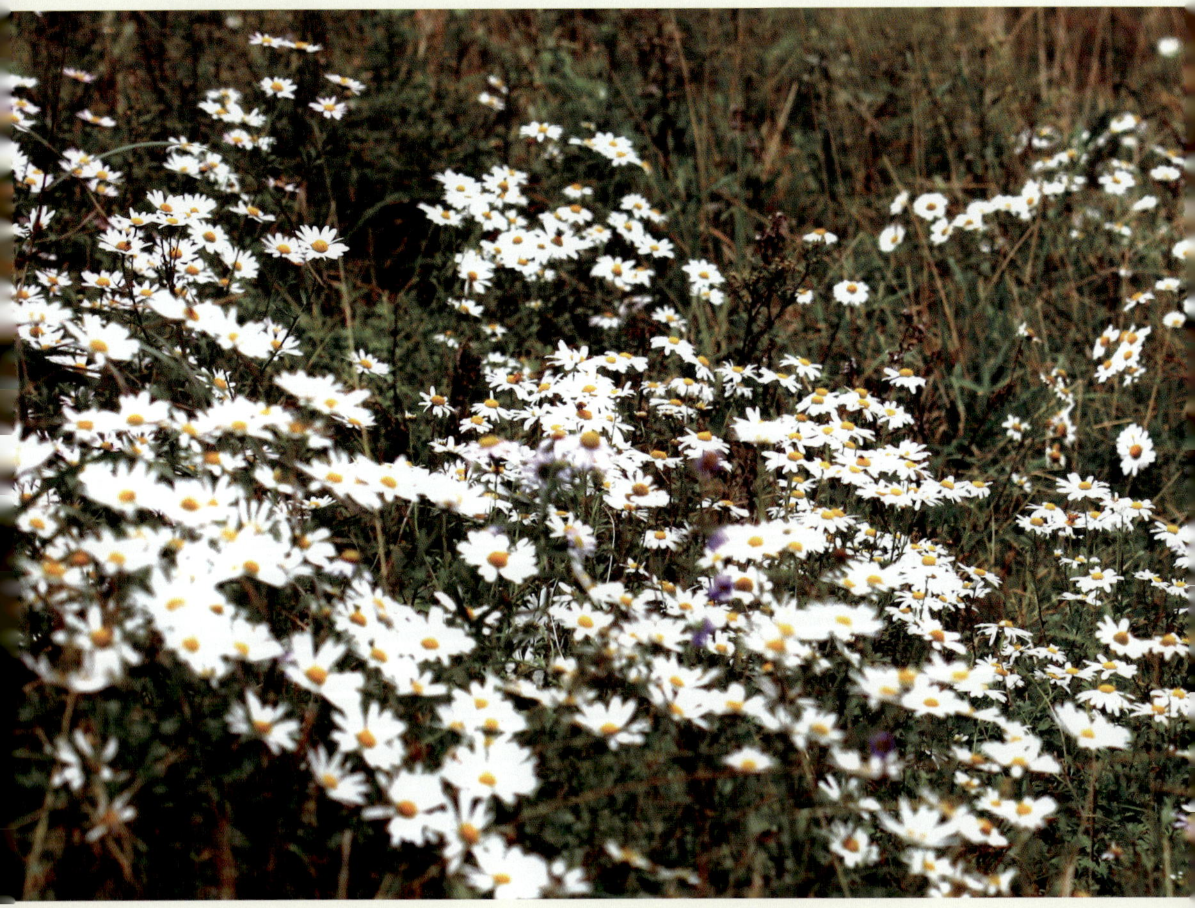

효능

음력 9월 9일에 채집하여 쓰면 약효가 가장 뛰어나다고 해서 구절초라고도 하고, 9개의 마디가 있어 구절초라고 한다. 구일초(九日草), 선모초(仙母草)라고도 한다. 자궁이 허약하고 차가워서 생기는 생리불순, 생리통, 불임증, 생리불순 등 부인병에 효과가 있다. 민간요법에서는 꽃을 포함한 전초를 소화불량, 위장병에 사용한다고 전래되고 있다.

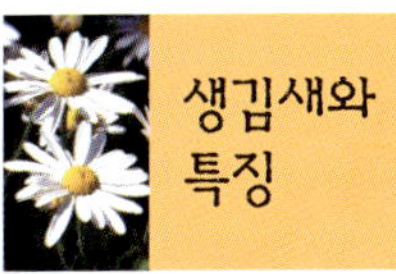

생김새와 특징

구절초는 숙근성 여러해살이풀로 땅속의 뿌리줄기가 옆으로 길게 뻗으며 번식하고 높이는 50㎝ 정도로 곧게 자란다. 잎은 달걀 모양이며 어긋나기하고, 새 깃 모양으로 깊게 갈라지고 갈라진 잎 조각은 다시 몇 갈래로 갈라지거나 끝이 둔한 톱니 모양으로 갈라진다. 꽃은 원줄기와 가지 끝에 흰색 또는 연분홍색으로 한 송이씩 달려 핀다. 열매는 수과로 긴 타원형이며, 길이는 2㎜ 정도로 5개의 줄이 있다. 밑부분이 약간 굽어지며 종자는 10월 하순경부터 11월 초에 성숙한다.

전국의 산야에서 잘 자라며 일본, 만주, 중국 등에도 분포한다.

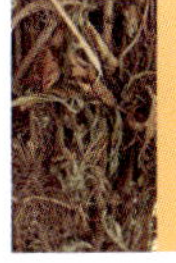

사용 방법

① **일반적인 복용법** : 말린 구절초 줄기나 잎 50g을 물 900mL에 넣고 약한 불에서 반으로 될 때까지 달여서 매 식후에 1컵씩(150mL) 복용한다.

② **위장병** : 물 1,500mL에 말린 구절초 전초 80g을 넣고 반으로 될 때까지 달인 물을 1컵씩(150mL) 매 식후에 복용한다.

③ **소화기계통** : 말린 구절조 전초와 용담 각각 70g과 닌향초 150g을 물 1L에 넣고 반으로 될 때까지 약한 불로 달여서 아침저녁 식후에 1컵씩(150mL) 마신다.

④ **치통** : 구절초로 낸 녹즙이나 우려낸 물을 입에 머금었다가 버리기를 반복한다.

⑤ **두통** : 꽃을 말려서 베개 속에 넣으면 향기도 좋고 치료 효과도 있다.

⑥ **민간요법** : 말린 전초와 꽃이삭을 달여 폐렴, 기침, 감기, 기관지염, 목구멍 염증으로 오는 열 등을 내리는 약재로 사용하기도 한다.

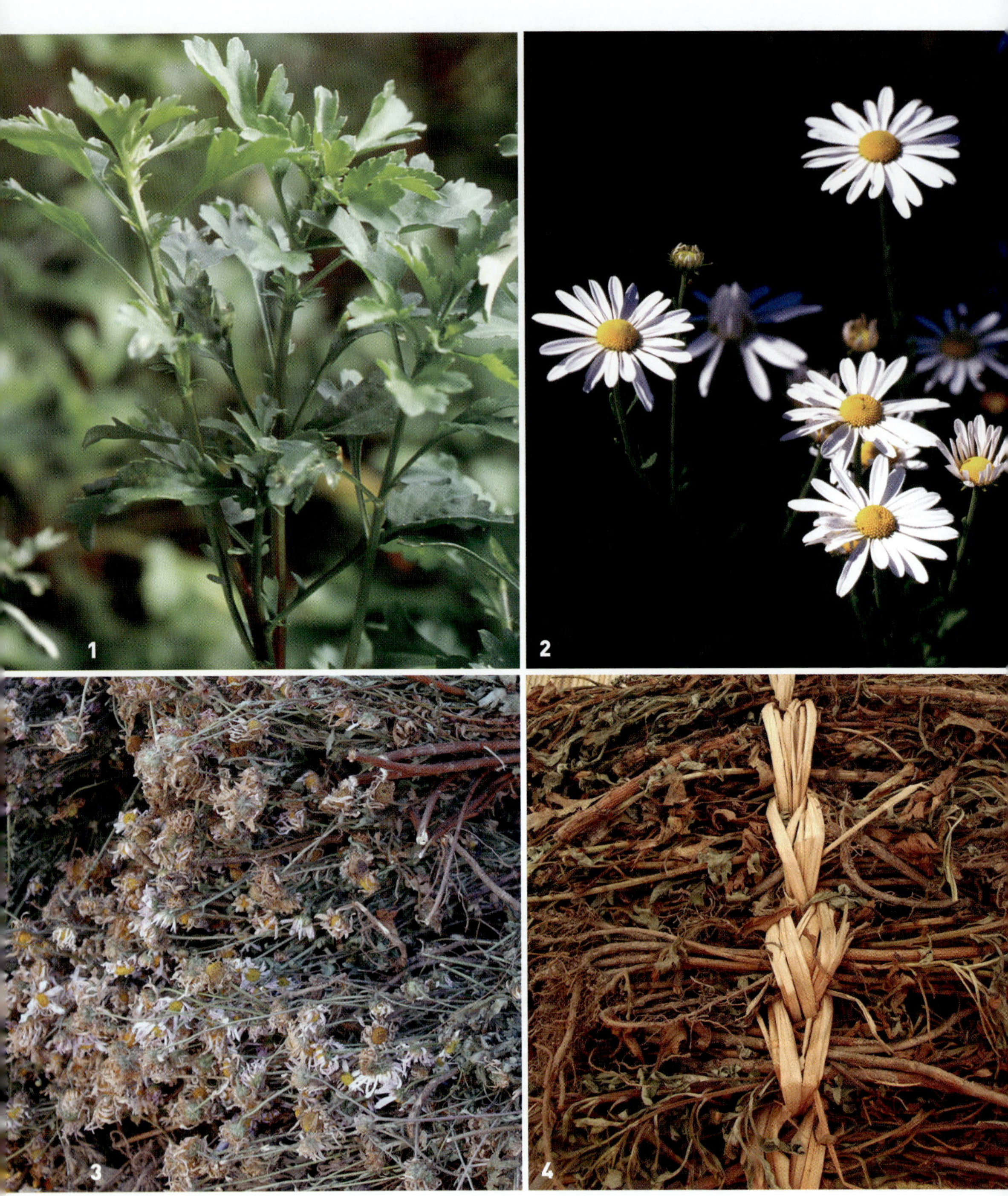

❶ 구절초_ 잎 ❷ 구절초_ 꽃 ❸ 약용으로 건조 중인 구절초 전초 ❹ 약용으로 건조된 구절초 전초

구절초의 기능성 및 효능에 관한 특허자료

● 구절초 추출물을 포함하는 신장암 치료용 조성물 및 건강기능성 식품

본 발명은 구절초 에탄올 추출물을 유효성분으로 함유하는 신장암 예방 및 치료용 조성물과 식품학적으로 허용 가능한 식품보조 첨가제를 포함하는 구절초 에탄올 추출물을 유효성분으로 함유하는 신장암 예방용 기능성 식품에 관한 것이다. 본 발명에 따른 신장암 치료용 조성물 및 기능성 식품은 신장암 세포의 성장을 억제하고 세포사멸을 유도하는 효과가 있어 신장암 치료 및 예방에 효과적으로 사용할 수 있다.

– 공개번호 : 10-2012-0111121, 출원인 : (주)한국전통의학연구소

● 구절초 추출물을 유효성분으로 함유하는 위장관 질환의 예방 및 치료용 조성물

구절초 추출물 또는 구절초 분획물은 헬리코박터 파일로리(Helicobacter pylori)의 생육 억제 활성, 헬리코박터 파일로리 우레아제 저해 활성 및 자유라디칼 소거활성을 나타냄으로써 위장관 질환의 치료 및 예방용 약학조성물로 유용하게 이용될 수 있다.

– 공개번호 : 10-2010-0044433, 출원인 : (주)유영제약

● 구절초 추출물을 포함하는 당뇨질환의 예방 및 치료용 조성물

본 발명은 구절초 추출물을 포함하는 당뇨질환 예방 및 치료용 조성물에 관한 것이다. 본 발명에 따른 구절초 추출물을 포함하는 조성물은 췌장 베타세포의 손상을 억제하고 손상된 췌장 베타세포를 회복시켜, 인슐린 분비가 원활히 이루어지도록 하고 당 독성을 방지하는 작용을 할 수 있다.

– 등록번호 : 10-1236588-0000, 출원인 : 구절초시인과 전복신랑영농조합법인

● 구절초 추출물을 유효성분으로 함유하는 골관절 질환 예방 및 치료용 조성물

본 발명은 구절초 추출물을 유효성분으로 함유하는 골관절 질환의 예방 및 치료용 조성물에 관한 것이다. 더욱 상세하게는 관절의 염증을 감소시키며, 염증성 매개체들과 사이토카인의 생성을 억제하고, 골관절 질환의 원인이 되는 파골세포의 분화 및 골재 흡수를 억제하는 효과가 뛰어난 구절초 또는 동속 근연식물의 전초 추출물을 유효성분으로 함유하는 골관절 질환의 예방 및 치료용 약학조성물에 관한 것이다.

– 등록번호 : 10-1183573-0000, 출원인 : 건국대학교 산학협력단

● 항알레르기 효과를 가지는 구절초 추출물

본 발명은 구절초로부터 열탕 또는 유기용매를 이용하여 항알레르기 효과를 가지는 성분을 추출하는 방법 및 상기 추출된 물질을 함유하는 항알레르기 기능성 식품 또는 의약조성물에 대한 것이다. 본 발명에 따르면 기존에 알레르기 치료의 증상을 완화하는 접근법에서 그 근본 원인을 치료함으로써 우수한 항알레르기 효과를 가질 뿐더러 독성과 부작용 없는 기능성 식품 또는 의약품으로 유용하게 활용될 것으로 기대된다.

– 공개번호 : 10-2005-0051737, 출원인 : 학교법인 건국대학교

구절초차

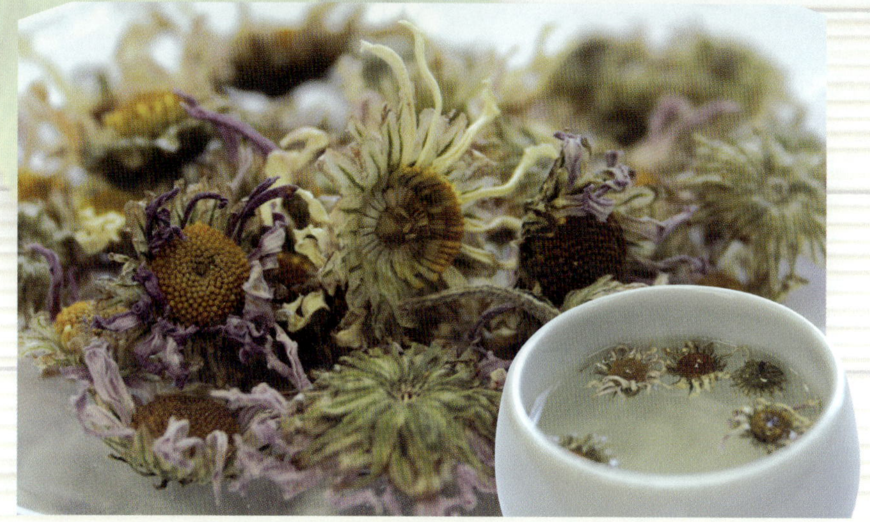

● 구절초 말린 꽃차

1. 9월경 바로 핀 구절초 꽃을 딴다.
2. 깨끗이 씻어 그늘에서 말린다.
3. 밀폐된 용기에 넣고 냉장 보관한다.
4. 끓인 물 150mL(종이컵 1컵)에 말린 꽃 2~4송이를 넣고 우려서 마신다.

● 구절초 꽃 찜차

1. 구절초 꽃을 따서 깨끗이 씻어 그늘에 말린다.
2. 찜통에 물을 붓고 소금을 약간만 넣고 끓인다.
3. 찜통에 김이 나면 수증기를 이용하여 구절초 꽃을 넣고 빠른 시간에 쪄낸다.
4. 쪄낸 꽃은 그늘에서 5~7일간 말린다.
5. 건조된 구절초 꽃을 밀봉 용기에 넣어 냉장 보관하였다가 필요시 이용한다.
6. 뜨거운 물 150mL에다가 잘 말린 구절초 꽃 1~2송이를 띄우고 우려서 마신다.

➲ 구철초 꽃차는 색이 투명하고 차향이 좋으면서 구수한 맛이 난다.

구절초주

맛은 쓰다. 기호와 식성에 따라 꿀, 설탕을 가미하여 음용할 수 있다.

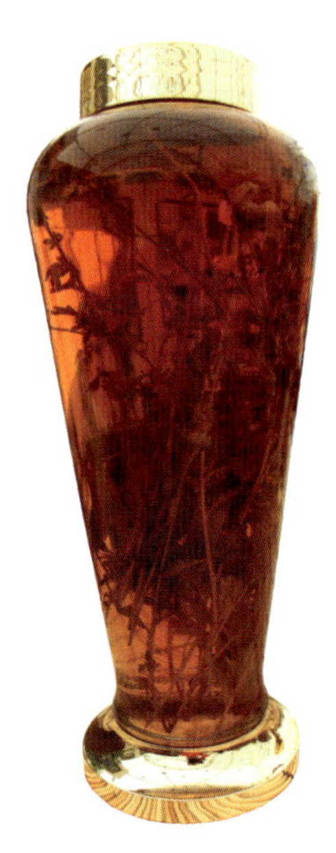

【적용병증】

- **보신(保身)** : 몸이 냉하거나 허약할 때 사용한다. 30mL를 1회분으로 1일 1~2회씩, 10~20일 정도 복용한다.
- **불임증(不姙症)** : 결혼 후 3년이 지나도 임신이 안 되는 경우이다. 30mL를 1회분으로 1일 1~2회씩, 20일 이상 복용한다.
- **부인병(婦人病)** : 여성에게 신체적으로 이상이 생겨 일어나는 병을 전체적으로 부인병이라고 일컫는다. 30mL를 1회분으로 1일 1~2회씩, 20일 이상 복용한다.
- **기타 질환** : 강장(强壯), 건위, 소화불량증, 신경통, 조루증, 중풍, 현기증

【만드는 방법】

① 온포기(전포)에 약효가 있으며, 특히 음력 9월 9일 전후해서 채취하는 것이 약효가 좋다고 한다. 방향성(芳香性)이다.
② 적당한 크기로 잘라서 쓴다.
③ 1년 이상 묵은 것은 약효가 반으로 떨어진다.
④ 생약 200g, 또는 건재 180g을 소주 3.8L에 넣고 밀봉한다.
⑤ 3~4개월 이상 숙성한 다음 찌꺼기를 걸러버리고 보관, 사용한다.

【구입방법 및 주의사항】

- 약재상에서도 취급하나, 직접 산에 올라가 채취하면 좋다.
- 기준량을 사용한 후에는 중단한다.
- 남자가 장기간 복용하면 양기가 준다고 전해진다. 본 약술을 복용 중에 특별히 가리는 음식은 없다.

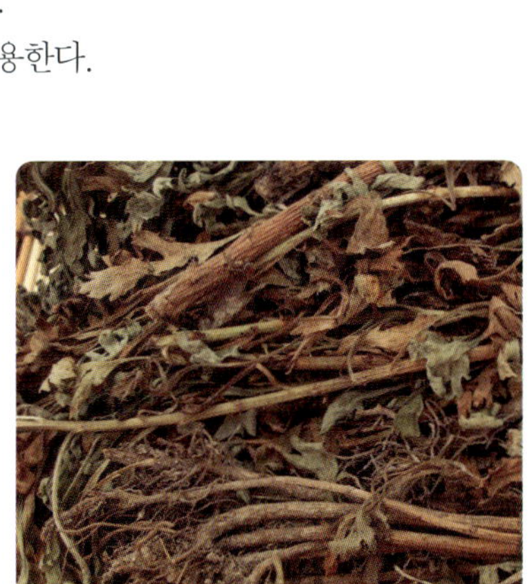

050

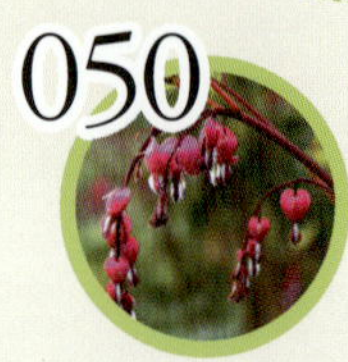

거풍, 활혈, 타박상

금낭화

- **학 명** : *Dicentra spectabilis* (L.) Lem.
- **과 명** : 현호색과
- **이 명** : 등모란, 며느리주머니, 며누리주머니, 며늘취나물
- **생약명** : 금낭근(錦囊根), 하포목단근(荷包牧丹根)
- **성 분** : 전초와 뿌리에 크립토핀, 상귀나린, 켈리루빈, 켈리루틴, 레티큘린의 알칼로이드 등
- **이용부위** : 뿌리, 잎과 줄기
- **채취 및 가공법** : 이른 봄이나 가을의 생육 정지 시에 뿌리를 수확하여 잘 씻어 말린 후에 잘게 썰어서 이용한다.

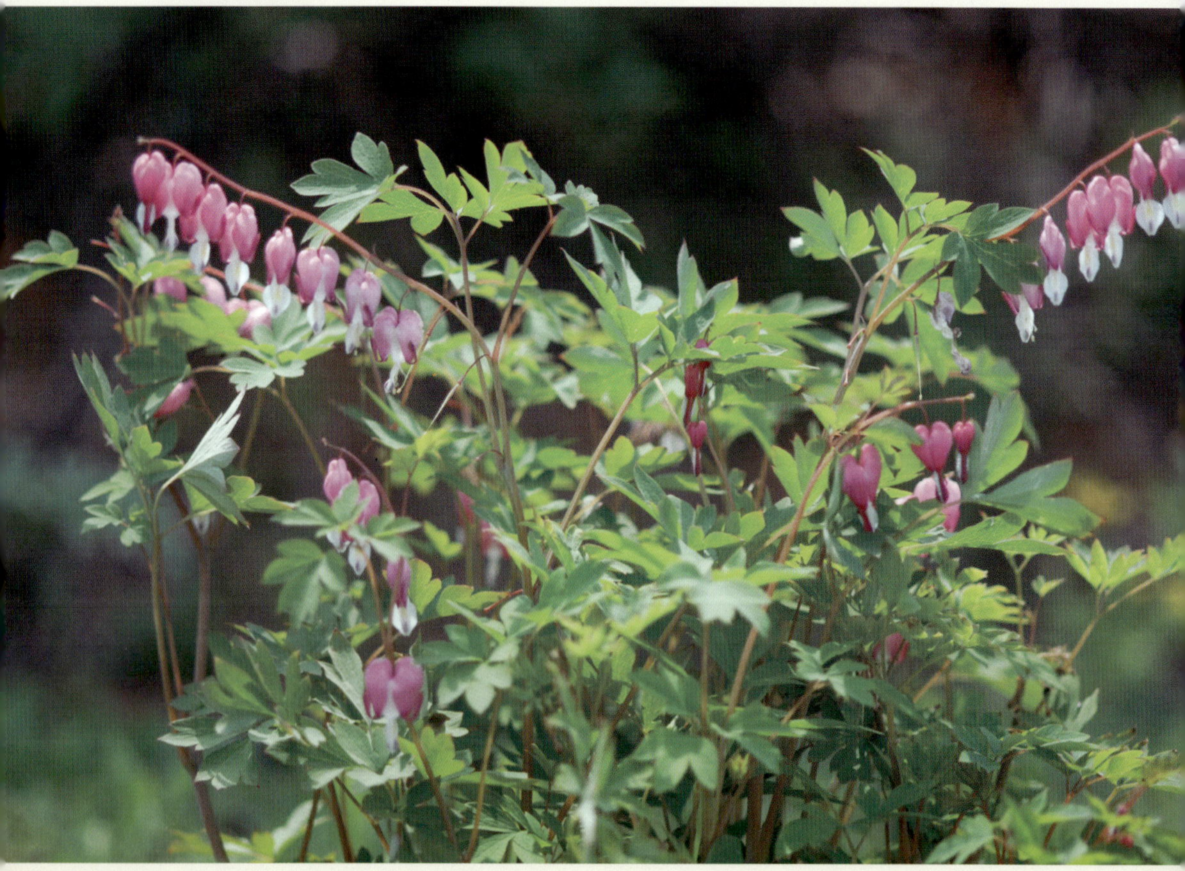

효능

금낭화는 중풍과 창독, 종기 등을 치료하는 데에 쓰인다. 혈액순환에도 도움을 주며, 종기와 타박상에는 찧어서 환부에 붙이면 효과가 있다. 어린잎이나 부드러운 잎은 삶아서 나물로 먹으며, 꽃은 관상용으로 많이 이용된다.

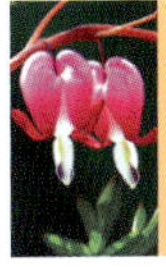

생김새와 특징

금낭화는 숙근성 여러해살이풀로 높이는 40~50㎝ 정도로 자란다. 줄기는 바로 서지만 유연해 잘 꺾어진다. 줄기는 갈색이며 잎은 어긋나고 새 날개깃 모양으로 찢어졌으며 분백색이 도는 녹색이다. 주머니 모양의 꽃은 밑으로 늘어져 3월 말~6월에 연한 홍색으로 피는데, 꽃

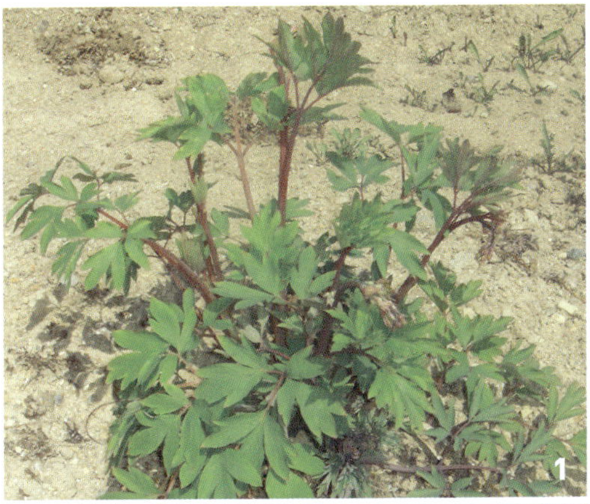

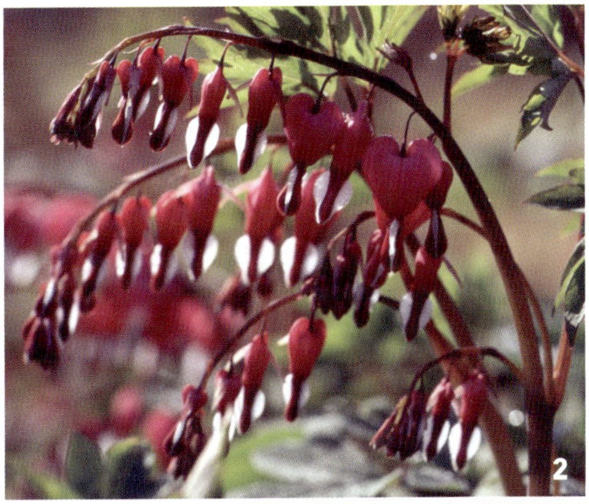

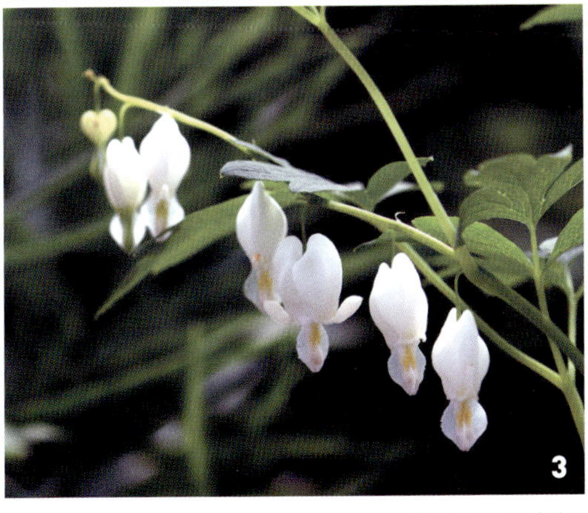

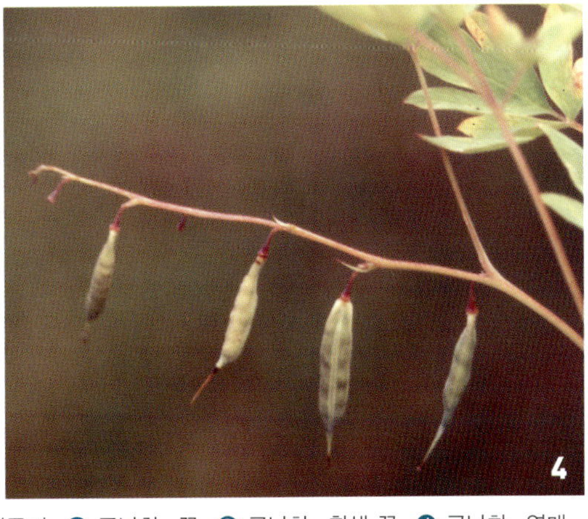

❶ 금낭화_ 어린 잎줄기 ❷ 금낭화_ 꽃 ❸ 금낭화_ 흰색 꽃 ❹ 금낭화_ 열매

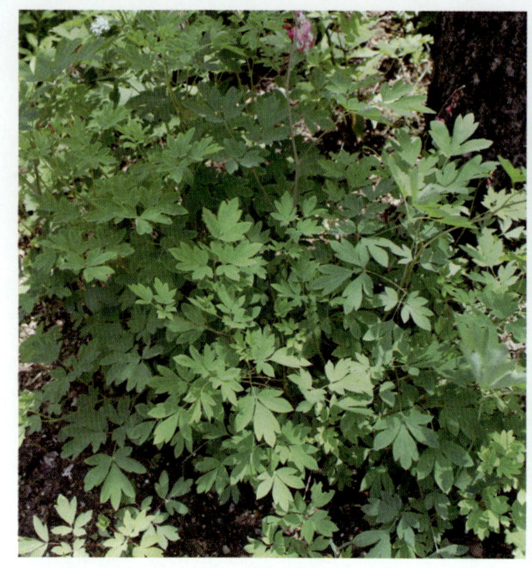

신선한 금낭화 잎과 줄기는 약용

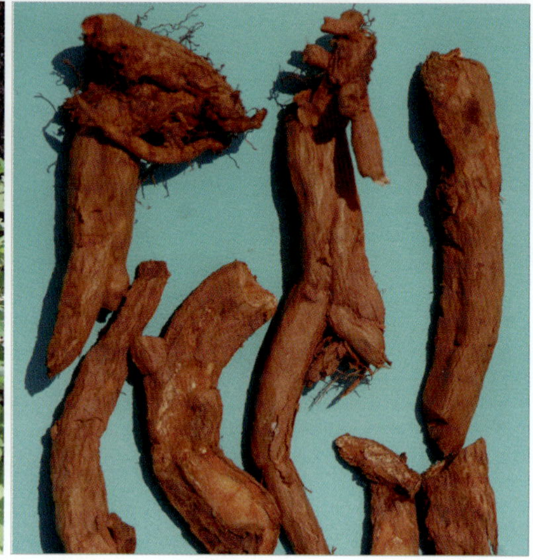

금낭화_ 뿌리

끝부분은 백색이다. 잎자루가 길고 꽃줄기의 길이가 27~30㎝ 정도 되는 원줄기 끝에 총상꽃차례로 주렁주렁 달린다. 꽃잎은 4개가 주머니 모양으로 늘어서고, 종자는 5~6월경 결실하며 삭과이다.

금낭화는 꽃 모양이 옛날에 시집 온 며느리의 예쁜 주머니와 비슷하다고 '며느리주머니'라고도 한다. 뿌리를 약용하는데, 꽃이 아름답고 모양이 특이해 관상용으로도 인기가 높은 식물이다. 우리나라를 비롯한 아시아와 아프리카에 분포한다. 우리나라에서는 전남, 경기, 강원과 경남의 지리산 등 깊은 산 바위틈이나 골짜기에서 잘 자란다.

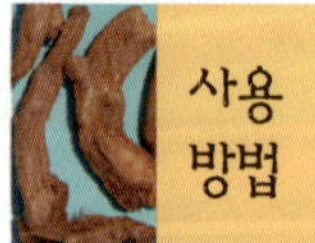

① **일반적인 복용법** : 말린 금낭화 뿌리 30g 정도를 물 900mL에 넣고 반으로 될 때까지 달여서 1컵씩(150mL) 매 식후에 복용한다.

② **위통** : 말린 금낭화 뿌리 30g을 물 900mL에 넣고 반으로 될 때까지 약한 불로 달여서 1컵씩(150mL) 매 식후에 마신다.

③ **종기나 타박상** : 신선한 잎과 줄기를 짓찧어 종이나 가제에 발라 환부에 붙인다.

051

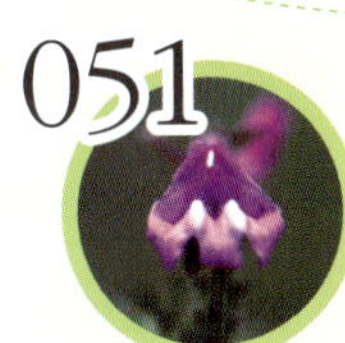

청열, 황달, 비염

나도송이풀

- 학 명 : *Phtheirospermum japonicum* (Thunb.) Kanitz
- 과 명 : 현삼과
- 이 명 : 초백지(草柏枝), 구름송이풀, 마선호, 연석초, 구슬송이풀, 애기송이풀, 이삭송이풀, 토인진
- 생약명 : 송호(松蒿)
- 성 분 : 알려지지 않음
- 이용부위 : 전초
- 채취 및 가공법 : 개화기에 전초를 수확하여 햇볕에 말려서 보관했다가 이용하는 것이 가장 좋다.

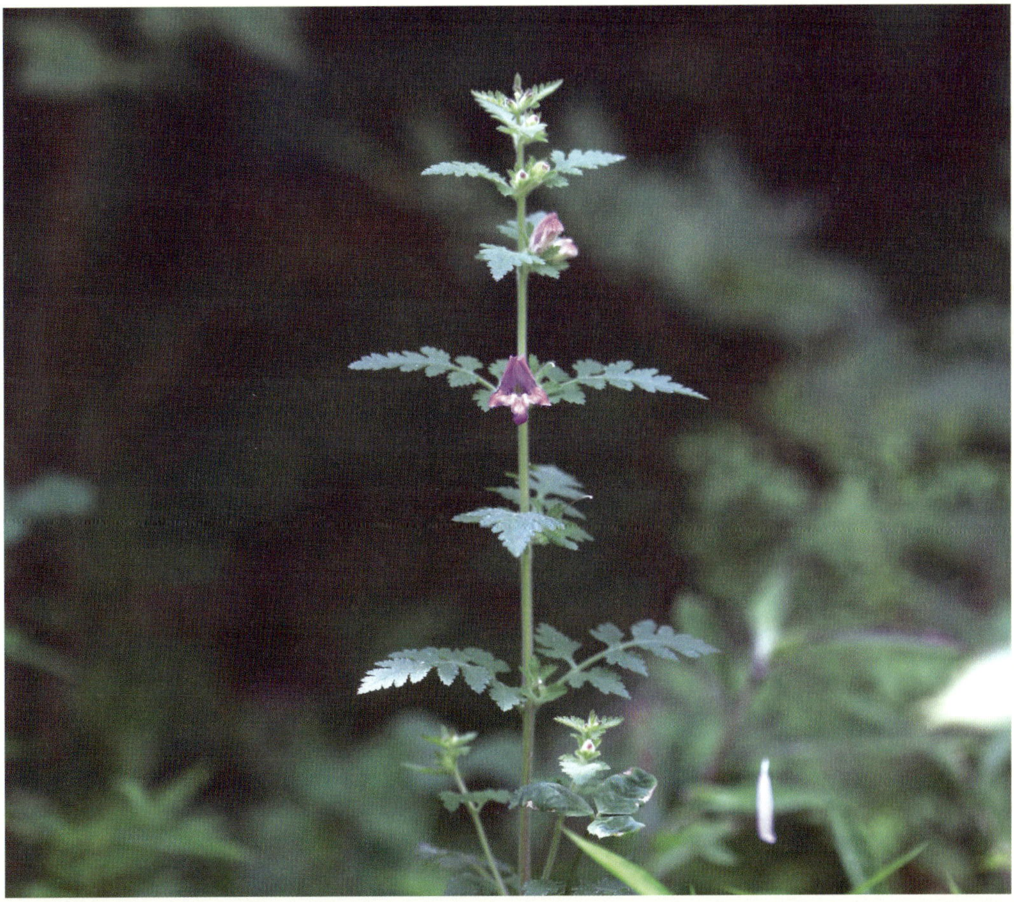

효능

나도송이풀은 예전부터 민간약으로 청열과 해독, 소염, 이뇨, 비염과 황달, 수종, 피부병, 종기 등에 치료약으로 써왔다. 어린순은 나물로 먹고, 꽃은 밀원용으로도 쓰인다.

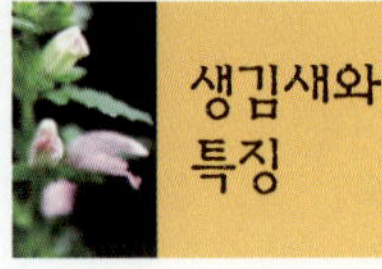

생김새와 특징

나도송이풀은 반기생을 하는 한해살이풀로 높이는 30~60㎝ 정도로 자란다. 전체에 부드러운 선모가 많이 나고 줄기는 곧게 서는데 가지가 상당히 많다. 잎은 마주나며 세모진 달걀 모양이고 잎의 크기는 길이가 3~5㎝, 폭이 2~3.5㎝이며 잎 끝이 뾰족하고 깃꼴로 깊게 갈라져 있다. 갈라진 조각은 가장자리에 깊게 패어 들어간 톱니가 있으며, 잎 뒷면은 자줏빛을 띤다. 꽃은 8~9월에 붉은빛을 띤 연한 자주색으로 줄기 위쪽에 있는 잎겨드랑이에 1개씩 달린다. 꽃받침은 길이가 5~7㎜ 정도이며 5개로 갈라지고 꽃받침조각의 색깔은 녹색으로 긴 타원형으로 되어 있고 톱니가 있다. 화관은 통 모양이며 끝은 입술 모양으로 갈라지는데, 윗입술의 꽃잎은 짧고 2개로 갈라지며 반쯤 말리고 아랫입술 꽃잎은 3개로 갈라진다. 열매는 달걀 모양의 삭과로 끝이 뾰족하다.

우리나라에서는 전국적으로 산과 들의 양지바른 풀밭에서 자라며 일본, 중국 등지에 분포한다.

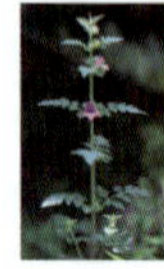

사용 방법

① **일반적인 복용법** : 물 1L에 말린 나도송이풀 전초 50g을 넣고 반 정도 될 때까지 달여서 1컵씩(150mL) 수시로 복용한다. 달인 액으로 씻거나 분말로 도포해도 된다. 비염과 황달, 수종에 효과가 있으며, 이뇨와 부인들의 대하에도 효과가 있다.

② **피부병** : 전초를 짓찧어 바른다.

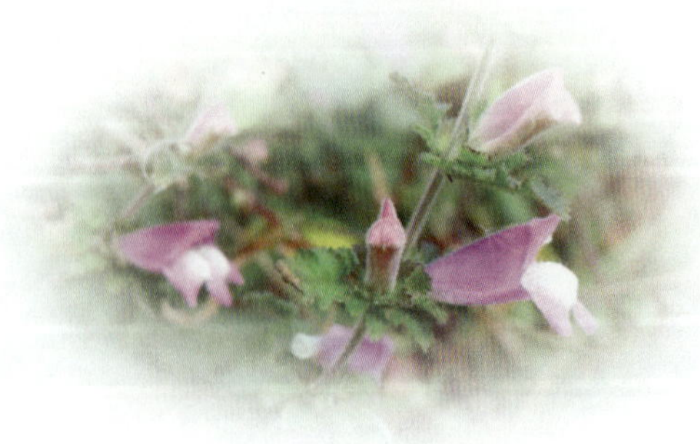

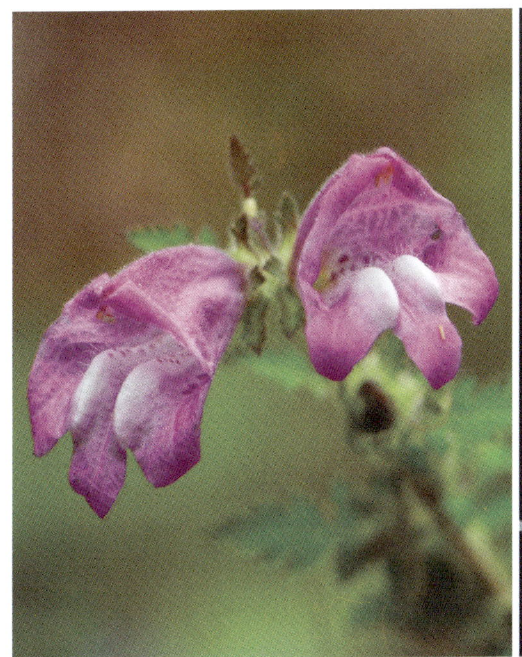

| 나도송이풀_ 꽃

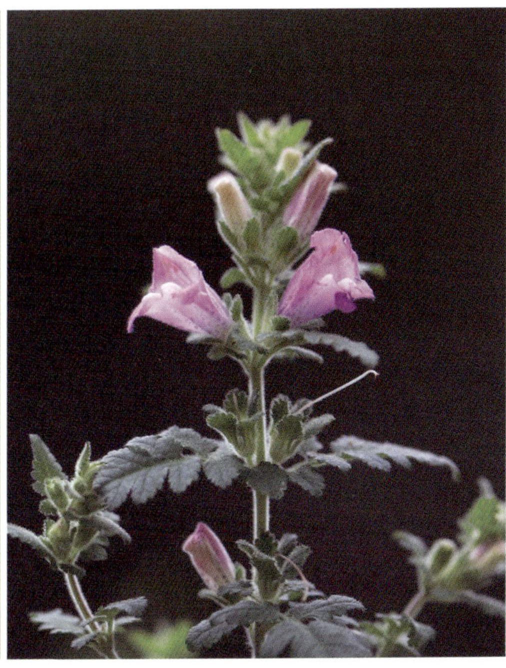

| 나도송이풀_ 꽃과 잎

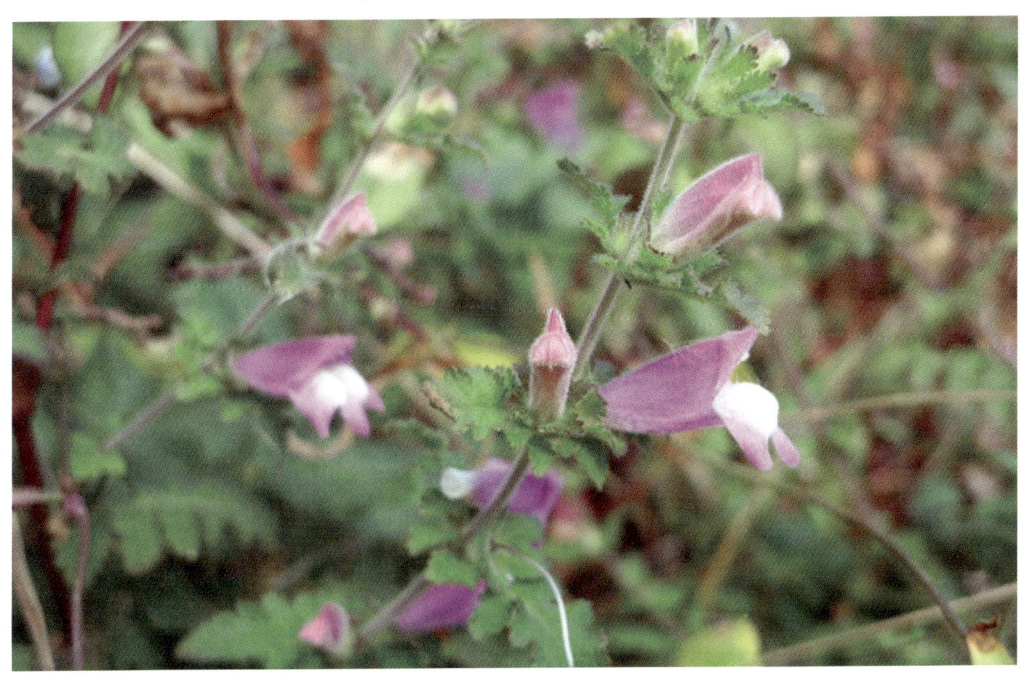

| 나도송이풀_ 꽃(측면)

052

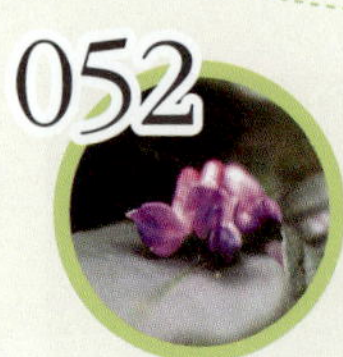

보익, 보허, 위장병

나비나물

- 학 명 : *Vicia unijuga* A. Braun
- 과 명 : 콩과
- 이 명 : 삼엽추, 남천추, 초두, 양엽두묘, 양엽천두, 소비채, 수비채, 야완두, 삼령자
- 생약명 : 왜두채(歪頭菜)
- 성 분 : 코스모시인, 루테올린-7-글루코시드 등
- 이용부위 : 전초(잎, 줄기, 꽃, 뿌리)
- 채취 및 가공법 : 8월 개화기에 전초를 채취하여 잘 손질하고 말린 후에 이용한다.

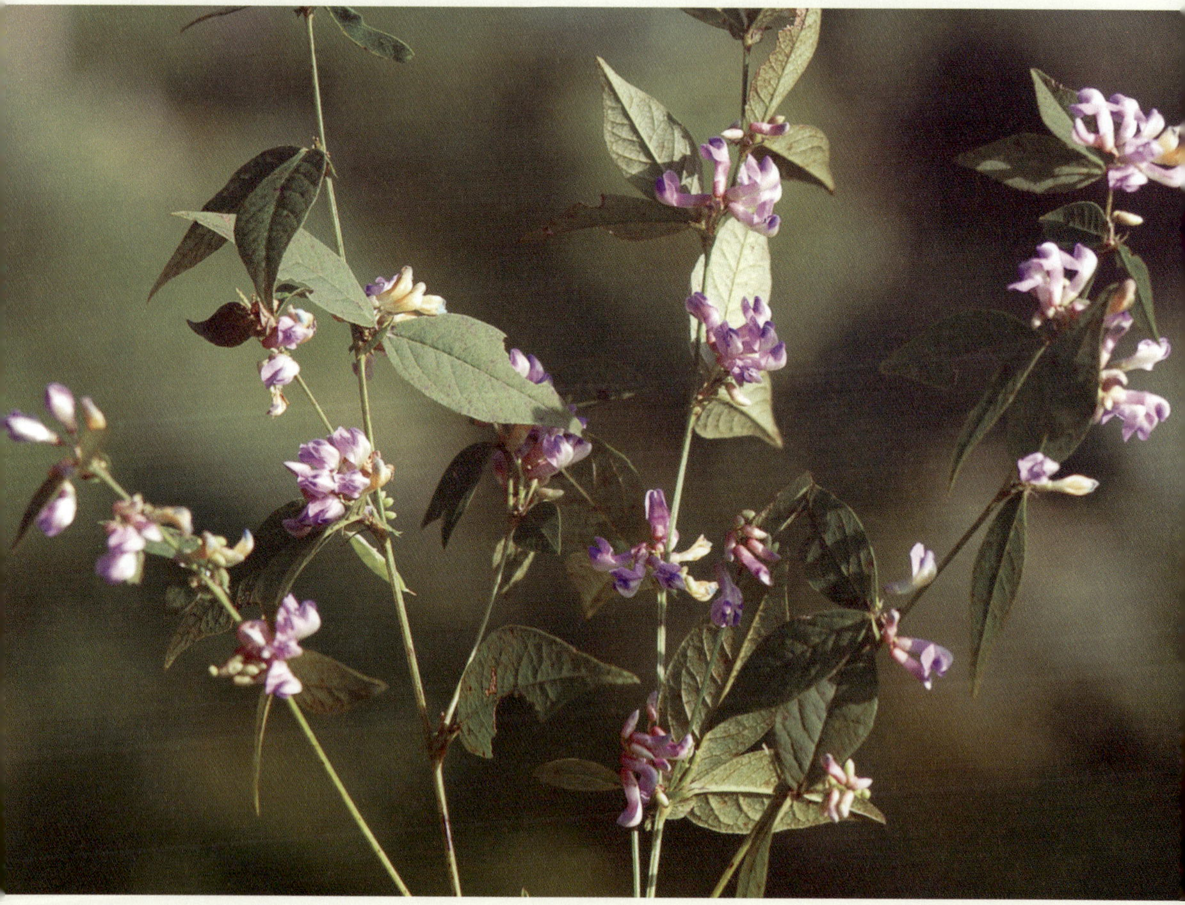

효능

나비나물은 보익, 보허 효능이 있고 갖은 고초로 마음에 입은 상처, 과로에서 오는 위장병, 어지럼증을 치료한다. 또한 피로회복, 이뇨작용에도 효과가 있다.

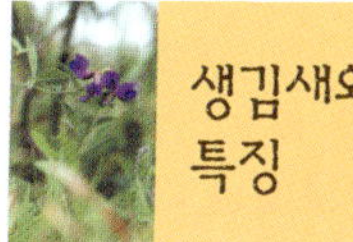

생김새와 특징

나비나물은 여러해살이풀로 높이 30~100㎝ 정도로 자란다. 잎은 어긋나고 잎자루는 짧으며 잎몸은 작은 잎이 2개로 이루어지는데, 작은 잎은 달걀 모양 또는 긴 타원 모양에 작은 잎의 끝이 뾰족하고 가장자리에 톱니가 없으며 길이가 3~8㎝, 폭이 2~4㎝이다. 턱잎은 콩팥 모양으로 2개로 갈라지거나 톱니가 있다. 꽃은 8월에 붉은빛이 도는 자주색으로 핀다. 꽃 길이는 12~15㎜이고, 꽃받침은 통 모양이며 끝이 5개의 줄 모양 조각으로 갈라진다. 잎겨드랑이에서 나온 꽃대에 여러 개의 꽃이 한쪽으로 치우쳐 달린다. 꽃자루의 길이는 6㎝ 이하이나 일정하지 않다. 꽃부리는 나비 모양이다. 열매는 협과로 3㎝ 정도의 크기로 긴 타원 모양이다.

전국의 산과 들에서 자라며 일본, 만주, 몽골, 사할린 등에도 분포한다.

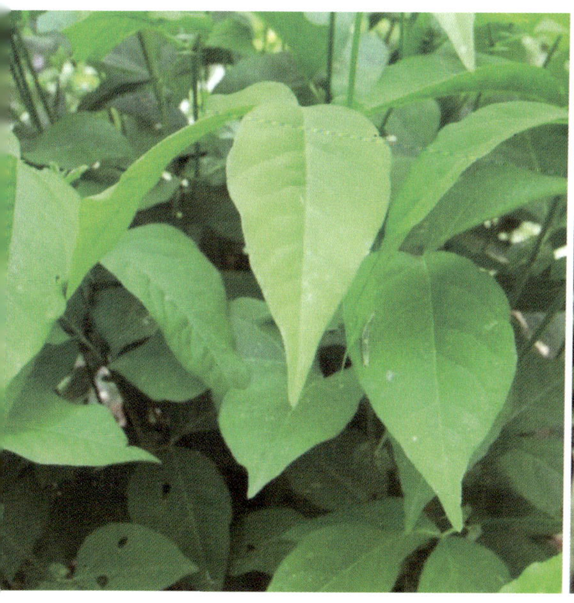

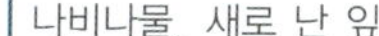

| 나비나물_ 새로 난 잎

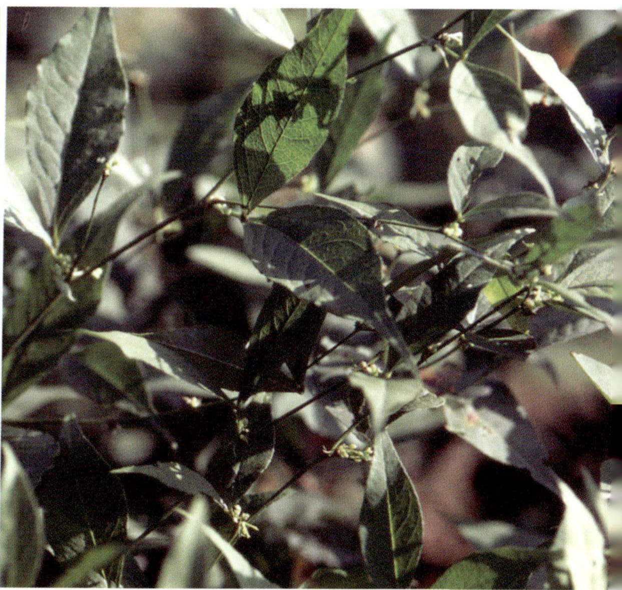

| 나비나물_ 약용되는 잎과 줄기

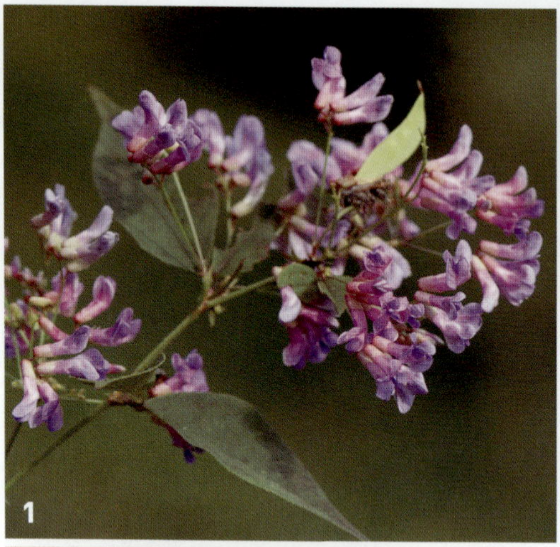

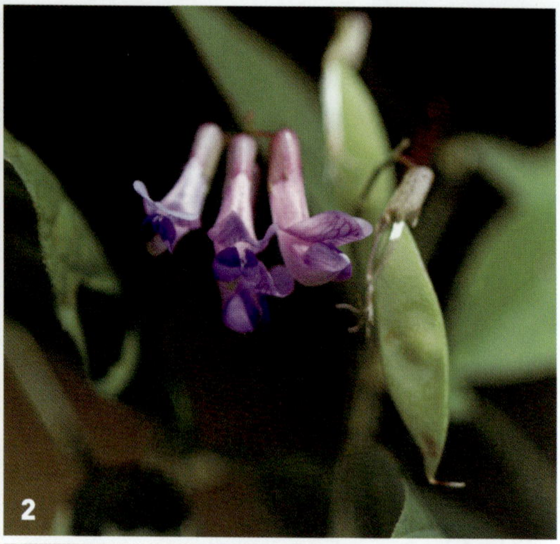

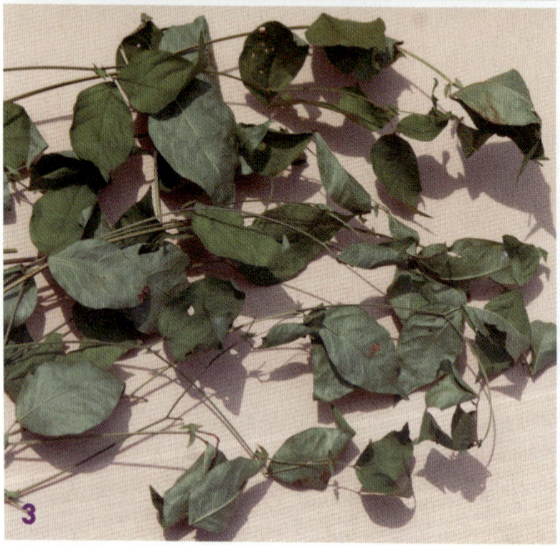

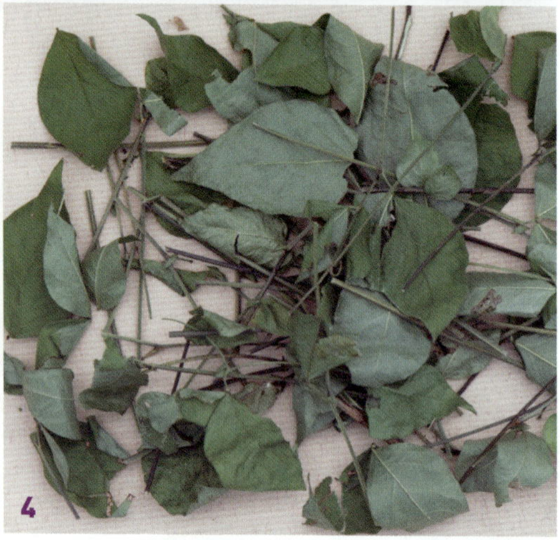

❶ 나비나물_ 꽃 ❷ 나비나물_ 꽃과 열매
❸ 나비나물_ 약재로 건조한 잎과 줄기 ❹ 나비나물_ 말려서 약재로 쓰는 잎과 줄기

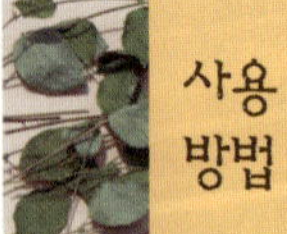

사용 방법

① **일반적인 복용법** : 물 600mL에 말린 나비나물 전초 30g을 넣고 반으로 될 때까지 달여서 아침저녁 식후에 1컵씩(150mL) 복용한다.

② **노상(癆傷)** : 말린 나비나물 전초 20g에 술을 넣고 쪄서 1일 3회로 나누어 복용한다.

③ **어지럼증** : 나비나물 새로 난 잎 20g과 달걀을 함께 쪄서 먹기도 한다.

053

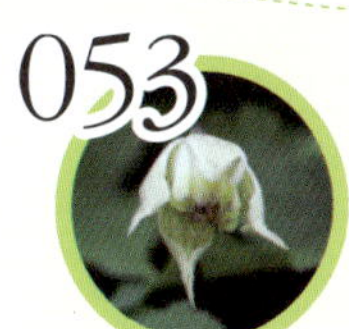

신경통, 요통, 진통, 관절염

누른종덩굴

- 학 명 : *Clematis chiisanensis* Nakai
- 과 명 : 미나리아재비과
- 이 명 : 지리산철선련, 철선련
- 생약명 : 자화철선련(紫花鐵線蓮)
- 성 분 : 플라본 화합물, 트리테르페노이드, 헤데라게닌, 크레마틴, 아네모놀, 사포닌
- 이용부위 : 어린잎과 줄기는 식용, 전초는 약용
- 채취 및 가공법 : 여름부터 가을에 전초를 채취하여 말려서 이용한다.

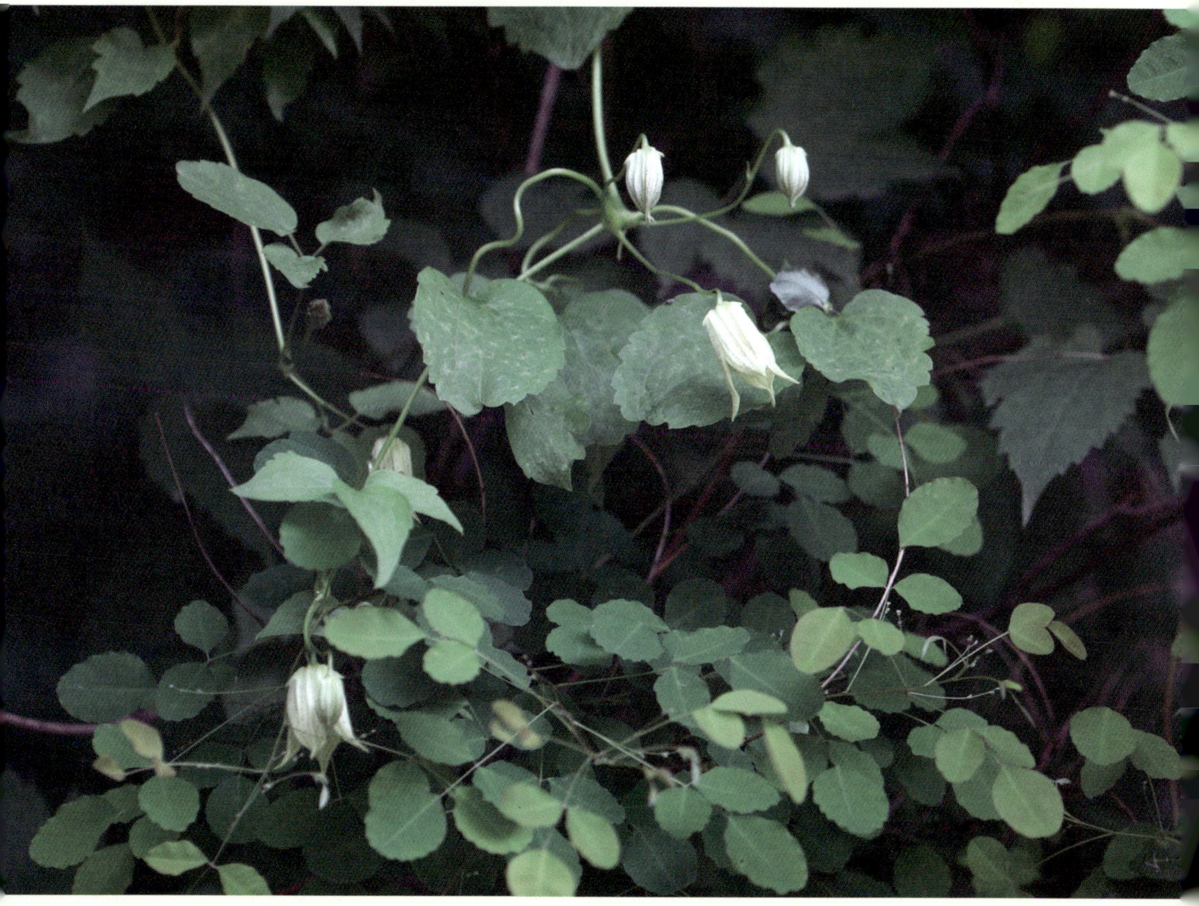

효능

누른종덩굴은 신경통, 요통, 진통, 풍습성 관절염 등에 효과가 있다. 어린잎은 식용하며, 꽃이 아름다워 관상용으로 이용된다.

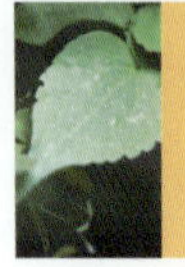

생김새와 특징

누른종덩굴은 낙엽활엽 덩굴나무로 높이가 1m 정도까지 자란다. 잎은 서로 마주나며 3개의 작은 잎으로 잎자루와 작은 잎자루가 꼬부라져서 덩굴손의 역할을 하고 작은 잎은 타원형 또는 달걀 모양 타원형으로 길이는 11㎝ 정도이고 끝이 뾰족하다. 7~8월에 피는 꽃은 노란

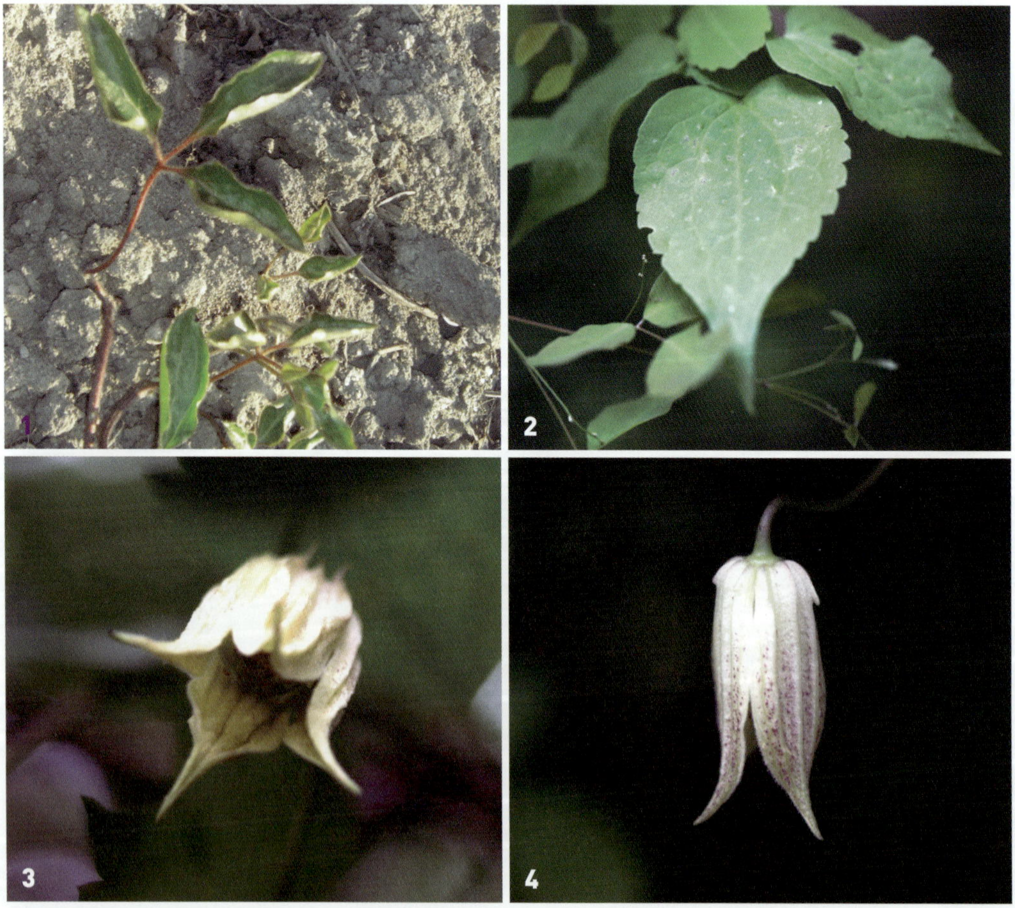

1 2 3 4

❶ 누른종덩굴_ 새순 ❷ 누른종덩굴_ 잎 ❸ 누른종덩굴_ 꽃이 핀 모습 ❹ 누른종덩굴_ 꽃(측면)

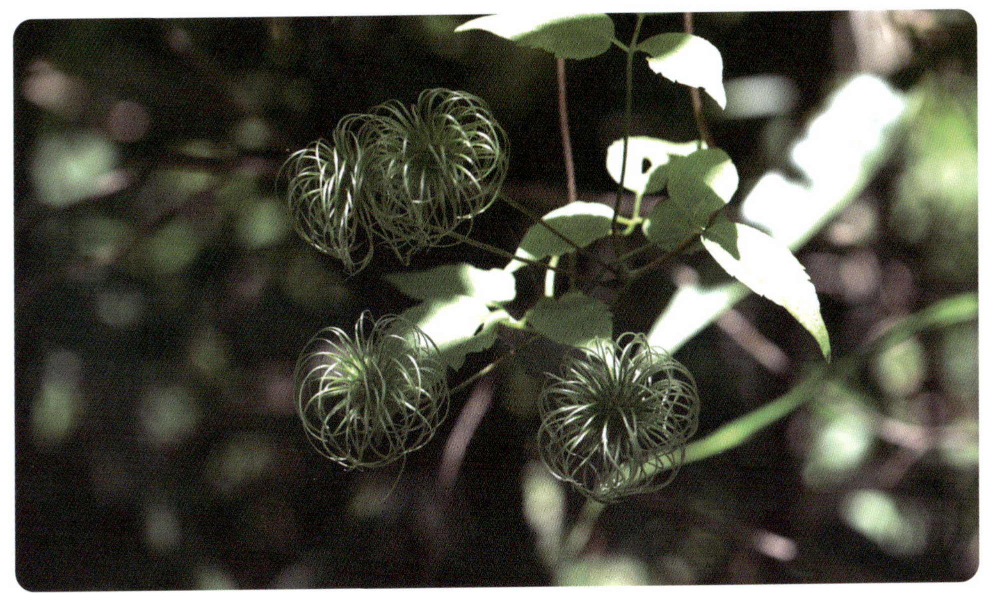

누른종덩굴_ 종자

색이거나 황갈색, 황록색을 띠기 때문에 누른종덩굴이라고 한다. 꽃은 가지 끝이나 잎겨드랑이에 1~2송이가 밑을 향하여 달린다. 겉에 나타난 것은 피침형의 꽃받침이며 안쪽에 주걱 모양의 작은 꽃잎이 2~3줄로 늘어선다. 열매는 수과로 9~10월에 익으며 털이 난 긴 암술대가 끝에 붙는다.

우리나라 특산식물로 지리산, 한라산, 경상북도, 강원도, 평안북도에 분포하며 산의 습윤한 곳, 응달에서 자란다.

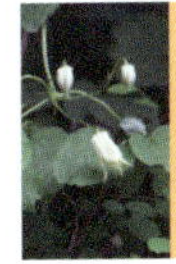

사용방법

① **일반적인 복용법** : 물 600mL에 말린 누른종덩굴 전초 20g을 넣고 약한 불에 반으로 될 때까지 달여서 아침저녁 식후에 1컵씩(150mL) 복용한다.

② **신경통** : 물 900mL에 말린 누른종덩굴 전초 30g을 넣고 약한 불에 반으로 될 때까지 달여서 매 식후에 1컵씩(150mL) 복용한다.

③ **팔다리가 쑤시고 아플 때** : 물 600mL에 말린 누른종덩굴 전초 20g과 두충피 30g을 넣고 약한 불에 반으로 될 때까지 달여서 아침저녁 식후에 1컵씩(150mL) 복용한다.

054

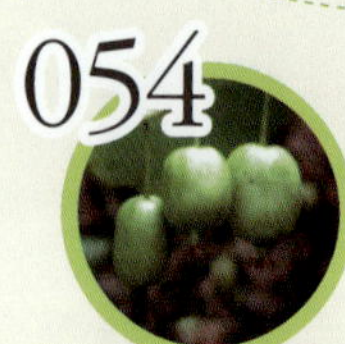

건위, 관절통, 당뇨, 천식

다래

- **학 명 :** *Actinidia arguta* (Siebold & Zucc.) Planch. ex Miq.
- **과 명 :** 다래나무과
- **이 명 :** 다래나무, 참다래나무, 다래넝출, 다래넝쿨, 청다래넌출, 청다래나무, 미후도, 양도, 야양도
- **생약명 :** 연조자(軟棗子), 미후리(獼猴梨)
- **성 분 :** 액티니딘, 타닌, 비타민 A·C·P 등
- **이용부위 :** 잎, 잔가지, 열매, 뿌리, 수액
- **채취 및 가공법 :** 뿌리는 가을~겨울에 채취하여 깨끗하게 손질한 후 바로 사용하거나, 그늘에서 말려서 이용하고, 잎은 봄~여름에 채취하여 바람이 잘 통하는 그늘에 말려 이용한다. 열매는 가을에 채취하여 햇볕에 말려서 쓴다. 수액은 봄철 3개월간 받는다. 잔가지는 가을, 겨울, 봄에 채취하여 절단, 건조한 후 사용한다.

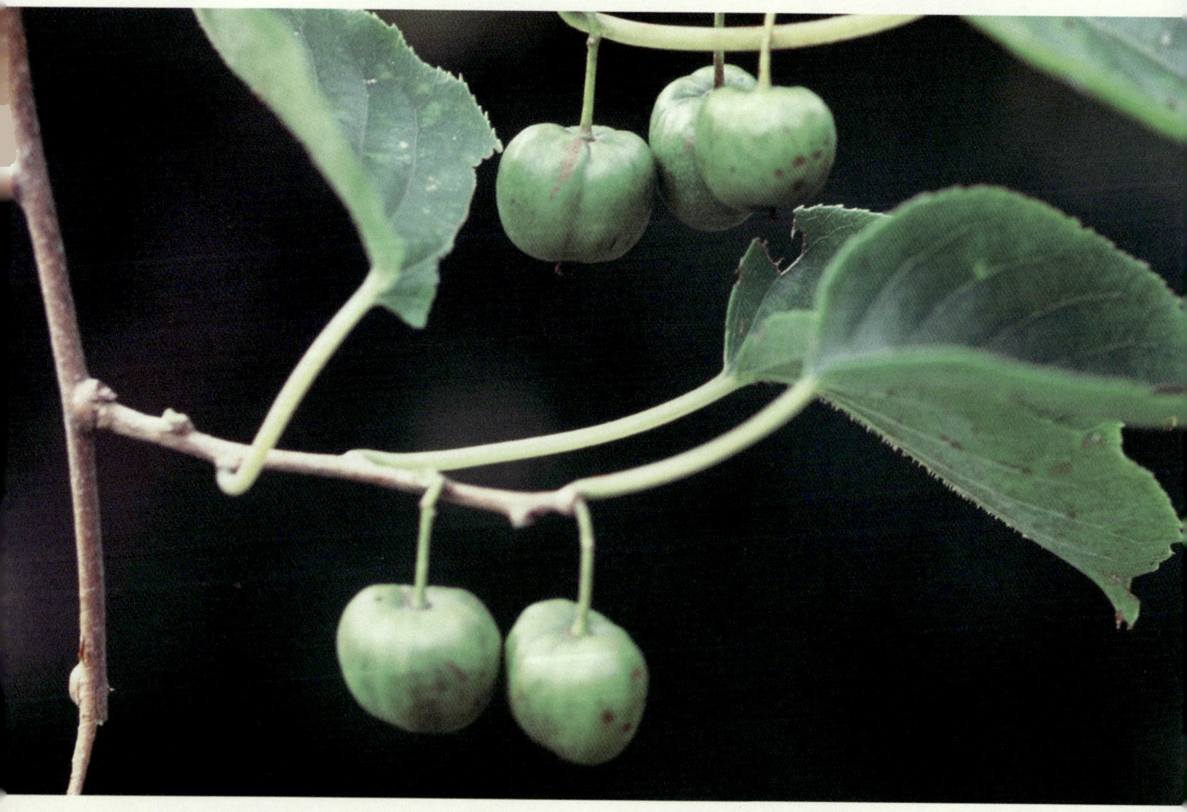

효능

다래는 소화불량이나 위장질환에 효능이 있다. 간염이나 황달, 관절통, 당뇨에도 효과가 좋으며, 심한 기침과 해소, 천식, 기관지염에도 효과가 있다. 한편, 수액은 피로회복에 도움을 주며 항암작용도 있는 것으로 알려져 주목된다. 다래 새순은 장아찌, 나물로 식용된다.

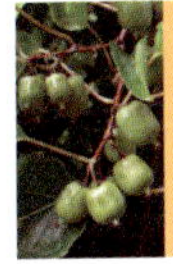

생김새와 특징

다래는 낙엽활엽 덩굴나무로 덩굴의 길이가 20m 정도까지 자란다. 줄기의 골속은 갈색의 계단 모양이며 어린가지에는 잔털이 있다. 넓은 달걀 모양 잎은 어긋나고 길이가 6~12㎝, 폭이 3~7㎝ 정도이며 잎 가장자리에는 날카로운 톱니가 있으며 끝은 뾰족하고 밑은 둥글다. 5~6월에 피는 흰색 꽃은 2가화로 꽃받침조각과 꽃잎은 각각 5개이다. 많은 수술을 가진 수꽃과 1개의 암술을 가진 암꽃이 있으며 암술 끝이 여러 갈래로 갈라져 있다. 열매는 원통형의 장과로 길이가 2~3㎝ 정도 되며 10월에 녹색에서 황록색으로 익는다.

우리나라에서는 전국 표고 1,600m 이하의 산골짜기에서 자라며 일본, 중국의 만주, 러시아 사할린 등에도 분포한다.

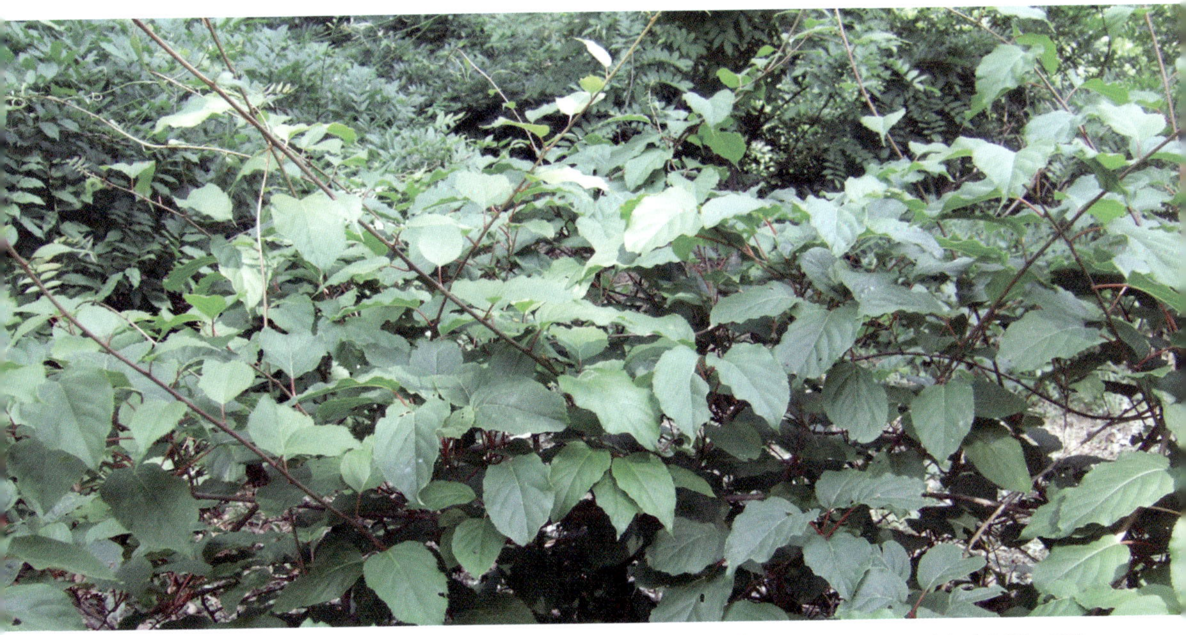

덩굴의 길이가 20m까지 길게 뻗는 다래

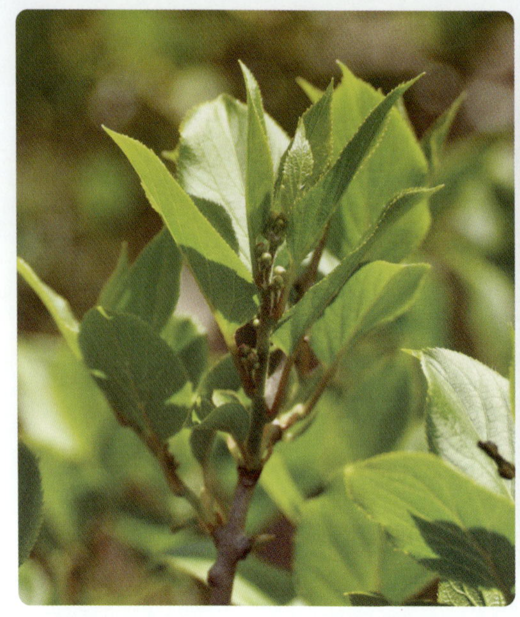

다래_ 새순은 식용

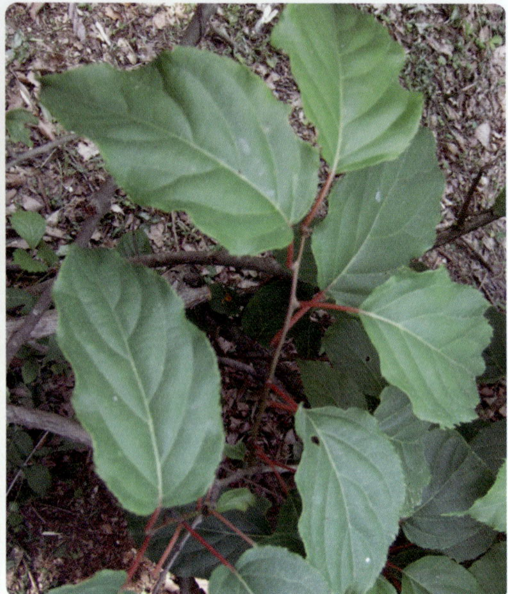

다래_ 잎

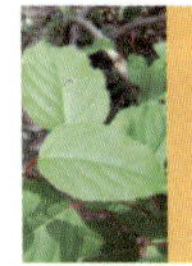

사용 방법

① **일반적인 복용법** : 다래 잔가지나 말린 뿌리 30g 정도를 물 900mL에 넣고 반으로 될 때까지 약한 불로 서서히 달여서 매 식후 1컵씩(150mL) 복용한다. 그렇게 1주일 정도 복용하면 효과가 있다. 또한 열매를 하루에 30g 정도씩 생식해도 효과가 있다.

② **간염, 황달** : 물 900mL에 말린 다래 뿌리나 잔가지 40g 정도 넣고 약한 불로 반 정도 될 때까지 달여서 식후 1컵씩(150mL) 하루에 2~3회씩 1주일 정도 복용한다.

③ **해소, 천식** : 물 900mL에 말린 다래 뿌리 30g을 넣고 약한 불로 달인 액을 매 식후 1컵씩(150mL) 복용한다. 기관지염이나 심한 기침에도 효과가 있다.

④ **당뇨병** : 900mL의 물에 다래 열매 30g을 넣고 450mL 정도 될 때까지 중불로 달여서 매 식전 1컵씩(150mL) 계속 복용한다.

⑤ **간장 보호** : 물 900mL에 말린 다래 뿌리 30g을 넣고 약한 불로 반 정도 될 때까지 달여서 아침저녁 식후 1컵씩(150mL) 10일 정도 복용하거나, 매회 열매를 생식하기도 한다. 설사를 멎게 하는 데에도 좋은 방법이다.

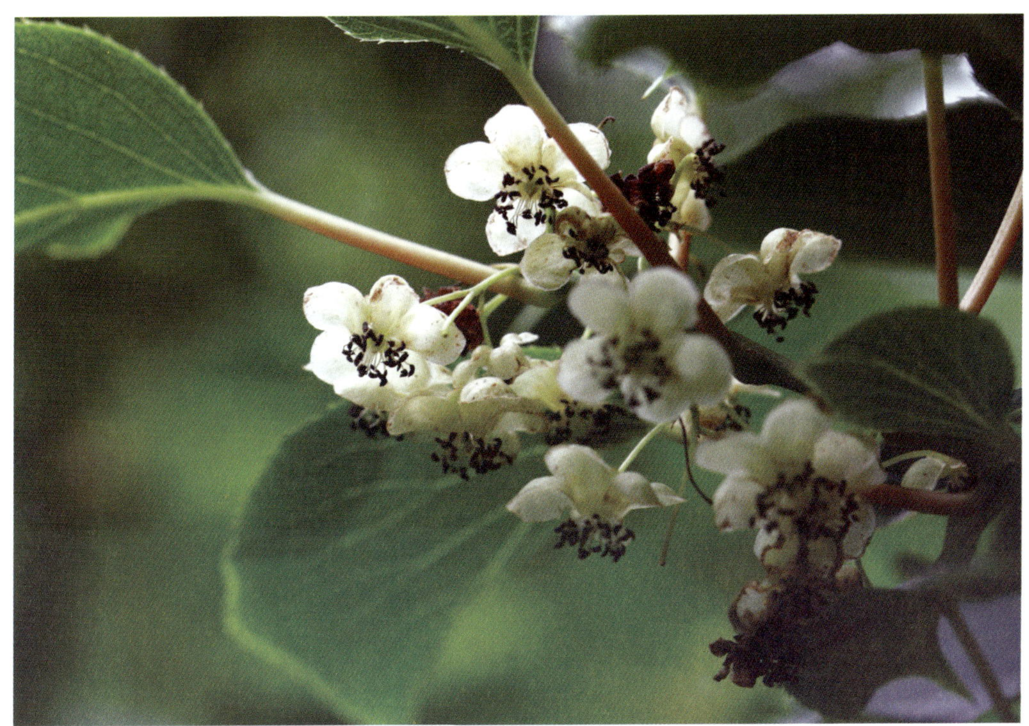

| 다래_ 꽃

다래의 기능성 및 효능에 관한 특허자료

- 다래 추출물을 함유하는 알레르기성 질환 및 비알레르기성 염증 질환의 치료 및 예방을 위한 약학 조성물

본 발명은 항알레르기 및 항염증 활성을 갖는 다래과실 추출물을 함유한 약학조성물에 관한 것으로, 본 발명의 다래과실 추출물은 Th1 사이토카인 및 IgG2a의 혈청 내 수치를 높이고, Th2 사이토카인 및 IgE의 혈청 레벨을 낮춤으로써, 비만세포(mast cell)로부터 히스타민의 방출 억제 및 염증 활성을 억제시키는 작용을 나타냄으로써 알레르기성 질환 또는 비알레르기성 염증 질환의 예방 및 치료에 유용한 약학조성물로 사용될 수 있다.

– 공개번호 : 10-2004-0018118, 출원인 : (주)팬제노믹스

- 다래 추출물을 함유한 탈모 및 지루성 피부 증상의 예방 및 개선용 건강기능식품

본 발명은 생약을 이용하여 제조한 탈모 및 지루성 피부 증상 예방 및 개선용 조성물에 관한 것이다. 본 발명의 생약 조성물은 독성 등의 부작용이 없으면서 탈모 증상과 지루성 피부 증상에 대해 우수한 예방, 개선 및 치료 효과를 나타내는 건강기능식품으로 유용하게 사용될 수 있다.

– 공개번호 : 10-2004-0097716, 출원인 : (주)팬제노믹스

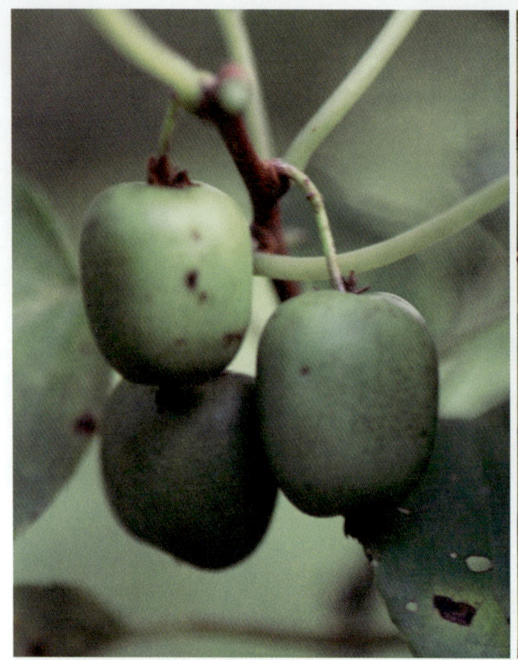

다래_ 열매

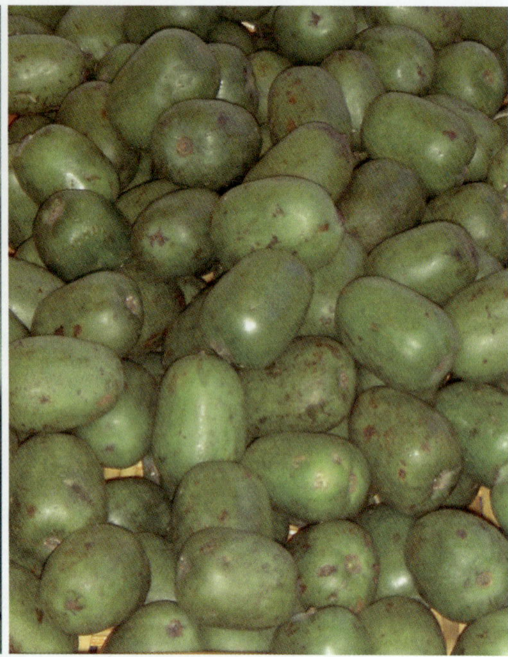

다래_ 채취한 열매

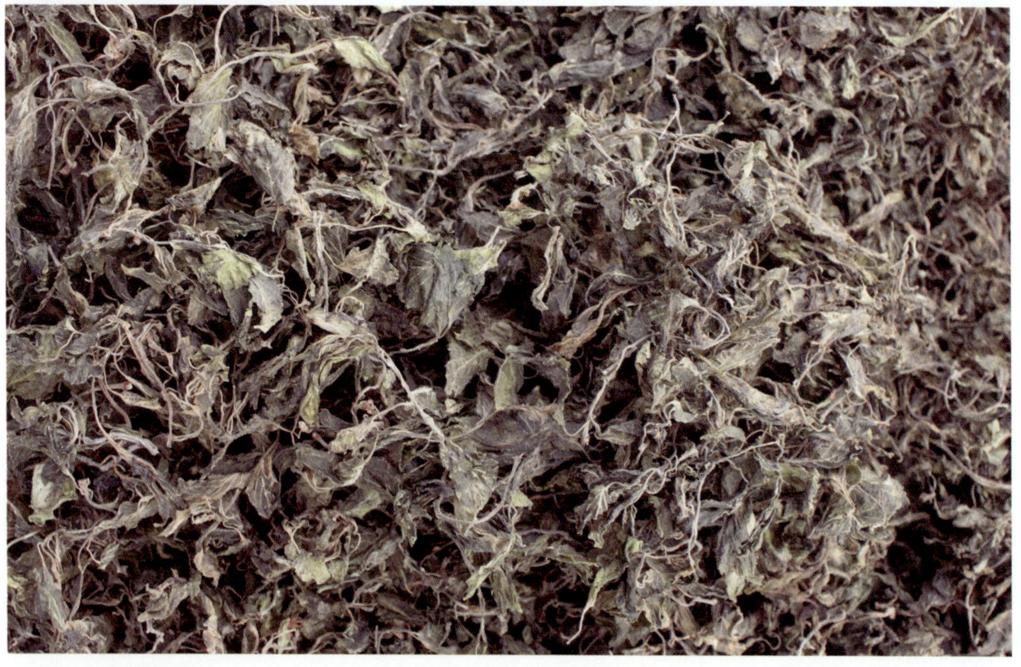

약재로 말린 다래 잎

다래주

맛은 달고 약간 떫다. 열매에 다른 것을 첨가할 필요는 없으며,
뿌리로 담근 술은 기호에 따라 꿀이나 설탕을 가미하여 음용할 수 있다.

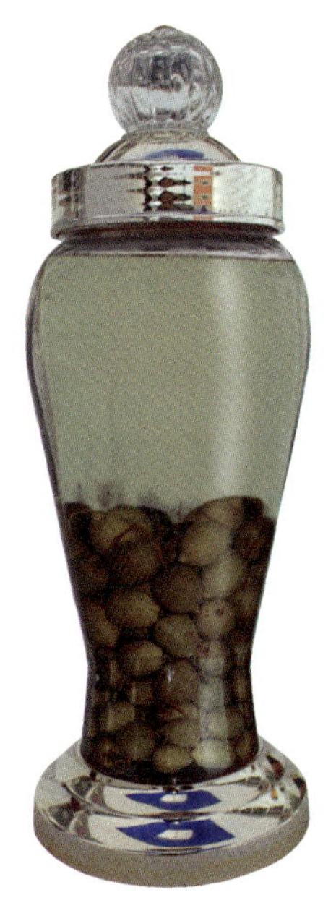

【적용병증】

- 소화불량(消化不良) : 소화기 내에서 섭취한 음식물을 분해하여 흡수하는 화학적 작용이나 물리적 작용이 잘 되지 않아 늘 설사나 변비 등이 잦은 경우를 말한다. 30mL를 1회분으로 1일 1~2회씩, 12~15일 정도 음용한다.
- 황달(黃疸) : 눈의 흰자가 노랗게 되거나 살갗과 소변 색이 누렇게 변하는 소화성 질환으로 습한 기운과 내열의 작용으로 혈액이 소모되어 나타난다. 30mL를 1회분으로 1일 3~4회씩, 15~20일 정도 음용한다.
- 풍한습비(風寒濕痺) : 찬 데서 자거나 찬바람을 쐬어 일어나는 마비 증상을 말한다. 30mL를 1회분으로 1일 1~2회씩, 15~20일 정도 음용한다.
- 기타 질환 : 간염, 건위, 관절통, 기관지염, 조갈증, 진통, 해독, 해열

【만드는 방법】

① 약효는 뿌리와 열매에 있으므로, 주로 뿌리와 열매를 사용한다.
② 뿌리와 열매는 깨끗이 씻은 다음 뿌리는 썰어 말리고 열매는 생으로 쓰는 것이 효과적이다.
③ 뿌리는 약 200g, 열매는 약 250g을 소주 3.8L에 넣고 밀봉하여 서늘한 냉암소에서 보관, 숙성시킨다.
④ 뿌리는 240일 이상, 열매는 120일 이상 침출한 다음 찌꺼기를 걸러내고 사용한다.

【구입방법 및 주의사항】

- 전국의 깊은 산속 골짜기에서 자생한다. 뿌리는 가을~겨울에, 과실은 9~10월에 채취한다.
- 기준량 이상을 음용하거나 장기적 음용을 금한다.
- 본 약술을 음용 중에 특별히 가리는 음식은 없다.

055

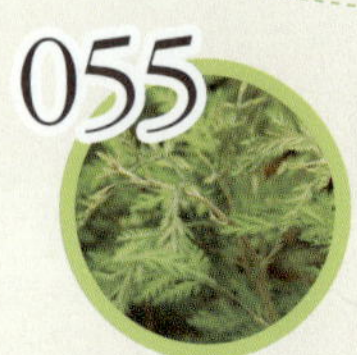

이뇨, 황달, 간염, 이담

더위지기

- 학 명 : *Artemisia gmelini* Weber ex Stechm.
- 과 명 : 국화과
- 이 명 : 흰사철쑥, 한인진, 인진쑥, 부덕쑥, 산쑥, 조선인진, 사인호, 고진호, 약산쑥
- 생약명 : 인진호(茵蔯蒿), 인진(茵蔯), 백호(白蒿)
- 성 분 : 스코파론, 카필린, 카필렌, 카필라린, 카필론 등
- 이용부위 : 지상부 전초(잎과 줄기)를 인진이라고 하며 약으로 쓴다.
- 채취 및 가공법 : 개화기에 지상부 전초를 수확하여 음지에서 건조시켜서 세절하여 보관하고 이용한다.

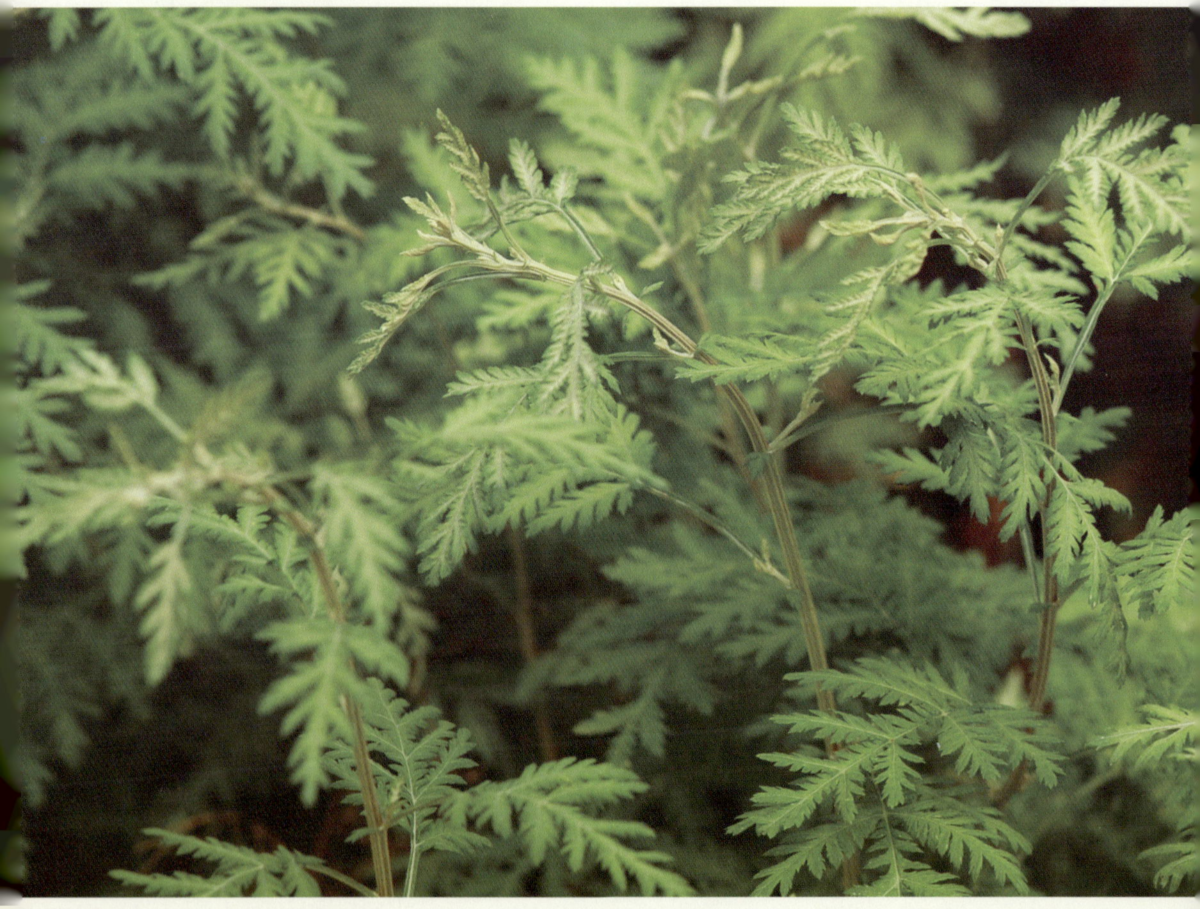

효능

더위지기의 생약명인 인진(茵蔯)이라는 이름은 겨울이 지나도 말라죽지 않고 그 줄기에서 다시 싹이 살아나기 때문에 붙여진 것이다. 간 기능을 회복해주는 효능이 있어 간염이나 황달 치료에 사용된다. 또한 이뇨와 이담 등에도 효과가 있다. 탕으로 끓이거나 엿처럼 고아 환을 만들어 복용한다.

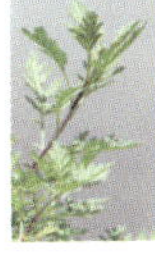

생김새와 특징

더위지기는 낙엽활엽 관목으로 높이는 1m 정도로 자란다. 황색의 꽃이 7~8월에 피며, 꽃 통은 종 모양 원통형으로 겉에 선점이 있다. 작은 수과의 열매를 맺으며 11월에 익는다.

우리나라와 일본, 만주, 중국, 사할린, 몽골, 시베리아 등에 분포한다. 우리나라에서는 제주도를 제외한 전국의 산기슭 양지바른 곳이나 들에서 자란다. 여름철 더위를 이겨낼 수 있다고 해서 더위지기라고 불리는데, 쑥과 함께 무성하게 자라는 것이 특징이다. 더위지기의 유사종인 사철쑥의 전초를 흔히 '인진, 인진호'로 부르며 모양도 언뜻 보면 비슷하지만 국화과의 다년생 초본류로서 높이는 30~100㎝ 정도로 자라고 꽃은 황색으로 8~9월에 핀다.

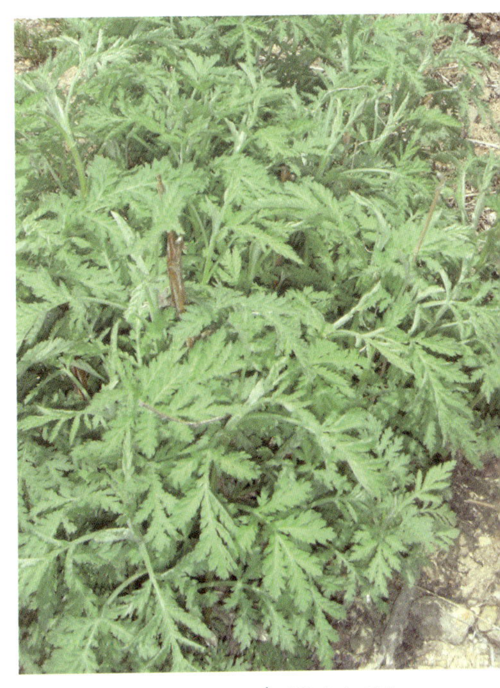

| 더위지기_ 새순

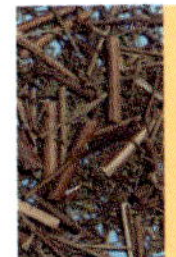

사용방법

① 일반적인 복용법 : 말린 더위지기 전초 30g을 물 900mL에 넣고 반으로 될 때까지 달여서 매 식후에 1컵씩(150mL) 음용한다. 대황 15g, 녹차 15g 정도를 함께 넣어도 좋다.

② 피로회복 : 말린 더위지기 전초 30g과 대추 10g을 물 900mL에 넣고 반으로 될 때까지 약한 불로 달여서 매 식후 1컵씩(150mL) 음용한다.

③ **간염** : 말린 더위지기 전초 20g과 말린 생강 10g, 대추 10g을 물 900mL에 넣고 반으로 될 때까지 약한 불로 달여서 매 식후 1컵씩(150mL) 복용한다.

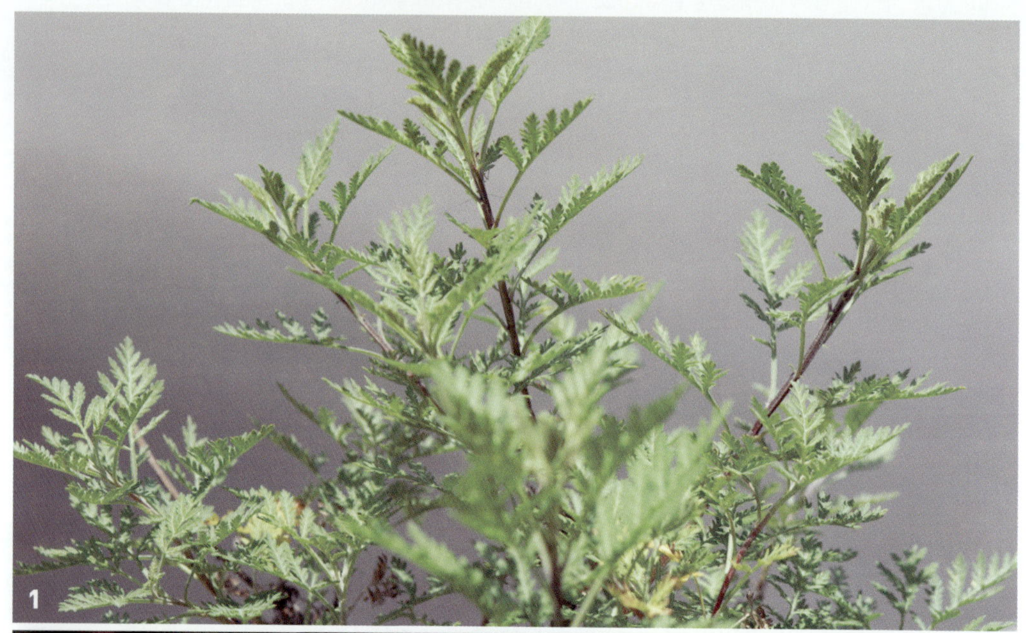

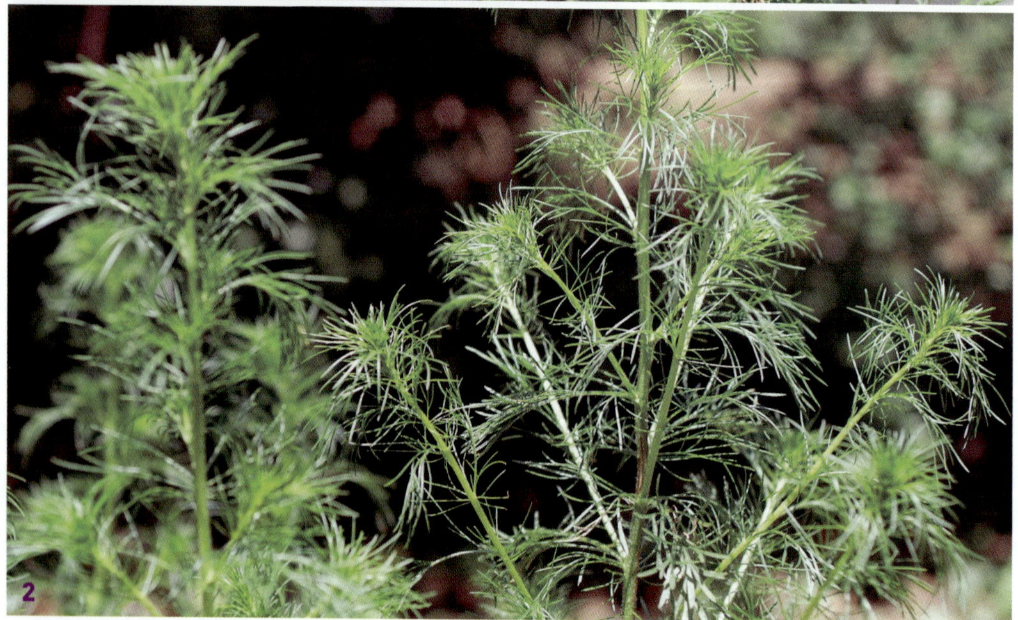

❶ 더위지기_ 잎줄기 ❷ 유사종인 사철쑥_ 잎줄기

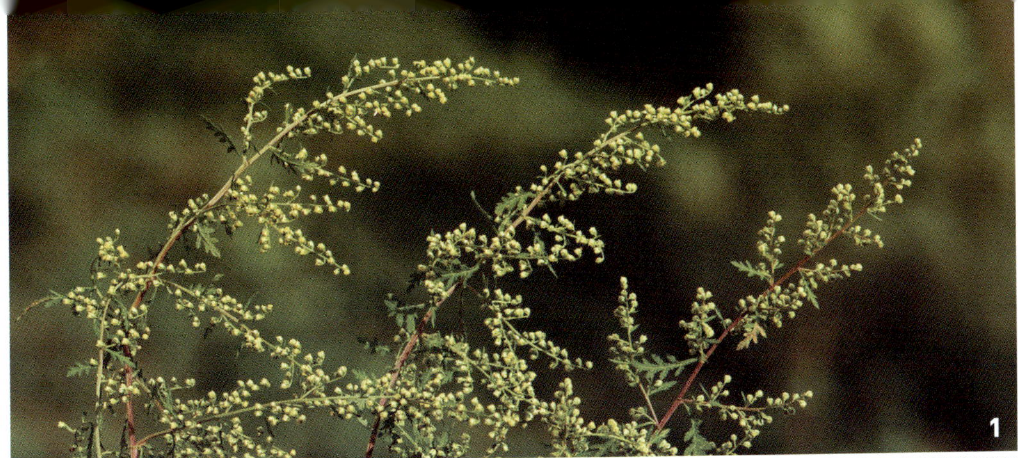

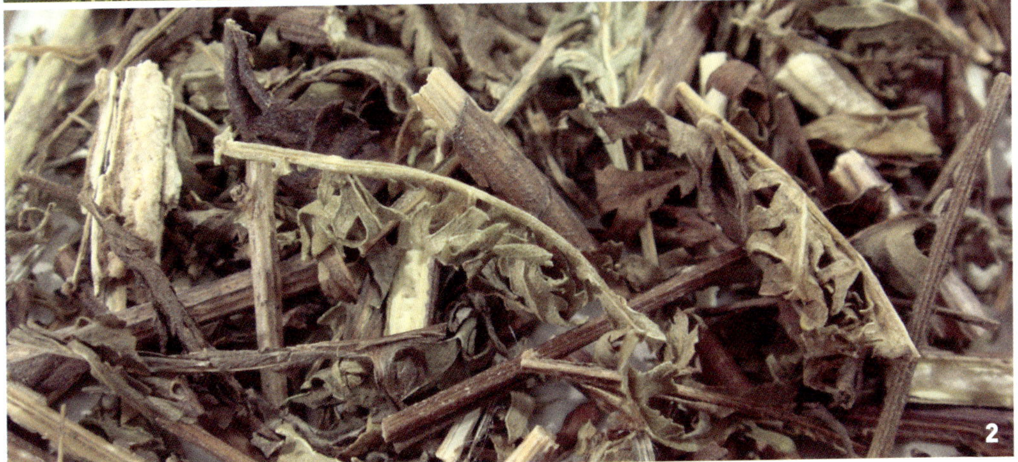

❶ 더위지기_ 꽃 ❷ 더위지기_ 약재로 쓰는 잎과 줄기(건조 절단)

더위지기의 기능성 및 효능에 관한 특허자료

- **더위지기 추출물을 함유하는 화장료 조성물**

본 발명은 더위지기 추출물을 유효성분으로 포함하는 미백용 화장료 조성물에 관한 것이다. 본 발명에 따른 더위지기 추출물은 멜라닌 생성을 저해하며, 티로시나아제 활성을 억제한다. 또한 항산화 활성이 우수하고 세포독성이 거의 나타나지 않기 때문에 미백용 화장료 조성물로 유용하게 사용될 수 있다.

– 공개번호 : 10-2013-0022476, 출원인 : (주)더페이스샵

- **인진쑥 등의 추출물을 포함하는 숙취 예방 또는 해소용 조성물**

본 발명은 (a)마름 추출물, (b)인진쑥, 녹엽, 뽕잎, 여주, 칡 및 연근의 식물발효추출물 및 (c)미배아 복합발효추출액을 포함하는 숙취 예방 또는 해소용 조성물에 관한 것으로, 상기 조성물은 알코올 분해 능력 및 아세트알데하이드 분해 능력이 우수하여 숙취 예방 또는 해소에 효과적이다.

– 등록번호 : 10-1247927-0000, 출원인 : 보령제약(주)

간을 이롭게 하는 더위지기(인진)차

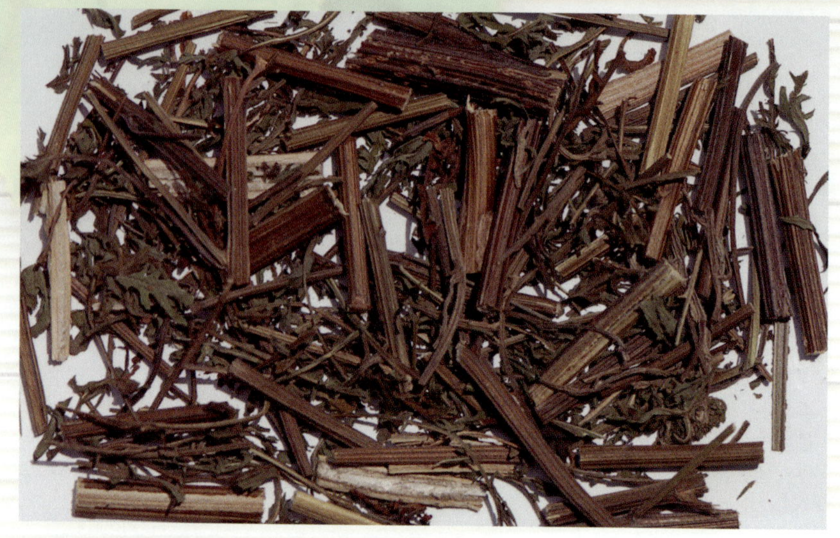

더위지기차

1. 개화기에 수확해서 말린 더위지기 잎과 줄기(인진)를 수집해서 썰어 물기를 말린다.
2. 대추를 구입해서 잘 말려서 서늘하고 건조한 곳에 보관한다.
3. 인진 30g과 대추 10g을 물 1L에 넣고 반으로 될 때까지 약한 불로 달인다.
4. 끓인 후에 건더기를 걸러내고 마신다.

➡ 황달형 간염과 간염 잠복기의 피로회복에 도움이 된다.

더위지기·대황차

1. 개화기에 수확해서 말린 더위지기 잎과 줄기(인진)를 수집해서 썰어 물기를 말린다.
2. 말리지 않은 생대황을 채취해서 잘 씻은 후 물기를 말린다.
3. 인진 30g과 대황 10g, 녹차 10g을 물 1L에 넣고 반으로 될 때까지 약한 불로 달인다.
4. 끓인 후에 건더기를 걸러내고 소금을 가미하여 마신다.

➡ 황달형 간염 치료에 효과가 있다.

● 더위지기 · 대추차

1. 개화기에 수확해서 말린 더위지기 잎과 줄기(인진)를 수집해서 썰어 물기를 말린다.
2. 말린 생강과 대추 약간을 구입해서 깨끗이 씻고 물기를 말린다.
3. 인진 20g과 말린 생강 10g, 대추 10g을 물 1L에 넣고 반으로 될 때까지 약한 불로 달인다.
4. 끓인 후에 건더기를 걸러내고 마신다.

➲ 비장이 허하고 습해서 생긴 간염 치료에 효과가 있다.

● 더위지기 · 옥수수수염차

1. 개화기에 수확해서 말린 더위지기 잎과 줄기(인진)를 수집해서 썰어 물기를 말린다.
2. 옥수수수염과 말린 민들레(포공영)를 500g 정도씩 구입해서 건조하고 서늘한 곳에 보관한다.
3. 인진과 옥수수수염, 포공영을 각각 30g씩 물 1L에 넣고 반으로 될 때까지 약한 불로 달인다.
4. 끓인 후에 건더기를 걸러내고 설탕이나 소금을 가미하여 마신다.
5. 담낭이나 담석증으로 인한 통증을 완화시킨다.

➲ 맛은 쓰고 성질은 시원하며, 간의 열을 다스리거나 황달 치료에 효과가 있다.

더위지기주

맛은 쓰다. 기호와 식성에 따라 꿀, 설탕을 가미하여 음용할 수 있다.

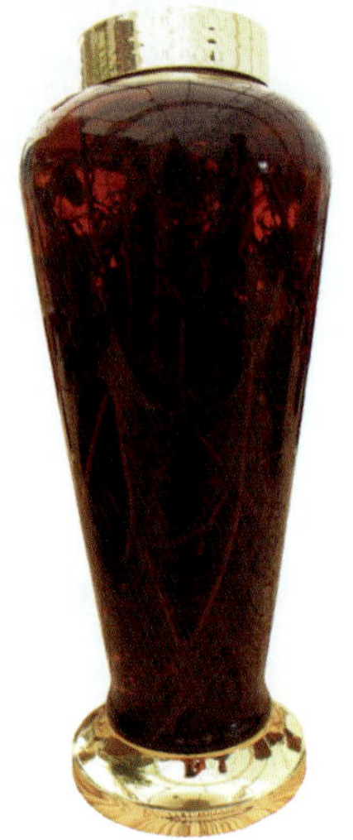

【적용병증】

- **담낭염(膽囊炎)** : 세균 감염으로 일어나는 쓸개의 염증성 질환으로 담증 배설에 장애가 오면 얼굴이 누런(황색)빛을 띤다. 30mL를 1회분으로 1일 1~2회씩, 10~20일 정도 공복에 복용한다.
- **토사곽란(吐瀉藿亂)** : 주로 여름철에 많이 발생하며 음식에 체하여 토하면서 설사가 나는 급성위장병, 급성중독성위염을 가리킨다. 30mL를 1회분으로 1일 2~3회씩, 1~2일 정도 공복에 복용한다.
- **음극사양(陰極似陽)** : 체내에 냉기가 극심하여 겉으로는 반대 현상으로 양증처럼 나타나는 증상이다. 30mL를 1회분으로 1일 1~2회씩, 10~20일 정도 복용한다.
- **기타 질환** : 보간(補肝), 안태(安胎), 지방간, 해열, 황달

【만드는 방법】

① 약효는 온포기(전초)에 있다.
② 온포기를 채취하여 깨끗이 씻어 말려 적당히 썰어 사용한다.
③ 말린 약재 190g을 소주 3.8L에 넣고 밀봉한다.
④ 4~5개월 이상 숙성한 다음 찌꺼기를 걸러버리고 보관, 사용한다.

【구입방법 및 주의사항】

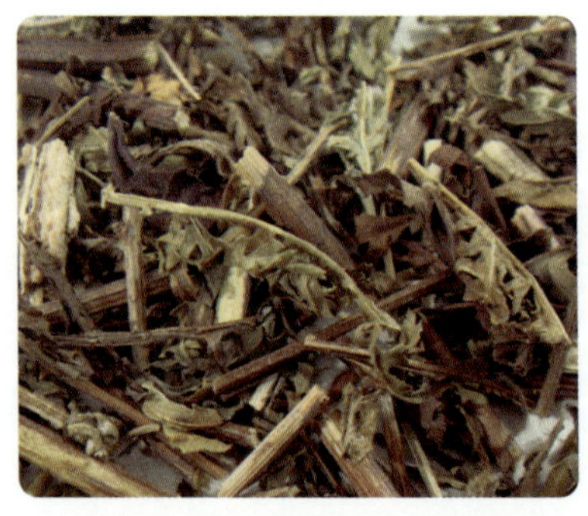

- 전국에 분포하며 들이나 산기슭 양지에서 자생한다. 온포기를 5~11월까지 채취해서 사용한다.
- 더위지기를 많이 복용 또는 장복하면 양기가 준다고 전해내려 오고 있다.
- 치유되는 대로 사용을 금한다.
- 본 약술을 복용 중에 특별히 가리는 음식은 없다.

056

자양, 지갈, 혈압강하

둥굴레

- 학 명 : *Polygonatum odoratum* var. *pluriflorum* (Miq.) Ohwi
- 과 명 : 백합과
- 이 명 : 여위, 위유, 산옥죽, 맥도동굴레, 애기둥굴레, 좀둥굴레, 제주둥굴레, 산포미, 고령당, 위수, 조위, 산둥굴레, 편황정
- 생약명 : 옥죽(玉竹)
- 성 분 : 콘발라린, 캠페롤글루코시드, 만노스, 칼슘, 단백질, 섬유질, 탄수화물, 회분, 비타민 A 등
- 이용부위 : 뿌리는 약용, 꽃은 식용
- 채취 및 가공법 : 늦가을과 이른 봄에 뿌리를 채취하여 깨끗하게 씻어 그늘에 말리거나 햇볕에 말린 후 잘게 썰어 솥에 넣고 찐 다음 황색으로 변할 때까지 볶는다.

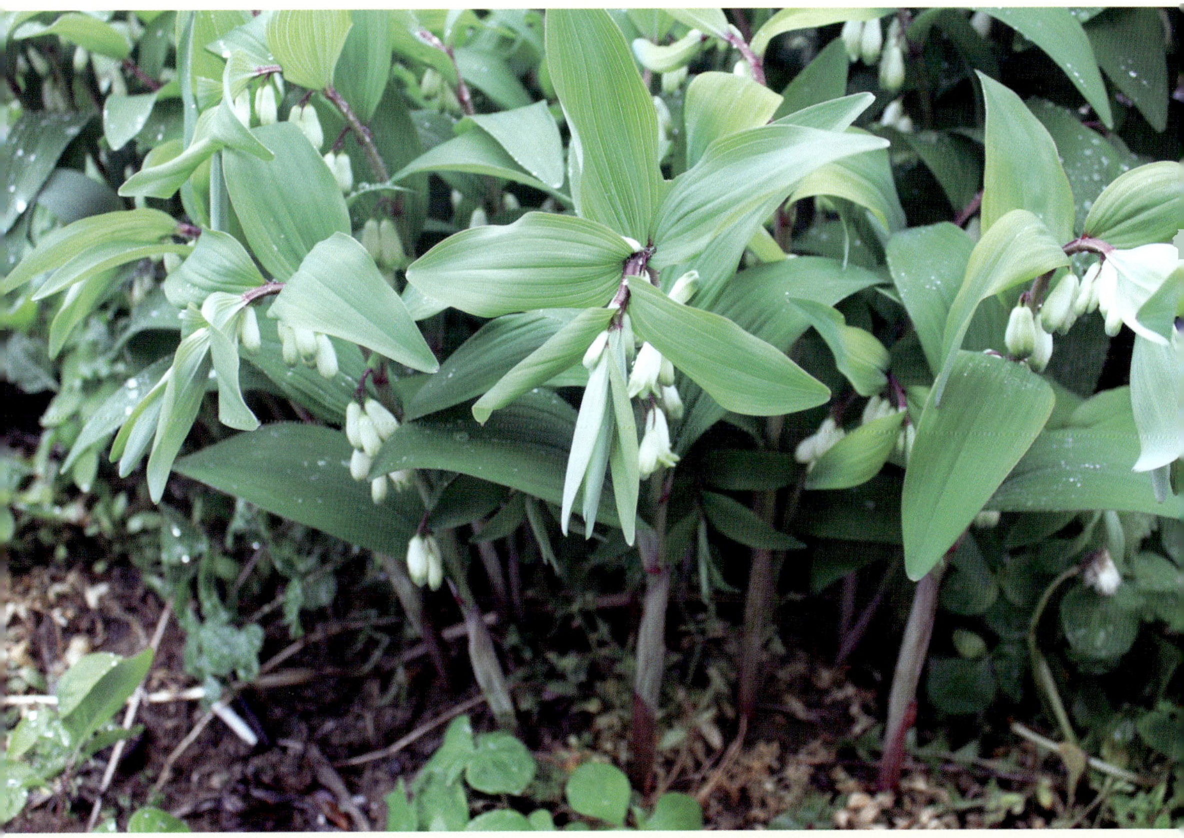

효능

둥굴레는 자양강장의 효능이 있고 허약체질, 당뇨병, 폐결핵, 마른기침, 구강건조증 등의 치료에 효과가 있다. 탕제나 차로 많이 달여 먹으나 환제 또는 산제로 처방하기도 한다. 둥굴레 차는 혈압강하, 항당뇨, 허약체질 개선, 입이 마르는 증상 등에도 유용하다.

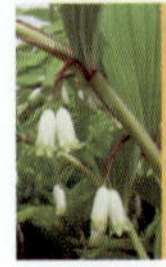

생김새와 특징

둥굴레는 여러해살이풀로 높이는 30~60㎝ 정도로 자란다. 잎은 서로 어긋나고, 길이는 5~10㎝ 정도로 한쪽으로 치우쳐 퍼지며 잎자루가 없다. 굵은 육질의 땅속줄기는 옆으로 뻗고, 줄기에 6개의 능각이 있으며 끝은 비스듬히 쳐진다. 꽃은 6~7월에 줄기의 중간부분부터 1~2송이씩 잎겨드랑이에서 피는데 밑부분은 백색, 윗부분은 녹색을 띤다. 꽃의 길이는 1.5~2㎝로 2개의 작은 꽃자루가 밑부분에서 서로 합쳐져서 꽃대로 된다. 열매는 9~10월에 둥근 모양으로 달리며 검게 익는다.

둥굴레는 전국의 산지에서 잘 자라며 농가에서 재배도 많이 한다. 우리나라를 비롯해 일본, 만주, 중국 등에도 분포하고 있다.

커피의 대용품으로 국산차에 대한 관심이 높아지면서 녹차와 함께 둥굴레차를 즐기는 사람들이 급증하고 있다. 구수한 숭늉 같은 맛을 내는 둥굴레차는 칼슘, 단백질, 섬유질 등이 많이 함유돼 있어 오장육부의 기를 보하고 허약체질을 개선하며 피부미용에도 효

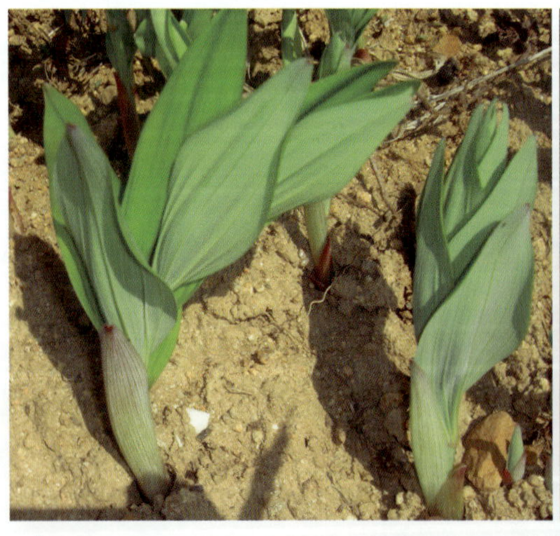

| 둥굴레_ 새순

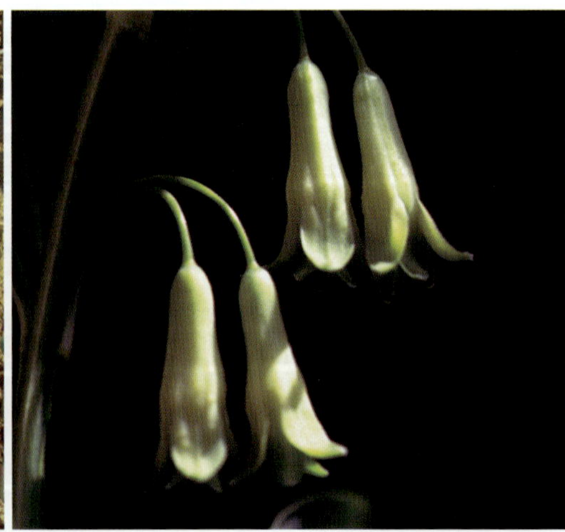

| 둥굴레_ 꽃

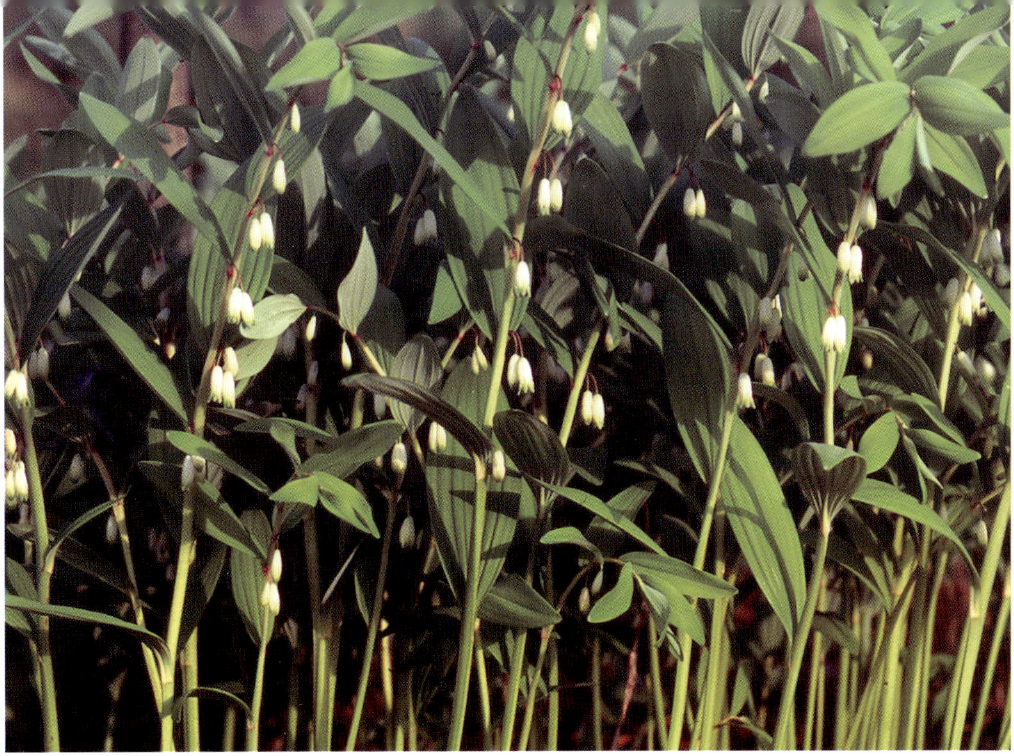

꽃이 핀 후의 둥굴레 잎과 줄기

과가 탁월하다. 또한 혈압을 낮추고 당뇨 예방에도 효과적이며 팔다리가 쑤신다거나 원인 모르게 식은땀과 열이 나는 증상, 입안이 마르면서 갈증이 있고 소변을 붉게 보면서 시원함을 느끼지 못하는 경우에도 둥굴레차를 꾸준히 복용하면 효과를 볼 수 있다.

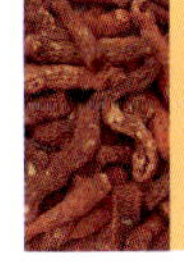

사용 방법

① **일반적인 복용법** : 햇볕에 말린 둥굴레 뿌리 30g을 물 900mL에 넣고 중불로 절반이 될 때까지 달인 물을 매 식후에 1컵씩(150mL) 마신다.

② **신경쇠약** : 말린 둥굴레 뿌리 30g을 물 600mL에 넣고 중불로 절반이 될 때까지 달인 물을 아침저녁 식후에 1컵씩(150mL) 마신다. 불면증이나 허약체질에도 좋은 효과를 보인다.

③ **타박상** : 둥굴레 생뿌리를 강판에 갈아 환부에 바른다. 건조시킨 뿌리의 가루를 밀가루와 식초로 이겨 환부에 바르거나 도포한다. 요통에도 효과가 있다.

④ **주의사항** : 둥굴레 뿌리차는 인삼과 달리 체질에 상관없이 잘 어울린다는 것이 장점이다. 그러나 위장 내 습기가 많거나 몸과 팔다리가 차고, 찬 음식을 먹으면 설사를 심하게 하는 사람은 음용을 삼가야 한다.

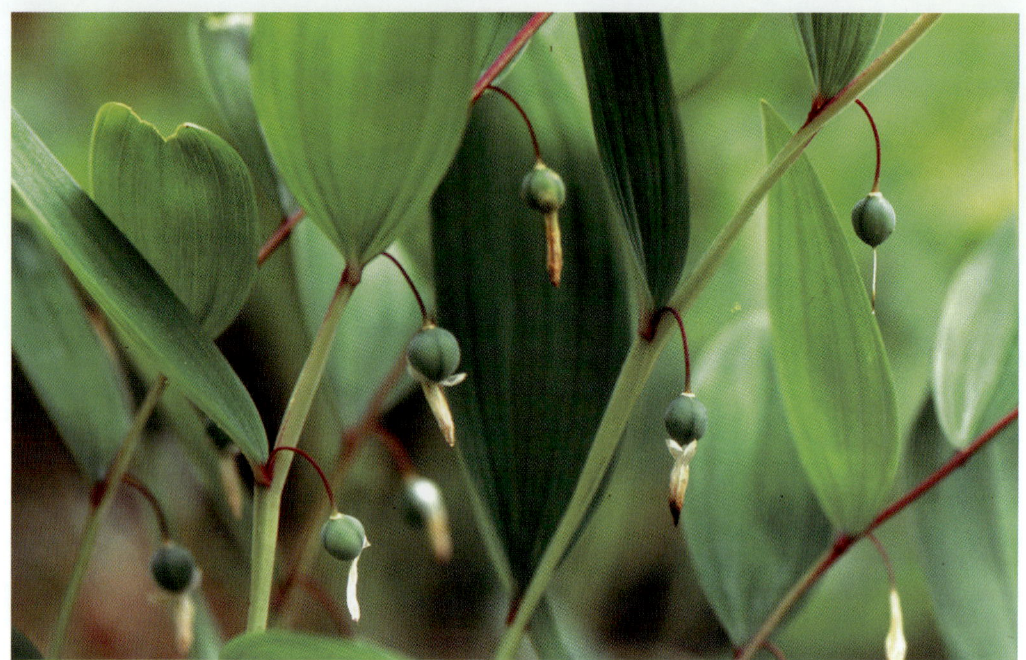

| 둥굴레_ 덜 익은 열매

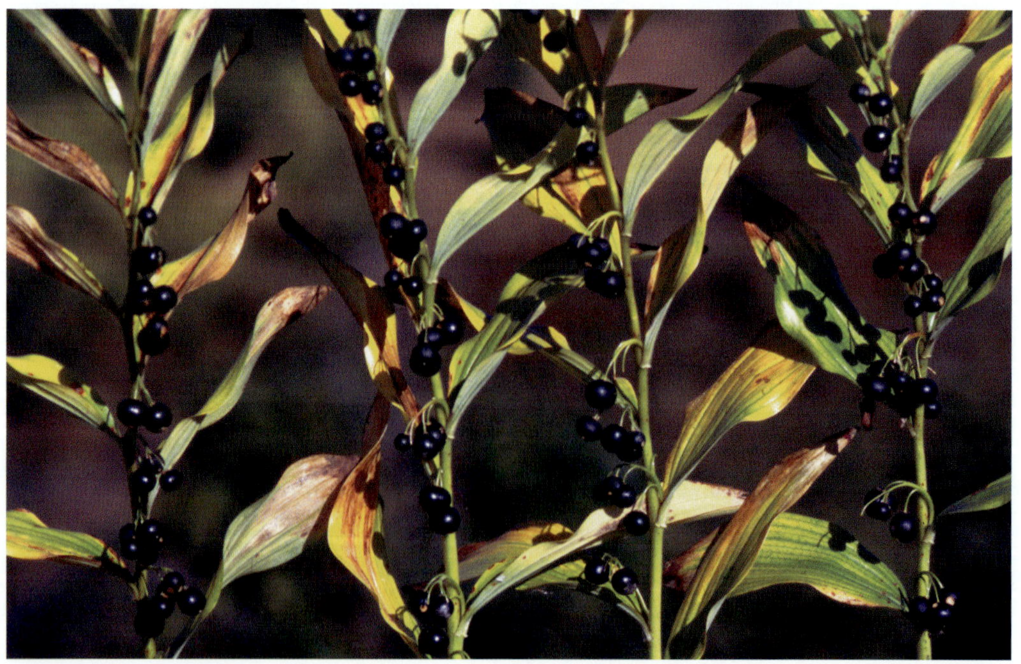

| 둥굴레_ 검게 익은 열매

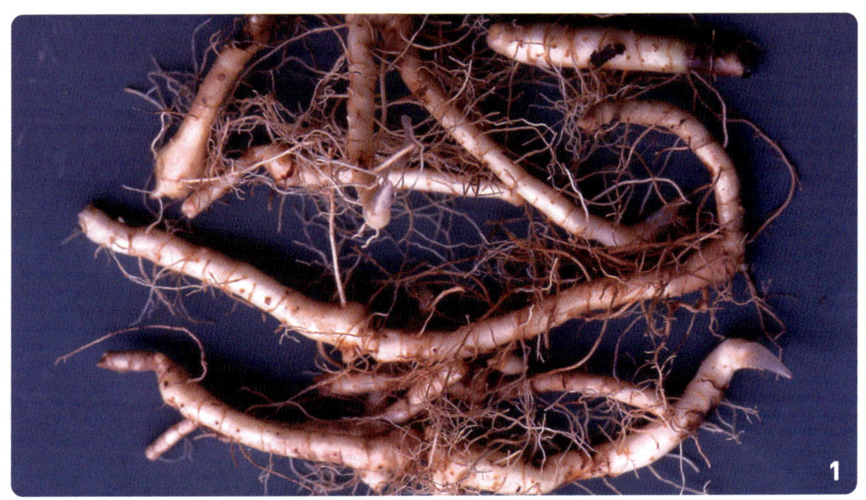

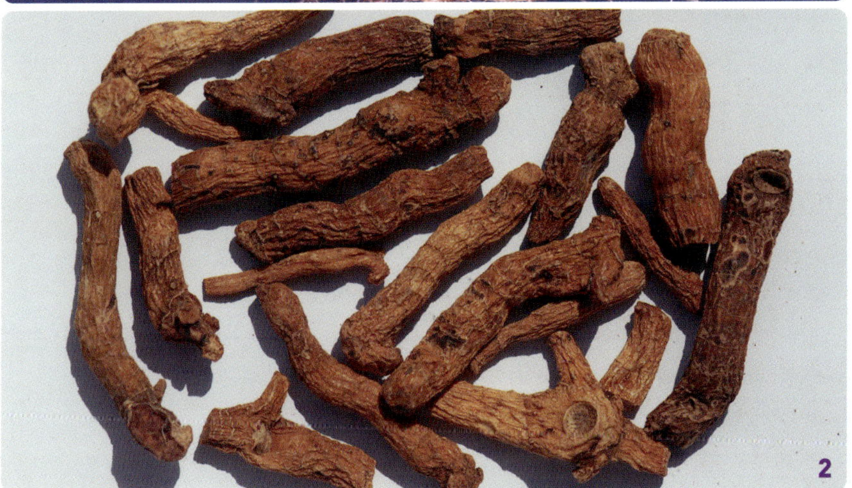

❶ 둥굴레_ 생뿌리 ❷ 둥굴레_ 잘라서 말린 뿌리

둥굴레의 기능성 및 효능에 관한 특허자료

● 둥굴레 추출물과 그를 함유한 혈장 지질 및 혈당강하용 조성물

본 발명은 둥굴레 추출물과 그를 함유한 혈장 지질 및 혈당강하용 조성물에 관한 것으로, 둥굴레 추출물은 동물체 내의 혈장 지질 및 혈당강하 효과 등의 좋은 생리활성도를 유의적으로 나타내고, 부작용이나 급성 독성 등의 면에서 안전하여 심혈관계 질환인 고지혈증 및 당뇨병의 예방, 치료를 위한 약학적 조성물 또는 기능성식품 등의 유효성분으로 이용할 수 있는 매우 뛰어난 효과가 있다.

– 공개번호 : 10-2002-0030687, 출원인 : 신동수

자양강장에 좋은 둥굴레차

● 둥굴레 뿌리차

1. 깊은 산속 양지바른 곳에서 재배하고 있는 둥굴레를 선택한다.
2. 채취한 둥굴레의 잔뿌리를 제거하고 세척시킨다.
3. 살짝 건조시킨 둥굴레를 20분간 쪄준다.
4. 말리고 볶기를 9번 해준다. 솥에 넣고 황색으로 변할 때까지 약한 불로 볶는다.
5. 드디어 완성된 둥굴레 뿌리차.
6. 취향에 따라 둥굴레차를 넣고 보리차 끓이듯이 끓여서 페트병에 보관하면서 마신다. 볶은 뿌리를 물과 함께 은은한 불에 끓인 다음 찌꺼기는 걸러내고 잘 걸러진 둥굴레찻물은 찻잔에 따라 마신다.

● 둥굴레 꽃차

1. 4~5월경 아침에 꽃을 딴다.
2. 꽃을 증기로 말리거나 바람이 잘 통하는 그늘에서 말린다.
3. 꽃잎이 두꺼워서 쉽게 마르지 않으므로 건조 기간이 오래 걸린다.
4. 끓인 물 150mL에 말린 꽃 8~10송이를 넣고 우려서 마신다.
5. 차를 마신 후 부산물은 건조해 두었다가 재탕해서 마시거나 말려 두었다가 부침개 만들 때 부침개 위에 말린 둥굴레 꽃을 올린다.

➲ 맛이 구수하고 순하며 찻물색은 갈색이다.

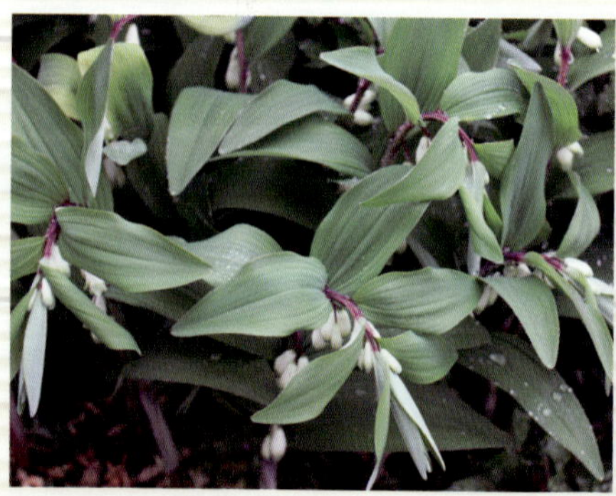

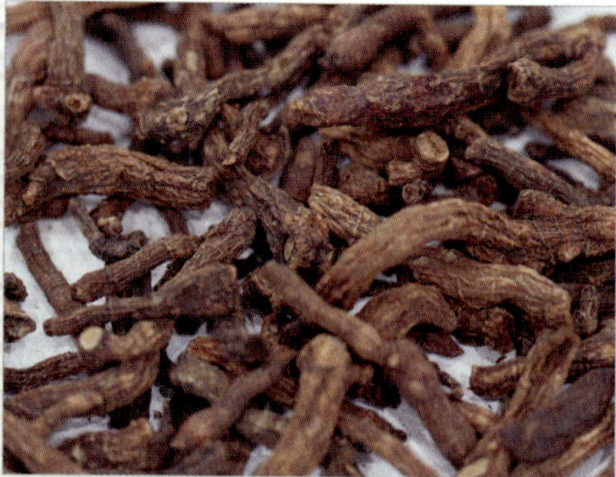

둥굴레주

맛은 달다. 기호와 식성에 따라 꿀, 설탕을 가미하여 음용할 수 있다.
단, 360일 이상 침출할 경우 설탕이나 꿀은 첨가하지 않는다.

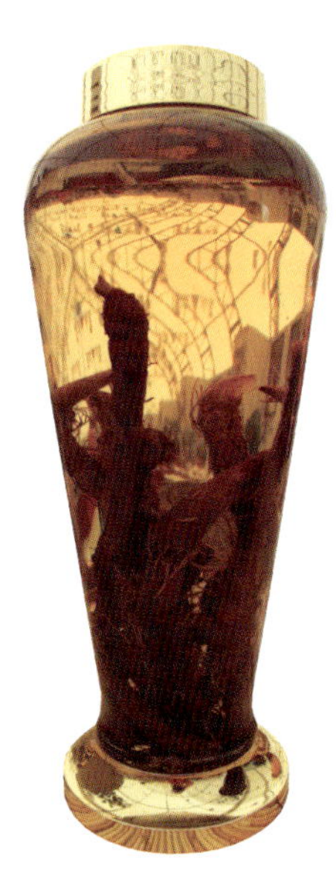

【적용병증】

- 번갈(煩渴) : 가슴이 답답하고 목이 마르거나 또는 병적으로 갈증이 심한 증상을 말한다. 30mL를 1회분으로 1일 1~2회씩, 10~15일 정도 음용한다.
- 강심제(强心劑) : 심장의 기능을 강하게 하기 위한 처방이다. 30mL를 1회분으로 1일 1~2회씩, 25~30일 정도 음용한다. 오래 음용해도 몸에 이롭다.
- 조갈증(燥渴症) : 목이 말라 물을 자꾸 마시는 증상을 말한다. 30mL를 1회분으로 1일 1~2회씩, 15~20일 정도 음용한다.
- 기타 질환 : 당뇨, 명목, 보신, 심신허약, 오장보익, 폐기보호, 풍습

【만드는 방법】

① 약효는 뿌리줄기에 있으므로, 주로 뿌리줄기를 사용한다.
② 대개 약재상에서 말린 것을 구입하여 사용한다.
③ 건제품 약 220g을 소주 3.8L에 넣고 밀봉하여 서늘한 냉암소에서 보관, 숙성시킨다.
④ 360일 이상 장기간 침출할수록 효과적이다.
⑤ 10~100년까지 계속 숙성시킬 수 있으며 오래 묵힐수록 효과가 좋다고 전해 내려오고 있다.

【구입방법 및 주의사항】

- 약재상에서 취급한다. 산과 들의 초지에서 채취할 수도 있다.
- 많이 음용해도 무방하다.
- 본 약술을 음용 중에 특별히 가리는 음식은 없다.

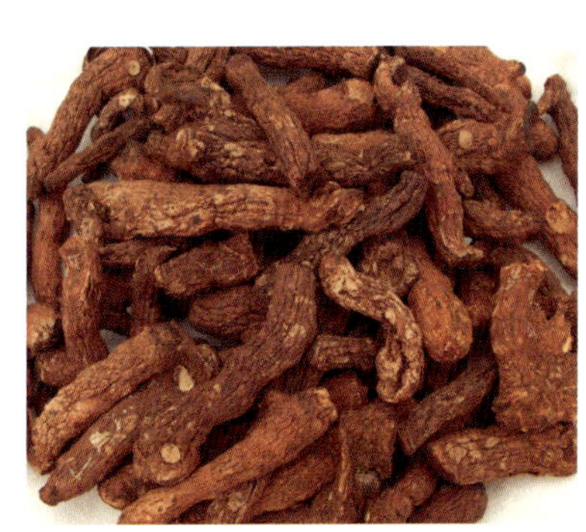

057

혈압강하, 진통, 진정, 지혈

떡버들

- 학 명 : *Salix hallaisanensis* H. Lev.
- 과 명 : 버드나무과
- 이 명 : 원대엽류, 탐라류, 류목, 뚝버들
- 생약명 : 유백피(柳白皮), 유지(柳枝)
- 성 분 : 살리신, 플라보노이드 등
- 이용부위 : 잎, 가지, 줄기 속껍질. 적갈색이 도는 커다란 겨울눈과 커다란 꽃이삭은 관상 가치가 풍부하지만 아직 활용되지 못하고 있다.
- 채취 및 가공법 : 5~7월에 잎과 어린 가지를 채취한다. 약용이나 식용으로 활용도가 낮다.

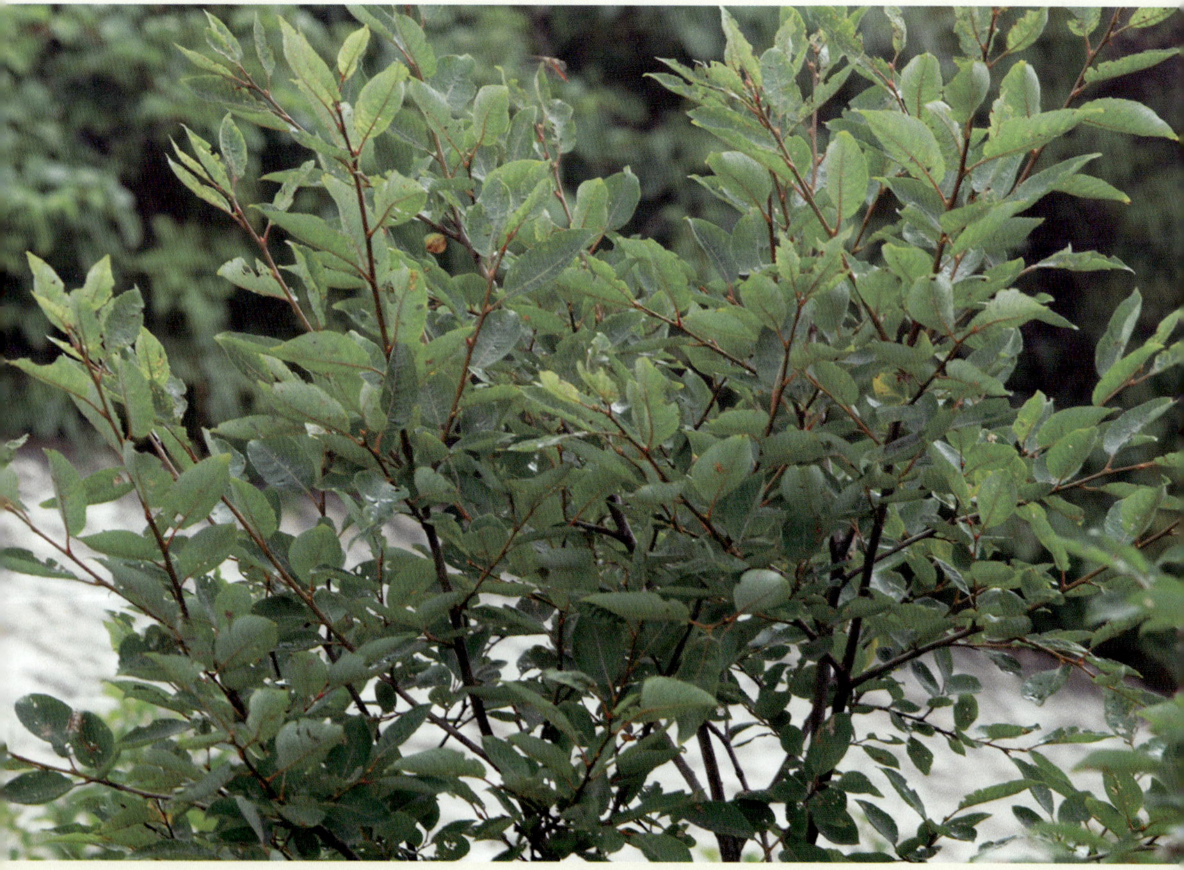

효능

떡버들은 약재로 쓰이는 한편 관상용으로도 활용된다. 혈압강하에 좋으며 진통 및 진정 효과도 있고 치통으로 볼이 부었을 때, 지혈 등에도 이용된다. 또한 백혈병에서 좋은 효과를 보인다. 그러나 활용도는 낮은 편이다.

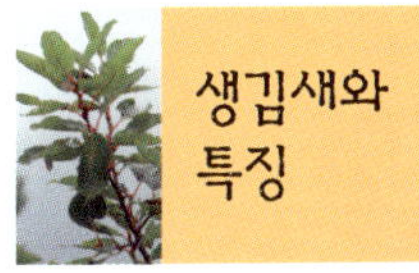

생김새와 특징

떡버들은 낙엽활엽 관목으로 높이는 6m 정도이며, 지름은 약 15㎝이다. 어린가지에 비단 같은 털이 있다. 잎은 달걀 모양 또는 타원형으로 서로 어긋난다. 잎의 길이는 3~14㎝, 폭은 2~7㎝로 가장자리는 밋밋하거나 뚜렷하지 않은 톱니가 있다. 잎 앞면에는 주름이 많고 뒷면에는 흰색이 돈다. 꽃은 단성화이고 노란색으로 4~5월에 지난해 가지에서 핀다. 꽃대에는 털이 있고 수술은 2개이고 수술 대기부에 털이 있다. 열매는 5월에 익는다.

잎이 두껍고 크기 때문에 떡버들이라고 한다. 또한 열매가 자라서 솜털 같은 씨앗을 만들기 전에 꽃을 채취하여 떡을 만들어 먹는다고 해서 떡버들이라고도 한다. 겨울눈이 적갈색이 돌아 아름답고 커다란 꽃 이삭도 관상 가치가 풍부한 편이다. 우리나라 특산식물로 한라산에서 처음 발견되어 한라산이 원산지이며 지리산, 가야산, 설악산에서 자란다.

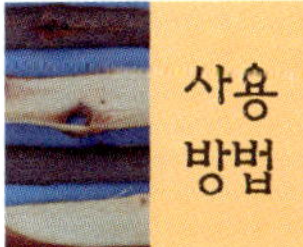

사용 방법

① **백혈병** : 물 600mL에 말린 가지 50g을 넣고 약한 불에 반으로 될 때까지 달여서 아침저녁 식후에 1컵씩(150mL) 복용한다.

② **치통으로 볼이 부었을 때** : 건조한 복숭아나무 줄기 속껍질, 떡버들 줄기 속껍질, 뽕나무 줄기 속껍질을 같은 비율로 20g씩 넣고 500mL의 물로 삶아서 그물로 양치질을 하고 부은 볼에 바른다.

③ **혈압강하** : 건조한 잎이나 가지 30g과 익모초 20g을 900mL의 물에 달여서 매 식후 1컵씩(150mL) 복용한다. 진정 효과도 있다.

④ **지혈** : 말린 종자를 달여 마시면 지혈작용을 돕는다.

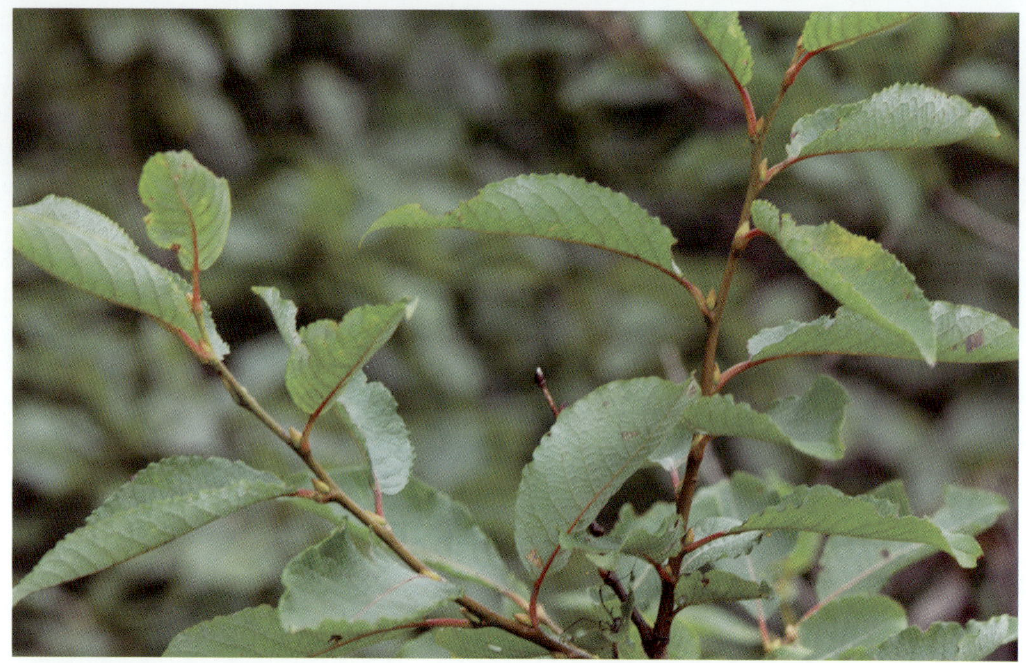

| 떡버들_ 타원형 잎과 어린가지

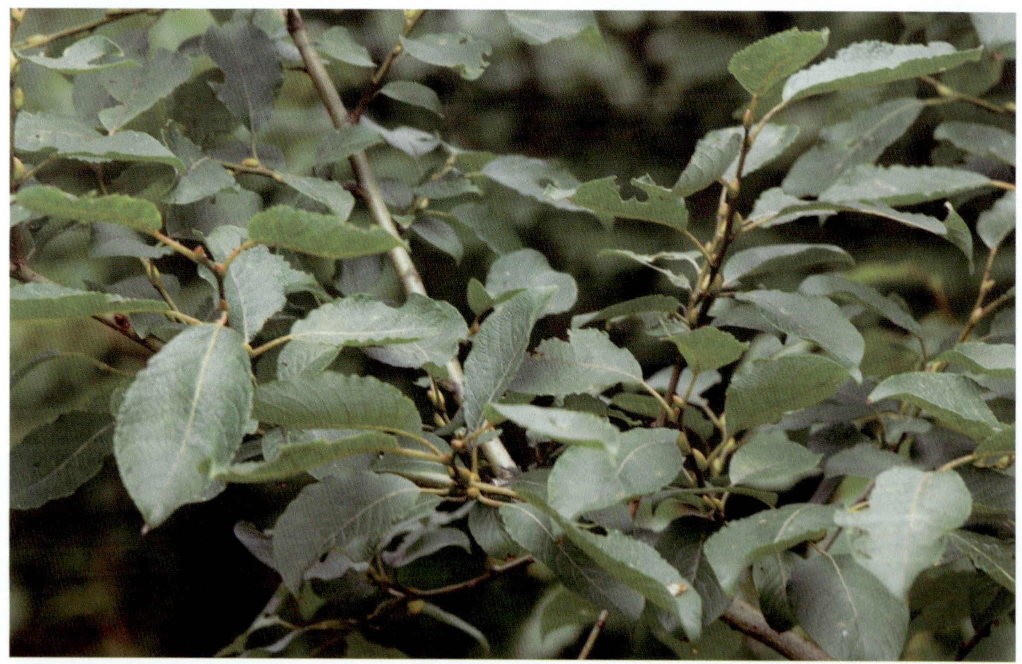

| 떡버들_ 잎과 가지는 약용

| 떡버들_ 잎 생김새

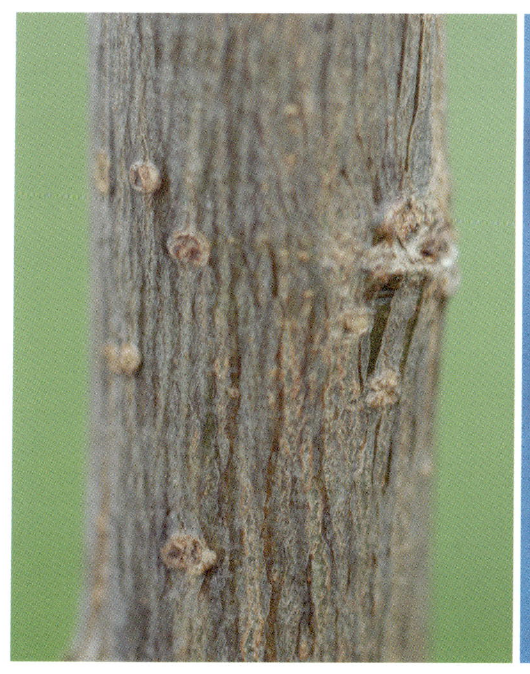

| 떡버들_ 나무껍질

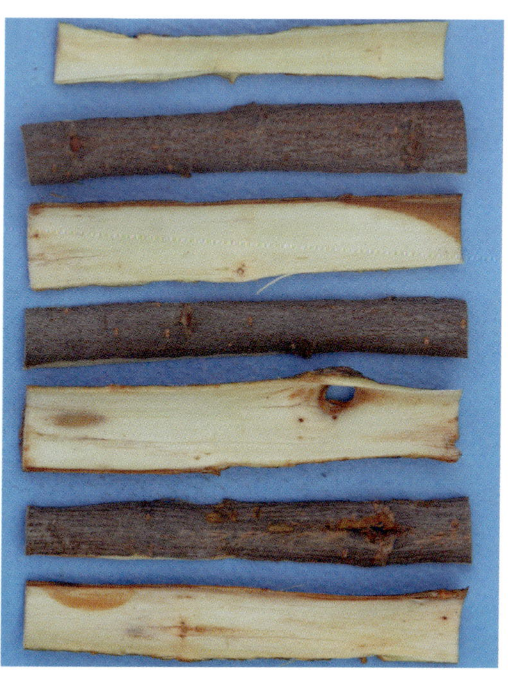

| 떡버들_ 줄기껍질을 잘게 자른 모습

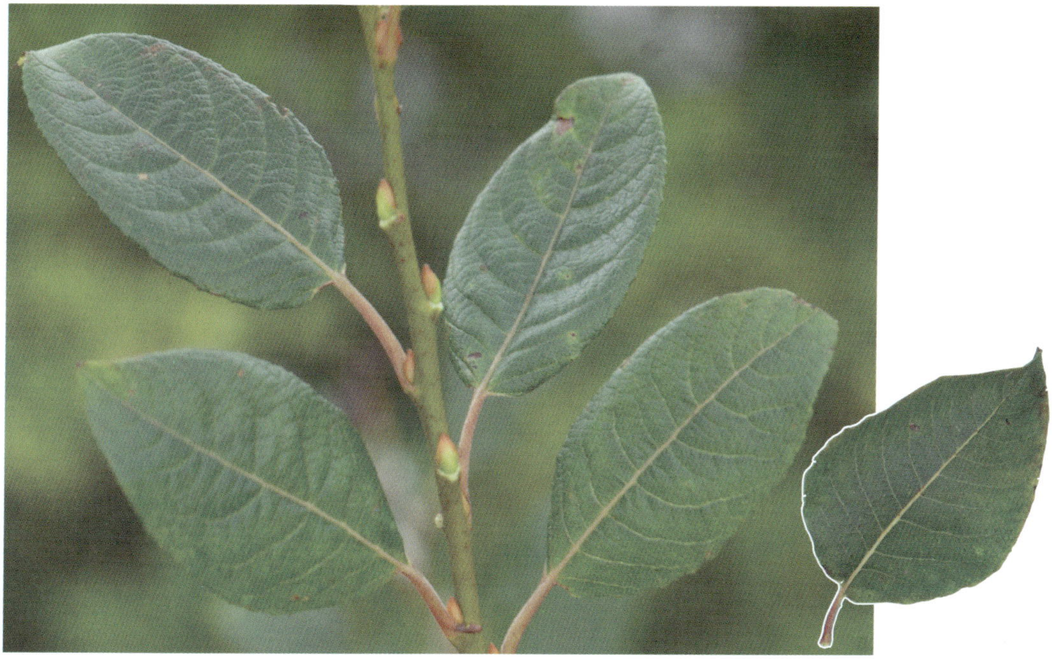

058

강심, 진정, 이뇨

복수초

- 학 명 : *Adonis amurensis* Regel & Radde
- 과 명 : 미나리아재비과
- 이 명 : 가지복수초, 가지복소초, 눈색이속, 눈색이꽃, 빙량화, 원일초, 설련화, 정빙화, 얼음꽃, 얼음새꽃
- 생약명 : 복수초(福壽草)
- 성 분 : 아도닐라이드, 푸쿠주손, 리네올론, 디기톡시게닌, 쿠마린 화합물인 스코폴레틴, 움벨리페론, 시마롤 등
- 이용부위 : 뿌리를 포함한 전초
- 채취 및 가공법 : 3~4월 개화기에 전초를 채취하여 햇볕에 말린다.

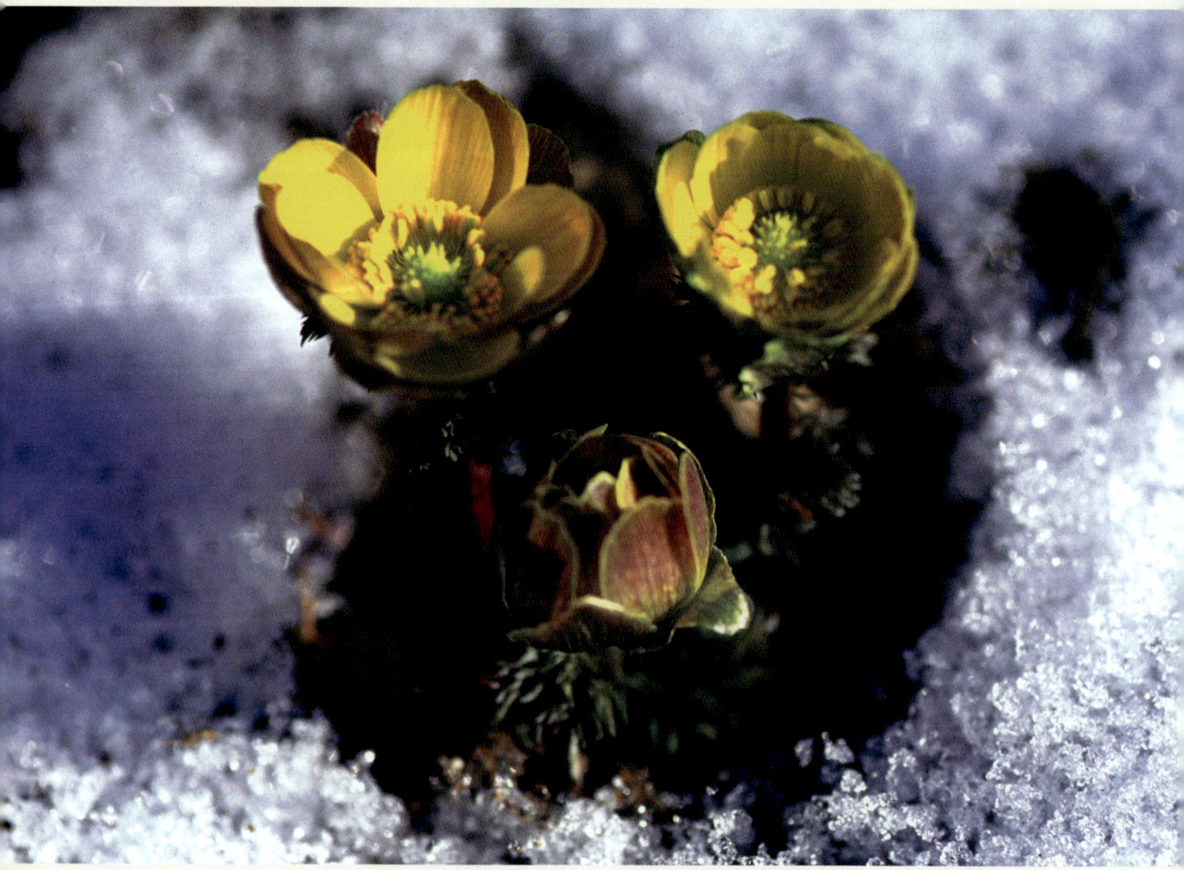

효능

복수초는 강심제와 진정제로 탁월해 심장기능부전, 심장신경증에 특이한 효과가 있다. 이뇨작용도 강해 부종이나 복수가 찬 데에도 효과가 있다. 그런데 복수초는 약간의 독성이 있으므로 용법, 용량 등에 주의를 요한다.

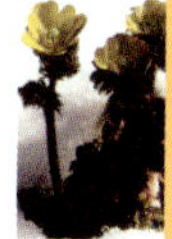

생김새와 특징

복수초는 숙근성 여러해살이풀로 10~30㎝ 정도로 자라며 관화식물이다. 뿌리줄기가 짧고 굵으며 잔뿌리가 많다. 잎은 어긋나는데, 잎의 뒷면은 털이 있고 줄 모양으로 깊게 갈라져 있다. 꽃은 3~4월에 원줄기와 가지 끝에 노란색으로 1개씩 핀다. 꽃잎 단면은 황금빛을 띠고 20~30개가 수평으로 퍼지며 수술은 많고 짙은 녹색의 꽃받침 조각은 여러 개다. 공 모양의 털이 있는 열매는 수과이며 1㎝ 정도의 길이로 여러 개가 모여 있으며 6~7월에 결실한다.

제주도와 전국의 산골짜기 숲속 그늘에서 자라며 일본, 만주, 시베리아 등에 분포한다.

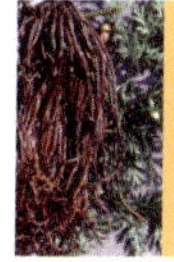

사용 방법

① **일반적인 복용법** : 말린 복수초 전초 20g을 1L의 물에 넣고 달여서 매 식후 1컵씩(150mL) 복용한다. 말린 복수초 전초 20g으로 600mL의 물을 이용한 성분 추출액을 만들어 한 번에 30~50mL

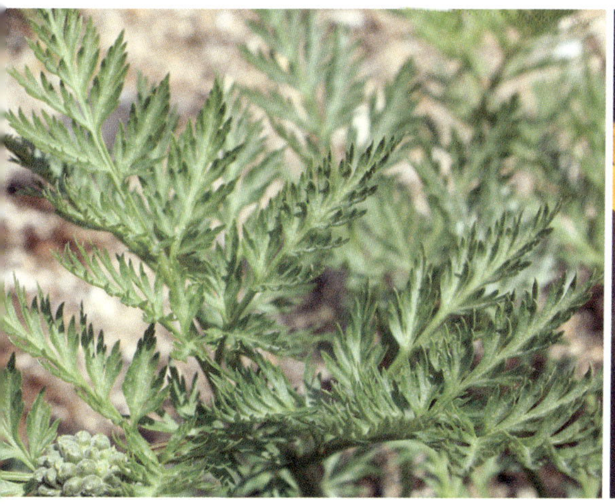

| 복수초_ 잎

| 복수초_ 꽃

| 복수초_ 열매

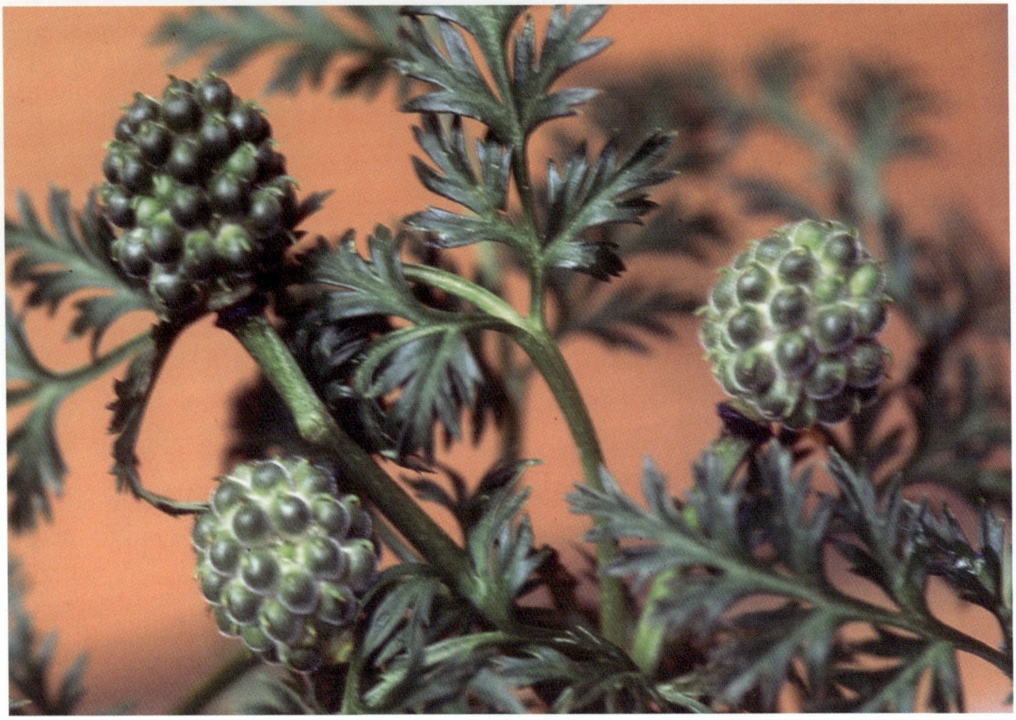

씩 하루 2~3번 먹어도 같은 효과가 있다.

② **주의사항** : 독성이 약간 있으므로 투약 용량에 주의를 요한다. 장기간 복용하게 되면 인체에 축적되기 때문에 1주일간 투약하고 1주일간 중단하여 간헐적으로 투약함으로써 축적되는 중독을 해독하는 것이 필요하다.

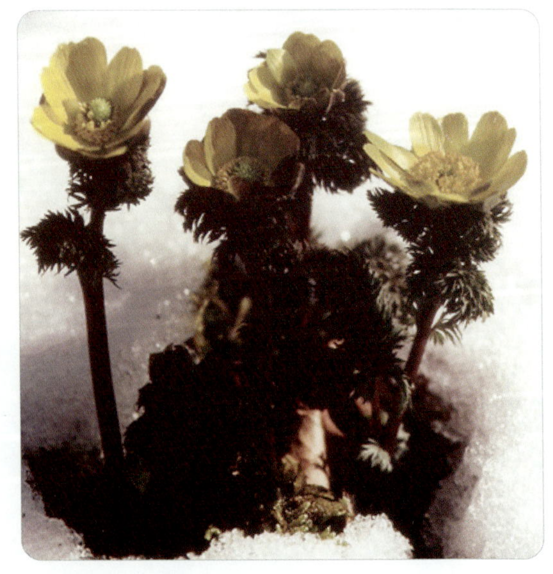

| 약용되는 복수초 전초

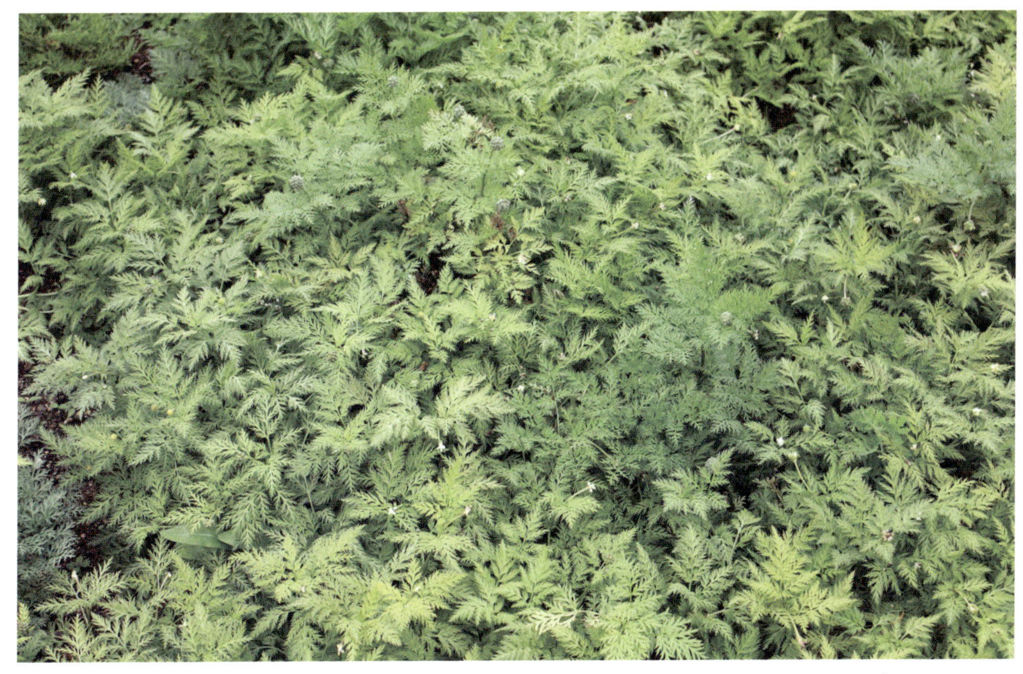

복수초_ 무리

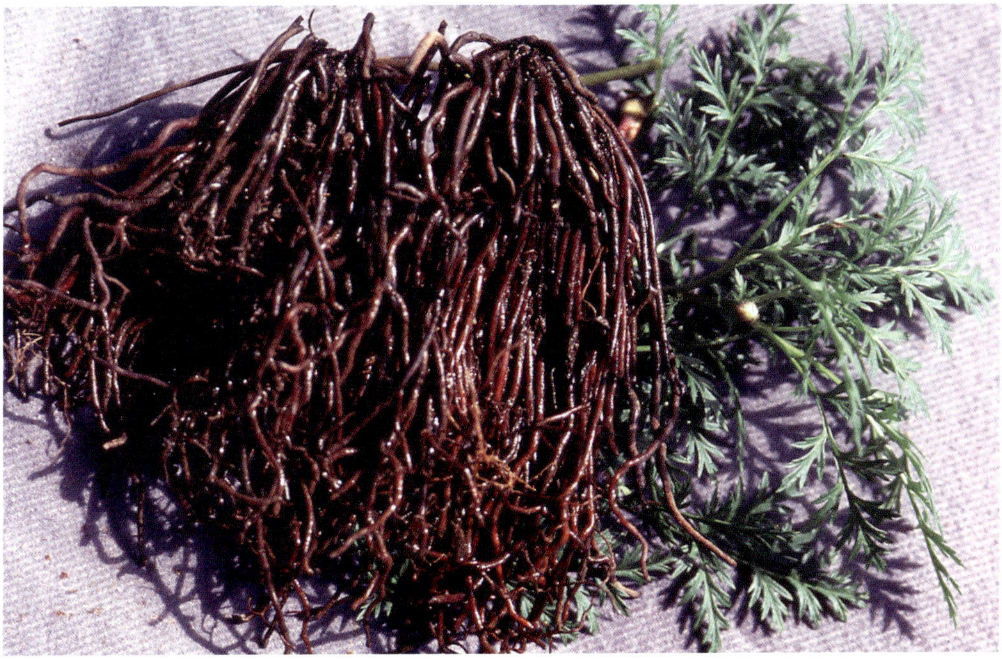

복수초_ 채취한 생뿌리와 잎줄기

059

보허, 화혈, 위통, 치통

비비추

- **학 명 :** *Hosta longipes* (Franch. & Sav.) Matsum.
- **과 명 :** 백합과
- **이 명 :** 장병옥잠, 장병백합, 바위비비추
- **생약명 :** 자옥잠(紫玉簪)
- **성 분 :** 사포닌, 쿠마린, 트리터페노이드, 다당류 등
- **이용부위 :** 전초(꽃, 잎, 뿌리)
- **채취 및 가공법 :** 전초를 채취하여 말리거나 생으로 이용하고, 나물이나 국거리는 어린잎을 이용한다.

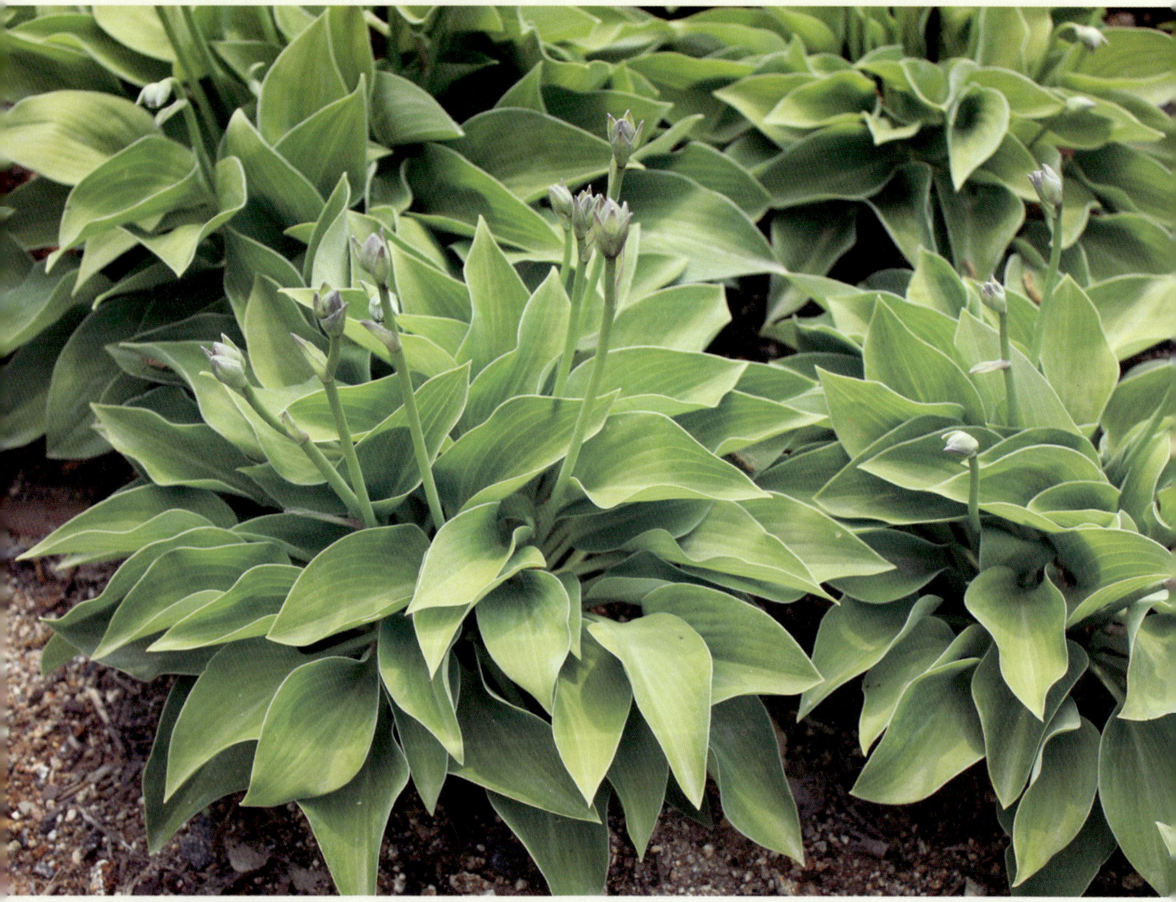

효능

비비추는 약효 성분인 사포닌(saponin)이 들어 있어 보허, 화혈, 진통, 양혈의 효능을 지닌다. 위통, 치통, 인후종통, 임파선염, 옹종, 결핵이나 피부궤양 치료에 널리 쓰인다. 잎은 담백한 맛 때문에 쌈이나 샐러드로 만들어 먹기도 한다. 어린잎을 따서 우려낸 후 나물로 무쳐 먹을 수 있고, 죽에 넣거나 국을 끓여 먹기도 한다. 요즘에 들어와 관상 가치를 인정받아 도로변이나 정원화단 등에 많이 심어 즐기고 있다.

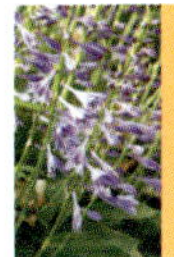

생김새와 특징

비비추는 숙근성 여러해살이풀로 꽃대는 높이가 30~40㎝ 정도로 자란다. 줄기는 잎과 따로 구분되지 않으며, 잎은 뿌리에서 모여나기하며 비스듬히 퍼진다. 넓은 달걀 모양의 잎은 길이가 12~13㎝, 폭은 8~9㎝로서 8~9개의 맥이 보인다. 잎 끝은 뾰족하며 잎자루 밑동에 자줏빛 점이 있고 가장자리는 물결 모양이다. 연한 보라색을 띠는 꽃은 7~8월에 얇은 막질을 한 포에 싸여 줄기를 따라 종 모양으로 핀다. 열매는 껍질이 말라 터지는 여러 개의 씨로서 9~10월에 익는다. 긴 타원형의 열매 안에는 검은색으로 얇은 막을 하고 있는 종자가 들어 있다.

우리나라와 일본에 분포하며 남부와 중부지방의 산지에서 자란다.

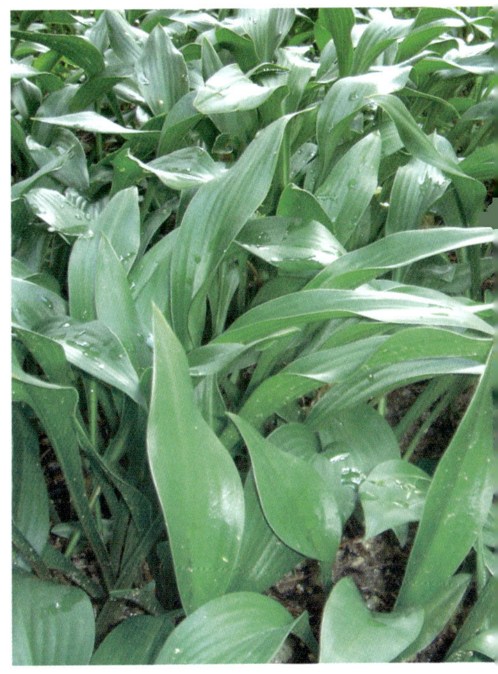

비비추_ 잎

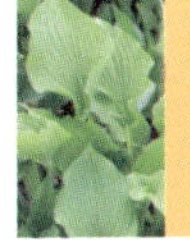

사용 방법

① **일반적인 복용법** : 말린 비비추 뿌리 20g을 물 900mL에 넣고 반으로 될 때까지 달여서 하루 3회로 매 식후 1컵씩(150mL) 복용한다.

② **치통** : 말린 비비추 뿌리 30g을 물 900mL에 넣고 반으로 될 때까지 달여서 매 식후 1컵씩(150mL) 마신다. 위나 목의 염증 치료에도 좋다.

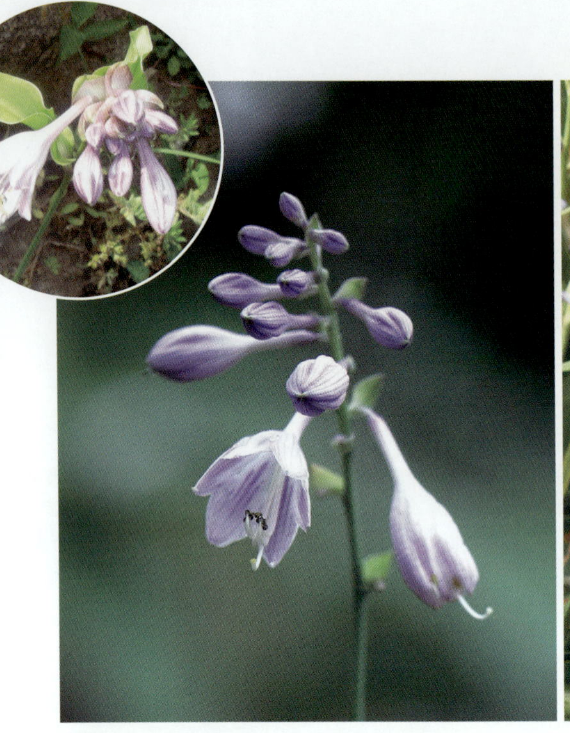

| 비비추_ 꽃과 꽃봉오리

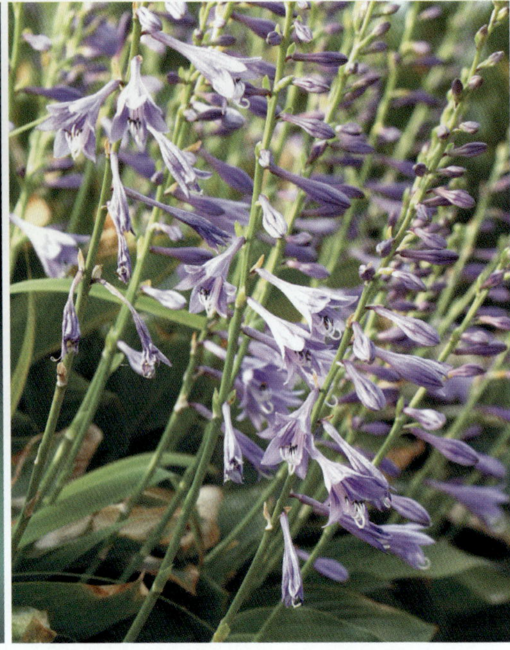

| 무리 지어 핀 비비추 꽃

③ **여드름** : 비비추 생잎을 으깨어 환부에 수시로 붙여준다. 젖몸살이나 귀에 염증이 났을 때, 부스럼에도 같은 방법으로 사용한다.

비비추의 기능성 및 효능에 관한 특허자료

● **항산화 또는 항염 효과가 있는 비비추 추출물을 함유하는 조성물**

본 발명은 비비추의 추출물을 유효성분으로 함유하는 것을 특징으로 하는 화장료 조성물에 관한 것으로, 항산화, 피부자극 완화, 항염, 외부스트레스 방어 및 보습 효과가 우수한 비비추의 추출물을 유효성분으로 함유함으로써 노화방지 및 피부개선 효과를 발휘한다.

– 등록번호 : 10-0949390-0000, 출원인 : (주)마임, (주)코씨드바이오팜

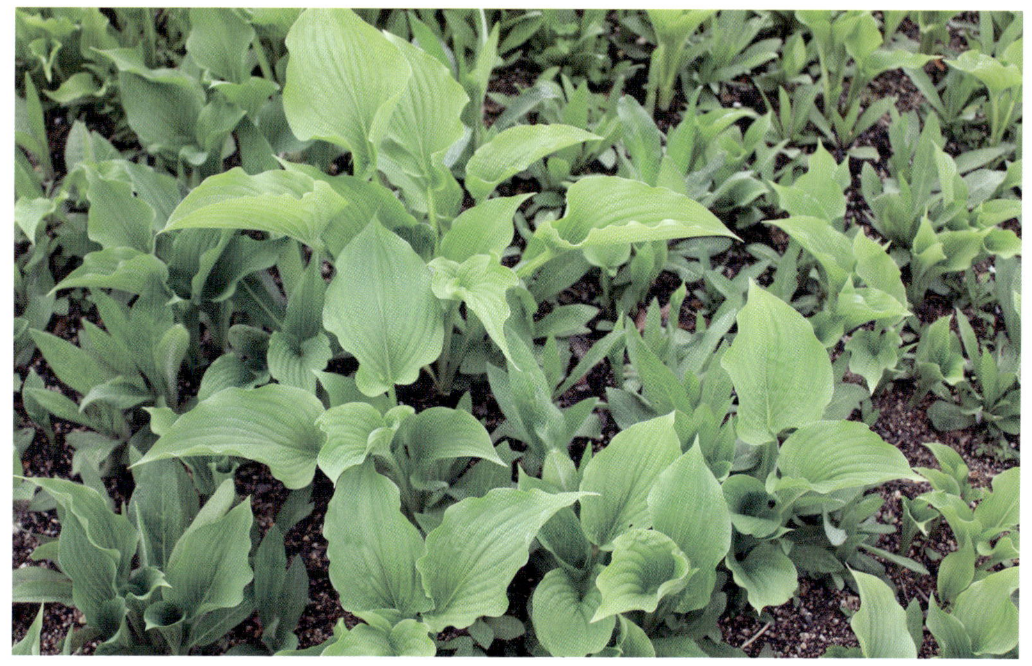

비비추_ 식용되는 어린잎

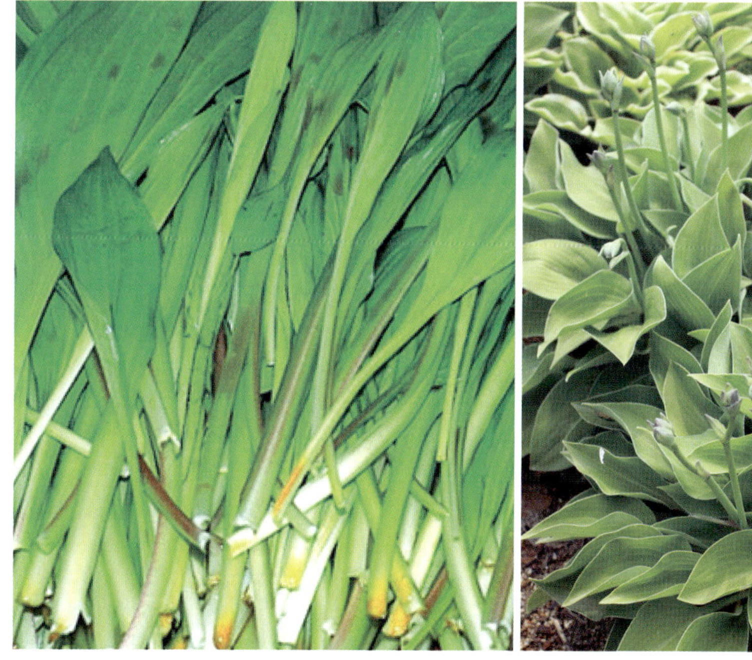

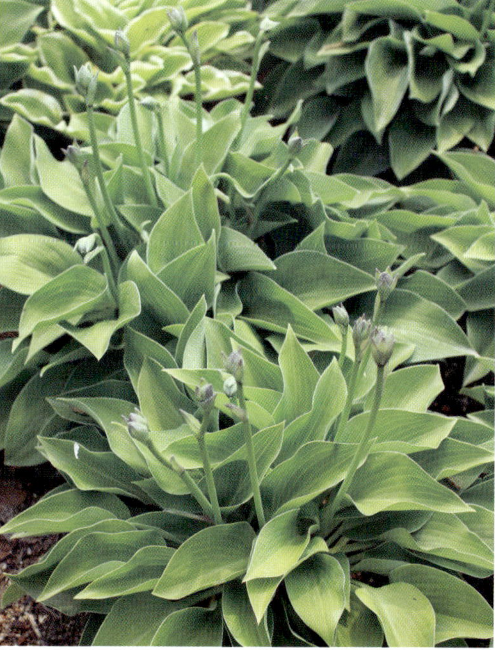

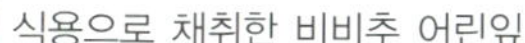

식용으로 채취한 비비추 어린잎

비비추는 전초를 약용

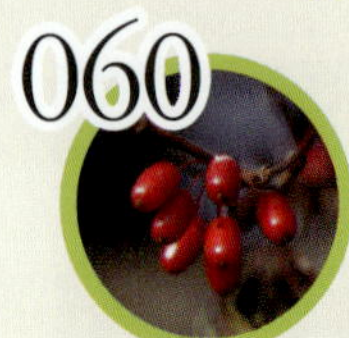

060

보간, 보신, 정기, 수렴

산수유

- **학 명 :** *Cornus officinalis* Siebold & Zucc.
- **과 명 :** 층층나무과
- **이 명 :** 산수유나무, 산시유나무, 산수육(山茱肉), 석조, 수유, 산채황, 촉산초, 서실, 실조인수, 계족, 육조, 수육, 홍조피
- **생약명 :** 산수유(山茱萸)
- **성 분 :** 콜린, 벨베나린사포닌, 타닌, 로가닌, 모로니시드, 이리도이드 등을 함유하고 있으며 몰식자산, 사과산, 주석산 등의 유기산과 당분, 수지 등도 함유한다.
- **이용부위 :** 열매(씨를 제거하고 건조한 과육)
- **채취 및 가공법 :** 열매가 빨갛게 익은 다음 불에 약간 그을려 냉각시킨 후 씨를 뽑아내고 햇볕에 말려서 이용한다.

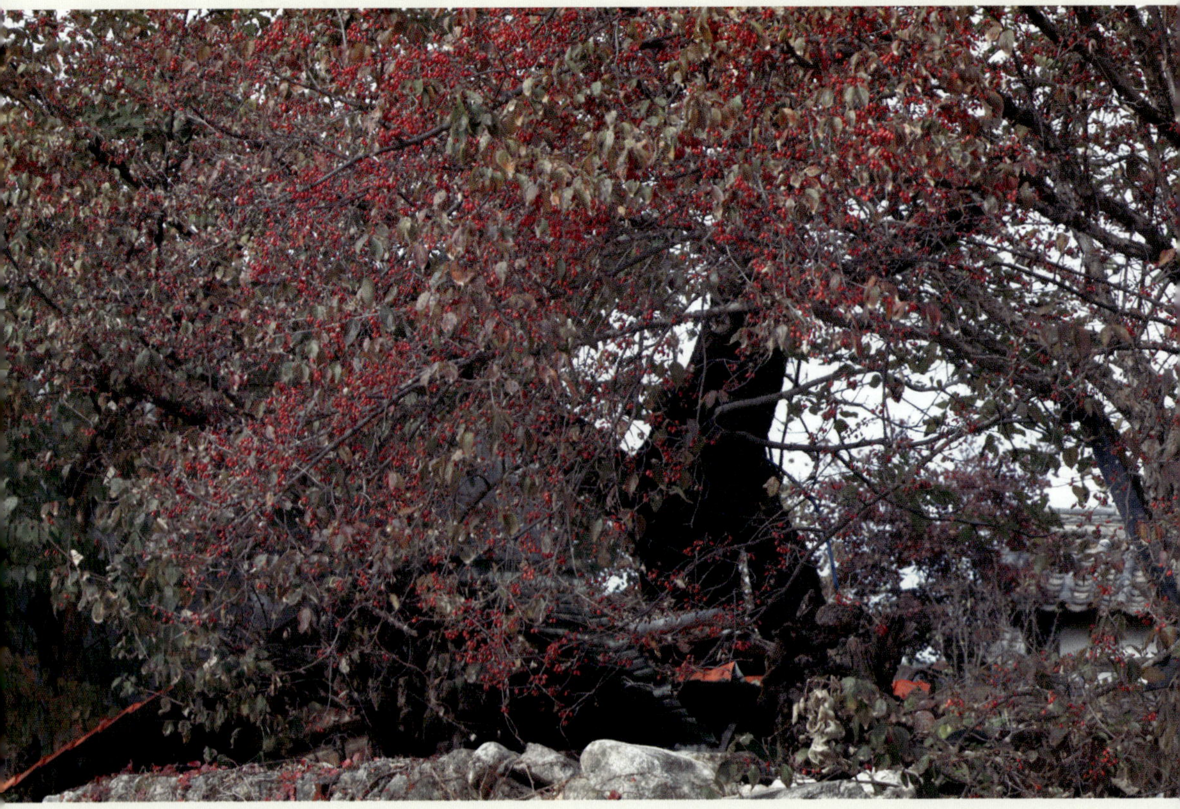

효능

산수유는 옛날부터 해수병과 해열 그리고 오줌소태, 노인들의 허리와 무릎 등에 찬바람이 나고 통증이 있을 때 약재로 사용되어 왔다. 특히 여자들이 월경과다를 일으켰을 때 산수유를 달여서 하루에 세 번씩 복용하면 월경의 양이 줄어드는 등 월경조절용으로도 이용됐다. 수렴성 강장약으로 정력 감퇴에 좋으며 요통, 보신, 보간, 정기, 수렴, 월경불순, 소화불량, 구토, 무력감 등을 치료하는 데에도 효과가 있다. 또한 피로회복 및 보양제로 활용하며 항균작용도 가지고 있다.

한방에서 산수유로 만든 처방약으로는 우귀환을 들 수 있다. 이는 갱년기의 정수 부족, 정력 감퇴, 위 부위의 냉감 상태, 구토, 소화불량, 사지의 무력감 및 통증이 있을 때 치료제 또는 보양제로 쓰인다.

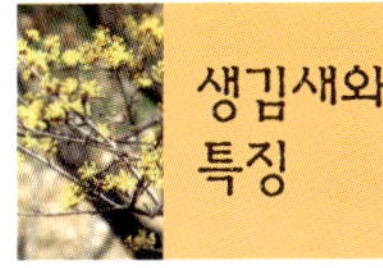

생김새와 특징

산수유는 낙엽활엽 소교목으로 높이는 7m가량 자란다. 가지가 많으며 이른 봄, 잎이 나오기 전인 3~4월에 노란색으로 꽃이 핀다. 잎은 마주나기하며 달걀 모양으로 녹색을 띠는 잎 표면에는 복모가 약간 있고 잎 뒷면은 연한 녹색 또는 흰빛을 띤다. 열매는 구기자와 다소 비슷하며 맛이 달고 약간 신맛이 있는 타원형으로 처음에는 녹색이나 9~10월경 적색으로

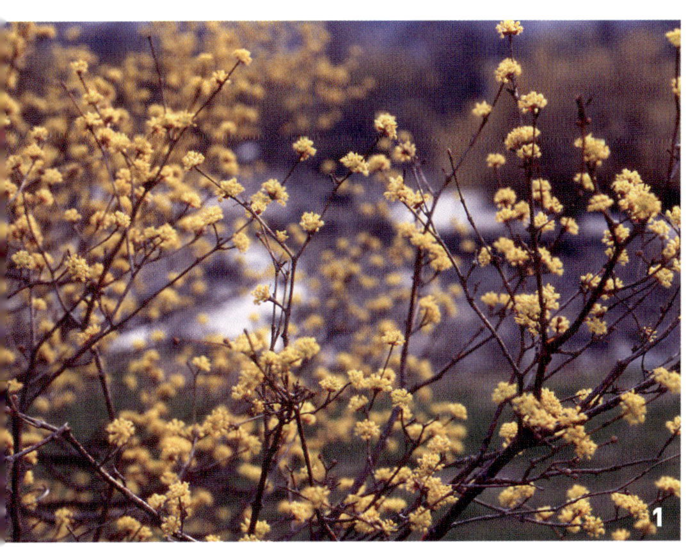

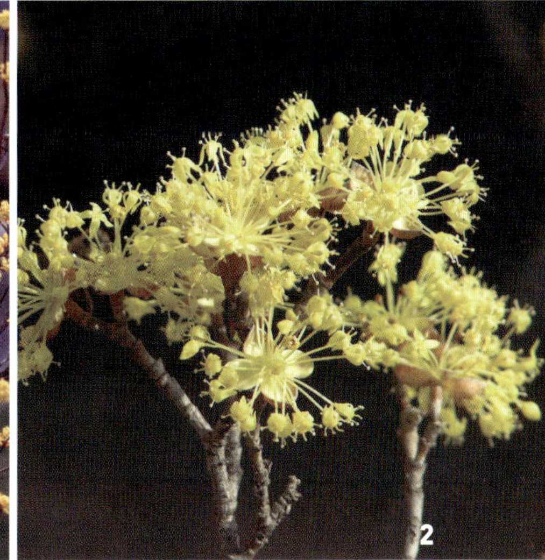

❶ 잎이 나기 전에 먼저 꽃이 피는 산수유 ❷ 산수유_ 꽃 생김새

익는다.

한국과 중국이 원산지로 우리나라에서는 중부 이남 지방에서 널리 심는다. 경기도 이천과 전남 구례, 경북 의성 등지에서 특산품으로 재배하는데, 특히 경남 함양군 마천면과 하동군 화개면, 전남 구례군 산동면 등 지리산 기슭에는 산수유가 없는 집이 없을 정도로 많이 재배되거나 자생되고 있다.

아주 옛날에 중국 산동성의 한 처녀가 이곳으로 시집을 오면서 산수유나무를 가져 온데에서 유래한다. 중국의 진나라에서는 9월 9일 중양절에 높은 산에 올라 산수유 열매를 머리에 꽂으면 몸에 들어온 모든 잡귀를 내쫓는다는 설화가 전래되고 있다.

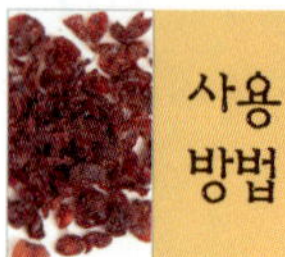

사용 방법

① **일반적인 복용법** : 말린 산수유 열매 과육 20g을 900mL 물에 넣고 반으로 될 때까지 중불로 달여서 매 식후에 1컵씩(150mL) 복용한다.

② **의학서에 기록된 산수유** : 『동의보감』에 '산수유 열매는 정력을 보강하고 성기능을 높이며 뼈를 보호해 주고 허리와 무릎을 다스려 준다. 또 오줌을 자주 보는 것(오줌싸개)을 치료한다.'고 기록되는 등, 한방에서 산수유가 빠져서 안 되는 처방의 종류가 무려 십여 가지가 넘는다. 또한 산수유의 씨는 정액을 감퇴하게 하므로 제거하여 이용한다고 기록되어 있다.

산수유의 기능성 및 효능에 관한 특허자료

- **산수유 추출물을 함유하는 혈전증 예방 또는 치료용 조성물**

산수유 추출물을 유효성분으로 함유하는 약학조성물은 트롬빈 저해활성 및 혈소판 응집 저해활성을 나타내어 혈전 생성을 효율적으로 억제할 수 있으며 추출액, 분말, 환, 정 등의 다양한 형태로 가공되어 상시 복용 가능한 제형으로 조제할 수 있는 뛰어난 효과가 있다.

– 공개번호 : 10-2013-0058518, 출원인 : 안동대학교 산학협력단

- **포제를 활용한 산수유 추출물을 함유하는 항노화용 화장료 조성물**

포제를 활용한 산수유 추출물을 함유하는 화장료 조성물은 프로콜라겐 생성 촉진 및 콜라게나제 발현 억제 효과를 나타냈으며, 두 가지 활성의 복합 상승작용으로 인하여 우수한 피부 주름 개선 및 항노화 효과를 갖는다.

– 공개번호 : 10-2009-0128677, 출원인 : (주)아모레퍼시픽

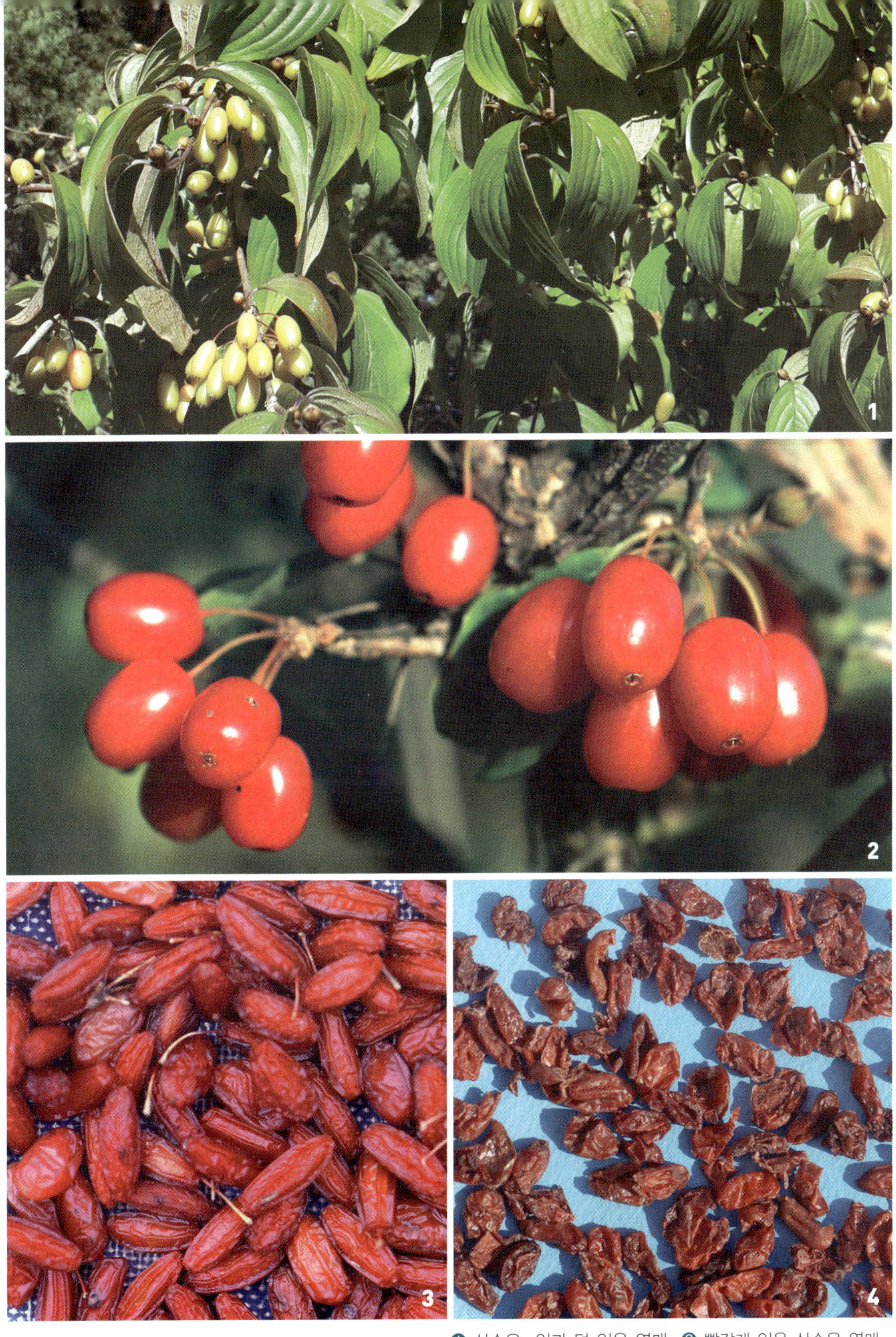

❶ 산수유_ 잎과 덜 익은 열매 ❷ 빨갛게 익은 산수유 열매
❸ 채취한 산수유 열매(씨를 제거하기 전) ❹ 산수유 열매에서 씨를 제거한 후 과육 건조

보혈 강장을 위한 산수유차

산수유는 가정에서 차나 술로 만들어 복용하는데 신맛이 강하므로 약간의 설탕을 가미하여 복용하거나 대추, 곶감, 계피, 감초, 오미자, 구기자, 인삼 등과 함께 달여 장복하면 보혈 강장의 효과를 볼 수 있다.

● 산수유 꽃차

1. 3~4월에 핀 꽃을 봉오리째 따서 깨끗이 손질한다.
2. 정선된 꽃을 소금물에 씻어서 그늘에 말린다.
3. 잘 말린 꽃은 밀폐된 용기에 넣고 냉장 보관한다.
4. 말린 꽃 2~3송이에 끓인 물 150mL를 넣고 우려서 마신다.

● 산약·산수유차

1. 산약 30g에 산수유 15g, 물 600mL의 비율로 끓이는데, 꿀이나 설탕을 약간 넣으면 마시기에 더욱 좋다.
2. 산약과 산수유를 물에 씻어 물기를 뺀 다음 다관에 넣고 물을 부어 끓인다.
3. 끓기 시작하면 불을 줄인 후 은근하게 오랫동안 달인다.
4. 건더기는 체로 걸러내고 국물만 찻잔에 따라낸 뒤 마신다.
5. 부산물은 말려 두었다가 재탕해서 마신다.
6. 특히 산약·산수유차는 성인병과 부인병에 효과가 있고 콩팥의 생리기능과 정력증강 효과가 있다.

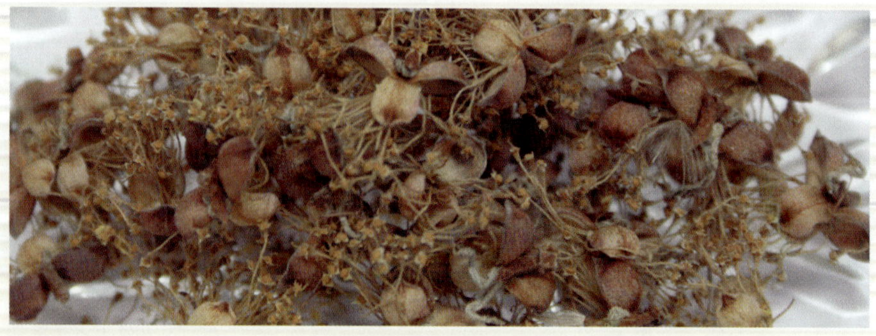

산수유주

맛은 시고 약간 떫다. 기호와 식성에 따라 꿀, 설탕을 가미하여 음용할 수 있다.

【적용병증】

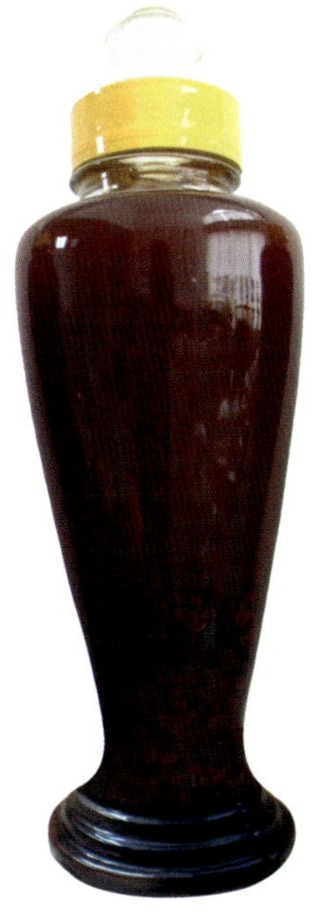

- 신경쇠약(神經衰弱) : 사물을 느끼거나 생각하는 힘이 평소보다 약해지는 증상을 말한다. 감정의 기복이 심하여 갑자기 성을 내거나 불평을 잘 하고, 권태나 피로를 쉽게 느낀다. 기억력이 떨어지고 불면증에 걸리기도 한다. 30mL를 1회분으로 1일 1~2회씩, 15일 정도 음용한다.
- 간염(肝炎) : 간에 염증이 생겨 간세포가 파괴되는 증상을 말한다. 30mL를 1회분으로 1일 1~2회씩, 20~25일 정도 음용한다.
- 음위증(陰痿症) : 남자의 생식기가 위축되거나 발기가 되지 않는 증상이다. 30mL를 1회분으로 1일 1~2회씩, 20~30일 정도 음용한다.
- 기타 질환 : 건위제, 늑막염, 두통, 보간, 심계항진, 요슬산통, 유정증, 현기증

【만드는 방법】

① 약효는 잘 익은 열매에 있으므로 주로 열매를 사용한다.
② 10~11월경에 채취하여 씨를 제거하고 과육을 건조시킨 다음 사용한다.
③ 말린 과육 약 195g을 소주 3.8L에 넣고 밀봉하여 서늘한 냉암소에서 보관, 숙성시킨다.
④ 90~120일 정도 침출한 다음 찌꺼기를 걸러내고 보관, 음용한다.

【구입방법 및 주의사항】

- 약재상에서 구입하며, 재배지에서도 구입할 수 있다.
- 오래 음용해도 해롭지는 않으나 씨까지 담근 술은 3일에 하루 정도 쉬어가며 음용하는 것이 좋다.
- 신맛이 강하므로 꿀을 적당량 타서 음용한다. 물은 배로 타서 음용하는 것이 좋다.
- 음용 중에는 도라지와 방기 등을 금하며, 소변부실자도 금한다.
- 씨까지 같이 담근 술은 90일 정도에 찌꺼기를 건져내고 숙성시켜야 한다. 씨앗에서 독성이 분출되기 때문이다.

061

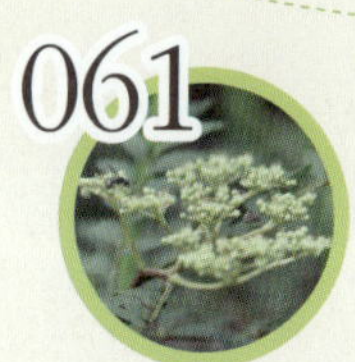

건위, 구충, 향신료, 신경통, 피부질환

산초나무

- **학 명** : *Zanthoxylum schinifolium* Siebold & Zucc.
- **과 명** : 운향과
- **이 명** : 분지나무, 산추나무, 상초나무, 천섬화초, 진초, 촉초, 천초, 진피
- **생약명** : 산초(山椒)
- **성 분** : 베르갑텐, 게라니올, 디벤텐, 시트로넬랄, 산숄, 리모넨, 쿠믹알코올, 스키미아닌, 벨베린, 애스쿠라틴, 불포화유기산 등이 함유되어 있고, 과피에는 베르갑텐과 안식향산이 함유
- **이용부위** : 열매껍질, 나무껍질
- **채취 및 가공법** : 9~10월에 성숙한 과실을 따서 햇볕에 말린 다음 외피를 제거한 종실을 잘 볶아서 기름을 짜서 이용한다.

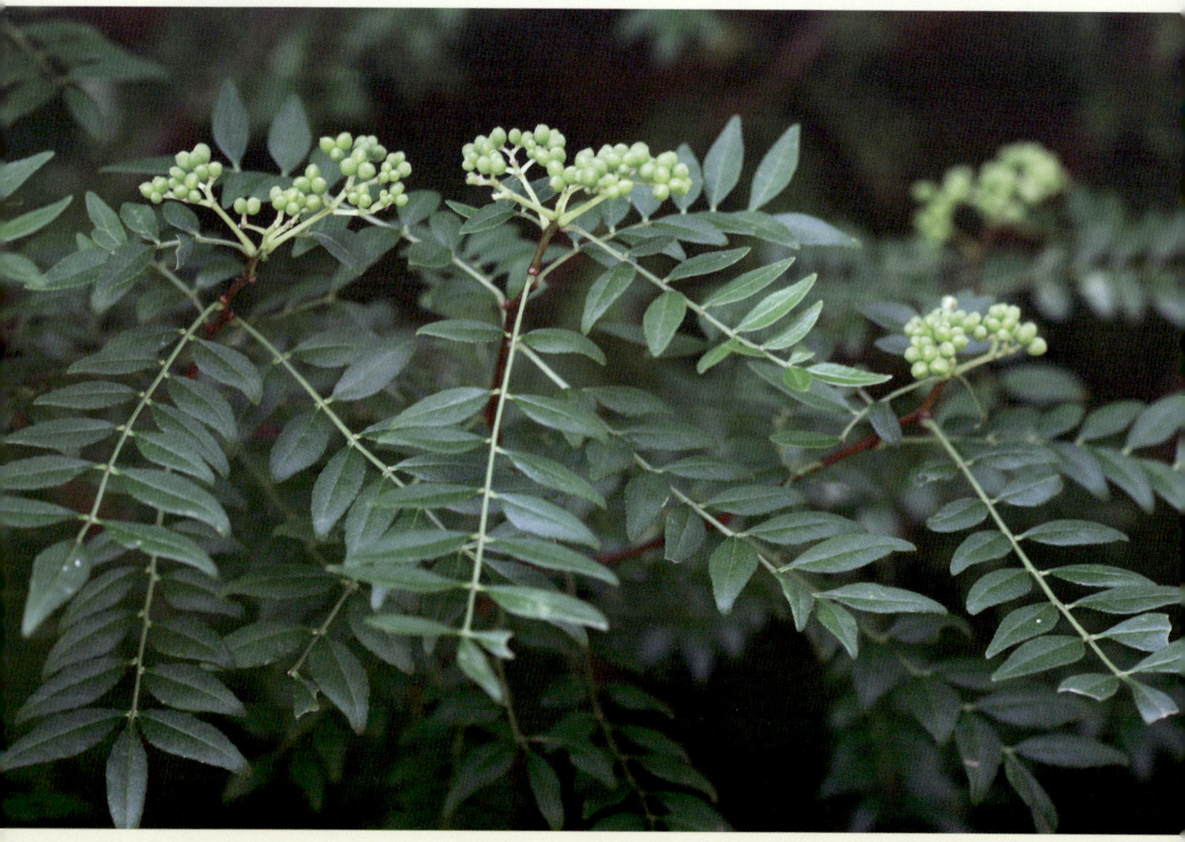

효능

산초나무는 복통, 치통, 설사, 구토, 신경통 등을 치료하고 목욕물에 섞으면 신경통이나 류머티즘에 효과가 있으며 머리를 맑게 하고 눈을 밝게 한다. 한편 열매 껍질에는 정유가 2~4% 정도 들어 있는데 살충 효과가 있어 구충제로도 쓰인다. 열매에는 매운맛을 내는 산슐(sanshool) Ⅰ과 Ⅱ가 5~8% 들어 있으며 살균작용 및 위장염, 위확장 등에도 사용한다.

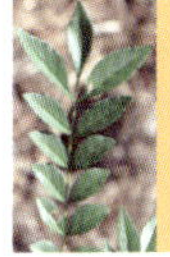

생김새와 특징

산초나무는 낙엽활엽 관목으로 높이는 3m 정도로 자란다. 잎은 서로 어긋나며 7~19개의 작은 잎으로 이루어진 깃 모양의 겹잎이다. 작은 잎은 길이가 0.5~1.5㎝로 피침형 또는 넓은 달걀 모양이며 가장자리에 얕은 톱니가 있다. 잎줄기에는 짧은 가시가 있다. 꽃은 암수딴그루로(간혹 수그루에 암꽃이 혼생) 연한 녹색 또는 황록색으로 7~9월에 핀다. 5개의 꽃잎은 길이가 2㎜ 정도 되고 새가지 끝의 산방꽃차례에 꽃이 모여 달린다. 둥근 열매는 9~10월에 녹갈색에서 붉은색으로 익으며 광택이 나는 종자는 검은색을 띤다.

전체적으로 '초피나무'와 유사하여 구분이 쉽지 않다. 특징이라면 산초나무는 가지의 가시가 어긋나기하고 꽃이 산방꽃차례에 달리며, 꽃잎이 있다는 점이다. 이에 비해 초피나무는 가지의 가시가 마주나고 원추꽃차례에 꽃이 달리며 꽃잎이 없다.

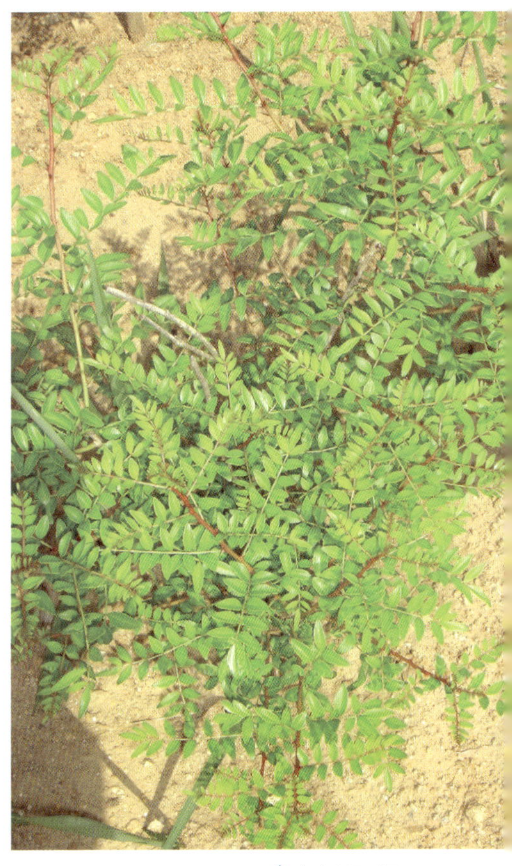

| 어린 산초나무

우리나라에서는 함경북도를 제외한 전국의 산기슭 양지에서 자라며 일본, 중국, 대만 등에도 분포하고 있다.

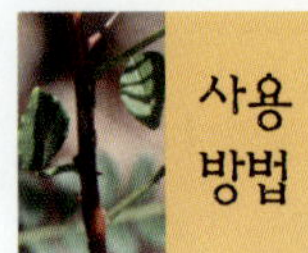

① **일반적인 복용법** : 산초나무 열매껍질 20g을 600mL 물에 넣고 반으로 될 때까지 적당한 불로 달여서 아침저녁으로 1컵씩(150mL) 마시거나 산제 또는 환제로 만들어 복용한다.

② **손발 저림** : 산초나무 가지 600g을 막걸리 9L(5되)에 넣고 중불로 반으로 될 때까지 달여서 매 식후 1컵씩(150mL) 마신다. 손발 저림에 의한 마비증상을 치료하는 데 효과가 있다.

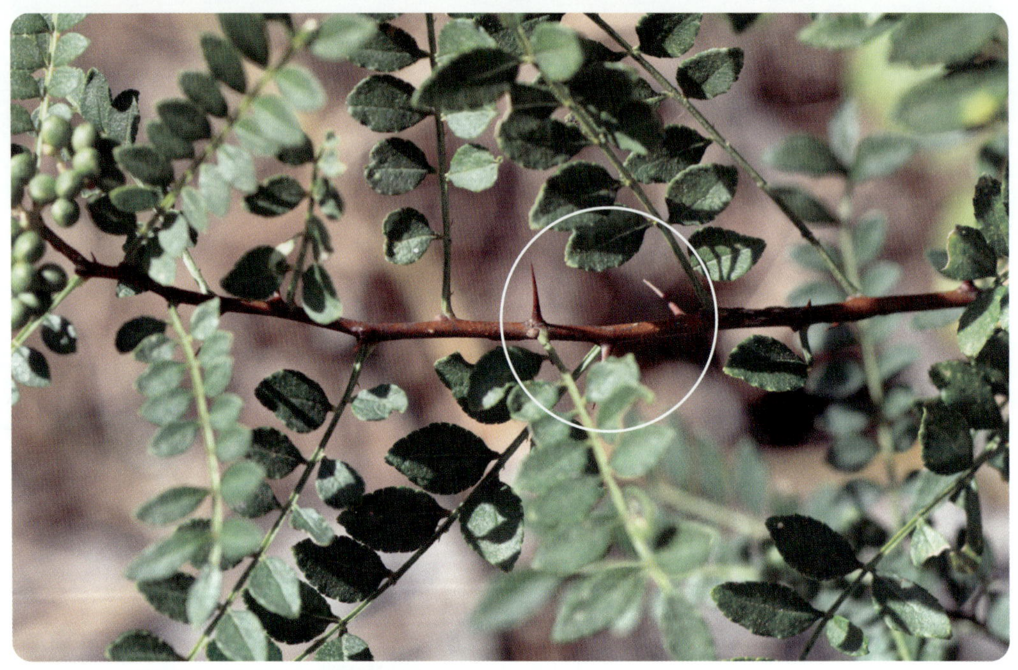

산초나무_ 잎과 가시(가지의 가시가 어긋나기를 함)

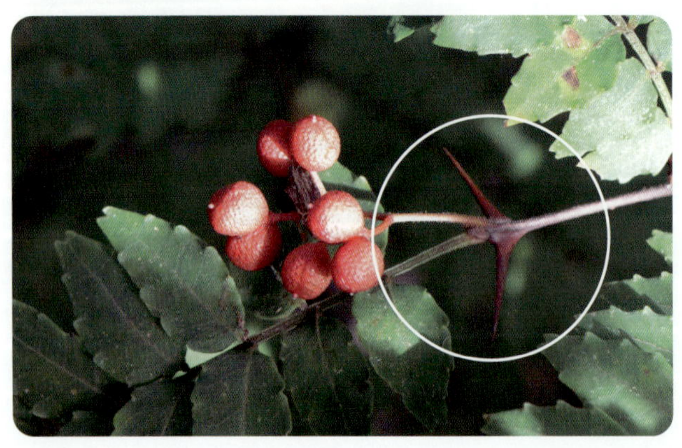

초피나무는 가지의 가시가 마주나기를 함

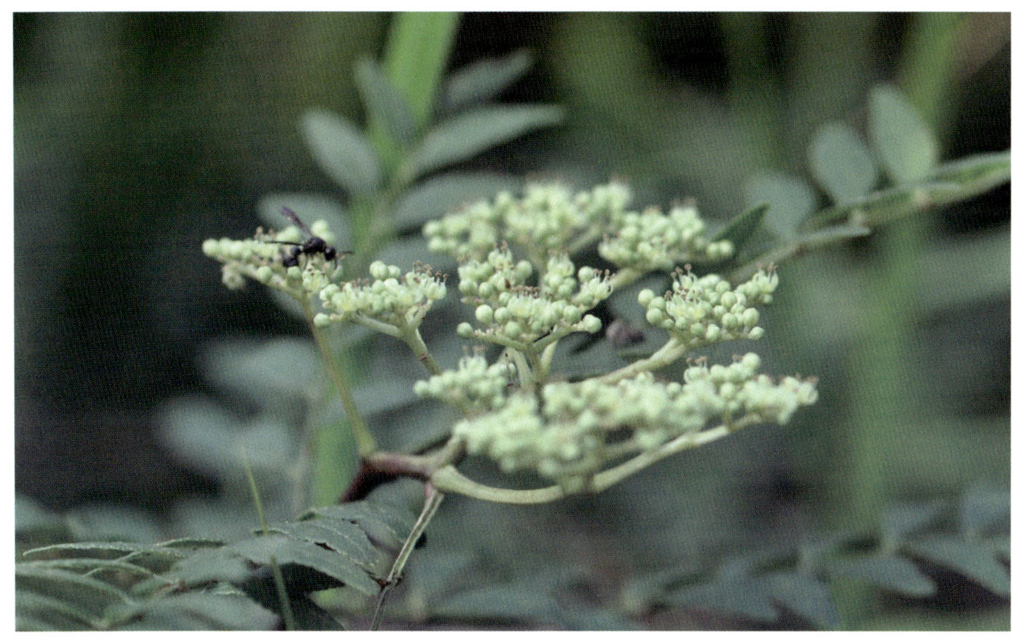

| 산초나무_ 꽃

산초나무의 기능성 및 효능에 관한 특허자료

● 산초나무 추출물을 유효성분으로 포함하는 천연 항균조성물

본 발명은 산초나무 추출물을 유효성분으로 포함하는 천연 항균조성물에 관한 것이다. 특히 식중독균에 대하여 강한 살균 효과를 가지며, 인체에 무해하고, 열 안정성이 우수한 산초나무 추출물 및 이를 포함하는 천연 항균조성물을 제공한다.

- 공개번호 : 10-2004-0075263, 출원인: 삼성에버랜드(주)

● 산초나무 추출물을 함유하는 항바이러스용 조성물

본 발명은 산초나무 추출물을 함유하는 항바이러스용 조성물에 관한 것으로, 더욱 구체적으로 산초나무 추출물을 유효성분으로 함유하는 인플루엔자 바이러스 질환 예방 및 치료용 조성물에 관한 것이다.

- 공개번호 : 10-2011-0046193, 출원인 : 고려대학교 산학협력단

● 항진균 활성을 갖는 산초나무 추출물 또는 조성물

본 발명은 항진균 활성을 갖는 산초나무 추출물 또는 그로부터 분리, 정제된 분획을 함유하는 항진균성 조성물에 관한 것이다. 본 발명의 조성물은 항진균능이 매우 우수하며 세포 독성이 없으므로, 다양한 진균 감염증의 치료 및 예방을 위한 의약품 또는 건강기능식품으로 사용할 수 있다.

- 공개번호 : 10-2005-0035009, 출원인 : 김성덕

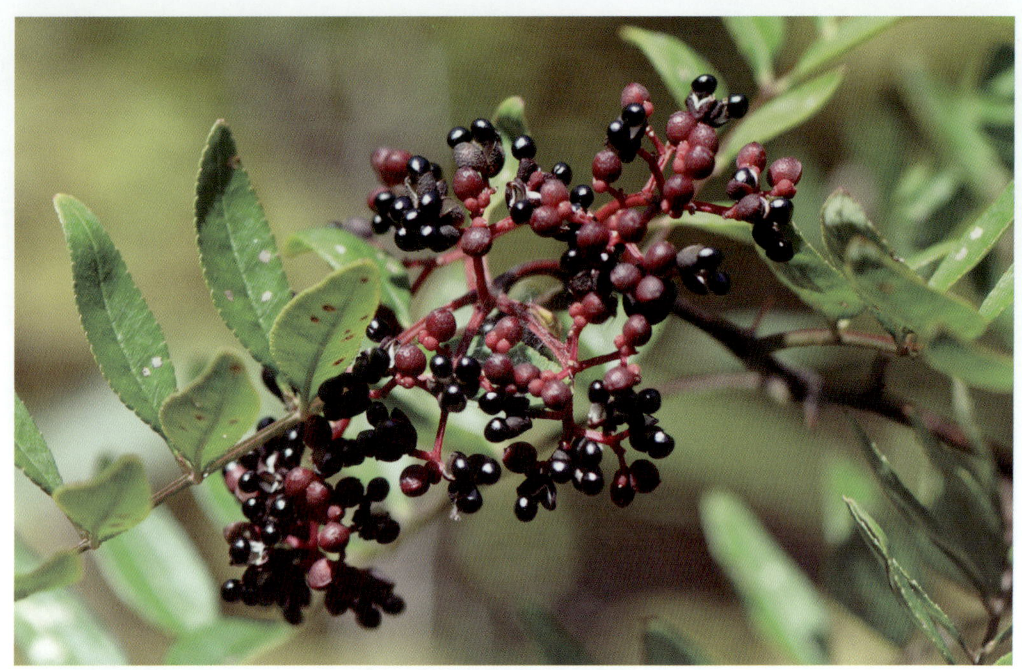

| 산초나무_ 열매

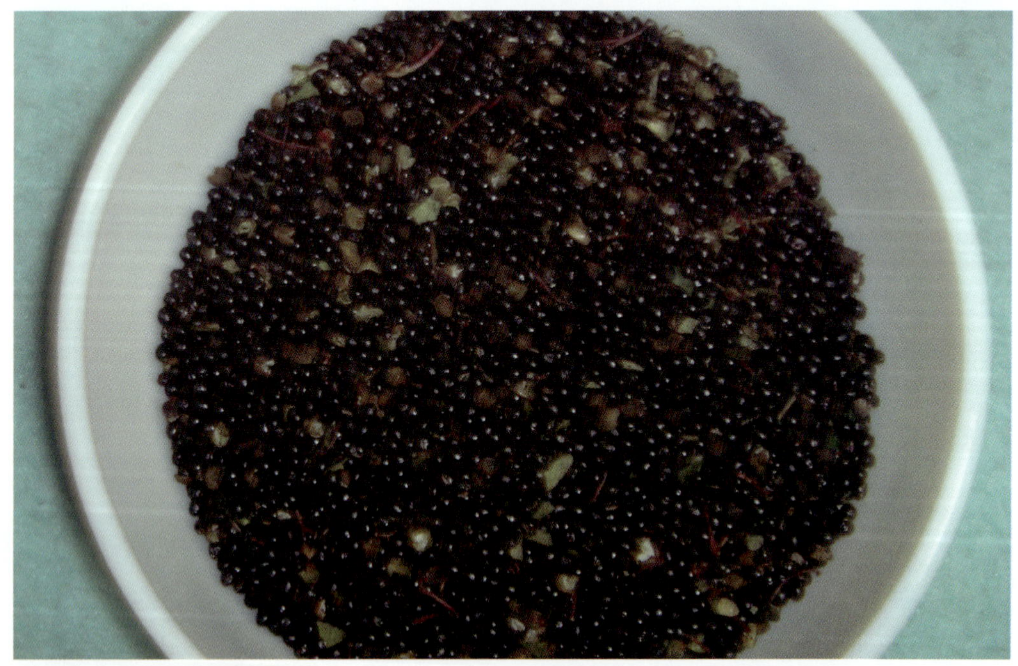

| 산초나무_ 채취한 열매

산초나무주

맛은 맵다. 기호와 식성에 따라 꿀, 설탕을 가미하여 음용할 수 있다.

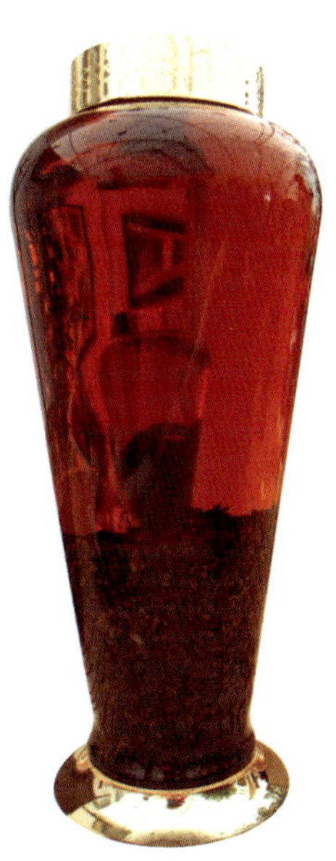

【적용병증】

- 중풍(中風) : 반신 또는 전신에 마비가 오는 증상을 말한다. 30mL를 1회분으로 1일 2~3회씩, 35일 정도 음용한다.
- 다뇨(多尿) : 평소보다 많은 양의 소변을 보게 되는 증상을 말한다. 30mL를 1회분으로 1일 2~3회씩, 10~11일 정도 음용한다.
- 소화불량(消化不良) : 섭취한 음식물이 소화기 내에서 잘 분해, 흡수되지 않아 설사나 변비 등이 잦은 경우를 말한다. 30mL를 1회분으로 1일 2~3회씩, 17~23일 정도 음용한다.
- 기타 질환 : 구토증, 냉증, 복통, 사독, 심복통, 위팽만증, 위하수, 이질, 풍비

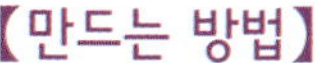

【만드는 방법】

① 약효는 뿌리나 열매에 있으므로, 주로 열매와 뿌리를 사용한다. 방향성(芳香性)이 강하다.

② 구입한 열매나 뿌리를 물로 깨끗이 씻어 그늘에서 건조한 다음 사용한다.

③ 말린 열매나 뿌리 약 200g을 소주 3.8L에 넣고 밀봉하여 서늘한 냉암소에서 숙성시킨다.

④ 180일 이상 침출한 다음 찌꺼기를 걸러내고 보관, 음용한다.

【구입방법 및 주의사항】

- 약령시장에서 구입할 수 있으며, 전국에 분포하고 산지에서 자생 또는 농가에서 재배한다.
- 치유되는 대로 중단한다.
- 본 약술을 음용 중에 가리는 음식은 없다.
- 35일 이상 음용을 금한다.

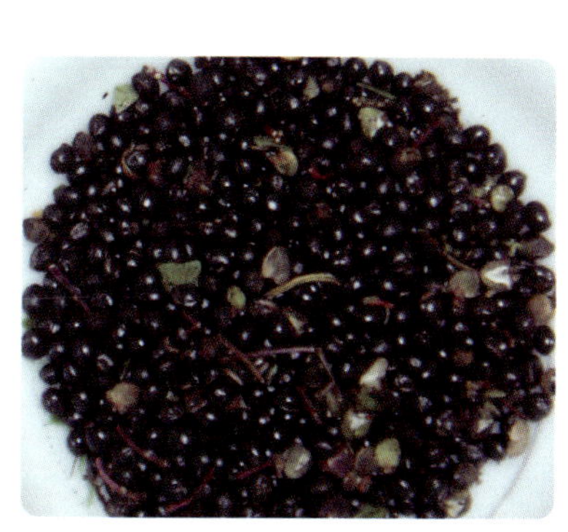

062

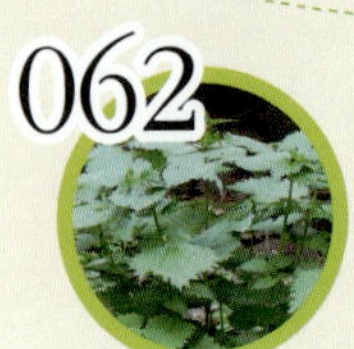

고혈압, 류머티즘, 치질, 습진

쐐기풀

- 학 명 : *Urtica thunbergiana* Siebold & Zucc.
- 과 명 : 쐐기풀과
- 이 명 : 통씨담마, 활마, 마담초, 석마, 쏠삼
- 생약명 : 담마(蕁麻)
- 성 분 : 히스타민, 개미산, 콜린, 세로토닌, 플라보노이드, 카로티노이드, 비타민, 타닌 등
- 이용부위 : 전초(잎, 줄기, 뿌리)
- 채취 및 가공법 : 수시로 전초를 채취하여 건조하며, 생으로도 이용한다.

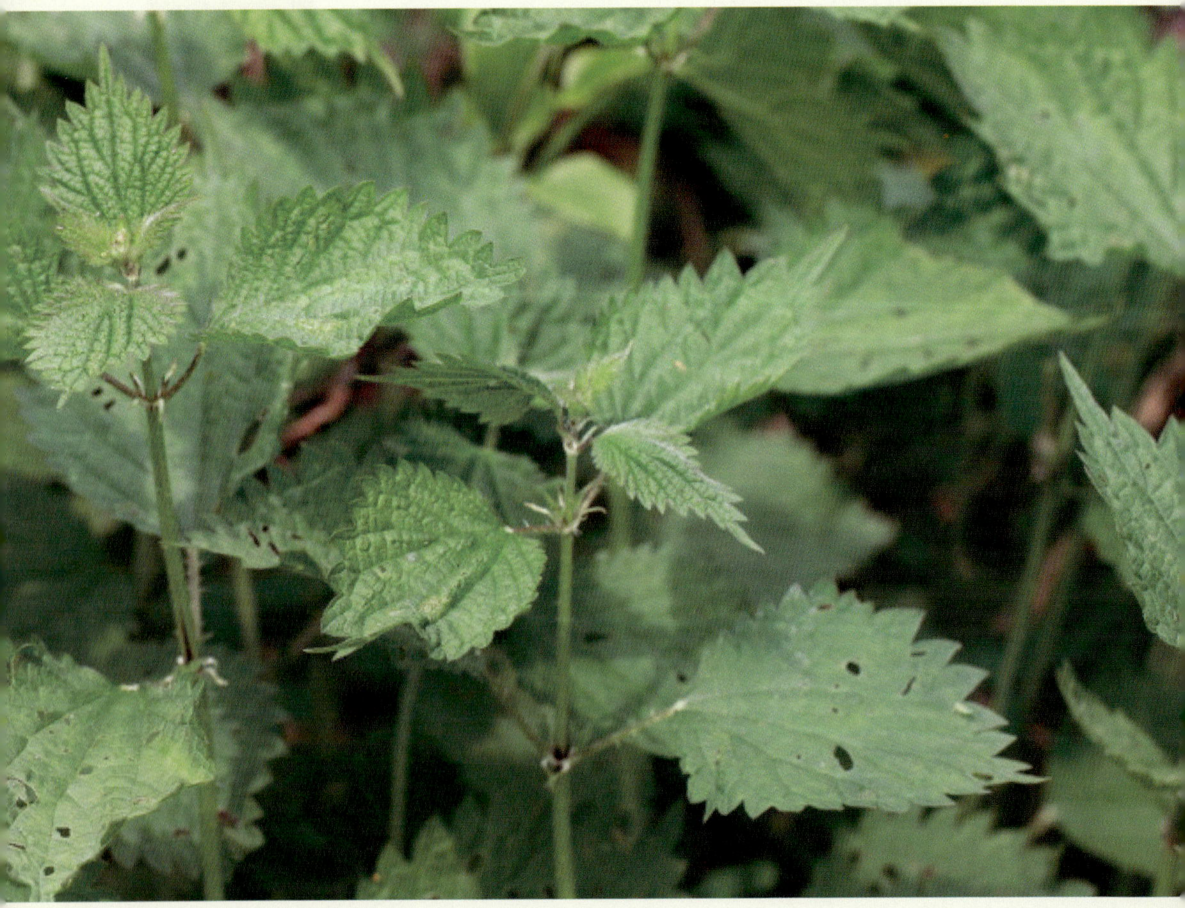

효능

쐐기풀은 거풍과 활혈의 효능이 있다. 산후풍이나 동통 등에 치료 효과가 있으며, 고혈압, 류머티즘, 손발이 저린 마비증상에도 사용된다. 치질이나 습진에는 날것을 짓찧어 바르기도 한다. 어린순은 데쳐 먹으면 영양과 맛이 좋다.

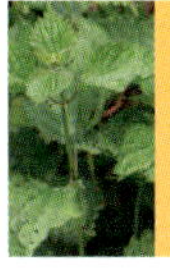

생김새와 특징

쐐기풀은 여러해살이풀로 높이는 40~80cm 정도로 자란다. 풀포기 전체에 가시털이 나고 줄기에 세로 능선이 있다. 잎은 달걀 모양의 원형으로 마주나는데, 잎의 길이는 5~12cm, 폭은 4~10cm이다. 잎 끝이 뾰족하고 가장자리에 깊이 패어 들어간 흔적과 톱니가 있다. 턱잎은 넓은 달걀 모양으로 반 이상이 합쳐진다. 꽃은 암수한그루로 7~8월에 녹색을 띤 흰색으로 잎겨드랑이에 이삭꽃차례로 달린다. 수꽃에는 4개씩의 화피 갈래조각과 수술이 있고, 암꽃에는 1개의 암술이 있다. 4개의 화피 갈래조각 중 2개가 열매를 둘러싼다. 열매는 수과로서 납작하고 달걀 모양으로 9~10월에 익는다.

생명력이 강해 어디서나 잘 자라지만 다소 습하고 반 그늘진 땅을 좋아하며 우리나라 외에도 일본 등지에 분포한다. 가시에 찔리면 마치 쐐기한테 쏘인 것처럼 따끔해서 쐐기풀이라는 이름이 붙여졌다.

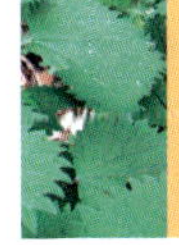

사용방법

① **일반적인 복용법** : 물 600mL에 전초나 뿌리 20g을 넣고 반으로 될 때까지 달여서 아침저녁 식후에 1컵씩(150mL) 복용한다.

② **고혈압** : 물 1L에 말린 전초 50g을 넣고 반 정도 될 때까지 달여서 1컵씩(150mL) 매 식후에 마신다. 손발이 저린 마비증상의 치료 효과도 있다.

③ **류머티즘** : 물 1L에 말린 전초 60g을 넣고 반 정도 될 때까지 달여서 매 식후에 1컵씩(150mL) 마신다. 산후통증에도 치료 효과가 있다.

④ **치질** : 생체를 짓찧어 환부에 바르기도 한다. 습진에도 같은 방법으로 사용한다.

⑤ **민간요법** : 위나 자궁의 출혈, 급만성 장염, 치질 등에 약으로 달여서 마시기도 한다.

063

진해, 거담

앵초

- **학 명 :** *Primula sieboldii* E. Morren
- **과 명 :** 앵초과
- **이 명 :** 취란화, 깨풀, 연앵초, 야앵초, 홍미, 앵채, 야석씨보춘, 연형화, 앵미
- **생약명 :** 앵초근(櫻草根)
- **성 분 :** 사쿠라소-사포닌, 프리뮬러게닌 A, 디하이드로프라이버로게닌 A 등
- **이용부위 :** 뿌리, 뿌리줄기, 전초
- **채취 및 가공법 :** 6~7월 개화기에 채취하여 그늘에서 말린다.

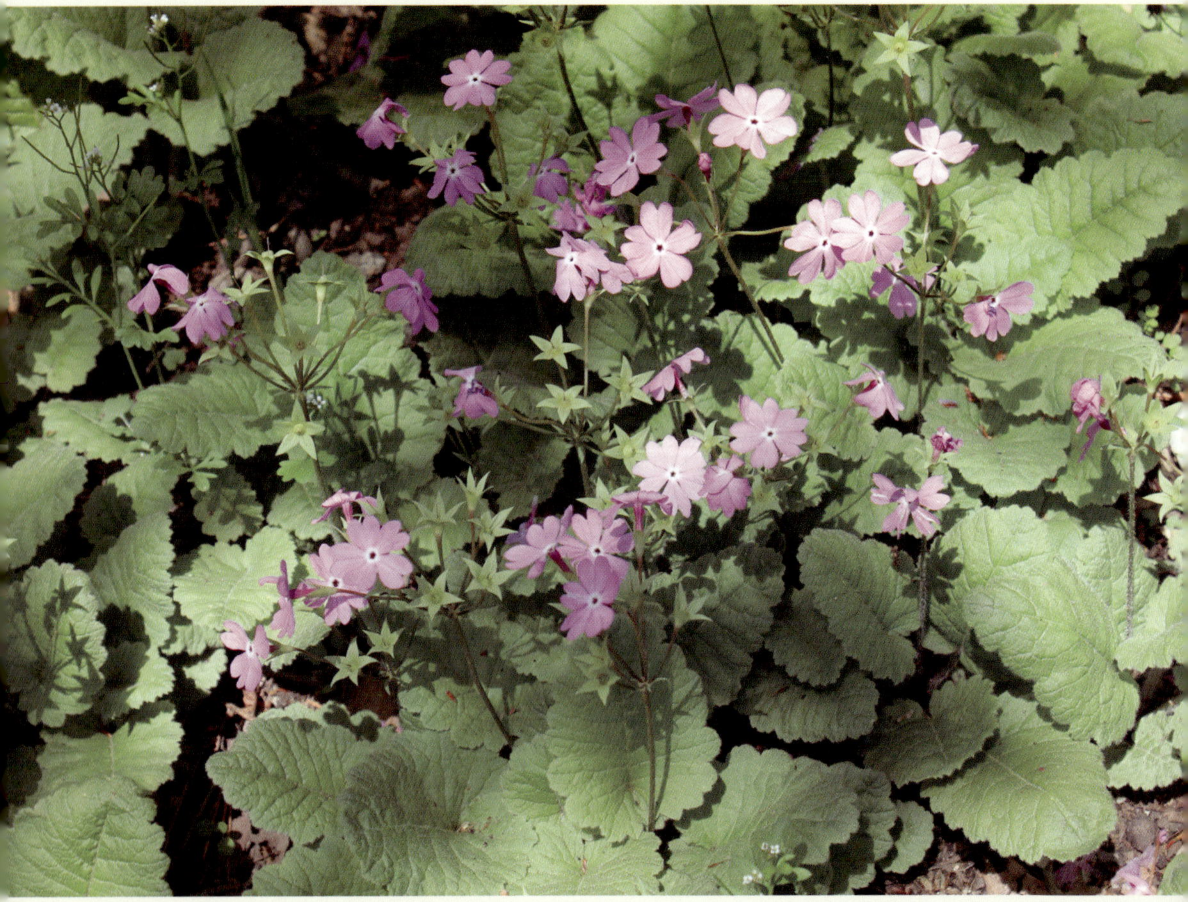

효능

앵초는 감기와 기관지염, 백일해, 해수 등의 치료에 효과가 있다. 이 밖에도 신경통과 류머티즘, 요산성 관절염, 화농에도 사용한다. 설앵초 등 다른 앵초류와 거의 같은 효과가 있다.

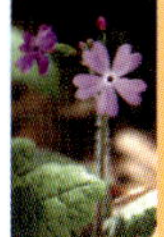

생김새와 특징

앵초는 여러해살이풀로 줄기는 곧게 서며 꽃대의 높이는 15~40㎝ 정도로 자란다. 뿌리줄기는 짧고 수염뿌리가 달리며 옆으로 비스듬히 서고 전체에 꼬부라진 털이 많다. 뿌리에서 뭉쳐나는 잎은 달걀 모양 또는 타원형이며 끝이 둥글고 밑부분이 심장 모양이다. 잎의 가장자리에 둔한 겹톱니가 있다. 잎 표면에 주름이 있고, 잎자루는 잎몸보다 2~3배 길다. 꽃은 4월에 붉은빛이 강한 자주색으로 핀다. 꽃이 달리는 줄기는 잎 사이에서 나오는데, 높이 15~40㎝ 정도이다. 이 끝에 꽃이 5~20개가 산형꽃차례를 이루며 달린다. 꽃받침은 통 모양이고 5개로 갈라지고, 갈라진 조각은 피침형이다. 화관은 끝이 5개로 갈라져서 수평으로 퍼지고, 갈라진 조각은 끝이 파진다. 열매는 삭과로 지름 5㎜의 둥근 모양이다.
한국, 일본, 중국 동북부, 시베리아 동부에 분포하고 산과 들의 숲속이나 물가, 풀밭의 습지에서 자란다. 일본에서는 자생지를 천연기념물로 지정한 곳도 있다. 참고로, 한국의 앵초류는 둥근큰앵초, 설앵초, 좀설앵초 등 10여 종이 자라고 있다.

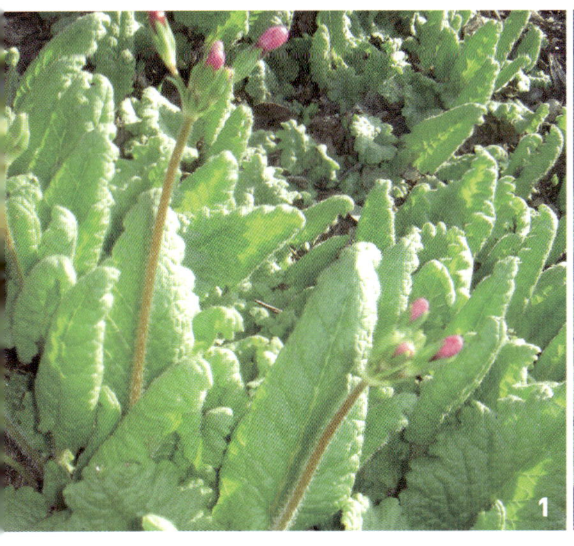

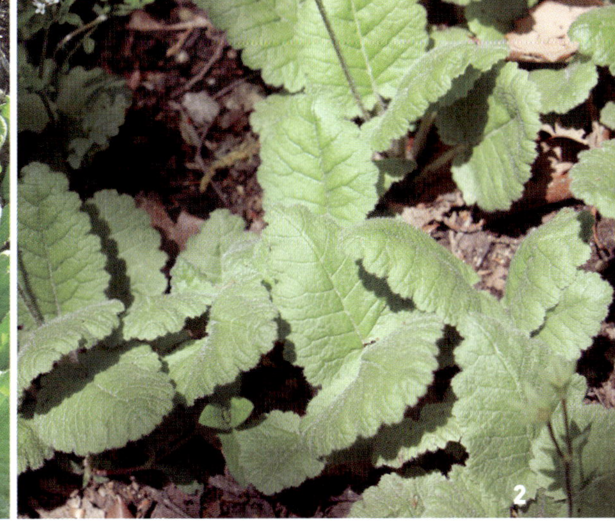

❶ 앵초_ 잎과 꽃봉오리 ❷ 앵초_ 나물로 식용되는 어린잎

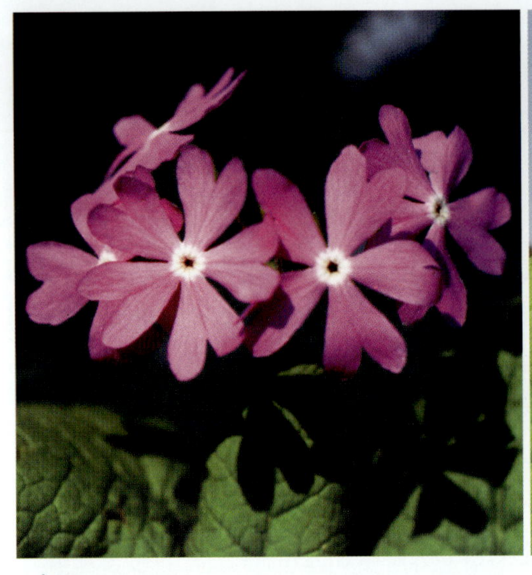

| 앵초_ 꽃

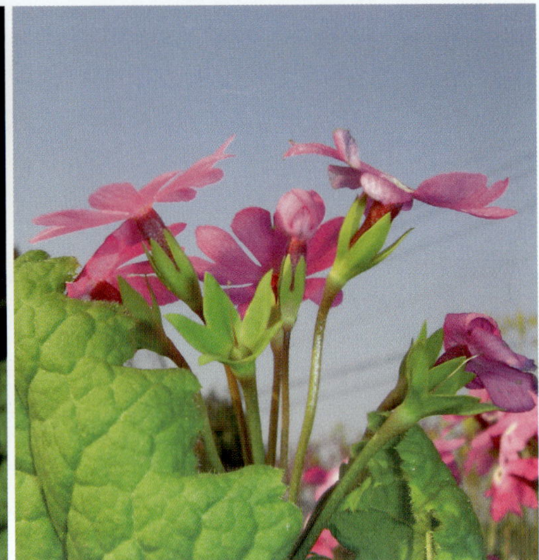

| 앵초_ 꽃(측면)

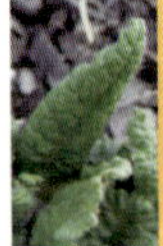

사용 방법

① **일반적인 복용법** : 물 1L에 말린 전초 30g을 넣고 반 정도 될 때까지 달여서 매 식후에 1컵씩(150mL) 복용한다. 감기나 기관지염 등으로 생기는 가래를 삭이는 효과가 있다.

② **화농** : 물 600mL에 뿌리나 뿌리줄기 30g을 넣고 반으로 될 때까지 달여서 아침저녁 매 식후에 1컵씩(150mL) 복용한다. 해수에도 좋다.

③ **민간요법** : 진해와 거담, 소종 등의 효능이 있어서 기침, 천식, 기관지염, 종기 등의 치료제로 쓰고 있다.

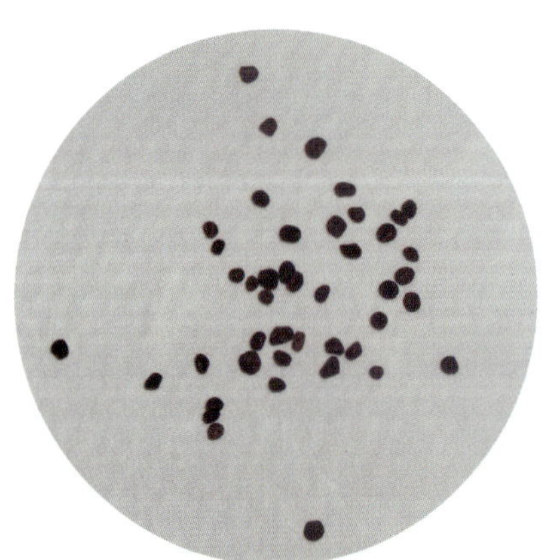

앵초_ 씨

064

건위, 진토, 지사

얼레지

- **학 명 :** *Erythronium japonicum* (Balrer) Decne.
- **과 명 :** 백합과
- **이 명 :** 가제무릇, 얼너기, 어사초, 산우두, 얼네지
- **생약명 :** 차전엽산자고(車前葉山慈菇)
- **성 분 :** 전분, 탄수화물, 스테로이드 사포닌, 콜히친, 시아니딘글루코스
- **이용부위 :** 뿌리의 비늘줄기인 인경
- **채취 및 가공법 :** 인경은 봄과 여름에 채취하여 건조시켜서 약용하며 전분 원료로도 쓴다.

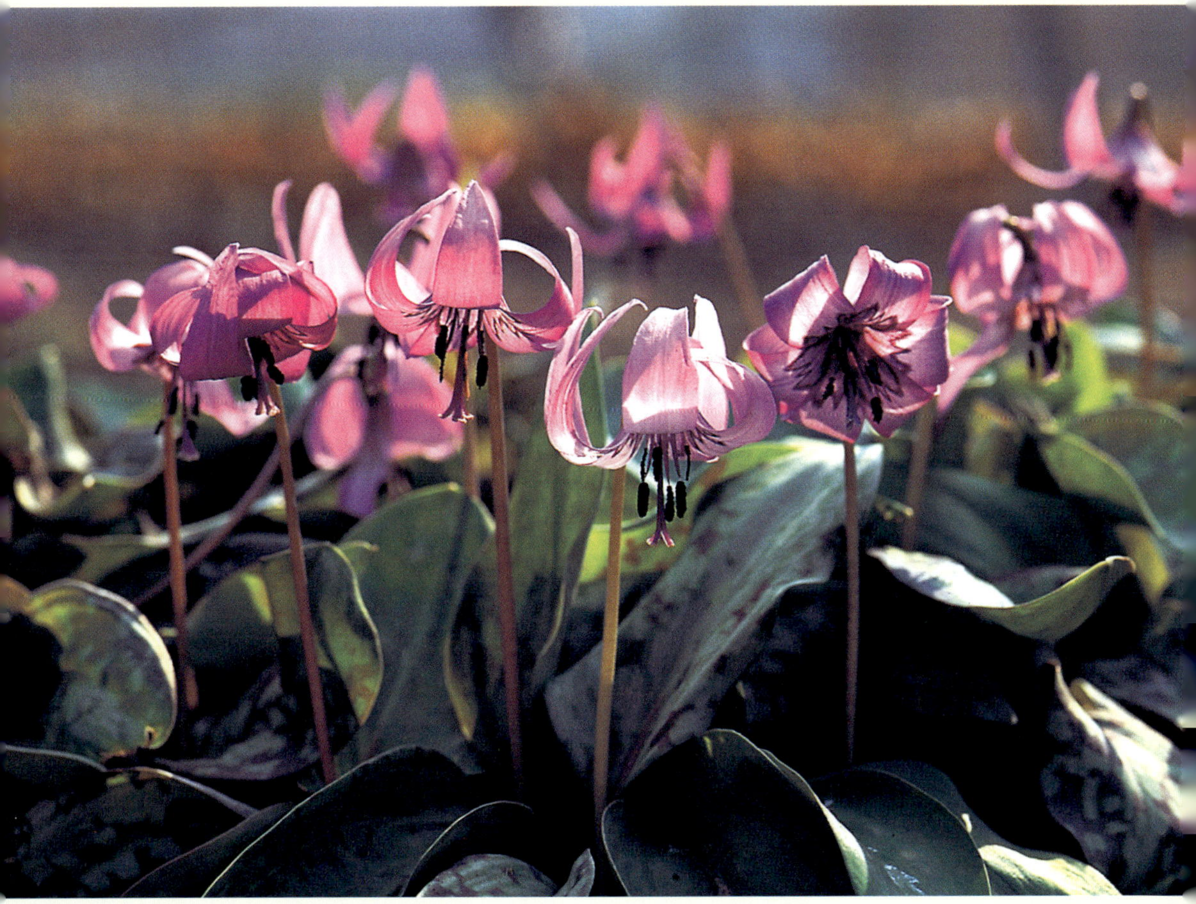

효능

얼레지는 자양강장, 진토, 지사의 효능이 있고 위장염, 구토, 종기와 습진, 화상과 찰과상, 감기나 복통에도 효과가 있다. 이른 봄에 새로 난 잎은 식용하고, 뿌리의 인경은 여름에 채취해 약용과 전분 원료로 쓰며, 꽃은 야생화로 관상용으로 쓰인다.

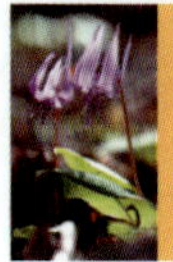

생김새와 특징

얼레지는 숙근성 여러해살이풀로 일명 '가제무릇'이라고도 부르며 꽃대는 높이 25㎝ 정도로 자란다. 잎은 2개이나 가끔 3개도 달리며 앞면은 녹색 바탕에 자줏빛 무늬가 있고 긴 잎자루가 있으나 땅속에 묻히고 땅 위에는 잎 전체만 보인다. 4~5월에 홍자색으로 1개씩 피는 꽃은 밑을 향하고 바늘 모양의 꽃잎은 6개이며 암술머리는 3개로 갈라져 있다. 넓은 타원형의 열매는 2개의 능선이 있으며 6~7월에 결실한다. 비늘줄기(인경)는 땅속으로 25~30㎝ 정도 깊게 들어가 있고 한쪽으로 굽은 바늘 모양인데, 길이는 6㎝, 지름은 1㎝ 정도 된다.

전국의 비옥한 산기슭에서 잘 자라며 특히 지리산에는 군락지가 발달해 있다. 우리나라를 비롯해 일본, 만주, 중국, 사할린에 분포한다.

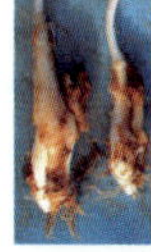

사용 방법

① **일반적인 복용법** : 말린 뿌리(인경) 20g을 물 600mL에 넣고 중불로 반 정도 될 때까지 달인 액을 아침저녁에 1컵씩(150mL) 복용한다. 이를 복용하지 않고 외용으로 화상 등 환부에 짓찧어 바르기도 한다.

② **화상** : 생뿌리(인경)를 짓찧어 붙여 치료한다.

③ **종기** : 생뿌리(인경)에는 40~50%의 전분이 들어 있으므로 으깨어 환부에 붙인다. 찰과상이나 습진에도 사용한다.

④ **감기** : 말린 뿌리(인경) 30g을 물 900mL에 넣고 반으로 될 때까지 약한 불로 달여서 설탕을 가미하여 매 식후 1컵씩(150mL) 마신다. 복통에도 효과가 있다.

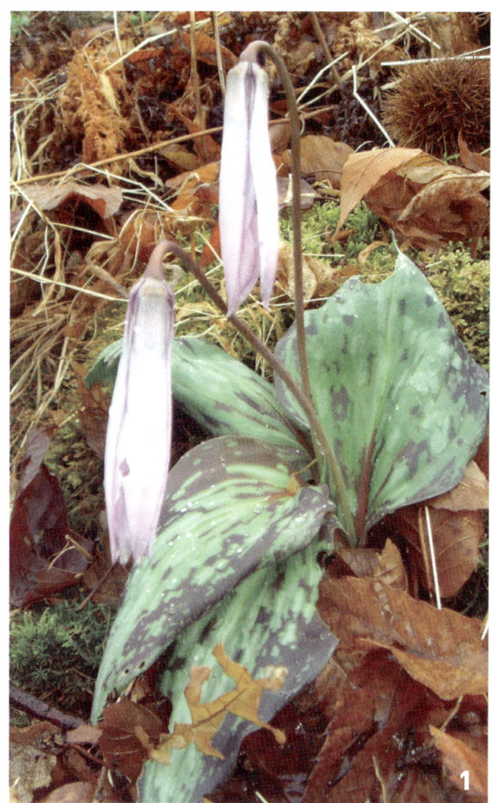

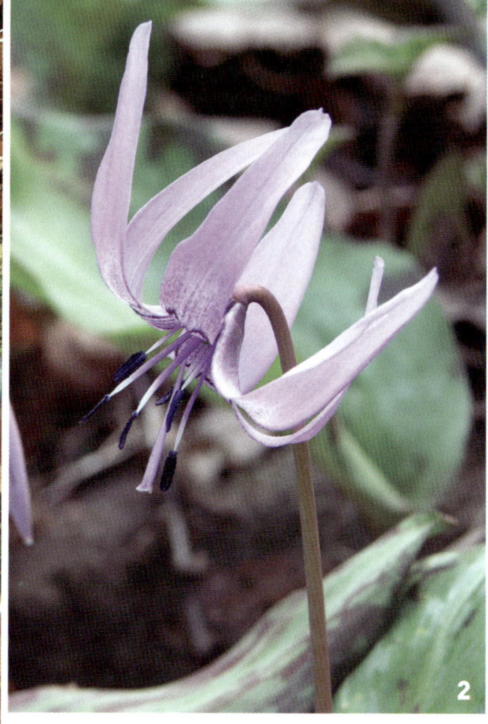

❶ 얼레지_ 잎과 꽃봉오리
❷ 얼레지_ 꽃

얼레지의 기능성 및 효능에 관한 특허자료

● 얼레지 추출물을 포함하는 항암 조성물

본 발명은 얼레지 추출물을 유효성분으로 포함하는 항암 조성물에 관한 것이다. 상기 얼레지 추출물은 암세포를 이용하여 측정한 항암 효과 즉, 암세포에 대한 세포사멸 효과가 있을 뿐만 아니라, 천연물 추출물이므로 부작용과 안전성 관련 문제가 거의 없으므로, 이를 유효성분으로 포함하는 상기 항암 조성물은 암을 치료, 예방 또는 개선하기 위하여 사용될 수 있다.

– 공개번호 : 10-2014-0041187, 출원인 : 재단법인 전남생물산업진흥원

● 얼레지 추출물을 유효성분으로 함유하는 비만 억제용 조성물

본 발명은 얼레지 추출물 또는 이의 유기용매 분획물을 유효성분으로 함유하는 비만 억제용 조성물을 제공한다. 본 발명에 따른 상기 조성물은 지방세포의 분화를 효과적으로 억제할 수 있고, 항비만 효과가 우수한 기능성 식품 내지는 의약품의 제조에 유용하게 활용할 수 있다.

– 공개번호 : 10-2010-0109691, 출원인 : 한국식품연구원

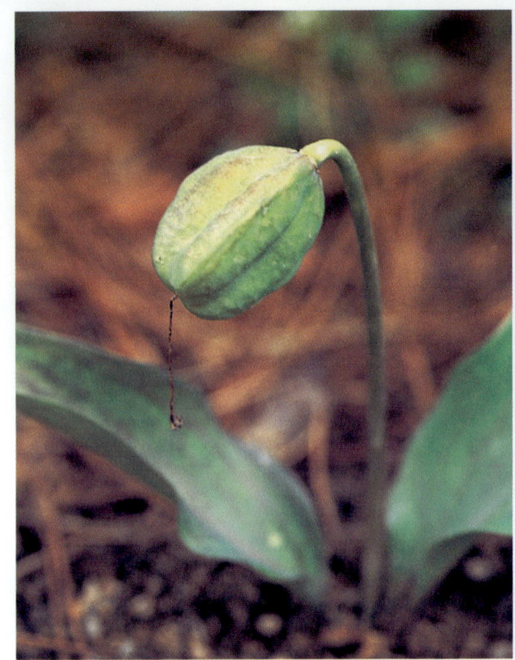
얼레지_ 종자 결실

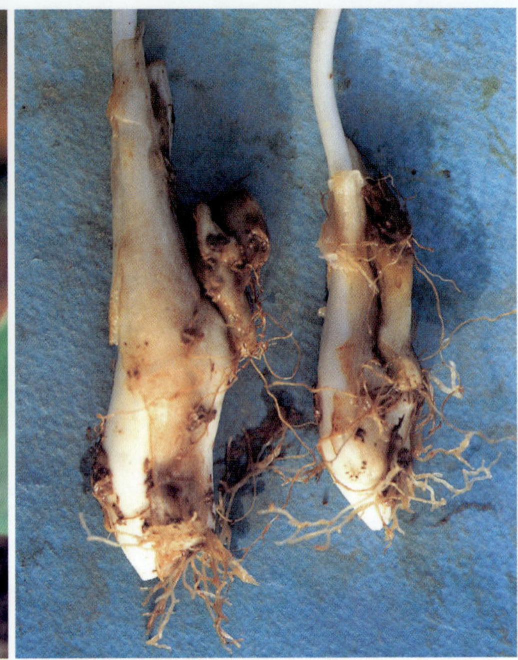
얼레지_ 약용되는 뿌리

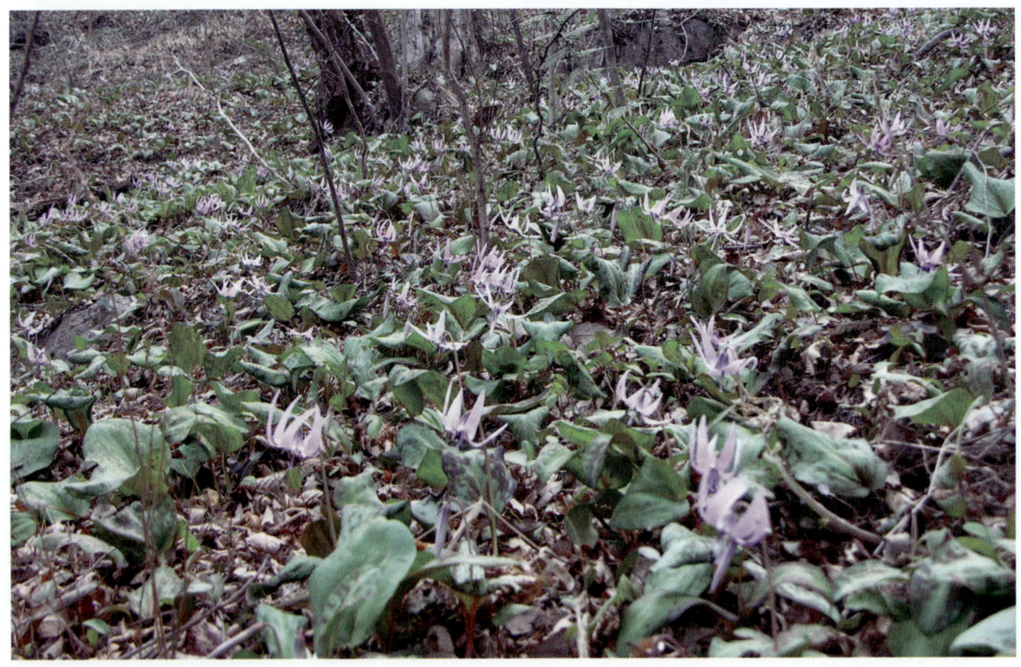
얼레지_ 무리지어 핀 꽃

065

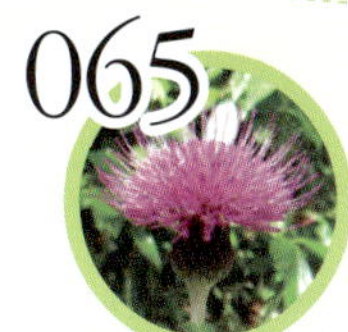

지혈, 고혈압, 항균

엉겅퀴

- 학 명 : *Cirsium japonicum* var. *maackii* (Maxim) Matsum.
- 과 명 : 국화과
- 이 명 : 가시엉겅퀴, 가시나물, 대계초, 항가새, 항가시, 엉겅귀, 엉거시
- 생약명 : 대계(大薊)
- 성 분 : 전초에는 알칼로이드, 뿌리에는 스티그마스테롤, 타락사스테릴 아세테이트, 알파-아마린, 베타시토스테롤 등이 함유되어 있다.
- 이용부위 : 뿌리를 포함한 전초
- 채취 및 가공법 : 잎과 줄기는 꽃필 무렵 채취하고, 뿌리는 가을에 꽃이 피고 난 후에 채취하여 햇볕에 잘 말려두고 이용한다.

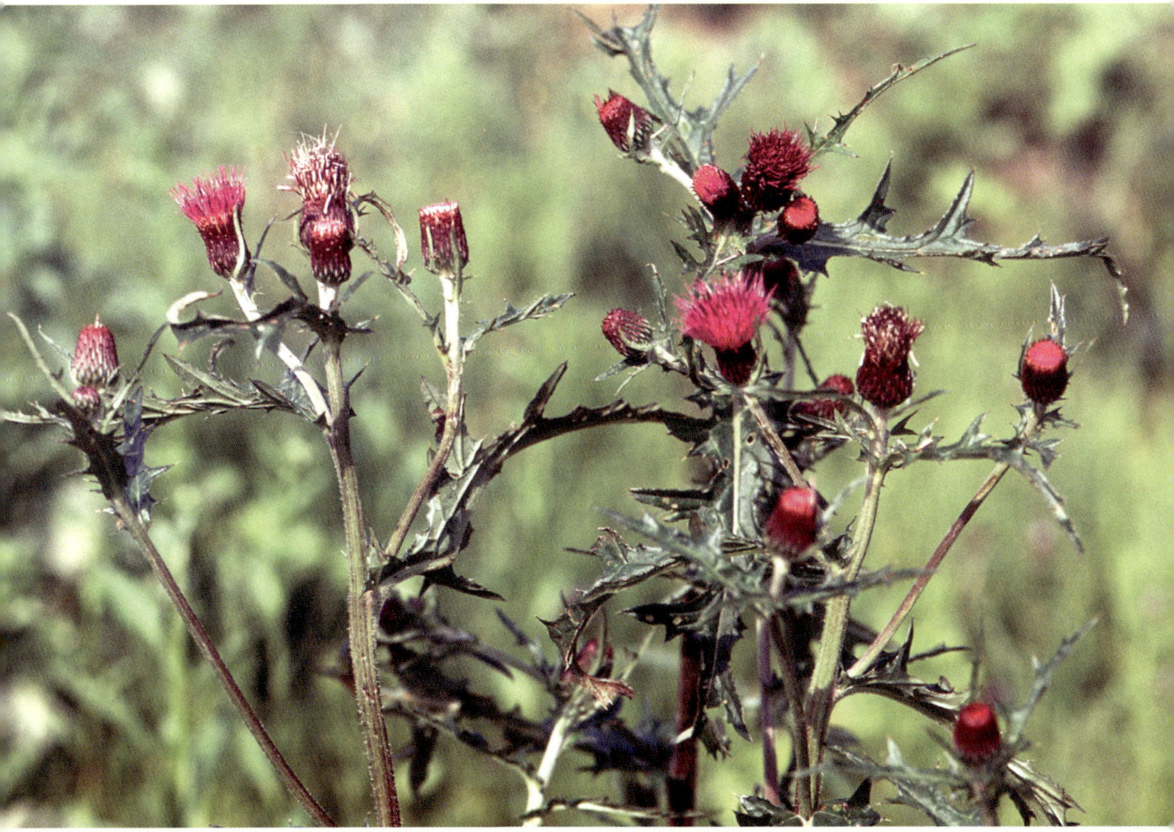

효능

엉겅퀴는 지혈에 특효가 있어 토혈, 혈뇨, 혈변, 산후출혈이 멈추지 않을 때 사용한다. 이 밖에도 고혈압과 신경통, 종기, 장염, 신장염 등을 치료하는 데에 사용한다. 숙취를 없애는 데도 사용하며, 어린잎과 줄기는 나물이나 국거리로도 이용한다.

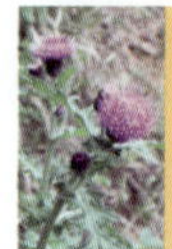

생김새와 특징

엉겅퀴는 여러해살이풀로 높이는 50~100㎝ 정도로 자란다. 뿌리는 키에 비해 짧은 편이다. 깃털 모양의 잎은 어긋나며 거친 톱니와 가시가 있고 잎 뒷면은 흰솜털이 나있다. 줄기와 가지 끝에는 수술과 암술로만 이루어진 홍자색의 꽃이 5~6월에 한 송이씩 핀다. 꽃받침에는

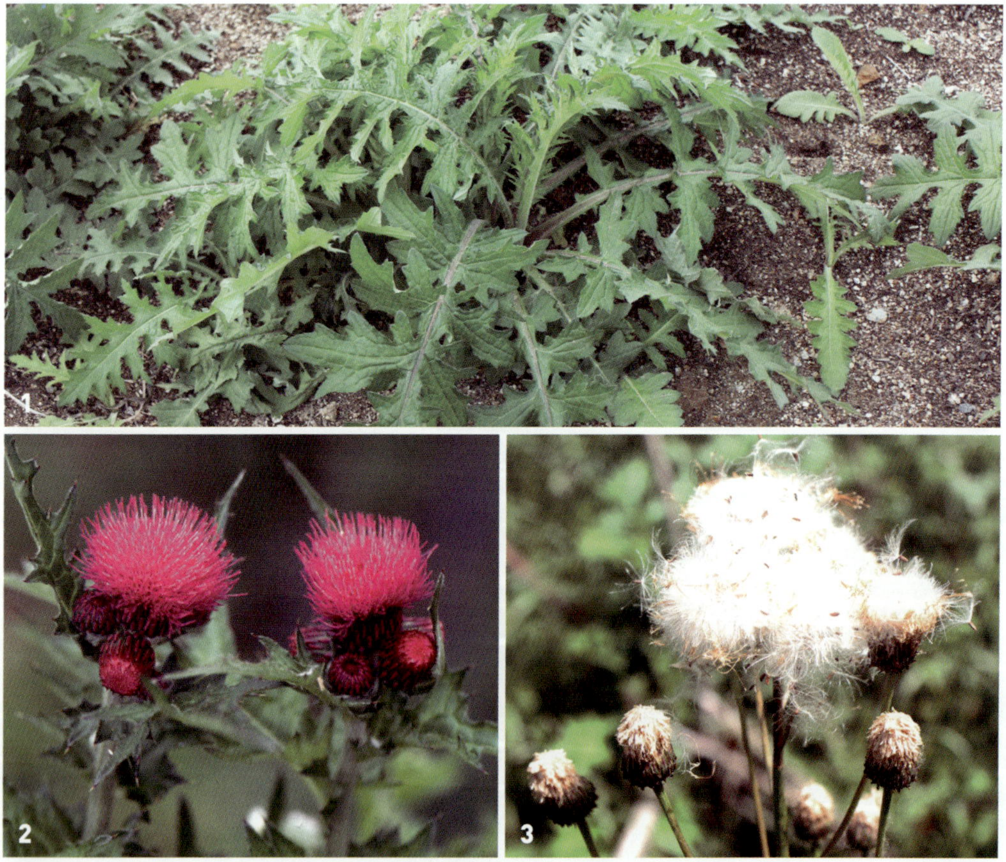

❶ 엉겅퀴_ 새순 ❷ 엉겅퀴_ 꽃 ❸ 엉겅퀴_ 열매

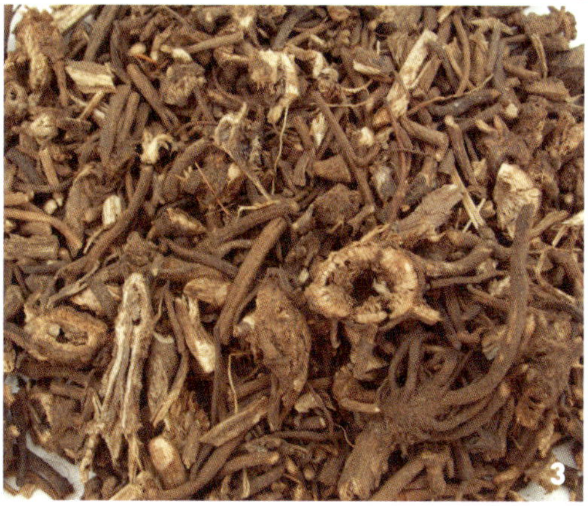

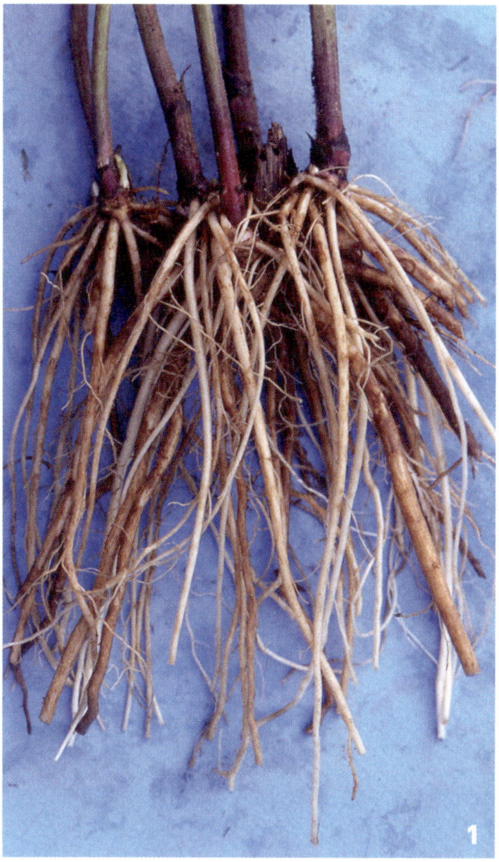

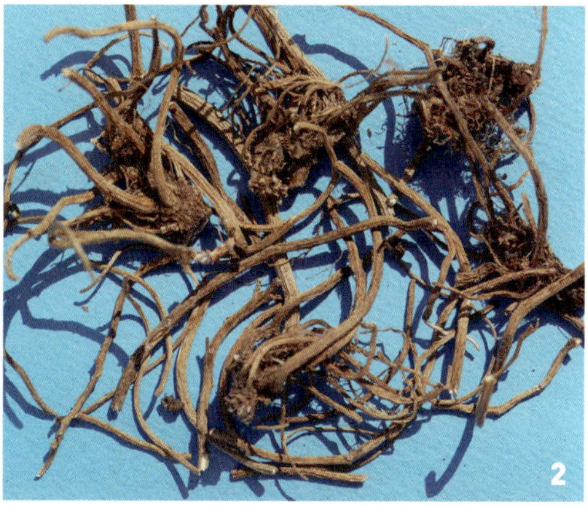

❶ 엉겅퀴_ 생뿌리 ❷ 엉겅퀴_ 말린 뿌리 ❸ 엉겅퀴_ 뿌리 약재(건조 절단)

끈적끈적한 점액이 있고 6~7월에 결실하는 종자에는 털 모양의 날개가 붙어 있어 멀리 날아가 번식한다.

엉겅퀴는 전국의 어느 산야에서나 흔히 볼 수 있으며 우리나라를 비롯해 만주, 중국, 우수리 강 주변에 분포한다.

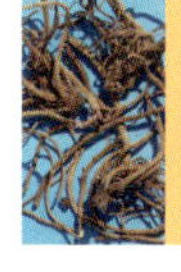

사용 방법

① 일반적인 복용법 : 말린 엉겅퀴 전초 30g을 물 600mL에 넣고 반으로 될 때까지 약한 불로 달인 물을 아침저녁 식후 1컵씩(150mL) 마시거나 말린 뿌리 가루를 매 식후 10g씩 복용한다.

② 해독과 청혈 : 전초 또는 뿌리 30g을 물 600mL에 넣고 반으로 될 때까지 약한 불로 달인 물을 아침저녁 식후 1컵씩(150mL) 마신다.

③ 주취 : 깨끗이 씻은 뿌리를 녹즙으로 만들어 마신다.

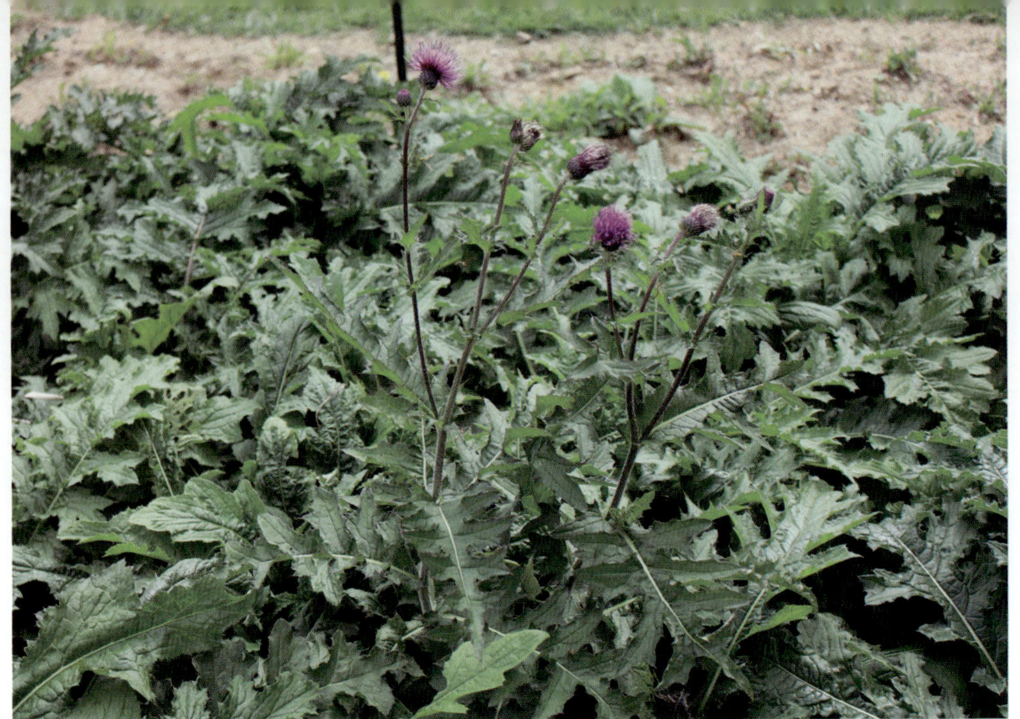

| 엉겅퀴_ 재배밭

엉겅퀴의 기능성 및 효능에 관한 특허자료

● 대계(엉겅퀴) 추출물을 포함하는 골다공증 예방 또는 치료용 조성물

본 발명은 골다공증 예방 또는 치료용 조성물에 관한 것으로, 보다 상세하게는 대계(엉겅퀴) 추출물을 유효성분으로 함유하는 골다공증 예방 또는 치료용 약학적 조성물 및 건강식품에 관한 것이다. 본 발명의 대계 추출물을 포함하는 조성물은 파골세포 분화 및 관련 유전자 발현의 억제 효과가 뛰어나므로 골다공증의 예방 및 치료용으로 유용하게 사용될 수 있다.

– 공개번호 : 10-2012-0044450, 출원인 : 한국한의학연구원

● 엉겅퀴 추출물을 함유하는 항아토피 피부염 조성물

본 발명은 항아토피 피부염 조성물에 관한 것으로, 보다 상세하게는 엉겅퀴 추출물을 유효성분으로 함유하여 아토피로 인한 피부 발진을 효과적으로 완화시킬 수 있는 항아토피 피부염 조성물에 관한 것이다.

– 공개번호 : 10-2010-0079586, 출원인 : 구례군, (주)유비오스랩

● 엉겅퀴 추출물을 함유하는 혈행 개선용 조성물

본 발명은 엉겅퀴 추출물을 함유함으로써 적혈구의 용혈을 억제하고 혈장의 산화적 손상을 보호하며 혈관 손상을 방지하여 혈행을 개선시킴으로써 신체 질환의 예방 및 개선이 가능한 조성물에 관한 것이다.

– 공개번호 : 10-2013-0107407, 출원인 : 임실생약영농조합법인

엉겅퀴주

맛은 쓰고 약간 달다. 당류를 가미하지 않는다.

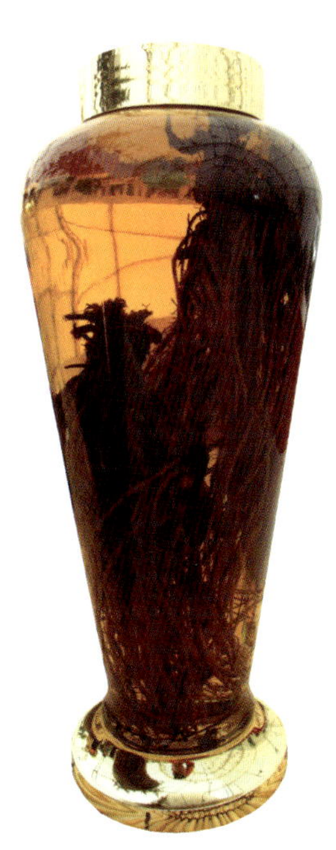

【적용병증】

- 보양(補陽) : 남자의 양기를 돋우는 것을 말한다. 30mL를 1회분으로 1일 1~2회씩, 20~25일 정도 음용한다.
- 보혈(補血) : 몸을 보호하면서 기를 더해가기 위한 처방이다. 30mL를 1회분으로 1일 1~2회씩, 10~20일 정도 음용한다.
- 위염(胃炎) : 위의 점막에 염증이 생기는 증상을 말하고 위가 쓰리고 아프며 소화기능에 장애가 온다. 30mL를 1회분으로 1일 1~2회씩, 8~12일 정도 음용한다.
- 기타 질환 : 관절염, 대하증, 부종, 사혈, 신경통, 심근경색, 행혈

【만드는 방법】

① 약효는 잎줄기와 뿌리에 있으므로 전초와 뿌리를 주로 사용한다.
② 잎줄기는 개화기에, 뿌리는 가을에서 이듬해 봄 사이에 채취하여 물로 씻은 다음 건조하여 사용하거나 햇볕에 말려 썰어서 보관, 사용한다.
③ 생뿌리는 180g, 말린 뿌리는 130g을 소주 3.8L에 넣고 밀봉한다.
④ 5~6개월 이상 숙성시킨 다음 찌꺼기를 걸러내고 보관, 음용한다.

【구입방법 및 주의사항】

- 약재상에서 구입한다. 산이나 들에서 직접 채취할 수도 있다.
- 장기간 음용해도 해롭지는 않으나 치유되는 대로 중단한다.
- 본 약술을 음용 중에 가리는 음식은 없다.

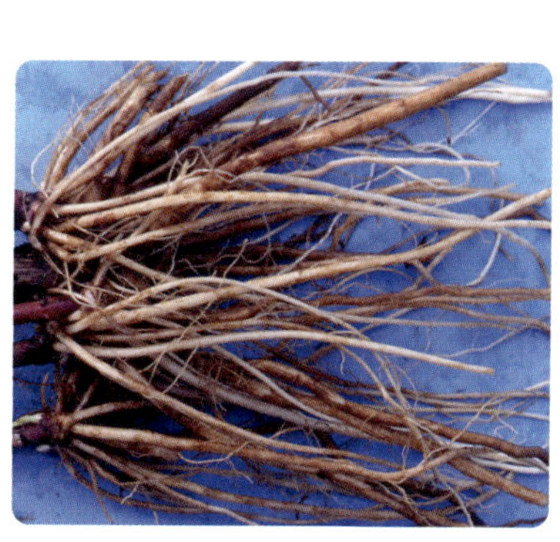

066

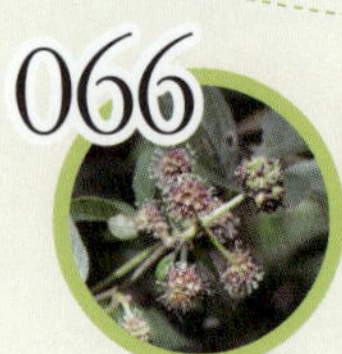

정력증진, 강장, 신경통

오갈피나무

- 학 명 : *Eleutherococcus sessiliflorus* (Rupr. & Maxim.) S.Y.Hu. [*Acanthopanax sessiliflorus*]
- 과 명 : 두릅나무과
- 이 명 : 오갈피, 오가목, 아관목, 문장초
- 생약명 : 오가피(五加皮), 오가엽(五加葉)
- 성 분 : 아리엔신, 세사민, 시린가레시놀, 사비닌, 아칸토사이드 A·B·C·D, 안토사이드, 캠페리트린, 캠페롤-7-람노사이드, 케르세틴-7-람노사이드, 코니페린, 코니페릴알코올, 카페인산, 이소케르세틴 등
- 이용부위 : 뿌리껍질 또는 나무껍질
- 채취 및 가공법 : 뿌리껍질을 수시로 채취하여 말린다.

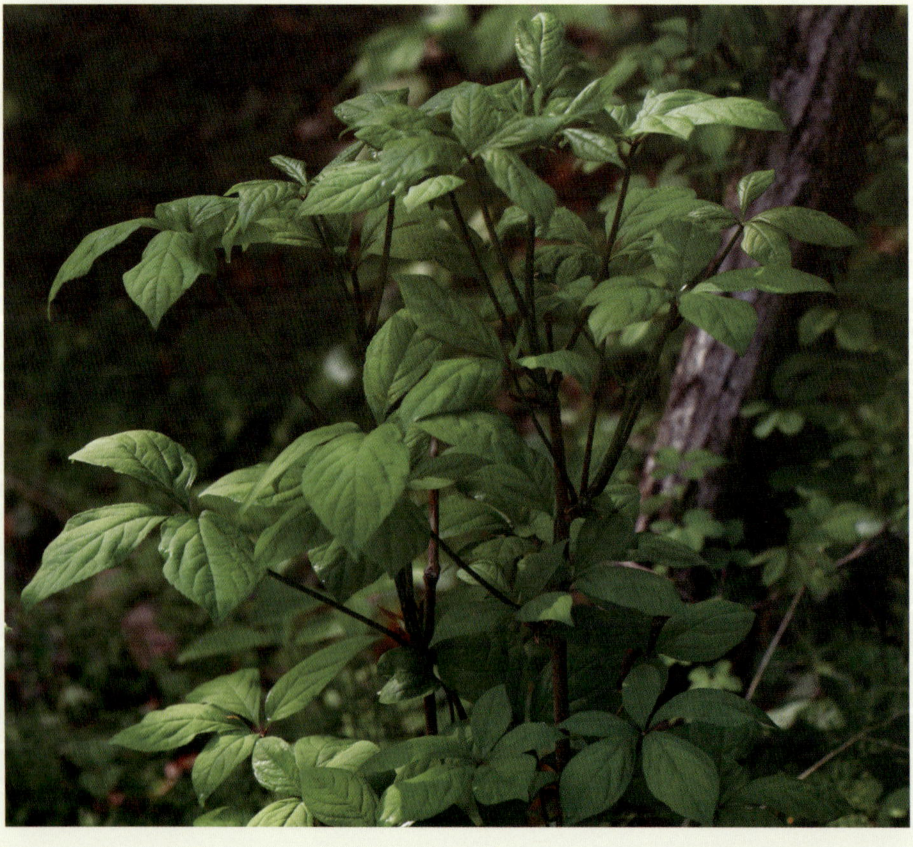

효능

오갈피나무는 기력 보충과 혈액순환에 효능이 있으며, 관절염, 중풍 등을 치료하는 데 탁월한 효과를 보인다. 정신적, 육체적 피로와 병후쇠약, 히스테리에도 효과가 있다. 이 외에도 고혈압과 당뇨병, 신경쇠약, 신경통, 불면증, 타박상, 냉증, 양기부족 등에 사용된다.

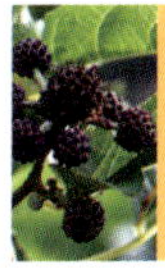

생김새와 특징

오갈피나무는 낙엽활엽 관목으로 높이는 3~4m 정도로 자란다. 어린가지는 연한 갈색의 털이 촘촘히 나 있다가 차츰 떨어져 없어지며 굵은 가시가 드물게 나 있다. 뿌리 근처에서 가지가 많이 나와 사방으로 퍼진다. 잎은 서로 어긋나고 장상복엽이며 타원형의 작은 잎은 3~5개로 톱니가 있다. 잎 표면은 녹색으로 털이 없고 뒷면은 연한 녹색으로 잎맥 위에 잔털이 약간 있다. 꽃은 산형 꽃차례로 8~9월에 자주색의 꽃이 피고 자황색이 약간 돌며 가지 끝에 달려 있다. 수술은 5개이며 암술대는 1㎝ 정도로 암술머리가 5갈래로 갈라진다. 열매는 1~1.5㎝가량의 둥근 장과(漿果)로 열리며 10~11월에 흑색 또는 흑자색으로 익는다. 오갈피로 불리는 몇몇 유사종의 차이점이다. 오갈피나무는 전국으로 분포하며 재배 농가도 많으나 지리산오갈피는 지리산에 분포하며 한국 특산종이다. 털오갈피나무는 오갈피나무에 비해 잎 뒷면에 가시와 함께 잔털이 많다는 특징이 있다. 지리산오갈피는 오갈피나무에 비해 잎 뒷면 맥 위에 잔가시와 갈색 털이 있으며 잎자루에도 작은 가시가 있다는 차이점을 보인다.

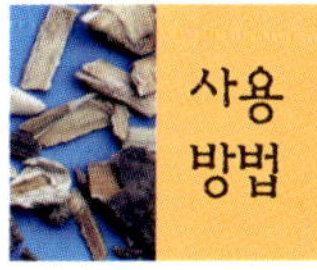

사용 방법

① **일반적인 복용법** : 말린 뿌리껍질 30g을 물 600mL 물에 넣고 달여서 아침저녁 식후 1컵씩(150mL) 복용한다. 또 뿌리나 열매를 30도의 소주로 10배 비율로 담근 오가피주를 매일 아침저녁 소주잔으로 1잔씩(50mL) 복용한다. 자양강장, 혈당강하, 피로회복에 좋다.

② **병후쇠약, 신경쇠약** : 오가피를 물 또는 30~50%의 알코올로 우려서 1:1의 엑기스를 만들어 한 번에 30방울씩 하루 3회 식전에 먹는다. 정신적, 육체적 피로에도 좋은 효과가 있다.

③ **당뇨병** : 뿌리 1kg을 뜨거운 물로 3~4시간 우려서 거른 액을 섭씨 70도에서 졸여 엑기스를 만든 다음 부형제를 넣고 반죽하여 전량 300g이 되게 하여 환제로 만든다. 이

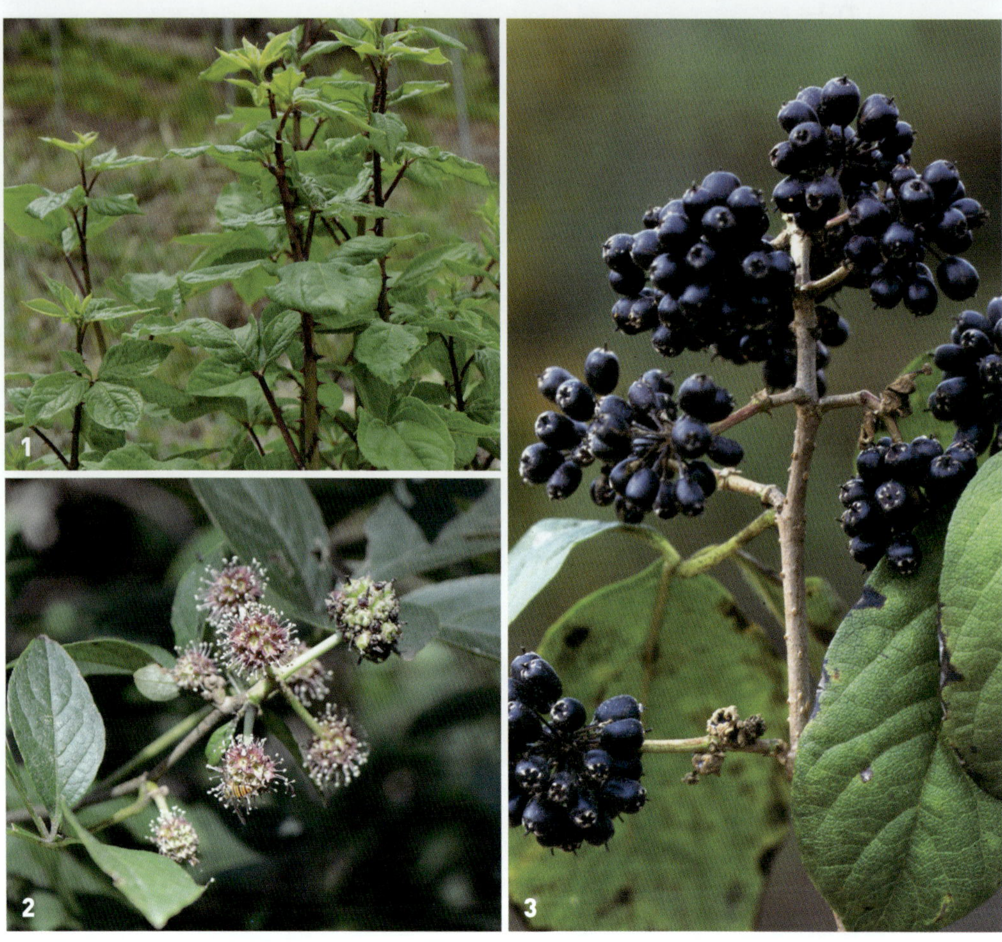

❶ 오갈피나무_ 새잎과 가지 ❷ 오갈피나무_ 꽃 ❸ 오갈피나무_ 열매

를 1회 1g(2~3알)씩 1일 3회 복용한다. 심장신경증, 위 · 십이지장궤양 등에도 좋은 효과가 있다.

④ **고혈압** : 말린 뿌리껍질 30g을 900mL의 물에 넣고 반으로 될 때까지 약한 불에 달여서 매 식후에 1컵씩(150mL) 복용한다. 류머티즘이나 타박상에도 좋다.

⑤ **불면증** : 하루에 말린 껍질 50g을 물 900mL에 넣고 반 정도 될 때까지 달여서 매 식후 1컵씩(150mL) 복용한다. 소주 1.8L에 오가피 200g을 넣어서 3개월 정도 냉암소에 두었다가 오가피를 건지고 매일 밤 취침 전에 한 잔씩 마셔도 된다.

⑥ **신경통** : 말린 뿌리껍질이나 나무껍질 30g을 600mL의 물로 반 정도 될 때까지 약한

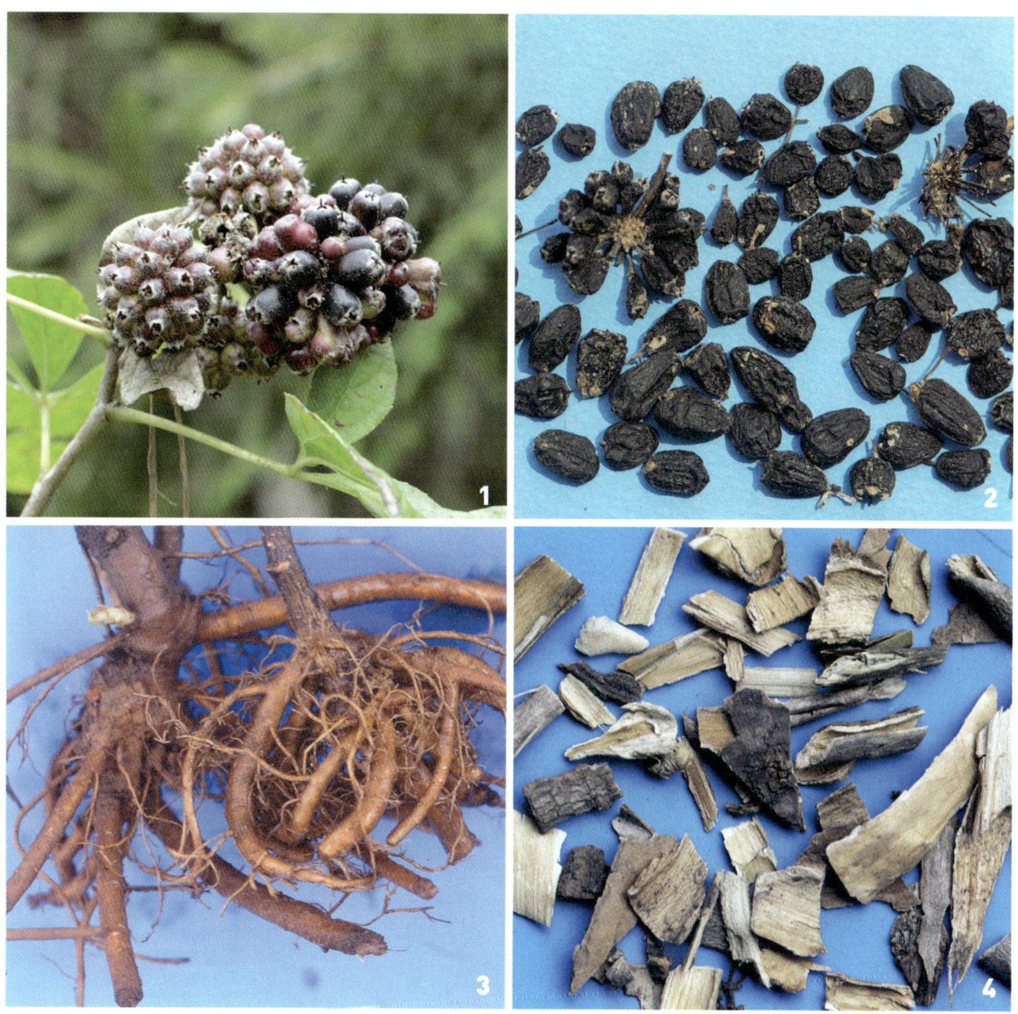

❶ 오갈피나무_ 덜 익은 열매 ❷ 검게 익은 오갈피나무 열매를 채취해서 건조
❸ 오갈피나무_ 생뿌리 ❹ 오갈피나무_ 말린 나무껍질

물에 달여서 아침저녁 식후에 1컵씩(150mL) 복용한다.

⑦ **과로** : 오가피를 진하게 달여 일반적인 방법으로 감주(식혜)를 만들어 두고 먹으면 큰 효과를 볼 수 있다.

⑧ **중풍으로 마비된 데** : 오가피 40g, 엄나무 뿌리 20g, 인동덩굴 20g, 백출 20g을 물 1L 넣고 반량으로 달여 매 식후 1컵씩(150mL) 복용한다. 양기 부족이나 관절염에도 좋다.

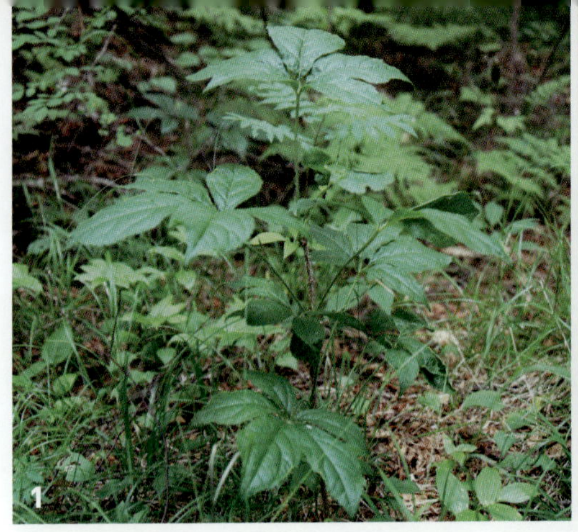

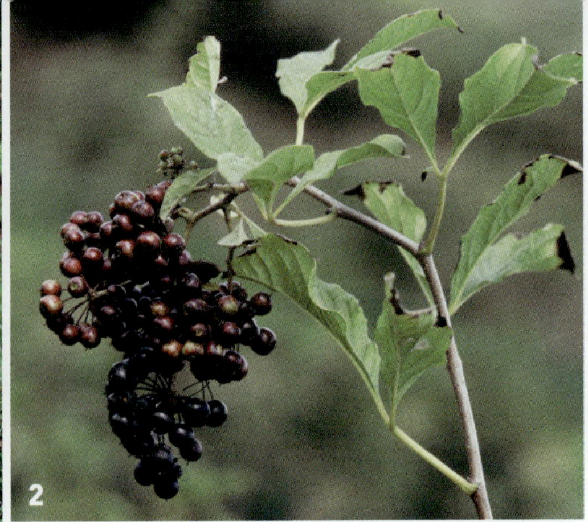

❶ 가시오갈피_ 잎 ❷ 지리산오갈피_ 잎과 열매

오갈피나무의 기능성 및 효능에 관한 특허자료

● 오가피 추출물의 골다공증 예방 또는 치료용 약학적 조성물

본 발명의 오가피 추출물은 골다공증, 퇴행성 골질환 및 류머티스성 관절염과 같은 골질환의 예방 또는 치료에 유용하게 사용될 수 있다.

– 등록번호 : 10-0399374, 출원인 : (주)오스코텍

● 오가피 추출물을 유효성분으로 함유하는 위장질환의 예방 또는 치료용 조성물

본 발명에 따른 오가피 추출물은 위염, 위궤양 및 십이지장궤양 등의 위장질환의 예방 또는 치료에 유용하게 사용될 수 있다.

– 등록번호 : 10-1120000, 출원인 : (주)휴럼

● 오가피 추출물을 포함하는 치매 예방 또는 치료용 조성물

본 발명은 오가피 추출물을 포함하는 치매 예방 또는 치료용 조성물에 관한 것이다. 본 발명에 따른 상기 오가피 추출물은 오가피에 물, 증류수, 알코올, 핵산, 에틸아세테이트, 아세톤, 클로로포름, 메틸렌 클로라이드 또는 이들의 혼합 용매를 첨가하여 추출되어진 것이다.

– 공개번호 : 10-2005-0014710, 출원인 : (주)바이오시너젠, 성광수

● 오가피 열매 추출물을 유효성분으로 함유하는 암 예방 및 치료용 약학적 조성물

본 발명은 오가피 열매 추출물, 오가피 열매 분획물, 이로부터 분리된 화합물 또는 이의 약학적으로 허용 가능한 염을 유효성분으로 함유하는 암 질환의 예방 및 치료용 약학적 조성물에 관한 것으로, 암세포의 증식 억제 활성을 가짐으로써 종래의 암 치료제에 비해 천연물을 사용하여 부작용을 현저히 감소시킬 수 있다.

– 공개번호 : 10-2012-0085048, 출원인 : 정선군, 경희대학교 산학협력단

● 오가피 추출물을 포함한 C형 간염 치료제

본 발명은 오갈피 속 나무(뿌리, 줄기, 가지 부분의 껍질)의 추출물을 포함하는 C형 간염 치료제에 관한 것으로, 오가피 추출물은 C형 간염 단백질 분해효소에 대한 강한 저해 활성을 나타내므로 C형 간염 치료제로 유용하게 사용될 수 있을 뿐만 아니라 각종 식음료에 포함되어 사용될 수 있다.

– 공개번호 : 10-1999-0047905, 출원인 : (주)엘지

오갈피나무주

맛은 맵다. 기호와 식성에 따라 꿀, 설탕을 가미하여 음용할 수 있다.

【적용병증】

- **골절번통(骨折煩痛)** : 주로 갱년기에 나타나며 특별한 자극이 없어도 뼈마디가 쑤시고 통증이 오는 증상을 말한다. 날씨가 흐리면 통증이 더 심해진다. 30mL를 1회분으로 1일 1~2회씩, 15~20일 정도 음용한다.
- **강심제(强心劑)** : 심장의 기능을 강화하기 위한 약재이다. 30mL를 1회분으로 1일 1~2회씩, 15~20일 정도 음용한다.
- **위장염(胃腸炎)** : 위와 장에 염증이 생긴 증상을 말한다. 대장균, 장티푸스, 이질균, 콜레라균, 인플루엔자 등이 원인이 될 수 있다. 30mL를 1회분으로 1일 1~2회씩, 10~15일 정도 음용한다.
- **기타 질환** : 각기, 강정제, 관절염, 구안와사, 근골통, 동맥경화, 요통

【만드는 방법】

① 약효는 나무껍질, 뿌리, 열매 등에 있으므로, 주로 나무껍질, 뿌리, 열매 등을 사용한다.
② 여름과 가을 사이에 채취하여 생으로 사용하거나 햇볕에서 말려 사용한다.
③ 생으로 사용할 때는 나무껍질 약 240g, 뿌리 약 220g, 열매 약 260g 정도, 말린 것을 사용할 때에는 나무껍질 약 210g, 뿌리 약 200g, 열매 약 210g 정도를 소주 3.8L에 넣어 밀봉하여 서늘한 냉암소에서 보관, 숙성시킨다.
④ 나무껍질, 뿌리는 240~300일, 열매는 150~180일 정도 후 침출한다.
⑤ 나무껍질과 뿌리는 침출한 후 그대로 두고 사용하며, 열매는 찌꺼기를 걸러낸다.

【구입방법 및 주의사항】

- 약재상에서 취급하고 재배농가에서 구입할 수 있다.
- 오래 음용해도 해롭지는 않으나 3~5일에 1일 정도는 쉬어가며 음용한다.
- 본 약술을 음용 중에 현삼, 뱀 껍질(뱀 허물)을 금한다.

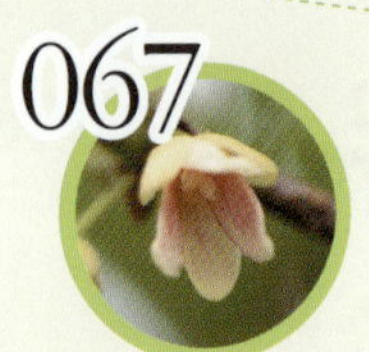

067

자양강장, 진해, 거담

오미자

- **학 명** : *Schisandra chinensis* (Turcz.) Baill.
- **과 명** : 오미자과
- **이 명** : 개오미자, 북오미자, 조선오미자, 산화초, 문합, 경저, 오미자수, 화초등자, 오매자
- **생약명** : 오미자(五味子)
- **성 분** : 정유, 유기산으로 사과산, 주석산과 갈락탄, 아라반, 고미신, 시트랄, 쉬잔드린 등
- **이용부위** : 열매
- **채취 및 가공법** : 9~10월에 빨갛게 잘 익은 열매를 따서 햇볕이나 건조기에 건조하여 이용하고, 생열매를 이용하기도 한다.

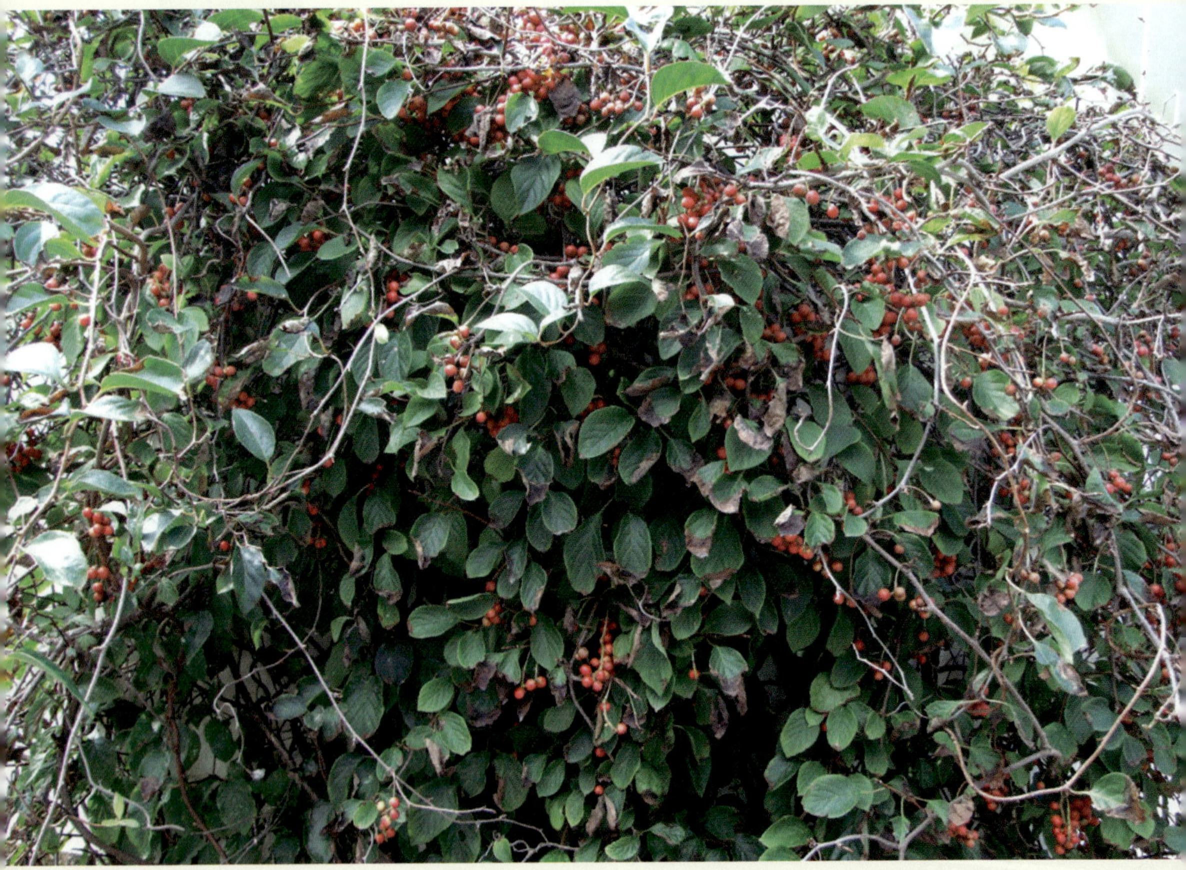

효능

오미자는 한방에서는 폐를 보하고 신장을 돕는 목적으로 진해, 거담약, 수렴약, 자양강장약으로 쓰이는데, 기침은 물론 가래가 많을 때, 갈증과 설사 등에 사용해 왔다. 또 눈이 아플 때, 음위증, 알코올중독, 거친 피부, 고혈압에 의한 어지럼증 등에도 사용한다. 음용차로 마시면 신장을 따뜻하게 하고 정력 증강 및 소갈증을 없애주고 주독을 풀어주며 기침과 해소를 다스린다.

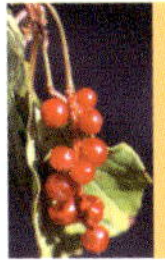

생김새와 특징

오미자는 낙엽활엽 덩굴나무로 길이는 6~9m까지 자란다. 잎은 서로 어긋나고 넓은 타원형이며 길이 7~10㎝이고 가장자리에 작은 치아상 톱니가 있다. 암수 서로 다른 꽃으로, 꽃은 크기가 지름 15㎜이며, 약간 붉은빛이 도는 유백색으로 핀다. 열매는 9~10월에 홍색으로 익으며 구형으로 크기는 6~12㎜이고 1~2개의 종자가 들어 있다. 오미자의 과피와 과육은 달고 시며, 씨앗은 맵고 쓰며, 전초는 짠맛을 내는 등 모두 다섯 가지 맛을 낸다고 해서 오미자라는 이름이 붙었다.

지리산, 설악산, 태백산 등 높은 산 계곡의 음지에서 자생하고 산간지역에서 재배하고 있다. 우리나라를 비롯해 일본, 중국, 타이완 등에도 분포하고 있다.

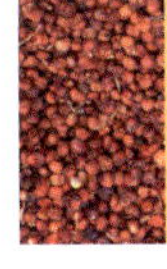

사용 방법

① **일반적인 복용법** : 말린 오미자 열매 30g을 600mL의 물에 넣고 반으로 될 때까지 불에 달여서 아침저녁 식전에 1컵씩(150mL) 복용한다. 여기에서 물의 양을 절반 정도로 줄여 같은 방법으로 달여 복용하면 혈액순환을 좋게 하고 항균작용의 효과도 볼 수 있다.

② **설사** : 오미자 120g, 오수유를 함께 넣고 고소한 냄새가 날 때까지 볶아서 가루 내어 한 번에 10g을 아침저녁으로 먹으면 소장염, 대장염으로 몇 해 동안 계속된 설사를 멎게 할 수 있다.

③ **눈이 아픈 데** : 오미자와 만형자 달인 물로 자주 씻으면 잘 낫는다(의방유취).

④ **주독** : 오미자, 갈근, 작두콩을 배합해 쓴다(의방유취).

⑤ **음위증** : 오미자를 가루 내어 한 번에 20g씩, 하루 세 번 먹는다(의방유취).

⑥ **거친 피부** : 열매 10g을 1회분으로 달여 하루 3회씩 여러 날 먹고, 그 물을 얼굴에도

바른다.

⑦ **고혈압** : 오미자 30g을 물 900mL에 넣고 반으로 될 때까지 달여 매 식후 1컵씩(150mL) 복용한다. 고혈압에 의한 어지럼증을 다스리는 데도 도움을 준다.

⑧ **술 빚기** : 열매 300g을 30% 소주 1.8L에 넣고 차고 서늘한 곳에 3개월 정도 숙성시켜 오미자술을 만들어 마시기도 한다. 잠자기 전에 소주잔으로 1잔(50mL) 정도 매일 마신다.

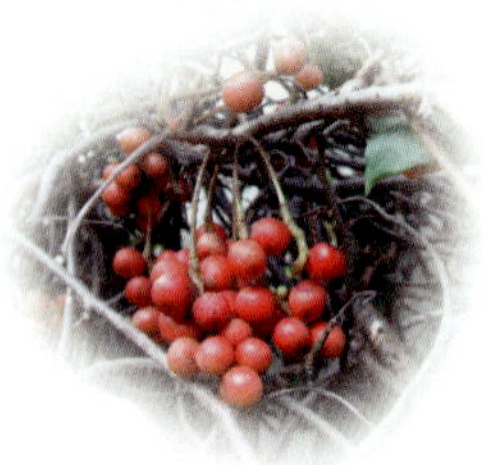

오미자의 기능성 및 효능에 관한 특허자료

● **오미자 씨앗 추출물을 함유하는 항암 및 항암보조용 조성물**

본 발명은 항암 및 항암보조용 조성물에 관한 것으로서, 오미자 씨앗 추출물을 유효성분으로 함유하는 것을 특징으로 한다.

– 공개번호 : 10-2012-0060676, 출원인 : 문경시

● **오미자 추출물로부터 분리된 화합물을 유효성분으로 함유하는 대장염 질환의 예방 및 치료용 조성물**

오미자 추출물로부터 분리된 화합물을 유효성분으로 함유하는 조성물을 대장염 질환의 예방 및 치료용 약학조성물 또는 건강기능식품으로 유용하게 이용할 수 있다.

– 공개번호 : 10-2012-0008366, 출원인 : 김대기

● **오미자 씨앗 추출물을 함유하는 알츠하이머씨병 예방 및 치료용 조성물**

본 발명은 알츠하이머씨병을 예방 및 치료하는 기능을 갖는 조성물에 관한 것으로서, 본 발명에 따른 알츠하이머씨병 예방 및 치료용 조성물은 오미자 씨앗 추출물을 유효성분으로 함유하는 것을 특징으로 한다.

– 공개번호 : 10-2012-0060678, 출원인 : 문경시

● **오미자 에틸아세테이트 분획물을 유효성분으로 포함하는 비만 예방 또는 치료용 조성물**

본 발명의 오미자 에틸아세테이트 분획물 또는 이로부터 분리한 우웨이지수 C는 지방세포의 분화를 억제하고, 지질의 축적을 억제하는 효능이 우수하므로, 비만의 예방 또는 치료에 유용하게 사용될 수 있다.

– 공개번호 : 10-2012-0112137, 출원인 : 서울대학교 산학협력단

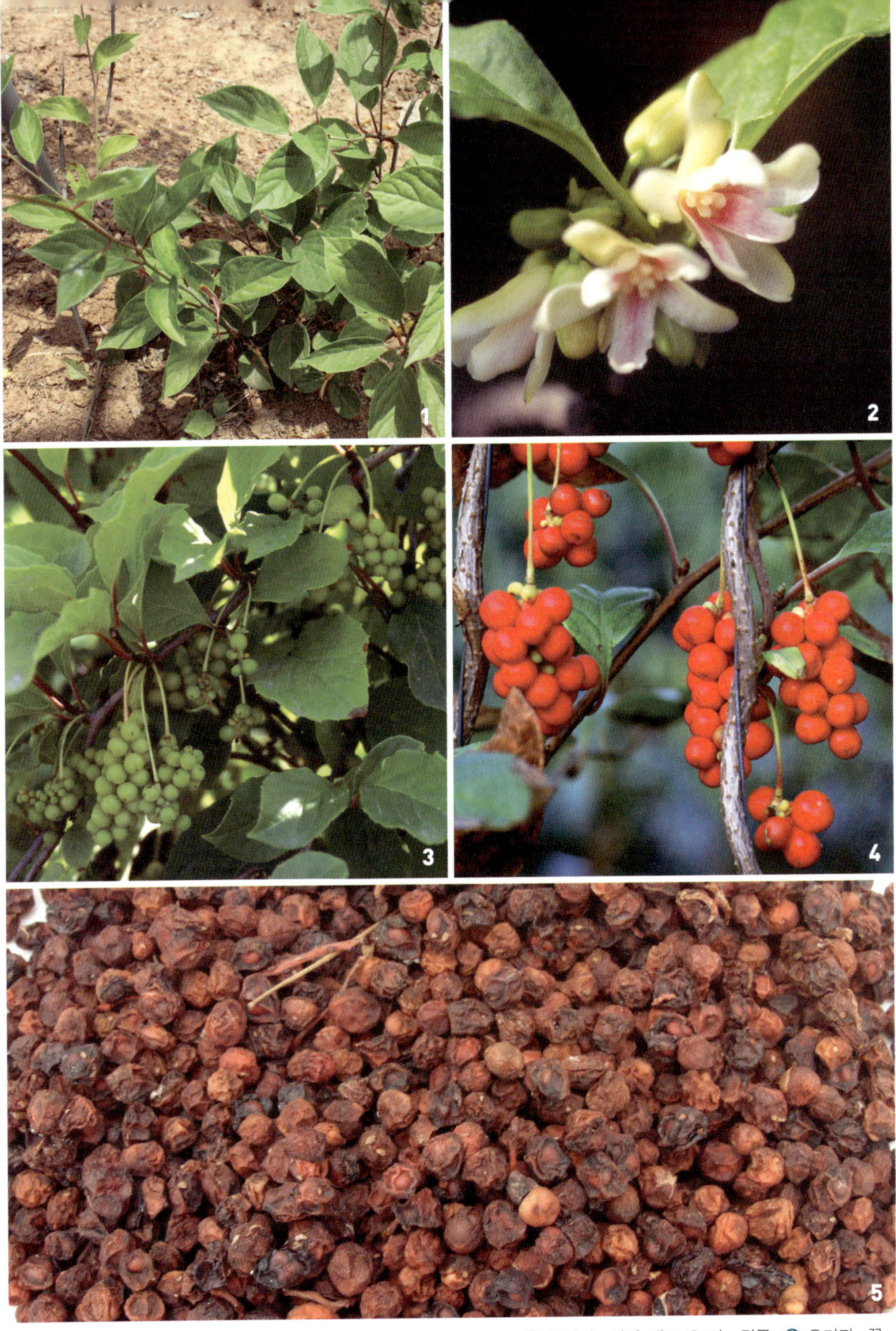

❶ 오미자_ 잎과 새로 오르는 덩굴 ❷ 오미자_ 꽃
❸ 덜 익은 오미자 열매 ❹ 빨갛게 익어가는 오미자 열매 ❺ 채취 건조한 오미자 열매

오미자차

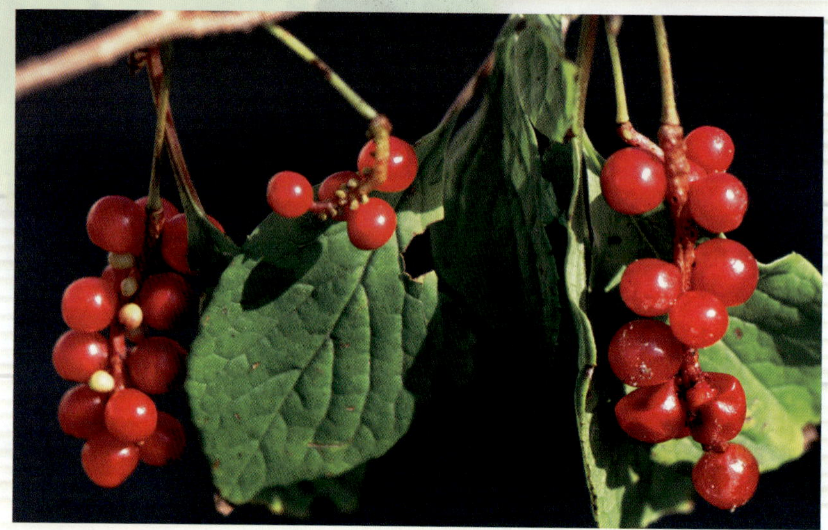

● 오미자차(즙액)

1. 자홍색을 띠면서 과육이 많은 오미자 열매 1.8㎏을 물 1.2L에 넣고 짓찧어 즙을 낸다.
2. 즙을 내고 남은 찌꺼기에 물 1.8L을 넣고 다시 짓찧어 즙을 낸다.
3. 즙액 1,2번의 모두를 합쳐서 은은한 불로 달이면서 걸쭉할 때까지 계속 저어 준다.
4. 걸쭉해지면 꺼내어 밀봉 용기에 담아서 보관한다.
5. 매일 하루 3회씩 큰 숟갈로 하나씩 물에 타서 복용하면 좋다.

➲ 오미자차는 피로회복에 좋고 간암 병세를 약화시키는 효과가 있다.

● 오미자 설탕 절임차

1. 자홍색을 띠면서 과육이 많은 오미자 열매 4㎏을 잘 씻어 물기를 없앤다.
2. 백설탕이나 흑설탕을 5㎏을 준비한다.
3. 9~10L들이 밀폐 용기에 오미자와 설탕을 겹겹이 넣는다.
4. 공기 접촉이 일어나지 않게 잘 밀봉하여 그늘에서 100일간 저장한다.
5. 잘 숙성이 되면 찌꺼기를 걸러내고 오미자 즙액만 밀봉 용기에 넣어 냉장 저장한다.

6. 매일 하루 3회씩 매회 50mL 즙액을 식성에 따라 따뜻한 물이나 찬물 150mL에 희석하여 복용하면 좋다.
7. 차를 마신 후 부산물은 말려 두었다가 재탕해서 마신다.

● 오자차

1. 구기자 600g과 토사자 600g, 차전자 600g, 복분자 600g, 오미자 600g을 모두 합쳐서 소주에 하루 동안 담가 둔다.
2. 하루 후에 술을 제거하고 다시 꿀을 넣은 뒤 9번 찌고 9번 말린다.
3. 구증구포 후 가루로 만든 다음 연밀을 넣고 잘 혼합한다.
4. 밀봉 용기에 넣어서 서늘하고 건조한 곳에 보관한다.
5. 끓인 물 250mL 정도에 복령차 한 숟갈씩을 풀어서 매 식후에 복용한다.

➲ 오자차는 양기를 높이며 조루증 예방과 불감증, 대하증 치료에 효과적이다.

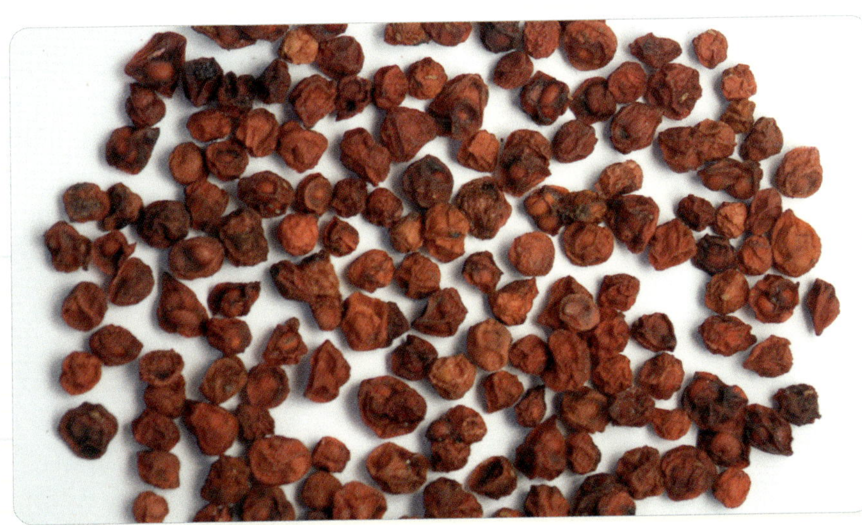

오미자주

맛은 향이 짙으면서 약간 시고, 떫고, 맵고, 쓰고, 달다. 기호와 식성에 따라 꿀, 설탕을 가미하여 음용할 수 있다.

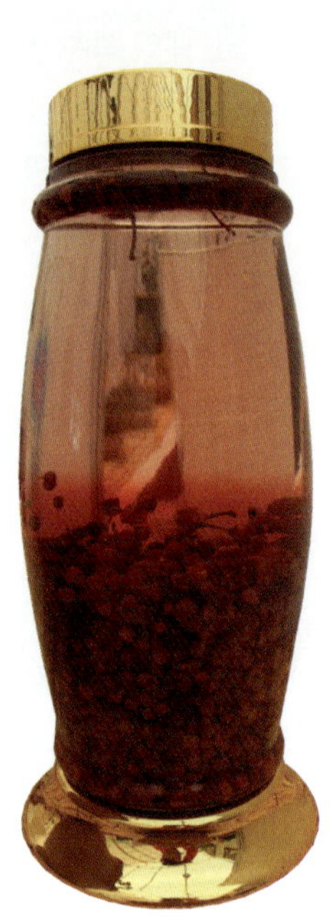

【적용병증】

- 피로회복(疲勞回復) : 피로는 신체적 이상의 징후이다. 주로 환절기나 이른 봄에 온몸이 나른하면서 특정한 곳 없이 온몸이 아픈 경우의 처방이다. 30mL를 1회분으로 1일 1~2회씩, 20~25일 정도 음용한다.
- 주독(酒毒) : 술에 중독이 되어 얼굴에 붉은 반점이 생기는 경우이다. 술 때문에 위장장애나 빈혈 등의 원인이 된다. 30mL를 1회분으로 1일 1~2회씩, 15~20일 정도 음용한다.
- 기타 질환 : 간장병, 뇌기능장애, 동맥경화, 심장마비, 유정증, 폐기보호

【만드는 방법】

① 약효는 열매에 있으므로, 주로 열매를 사용한다. 방향성(芳香性)이다.

② 10~11월에 서리가 내릴 즈음 잘 익은 열매만을 채취하여 햇볕에 말리거나 화로를 사용하여 건조시킨다.

③ 말린 오미자 약 200g을 소주 3.8L에 넣어 밀봉하여 서늘한 냉암소에서 숙성시킨다.

④ 180~240일 정도 침출한 다음 찌꺼기는 걸러내고 보관, 음용한다.

【구입방법 및 주의사항】

- 약재상에서 취급하며, 깊은 산속의 자생지에서 직접 채취할 수 있다.
- 장기 음용해도 이로운 술이다.
- 본 약술을 음용 중에 폐가 약할 경우, 철분을 금한다.

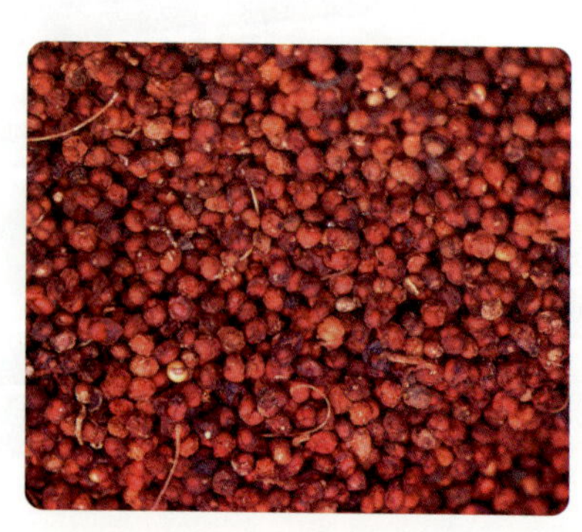

068 

위염, 소화불량, 황달

용담

- 학 명 : *Gentiana scabra* Bunge
- 과 명 : 용담과
- 이 명 : 용담초, 룡담, 초룡담, 초용담, 섬용담, 가는과남풀
- 생약명 : 용담(龍膽), 용담초(龍膽草)
- 성 분 : 겐티오피크린, 스웨르티아마린, 겐티신, 겐티아닌, 겐티아노스, 겐티신산 등
- 이용부위 : 뿌리는 약용, 꽃은 식용
- 채취 및 가공법 : 뿌리는 가을에 채취해 깨끗하게 씻은 다음 햇볕에 말려서 보관하고 잘게 썰어서 이용한다.

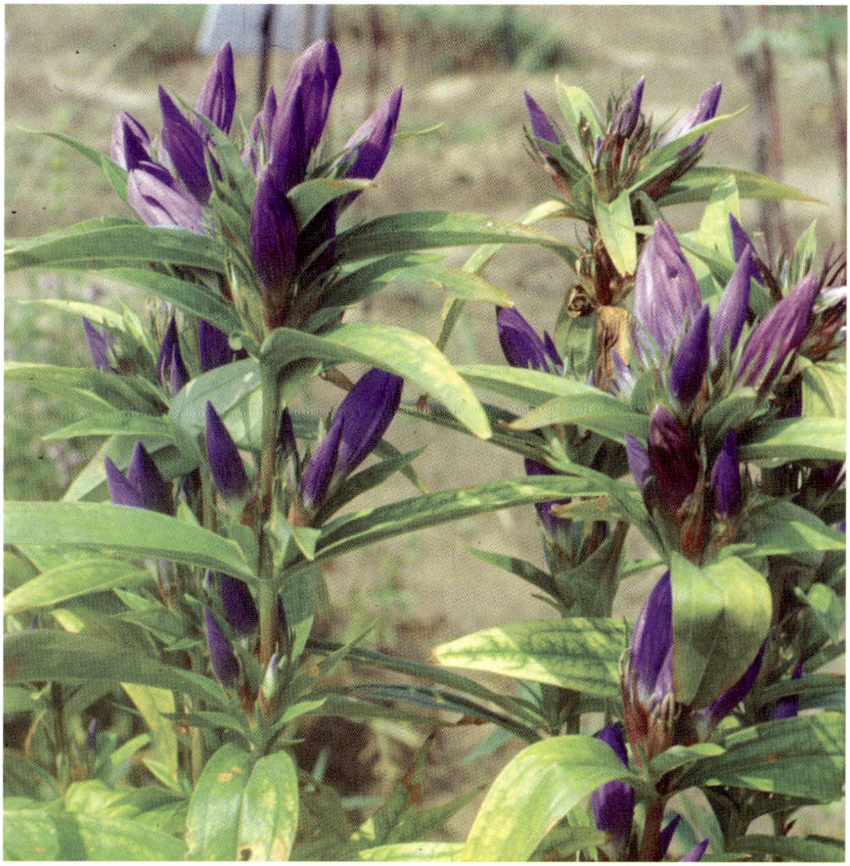

효능

용담은 소화불량과 위염에 효과가 있다. 이 밖에도 소염, 신경쇠약, 식욕부진, 방광염, 요도염, 담낭염, 만성간염, 황달, 고미건위제로 이용한다.

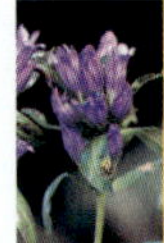

생김새와 특징

용담은 숙근성 여러해살이풀로 높이는 20~60㎝ 정도로 자라며 굵은 수염뿌리가 사방으로 퍼진다. 잎은 피침형에 서로 마주 나고 잎자루가 없으며 가장자리가 밋밋하고 3개의 큰 맥이 있다. 잎 뒷면은 연한 녹색에 톱니가 없으며 꽃은 8~10월에 자주색으로 잎겨드랑이와 줄기 끝에 달리며 꽃받침은 통 모양이고 끝이 뾰족하게 갈라진다. 화관은 종처럼 생겼으며 가장자리가 5개로 갈라진다. 통부에 붙어 있는 수술은 5개이고 암술은 1개이다. 열매는

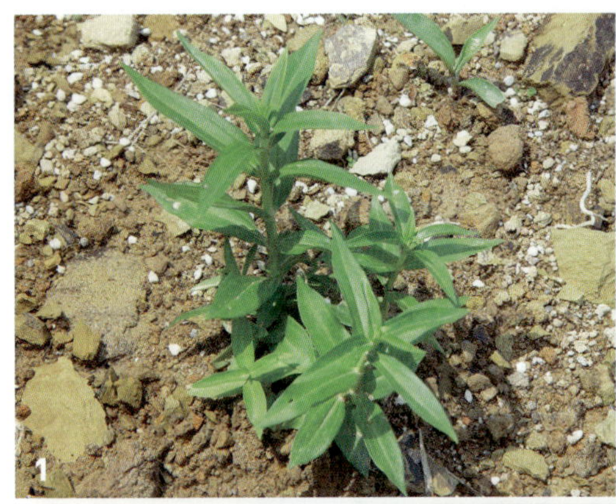

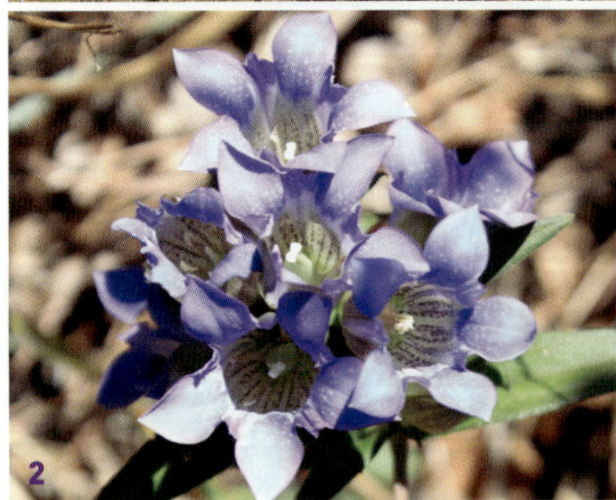

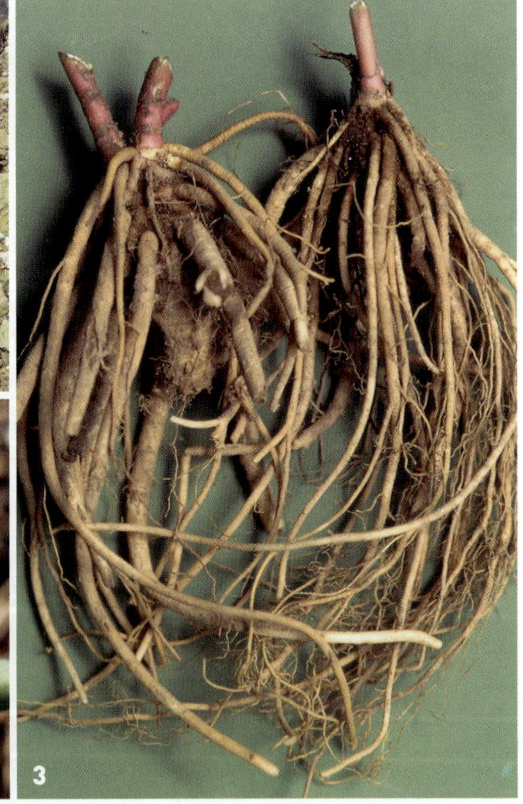

❶ 용담_ 어린잎 ❷ 용담_ 꽃 ❸ 용담_ 생뿌리

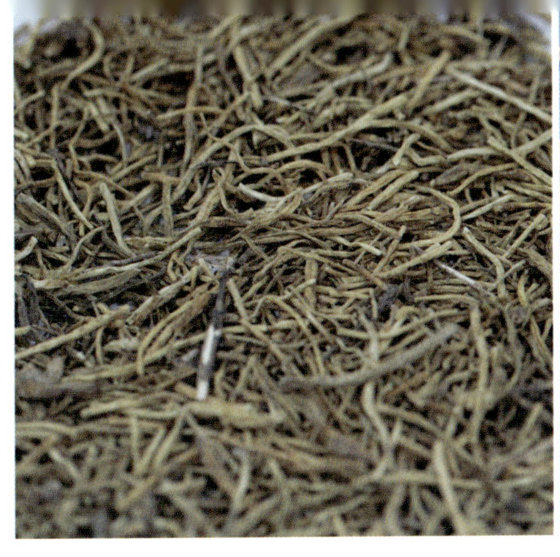
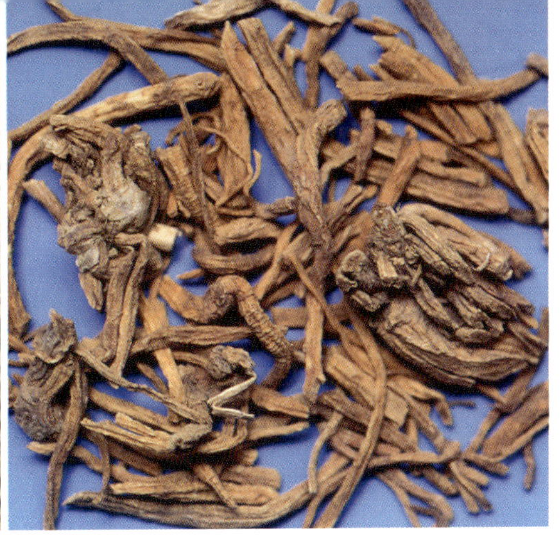

용담_ 약재로 말린 뿌리

과실의 껍질이 말라 터지는 여러 개의 씨로 11월에 결실하며 종자는 넓은 피침형으로 양 끝에 날개가 있다. 용의 쓸개처럼 생겼다고 해서 용담이란 이름이 붙었다.

백두산, 대암산, 지리산 등 높은 산기슭의 풀밭에서 자란다. 우리나라를 비롯해 일본, 중국 동북부, 시베리아 동부에 분포한다.

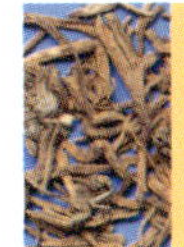

사용방법

① **일반적인 복용법** : 말린 용담 뿌리 30g을 물 600mL에 넣고 반으로 될 때까지 달인 물을 아침저녁 식후 1컵씩(150mL) 마신다.

② **황달** : 말린 용담 뿌리와 황백피, 인진쑥을 배합하여 사용한다. 요도염과 방광염에도 좋은 효과를 보인다.

③ **만성간염** : 말린 용담 뿌리와 백작약, 감초, 맥아, 후박, 복령 각각 10g, 대황과 복숭아씨 10g, 금은화와 백출 각 20g, 오미자 10g을 물 1.5L에 넣고 반으로 될 때까지 달여서 매 식후 1컵씩(150mL) 마신다.

용담의 기능성 및 효능에 관한 특허자료

- **초용담 추출물을 유효성분으로 함유하는 약물 중독 및 금단증상의 예방 및 치료용 조성물**

본 발명은 초용담(용담) 추출물을 유효성분으로 함유하는 조성물에 관한 것으로서, 초용담 추출물은 약물 중독의 지표로 사용되는 행동적 민감화 반응인 보행성 활동량의 감소 효과뿐만 아니라 뇌의 측핵과 선조체에서의 신경활성 지표인 c-Fos 발현을 급격히 감소시킴을 확인함으로써 상기 조성물은 약물 중독 및 금단증상의 예방 및 치료를 위한 약학조성물 또는 건강기능식품으로 유용하게 이용될 수 있다.

– 공개번호 : 10-2011-0034876, 출원인: 대구한의대학교 산학협력단

용담차

● 용담 꽃 찜 차

1. 먼저 용담 꽃송이 중에서 꽃만을 분리해서 따로 깨끗이 씻고 물기를 뺀다.
2. 찜통에 물을 붓고 소금을 약간 넣고 끓인다.
3. 찜통에 김이 나면 그 수증기로 이용하여 용담을 넣고 빠른 시간에 쪄낸다.
4. 쪄낸 꽃은 그늘에서 5~8일간 말린다.
5. 건조된 용담 꽃을 밀봉 용기에 넣어 냉장 보관하였다가 필요시 이용한다.
6. 뜨거운 물 150mL에 잘 말린 용담 꽃 1~2송이를 띄우고 우려서 마신다.

● 용담 꽃 데친 차

1. 냄비에 물을 붓고 소금을 약간만 넣고 끓인다.
2. 물이 끓으면 용담 꽃을 넣고 데쳐내듯 빠른 시간에 익혀서 찬물로 식힌다.
3. 데쳐낸 꽃은 그늘에서 5~8일간 말린다.
4. 마무리 과정은 냄비를 불 위에 얹고 약한 불에서 서서히 건조작업을 거친 후에 저장한다.
5. 건조된 용담 꽃을 밀봉 용기에 넣어 냉장 보관하였다가 필요할 때 이용한다.
6. 뜨거운 물 150mL에 잘 말린 용담 꽃 1~2송이를 띄우고 우려서 마신다.
7. 차를 마신 후 부산물은 말려 두었다가 재탕해서 마신다.

➲ 용담 꽃차의 처음 맛은 약간 쓰지만 뒷맛은 달다.

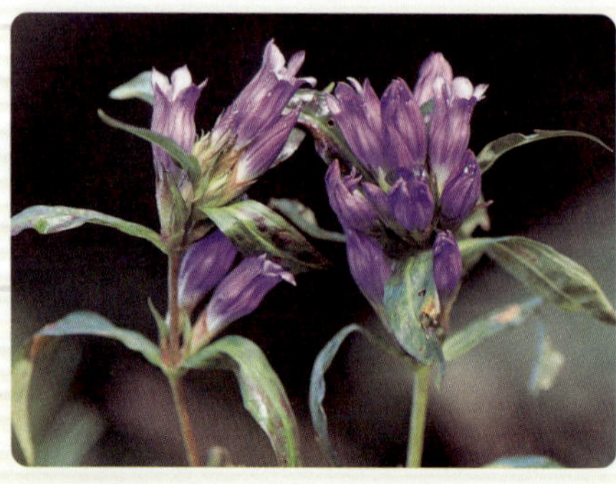

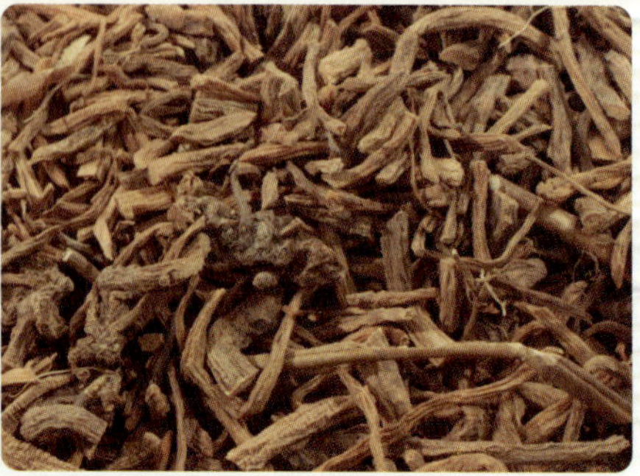

용담주

맛은 쓰다. 기호와 식성에 따라 꿀, 설탕을 가미하여 음용할 수 있다.

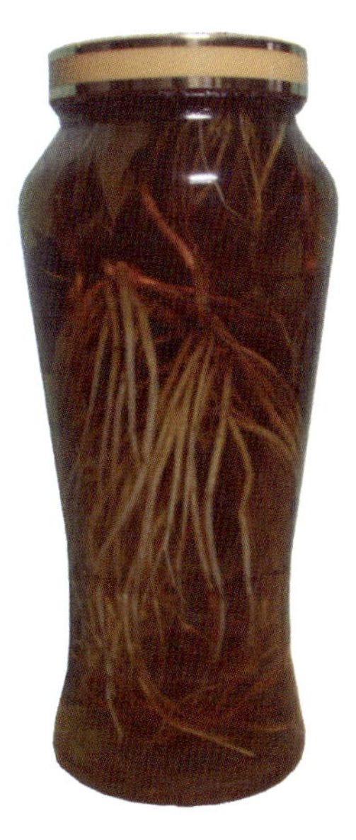

【적용병증】

- 위산과다(胃酸過多) : 위에서 분비되는 산(酸)의 양이 많아 신물이 나는 증상을 말한다. 30mL를 1회분으로 1일 1~2회씩, 7~10일 정도 음용한다.
- 식욕부진(食慾不振) : 식욕이 줄어들거나 없는 증상을 말한다. 30mL를 1회분으로 1일 1~2회씩, 3~4일 정도 음용한다.
- 요도염(尿道炎) : 주로 오줌의 성분 중에 있는 염류가 가라앉아서 신우나 방광에 염증이 생기는 증상을 말한다. 30mL를 1회분으로 1일 2~3회씩, 10~12일 정도 음용한다.
- 기타 질환 : 간염, 담낭염, 방광염, 보간, 오한, 위산과다증, 하초습열, 황달

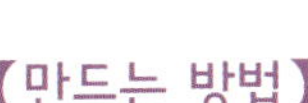

【만드는 방법】

① 약효는 뿌리에 있으므로 뿌리를 주로 사용한다.
② 뿌리를 구입하여 물에 씻어 건조한 다음 사용한다.
③ 말린 뿌리 130g을 소주 3.8L에 넣고 밀봉한다.
④ 6개월 이상 숙성한 다음 찌꺼기는 걸러내고 보관, 음용한다.

【구입방법 및 주의사항】

- 약령시장에서 구입 가능하며 산지(產地)에서 직접 채취하여 사용할 수도 있다. 전국의 산과 들에 자생한다.
- 음용 중에 지황, 쇠붙이를 멀리한다.

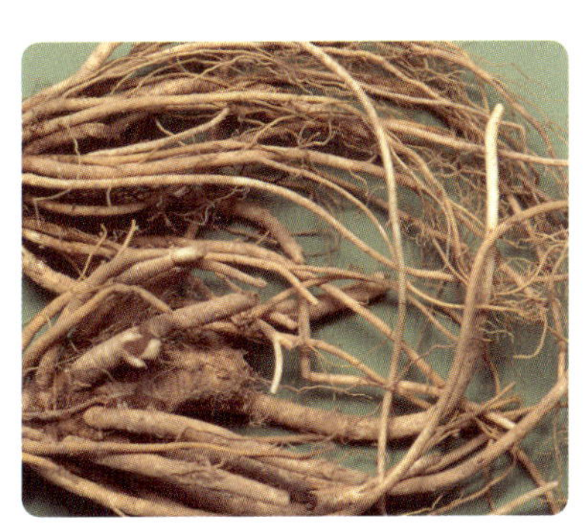

069

이뇨, 요로결석, 위궤양

으름덩굴

- **학 명 :** *Akebia quinata* (Houtt.) Decne.
- **과 명 :** 으름덩굴과
- **이 명 :** 해풍등, 야목과, 마목통, 야향초, 우유자, 산지과, 목통과, 목통실, 팔월찰, 팔월과, 통초과, 통초, 연복자, 어름
- **생약명 :** 목통(木通)
- **성 분 :** 아케빈, 베툴린, 헤더라게닌, 올레산, 아케보시드, 스티그마스테롤, 사포닌 등
- **이용부위 :** 덩굴줄기, 열매
- **채취 및 가공법 :** 열매와 덩굴줄기는 가을에 채취하고 깨끗이 손질하여 햇볕에 말려서 보관하며 줄기는 잘게 썰어서 사용한다. 신선한 잎은 차로 식용된다.

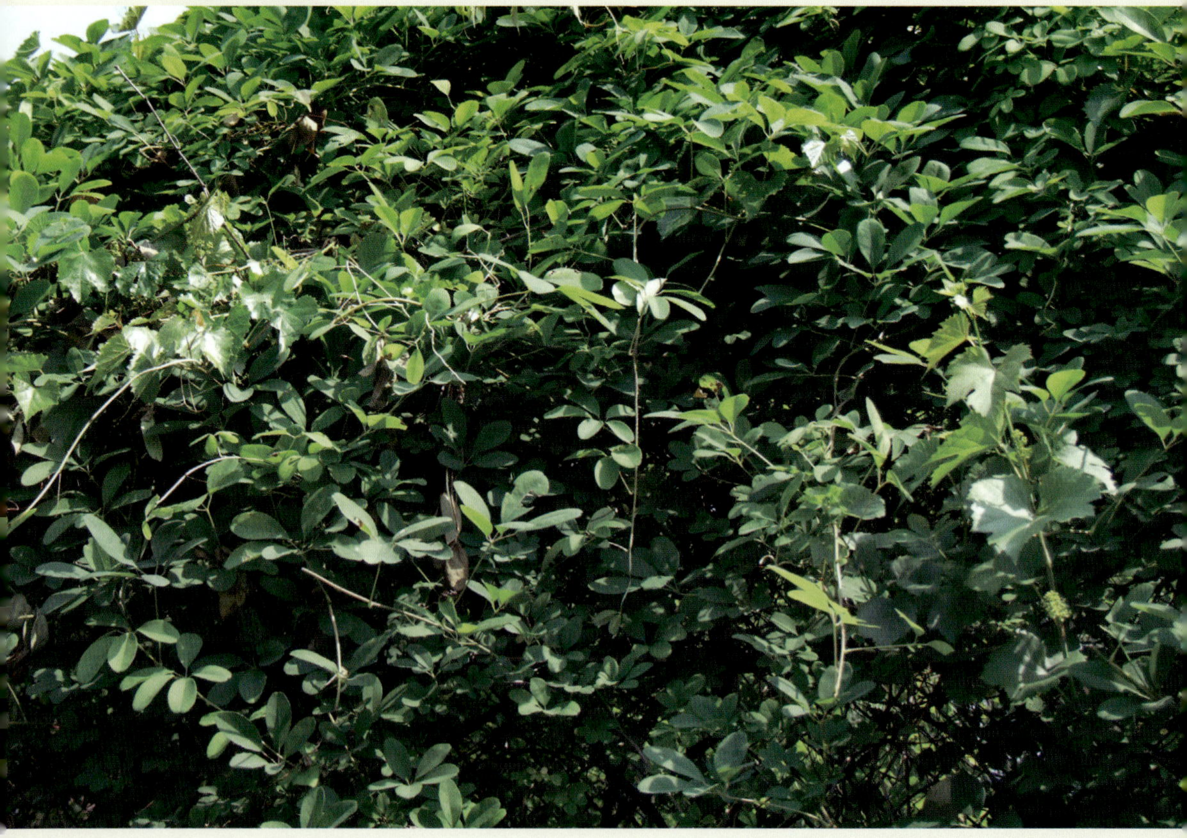

효능

으름덩굴은 덩굴줄기를 건조 절단하여 목통이라 부르며 약재로 사용하는데, 이뇨작용이 뛰어나 각기나 신장염 등의 부종을 풀고 모유 분비를 촉진한다. 이 밖에도 위궤양, 요통, 신경통, 생리통, 관절염, 요로결석 등을 치료하는 데에 사용된다. 근래에는 목통의 진액에서 대장균, 적리균 등의 항균작용과 피부의 진균작용을 하는 성분이 있음이 밝혀졌다.

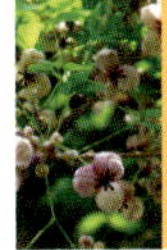

생김새와 특징

으름덩굴은 낙엽활엽 덩굴나무로 덩굴 줄기는 5m 정도까지 자란다. 잎은 새로 난 가지에서는 어긋나기이며 오래된 가지에서는 모여나기하며 손 모양 겹잎이다. 작은 잎은 5개로 도란형 또는 타원형으로 가장자리가 밋밋하다. 꽃은 암수한그루로 4~5월에 보랏빛의 갈색을 띠며 피는데, 꽃잎이 없고 3개의 꽃받침 잎이 있다. 열매는 장과(漿果)로서 긴 타원형이며 10월에 갈색으로 익어 벌어진다. 과피가 두껍고 과육은 식용 가능하다.
우리나라는 강원도를 제외한 황해도 이남에서 자라며 일본, 중국에도 분포한다.

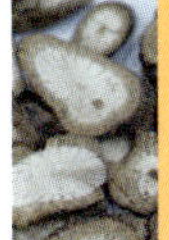

사용방법

① 일반적인 복용법 : 말린 으름덩굴 줄기 30g을 물 600mL에 넣고 반으로 될 때까지 달인 물을 아침저녁에 식후 1컵씩(150mL) 복용한다. 환제 또는 산제로 만들어 복용하기도 한다.

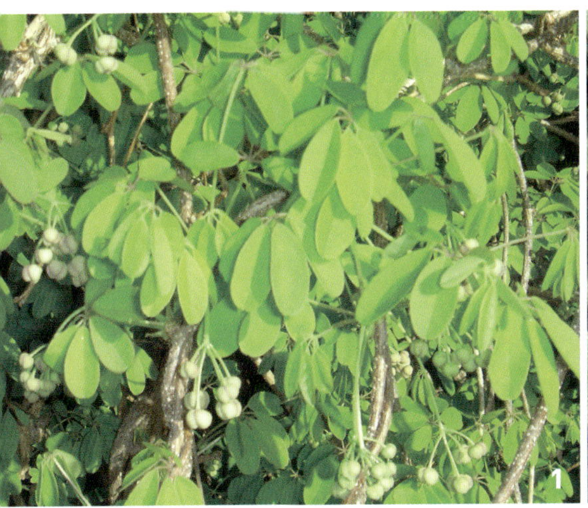

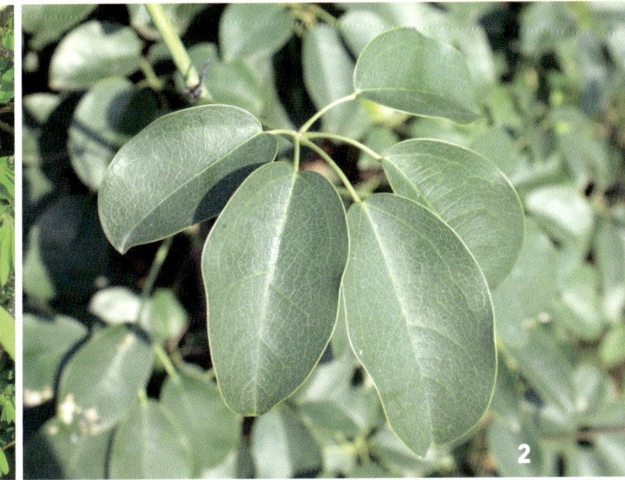

❶ 으름덩굴_ 새순 ❷ 으름덩굴_ 잎 생김새

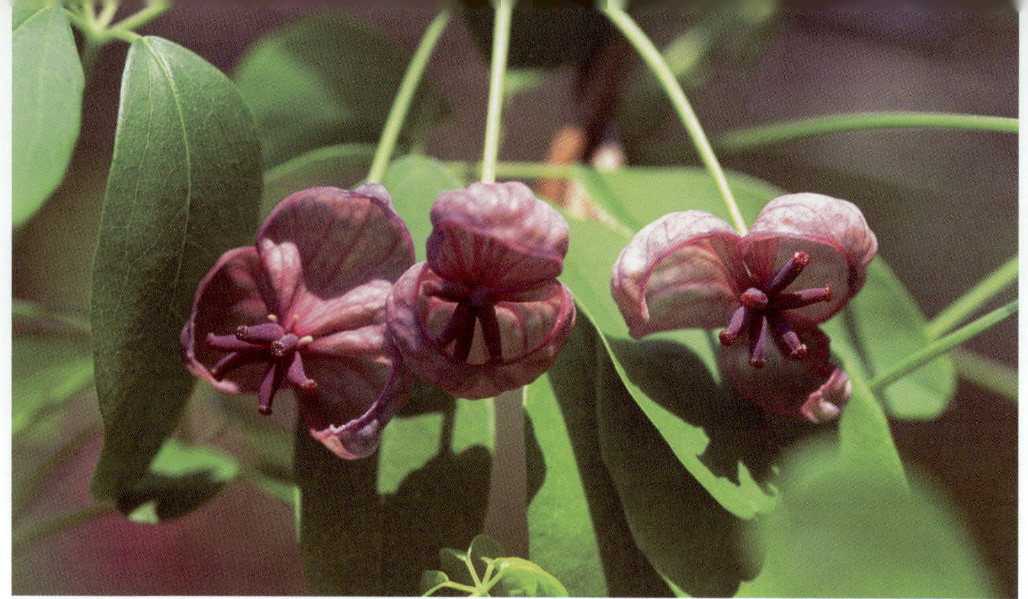

| 으름덩굴_ 꽃

② **요통** : 으름덩굴 말린 열매 30g을 물 900mL에 넣고 반으로 될 때까지 달인 물을 아침 저녁 식후 1컵씩(150mL) 마신다. 신경통과 월경통에도 효과가 있다.

③ **신경통** : 말린 으름덩굴 줄기, 쇠무릎, 골담초, 하늘타리 뿌리를 각 20g씩 채취하여 잘게 썰어서 고로쇠 수액 1.5L에 넣고 달여서 매 식후 1컵씩(150mL) 마신다. 각기와 관절염에도 효과가 있다.

④ **관절염** : 소 다리뼈 4개를 다져 옹기그릇에 넣고 18L의 물을 부어 2~3일간 수시로 끓여 물이 약 10L 정도로 줄어든 후 뼈와 기름을 제거한다. 식은 뒤 떠올라 응결된 기름을 거두어 내는데 이를 다시 끓이다가 식혀서 2~3회 반복하면 기름이 다 빠진다. 그 후 다시 말린 으름덩굴 줄기 600g과 잘게 썬 우슬 600g을 옹기그릇에 넣어 6L 정도 될 때까지 달여서 매 식후 1컵씩(150mL) 복용하면 된다. 특히 관절염의 염증과 부기를 빼는 데 효과가 좋다.

으름덩굴의 기능성 및 효능에 관한 특허자료

• **으름덩굴 종자 추출물을 포함하는 항암 조성물 및 그의 제조방법**

본 발명은 으름덩굴 종자 추출물을 포함하는 항암 조성물 및 그의 제조방법에 관한 것으로, 본 발명의 조성물은 우수한 항암성을 나타내며, 이에 추가적으로 전호, 인삼 또는 울금 추출물을 처방하여 보다 증강된 항암 효과를 얻을 수 있어, 암의 예방 또는 치료제로서 유용하게 사용할 수 있다.

- 공개번호 : 10-2005-0087498, 출원인 : 김승진

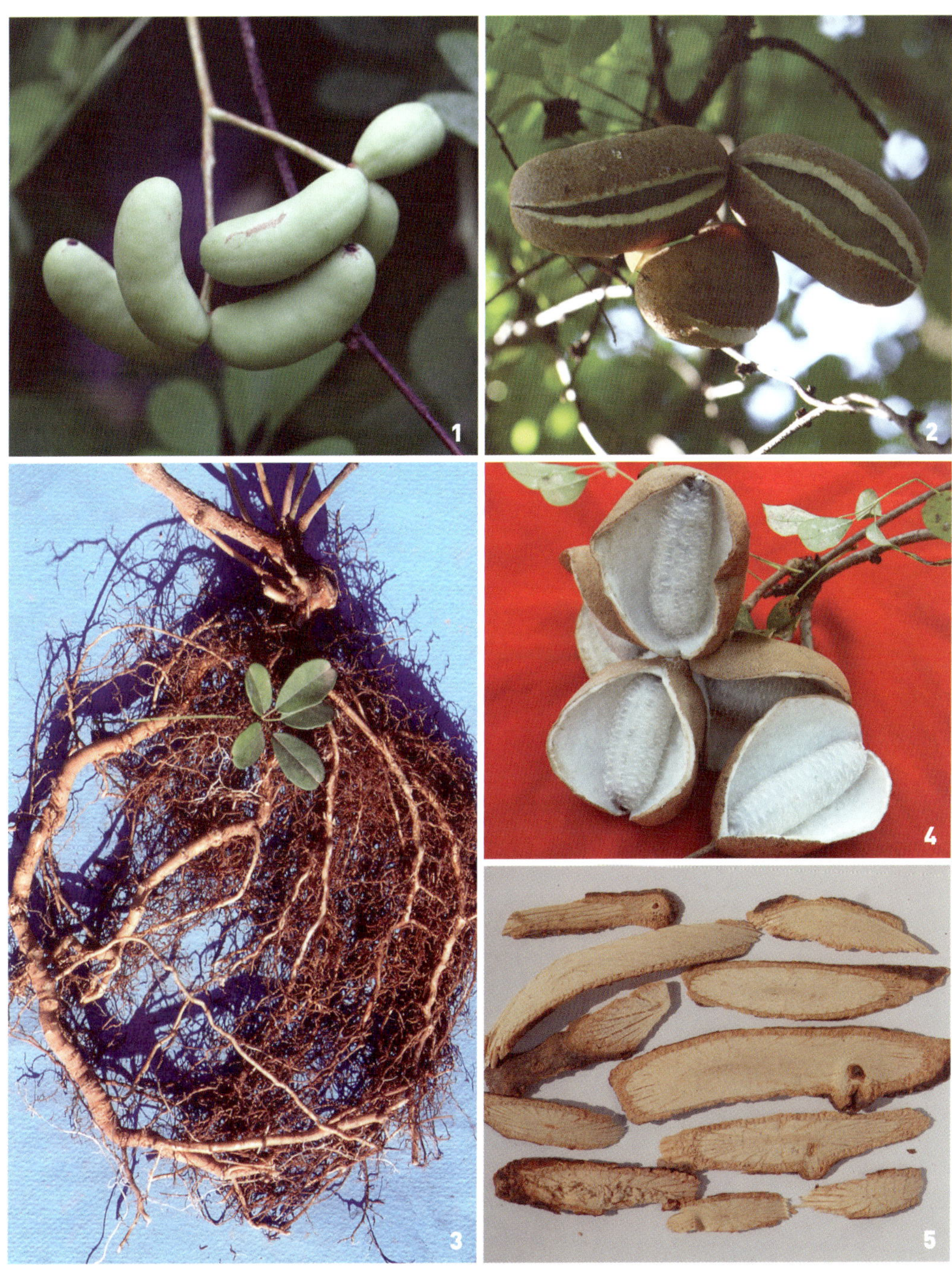

❶ 으름덩굴_ 미숙 열매 ❷ 으름덩굴_ 완숙 열매 ❸ 으름덩굴_ 생뿌리
❹ 으름덩굴_ 채취한 열매 ❺ 약재로 쓰이는 으름덩굴 줄기(세절 건조)

으름덩굴차

● 으름덩굴 잎차

1. 신선한 잎을 따서 깨끗이 씻은 다음 물기를 뺀다.
2. 가마솥에 넣고 덖은 다음 꺼내어 비비기를 4회 정도 반복한 다음 말린다.
3. 잘 마른 잎을 맛내기 겸 건조를 겸해서 덖는다.
4. 잘 만들어진 으름덩굴 잎차 재료는 밀봉 용기에 담는다.
5. 서늘하고 건조한 곳에 보관한다.
6. 끓인 물 150mL에 말린 잎 5g을 넣고 우려서 마신다.
7. 찻잔에 따르고 경우에 따라서 설탕이나 꿀을 타서 마신다.

● 으름덩굴 열매 차

1. 10월경 으름덩굴 열매가 잘 익으면 과일을 딴다.
2. 과실의 껍질을 잘 벗긴 알맹이를 말려서 분말을 만든다.
3. 곱게 만든 분말을 끓인 물 150mL 정도에 넣고 차를 만들어 마신다.

➲ 으름덩굴 열매로 만든 차는 성미가 따뜻하고 편안하며 폐에 열을 가라앉히고 소변을 순조롭게 하며 혈맥을 잘 통하게 한다.

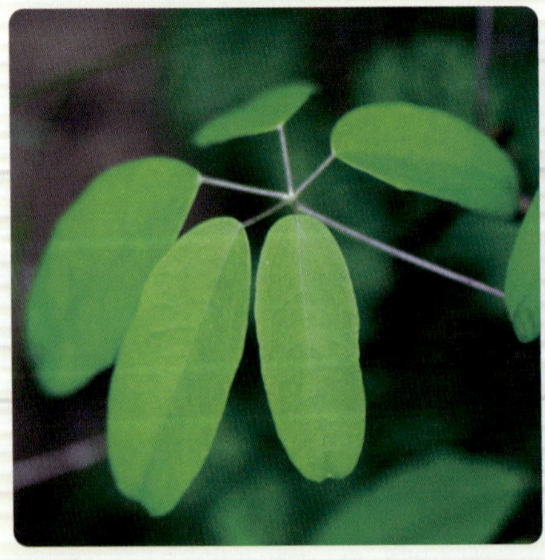

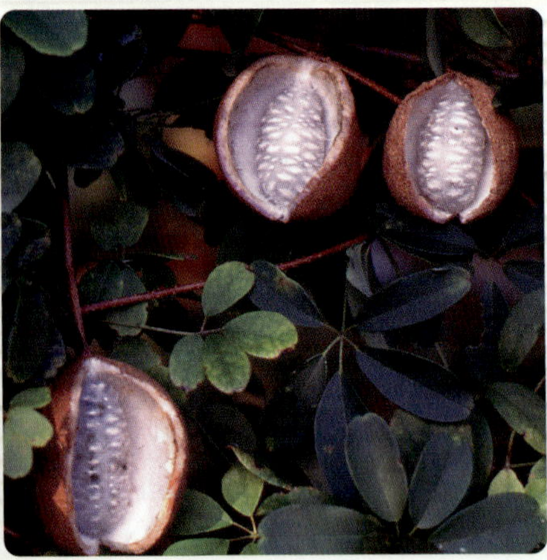

으름덩굴주

뿌리의 맛은 쓰고 열매는 달다. 기호와 식성에 따라 꿀, 설탕을 가미하여 음용할 수 있다.

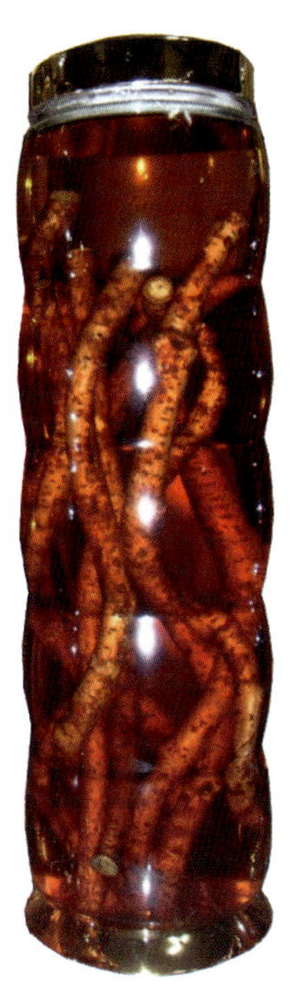

【적용병증】

- **당뇨(糖尿)** : 췌장(膵臟)에 이상이 생겨 혈액 또는 소변에 당기운이 증가되는 증상이다. 30mL를 1회분으로 1일 2~3회씩, 90~180일 정도 복용한다.
- **번열(煩熱)** : 몸에 열이 몹시 나고 가슴이 답답하며 괴로운 증세로 수족이 병적으로 달아오르는 증세이다. 30mL를 1회분으로 1일 3~4회씩, 3~4일 정도 복용한다.
- **이명증(耳鳴症)** : 귓속에서 여러 가지 잡음을 느끼는 증세이다. 30mL를 1회분으로 1일 2~3회씩, 15~20일 정도 복용한다.
- **기타 질환** : 관절염, 방광염, 부종, 신경통, 실음구금, 인후통증, 통풍, 혈액순환

【만드는 방법】

① 약효는 줄기나 익은 열매에 있다.
② 줄기나 열매를 취하여 깨끗이 물로 씻어 말린 후 열매는 생으로 사용한다.
③ 말린 줄기는 200g, 익은 열매는 250g을 소주 3.8L에 넣고 밀봉한다.
④ 줄기는 8개월, 익은 열매는 4개월 이상 숙성한 다음 찌꺼기는 걸러내고 보관, 사용한다.

【구입방법 및 주의사항】

- 특별히 취급하는 곳은 없다. 단지 산지(産地)에서 채취하여 사용한다. 황해도 이남에 분포하며 산기슭, 들, 숲 속에서 자생한다.
- 장복해도 해롭지는 않으나 치유되는 대로 중단한다. 본 약술을 복용 중에 가리는 음식은 없다.
- 임산부는 복용하지 않는다. 기준량 이상을 복용하면 유산할 수도 있다.

070

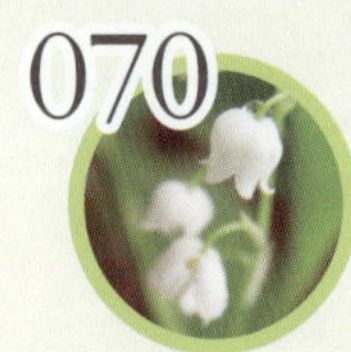

강심, 이뇨, 부종

은방울꽃

- **학 명 :** *Convallaria keiskei* Miq.
- **과 명 :** 백합과
- **이 명 :** 비비추, 초롱꽃, 영란, 군영초, 오월종아, 초옥란, 녹령초, 향수화, 둥구리아싹, 녹제초
- **생약명 :** 영란(鈴蘭)
- **성 분 :** 콘발라톡신, 콘발라톡솔, 콘발로시드, 데글루코체이로톡신 등
- **이용부위 :** 뿌리줄기, 전초
- **채취 및 가공법 :** 5~6월 꽃이 피었을 때 전초나 뿌리줄기를 채취하여 햇볕에 말려 저장, 사용한다.

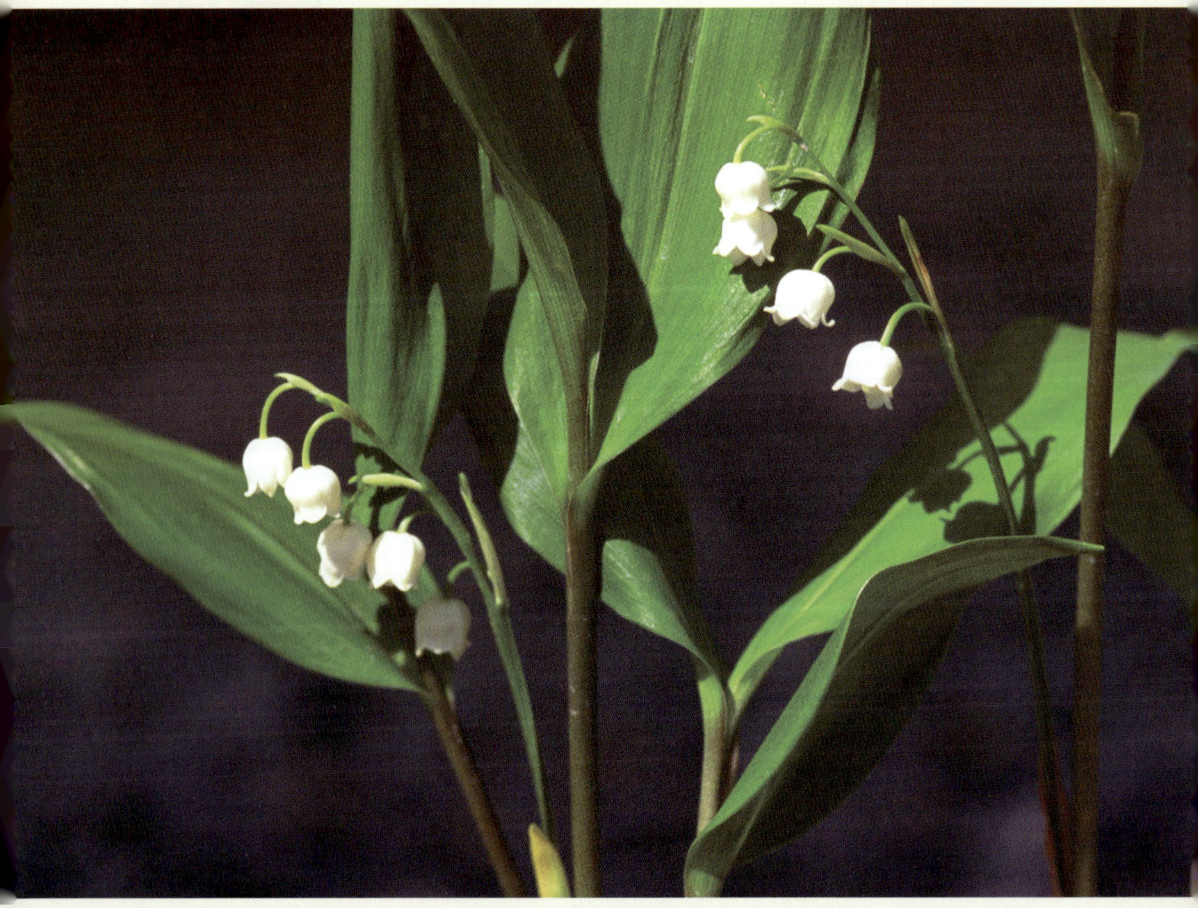

효능

은방울꽃은 강심, 이뇨, 활혈, 거풍 등의 효능이 있다. 심장쇠약과 같은 심장병이나 부종, 백대하, 타박상, 소변불리, 단독 등을 치료한다.

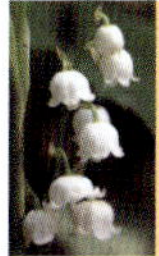

생김새와 특징

은방울꽃은 숙근성 여러해살이풀로 꽃대 높이가 20~35㎝ 정도로 자란다. 땅속줄기가 옆으로 길게 뻗으면서 군데군데에서 새순이 나오며, 밑부분에는 칼집 모양의 잎이 있다. 잎은 긴 타원형이거나 달걀 모양 타원형으로 길이는 12~18㎝, 나비는 3~7㎝ 정도이다. 꽃은 5~6월에 종 모양의 흰색으로 핀다. 잎이 나온 바로 밑에서 꽃줄기가 나오며, 하얀 종처럼 생긴 작은 꽃 10송이 정도가 아래를 향하여 핀다. 포편(苞片)은 피침형이며 잎이 변형된 꽃받침 잎인 포는 꽃잎보다 짧거나 비슷하다. 꽃대는 아래쪽으로 활처럼 굽으며 화피는 6장이고 수술은 6개로서 화관 밑에 달린다. 열매는 장과로서 9~10월에 붉게 익는다.관상초로 심으며 어린 잎은 식용하고 향기가 은은하여 고급 향수를 만드는 재료로 쓰기도 한다. 심장병을 예방하거나 치료하는 데 사용하는 약용식물로서 근래에는 가정에서 간혹 재배도 하고 있다. 높은 산의 중턱이나 키가 큰 나무가 많은 숲속이나 산기슭의 풀밭에서 무리지어 잘 자라고 한국, 중국, 동시베리아, 일본에 분포한다.

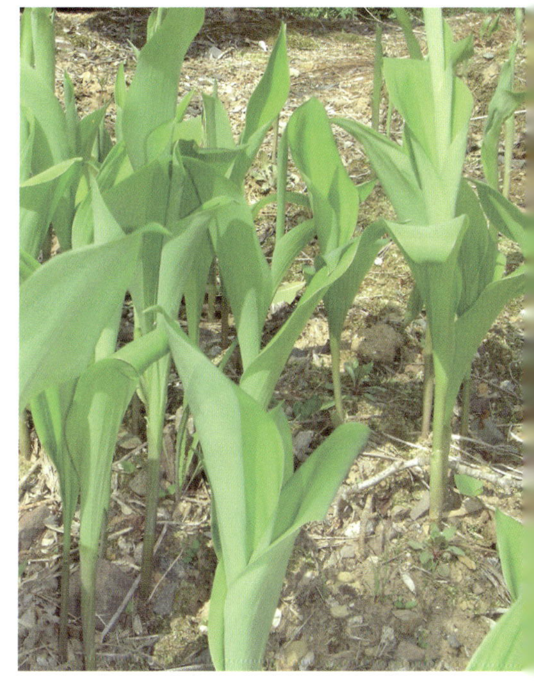

| 은방울꽃_ 새순

유럽인들은 은방울꽃을 선물로 주고받으면 행복과 행운이 온다고 믿어 이 꽃을 구하기 위하여 5월이면 높은 산을 찾곤 했다고 한다. 옛날에 심장병을 앓던 사람이 이 꽃을 선물하기 위해서 높은 산을 오르다가 기진맥진 쓰러져 한참 만에 깨어나 목이 마르고 심장에 통증을 느껴 이 풀잎을 뜯어 꼭꼭 씹어 그 즙을 먹고 통증이 나았다고 한다.

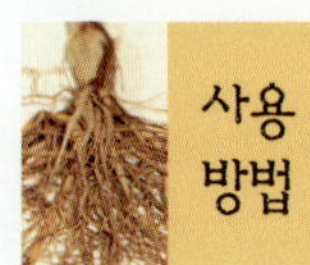

① **일반적인 복용법** : 말린 은방울꽃 전초나 뿌리줄기 20g을 600mL의 물에 넣고 반량이 되도록 달인 액을 아침저녁 식후에 1컵씩(150mL) 복용하거나, 가루를 내어 복용한다.

② **심장병** : 음지에서 건조시켜 잘게 썬 전초 30g을 900mL의 물에 넣고 반으로 될 때까지 달인 물을 1일 3회로 나누어 복용한다.

③ **주의사항** : 독성이 약간 있으므로 과다복용을 삼가야 한다.

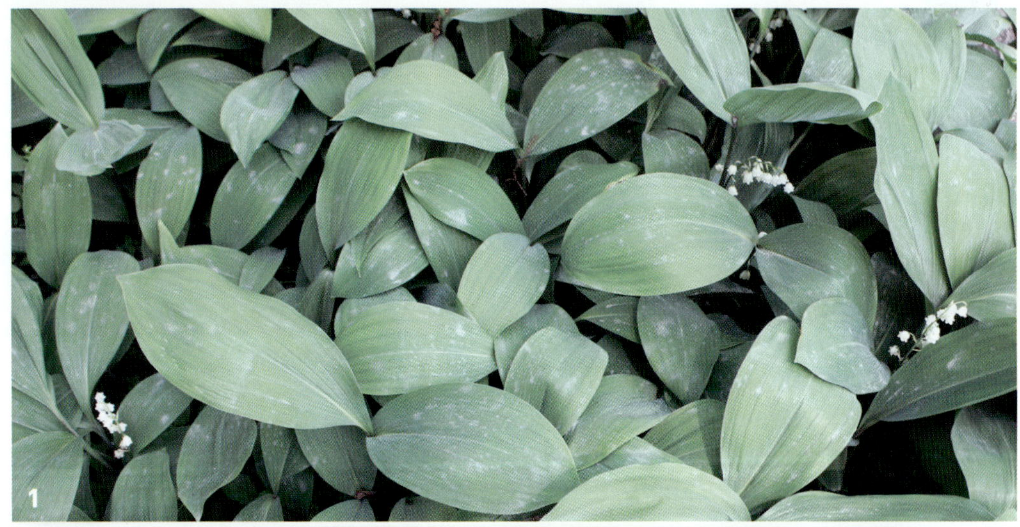

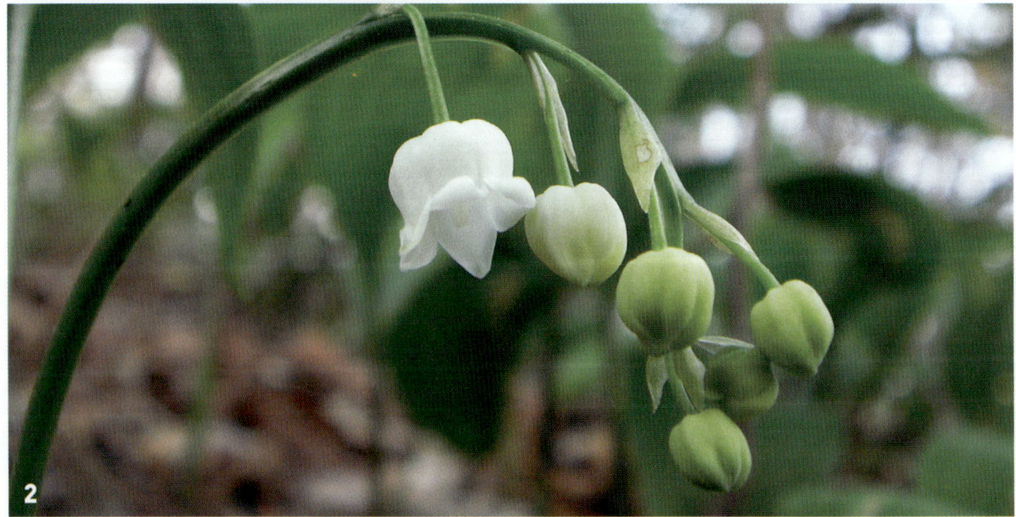

❶ 은방울꽃_ 잎 ❷ 은방울꽃_ 꽃과 꽃봉오리

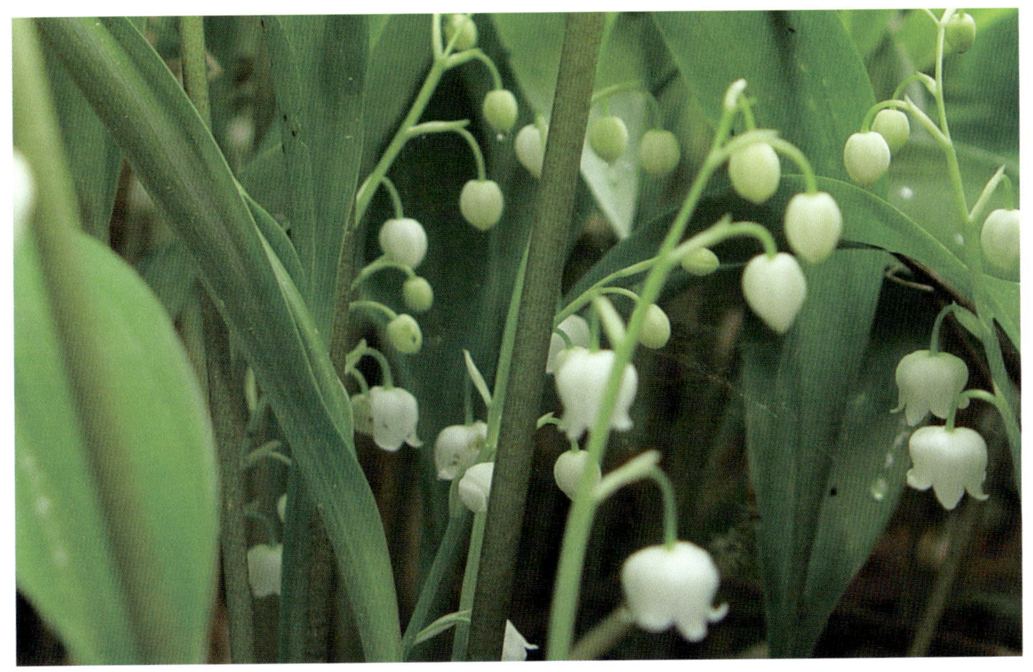
은방울꽃_ 지상부 전초

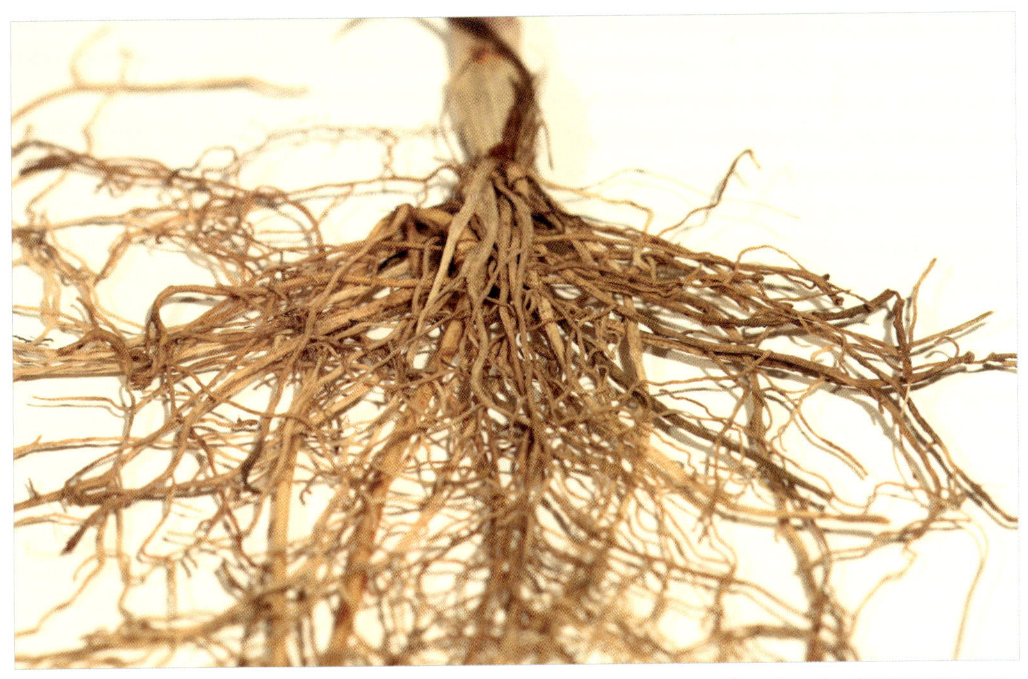
약재로 쓰는 은방울꽃 말린 뿌리

071

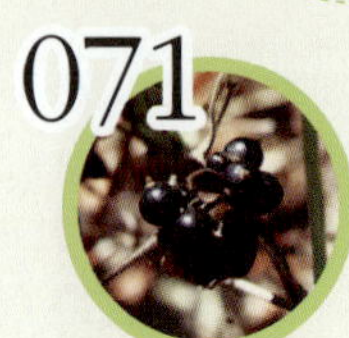

해열, 옹종, 창독, 항균

인동덩굴

- **학 명** : *Lonicera japonica* Thunb.
- **과 명** : 인동과
- **이 명** : 인동, 금은화, 금은등, 금은화등, 금화등, 은화, 이포화, 이보화, 이화
- **생약명** : 인동(忍冬), 금은화(金銀花)
- **성 분** : 루테올린, 이노시톨, 사포닌, 타닌, 리니세린, 플라보노이드, 알칼로이드 등
- **이용부위** : 꽃, 잎, 덩굴줄기, 열매
- **채취 및 가공법** : 6~7월에 꽃이 피기 전에 꽃봉오리를 채취하여 그늘에 말려서 사용하고, 덩굴줄기는 여름과 가을에 수시로 채취하여 햇볕에 말린다. 열매는 10~11월에 채취하여 말린 다음 사용한다. 꽃을 장기간 보관하려면 불에 흑갈색이 될 때까지 볶는 것이 좋다.

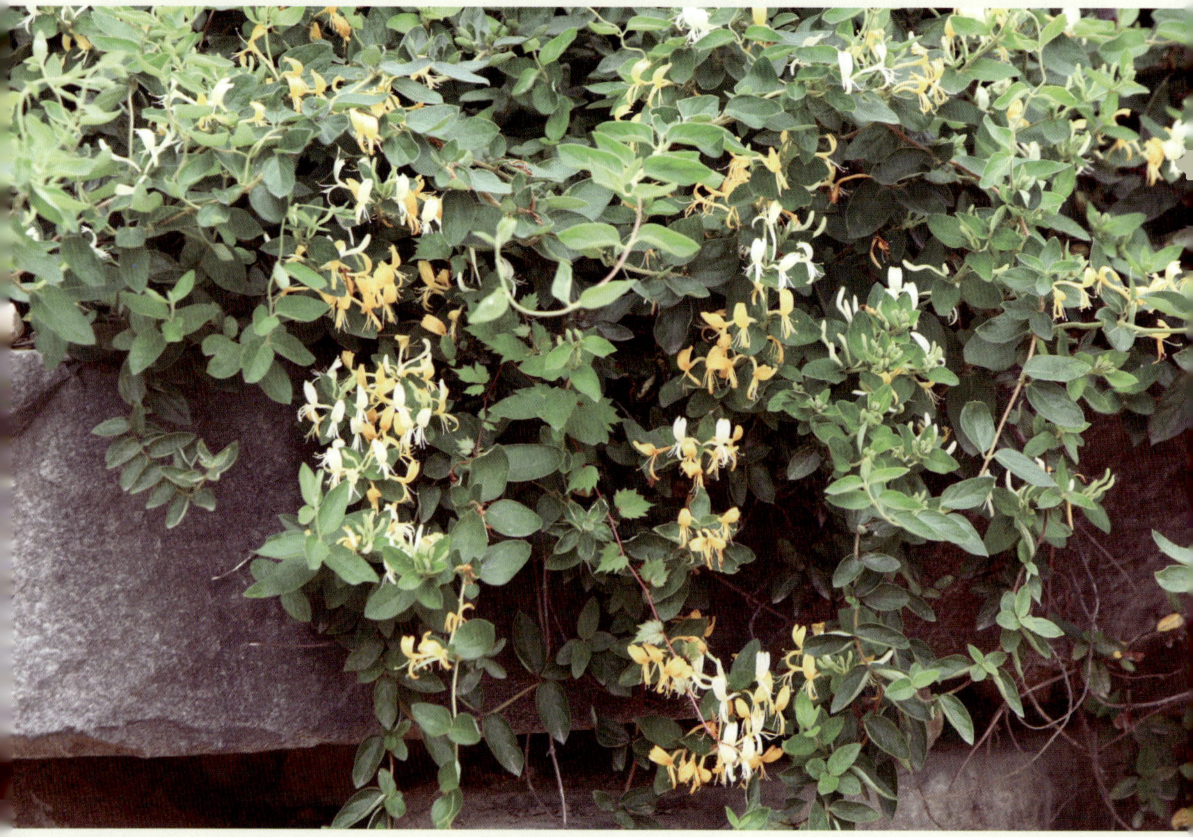

효능

인동덩굴은 염증 해소에 탁월한 효능을 갖고 있어 전염성 간염과 창독, 장염, 창종, 부스럼 치료에 효과가 있다. 줄기는 인동등(忍冬藤)이라고 하여 발열, 간염, 근골통증을 치료하는 데 쓰이며, 꽃은 금은화라고 하여 옹종, 종독, 항균, 항염, 항암 등의 치료에 이용한다.

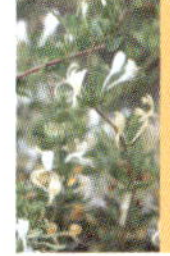

생김새와 특징

인동덩굴은 반상록활엽 덩굴성 관목으로 높이는 3~4m에 이른다. 잎은 난원형에 서로 마주나고 꽃은 6~7월에 백색으로 피어 차츰 황금색으로 변하며 열매는 9~10월에 흑색으로 익는다. 꽃이 흰색과 노란색으로 핀 듯하므로 금은화라고도 하는데, 전염병으로 죽은 농부의 딸

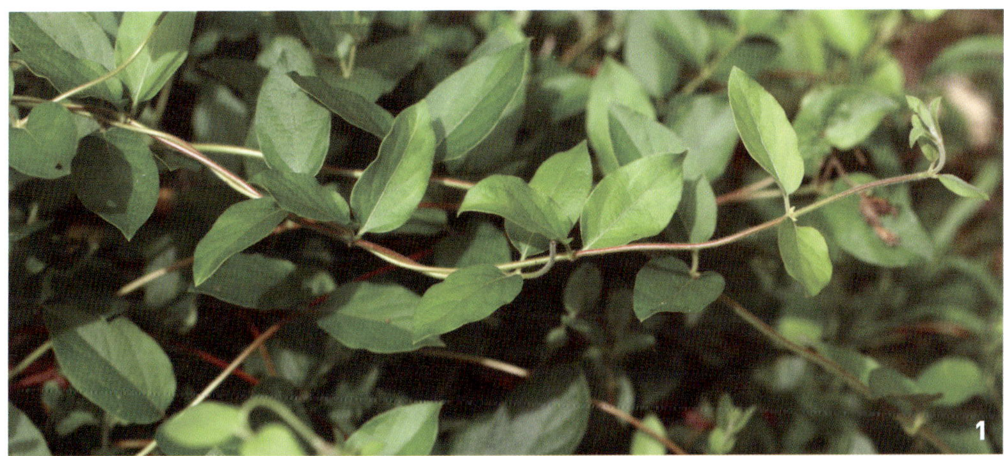

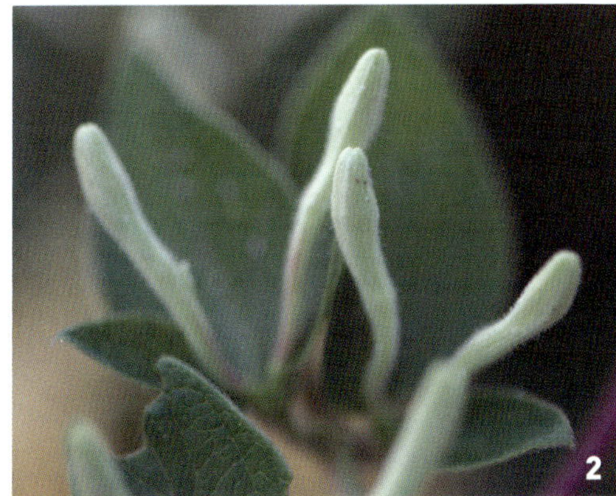

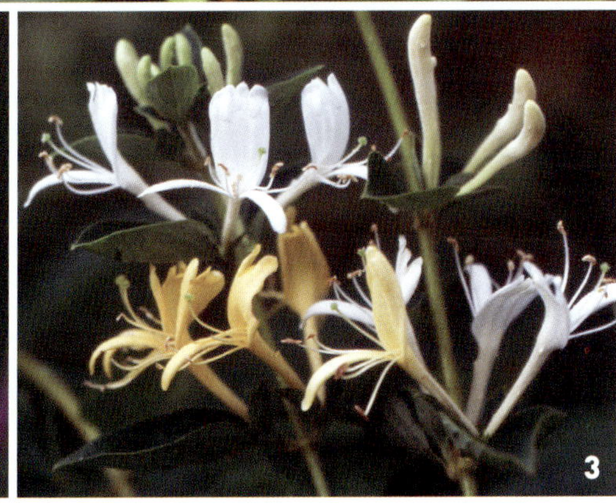

❶ 인동덩굴_ 잎 ❷ 인동덩굴_ 꽃봉오리 ❸ 인동덩굴_ 꽃과 꽃봉오리

금화와 은화의 무덤에 핀 꽃이라는 전설이 들어 있다. 또한 금화와 은화를 죽게 한 전염성 열병의 치료약이 됐다고 한다. 인동덩굴이라는 이름은 겨울에도 잎을 달고 있는 경우가 많아 겨울을 견딘다는 뜻의 '인동(忍冬)'에서 유래했다.

전국적으로 산과 들의 양지바른 곳에 잘 자라며 중국, 일본에도 분포하고 있다.

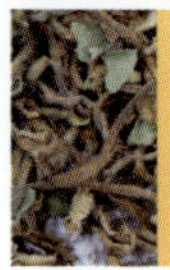

사용 방법

① **일반적인 복용법** : 인동덩굴 줄기 150g(말린 것은 75g)을 900mL 물에 넣고 달여서 매 식후 1컵씩(150mL) 복용한다.

② **소화기계통** : 줄기 30g 또는 꽃 20g을 600mL의 물에 넣고 반 정도 될 때까지 달여서 아침저녁 1컵씩(150mL) 복용한다.

③ **각종 염증** : 인동덩굴 줄기 50~100g을 물 900mL에 넣고 반으로 될 때까지 달여서 매 식후 1컵씩(150mL) 복용한다. 화농성 질환에 좋은 효과가 있다.

④ **감기몸살** : 밤, 인동덩굴 줄기, 댓잎이나 산죽(지리산 등 고산지에 자생하는 조릿대) 잎, 사기그릇 조각, 소엽, 박속 등을 적당량씩 함께 넣은 다음 물 1L를 넣고 낮은 온도에서 잘 끓인 물을 마시고 더운 곳에서 땀을 흘려준다.

⑤ **설사** : 인동덩굴 줄기 30g + 감나무 뿌리 50g + 인진쑥 20g + 물 900mL의 비율로 달여서 1컵씩(150mL) 1일 1~2회 복용한다.

인동덩굴의 기능성 및 효능에 관한 특허자료

- **성장호르몬 분비 촉진 활성이 뛰어난 인동 추출물, 이의 제조방법 및 용도**

본 발명의 인동초 추출물은 강력한 성장호르몬 분비 촉진 활성을 나타냄은 물론, 천연 약재로서 안전성이 확보되어 있으므로 성장호르몬 분비 촉진제용 의약품, 화장품 및 식품 등으로 유용하게 사용될 수 있다.

\- 공개번호 : 10-2005-0005633, 출원인 : (주)엠디바이오알파

- **자외선에 의한 세포 변이 억제 효과를 갖는 인동 추출물을 포함하는 조성물**

본 발명에서는 인동을 이용하여 자외선에 의한 세포 손상 또는 세포 변이에 따른 질환을 방지, 억제할 수 있는 추출물 및 그 추출 방법을 제안한다. 본 발명에 따라 얻어진 인동 추출물은 예를 들어 자외선 노출로 인한 세포 계획사(apoptosis), 세포막 변이, 세포분열 정지, DNA 변이와 같은 핵 성분의 파괴 등을 억제할 수 있음을 확인하였다.

\- 공개번호 : 10-2009-0001237, 출원인 : 순천대학교 산학협력단

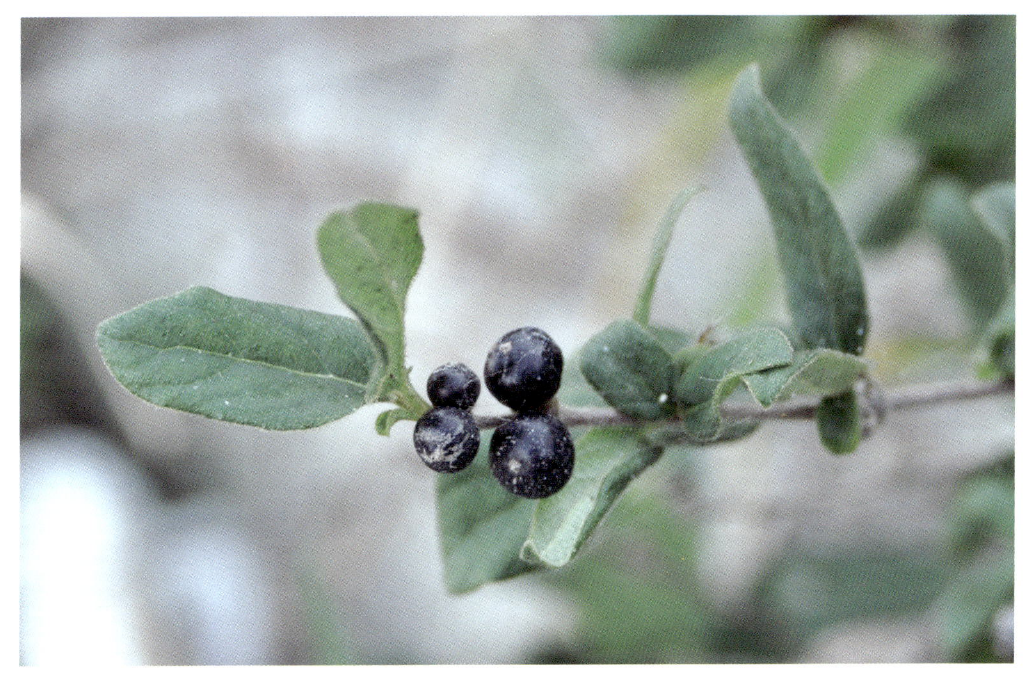

인동덩굴_ 검게 익은 열매

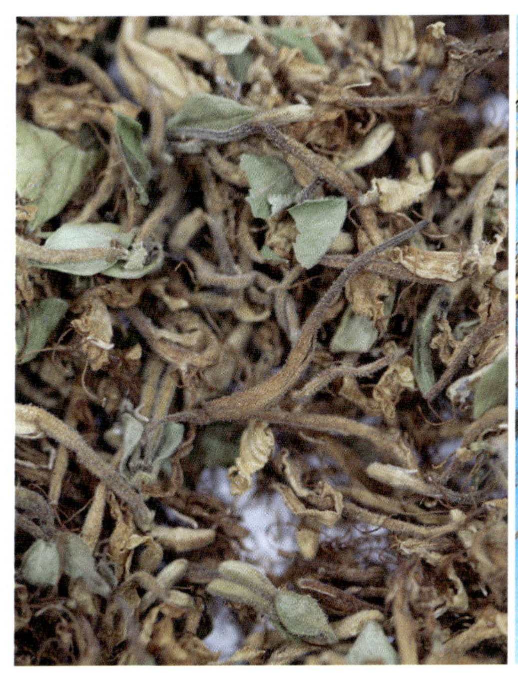

인동덩굴_ 말린 꽃봉오리

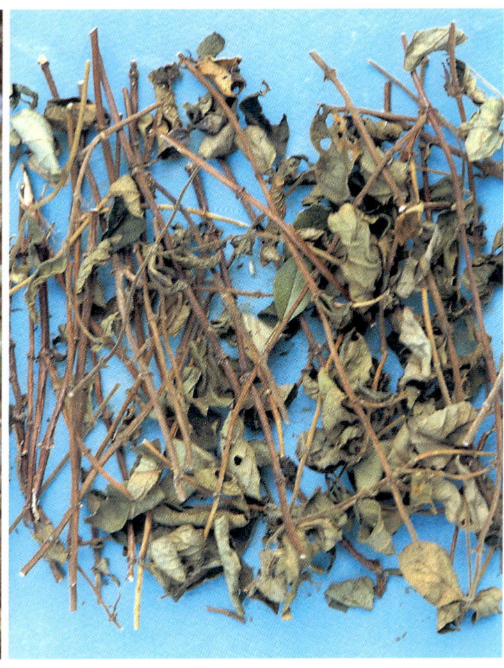

인동덩굴_ 말린 잎줄기

인동차

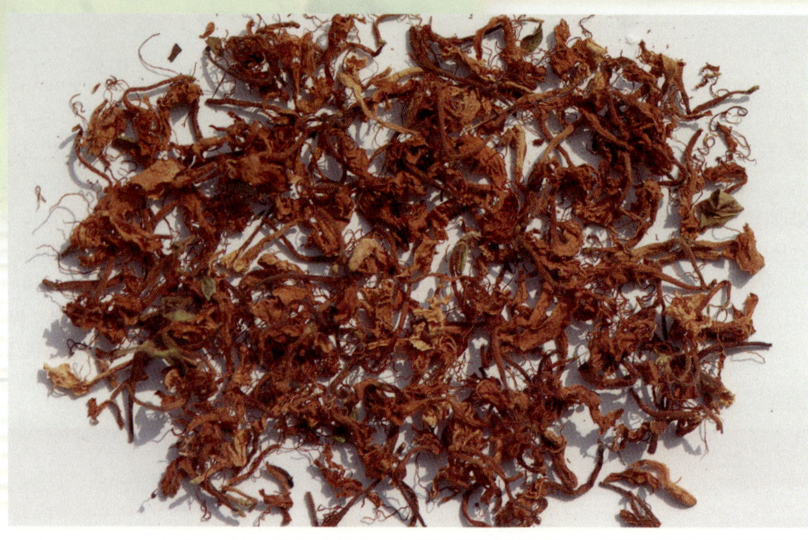

● 인동 꽃 설탕이나 꿀 절임 차

1. 새로 핀 인동 꽃(금은화)을 채취한다.
2. 꽃에서 암술과 수술을 제거하고 깨끗이 씻어 말린다.
3. 꽃잎과 꿀 또는 설탕을 용기 속에 겹겹이 쌓고 밀봉한 후 15일 정도 재워둔다.
4. 뜨거운 물 150mL에 금은화 절인 즙을 1~2티스푼씩 넣고 꽃도 2~3송이 띄운다.

● 말린 인동 꽃차

1. 6~7월에 핀 인동 꽃을 깨끗이 딴다.
2. 암술과 수술을 제거하고 깨끗이 씻어 말린다.
3. 그늘에 말린 꽃을 밀폐용기에 제습제와 함께 넣고 보관한다.
4. 끓인 물 150mL에 말린 꽃 2~3송이를 넣고 우려서 마신다.
5. 꽃이 부드러워서 손상되기 쉬우므로 조심스럽게 잘 취급해야 한다.
6. 부산물은 말려 두었다가 재탕해서 마신다.

➲ 해독작용이 있고 진한 향기가 나며 맛이 아주 좋고 달콤하다.

인동덩굴주

맛은 쓰고 떫다. 기호와 식성에 따라 꿀, 설탕을 가미하여 음용할 수 있다.

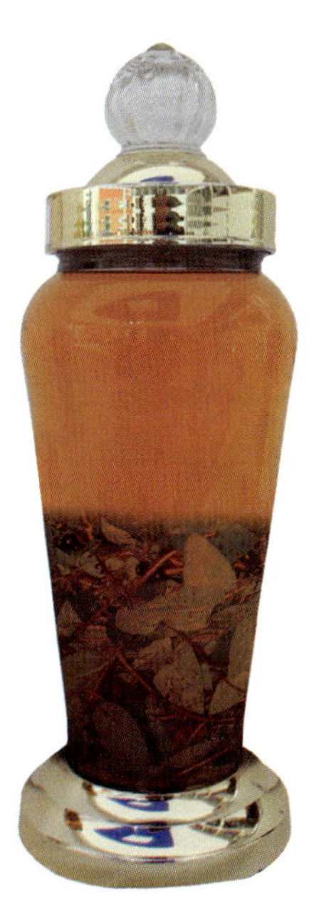

【적용병증】

- **충수염(蟲垂炎)** : 맹장염과 같은 말이다. 맹장 끝에 붙어 있는 가느다란 관 모양의 충앙돌기에 염증이 생겨 오른쪽 복부 아래에 통증을 일으키는 증세이다. 그러나 만성의 경우는 다음의 처방이 적합하다. 30mL를 1회분으로 1일 1~2회씩, 7~10일 정도 복용한다.
- **방광염(膀胱炎)** : 방광 속 점막에서 생기는 염증으로 오줌이 자주 마렵고 참지 못하며 아랫배가 묵직하다. 30mL를 1회분으로 1일 1~2회씩, 5~10일 정도 복용한다.
- **혈변(血便)** : 변에 혈액이 묻어 나오는 경우이다. 소장과 대장 또는 항문 질환 등의 증상으로 발전한다. 30mL를 1회분으로 1일 1~2회씩, 5~7일 정도 복용한다.
- **기타 질환** : 관절통, 근골통, 매독, 열독증, 이하선염, 타박상, 통풍

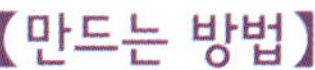

【만드는 방법】

① 약효는 잎과 줄기에 있다.
② 잎이나 줄기를 씻은 후 그늘에서 말린다.
③ 말린 잎과 줄기 200g을 소주 3.8L에 넣어 밀봉한다.
④ 4~6개월 정도 숙성시킨 다음 찌꺼기는 걸러내고 보관, 사용한다.

【구입방법 및 주의사항】

- 약재상에서 구입할 수 있다.
- 치유되는 대로 중단한다.
- 본 약술을 복용 중에 가리는 음식은 없다.

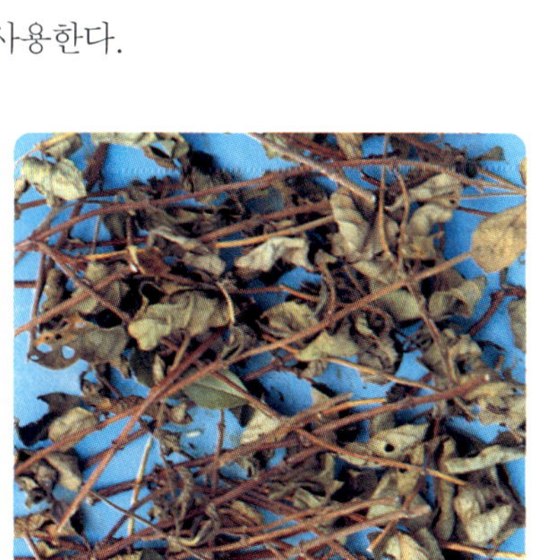

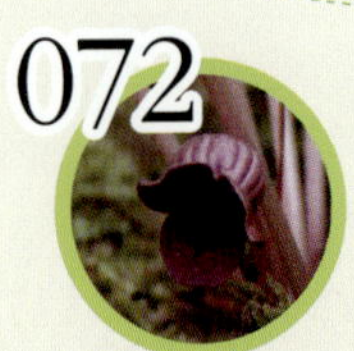

072

해열, 진통, 진해, 항균

족도리풀

- 학 명 : *Asarum sieboldii* Miq.
- 과 명 : 쥐방울덩굴과
- 이 명 : 세신, 경성세신, 세삼, 족두리, 족두리풀, 조리풀
- 생약명 : 세신(細辛)
- 성 분 : 메틸오이게놀, 사프롤, 아사린, 페놀, 피넨, 플라보노이드, 쿠마린, 카테콜라민 등. 뿌리의 정유 함량은 2~3%이다.
- 이용부위 : 뿌리
- 채취 및 가공법 : 봄, 가을에 뿌리를 채취하여 깨끗이 씻은 다음 건조하여 이용한다.

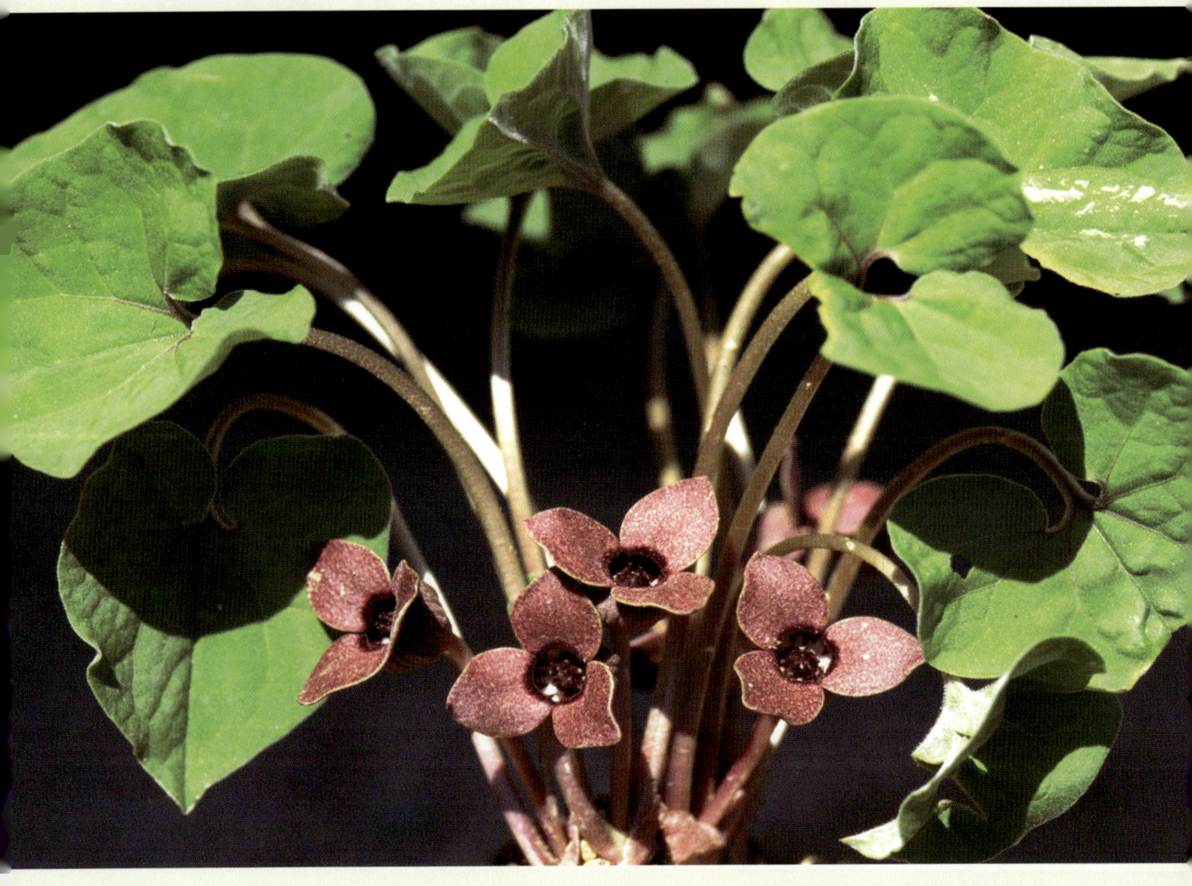

효능

족도리풀 뿌리는 세신(細辛)이라 부르며 발한과 해열, 풍한으로 오는 두통, 감기 등에 약재로 쓴다. 기침과 가래, 신경통과 치통, 관절염을 다스리며, 위경련을 치료하는 효과가 있다. 또한 항균의 효능과 국소마취의 효능도 가지고 있다.

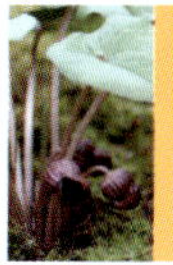

생김새와 특징

족도리풀은 여러해살이풀로 높이는 15~20㎝ 정도로 자란다. 꽃이 옛날에 혼례식을 올릴 때 신부의 머리에 쓰는 족두리와 비슷하다고 붙여진 이름으로 족도리는 족두리의 옛말이다. 뿌리줄기에 마디가 여러 개 있고 뿌리줄기는 육질인데 맛은 매우며 잎은 원줄기 끝에서 2개가 마주 퍼진다. 잎은 심장 모양이며 폭은 5~10㎝로서 가장자리가 밋밋하며 잎자루는 자줏빛으로 길다. 꽃은 잎 사이에서 1개씩 나와 4~5월에 검은 홍자색으로 피고 윗부분이 3개로 갈라져 퍼지고 열매는 겉껍질이 엷고 과육에 즙이 많고 속씨가 있는 장과로 6~7월에 결실한다.

전국적으로 산지의 나무 그늘이나 기름진 땅에 잘 자라며 우리나라와 일본에 분포하고 있다. 유사식물로는 개족도리풀, 각시족도리풀, 민족도리풀, 뿔족도리풀 등이 있다.

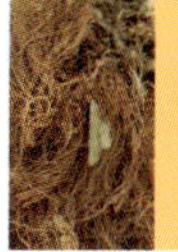

사용 방법

① **위경련** : 말린 족도리풀 뿌리와 창출을 같은 양으로 가루 내어 한 번에 10g씩 매 식후에 복용한다.

② **치통** : 물 600mL에 세신, 백지, 황백(황벽나무 껍질) 3가지를 각각 10g씩 넣고 달인 물을 입속에 머금고 있다가 뱉으면 충치, 풍치에 진통 효과가 있다.

③ **자리에 누우면 생각이 많아지면서 쉬 잠들지 못할 때** : 주사(朱砂) 20g, 세신 10g을 각각 부드럽게 가루 내어 고루 섞어 한 번에 5g씩, 하루 3번 먹는다.

족도리풀의 기능성 및 효능에 관한 특허자료

● **족도리풀 추출물을 함유하는 구강청정제 및 그 제조방법**

본 발명은 구강청정제 및 그 제조방법에 관한 것으로, 보다 상세하게는 족도리풀의 추출물(extract)을 함유시킴으로써 이 족도리풀 추출물의 광범위한 항균작용으로 잇몸 질환, 충치, 구취 등의 원인균을 제거하고 프라그가 없어지도록 하여 각종 구강 질환 및 잇몸 질환을 치료 및 예방하는 효과가 있는 구강청정제 및 그 제조방법에 관한 것이다.

– 공개번호 : 10-2001-0007646, 출원인 : (주)바이오썸

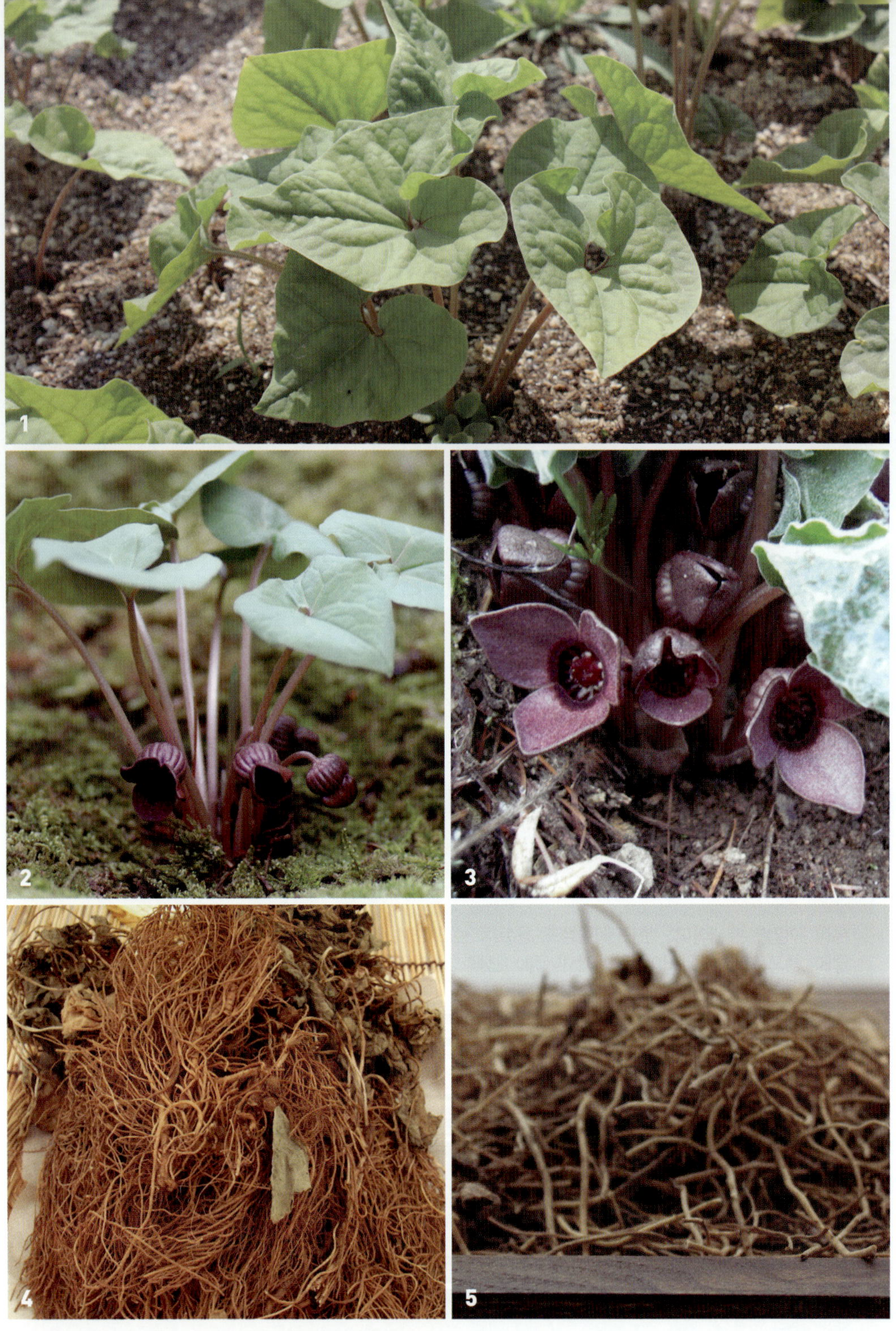

❶ 족도리풀_ 잎 ❷ 족도리풀_ 잎과 꽃봉오리 ❸ 족도리풀_ 꽃
❹ 족도리풀_ 약용되는 말린 뿌리 ❺ 족도리풀_ 말린 뿌리(절단)

족도리풀주

맛은 맵다. 기호와 식성에 따라 꿀, 설탕을 가미하여 음용할 수 있다.

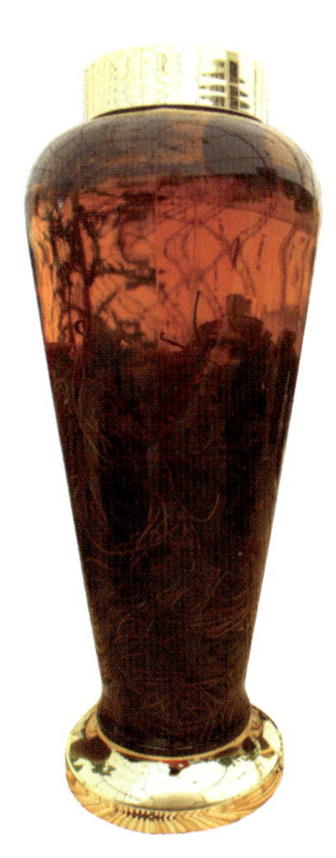

【적용병증】

- 치통(齒痛) : 치아의 법랑질이 세균작용에 의해 파괴되고, 입안의 음식물이 분해되어 형성된 산의 영향으로 탈피하는 경우이다. 30mL를 1회분으로 1일 2~3회씩, 2~4일 정도 복용한다.
- 풍비(風痺) : 뇌척수에 탈이 생겨 일어나는 심장마비의 한 경우로서 사지나 전신 등의 기능에 장애가 오는 병증이다. 30mL를 1회분으로 1일 3~4회씩, 12~15일 정도 복용한다.
- 흉협팽만(胸脇膨滿) : 명치에서부터 양 옆구리에 걸쳐 사지를 누르면 긴장감과 저항이 느껴지고 압통과 팽만감이 있는 증세이다. 30mL를 1회분으로 1일 2~3회씩, 10~15일 정도 복용한다.
- 기타 질환 : 두풍, 비염, 신진대사촉진, 풍

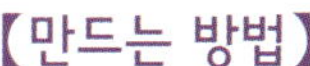

【만드는 방법】

① 약효는 족도리풀 뿌리에 있다. 방향성(芳香性)이다.
② 뿌리를 구입하여 깨끗이 물로 씻어 말린 다음 사용한다.
③ 말린 뿌리 170g을 소주 3.8L에 넣고 밀봉한다.
④ 8개월 이상 숙성한 다음 찌꺼기는 걸러내고 보관, 사용한다.

【구입방법 및 주의사항】

- 약령시장에서 소량으로 구입이 가능하다. 또는 산지(産地)에서 채취 사용한다. 중부지방, 제주도, 울릉도의 숲 속이나 응달진 습지에서 자생한다.
- 장복해도 해롭지는 않으나 장기간(20일 이상) 사용하지는 않는다.
- 본 약술을 복용 중 몸에 열이나 두통이 있을 시 또는 기가 허할 경우에는 금한다.

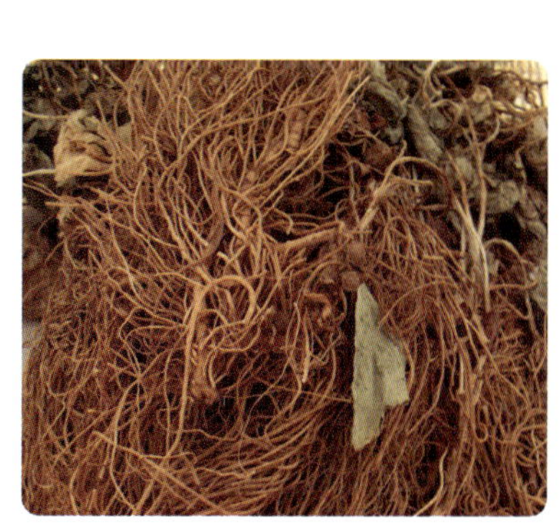

073

지사, 정장, 이질, 해열

쥐손이풀

- **학 명 :** *Geranium sibiricum* L.
- **과 명 :** 쥐손이풀과
- **이 명 :** 손잎풀, 이질풀, 노학초, 오엽초, 압각초, 개발초, 방우인묘, 방우인묘초
- **생약명 :** 노관초(老鸛草), 현초(玄草)
- **성 분 :** 제라닌, 타닌, 코리라진, 브레비프딘, 갈산, 플라보노이드, 케르세틴, 캠페린 등
- **이용부위 :** 전초
- **채취 및 가공법 :** 여름에서 가을에 열매가 익기 전, 지상부 전초 또는 뿌리째 뽑아서 깨끗이 햇볕에 말린다. 전초를 채취하여 말려 보관하고 사용할 때 잘게 썰어서 이용한다.

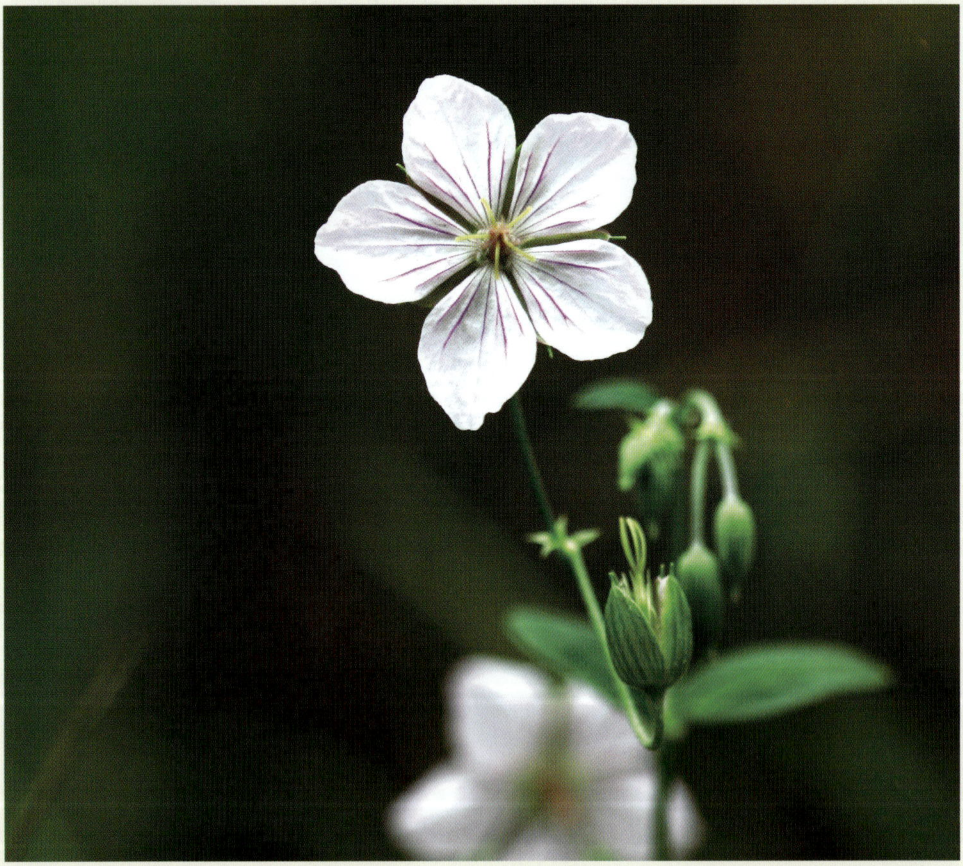

효능

쥐손이풀 및 이질풀의 동속 근연식물 열매가 달린 전초를 노관초(老鸛草)라 하며 약용한다. 설사에 특효가 있다. 사지마비, 관절불리에도 효과가 있고 타박상, 피부가려움증, 옴, 악창, 통풍, 입안이 헐었을 때, 변비, 해열과 진통 등에도 사용한다. 달여서 따뜻하게 마시면 설사를 멈추게 하는 지사제로 활용되며, 식혀서 마시면 변비를 개선하는 약재로 활용되는데, 이를 거꾸로 하지 않도록 주의한다.

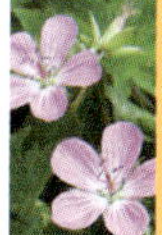

생김새와 특징

쥐손이풀은 여러해살이풀로 높이가 30~80㎝ 정도로 자란다. 굵은 뿌리가 있고, 줄기는 가늘며 눕거나 옆으로 비스듬히 자라고 잎자루와 함께 밑을 향한 털이 있다. 잎은 마주나고 길이가 3~6㎝, 폭이 4~8㎝이며 손바닥 모양처럼 3~5개 조각으로 깊게 갈라진다. 갈라진 잎 조각은 피침형의 달걀 모양으로 끝이 뾰족하다. 양면에 털이 있으며 가장자리는 새 날개깃 모양으로 깊이 찢어졌다. 턱잎은 서로 떨어져 있고 긴 타원 모양의 피침형이다. 꽃은 6~8월에 연한 붉은색 또는 붉은빛이 강한 자주색으로 잎겨드랑이에서 나온 긴 꽃자루에 달리는데, 위쪽에서는 1개씩 달리고, 아래쪽에서는 2개씩 달린다. 꽃의 지름은 약 1㎝이고, 꽃잎은 5개이다. 열매는 삭과로 9~10월에 결실한다. 전국의 산과 들에서 자

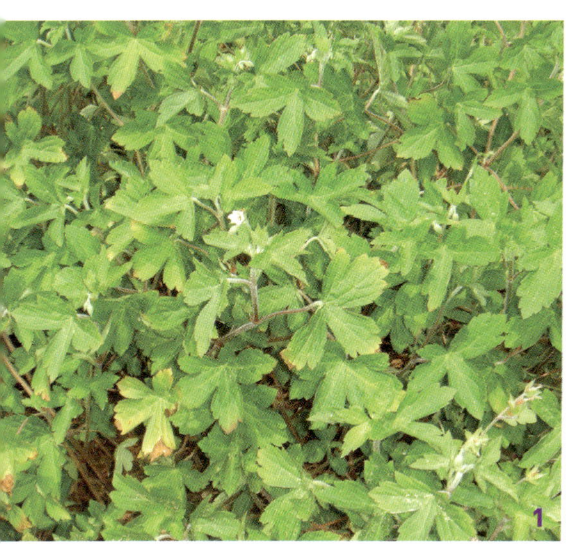

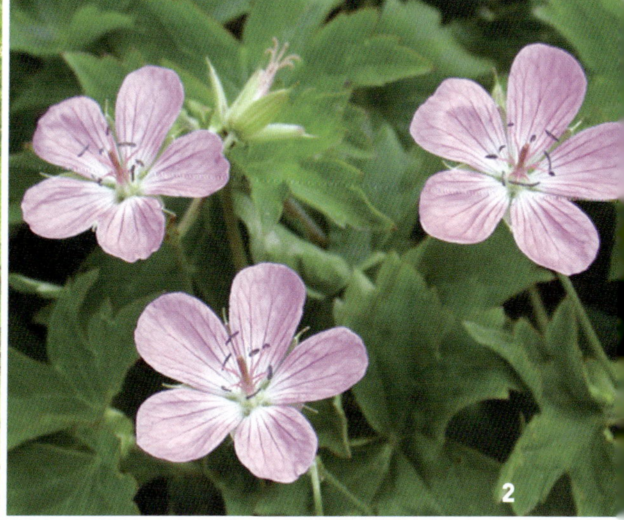

❶ 쥐손이풀_ 잎 ❷ 쥐손이풀_ 연분홍 꽃

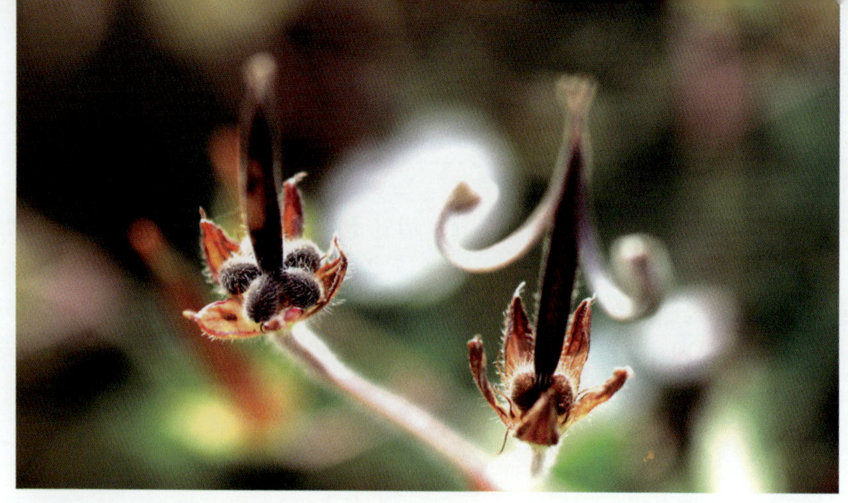

| 쥐손이풀_ 종자 결실

라며 중국, 일본, 러시아, 몽골, 중앙아시아, 유럽, 북미에도 분포한다.

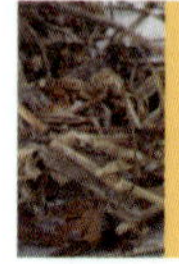

사용 방법

① **일반적인 복용법** : 말린 쥐손이풀 전초 50~60g을 900mL의 물을 넣어 반 정도 될 때까지 달여서 1컵씩(150mL) 매 식전에 마신다.

② **해열** : 말린 쥐손이풀 전초 30g을 900mL 물에 넣고 달여서 아침 저녁 식후에 1컵씩(150mL) 복용한다. 진통의 효능도 있다.

③ **복통** : 말린 쥐손이풀 전초 30~50g을 물 900mL에 넣고 물의 양이 반으로 될 때까지 약한 불로 달여서 1컵씩(150mL) 2~3회 복용한다. 설사와 장염에도 좋은 효과를 보인다.

④ **입안이 헐었을 때** : 쥐손이풀 20g 정도를 600mL의 물을 넣고 절반 정도가 될 때까지 달인 물로 양치질을 한다.

⑤ **변비** : 말린 쥐손이풀 전초 30g 정도를 물 1L를 넣은 후 2/3가량 될 때까지 달인 후 식혀서 차 대신 마신다.

쥐손이풀의 기능성 및 효능에 관한 특허자료

● **쥐손이풀 추출물을 유효성분으로 함유하는 탈모 방지 또는 발모 촉진용 조성물**

본 발명은 쥐손이풀 추출물을 유효성분으로 함유하는 탈모 방지 또는 발모 촉진용 조성물에 관한 것으로서, 상세하게는 탈모 방지 또는 발모 촉진 효과를 나타내는 쥐손이풀 추출물을 유효성분으로 함유하는 화장료 조성물 및 약제학적 조성물을 제공한다. 쥐손이풀 추출물은 폴리페놀, 플라보노이드, DPPH 소거능 측정을 통해 항산화 활성이 있음을 확인하고, 생체 내와 시험관 내 실험 및 세포 독성 평가를 실시하여 탈모 또는 발모에 탁월한 효과가 있음을 나타냈다.

– 공개번호 : 10-2014-0031489, 출원인 : 중앙대학교 산학협력단

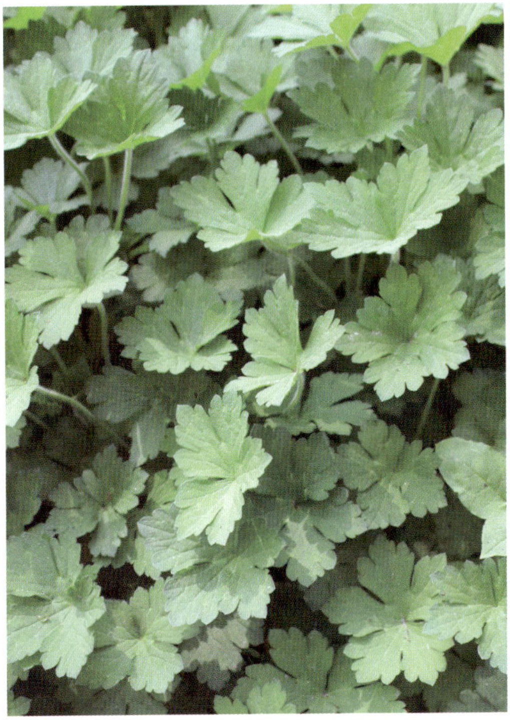

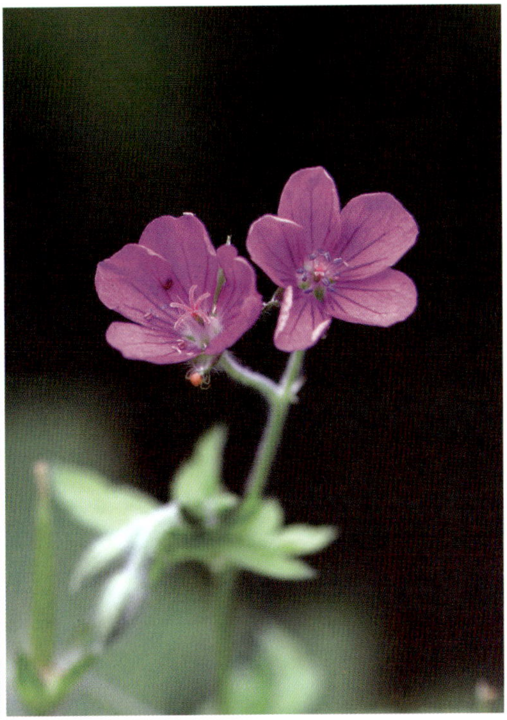

취손이풀과 같은 약재로 쓰이는 이질풀 잎과 꽃

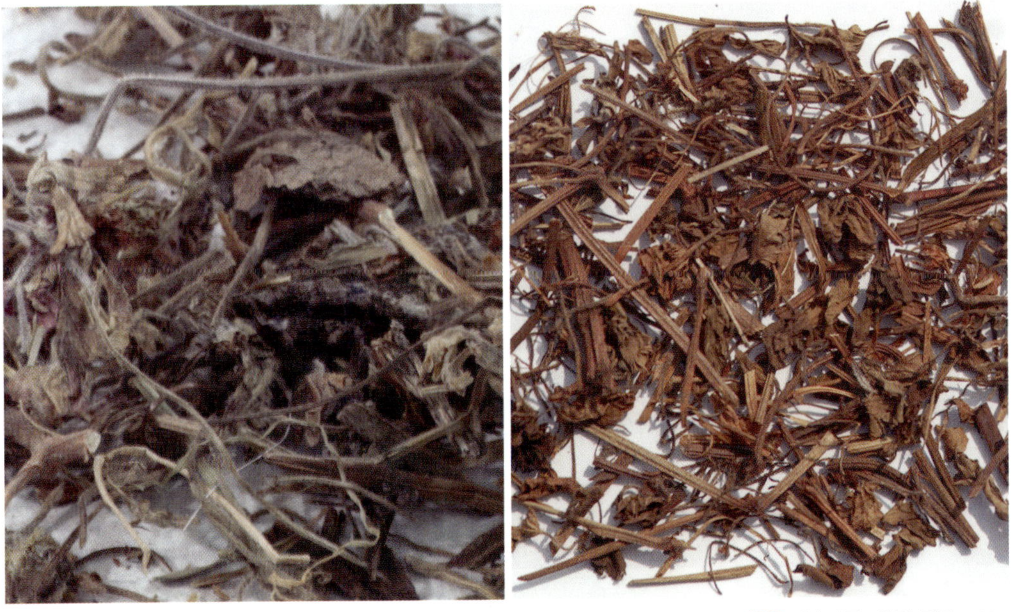

취손이풀_ 말린 전초(약용)

074

신경쇠약, 정신안정, 히스테리

쥐오줌풀

- 학 명 : *Valeriana fauriei* Briq.
- 과 명 : 마타리과
- 이 명 : 길초, 볍씨길초, 쥐오좀풀, 줄댕가리, 은대가리, 은댕가리, 은대가리나물, 바구리나물
- 생약명 : 힐초(纈草), 길초근(吉草根)
- 성 분 : 보르네올, 캄펜, 펠란드렌, 발레리아닌, 발레라논, 카티닌, 카디넨, 세스키테르페노이드 등
- 이용부위 : 뿌리 및 뿌리줄기
- 채취 및 가공법 : 가을(8~10월)에 뿌리를 채취하여 씻어 말린 다음 썰어서 이용한다.

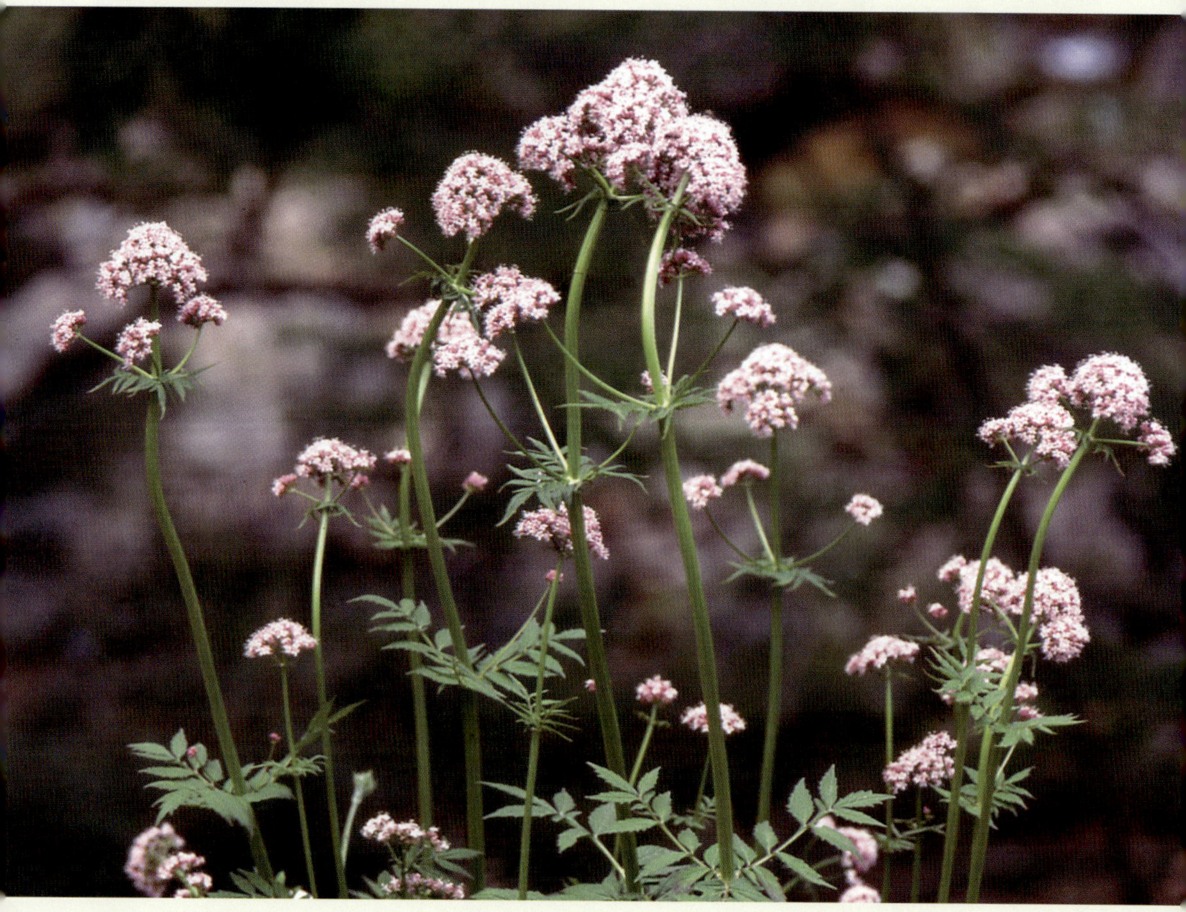

효능

쥐오줌풀은 한방에서는 뿌리와 뿌리줄기를 약재로 쓰는데, 신경통과 신경쇠약, 히스테리 등에 효능이 있다. 이 밖에도 심근염, 산후심장병, 심박쇠약, 생리불순, 위경련, 관절염, 타박상에 효과가 있다. 유럽에서도 기원전부터 서양쥐오줌풀의 뿌리를 이뇨제와 진통제, 통경제로 사용하였으며, 현재는 히스테리와 노이로제 등에 사용한다. 어린순을 나물로 먹는다.

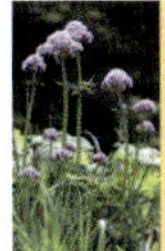

생김새와 특징

쥐오줌풀은 수염뿌리에서 쥐의 오줌냄새와 비슷한 독특한 향이 나기 때문에 이런 명칭이 붙었다. 숙근성 여러해살이풀로 높이는 40~80㎝ 정도로 자란다. 땅속에서 가는 뿌리줄기가 옆으로 뻗으면서 자란다. 줄기는 곧게 서며 10여 개의 마디가 있는데, 모가 난 줄이 있고 속은 비었다. 마디 부근에 흰색 털이 있다. 잎은 뿌리에서 나오는 것과 줄기에 달리는 것이 있는데, 뿌리에서 나온 잎은 꽃이 필 때 말라 없어진다. 줄기에 달린 잎은 서로 마주나며 새의 깃꼴로 갈라지는데, 줄기 밑부분에 달린 잎은 잎자루가 길고 갈라진 조각이 달걀 모양의 긴 타원형이다. 이에 비해 줄기 윗부분에 달린 잎은 잎자루가 짧고 갈라진 조각이 넓은 피침형이다. 또 갈라진 조각의 가장자리에는 톱니가 있다. 꽃은 5~8월에 연한 붉은빛으로 가지와 줄기 끝에 산방꽃차례를 이루며 달린다. 열매는 건과로 피침형이며

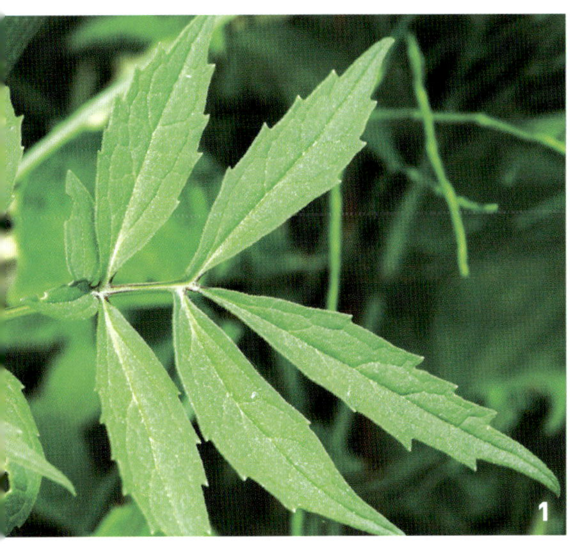

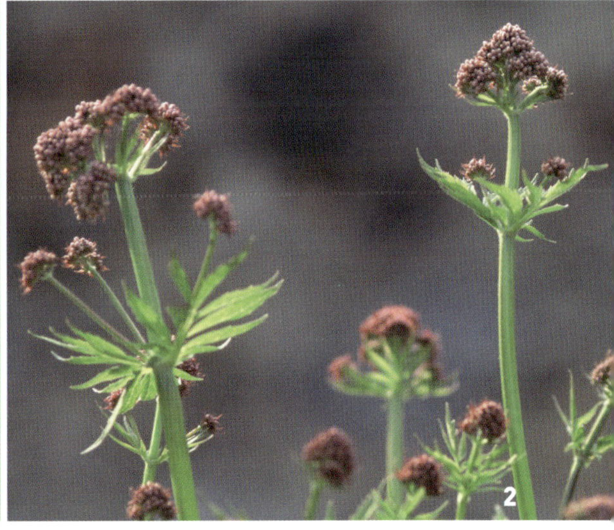

❶ 쥐오줌풀_ 잎 ❷ 쥐오줌풀_ 지상부 전초와 꽃봉오리

윗부분에 꽃받침이 관모처럼 달려 있다.

전국의 산간지의 다소 습한 곳이나 그늘진 곳에서 자라며 일본, 사할린, 타이완, 중국 동북부에 분포한다.

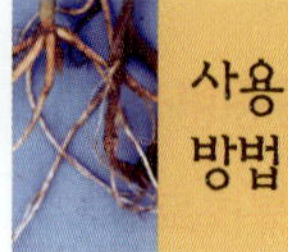

① **일반적인 복용법** : 말린 쥐오줌풀 뿌리 20g을 600mL의 물에 넣고 반으로 달여서 아침저녁 1컵씩(150mL) 복용한다. 가루 또는 환제로 만들어 먹어도 된다.

② **신경통** : 말린 쥐오줌풀 뿌리 20~30g을 900mL의 물에 넣고 열탕으로 달여서 매 식후 1컵씩(150mL) 복용하거나 분말로 복용한다. 신경쇠약, 정신불안 등에도 효과가 있다.

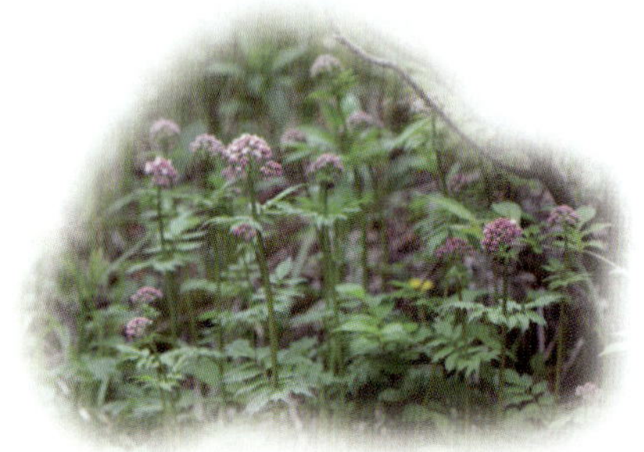

쥐오줌풀의 기능성 및 효능에 관한 특허자료

- **쥐오줌풀 뿌리 등 담배맛을 없애주는 복합 조성물**

본 발명은 담배맛을 없애주는 복합 조성물 및 그의 제조방법에 관한 것으로 길초근(쥐오줌풀 뿌리), 작약, 백지, 감초, 계피, 익모초, 백단향, 현호색, 후추, 박하 및 복령을 함유하며, 안전하고 효과적으로 금연할 수 있는 복합 조성물 및 그의 제조방법에 관한 것이다.

- 공개번호 : 10-2013-0001546, 출원인 : (주)비바(VIVA)

- **길초근 추출물을 유효성분으로 함유하는 화장료 조성물**

본 발명은 길초근(쥐오줌풀 뿌리) 추출물 또는 상기 길초근 추출물과 함께 백출 추출물, 산두근 추출물 및 용안육 추출물로 이루어진 군으로부터 선택된 1종 이상을 함유함으로써 피부에 대한 부작용 없이 안전하게 사용될 수 있을 뿐만 아니라 티로시나아제 저해 및 멜라닌 생성을 억제하여 색소 침착을 저해하는 효과를 가지도록 제조한 피부 미백용 화장료 조성물에 관한 것이다.

- 등록번호 : 10-0825835-0000, 출원인 : (주)아모레퍼시픽

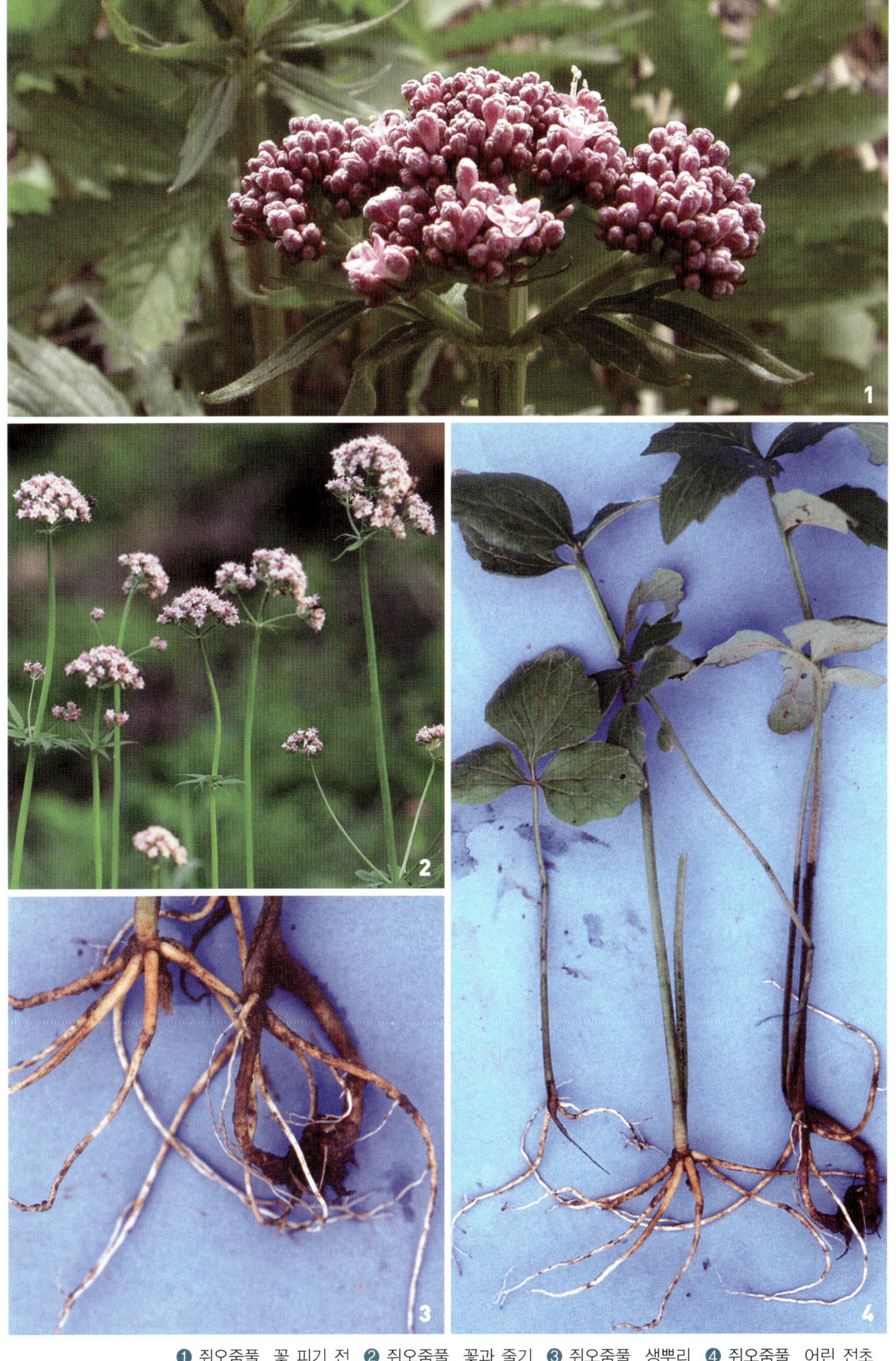

❶ 쥐오줌풀_ 꽃 피기 전 ❷ 쥐오줌풀_ 꽃과 줄기 ❸ 쥐오줌풀_ 생뿌리 ❹ 쥐오줌풀_ 어린 전초

쥐오줌풀주

맛은 맵고 쓰다. 기호와 식성에 따라 꿀, 설탕을 가미하여 음용할 수 있다.

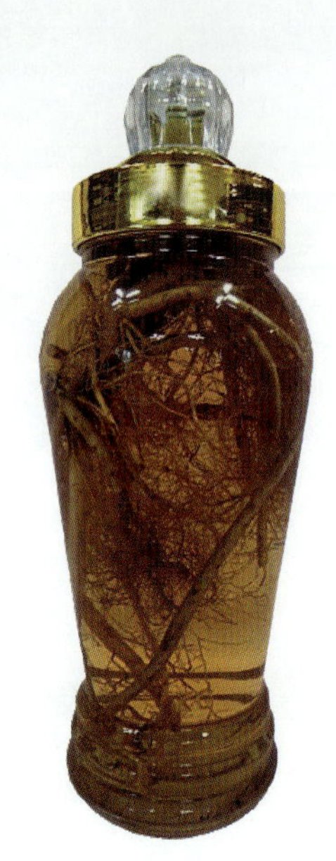

【적용병증】

- 신경통(神經痛) : 신경통은 남녀를 막론하고 주로 중년 이후에 많이 나타난다. 여자는 임신, 출산, 폐경기, 갱년기에 주로 나타난다. 30mL를 1회분으로 1일 1~2회씩, 15~25일 정도 음용한다.
- 허약체질(虛弱體質) : 체력이 약하고, 이로 인해 활동과 운동에 많은 어려움이 따르는 것을 말한다. 30mL를 1회분으로 1일 1~2회씩, 20~25일 정도 음용한다.
- 위경련(胃痙攣) : 위에 심한 통증이 오는 증상을 말한다. 30mL를 1회분으로 1일 3~5회 정도 음용한다.
- 기타 질환 : 노이로제, 복통, 심계항진, 심장병, 진통

【만드는 방법】

① 약효는 뿌리에 있으므로 뿌리를 주로 사용한다.
② 가을에 채취하여 생으로 쓰거나 햇볕에 말린다.
③ 생뿌리 190g, 말린 것은 160g을 각각 소주 3.8L에 넣고 밀봉한다.
④ 6~10개월 정도 숙성시킨 다음 찌꺼기는 걸러내고 보관, 음용한다.

【구입방법 및 주의사항】

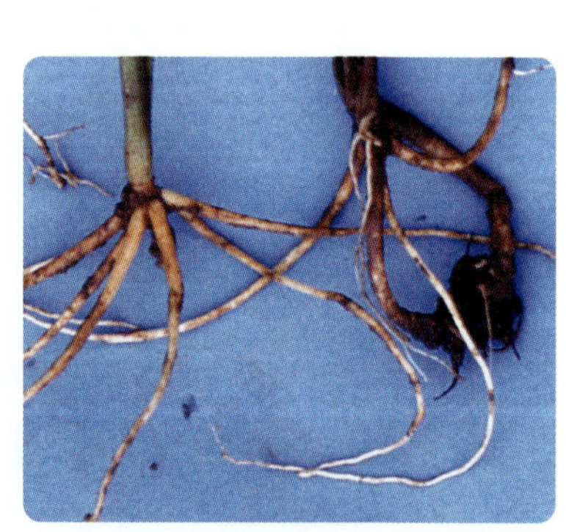

- 전국의 산에 자생하며 그늘에서 채취한다.
- 치유되는 대로 중단한다.
- 본 약술을 음용 중에 가리는 음식은 없다. 단, 과다음용하면 두통이 올 수 있다.

075

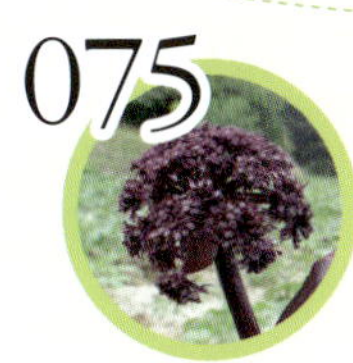

감기, 두통, 치통, 중풍

참당귀

- 학 명 : *Angelica gigas* Nakai
- 과 명 : 산형과
- 이 명 : 조선당귀, 토당귀, 대당귀, 숭엽초, 신감채, 신감초
- 생약명 : 당귀(當歸)
- 성 분 : 데커신, 데커시놀, 알파피넨, 노다케닌, 베타유데스몰, 엘레몰, 리모넨 등
- 이용부위 : 뿌리는 당귀라 부르며 약용, 잎과 줄기는 식용
- 채취 및 가공법 : 가을에서 봄 사이에 뿌리를 채취하여 잘 씻은 다음 햇볕에 말려서 잘게 썰어서 이용한다.

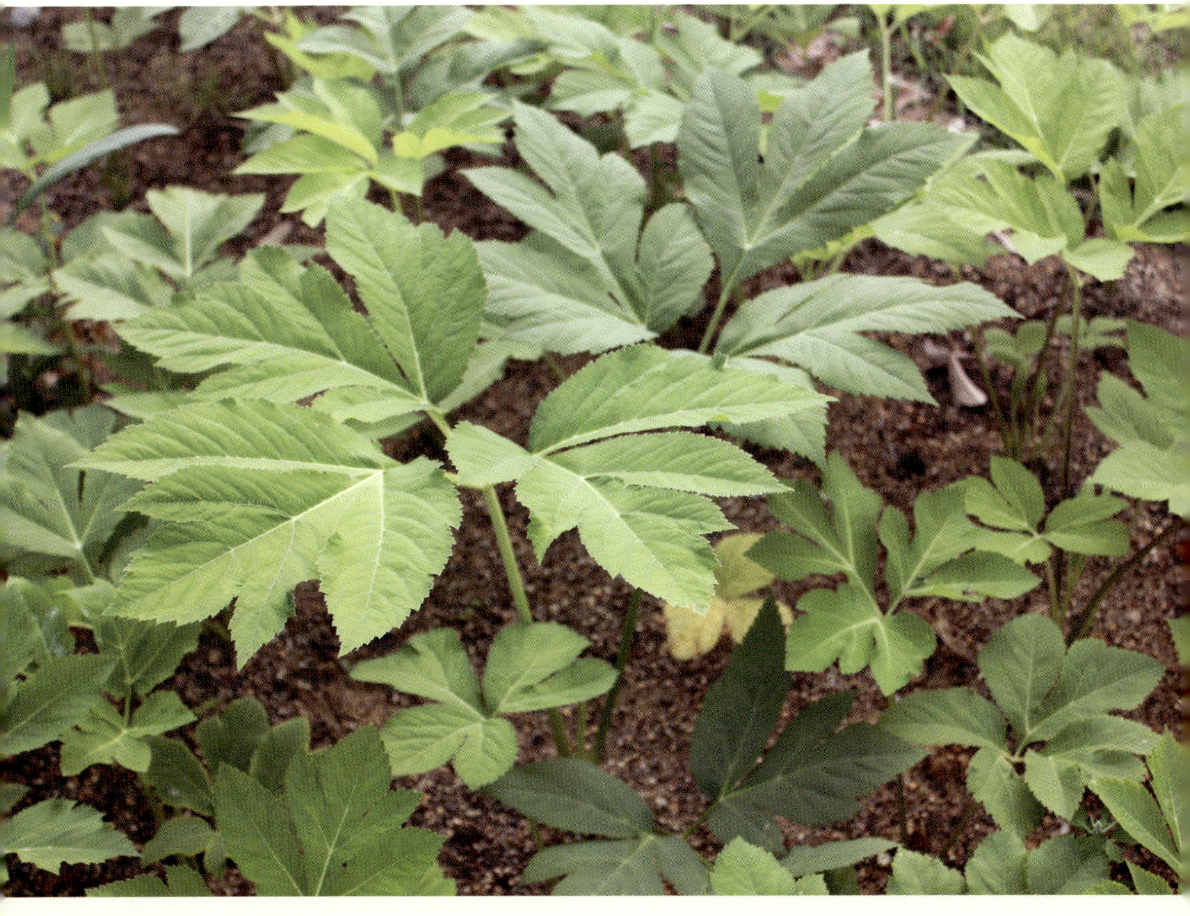

효능

참당귀는 감기, 두통, 치통, 신경통, 전신통 등에 효과를 나타낸다. 풍습성 관절염과 중풍, 빈혈 등에 쓰기도 한다. 땀이 나게 하고 풍습을 없애며 통증을 멈추는 효능이 있다. 최근에는 치매의 예방 및 치료에 효과가 있는 것으로 밝혀 낸 바가 있다. 잎과 줄기를 채취하여 잘 씻어서 된장이나 고추장에 장아찌로 담가서 식용하기도 하고 생잎을 쌈용으로 쓰기도 한다.

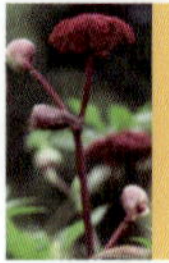

생김새와 특징

참당귀는 숙근성 여러해살이풀로 높이는 1~2m 정도로 자란다. 꽃은 보랏빛이 돌며, 뿌리에는 강한 향기가 있다. 8~9월에 피는 꽃은 겹산형 꽃차례로 20~40개 정도 달린다. 열매는 길이 8㎜, 너비 5㎜ 정도의 길고 둥글며 넓은 날개와 유관이 있다. 특히 지리당귀는 개화가 되어도 뿌리가 목질화된 심이 생기지 않고 그 효능과 향기가 더 높다. 당귀는 지리당귀, 참당귀, 일당귀가 있으며 강활, 산미나리, 섬바디, 갯방풍 잎과 유사하여 구분이 어렵다. 특히 유독식물인 지리강활의 뿌리는 독성이 너무 강하여 지리당귀로 오인하고 잘못 먹고 죽는 인명사고가 가끔 일어나기도 하여 주의를 요한다.

전국의 산 계곡, 습기가 있는 토양에서 잘 자라며 농가에서 약용식물로 재배하고 있다. 만주와 일본에도 분포하고 있다.

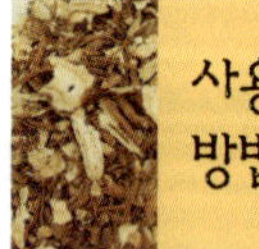

사용 방법

① 일반적인 복용법 : 물 900mL에 당귀 뿌리 30g을 넣고 중불에서 반으로 될 때까지 달인 물을 1컵씩(150mL) 복용하면 강장 효과와 활혈, 진통, 해열 효과가 있다.

② 보허탕 만들기 : 인삼, 백출 각 10g, 당귀, 천궁, 황기, 진피 각 5g, 감초 2.5g, 생강 3편을 한 첩으로 하여 달여서 복용한다. 하루에 20g씩 물 400mL를 붓고 차로 마신다.

③ 빈혈 : 물 2L에 당귀 20g, 황기 20g, 대추 7개를 넣은 후 반이 될 때까지 달여서 매일 3~5회 차 마시듯 마신다. 기력이 쇠약하고 땀이 많은 사람에게도 효과적이다.

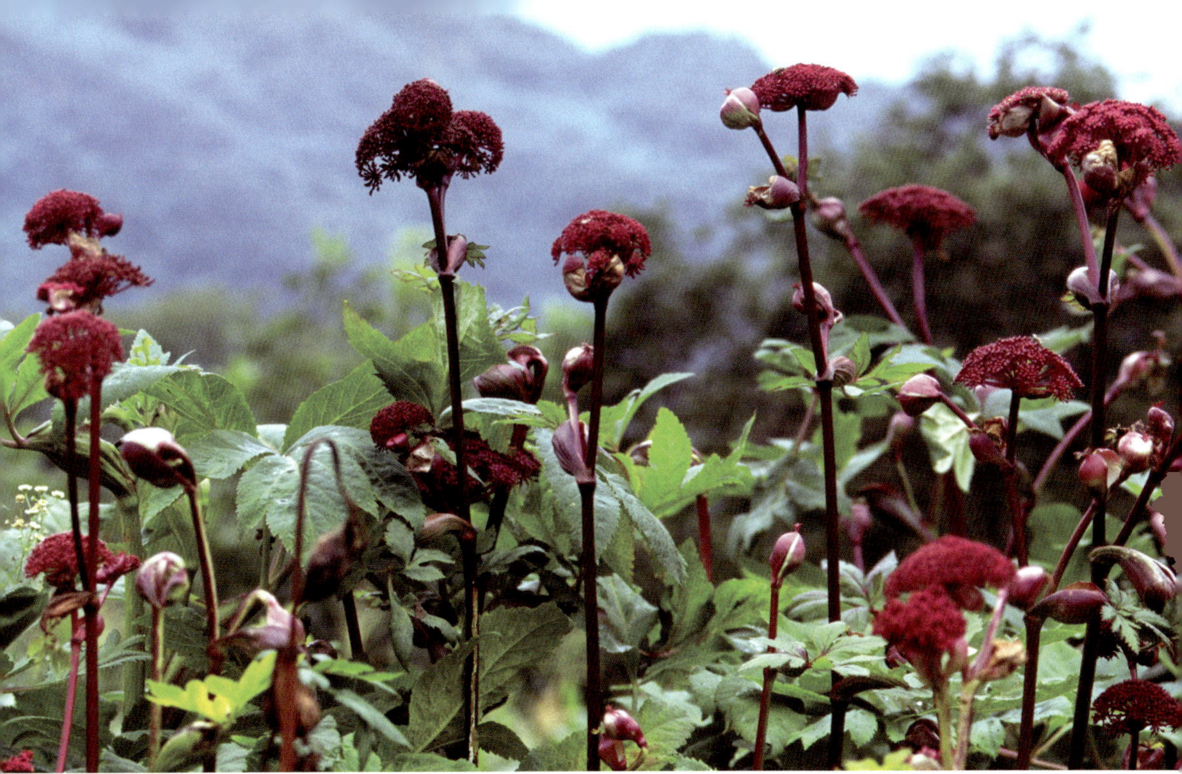

| 참당귀_ 지상부 전초

참당귀의 기능성 및 효능에 관한 특허자료

● 당귀 추출물을 포함하는 골수 유래 줄기세포 증식 촉진용 조성물

본 발명은 당귀 추출물을 이용하여 골수 유래 줄기세포의 증식을 촉진시키는 조성물에 관한 것으로, 본 발명의 조성물은 줄기세포의 증식 및 분화를 위해 G-CSF만을 단독 투여했던 방법에 의해 야기되었던 비장종대와 같은 부작용을 해결하여, 당귀 추출물의 병용 투여로 현저히 완화시켰으며, 줄기세포의 증식 및 분화를 보다 촉진시키는 효과가 있다.

– 공개번호 : 10-1373100-0000, 출원인 : 재단법인 통합의료진흥원

● 당귀의 주성분인 데커신으로부터 합성된 유도체인 데커시놀 벤조에이트를 이용한 비만 예방용 또는 비만 치료용 조성물

본 발명은 당귀의 주성분인 데커신(decursin)으로부터 합성된 유도체인 데커시놀 벤조에이트(decursinol benzoate)를 이용한 비만 예방용 또는 비만 치료용 조성물에 관한 것으로, 데커시놀 벤조에이트는 AMPK 활성능을 가짐으로써 지방산 합성을 억제하는 것을 특징으로 하거나, PPAR-GAMMA의 발현 및 전사활성을 억제하는 것을 특징으로 한다.

– 공개번호 : 10-2011-0125940, 출원인 : 한국화학연구원 및 한국식품연구원

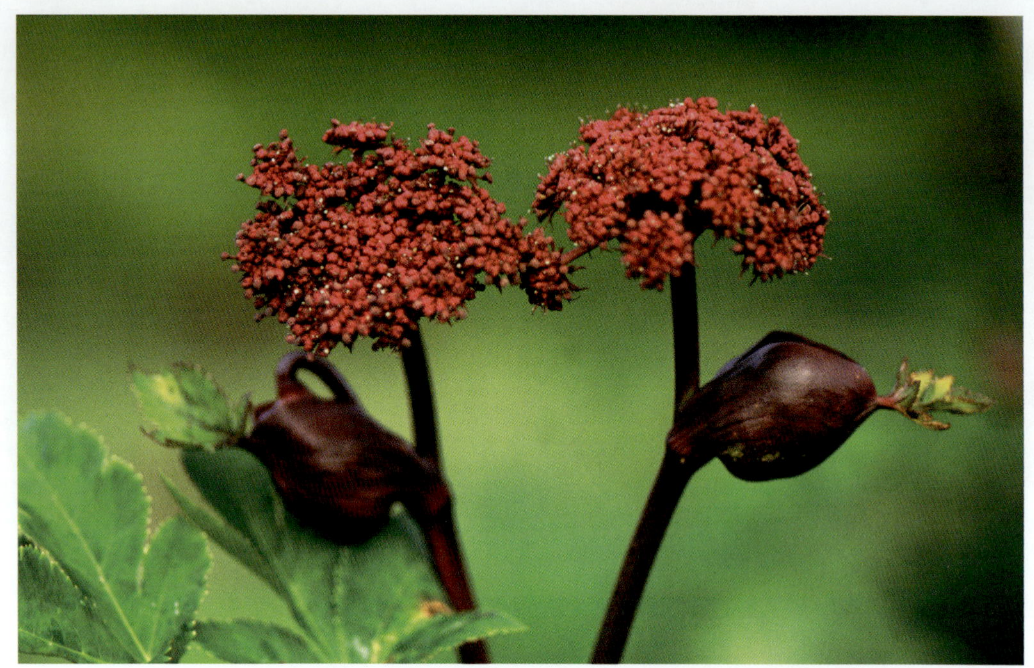

참당귀_ 꽃

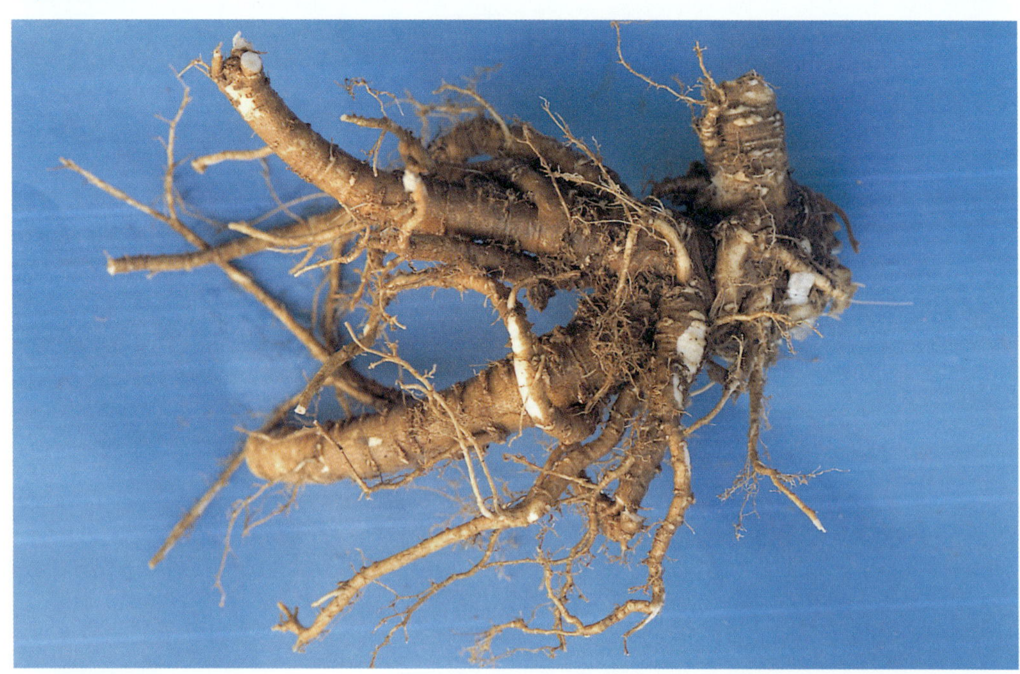

참당귀_ 생뿌리

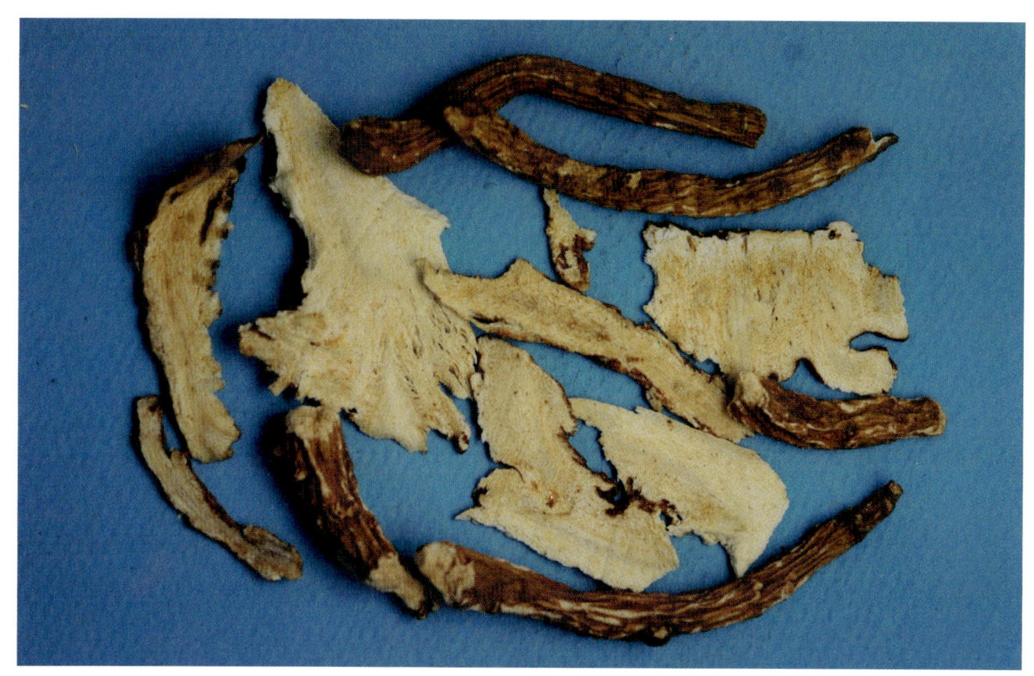

참당귀_ 말려서 잘게 자른 뿌리

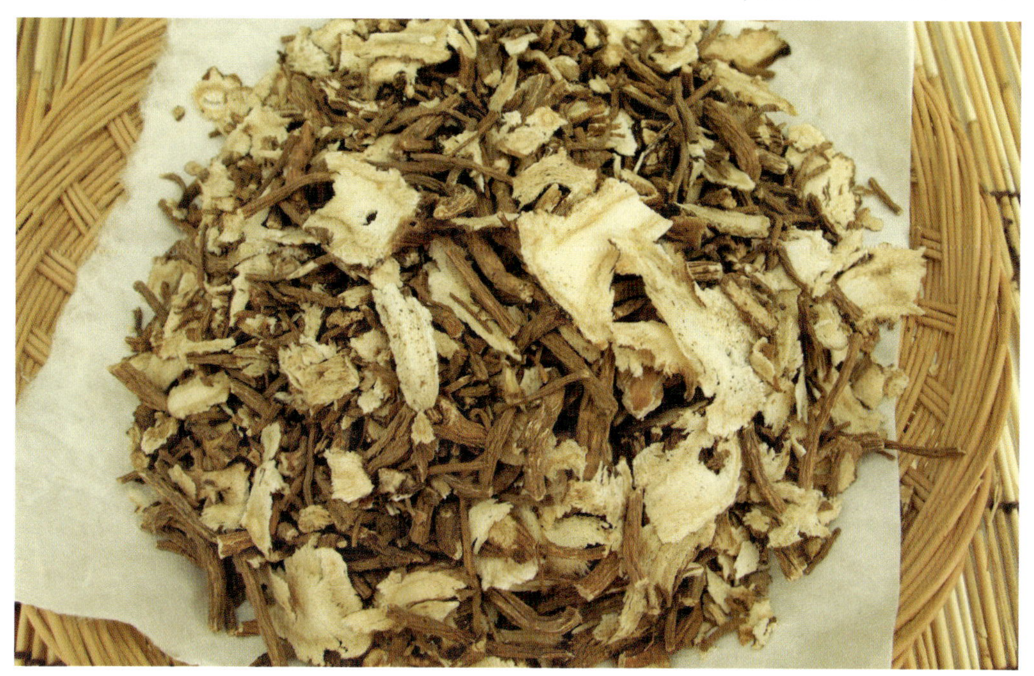

약재로 가공한 참당귀 뿌리

당귀차

1. 2년생 뿌리를 가을에 캐어 흙을 털어 내고 통풍이 잘되는 그늘에서 말린다.
2. 더운 물에 담가 흙을 씻어낸다.
3. 다시 50℃ 정도의 물에 10분 정도 담근 후 꺼내어 그늘에 말린다.
4. 완전히 마르면 습기가 없는 통에 넣어 보관한다.
5. 잘 말린 당귀 10g을 물 500mL에 넣고 끓인다.
6. 끓기 시작하면 약한 불을 켜서 반으로 될 때까지 은근히 오랫동안 달인다.
7. 건더기는 체로 걸러 내고 국물만 따라 내어 꿀이나 설탕을 타서 마신다.
8. 생강을 첨가하여 달이면 더욱 좋다.
9. 증상에 따라 물의 양을 줄이거나 늘려서 끓인다.

➲ 냉증, 혈색불량, 산전산후의 회복, 월경불순, 자궁 발육부진에 좋고 부인병에 효과적이며 향과 맛이 일품이어서 커피 대신 건강음료로서도 효과 만점이다.

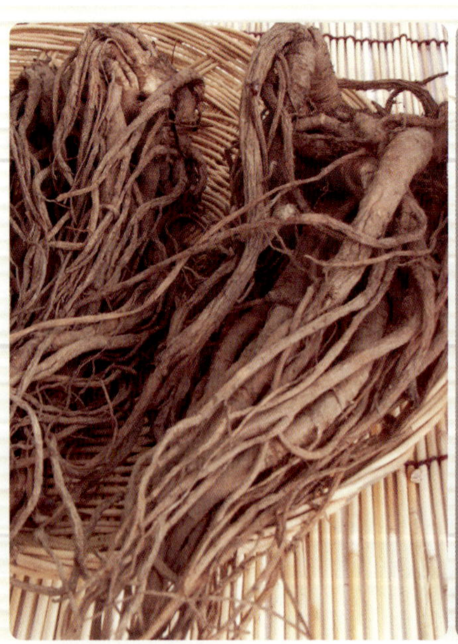

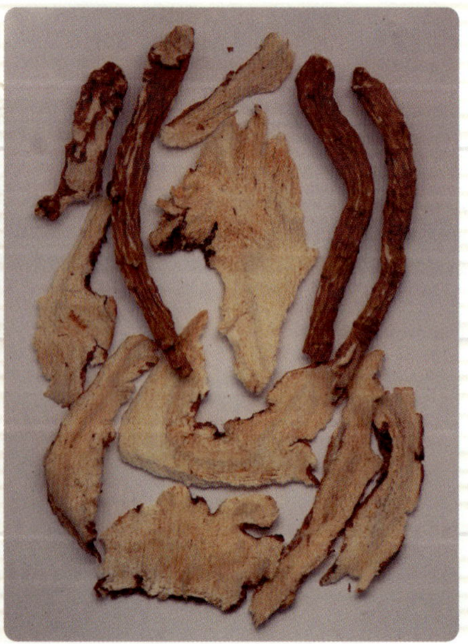

참당귀주

맛은 맵다. 기호와 식성에 따라 꿀, 설탕을 가미하여 음용할 수 있다.

【적용병증】

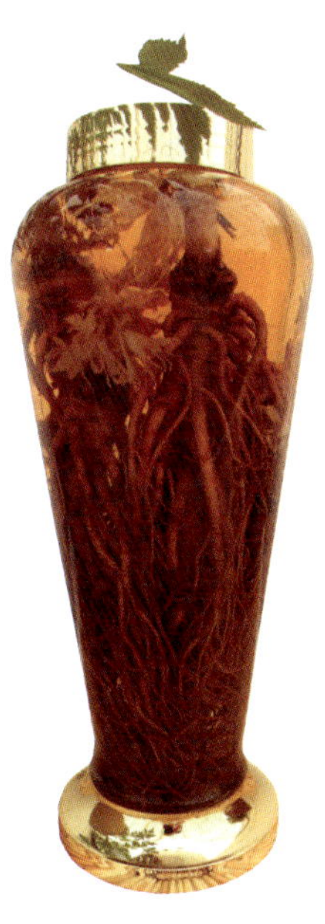

- 골절번통(骨折煩痛) : 신기(腎氣)가 없어서 일어나는 병증으로, 이가 누런빛으로 변하면서 저리고 오래지 않아 사망하는 경우가 많다. 30mL를 1회분으로 1일 4~5회씩, 17~20일 정도 음용한다.
- 익정(益精) : 남성의 정력에 힘을 채워 모든 일에 충실하고 의욕과 희망을 불어 넣고자 하는 처방이다. 30mL를 1회분으로 1일 2~3회씩, 15~20일 정도 음용한다.
- 현기증(眩氣症) : 가끔 눈앞에 별이 보이면서 어지러운 증상을 말한다. 30mL를 1회분으로 1일 2~3회씩, 15~20일 정도 음용한다.
- 기타 질환 : 강장(强壯), 거담, 당뇨, 두통

【만드는 방법】

① 약효는 뿌리나 종자에 있으므로, 주로 뿌리나 종자를 사용한다. 방향성(芳香性)이 강하다.

② 뿌리나 종자를 구입하여 깨끗이 물에 씻은 다음 뿌리는 생으로 또는 말려서 사용하며, 종자는 그대로 사용한다.

③ 생뿌리는 약 230g, 말린 뿌리는 약 210g, 종자는 약 220g을 소주 3.8L에 넣고 밀봉하여 서늘한 냉암소에서 보관, 숙성시킨다.

④ 생뿌리나 말린 뿌리는 300일, 종자는 240일 이상 침출한 다음 찌꺼기를 걸러내고 보관, 음용한다.

【구입방법 및 주의사항】

- 약령시장에서 구입할 수 있다. 산지(産地)에서 직접 채취하거나 재배농가를 활용할 수 있다.
- 장기 음용해도 해롭지는 않으나 치유되는 대로 중단한다.
- 본 약술을 음용 중에 가리는 음식은 없다. 단, 생강, 해조류(김, 미역, 다시마, 바닷말, 서실, 청각, 파래) 등을 금한다.

076

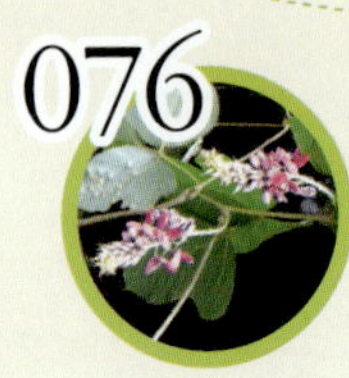

당뇨, 해열, 진통, 감기몸살, 지갈

칡

- 학 명 : *Pueraria lobata* (Willd.) Ohwi
- 과 명 : 콩과
- 이 명 : 갈등, 갈마, 고갈, 달마, 미갈, 갈등자, 갈등마, 칡덩굴, 칡넝굴
- 생약명 : 갈근(葛根)
- 성 분 : 뿌리에는 이소플라본, 푸에라린, 아데닌, 다이드제인, 제니스테인, 베타-시토스테롤, 아스파라긴, 전분, 당분, 섬유질, 단백질, 철분, 인, 비타민 등
- 이용부위 : 뿌리, 꽃
- 채취 및 가공법 : 가을부터 이른 봄에 뿌리를 캐어 깨끗이 씻어 잘게 썰어 말려서 보관한다.

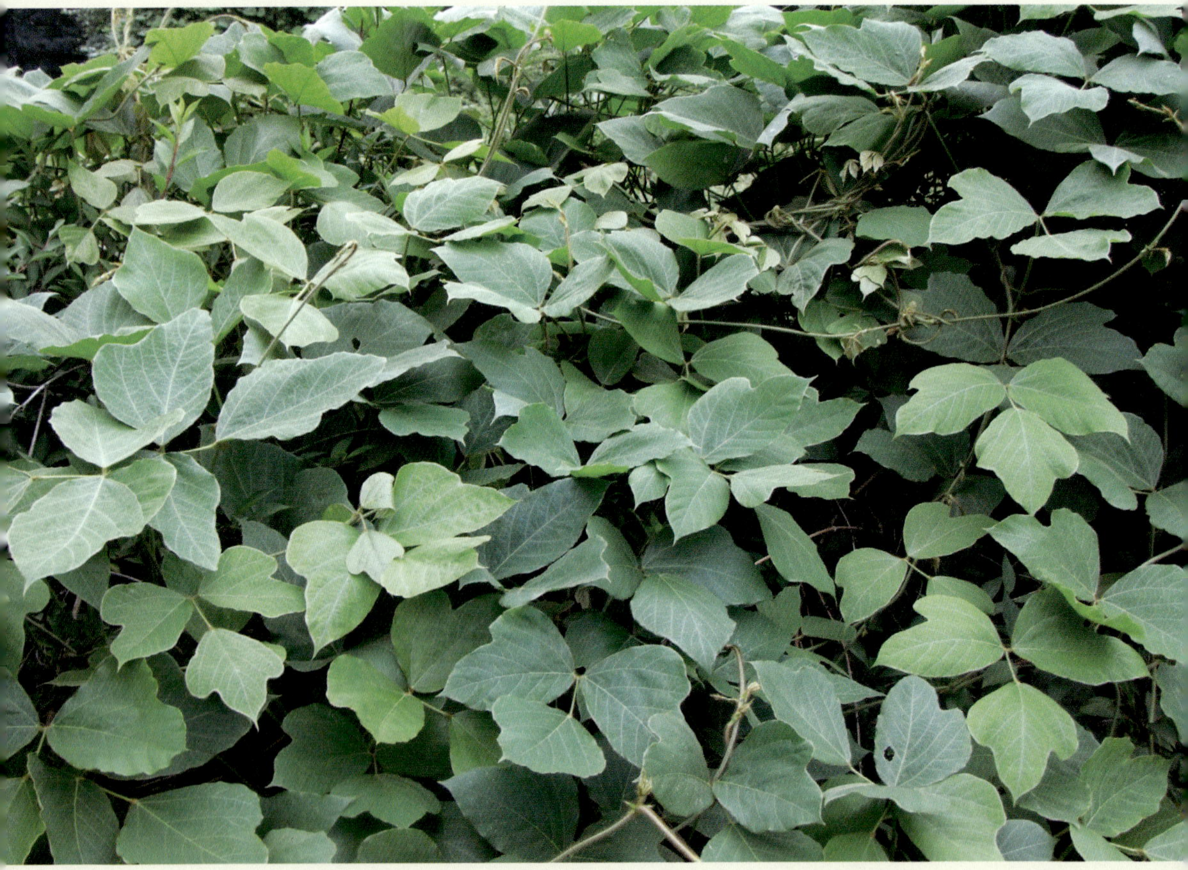

효능

칡은 오래 전부터 구황작물로 식용되었고 자양강장제 등 건강식품으로 이용되었다. 뿌리의 녹말은 갈분이라 하며 녹두가루와 섞어서 갈분국수를 만들어 식용하였고, 줄기의 껍질은 갈포의 원료로 쓰였다. 뿌리를 삶은 물은 칡차로 이용한다. 약재로는 위장에 특히 좋다. 또한 혈액순환을 원활하게 해주어 고혈압, 협심증 등에도 탁월한 효능을 나타내며, 당뇨의 혈당도 조절한다. 이 밖에도 감기몸살, 지갈, 소화불량, 빈혈, 이질, 두통, 복통, 주독, 부인의 하혈, 구토 등에 좋은 효과를 낸다.

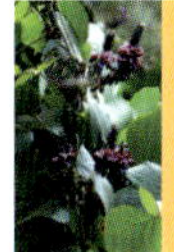

생김새와 특징

칡은 낙엽활엽 덩굴나무로 덩굴 길이는 10m 이상, 지름은 20㎝ 정도로 자란다. 겨울에도 얼어 죽지 않고 대부분의 줄기가 살아남는다. 추위에도 강하지만 염분이 많은 바닷가에서도 잘 자란다. 줄기는 매년 굵어져서 굵은 줄기를 이루기 때문에 나무로 분류된다. 줄기의 길이는 20m 이상 뻗쳐 있다. 줄기는 길게 뻗어가면서 다른 물체를 감아 올라가고 새로 생긴 줄기에 갈색 또는 흰색의 털이 있으나 곧 없어진다. 잎은 서로 어긋나기로 달리고 잎자루가 길며 세 장의 작은 잎이 나온다. 잎 길이와 폭은 각각 10~15㎝이고 가장자리가 밋밋하거나 얕게 3갈래로 갈라지며 잎 뒷면은 흰색을 띤다. 꽃은 8월에 붉은빛이 도는 자주색으로 피는데, 잎겨드랑이에 길이 10~25㎝의 총상꽃차례를 이루며 많은 꽃이 달린다. 열매의 꼬투리는 길이 4~9㎝의 넓은 줄 모양이며 굵은 털이 있고 9~10월에 결실한다. 전국의 산야에 자생하며, 적당한 습기와 땅속이 깊은 곳에서 잘 자란다. 말레이시아, 인도, 중국, 일본 등지에도 분포한다.

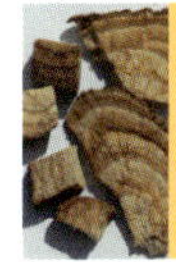

사용 방법

① **일반적인 복용법** : 말린 칡뿌리 120g을 물 1L에 넣고 반쯤 될 때까지 달여서 매 식후 1컵씩(150mL) 복용한다. 쓴맛이 강하므로 우유나 꿀 등과 같이 마시면 좋다. 당뇨병으로 심하게 목이 마를 때에도 좋다.

② **고혈압** : 말린 칡뿌리 100g에 물 1L를 붓고 반으로 될 때까지 달여서 수시로 조금씩 마시면 고혈압은 물론 심장을 안정시키는 데도 도움이 된다.

③ **숙취** : 칡꽃을 따서 그늘에 말린 것 10g을 600mL의 물에 넣고 달여 1일 2회 나누어 먹

는다.

④ **당뇨병** : 칡뿌리 120g에 물 1L를 붓고 반으로 줄어들 때까지 약한 불로 달여서 1컵씩(150mL) 매 식후에 마신다.

⑤ **황달** : 잘게 썰어 말린 칡뿌리 80~120g을 1L의 물로 달여서 1컵씩(150mL) 매 식후에 마신다.

⑥ **고열** : 말린 칡뿌리 또는 말린 칡꽃 50g을 600mL의 물에 넣고 달여서 아침저녁으로 1컵씩(150mL) 복용한다. 근육 경련에도 좋은 효과를 보인다.

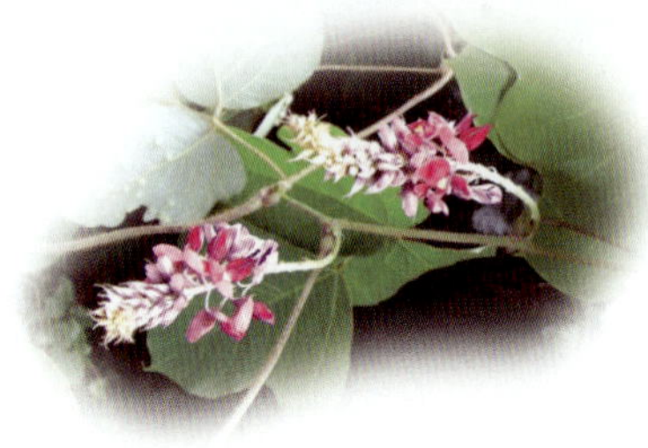

칡의 기능성 및 효능에 관한 특허자료

● 갈근 추출물을 함유하는 암 치료 및 예방을 위한 약학조성물

본 발명은 갈근(칡 뿌리) 추출물을 함유하는 암 치료 및 예방을 위한 약학조성물에 관한 것으로, 보다 구체적으로 본 발명의 추출물은 CT-26 세포와 같은 결장암에서 강력한 항암활성을 나타낼 뿐만 아니라, 암 조직 성장 억제 및 면역조절물질들의 생성을 증가시킴을 확인하여, 암 질환의 예방, 억제 및 치료에 우수한 항암제 또는 항암보조제 효능을 갖는 의약품 및 건강기능식품으로서 유용하다.

- 공개번호 : 10-2014-0049218, 출원인 : 원광대학교 산학협력단

● 칡 추출물을 이용한 폐경기 여성 건강 예방 및 치료

본 발명은 폐경기 여성 건강 예방 및 치료용 칡 추출물에 관한 것으로, 본 발명에 따르면 칡 추출물을 유효성분으로 포함하는 폐경기 여성 건강 개선용 약학적 조성물 및 건강기능식품의 활용이 기대된다.

- 공개번호 : 10-2011-0088814, 출원인 : 고려대학교 산학협력단

● 골다공증 예방 및 치료에 효과를 갖는 갈근 추출물

본 발명은 골다공증 예방 및 치료에 효과를 갖는 갈근(칡 뿌리) 추출물에 관한 것으로서, 구체적으로 갈근 추출물에는 다이드제인, 제니스테인, 포르모노네틴 등의 식물 에스트로겐이 다량 포함되어 있으므로, 본 발명에 의한 갈근 추출물은 골다공증 치료제 또는 예방제로서 유용하게 사용될 수 있을 뿐만 아니라 건강식품으로도 응용될 수 있다.

- 공개번호 : 10-2002-0002353, 출원인 : 한국한의학연구원

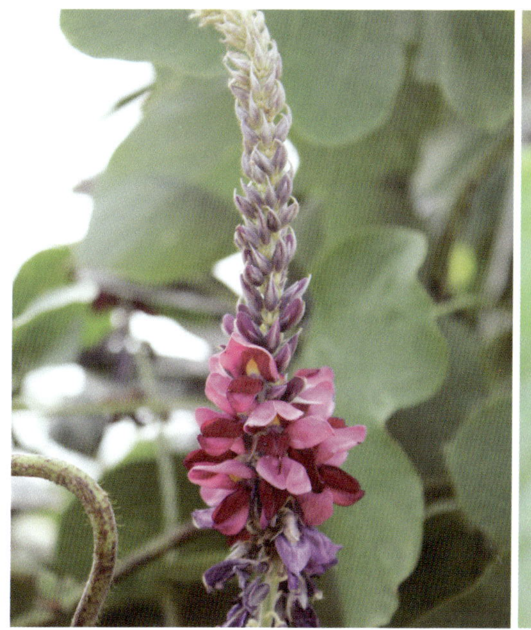
칡_ 꽃

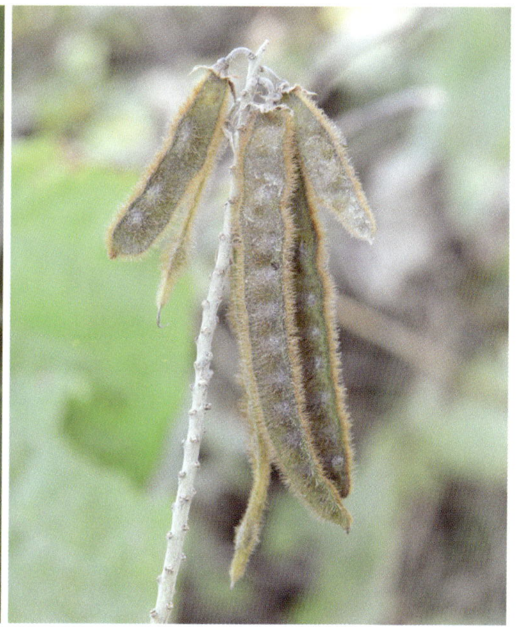
칡_ 열매

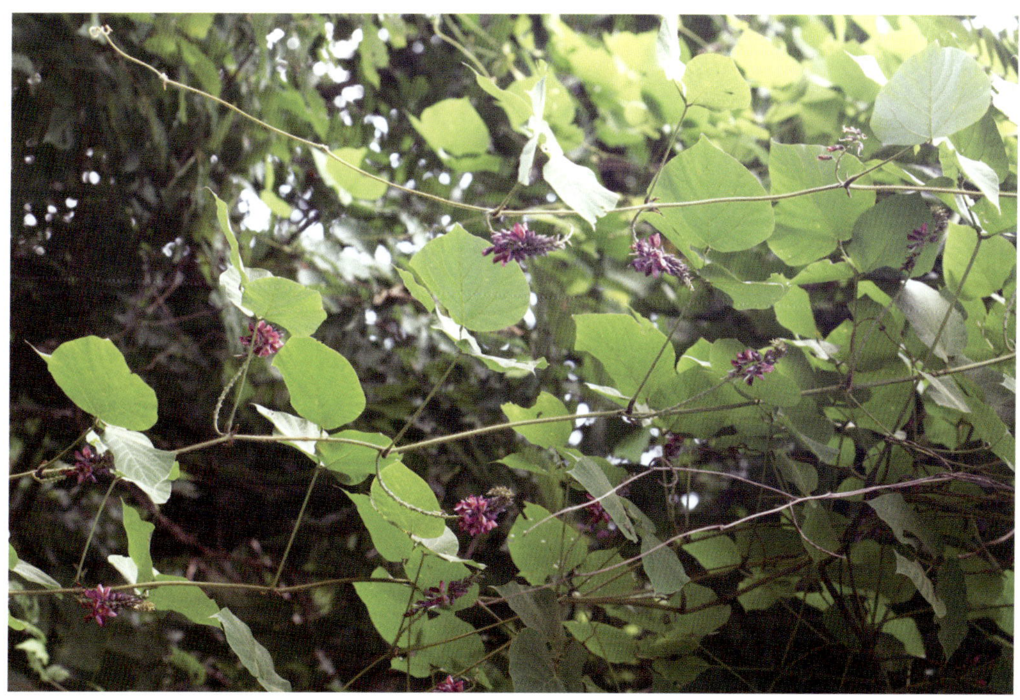
칡_ 덩굴줄기와 꽃이 핀 모습

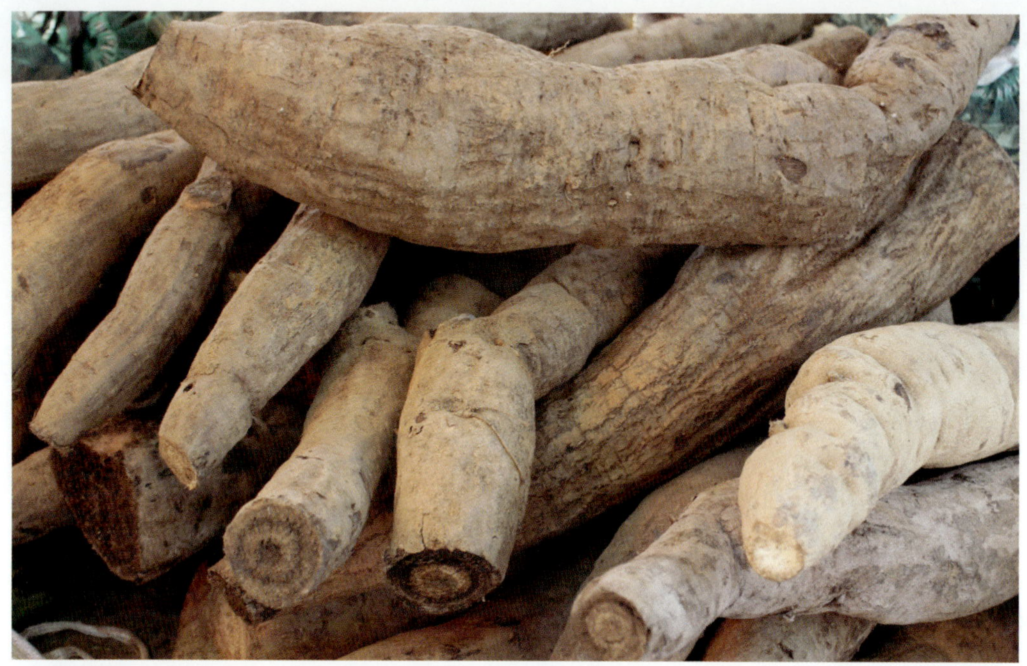

칡_ 생뿌리

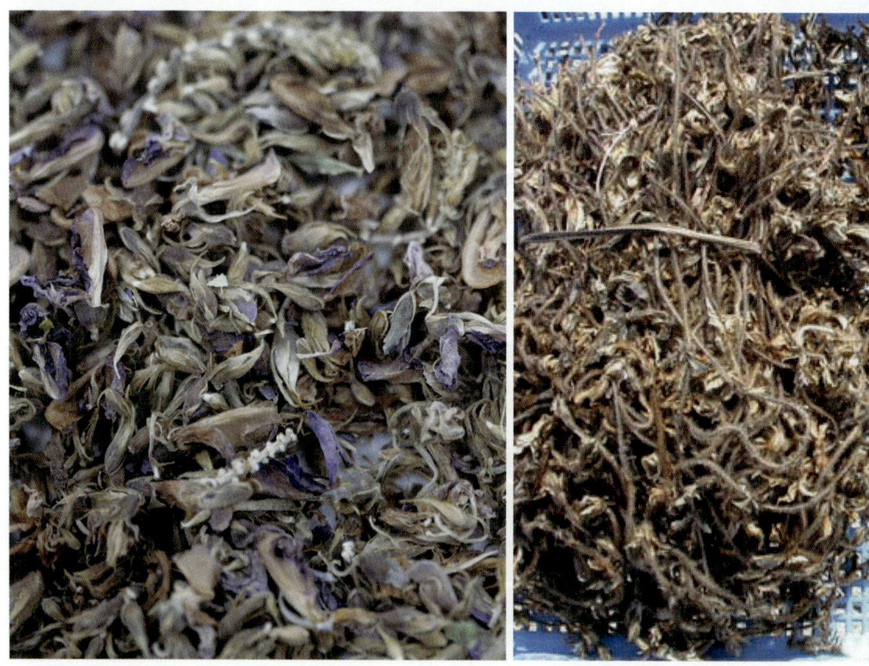

칡_ 말린 꽃

말려서 약재로 가공한 칡 새순과 덩굴

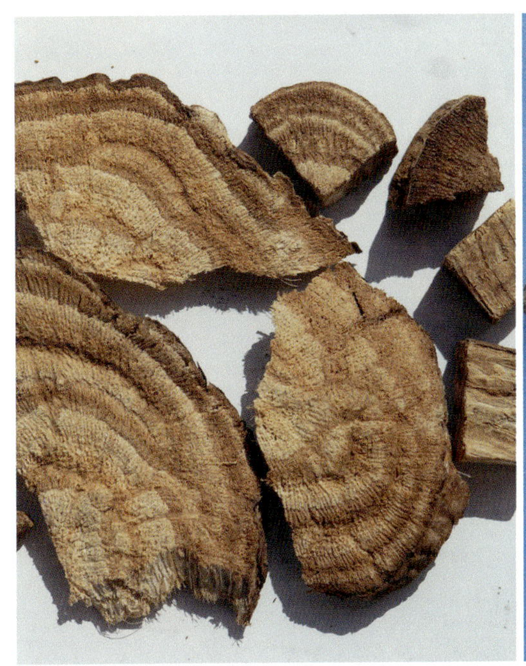

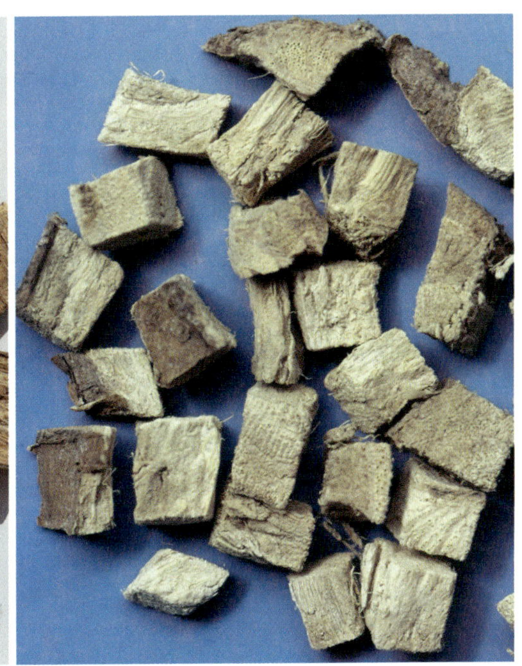

약용되는 칡뿌리(세절 건조)

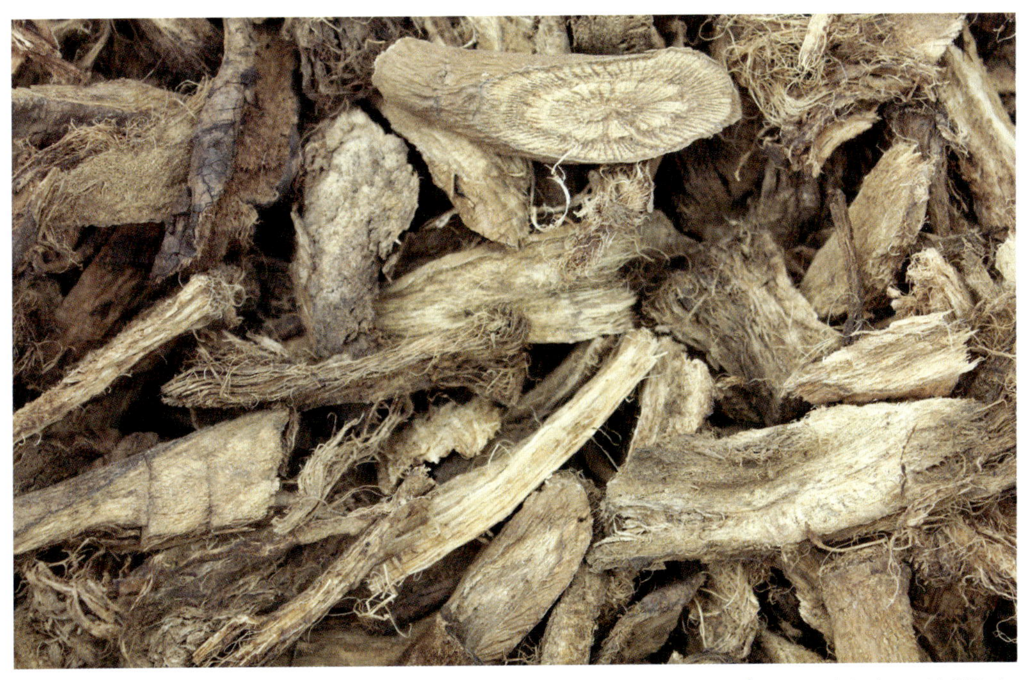

잘게 찢어서 건조 중인 칡뿌리

칡차와 칡 활용법

● 갈증을 해소하는 칡뿌리 차

1. 채취한 칡뿌리 표면의 누런 껍질을 벗기고 얇게 썬 칡을 물에 잘 씻은 후 말려야 한다.
2. 대충 씻어 그대로 썰어 말리면 차로 끓일 때 거품이 의외로 많이 생겨 갑자기 끓어 넘치므로 끓일 때도 주의해야 한다.
3. 끓을 때 지켜 보면서 거름망 등으로 거품과 이물질을 걷어 내고 끓여야 차 맛이 탁하지 않고 깔끔하게 된다.
4. 잘 끓인 차는 찌꺼기를 걸러내고 밀봉 용기에 넣어 냉장 보관한다.
5. 차게 식힌 칡차에 오렌지를 반으로 갈라 손으로 쥐어 짜서 오렌지 즙을 적당히 섞어 마시면 여름철에 별미를 느끼게 한다.
6. 물을 마셔도 갈증이 쉽게 가시지 않을 때 '오렌지 칡차'는 시원하게 갈증을 해소해 준다.
7. 칡차를 조금 진하게 끓여 며칠 수시로 마시면 굳었던 근육이 지압이 필요 없을 정도로 잘 풀린다.

● 음용수로 좋은 칡뿌리 가루차

1. 가을부터 이른 봄에 캐서 잘 씻은 칡뿌리를 2~3회 정도 물을 갈아가며 담가둔다.
2. 잘 우린 칡뿌리를 건져서 말린다.
3. 말린 칡뿌리를 분말(가루)로 만들어 밀봉 용기에 넣어 보관한다.
4. 따끈하게 끓인 물 150mL에 말린 칡뿌리 분말을 적당히 넣고 설탕이나 꿀을 가미하여 매일 수시로 마신다.

● 설탕이나 꿀 절입 칡꽃 차

1. 7~8월에 핀 자주색 칡꽃을 따서 깨끗이 씻어 말린다.
2. 밀봉 용기에 꽃과 설탕이나 꿀을 1 : 1 비율로 섞어서 차곡차곡 넣고 밀봉한다.
3. 밀봉된 용기를 50~60일간 그늘에 잘 보관했다가 찌꺼기를 걸러내고 차로 마신다.
4. 취향에 따라 냉차나 따뜻한 차로도 마실 수 있다.

● 칡꽃 덖음 차

1. 7~8월에 핀 자주색 칡꽃을 한 장, 한 장 따서 깨끗이 씻어 말린다.
2. 꽃을 채반에 펴고 바람이 잘 통하는 그늘에서 말린다.
3. 무쇠솥에 잘 덖어서 밀폐용기나 한지 봉투에 저장한다.
4. 끓인 물 150mL에 덖은 꽃 1~2g을 넣고 2분 정도 우려서 마신다.

● 칡전

1. 재료로는 칡뿌리, 밀가루, 미나리, 갖은양념, 기름을 준비한다.
2. 칡뿌리 껍질을 벗기고 토막 내어 물에 불린 다음 방망이로 두들겨 전분을 우려내 말린다.
3. 칡뿌리 전분과 밀가루를 섞어 묽게 반죽하고 소금으로 간을 한다.
4. 달구어진 프라이팬에 반죽과 미나리를 얹어 노릇노릇하게 구워낸다.

● 다양한 칡 이용법

1. 신경통에는 같은 양의 칡뿌리와 돼지고기를 적당한 크기로 썰어서 섞은 다음 약한 불에 푹 고아 스프를 만들어 먹는다. 말린 칡뿌리와 칡덩굴은 목욕물에 담가 두었다가 목욕하면 좋다.
2. 부종을 다스리는 데도 좋은 효과를 볼 수 있다. 말린 칡뿌리 200g에 물 1L를 붓고 물이 1/3이 되도록 달여서 하루 3회, 매 식후에 마신다. 3~5일 계속하면 효과를 볼 수 있다.
3. 알코올중독에는 칡뿌리를 날 것으로 생즙을 내서 1회에 한 잔씩 매 식전에 마신다. 계속 복용하면 효과를 볼 수 있다.
4. 불면증으로 시달리는 사람은 칡뿌리를 날 것으로 생즙을 내어 한 잔씩 잠자기 전에 마시면 효과가 있다.
5. 구토, 구역질이 있을 때 칡뿌리를 날 것으로 생즙을 내어 1회에 한 컵씩 마신다. 또는 말린 칡뿌리 200g에 물 900mL를 붓고 반량으로 달여서 매 식전에 1컵씩(150mL) 마신다.
6. 독충에 쏘였을 때 칡 생잎을 짓찧어서 붙인다.

칡주

맛은 달고 약간 맵다. 기호와 식성에 따라 꿀, 설탕을 가미하여 음용할 수 있다.

【적용병증】

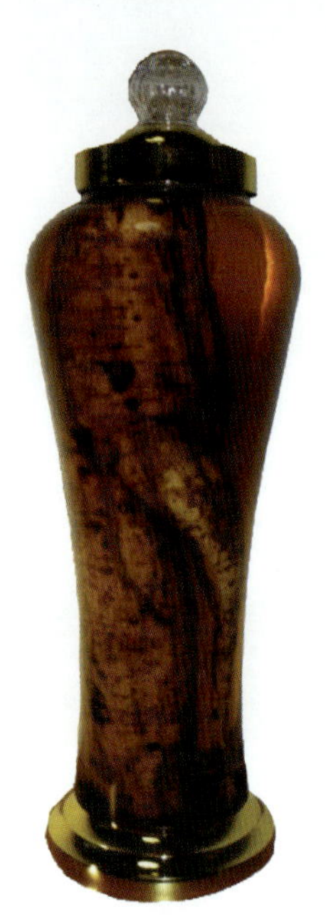

- 식중독(食中毒) : 먹은 음식물에서 생긴 독성 때문에 음식물을 토하거나 배가 몹시 괴롭고 심하면 통증이 오면서 전신이 마비된다. 또한 설사가 매우 심해지는 증세이다. 30mL를 1회분으로 1일 2~3회 정도 음용한다.
- 신경쇠약(神經衰弱) : 신경계가 피로에 의해 약해진 상태이다. 만사가 괴롭고 귀찮다. 30mL를 1회분으로 1일 1~2회씩, 15~20일 정도 음용한다.
- 주독(酒毒) : 술에 중독되어 얼굴에 붉은 반점이 생긴다. 30mL를 1회분으로 1일 1~2회씩, 15~25일 정도 음용한다.
- 기타 질환 : 감기, 구토, 대변불통, 두통, 불면증, 설사증, 암내, 주황변, 혈액순환

【만드는 방법】

① 약효는 꽃, 열매, 뿌리 등에 있다. 약간의 방향성(芳香性)이 있다.
② 주로 뿌리를 사용하며 생으로 쓰거나 햇볕에 말려두고 사용한다.
③ 생뿌리는 약 320g, 말린 뿌리는 약 250g을 각각 소주 3.8L에 넣고 밀봉하여 서늘한 냉암소에서 보관, 숙성시킨다.
④ 150~180일 정도 침출한 다음 음용하며, 찌꺼기를 걸러내지 않아도 된다.

【구입방법 및 주의사항】

- 전국 어디서나 자생하며, 뿌리는 이른 봄, 잎이 나기 전에 캐서 씻은 다음 잘게 썰어서 사용한다.
- 오래 음용하면 유익하다.
- 본 약술을 음용 중에 가리는 음식은 없다. 단, 살구 씨를 금한다.

077 

진통, 지혈, 소종

피나물

- 학 명 : *hylomecon vernalis* Maxim
- 과 명 : 양귀비과
- 이 명 : 노랑매미꽃, 매미꽃, 하청화, 봄매미꽃, 선매미꽃
- 생약명 : 하청화근(荷靑花根)
- 성 분 : 알칼로이드, 크립토핀, 알로크립토틴, 프로토핀, 콥티신, 베르베린, 산구이나린, 켈리루빈 등
- 이용부위 : 어린순 식용, 뿌리는 약용
- 채취 및 가공법 : 이른 봄에 어린순을 채취하고 연중 수시로 뿌리를 채취하여 불순물을 제거하고 햇볕에 말린다.

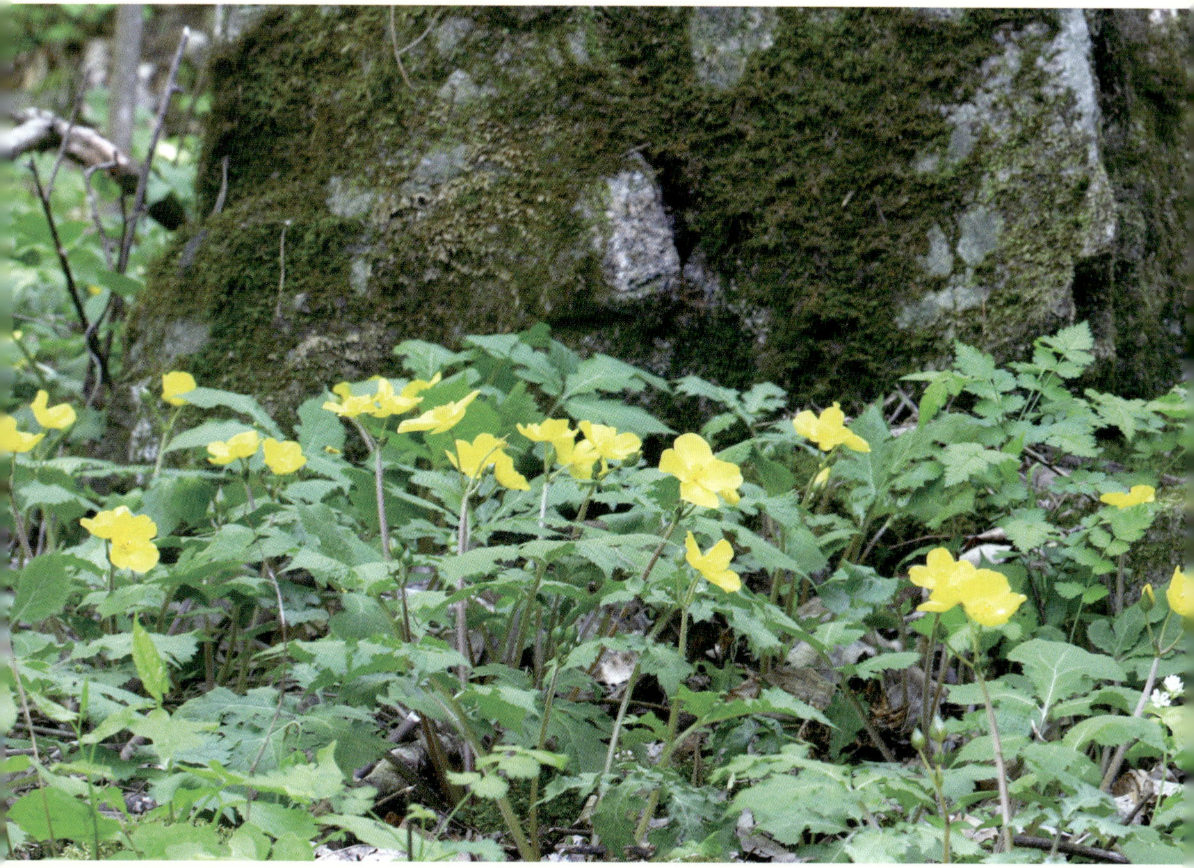

효능

피나물은 관절염과 신경통, 타박상, 습진, 종기 등에 쓰인다. 근육통이나 어혈, 진통, 지혈 등에도 효과가 있다. 피나물은 어린순을 삶아서 나물로 식용하기도 하지만, 양귀비과 식물이 일반적으로 독성이 있기 때문에 끓는 물에 데친 후 물에 1~2일 정도 담가 독성을 제거한 후 먹는다. 꽃이 아름다워 정원이나 화단에 관상용으로 많이 심는다.

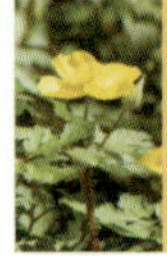

생김새와 특징

피나물은 줄기를 자르면 붉은색 액체가 나오기 때문에 '피나물'이라는 이름이 붙여졌으며, 흔히 '노랑매미꽃'으로도 불린다. 피나물은 숙근성 여러해살이풀로 높이는 30㎝ 정도로 자란다. 잎은 줄기 아래에 난 것은 크고 깃 모양이며, 윗부분의 잎은 작은 잎이 3~5장 정도 달리고 가장자리에 불규칙한 톱니가 있다. 4~5월에 피는 꽃은 선명한 노란색이고 원줄기 끝의 잎겨드랑이에서 1~3개의 긴 꽃줄기가 나오고 끝에 1송이씩 달린다. 열매는 6~7월경에 길이는 3~5㎝, 직경이 0.3㎝ 정도로 뾰족하게 달리고 안에는 많은 종자가 들어 있다.

우리나라 중부 이북 숲에서 자라며, 반그늘이면서 주변에 습기가 많은 곳에서 잘 자란다. 만주와 일본 등지에도 분포한다.

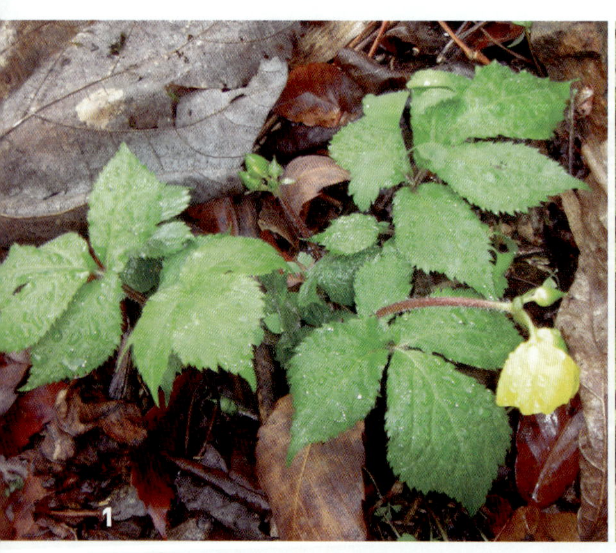

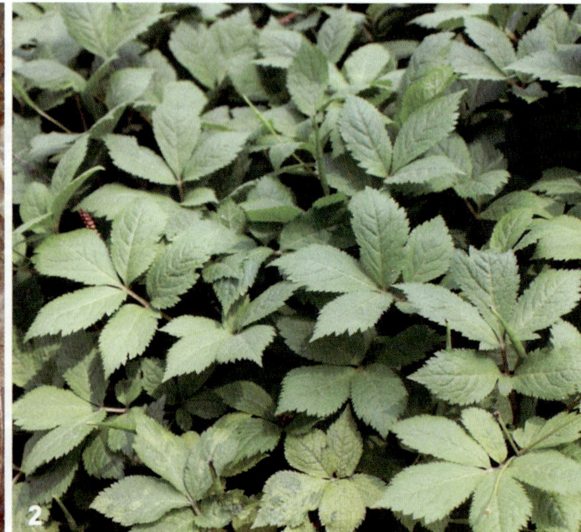

❶ 피나물_ 식용되는 새순 ❷ 피나물_ 잎

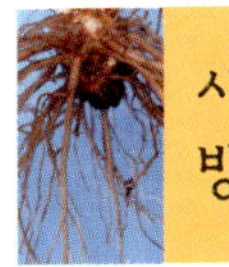

사용 방법

① **일반적인 복용법** : 말린 피나물 뿌리 20g을 600mL의 물에 넣고 300mL로 줄 때까지 중불에서 서서히 달인 후 아침저녁 식후에 1컵씩(150mL) 복용하면 효과가 있고, 생즙을 내어 환부에 바르기도 한다.

② **타박상** : 피나물 생뿌리를 찧어서 환부에 바르거나 뿌리째로 만든 가루를 기름에 개어 바른다. 종기나 습진에도 같은 방법으로 이용한다.

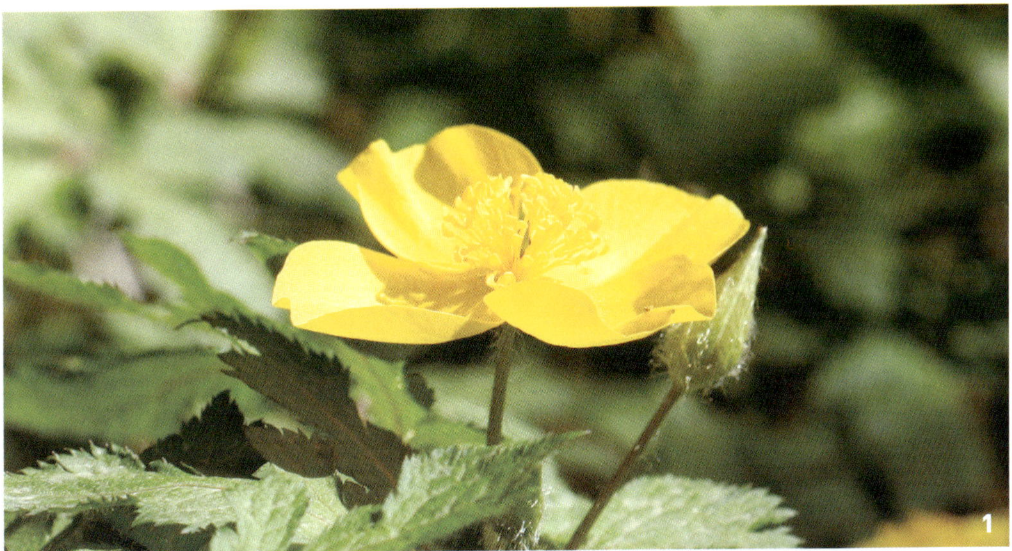

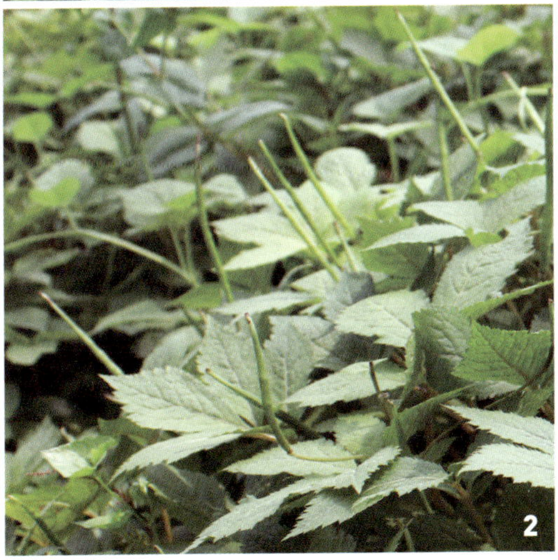

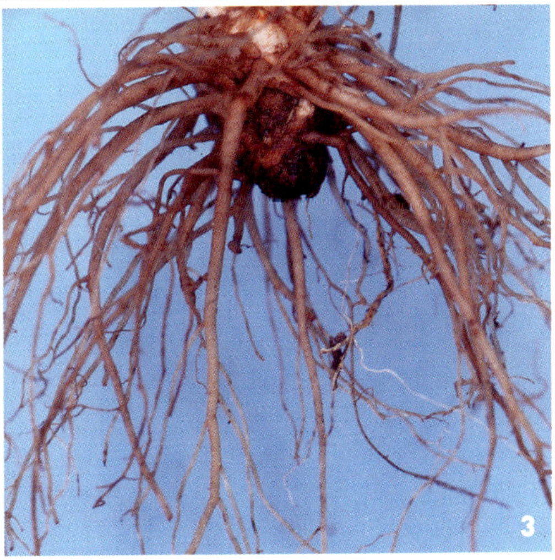

❶ 피나물_ 꽃 ❷ 피나물_ 종자 결실 모습 ❸ 피나물_ 약용되는 뿌리

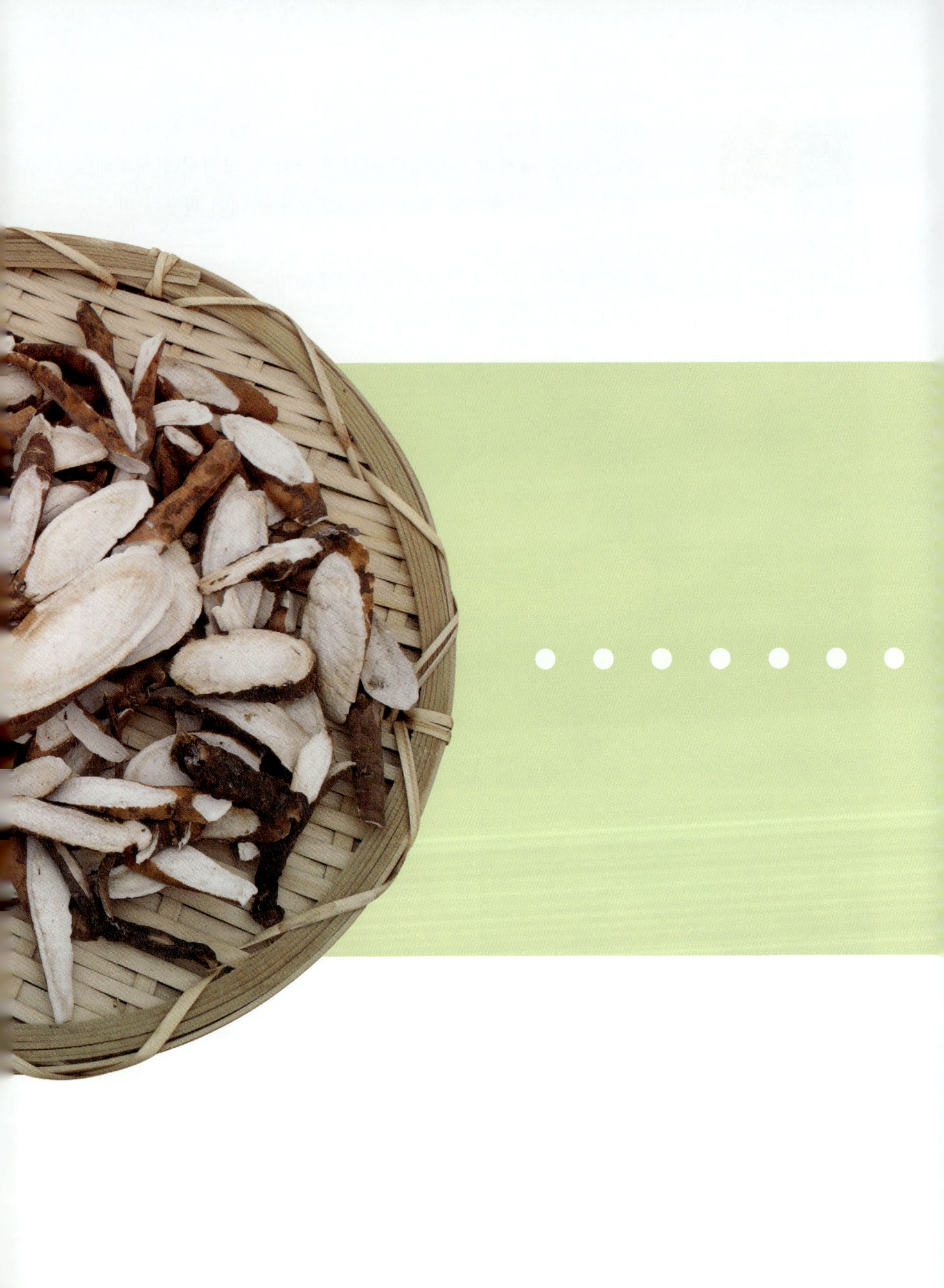

Part 4

>> 특산식물 및 희귀 약용식물

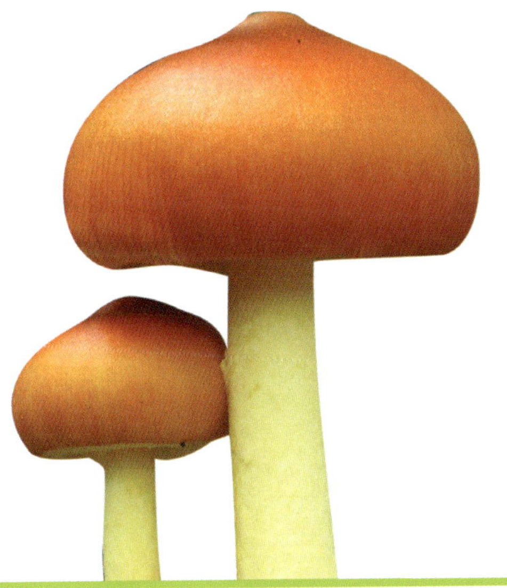

078

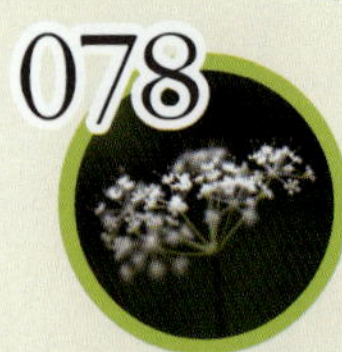

간염, 고혈압, 중풍

가는참나물

- 학 명 : *Pimpinella koreana* (Yabe) Nakai
- 과 명 : 산형과
- 이 명 : 세잎참나물, 산미나리, 그늘참나물, 노루참나물, 한라참나물, 파드득나물
- 생약명 : 대엽근(大葉根)
- 성 분 : 모노테르핀, 알파피넨, 아네톨, 각종 미네랄, 단백질, 섬유소, 인, 칼슘, 칼륨, 비타민 A·B·C, 베타카로틴 등
- 이용부위 : 어린순
- 채취 및 가공법 : 이른 봄에 어린순을 채취하여 식용한다.

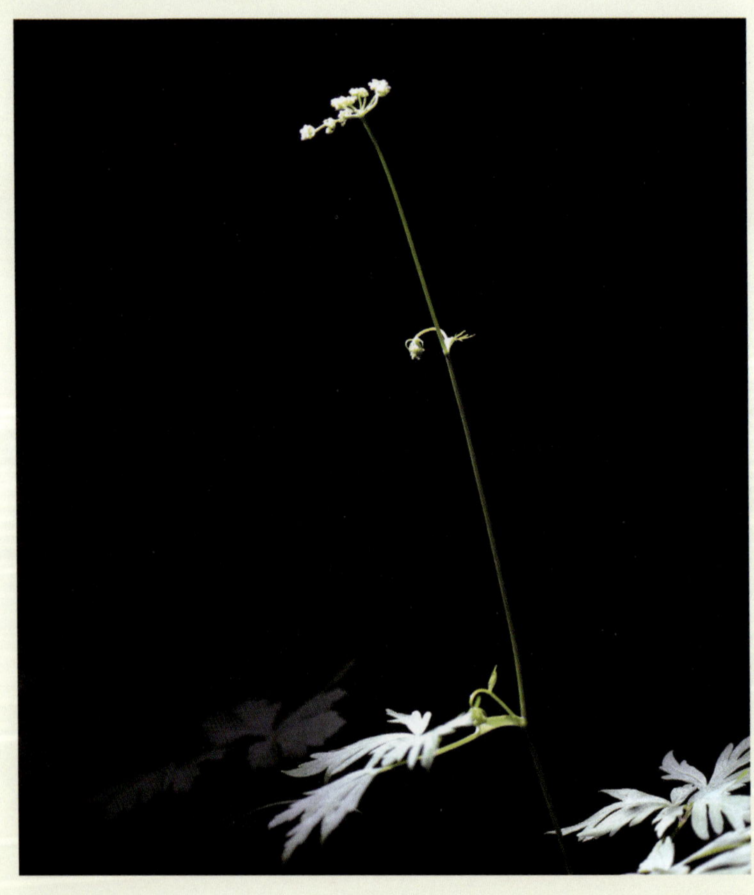

효능

가는참나물은 해열의 효능이 있으며 고혈압, 간염, 신경통 등에 이용한다. 저밀도(LDL) 콜레스테롤과 중성지질 함량은 감소시키고 고밀도(HDL) 콜레스테롤과 인지질 함량을 증가시켜 지방간, 동맥경화 예방과 치료에도 효과가 있다.

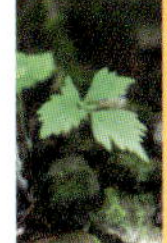

생김새와 특징

가는참나물은 여러해살이풀로 높이는 50~100㎝ 정도로 자란다. 줄기에는 털이 없으며 곧게 서거나 때로는 가지가 갈라지고, 연하며 가늘고 길다. 뿌리에서 돋은 잎의 잎자루는 길지만 줄기에서 돋은 잎의 잎자루는 위로 올라 갈수록 짧아지며 잎자루의 밑부분은 넓어져서 원줄기를 감싸고 있다. 잎은 3출엽이고 작은 잎은 가장자리가 결각상으로 깊게 패이거나 빗살처럼 좁게 갈라진다. 작은 잎이 3개씩 균일하게 달리는데 참나물에 비해, 가는참나물은 잎이 빗살처럼 좁게 갈라지는 것이 특징이다. 꽃은 7~8월에 흰색으로 피고 가지 끝과 원줄기 끝에 겹으로 피며 작은 꽃자루는 10개로 각각 13개 정도의 꽃이 달린다. 열매는 넓은 타원형으로 9월에 결실한다.

가는참나물은 우리나라에서만 자생하는 특산식물로 전국 각처의 산야에 분포하고 있다.

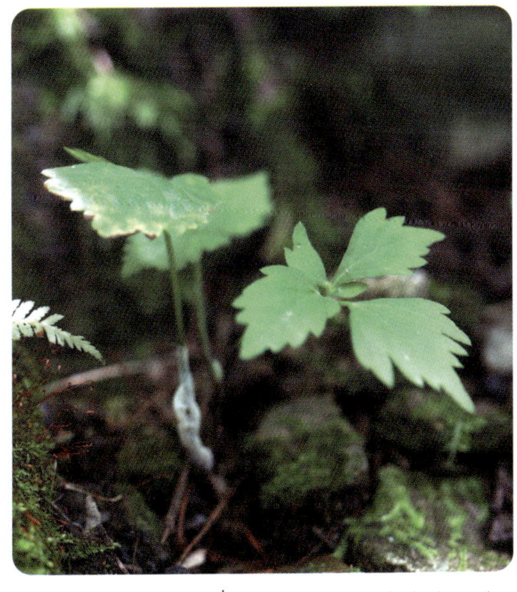

| 가는참나물_ 새순 올라오는 모습

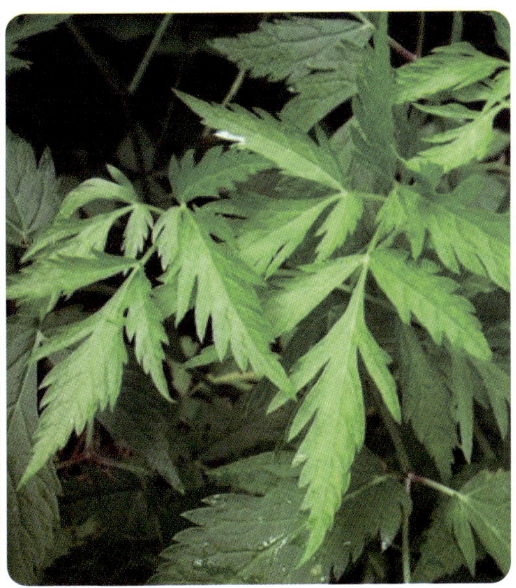

| 가는참나물_ 잎

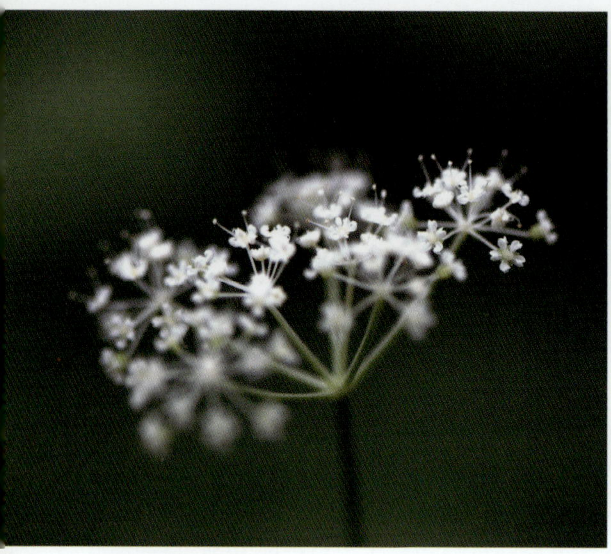

| 가는참나물_ 꽃

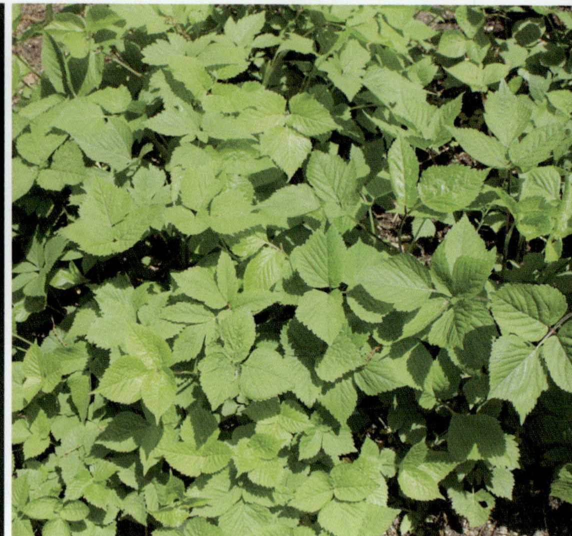

| 유사종인 참나물 어린순도 식용

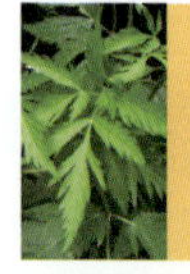

사용 방법

① 식용법 : 이른 봄에 가는참나물이나 참나물 어린순을 채취하여 나물이나 생채, 묵무침, 부침개로 해먹는다. 나물로 먹을 때는 향이 있으므로 물에 살짝 데쳐서 사용해야 한다. 고혈압, 중풍을 예방하고 신경통과 대하증에도 좋으며 해열제로서의 효과도 있는 약용식품이기도 하다.

② 기타 : 시중에 판매되는 참나물은 대부분이 '파드득나물'이라 하여 일본에서 나물용으로 개량한 '삼엽채'라고 한다. 이는 우리나라에서 자생하는 '참나물'과 유사하여 애용되는 편인데, 이 품종 또한 향이 좋아서 물에 데친 후에 먹는다.

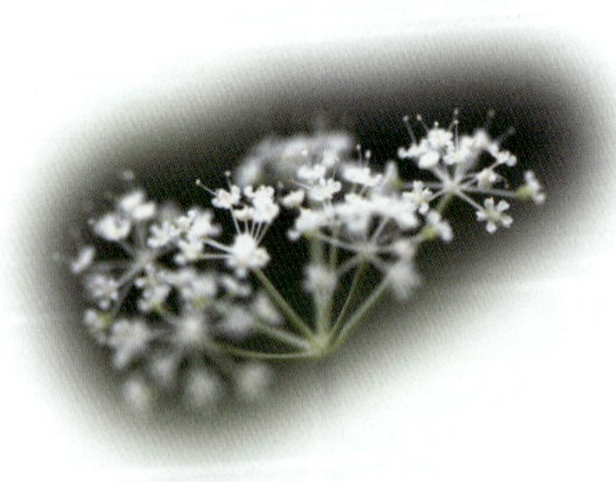

079

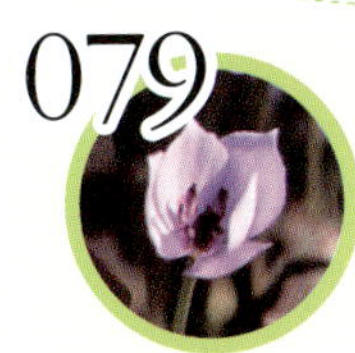

청열, 해독, 건위

깽깽이풀

- **학 명 :** *Jeffersonia dubia* (Maxim.) Benth. & Hook.f. ex Baker & S.Moore
- **과 명 :** 매자나무과
- **이 명 :** 깽이풀, 모황련, 조선황련, 황련, 조황련, 세신황련
- **생약명 :** 선황련(鮮黃蓮)
- **성 분 :** 알칼로이드, 베르베린 등
- **이용부위 :** 뿌리
- **채취 및 가공법 :** 9~10월에 전초를 채취하여 지상부와 수염뿌리를 제거하고 햇볕에 말린다.

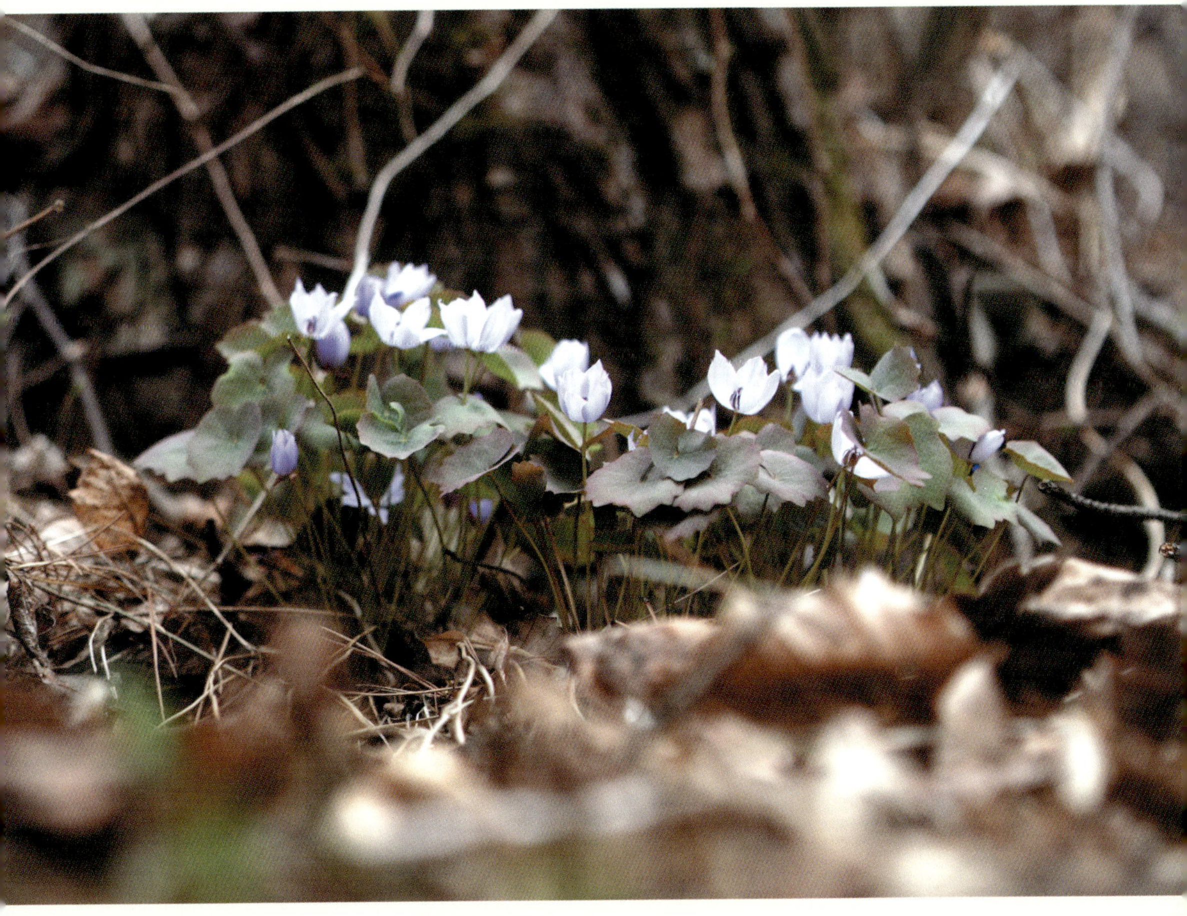

효능

깽깽이풀은 청열, 해독, 건위에 효능이 있다. 세균성 질환이나 설사, 복통 등에 좋은 효과가 있다. 이 밖에도 결막염과 편도선염, 장염, 구내염, 토혈, 소화불량과 식욕부진, 위장 내 수분이나 담으로 메슥거리거나 구역질이 나는 증상인 오심, 안질을 치료하고 근래에는 혈압 강하의 약리작용도 밝혀졌다.

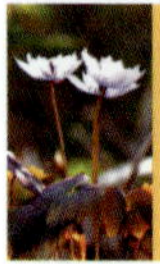

생김새와 특징

깽깽이풀은 여러해살이풀로 높이는 20~30cm 정도로 자란다. 원줄기가 없이 짧은 뿌리줄기가 옆으로 자라는데 이 뿌리줄기에 잔뿌리가 달린다. 잎은 마치 연잎처럼 생긴 홑잎으로 여러 개가 밑동에서 모여 나고 잎자루는 20cm 정도의 길이에 잎 끝은 오목하게 들어간 반면 가장자리는 물결 모양을 이루어 잎의 크기는 지름과 길이 모두 9cm 정도가 된다. 꽃은 자줏빛을 띤 붉은색으로 1송이씩 피는데 4~5월에 잎보다 먼저 나오는 꽃줄기 끝에 피고 화관의 지름은 2cm 정도로 꽃받침 잎은 4개에 꽃잎은 6~8개로 달걀을 거꾸로 세운 모양이다. 열매는 여러 개의 씨방으로 이루어져 익으면 벌어지는 골돌과로 7~8월에 익는다. 열매의 모양은 넓은 타원형이며 끝이 부리처럼 생겼고, 종자는 검은색으로 된 타원형으로 광택이 난다. 지리산과 무등산, 백두산 등의 산골짜기 중턱 이하의 숲이나 골짜기에서 잘 자라며 중국, 러시아 등에 분포한다. 뿌리를 약재로 쓰려고 무분별하게 채취하거나 꽃이 좋아 관상용으로 마구 채취하는 등, 오늘날 멸종위기식물로 분류되어 법적으로 보호하는 식물이기도 하다.

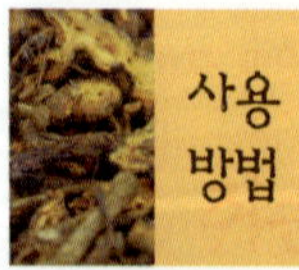

사용 방법

① **일반적인 복용법** : 잘게 썰어 말린, 즉 세절(細切) 건조한 깽깽이풀 뿌리 20g을 물 900mL에 넣고 반으로 될 때까지 중불로 달여서 아침저녁 1컵씩(150mL) 복용한다. 눈병에는 달인 액으로 씻는다.

② **복통과 설사** : 잘게 썰어 말린 깽깽이풀 뿌리 30g을 물 900mL에 넣고 반 정도가 될 때까지 달여서 매 식후 1컵씩(150mL) 데워서 복용한다. 위장이 약한 사람도 평상시 복용하면 위장이 튼튼해지는 효과가 있다.

③ **고혈압** : 말린 깽깽이풀 뿌리와 속썩은풀 뿌리, 황경피나무 껍질, 치자나무 열매 각각 20g을 물 900mL에 넣고 반으로 될 때까지 달인 물을 매 식후에 1컵씩(150mL) 마신다.

④ **토혈** : 말린 깽깽이풀 뿌리와 장군풀 뿌리, 속썩은풀 뿌리를 각각 5g씩, 뜨거운 물 150mL에 넣고 2~3분 동안 끓인 물을 한 번에 마신다. 잇몸 출혈과 코피에도 같은 방법으로 사용한다.

⑤ **민간요법** : 말린 깽깽이풀 뿌리를 달여 마시면 비만과 당뇨병, 고콜레스테롤증, 오줌내기약, 땀내기에 효과가 좋다고 전래되고 있다.

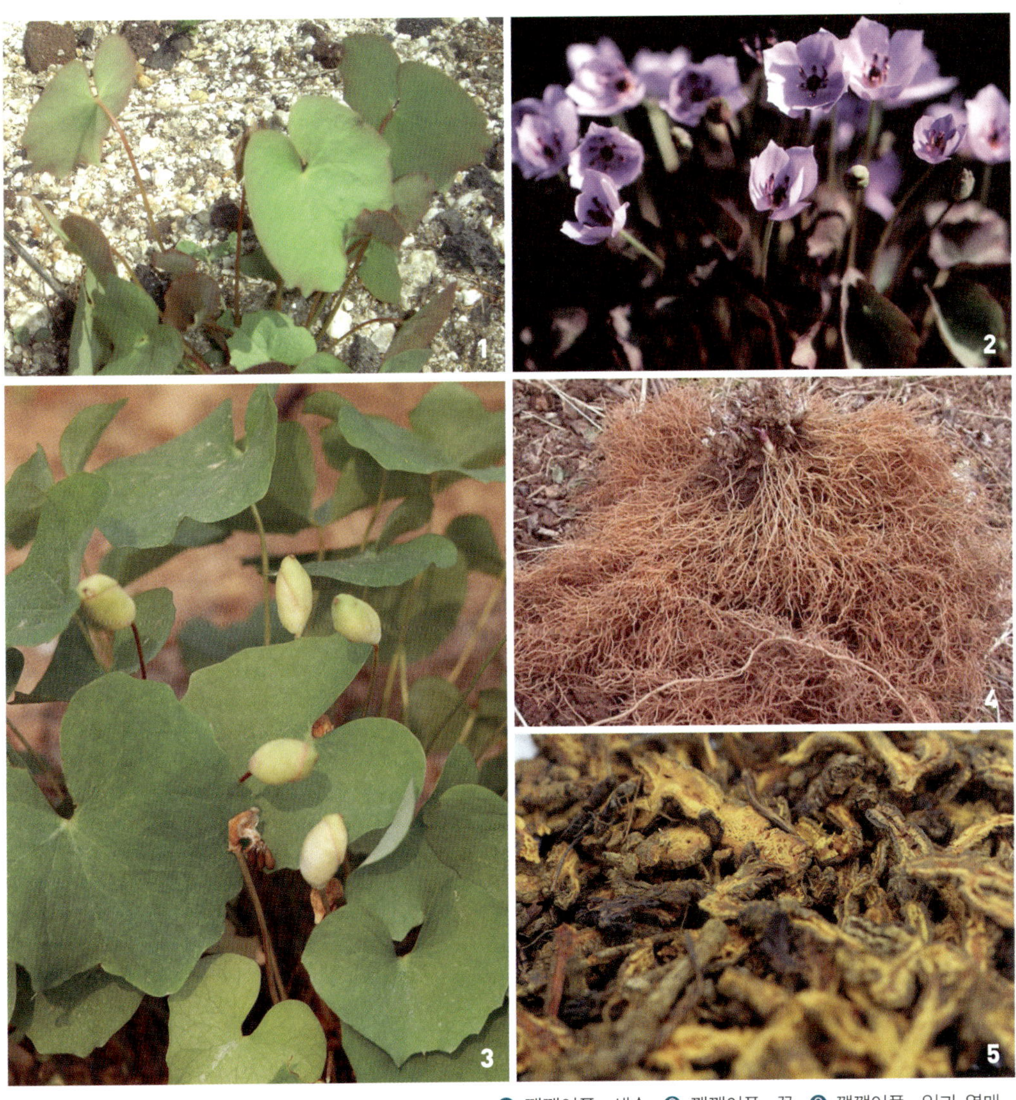

❶ 깽깽이풀_ 새순 ❷ 깽깽이풀_ 꽃 ❸ 깽깽이풀_ 잎과 열매
❹ 깽깽이풀_ 생뿌리 줄기 ❺ 약재로 가공한 깽깽이풀 뿌리(세절 건조)

080

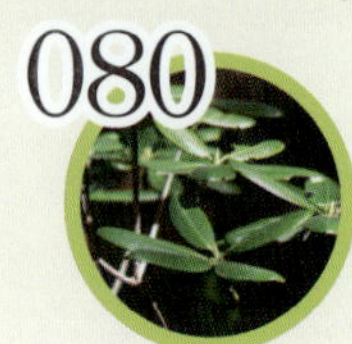

강장, 이뇨, 건위, 신경통

만병초

- 학 명 : *Rhododendron brachycarpum* D. Don ex G. Don
- 과 명 : 진달래과
- 이 명 : 뚝갈나무, 뚜깔나무, 들쭉나무, 석남엽, 홍범시두견, 붉은만병초
- 생약명 : 석남엽(石南葉)
- 성 분 : 안드로메도톡신이라는 유독 성분이 있어 함부로 사용하면 위험하다. 이 성분은 잘못 사용하면 호흡중추를 마비시키고, 구토와 설사를 일으킨다.
- 이용부위 : 잎
- 채취 및 가공법 : 잎을 채취하여 말렸다가 이용한다.

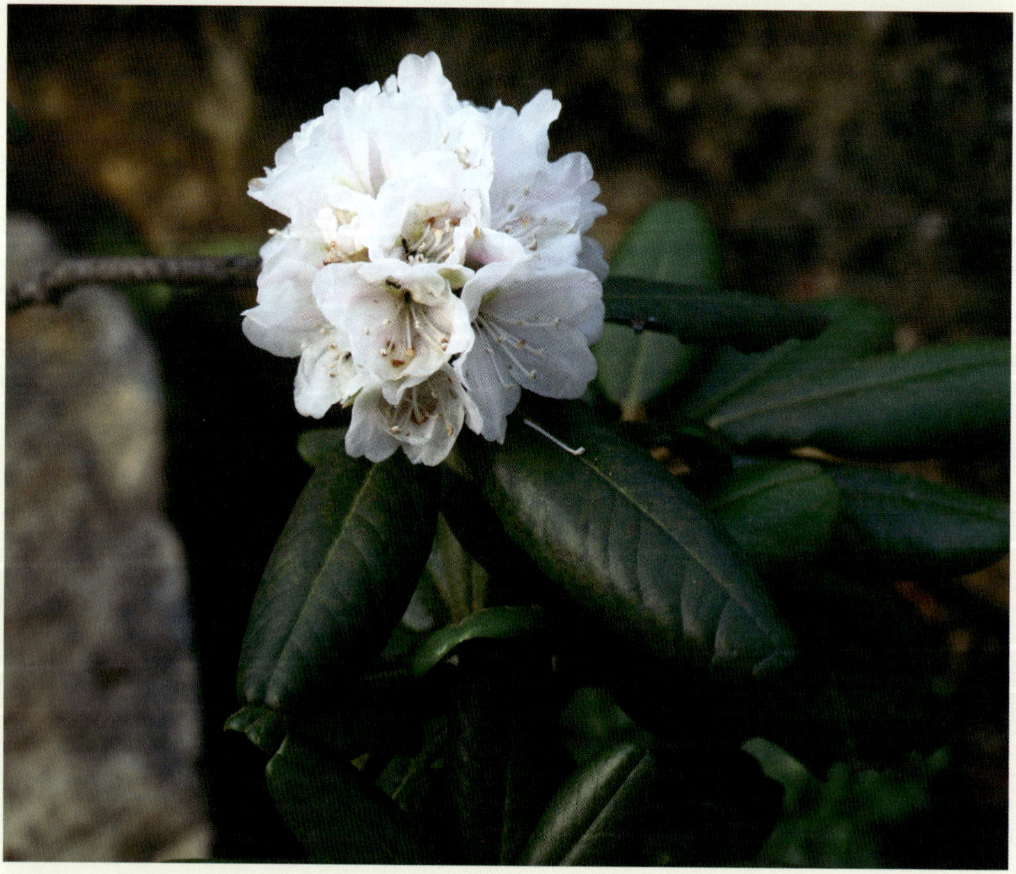

효능

만병초는 거풍, 진통, 강장, 건위, 이뇨 등의 효능이 있다. 주로 신경통과 생리통, 관절통, 두통 치료에 사용하며, 월경불순에도 효과적이다. 잎은 콩팥이 나쁜 경우나 류머티즘에 먹으면 효과가 있고 이뇨제로도 쓰인다. 민간에서는 잎을 설사, 구토 등에도 사용하며 또는 끓여서 차 대신 마시기도 한다. 만병초, 노랑만병초, 홍만병초의 잎은 모두 석남엽(石南葉)이라는 생약명으로 불리며 약재로 사용한다.

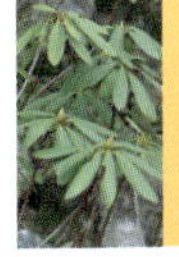

생김새와 특징

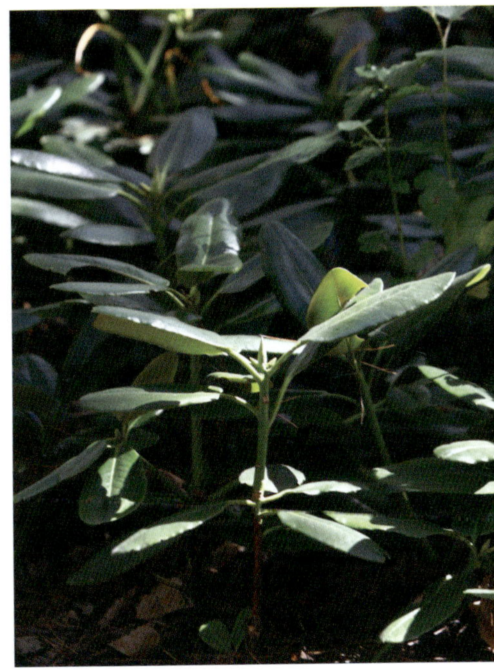

만병초_ 묘목

만병초는 상록활엽 관목으로 높이는 4m까지 자란다. 일년생 어린 가지에는 회색 털이 밀생하나 곧 없어지며, 갈색으로 변한다. 타원형의 잎은 어긋나며, 가지 끝에서 5~7장이 모여 나고 가죽껍질처럼 단단하다. 표면은 짙은 녹색이고 잎이 뒤로 말리며, 뒷면은 갈색 털이 밀생한다. 길이는 8~20㎝, 폭은 2~5㎝ 정도이며, 가장자리에는 톱니가 없다. 꽃은 5~6월에 흰색 또는 연분홍색으로 가지 끝에서 10~20송이씩 뭉쳐서 피며 꽃부리는 깔때기 모양이다. 열매는 삭과이고 길이 2㎝ 안팎으로서 긴 화경이 있으며 9월에 익는다.

울릉도, 지리산, 강원도 이북 지역의 북부 고산지역에서 자라는 노랑만병초, 울릉도에서 자라는 홍만병초, 그 외에 고산지역에서 자라는 만병초 등 크게 3종류가 있다. 높은 산에서 자라는 수종으로 밤낮의 기온차가 많이 나고 습기가 많으며 햇볕이 잘 비추지 않는 곳에서 생육하고 있다. 약용, 관상용으로 이용되지만 무분별한 채취로 개체군이 크게 줄어들고 있어 희귀 및 멸종위기식물로 지정되어 있다.

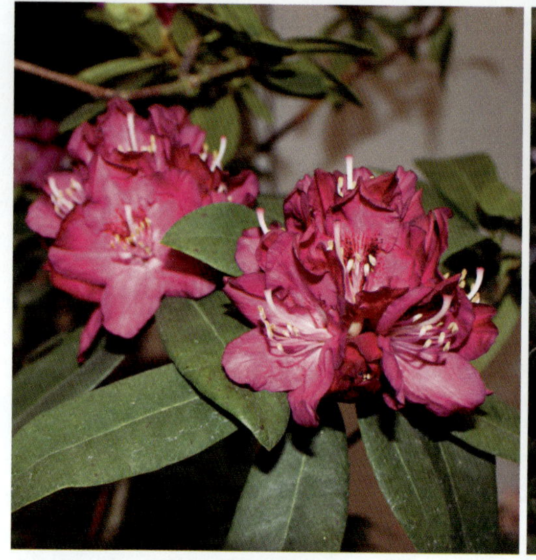

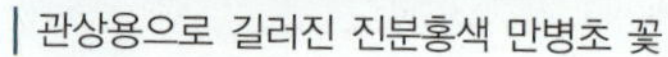

관상용으로 길러진 진분홍색 만병초 꽃

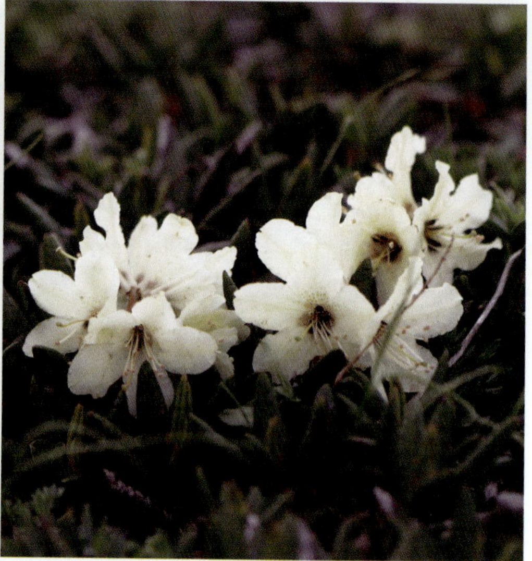

노랑만병초_ 꽃

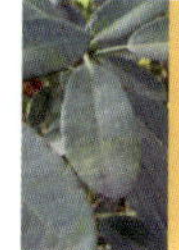

① **일반적인 복용법** : 잎의 크기나 시기에 관계없이 채취하여 말린 만병초 30g을 물 900mL에 넣고 반으로 될 때까지 달여 매 식후에 1컵씩(150mL) 복용하면 강장과 정력에 효과가 있고, 특히 여성에게 특별한 효과가 있는데, 불임증을 치료하는 데 도움이 된다. 관절통, 두통 치료에도 효과가 있다. 산제로 만들어 복용해도 된다.

② **생리통과 신경통** : 물 600mL에 말린 만병초 잎 20g을 넣고 반으로 될 때까지 달여서 아침저녁 1컵씩(150mL) 복용한다. 월경불순을 완화시키기도 한다.

만병초의 기능성 및 효능에 관한 특허자료

- 만병초로부터 분리된 트리테르페노이드계 화합물을 함유하는 대사성 질환의 예방 또는 치료용 조성물

본 발명은 만병초로부터 분리된 트리테르페노이드계 화합물을 함유하는 대사성 질환의 예방 또는 치료용 조성물에 관한 것이다. 상기 만병초 유래의 화합물들은 단백질 타이로신 탈인산화 효소 1B의 억제 활성이 우수하여 당뇨병 또는 비만의 예방 또는 치료용 조성물로 유용하게 사용될 수 있다.

– 등록번호 : 10-1278273-0000, 출원인 : 충남대학교 산학협력단

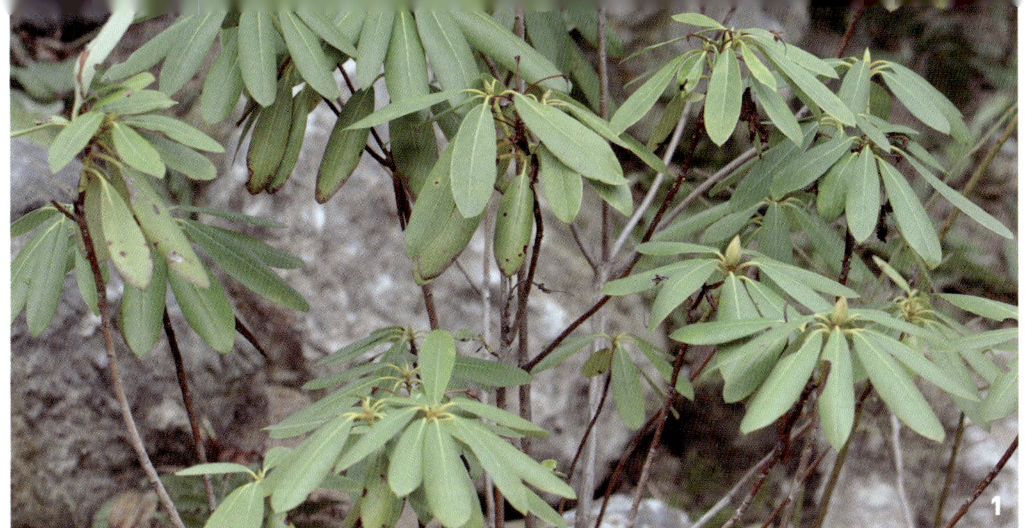

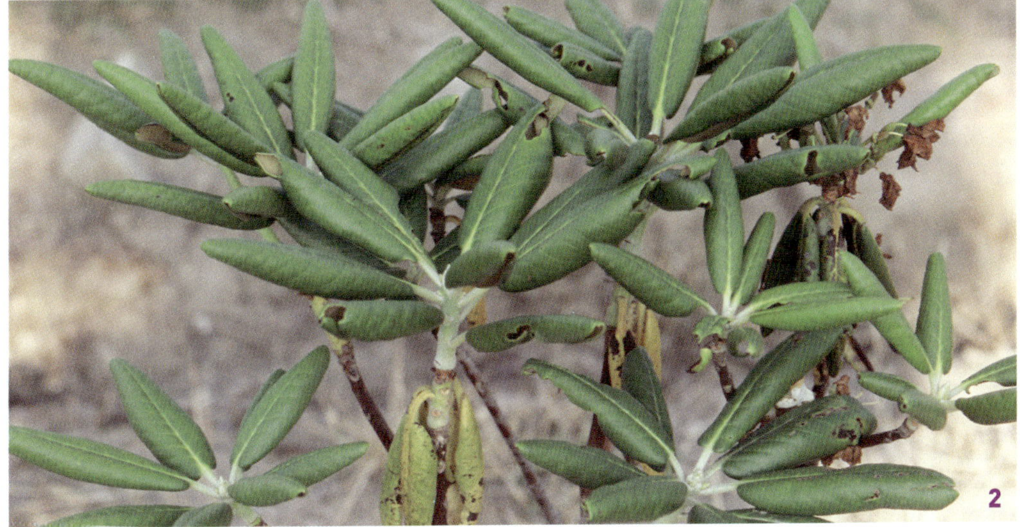

❶ 만병초_ 잎 ❷ 노랑만병초_ 잎

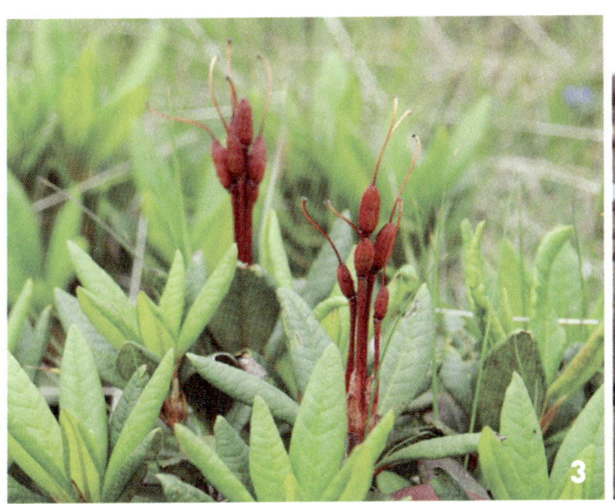

❸ 만병초_ 열매 ❹ 약용되는 만병초 말린 잎 / (원 안) 노랑만병초 말린 잎

081

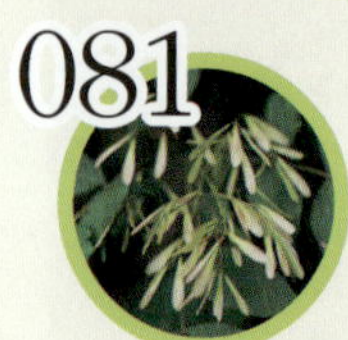

냉대하증, 자궁출혈, 안과질환

물들메나무

- 학 명 : *Fraxinus chiisanensis* Nakai
- 과 명 : 물푸레나무과
- 이 명 : 물푸레들메나무, 지리산물푸레나무, 긴잎물푸레들메나무
- 생약명 : 진피(秦皮)
- 성 분 : 에스쿨린, 에스쿨레틴, 타닌 등
- 이용부위 : 나무 속껍질(內皮)
- 채취 및 가공법 : 봄부터 이른 여름 사이에 가지나 나무의 속껍질을 벗겨서 햇볕에 말린다.

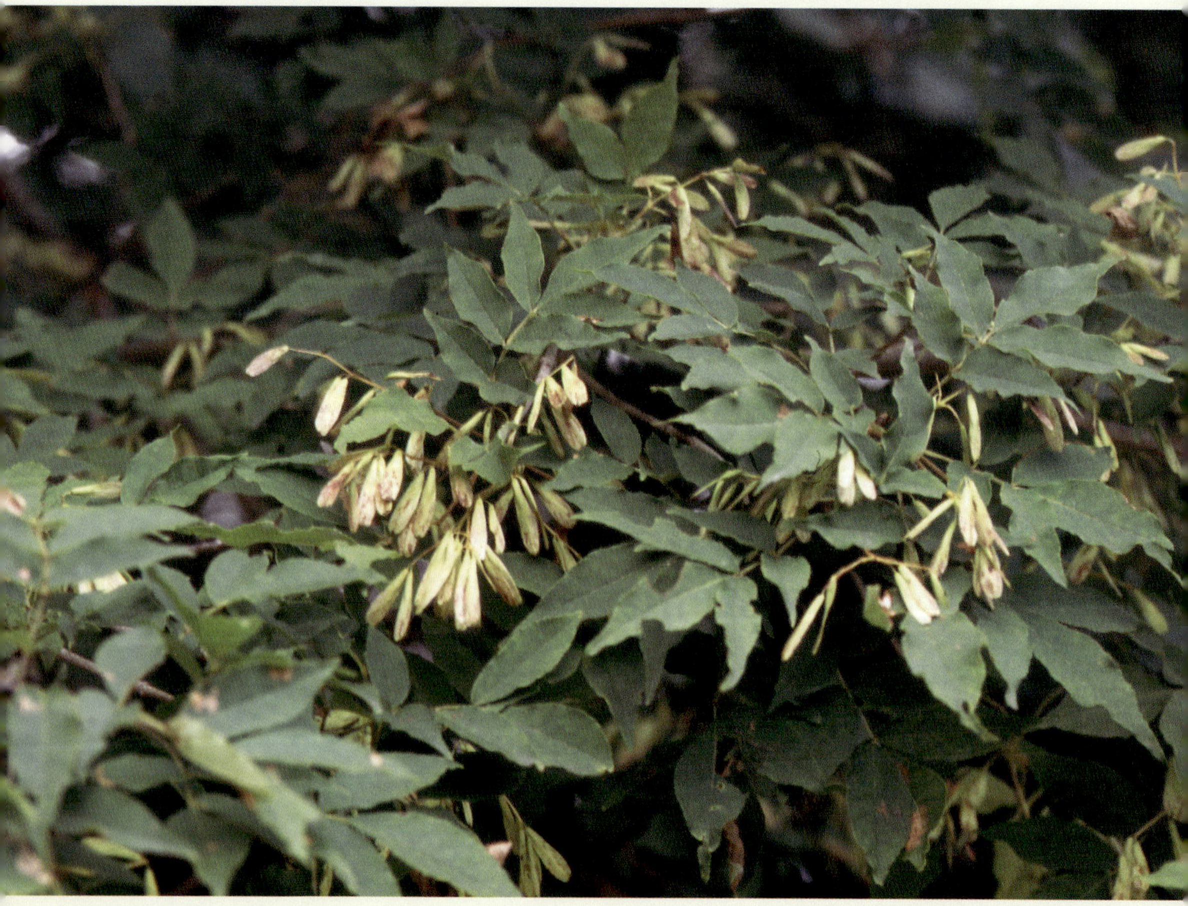

효능

물들메나무는 맛이 쓰고 약성은 찬 성질에 독성이 없다. 녹내장이나 백내장 등 눈의 질환에 효과가 있고 여성의 냉대하증, 자궁출혈 등에도 좋은 효과를 나타낸다. 급만성 대장염, 세균성 이질, 눈의 다래끼에도 사용한다.

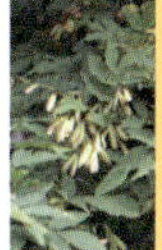

생김새와 특징

물들메나무는 '지리산물푸레나무'로 흔히 불리는데 들메나무와 물푸레나무의 잡종이다. 물들메나무는 낙엽활엽 교목으로 높이는 30m까지 자라며 나무껍질은 회갈색이다. 잎은 서로 마주나고 우상복엽이며 작은 잎은 7개로 나는데 잎자루가 없다. 달걀 모양을 한 잎은 장타원형이고 길이는 7~22㎝로서 표면은 짙은 녹색이고 털이 없다. 잎의 뒷면은 연한 녹색으로서 맥 위에 털이 있다. 5월에 피는 꽃은 암수딴그루이며 꽃차례는 전년도 가지의 잎겨드랑이에서 나오고 복총상꽃차례로서 꽃이 많이 달리며 화피가 있다. 암꽃은 2개의

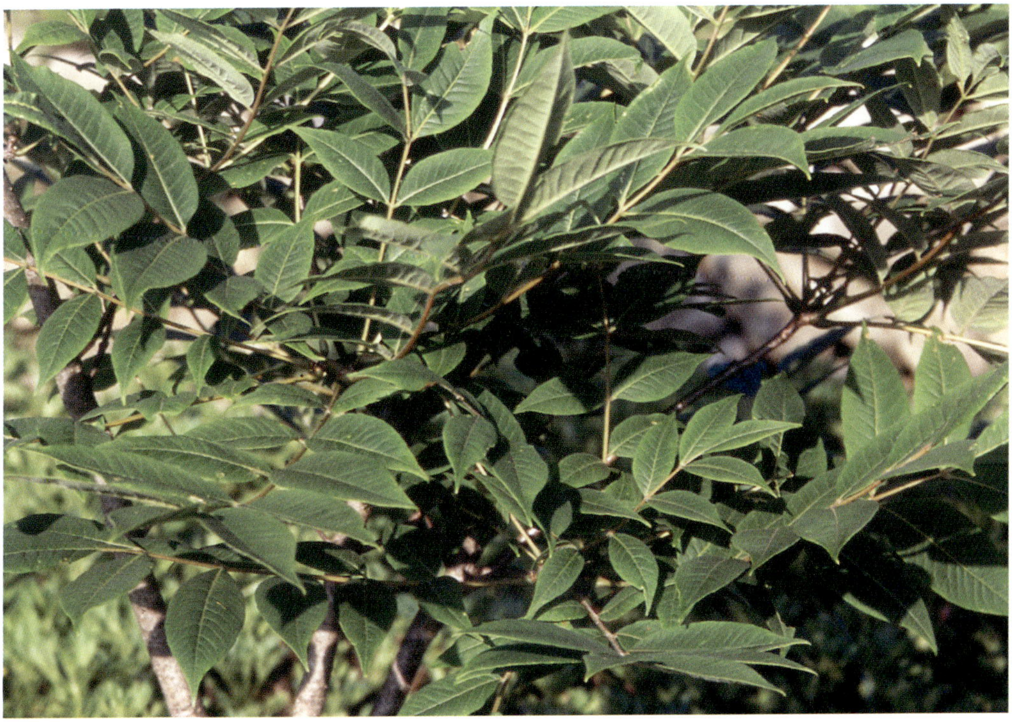

| 물들메나무_ 잎

수술과 1개의 자방이 있으며 암술머리가 2개로 갈라진다. 꽃받침 잎이 떨어지지 않은 작은 가지(일년생 가지)는 녹색이며 털이 없고 한쪽으로 편평해지며, 겨울눈은 암갈색이다. 열매는 장타원상 피침형이고 2.5~4㎝로, 9~10월에 익는다. 한방에서는 물들메나무와 물푸레나무의 나무껍질을 진피(秦皮)라는 약재로 사용한다. 물들메나무는 지리산 반야봉에 분포하는 우리나라 특산식물이면서 희귀 및 멸종위기식물이다.

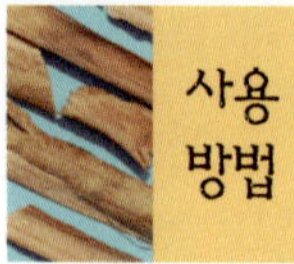

① **백내장과 녹내장** : 물들메나무 수액에 죽염과 야생 꿀 등을 탄 뒤 가제에 묻혀 눈에 바른다. 하루 5~6번씩 해주면 좋은 효과가 있다. 눈이 침침하거나 충혈이 되었을 때에도 사용하면 된다.

② **다래끼** : 진피(말린 나무껍질) 30g, 대황 10g을 물 900mL에 넣고 반으로 될 때까지 열탕으로 달여서 매 식후 1컵씩(150mL) 복용한다.

③ **세균성 이질** : 말린 나무껍질 30g을 물 900mL에 넣고 반으로 될 때까지 열탕으로 달여서 매 식후 1컵씩(150mL) 마시기를 반복하면 체온과 대변 횟수가 정상으로 회복된다.

④ **냉대하증** : 파란 속껍질만을 그늘에 말렸다가 가루로 내어 하루에 3회 1찻숟갈씩 더운물에 타서 마신다.

⑤ **자궁출혈** : 진피 130g, 단피 80g, 당귀 40g을 술로 씻어서 볶은 다음 가루로 내어 벽오동 씨앗 크기의 환으로 만들어 매일 아침 20g씩 먹는다. 적백대하증에도 효과적이다.

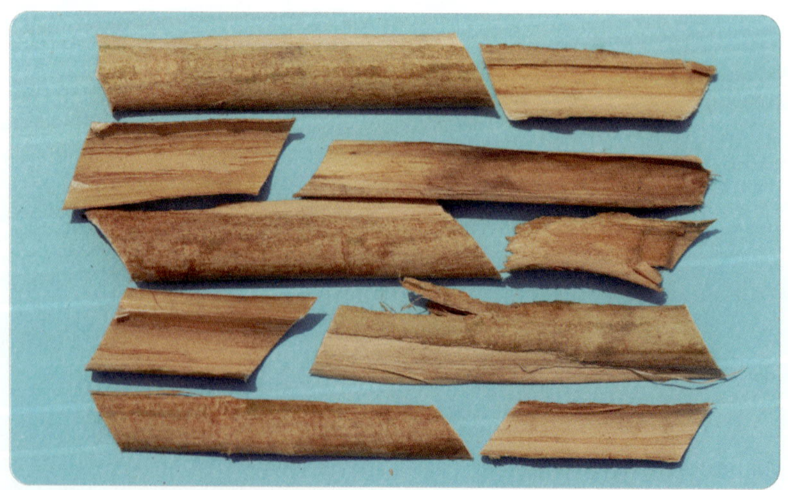

약재로 쓰이는 물들메나무 속껍질(내피)

082

진통, 진경, 위궤양

미치광이풀

- 학 명 : *Scopolia japonica* Maxim
- 과 명 : 가지과
- 이 명 : 소화산랑탕, 산랑탕, 낭탕자, 미친풀, 광대작약, 미치괭이풀, 이박사풀
- 생약명 : 낭탕근(莨菪根)
- 성 분 : 알칼로이드, 아트로핀, 스코폴라민, 히오시아민 등
- 이용부위 : 뿌리
- 채취 및 가공법 : 뿌리를 봄, 가을에 채취하여 햇볕에 말린다.

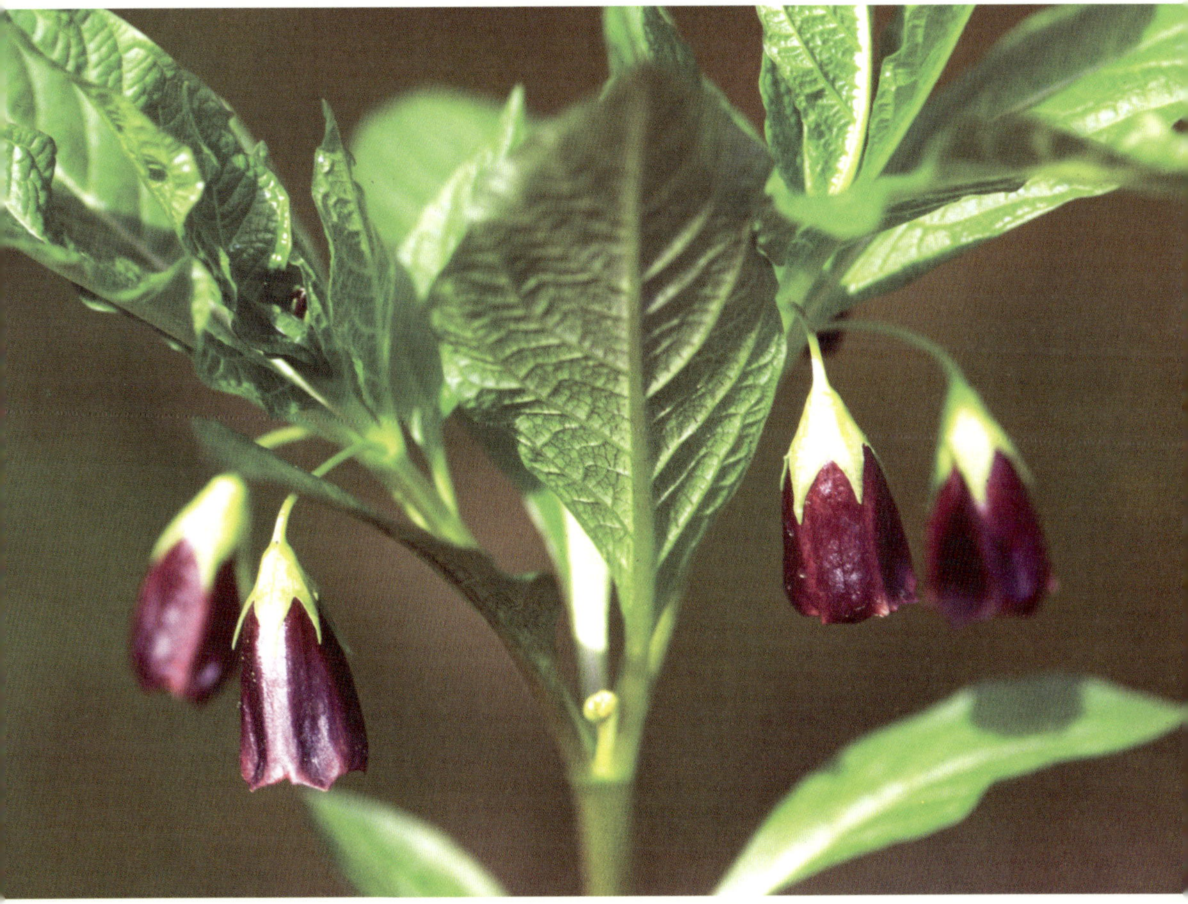

효능

미치광이풀은 사지가 뻣뻣해지는 것을 풀어주는 작용을 하며 진통, 진경, 땀을 멎게 하는 수한, 설사를 그치게 하는 효능이 있다. 또한 위산과다와 위염, 위궤양과 위통, 복통 등에도 우수한 치료 효과를 나타내고, 각종 종독과 주독으로 인한 떨림, 외상 출혈 등도 치료한다.

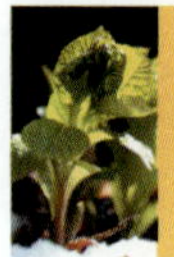

생김새와 특징

미치광이풀은 여러해살이풀로 높이는 30~60㎝ 정도로 자란다. 어긋나기로 나는 잎은 달걀 모양이고 가장자리가 밋밋하지만 밑부분의 잎은 1~2개의 톱니가 있다. 잎은 길이가 10~20㎝, 너비가 3~7㎝로 양끝은 좁다. 꽃은 4~5월에 잎겨드랑이에 한 개씩 자갈색으로 피고 밑으로 처진다. 꽃받침은 얕게 5개로 갈라지고 꽃잎은 종 모양으로 끝이 아주 얕게 갈라지고 자주색 빛이 도는 황색이다. 열매는 5~6월에 삭과로 결실한다.

옛날 이른 봄, 산에 나물을 캐러 가서 이 풀을 나물로 착각, 잘못 뜯어 먹고 극도로 흥분한 나머지 마구 야단을 치자 미친 사람 같았다고 해서 붙여진 이름이다. 따라서 중독될 가능성도 있으므로 사용에 주의해야 한다. 깊은 산 속의 부식질이 풍부하며 습윤한 곳에서 자라며 일본에도 분포한다. 야생의 미치광이풀은 환경부에서 희귀종으로 지정하여 보호하고 있지만 재배가 잘 되고 꽃도 아름답고 특이한 모양이라서 교목의 하부 식재용이나 지피식물로서 이용도가 높다.

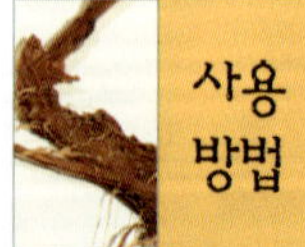

사용 방법

① **일반적인 복용법** : 말린 미치광이풀 뿌리 0.5g을 가루로 내어 하루 3회로 나누어 술과 함께 복용한다.

② **위산과다** : 말린 미치광이풀 뿌리 5~10g을 물 900mL에 넣고 반으로 될 때까지 달인 물을 매 식후에 1컵씩(150mL) 복용한다.

③ **종기** : 말린 미치광이풀 뿌리를 으깨어 가루로 만들어 환부에 붙이거나 뿌리 달인 물로 씻는다. 옴이나 버짐 치료에도 효과가 있다.

④ **주의사항** : 독성이 있고 말초신경을 흥분시켜 심박동수를 증가시킬 수도 있다. 또한 과다 복용할 경우, 마비증상을 일으킬 수도 있으므로 반드시 전문가의 처방과 지시에 따라야 한다.

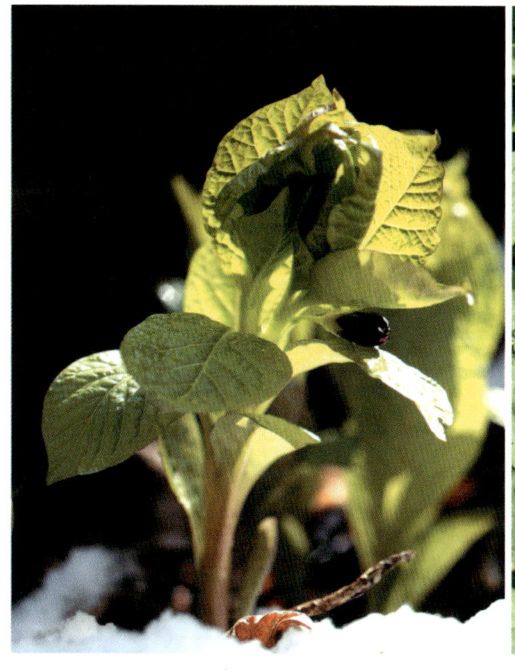

미치광이풀_ 어린잎과 꽃봉오리

미치광이풀_ 잎이 자란 후 모습

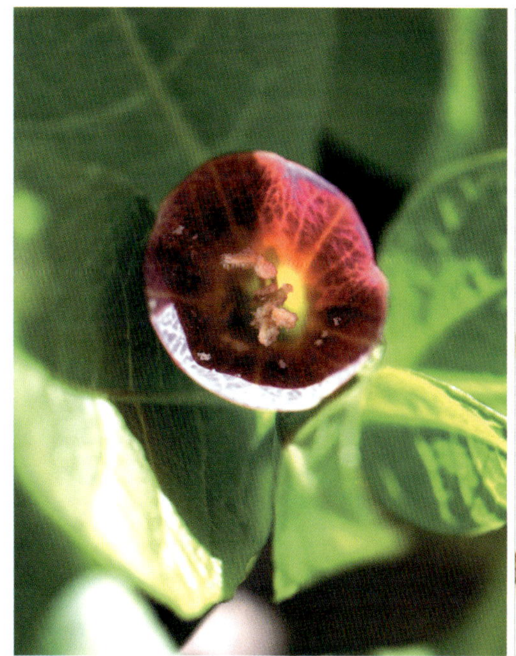

미치광이풀_ 꽃

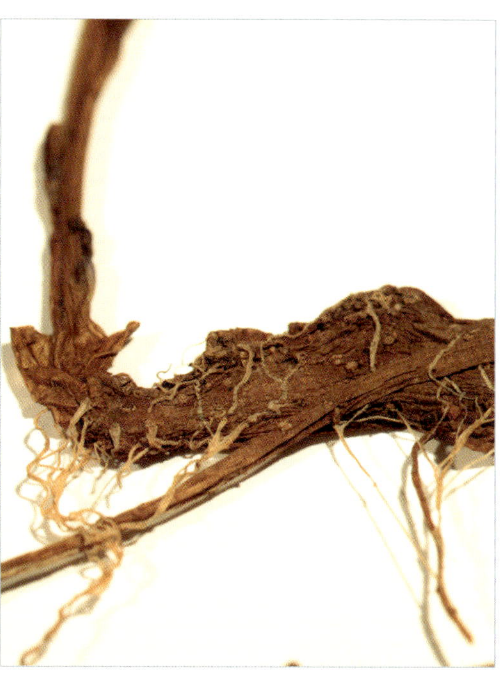

미치광이풀_ 말린 뿌리

083

진통, 진경, 항염

백작약

- 학 명 : *Paeonia japonica* (Makino) Miyabe & Takeda
- 과 명 : 작약과
- 이 명 : 산작약, 작약, 금작약
- 생약명 : 작약(芍藥)
- 성 분 : 파에오니플로린, 파에오닌, 파에오놀, 안식향산, 아스파라긴산, 정유, 타닌 등
- 이용부위 : 뿌리, 꽃, 종실
- 채취 및 가공법 : 봄, 가을에 뿌리를 채취하여 잘 씻어서 말린다.

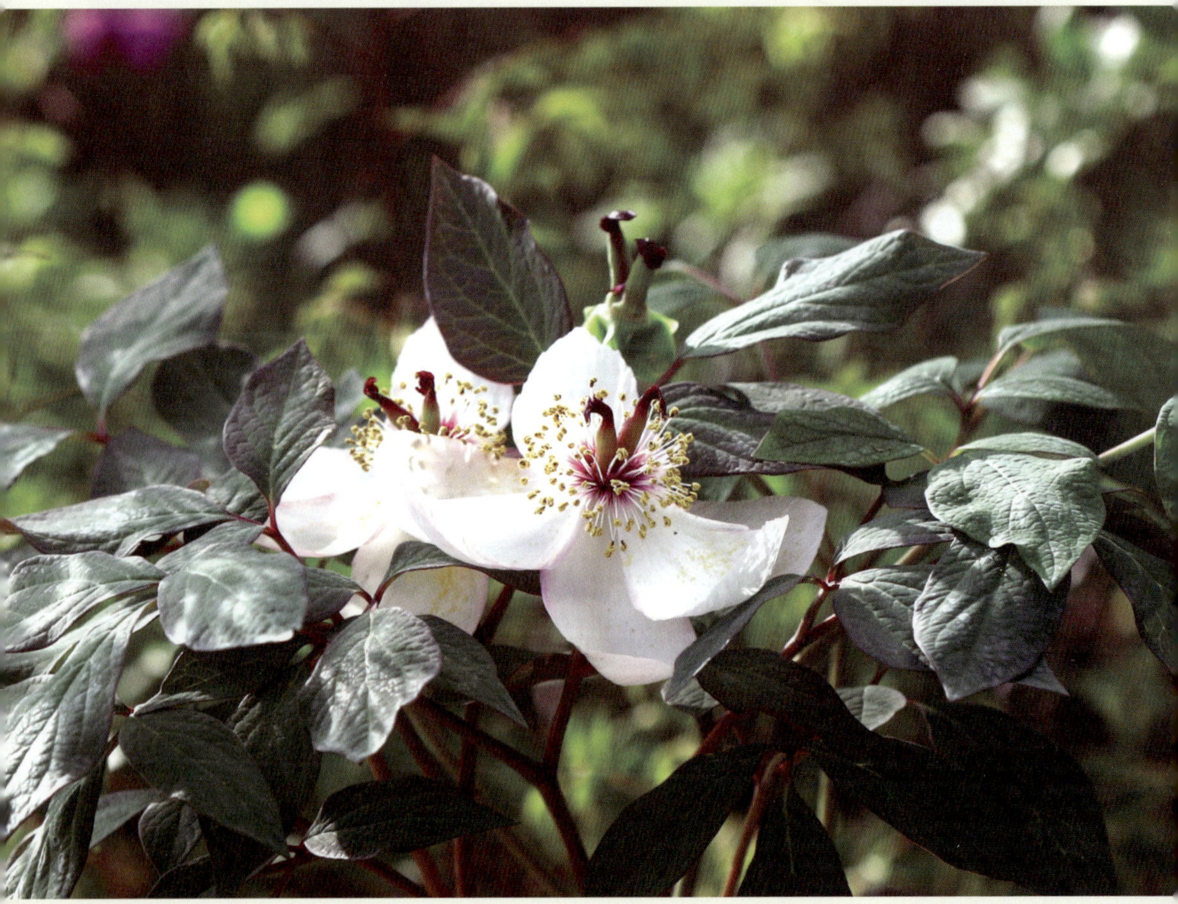

효능

백작약은 중추신경 억제작용이 있어서 진정과 진통에 효과가 있다. 두통이나 복통의 치료 약재로 사용된다. 위장과 평활근의 억제작용과 위산분비 억제작용을 하여 위통이나 위경련에도 효과가 있으며, 원기회복이나 피로회복에도 좋다. 이 밖에도 월경불순이나 조혈, 해열 등에도 효과가 있다. 최근의 임상보고에 의하면 습관성 변비, 위궤양과 십이지장궤양에 유효하였고, 넓적다리뼈 아래 끝 장딴지 근육이 수축하거나 떨리는 비장근 경련을 완화시키는 것으로 밝혀졌다.

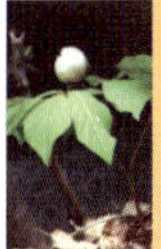

생김새와 특징

백작약은 숙근성 여러해살이풀로 높이는 40~50㎝ 정도로 자란다. 뿌리가 방추형으로 굵고 자르면 붉은빛이 돈다. 잎은 3~4개가 어긋나기하며 잎자루가 긴 편이다. 뿌리나 땅속줄기에서 돋아나온 뿌리 쪽 잎은 1~2회로 날개깃 모양으로 갈라지며 윗부분의 것은 3개로 깊게 갈라지기도 한다. 백작약 꽃은 6월에 흰색으로 피며 원줄기 끝에 큰 꽃이 1개씩 달린다. 꽃잎은 5~7개로서 거꿀달걀 모양이고 길이는 2~3㎝이다. 백작약은 양지쪽 토심이 깊고 배수가 잘되는 곳에 잘 자란다. 꽃이 아름다워 관화식물로 이용되며 약용으로 재배되기도 한다. 숲 속 나무 그늘, 부식질이 많은 사질양토에서 잘 자란다.

보통 백작약의 이명이 산작약이기 때문에 두 식물을 혼동하는 경우가 있다. 백작약과 산작약(*Paeonia obovata* Maxim.)은 둘 다 한국 특산식물이라는 공통점이 있으며, 생김새와 특징도 거의 비슷하고 생약명도 '작약'으로 동일하다. 다만, 백작약은 꽃이 흰색이고 산작약(이명: 민산작약)은 꽃이 붉은색이라는 차이점이 있다. 또한 붉은색이나 흰색으로 꽃이 피는 작약(*Paeonia lactiflora* Pall.)은 이명인 '적작약'으로 더 많이 불리는데 현재 농가에서 재배하는 작약은 대부분 이 식물을 기원으로 한다. 작약, 백작약, 산작약의 뿌리는 모두 생약명이 '작약'이며 한방에서 비슷한 효능을 발휘하는데, 뿌리를 약재로 가공하는 방법에 따라서 백작약과 적작약으로 구분하여 유통되고 있는 실정이다.

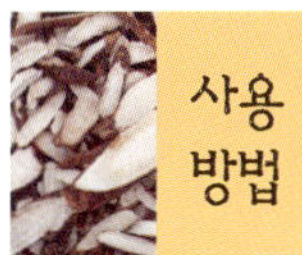

사용 방법

① 일반적인 복용법 : 말린 백작약 뿌리 20g을 600mL의 물에 넣고 반으로 될 때까지 약한 불로 달여서 아침저녁 식후에 1컵씩(150mL) 복용한다. 가루로 만들어서 복용해도 된다. 복통, 위통,

두통, 월경불순, 허약체질, 조혈, 해열 등에도 효과가 있다.

② **두통과 복통** : 말린 백작약 뿌리 30g에 물 900mL를 넣고 달여서 하루에 3회, 한 번에 1컵씩(150mL) 공복에 마신다. 감초 10g과 물 100mL를 더 넣으면 복통에 아주 좋은 효과를 나타낸다.

③ **위경련, 신경통** : 물 600mL에 말린 백작약 뿌리를 감초나 당귀와 함께 각 20g씩 넣고 반으로 될 때까지 약한 불로 달여서 아침저녁 식후에 1컵씩(150mL) 복용하거나 가루로 내어 물과 함께 복용한다.

④ **환약 만들기** : 백작약 뿌리, 찐 지황, 황기 뿌리, 당귀 뿌리, 궁궁이 뿌리줄기, 육계나무 껍질, 감초 뿌리, 마른 생강 각각 70g을 꿀과 함께 전량 1kg 정도로 혼합하여 쌍화환을 만들어 한 번에 10g씩 매 식후 하루 3번 먹는다. 이는 보혈강장의 효능이 있어 원기회복이나 피로회복에 효과적이다.

백작약의 기능성 및 효능에 관한 특허자료

● **작약 종자 추출물을 유효성분으로 함유하는 퇴행성 뇌질환 예방 또는 치료용 약학적 조성물**

본 발명에 따른 작약 종자의 추출물, 이의 분획물 또는 이로부터 분리한 화합물은 BACE-1 활성을 저해시켜 알츠하이머형 치매, 파킨슨병, 진행성 핵상마비 등 퇴행성 뇌질환의 예방 또는 치료에 유용하게 사용될 수 있다.

- 공개번호 : 10-2012-0016861, 출원인 : 한국화학연구원

● **작약 추출물을 유효성분으로 하는 B형 간염 치료제 조성물**

본 발명은 작약 추출물과 작약 추출물에 포함된 1, 2, 3, 4, 6-펜타-O-갈로일-베타-D-글루코스의 새로운 의학적 용도에 관한 것으로, 구체적으로 작약의 에틸아세테이트 추출물과 작약의 주요 성분인 1, 2, 3, 4, 6-펜타-O-갈로일-베타-글루코스를 유효성분으로 하는 B형 간염 치료제에 관한 것이다.

- 공개번호 : 10-2008-0092167, 출원인 : 한경대학교 산학협력단

● **작약을 우려낸 물을 함유하는 두피 또는 모발용 화장료 조성물**

본 발명은 작약을 우려낸 물을 함유하는 모발 화장료 조성물에 관한 것으로, 보다 상세하게는 항산화 성분인 레스베라트롤을 풍부하게 함유한 작약을 우려낸 물을 함유하여 모발과 두피의 노화 및 세포 손상을 막아주는 항산화 효과 및 두피의 보습인자 파괴를 막아 보습 효과를 제공하는 두피 또는 모발용 화장료 조성물에 관한 것이다.

- 공개번호 : 10-2010-0037906, 출원인 : (주)아모레퍼시픽

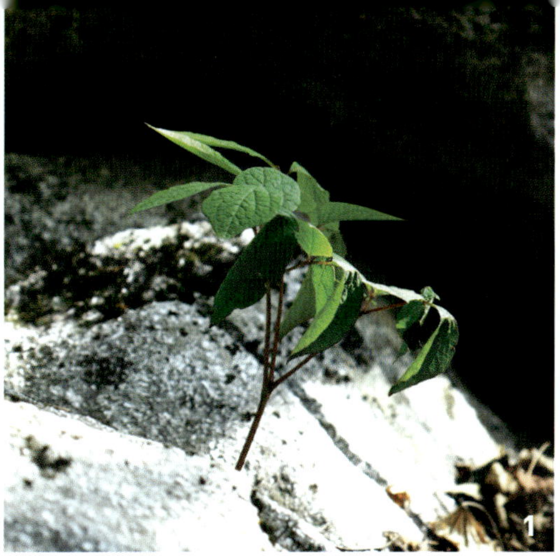

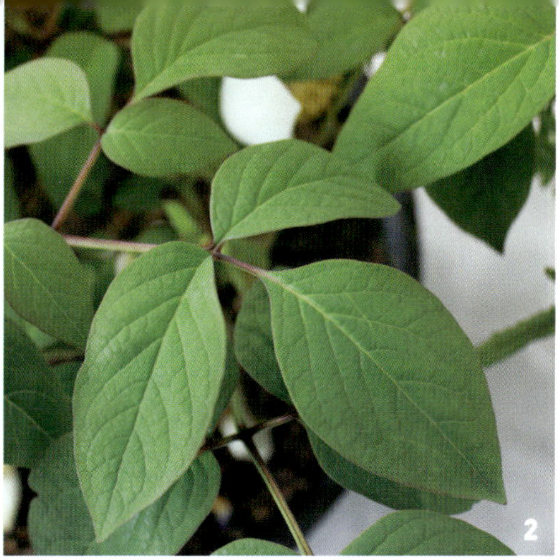

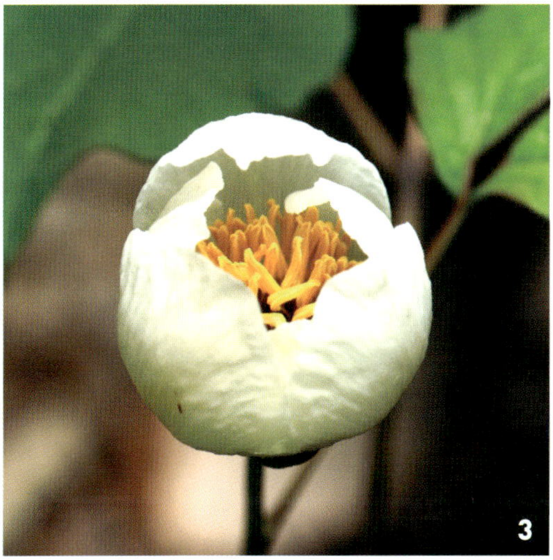

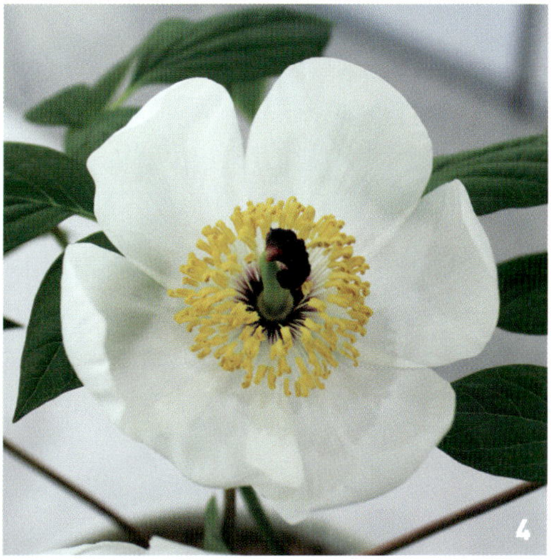

❶ 백작약_ 어린순 ❷ 백작약_ 잎 ❸ 백작약_ 꽃봉오리 ❹ 백작약_ 꽃

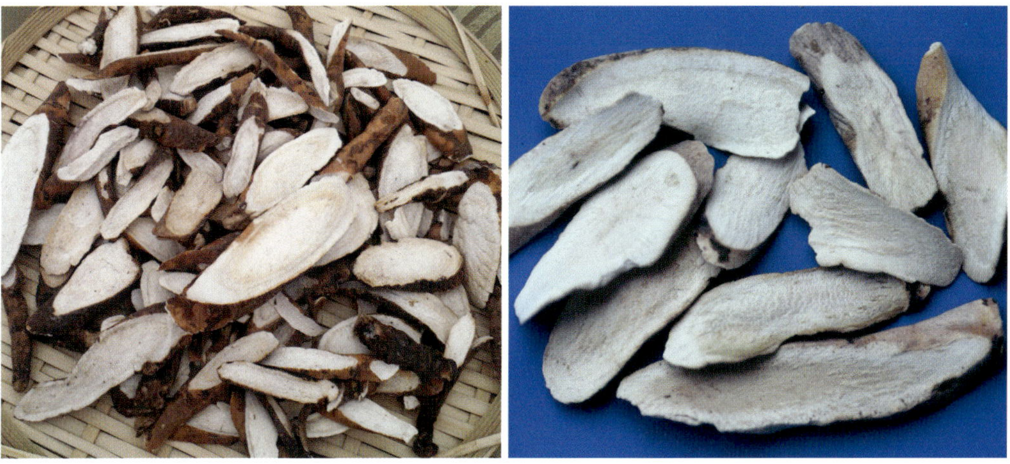

약재로 세절(細切) 건조한 백작약 뿌리

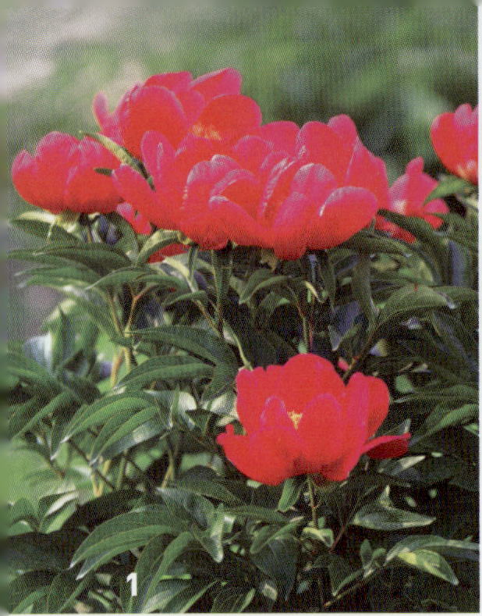

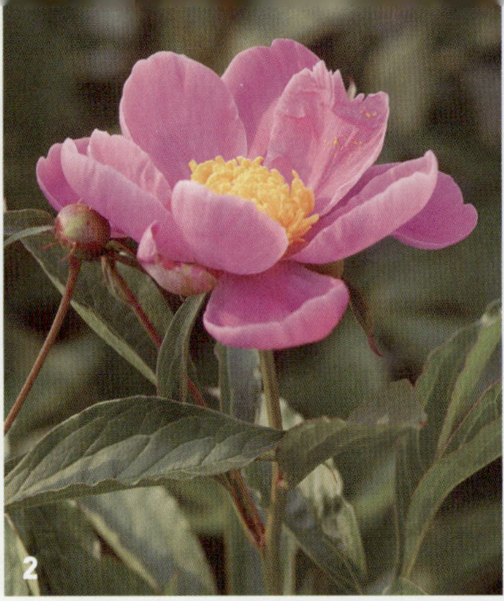

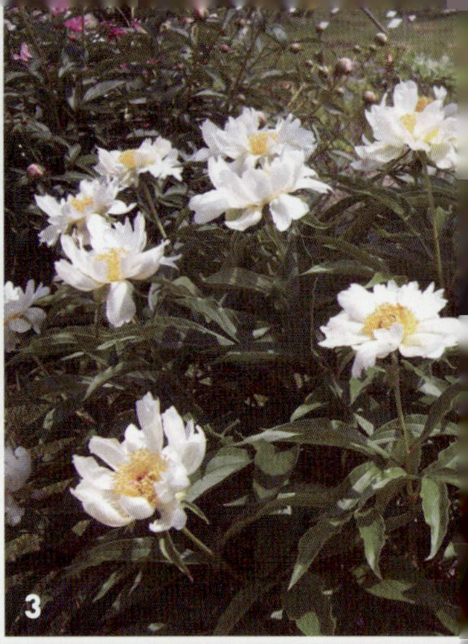

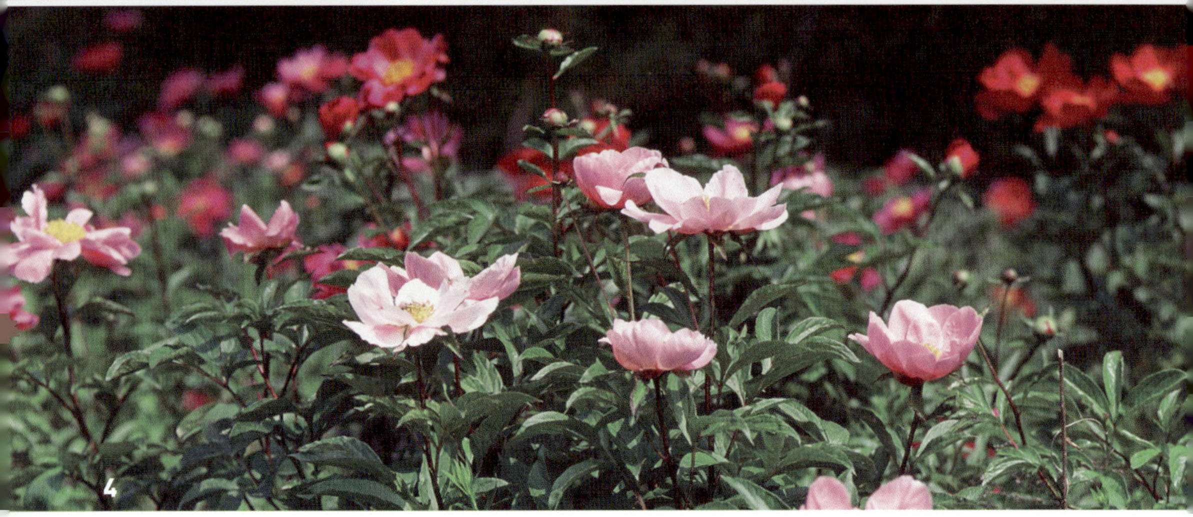

❶ 작약_ 붉은색 꽃 ❷ 작약_ 분홍색 꽃 ❸ 작약_ 흰색 꽃 ❹ 다양한 색상의 꽃이 핀 작약 밭

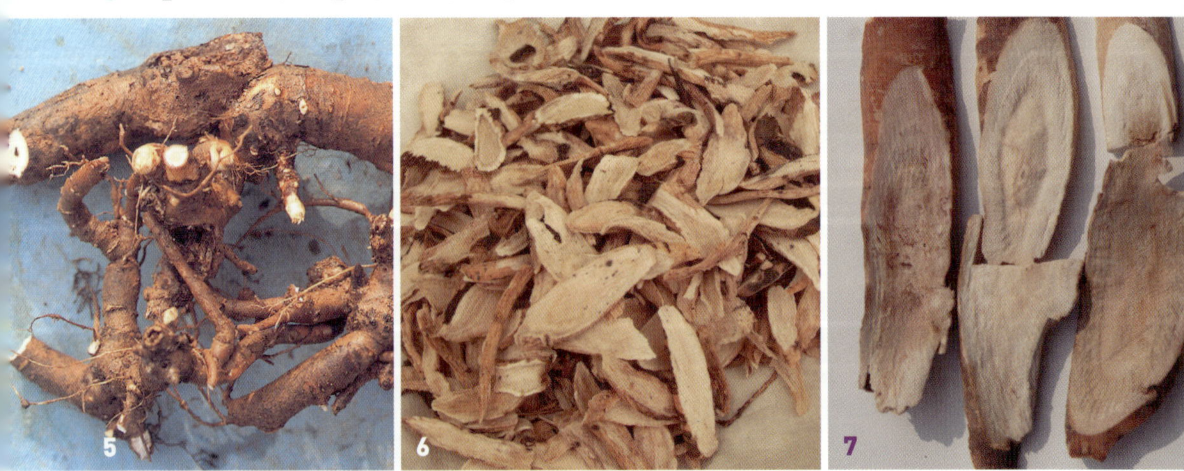

❺ 작약_ 생뿌리 ❻❼ 작약_ 잘게 썰어 건조한 뿌리

작약주

맛은 쓰고 시다. 당류를 가미하지 않는다.

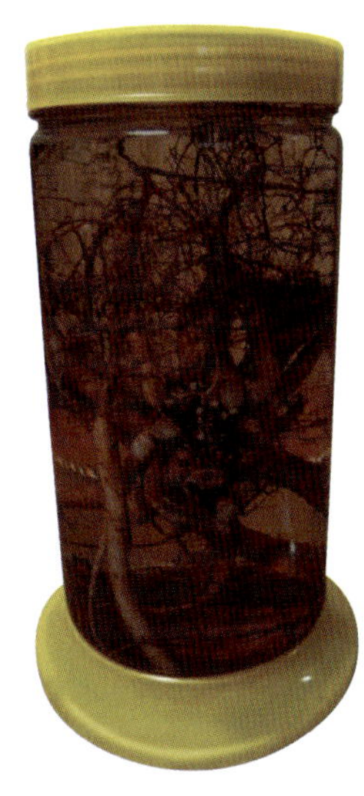

【적용병증】

- 부인병(婦人病) : 여자의 생식기에 생기는 질환 및 호르몬에 의한 신체의 이상을 통틀어 일컫는 말이다. 30mL를 1회분으로 1일 2~3회씩, 12~15일 정도 복용한다.
- 위복통(胃腹痛) : 비궤양성 소화 장애의 경우로서 위식도 역류의 가능성이 크며 위에 통증이 오는 경우이다. 30mL를 1회분으로 1일 2~3회씩, 7~10일 정도 복용한다.
- 해열(解熱) : 질병이나 위장장애로 인하여 열이 있는 것을 내리고자 할 경우이다. 30mL를 1회분으로 1일 2~3회씩, 5~6일 정도 복용한다.
- 기타 질환 : 도한, 대하증, 보혈, 복통, 진통, 하리, 흉복동통

【만드는 방법】

① 약효는 뿌리와 꽃에 있다.
② 뿌리는 대개 3~11월 사이에, 꽃은 6월경에 채취하여 물로 깨끗이 씻은 다음 물기를 없애고 사용한다.
③ 말린 뿌리는 170g, 생꽃은 210g을 소주 3.8L에 넣고 밀봉한다.
④ 뿌리는 8개월 이상, 꽃은 3개월 이상을 숙성한 다음 찌꺼기는 걸러내고 보관, 사용한다.

【구입방법 및 주의사항】

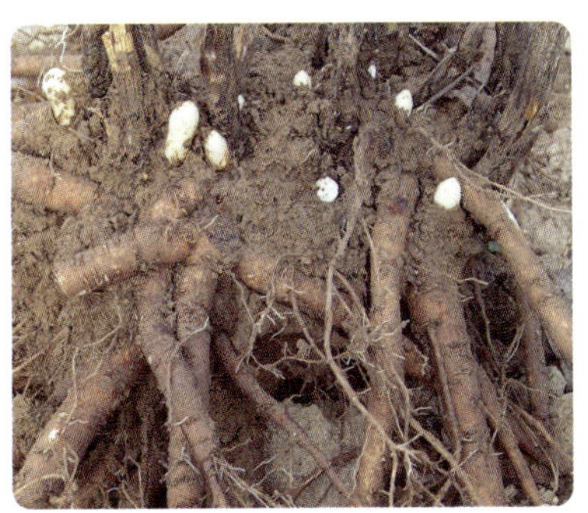

- 약령시장에서 구입할 수 있으나 산지에서 직접 채취하는 것이 좋다. 제주도나 중부 지방에 분포하며 산 숲속이나 그늘진 곳에서 자생한다.
- 복용 중에 여로와 철을 금한다. 치유되는 대로 중단한다.

084

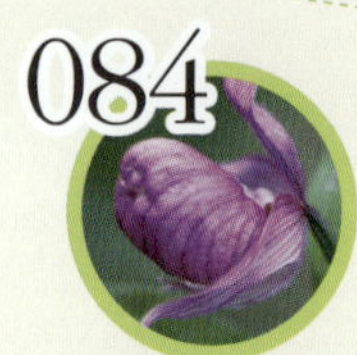

이뇨, 소종, 진통

복주머니란

- 학 명 : *Cypripedium macranthos* Sw.
- 과 명 : 난초과
- 이 명 : 개불알꽃, 복주머니꽃, 복주머니, 요강꽃, 작란화, 자낭화
- 생약명 : 오공칠(蜈蚣七)
- 성 분 : 자바스크리프트, 난균근
- 이용부위 : 뿌리 및 전초 약용, 꽃은 관상용
- 채취 및 가공법 : 전초를 가을에 채취하여 햇볕에 말렸다가 이용하고 꽃은 그늘에 말려서 분말로 만들어 이용한다.

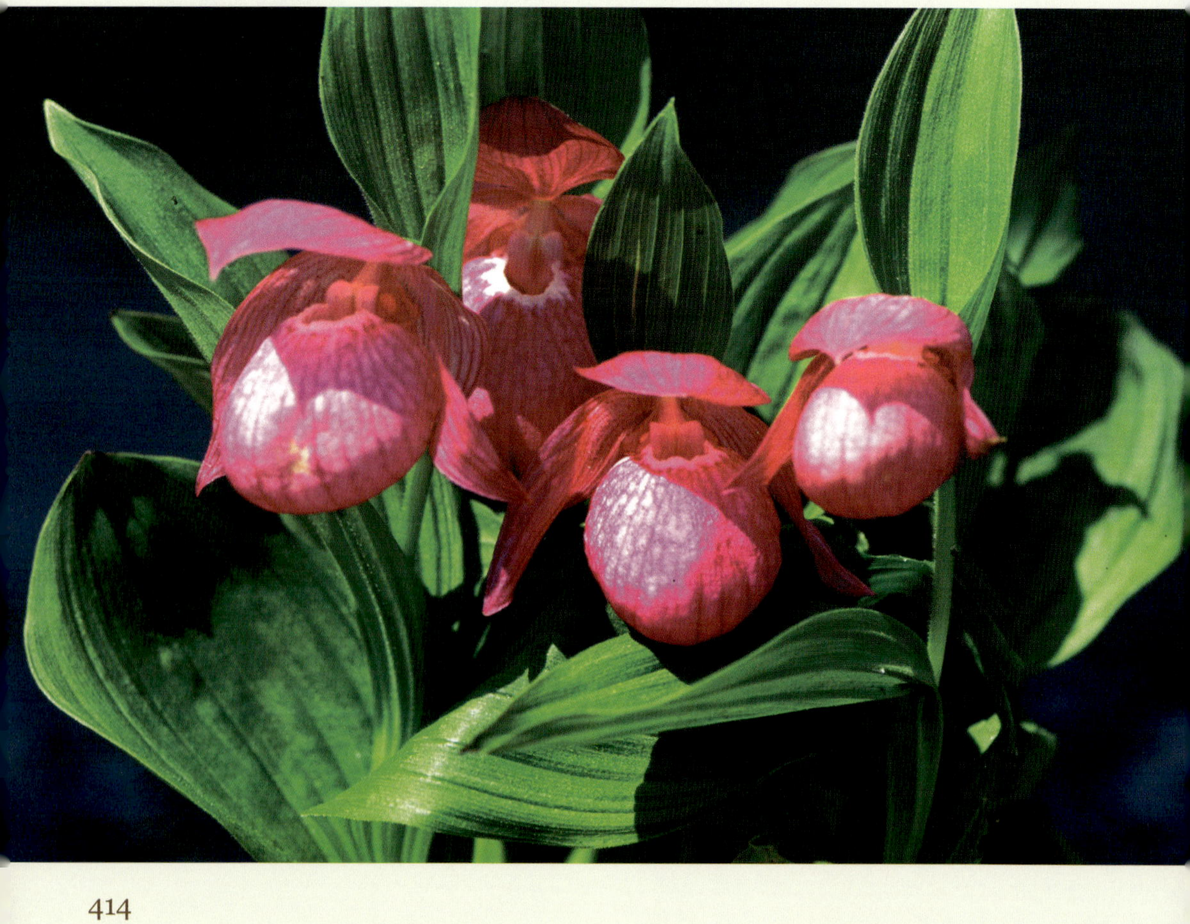

효능

복주머니란은 류머티스성 통증, 타박상 등의 치료에 효과가 있으며 전신부종, 신경통, 요통 등에도 사용한다. 강심과 이뇨, 혈압강하에도 효과가 있고, 민간에서는 백대하와 방광염 등의 염증에 사용한다. 꽃은 말린 후 분말로 만들어 지혈제로 사용한다.

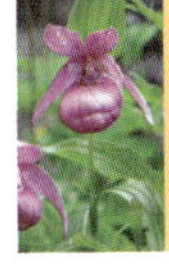

생김새와 특징

복주머니란은 여러해살이풀로 높이는 20~40㎝ 정도로 자란다. 3~4월에 생장을 시작하여 5~7월에 개화하며, 줄기는 곧게 선다. 잎은 3~5장으로 긴 타원형인데 길이는 8~20㎝, 너비는 5~8㎝이며 털이 약간 있고 잎맥은 나란하다. 꽃은 줄기마다 1송이씩 달리지만 간혹 2송이씩 피기도 하며 색깔은 홍색, 황색, 백색 등이다. 꽃의 모양이 마치 주머니를 연상시키므로 복주머니란 또는 요강꽃이라고도 부른다. 유사종으로 광릉요강꽃, 털개불알꽃, 노랑개불알꽃이 있다.

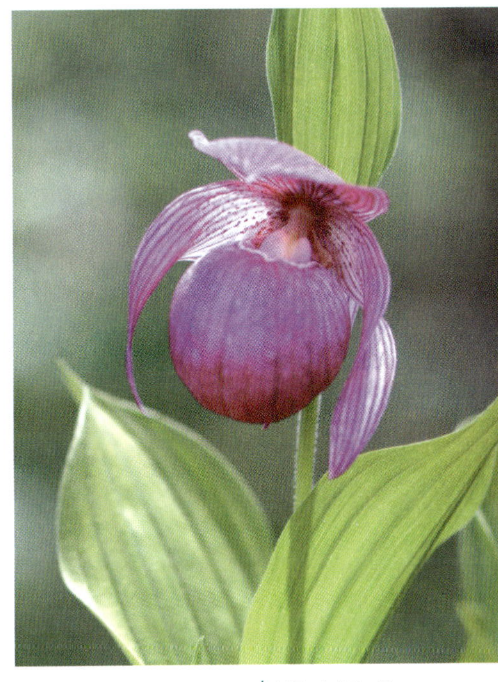

복주머니란_ 꽃

고산지대에 사는 저온성 식물로, 야생난 중 꽃이 가장 크고 화려하여 원예용으로도 개발 가치가 높다. 꽃 모양이 아름다워 애호가들이 많으나 남획으로 인해 개체수가 매우 적어서 희귀식물로 지정하여 보호하고 있다. 우리나라 전역에 자생하며 일본, 중국, 유럽에도 분포하고 있다.

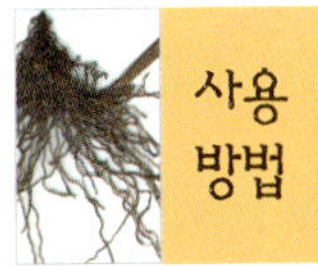

사용 방법

① **일반적인 복용법** : 말린 복주머니란 전초 20~30g을 900mL 물에 넣고 반으로 될 때까지 달인 물을 매 식후에 1컵씩(150mL) 복용한다.

② **요통** : 말린 복주머니란 전초 20g을 600mL 물에 넣고 달여서 아침저녁 1컵씩(150mL)

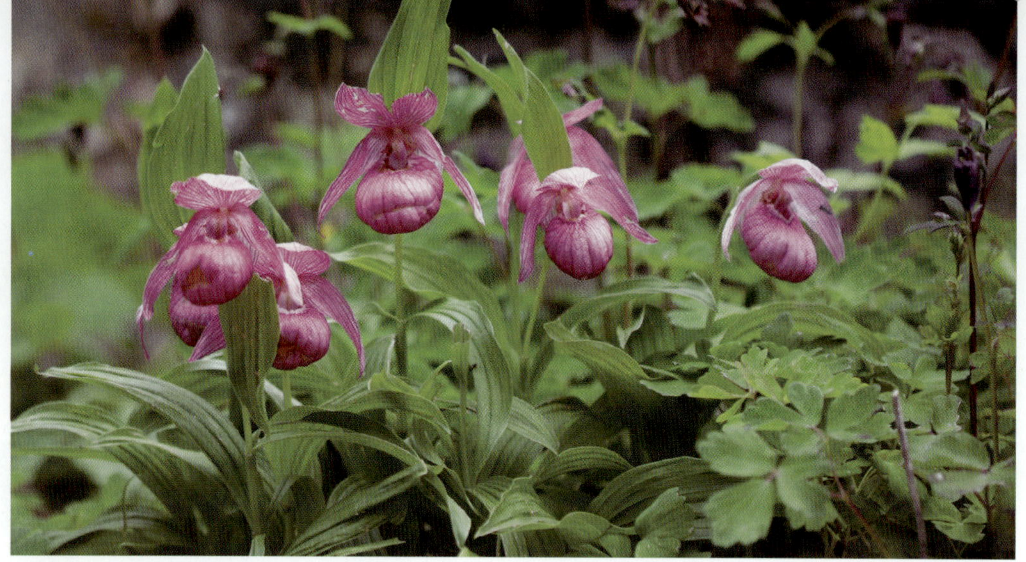

| 복주머니란_ 지상부 전초

복용한다.

③ **민간요법** : 여자들의 백대하와 방광염 등 염증의 치료에 말린 복주머니란 전초(뿌리 포함) 1일량 100g을 열탕에 달이거나 생즙을 만들어 매 식후 복용해 왔다고 전래되고 있다.

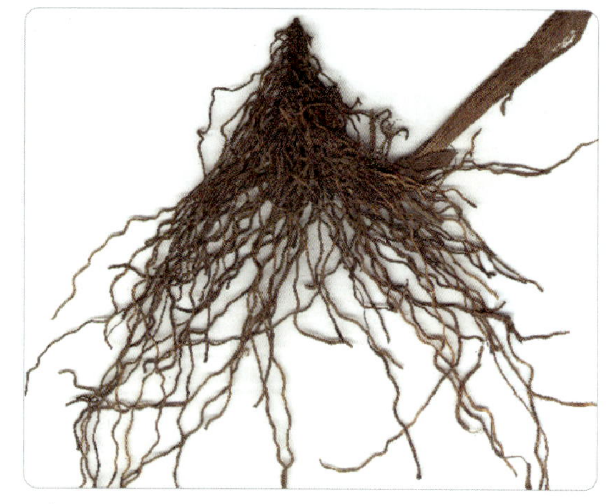

| 복주머니란_ 말린 뿌리

복주머니란의 기능성 및 효능에 관한 특허자료

● 복주머니란 추출물을 유효성분으로 함유하는 화장료 조성물

본 발명은 복주머니란 추출물을 유효성분으로 함유하는 화장료 조성물에 관한 것으로서, 본 발명에 따르면, 복주머니란 추출물은 항산화 효과뿐만 아니라 섬유아세포 증식 효과, 콜라겐 합성 증진 효과, 멜라닌 생성 억제 효과, 자외선 조사에 의한 세포독성 완화 효과, 자외선 조사에 의한 염증성 사이토카인 발현 억제 효과, 피부 탄력 개선과 주름 개선 효과, 보습 효과가 있어 각종 기능성 화장료를 제공할 수 있다.

– 공개번호 : 10-2011-0068121, 출원인 : (주)코리아나화장품

085

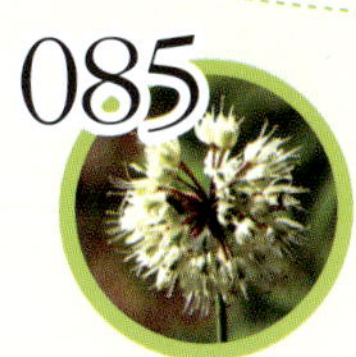

건위, 해독, 옹종

산마늘

- 학 명 : *Allium microdictyon* Prokh.
- 과 명 : 백합과
- 이 명 : 명이, 맹이, 망부추, 멩이풀, 서수레, 산총, 회총, 한총, 땅이나물
- 생약명 : 각총(茖葱)
- 성 분 : 메틸알릴디설피드, 디알릴디설피드, 메틸알릴트리설피드 등
- 이용부위 : 잎은 식용, 인경(알뿌리)은 약용
- 채취 및 가공법 : 이른 봄에 어린잎을 채취하고, 가을에 인경(알뿌리)을 채취하여 씻어 말린 다음 이용하거나 생으로 이용한다.

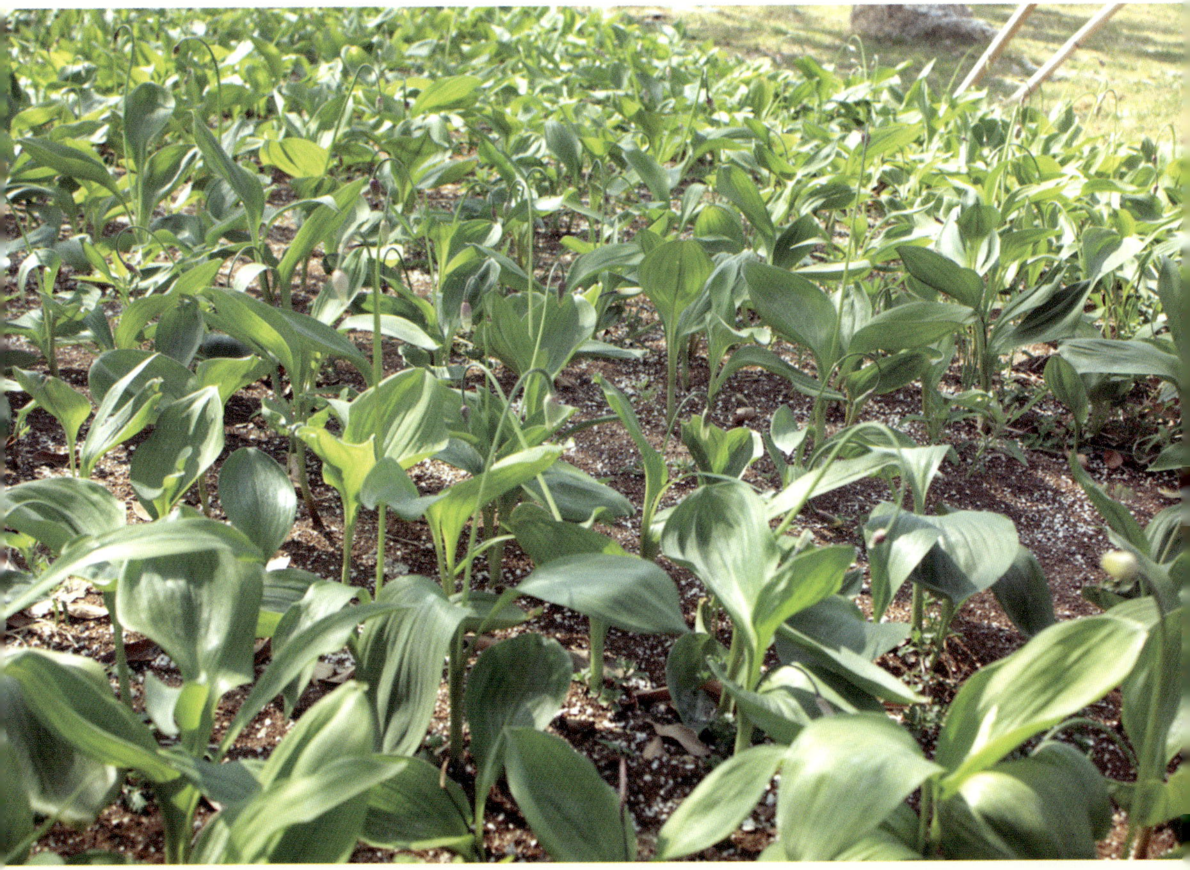

효능

산마늘은 온중, 근위, 해독, 옹종에 효능이 있다. 온중이란 한증을 없애기 위하여 속을 덥게 하는 것을 말하며, 근위란 간의 열로 쓸개즙 분비가 지나쳐서 입 안이 쓰고 근육이 당기며, 경련이 일고 음경이 이완되는 것을 이른다. 또 옹종이란 조그마한 부스럼을 말한다. 이 밖에도 소화불량, 심복통, 토사곽란, 폐결핵 등을 치료하는 데에 효과가 있다.

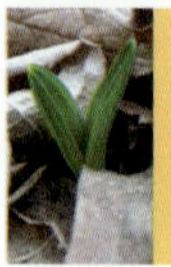

생김새와 특징

산마늘은 여러해살이풀로 높이는 25~40㎝ 정도로 자라며 잎은 넓고 크며 2~3장이 줄기 밑에 붙어서 난다. 잎은 타원형 또는 달걀 모양으로 길이는 20~30㎝, 너비는 3~10㎝이다. 꽃은 5~7월에 꽃대 끝에 흰색으로 뭉쳐서 피며 둥글다. 꽃대의 경우 높이 40~70㎝까지 자란다. 꽃받침 잎인 포는 달걀 모양으로 2개로 갈라지고, 화피는 긴 타원형으로서 길이 5~6㎜이다. 꽃밥은 노란색을 띤 녹색이다. 열매는 삭과로서 거꾸로 된 심장 모양이고 8~9월

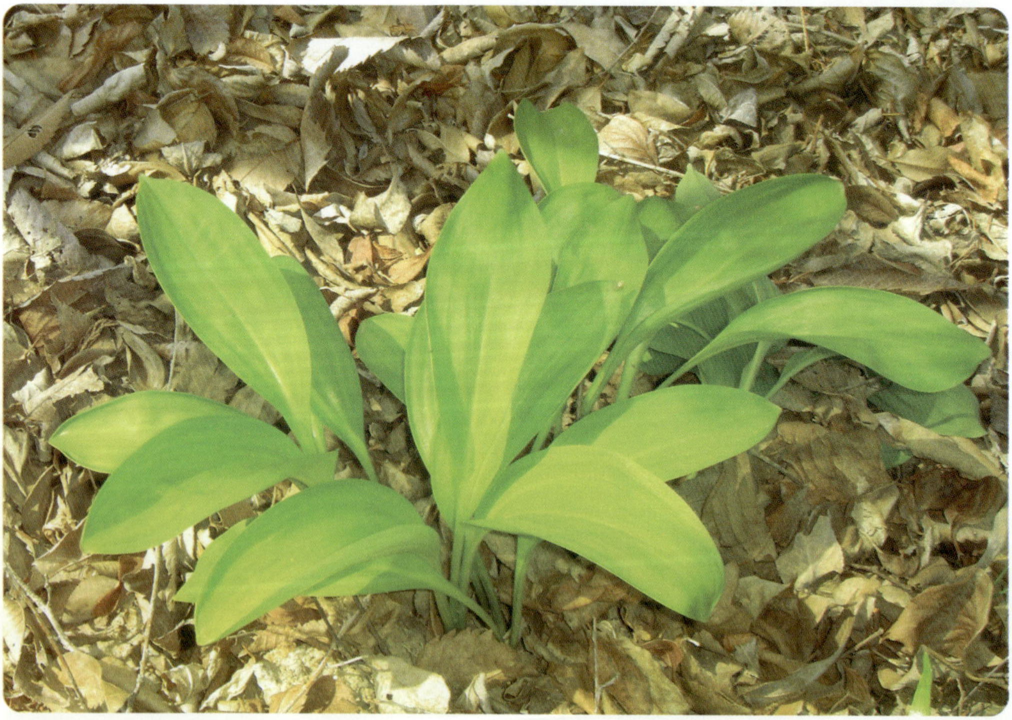

산마늘_ 어린잎

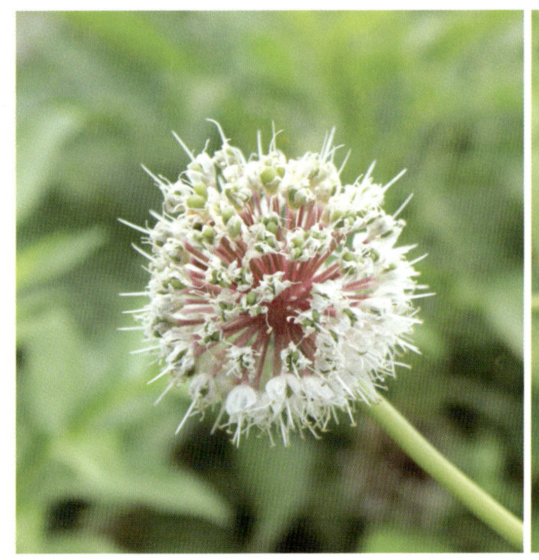

| 산마늘_ 꽃

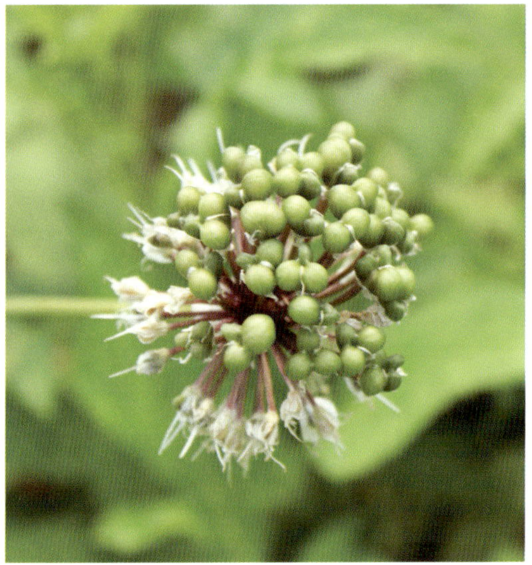

| 산마늘_ 열매

에 익으며 열매 안의 종자는 검다.

설악산, 오대산, 지리산 등 높은 산에서 자생하고 특히 울릉도에 대규모 자생지가 있다. 봄에 채취한 어린잎은 쌈이나 장아찌로 식용한다. 일본, 중국 북부, 시베리아 동부, 캄차카반도 등지에도 분포하고 있다.

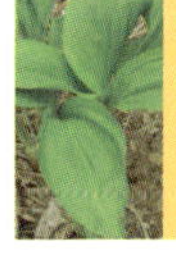

사용 방법

① **일반적인 복용법** : 물 600mL에 알뿌리의 비늘줄기 30g을 넣고 반으로 될 때까지 달여서 아침저녁 식후에 1컵씩(150mL) 복용하거나 즙을 내어 복용한다. 산마늘 잎 30g을 녹즙을 내어 일반 채소 녹즙과 같이 마시면 효과가 더 높다.

② **폐결핵** : 알뿌리 30g과 멥쌀 60g을 함께 섞어 죽을 쑤어 먹는다. 고혈압, 동맥경화도 개선 효과를 볼 수 있다.

③ **주의사항** : 위가 자극될 수 있으므로 위가 나쁜 노인은 먹지 않는 게 좋다.

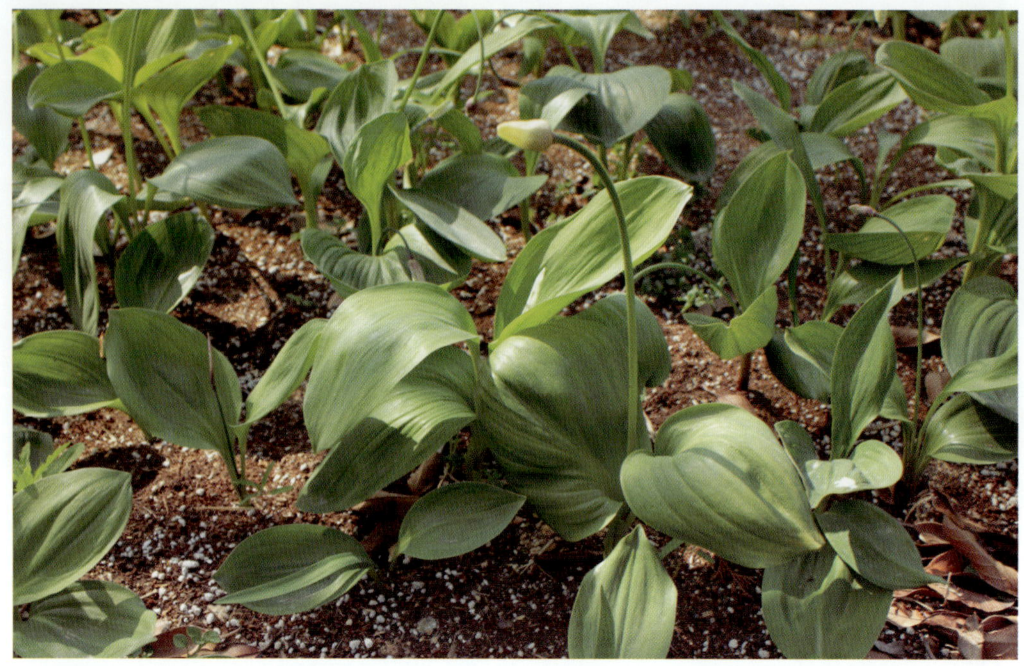

쌈이나 장아찌로 식용되는 산마늘 잎

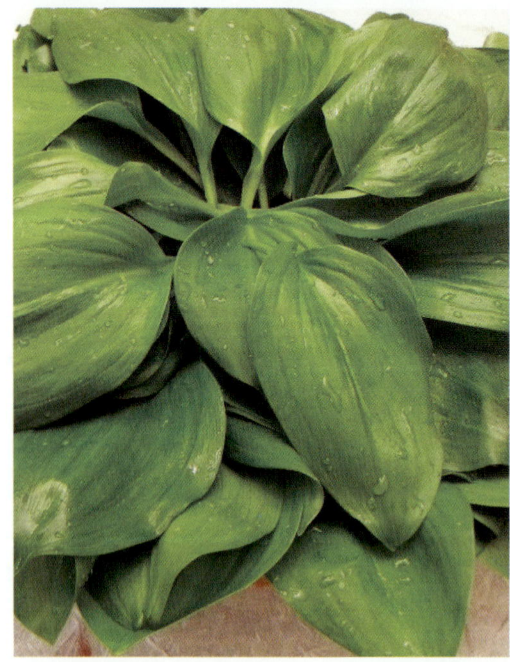

식용으로 손질한 산마늘 잎

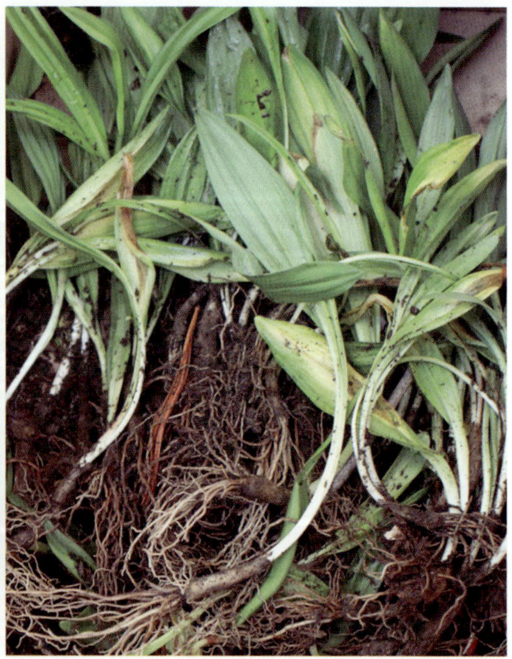

산마늘_ 종묘

산마늘의 기능성 및 효능에 관한 특허자료

● 산마늘 추출물을 함유하는 암 예방 또는 치료용 조성물

본 발명의 산마늘 추출물은 암 발생 또는 암 진행 시 나타나는 간극 결합부의 세포 내 신호전달(GJIC)의 억제를 회복시키는 효과가 있을 뿐만 아니라, 세포독성도 없어서, 암 예방 또는 치료용 조성물의 유효성분으로 사용될 수 있다. 또한 산마늘은 우리나라 전역에서 서식하므로 구하기가 쉽고, 천연식물로부터 유래하므로 합성 약물에서 나타나는 부작용이 없다.

– 공개번호 : 10-2009-0100573, 출원인 : 덕성여자대학교 산학협력단

● 항염증 활성을 갖는 산마늘 추출물

본 발명은 항염증 활성을 갖는 산마늘 추출물 및 이를 포함하는 조성물에 관한 것이다. 산마늘 추출물은 항산화 효과 및 항면역성, 항염증 효과가 있어 류머티스성 관절염 또는 아테롬성 동맥경화증의 예방 또는 치료에 사용될 수 있다.

– 공개번호 : 10-2009-0068560, 출원인 : 덕성여자대학교 산학협력단

● 산마늘 추출물을 유효성분으로 함유하는 고지혈증 질환의 예방 및 치료용 조성물

산마늘 추출물은 혈중 콜레스테롤 및 트리글리세리드(triglyceride) 함량을 유의적으로 감소시킴으로써 항고지혈 효과를 나타내므로 고지혈증 질환의 예방 및 치료에 유용한 약학조성물 또는 건강기능식품으로 이용될 수 있다.

– 공개번호 : 10-2005-0043095, 출원인 : 학교법인 상지학원

● 산마늘 추출물을 유효성분으로 함유하는 당뇨성 질환의 예방 및 치료용 조성물

산마늘 추출물은 혈장 글루코스(glucose) 농도를 유의적으로 감소시킴으로써 항당뇨 효능을 나타내므로 당뇨성 질환의 예방 및 치료에 유용한 약학조성물 또는 건강기능식품으로 이용될 수 있다.

– 공개번호 : 10-2005-0043092, 출원인 : 학교법인 상지학원

● 산마늘 추출물을 유효성분으로 함유하는 간염의 예방 및 치료용 조성물

산마늘 추출물은 혈청 ALT, AST 및 SDH(Sorbitol dehydrogenase) 수치를 유의적으로 감소시킴으로써 탁월한 간 보호 효과를 나타내므로 간염의 예방 및 치료에 유용한 약학조성물 또는 건강기능식품으로 이용될 수 있다.

– 공개번호 : 10-2005-0043091, 출원인 : 학교법인 상지학원

086

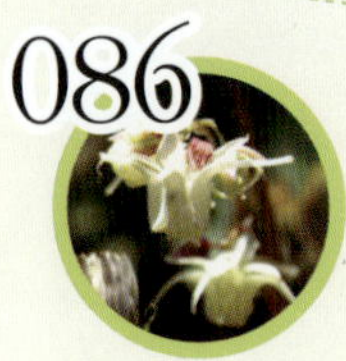

정력 보강, 자양강장, 풍치

삼지구엽초

- 학 명 : *Epimedium koreanum* Nakai
- 과 명 : 매자나무과
- 이 명 : 음양곽, 닺꽃, 선령비, 방장초, 가승마, 조선음양각, 양곽엽
- 생약명 : 음양곽(淫羊藿)
- 성 분 : 이카린, 타닌, 리놀레인산, 팔미트산, 세릴알코올, 올레산, 리놀레산 등
- 이용부위 : 지상부 전초(잎과 줄기)
- 채취 및 가공법 : 지상부 전초를 여름부터 가을까지 채취하여 잘 씻은 다음 그늘에서 말린다.

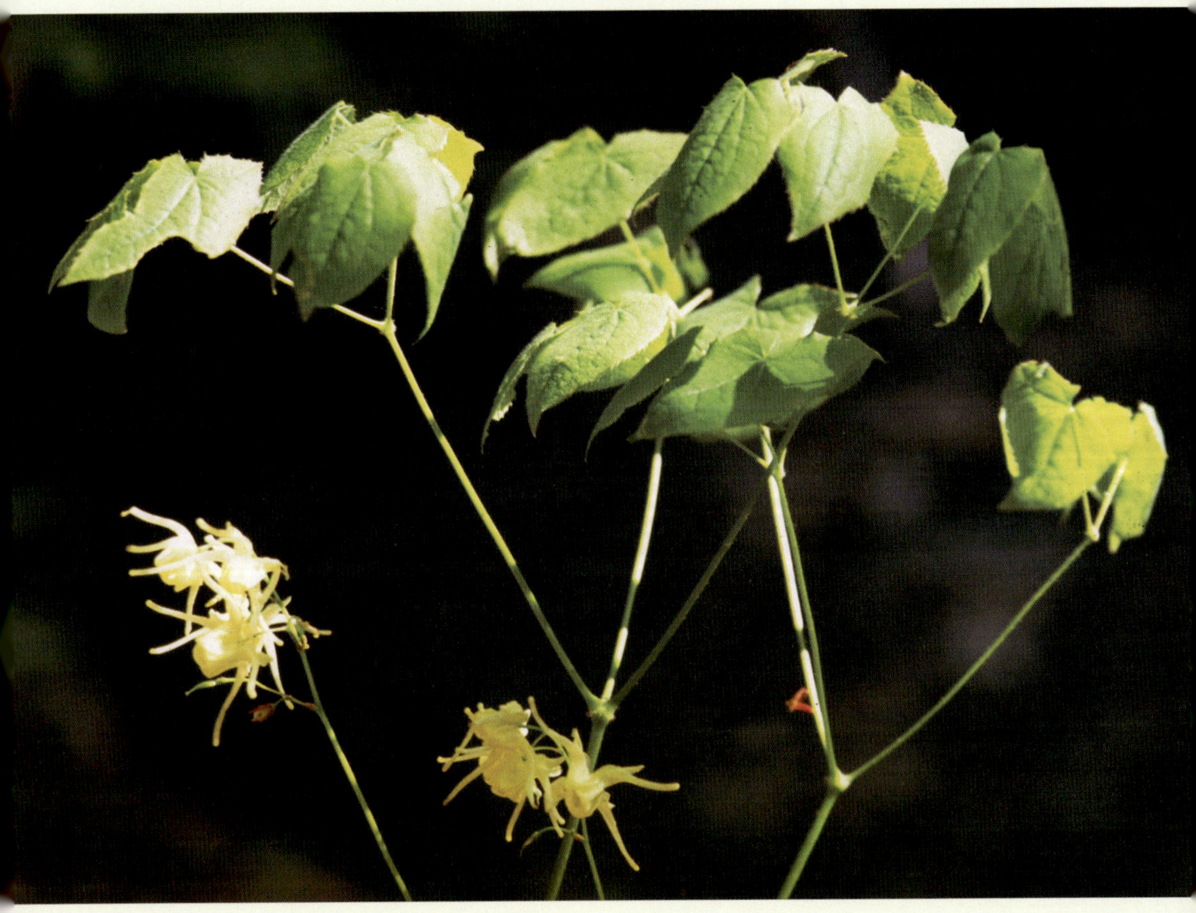

효능

삼지구엽초는 보신, 정력, 자양강장, 혈압강하, 거풍의 효능을 나타낸다. 식욕부진이나 피로회복, 불면증에 효과가 있으며 냉증, 통증의 환부에도 효과적이다. 이 밖에도 풍치나 치통 등에도 쓰인다. 근래에 각광을 받는 약용식물이다.

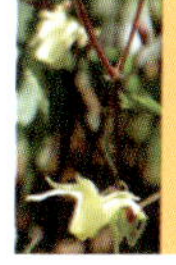

생김새와 특징

삼지구엽초는 여러해살이풀로 세 개의 가지와 가지마다 세 개의 잎이 달려 삼지구엽초라고 한다. 높이는 30㎝ 정도로 자라고 엷은 황백색의 꽃은 4~5월에 아래로 향하여 달린다. 꽃받침이 8개이나 바깥의 4개는 작고 안쪽 4개는 크다. 꽃잎은 4개이며 긴 뿔이 있고, 암술 1개와 수술 4개로 되어 있다. 열매는 삭과로 방추형이며, 꽃이 배의 닻처럼 생겼다고 해서 닻꽃이라고도 부른다.

중국 사천 북부의 어느 목장에 음란한 양이 살았는데, 수놈 한 마리가 이 풀을 뜯어 먹고 일백 번의 교합을 했다고 하여 음양곽(淫羊藿)이라는 생약명이 붙여졌다. 이 목장의 양치기 늙은이는 기력이 없이 하루하루를 보내던 중에 이 양이 뜯어 먹었다는 풀을 먹어 보았더니 기력을 되찾고 정력도 살아나 젊은 시절로 되돌아왔다고 한다.

경기 이북의 산속 숲에서 자라며 중국에도 분포한다. 최근 지리산에서도 발견된 바 있다.

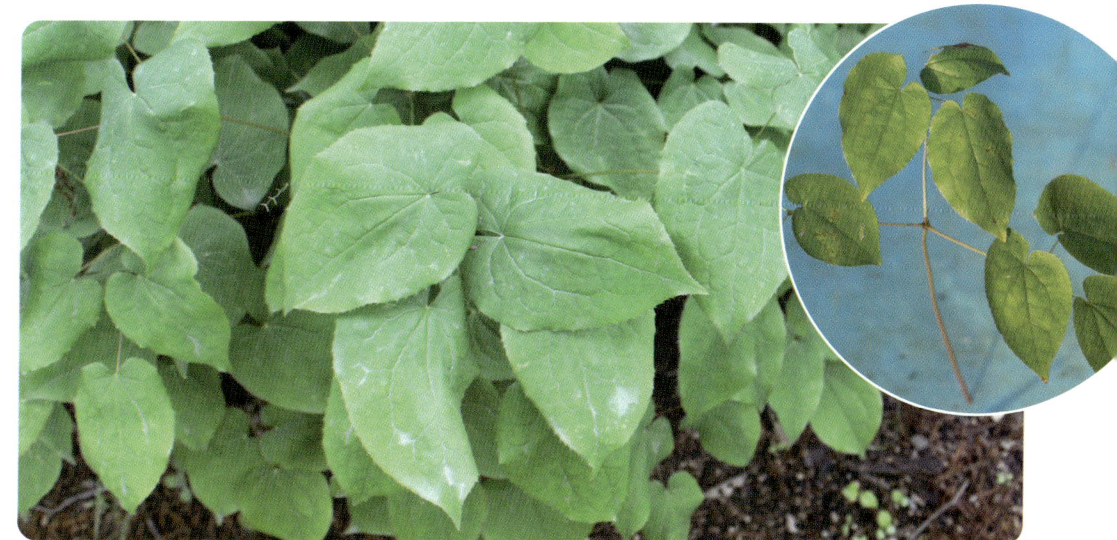

삼지구엽초_ 잎

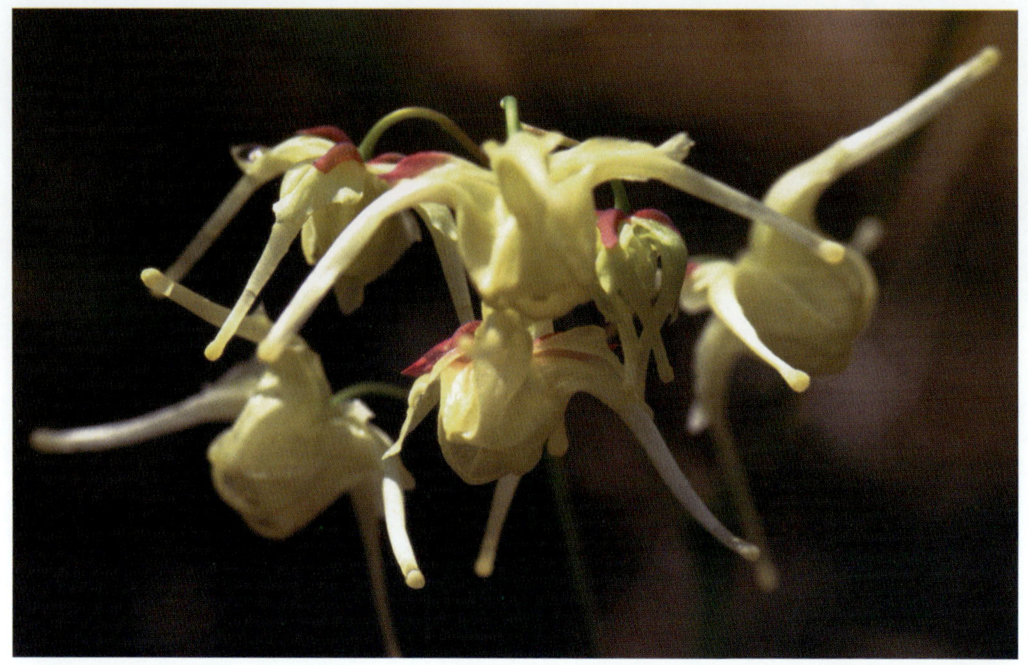

| 삼지구엽초_ 꽃

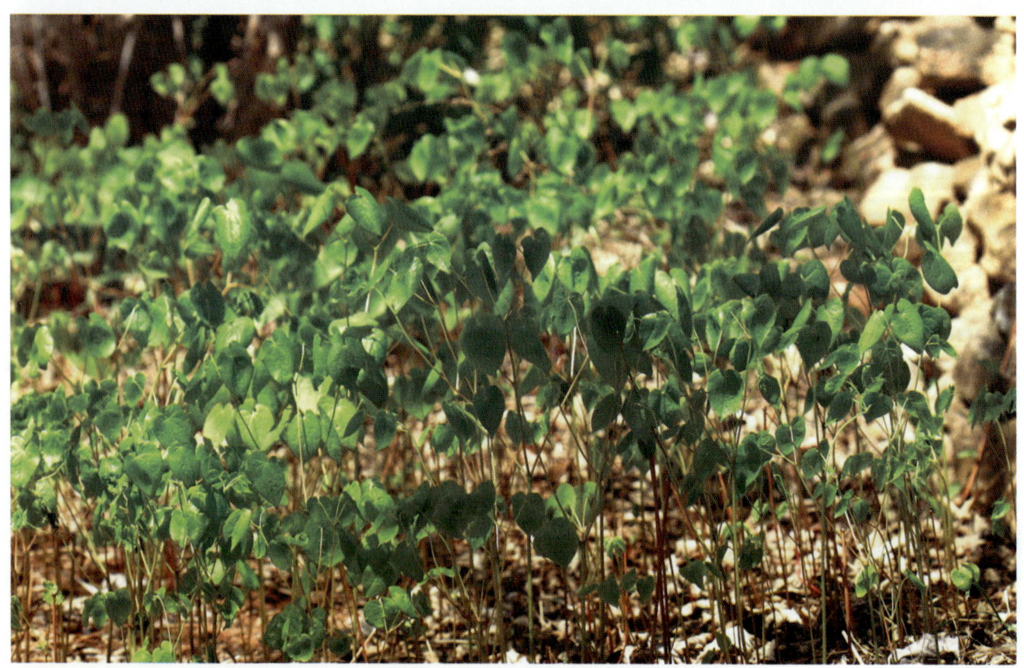

| 무리를 지어 자란 삼지구엽초

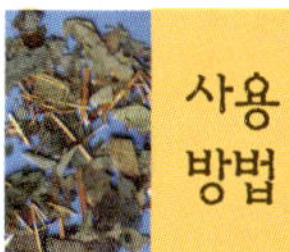

① **일반적인 복용법** : 물 600mL에 전초 20g을 넣고 반으로 될 때까지 중불로 달여서 아침저녁 식후 1컵씩(150mL) 2회에 나누어 복용하거나 술에 담가 복용하면 효능이 있다. 매일 물을 마시고 싶을 때 마시면 무릎과 허리 냉증, 통증에 좋은 효과가 있다.

② **풍치** : 말린 전초 20g을 300mL의 물로 반 정도 될 때까지 달인 물을 입에 머금으면 풍치나 들떠서 흔들리는 치통에 유효하다.

③ **혈압강하** : 말린 전초 50~100g을 1L의 물에 넣고 달인 액을 매 식후 1컵씩(150mL) 복용하면 혈압강하뿐만 아니라 혈당강하, 발기부전, 류머티즘, 건망증, 신경쇠약, 이뇨 작용에도 효과가 있다.

④ **외용** : 전초를 짓찧어 냉증, 통증의 환부에 바르기도 한다.

삼지구엽초의 기능성 및 효능에 관한 특허자료

● **삼지구엽초 추출물을 포함하는 허혈성 뇌혈관 질환 예방 또는 개선용 조성물**

본 발명은 삼지구엽초 추출물을 포함하는 허혈성 뇌혈관 질환 예방 또는 개선용 조성물에 관한 것으로, 보다 상세하게는 뇌허혈에 민감하다고 알려져 있는 해마조직 CA1 영역의 신경세포 손상을 효과적으로 예방할 뿐만 아니라, 인체에 부작용을 발생시키지 않는 무해한 삼지구엽초 추출물을 포함하는 허혈성 뇌혈관 질환 예방 또는 개선용 조성물을 제공할 수 있다.

– 공개번호 : 10-2007-0092497, 출원인 : (주)네추럴에프앤피

● **인지력 향상 효과를 갖는 음양곽 추출물을 함유하는 조성물**

본 발명은 인지력 향상 효과를 갖는 음양곽(삼지구엽초 잎과 줄기) 추출물을 유효성분으로 포함하는 조성물에 관한 것으로, 상세하게는 본 발명의 음양곽 추출물은 아세틸콜린에스테라제의 활성을 저해하여 아세틸콜린의 농도를 증가시키는 효과가 있으므로, 이를 포함하는 조성물은 인지력 향상 및 치매, 특히 아세틸콜린의 감소를 포함하는 콜린성 신경기능 퇴화로 인한 알츠하이머병의 예방 및 치료에 유용한 의약품 및 건강기능식품으로 이용할 수 있다.

– 공개번호 : 10-2005-0116199, 출원인 : 중앙대학교 산학협력단

● **전립선 비대증 및 전립선염 치료용 음양곽 추출물을 포함하는 약학적 조성물**

본 발명은 전립선 비대증 및 전립선염 치료용 약학적 조성물에 관한 것이다. 상기 약학적 조성물은 음양곽(삼지구엽초 잎과 줄기) 약재로부터 2-8 : 8-2의 중량 비율로 추출한 플라보노이드 및 다당류를 포함하며, 플라보노이드는 20 내지 90%의 플라본을 함유하며 다당류의 분자량은 1000 내지 70만 돌턴이다.

– 공개번호 : 10-2005-0084420, 출원인 : 브라이트 퓨처 파마수티컬 라보라토리스 리미티드

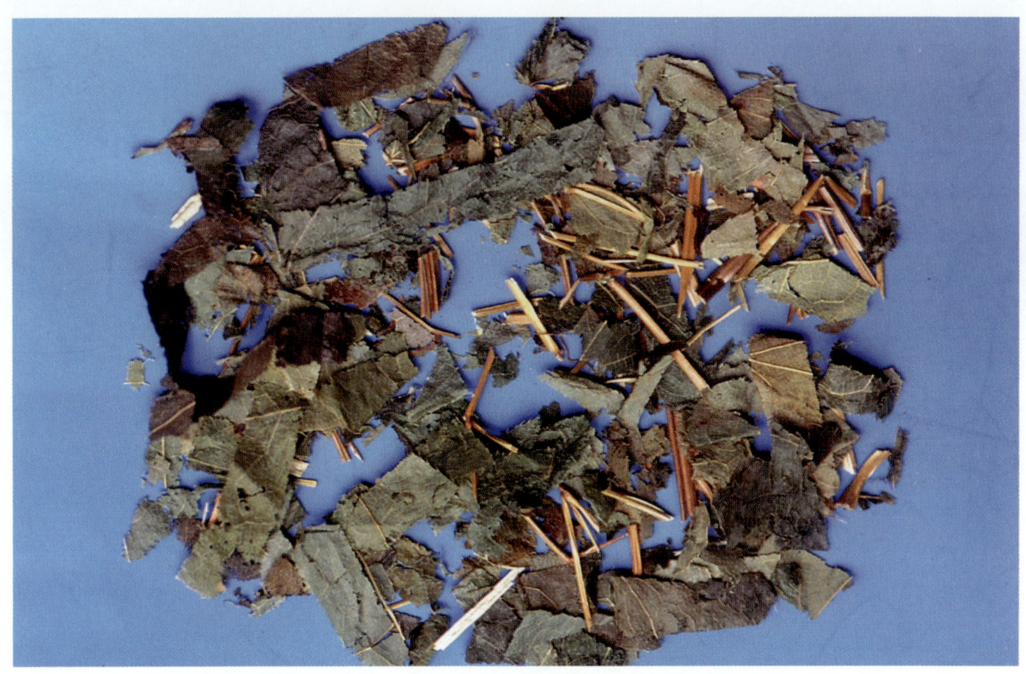

| 삼지구엽초_ 약재로 말린 잎과 줄기

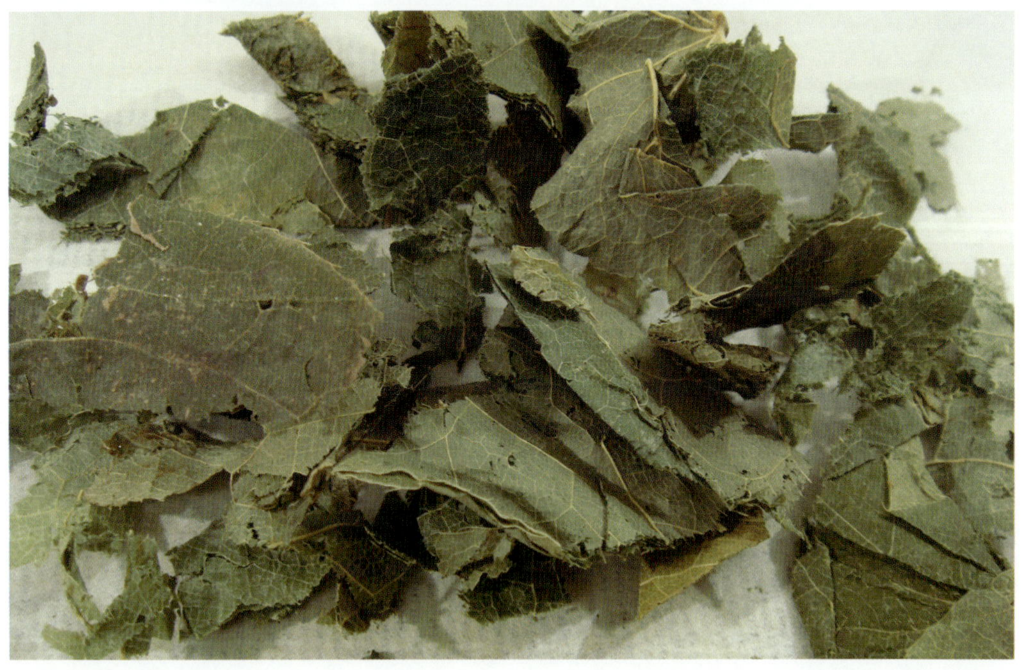

| 삼지구엽초_ 잎(건조)

삼지구엽초주

맛은 맵고 달다. 기호와 식성에 따라 꿀, 설탕을 가미하여 음용할 수 있다.

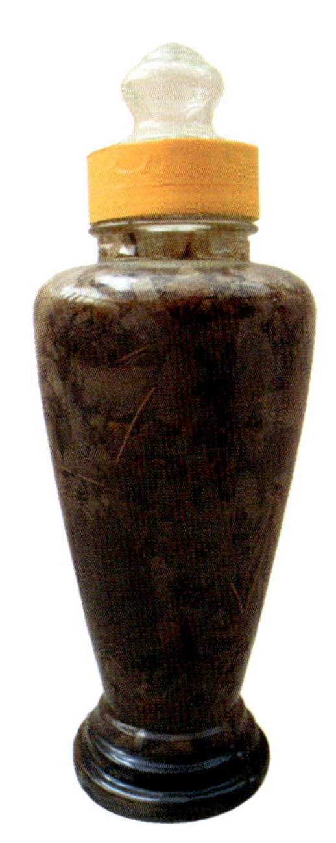

【적용병증】

- 건망증(健忘症) : 기억력에 장애가 생겨 일정 기간 동안의 경험을 전혀 떠올리지 못하는 증상을 말한다. 30mL를 1회분으로 1일 1~2회씩, 25~30일 정도 음용한다.
- 강장보호(腔腸保護) : 위와 장을 보호하기 위한 처방이다. 30mL를 1회분으로 1일 1~2회씩, 20~25일 정도 음용한다.
- 양신(養腎) : 남자의 양기와 생식 기능을 튼튼히 하기 위한 처방이다. 30mL를 1회분으로 1일 1~2회씩, 25~35일 정도 음용한다.
- 기타 질환 : 관절냉기, 노인성 치매, 마비증세, 불임증, 사지동통

【만드는 방법】

① 약효는 잎이나 줄기에 있으므로, 주로 잎과 줄기를 사용한다.
② 여름이나 잎이 마르기 전 가을에 잎과 줄기를 함께 채취한다.
③ 깨끗이 씻어 약간 말린 다음 썰어서 사용한다.
④ 말린 잎과 줄기 약 170g을 소주 3.8L에 넣어 밀봉하여 서늘한 냉암소에서 보관, 숙성시킨다.
⑤ 90~120일 정도 침출한 다음 찌꺼기를 걸러내고 보관, 음용한다.

【구입방법 및 주의사항】

- 시중 약재상에서 취급하며 강원도 오대산 주위에서 자생하는 것을 직접 채취할 수 있다.
- 장기 음용해도 무방하다.
- 음기 허약자는 본 약술의 음용을 금한다.

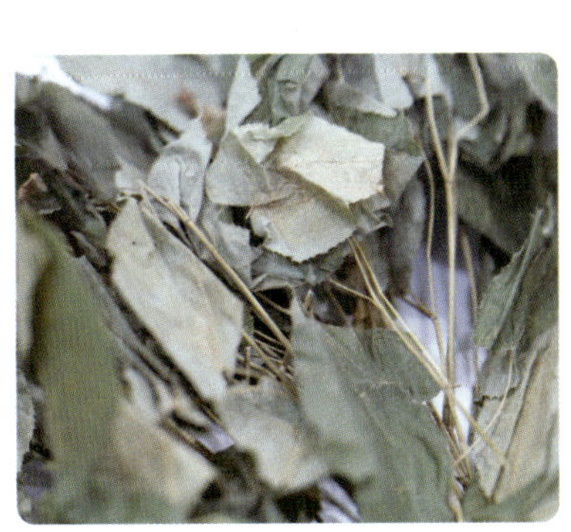

087

신경통, 중풍, 당뇨병, 냉증

세뿔투구꽃

- **학 명 :** *Aconitum austrokoreense* Koidz.
- **과 명 :** 미나리아재비과
- **이 명 :** 금오오돌또기, 담색바꽃, 미색바꽃, 금오돌또기
- **생약명 :** 초오(草烏), 초오두(草烏頭)
- **성 분 :** 아코니틴, 하이파코니틴, 메사코니틴, 데옥시아코니틴, 하이제나마인, 요코노시드 등 알칼로이드
- **이용부위 :** 뿌리(덩이뿌리)
- **채취 및 가공법 :** 가을에 덩이뿌리를 채취하여 줄기, 잎, 흙을 제거하고 씻은 후 햇볕이나 불에 쬐어 말린다. 덩이뿌리의 독성을 없애려면 소금물에 반복해서 우려내거나 증기로 찌면 된다.

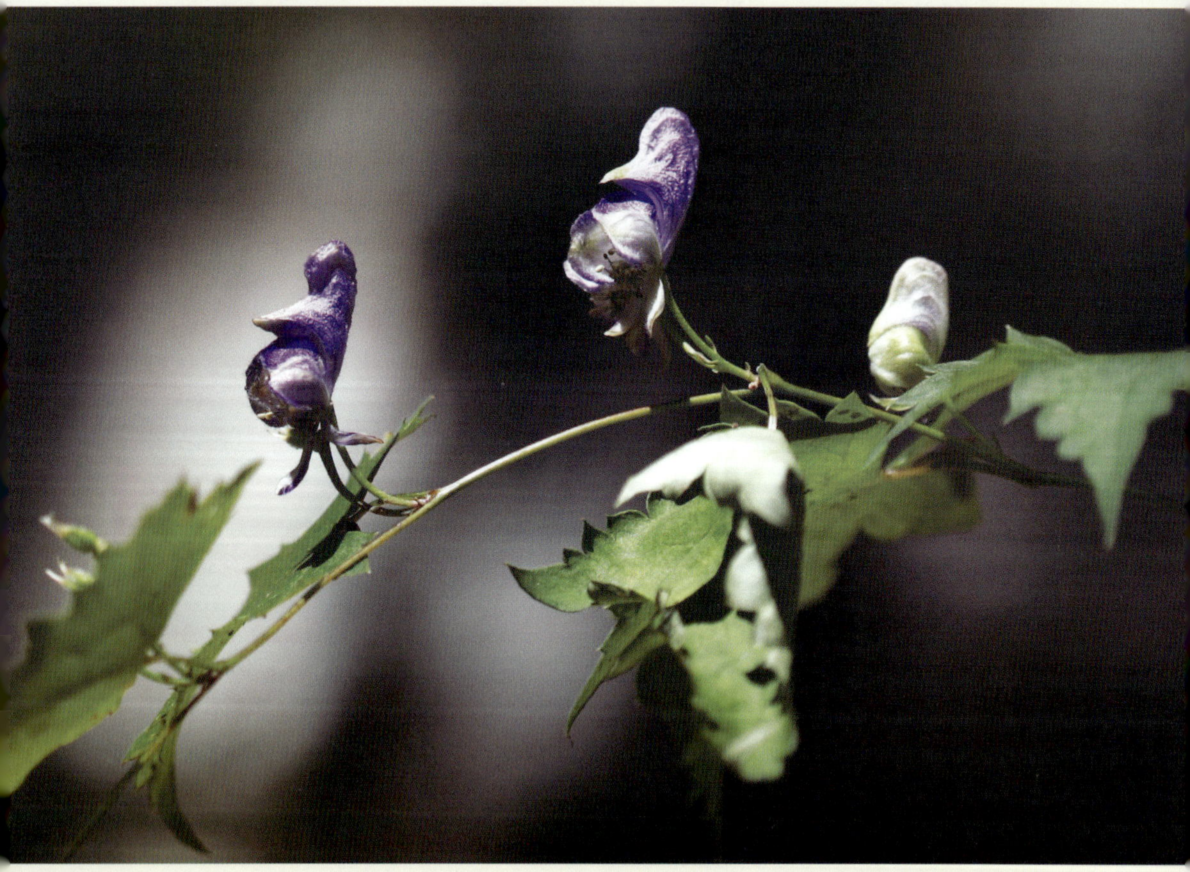

효능

세뿔투구꽃은 몸을 따뜻하게 하고 원기를 회복하게 도와준다. 진경과 진통제로 이용하고 있다. 신경통이나 관절염, 중풍, 반신불수, 뇌졸중, 사지마비, 당뇨병, 냉증 등에 효과가 있다. 이 밖에도 배앓이와 신경성 마비 등에 효과가 있다.

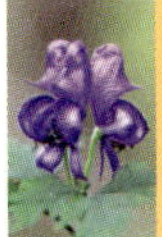

생김새와 특징

세뿔투구꽃은 여러해살이풀로 높이는 60~80㎝ 정도로 곧게 자라며 꽃차례 외에는 털이 없다. 뿌리는 달걀을 거꾸로 세워 놓은 모양이고 줄기는 곧게 서며 가지를 내지 않는다. 잎은 서로 어긋나고 밑동의 잎은 5각 모양이며 길이 6~7㎝, 너비 5~6㎝이다. 윗부분의 것은 긴 삼각 모양으로서 3~5개로 얕게 갈라지며 가장자리에 톱니가 있다. 위쪽으로 갈수록 잎자루가 짧아지고 끝이 뾰족해진다. 꽃은 9월에 하늘색으로 피는데, 잎겨드랑이에서 나오는 총상꽃차례에 달린다. 꽃잎처럼 생긴 꽃받침은 투구 모양이다. 간혹 연한 노란색을 띤 보라색 꽃이나 흰색 꽃이 피기도 한다. 열매는 골돌과로서 3개이며, 10월경에 긴 타원형으로 익는다.

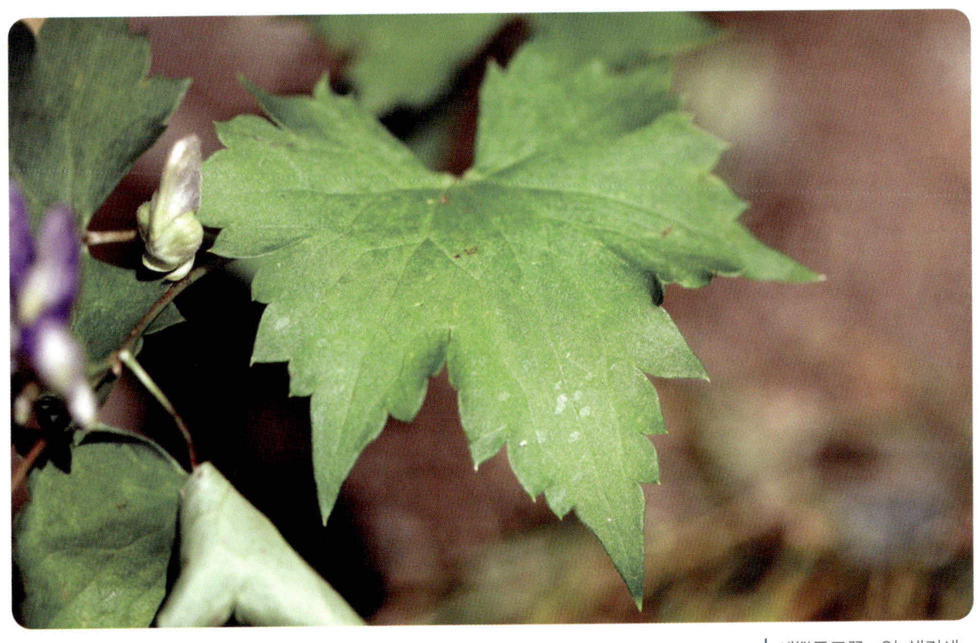

세뿔투구꽃_ 잎 생김새

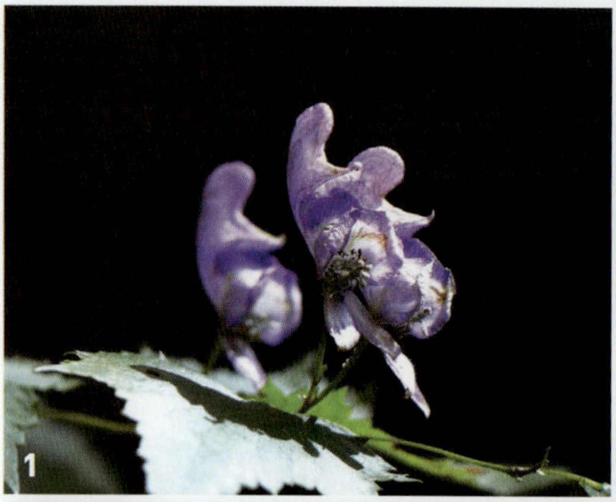

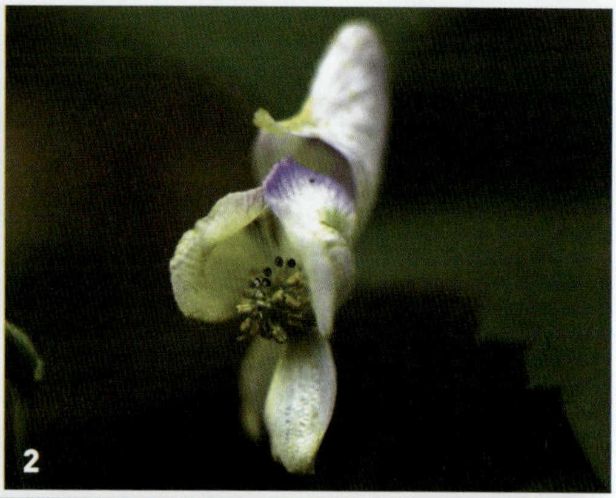

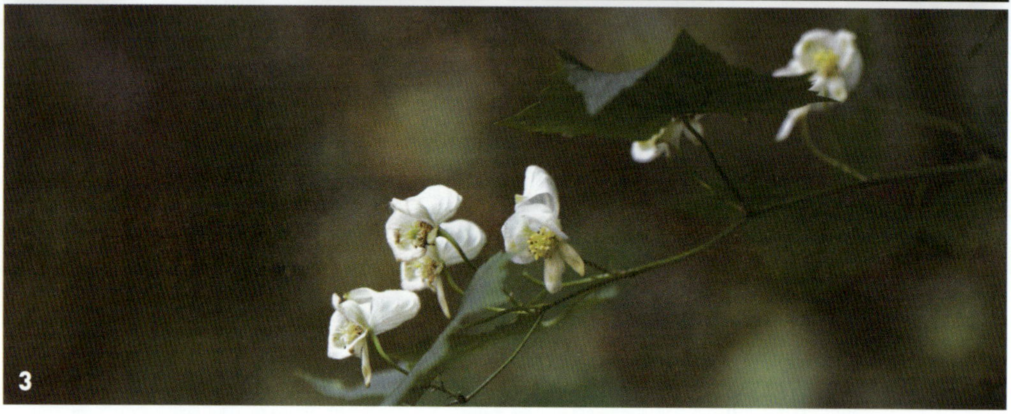

❶ 세뿔투구꽃_ 꽃 ❷ 세뿔투구꽃_ 흰색 꽃 ❸ 세뿔투구꽃_ 흰색 꽃이 핀 전초

꽃이 투구꽃과 매우 비슷하지만 잎 모양이 삼각형으로 되어 있어 '세뿔'이라는 이름이 붙었다. 우리나라 특산식물로서 취약종으로 분류되었으며 충청북도 및 경상북도를 중심으로 넓게 분포하지만 개체수는 많지 않다.

초오(草烏)라는 약재는 투구꽃(*Aconitum jaluense* Kom.)을 비롯하여 동 속(屬)에 속하는 근연식물(세잎돌쩌귀, 지리바꽃, 진범, 놋젓가락나물 등)의 덩이뿌리, 즉 괴근(塊根)을 사용한다. 또한 독성이 있으므로 전문가의 처방에 따라야 하며 채취 및 법제하는 과정에 주의를 요한다.

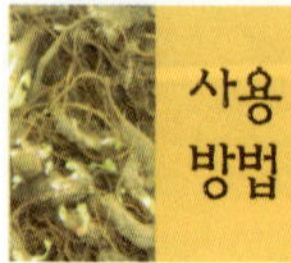

사용 방법

① **일반적인 복용법** : 물 900mL에 건조시켜 법제한 덩이뿌리 20g을 넣고 반으로 될 때까지 달인 물을 아침저녁 매 식후에 1컵씩(150mL) 복용한다.

② **주의사항 :** 열이 많은 사람이나 혈압이 높은 사람에게는 위험하다.

③ **법제 방법(대상 약초 : 바꽃, 지리바꽃, 투구꽃, 세뿔투구꽃, 놋젓가락나물, 진범의 뿌리) :**

ㄱ. 소금물에 담가서 혀끝의 마비감이 없을 때까지 우려내고 감초와 검은콩을 초오두 뿌리 무게의 10% 정도와 함께 삶아서 건조한다.

ㄴ. 증기로 6~8시간 정도 찌거나 소금물에 2~3일간 담갔다가 물에 씻어 햇볕에 말린다.

④ **초오두 중독 시 해독법 :** 경증일 때는 물을 많이 마시고 구토를 시킨 다음 감초 외 생강을 2:8 비율로 달인 물을 복용하거나 녹두즙, 잔대 뿌리, 청미래덩굴 뿌리를 달여 마신다. 또한 검정콩과 감초를 달여 마시거나 흑설탕 물을 진하게 끓여 마신다. 그러나 증상이 심할 때는 반드시 병원을 찾아야 하며 전문의의 주치에 따라 아트로핀(atropine) 주사 등을 맞는다.

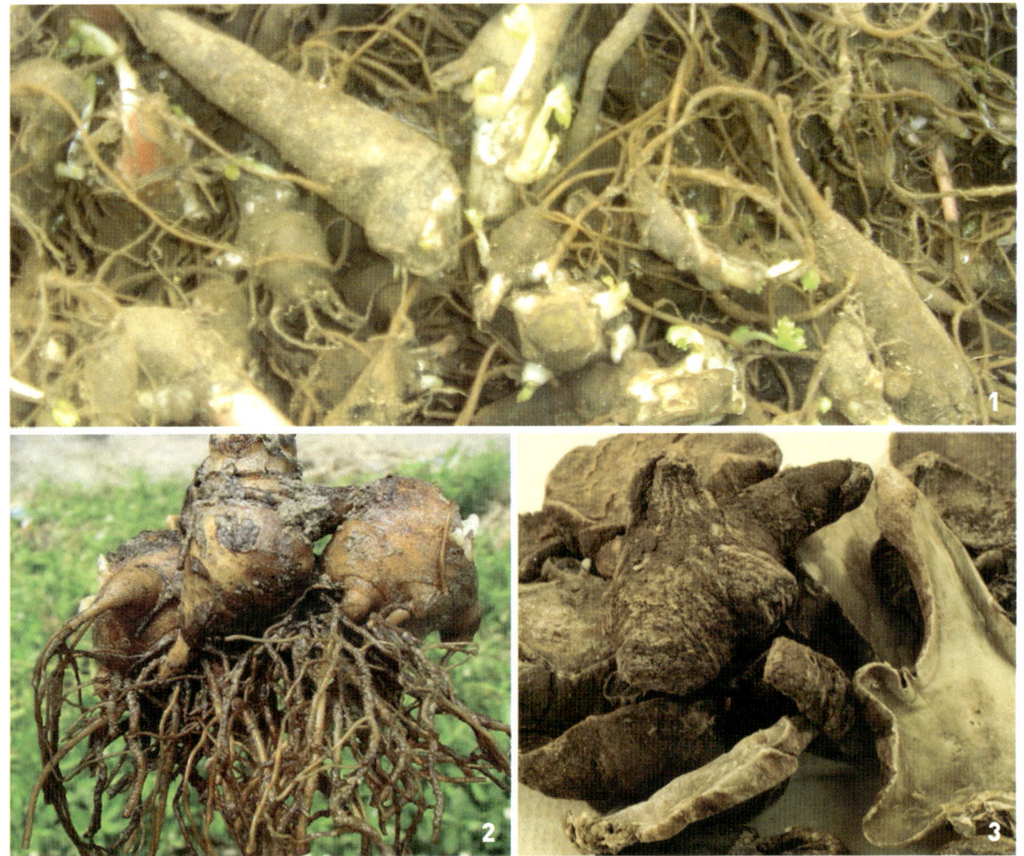

❶ 채취한 세뿔투구꽃 덩이뿌리 ❷ 약재로 가공되기 전의 세뿔투구꽃 생뿌리 ❸ 건조 가공한 세뿔투구꽃 덩이뿌리

088

해열, 진통, 소염, 면역력 증강

시호

- **학 명 :** *Bupleurum falcatum* L.
- **과 명 :** 산형과
- **이 명 :** 큰일시호, 북시호, 묏미나리, 시초, 여초, 지훈
- **생약명 :** 시호(柴胡)
- **성 분 :** 사포닌, 스티그마스테롤, 팔미틴산, 스테아린산, 올레인산, 리놀레인산, 포도당
- **이용부위 :** 뿌리
- **채취 및 가공법 :** 늦가을(11월 중순에서 하순 사이)에 뿌리를 채취하여 잔뿌리를 제거하고 씻은 후에 말린다.

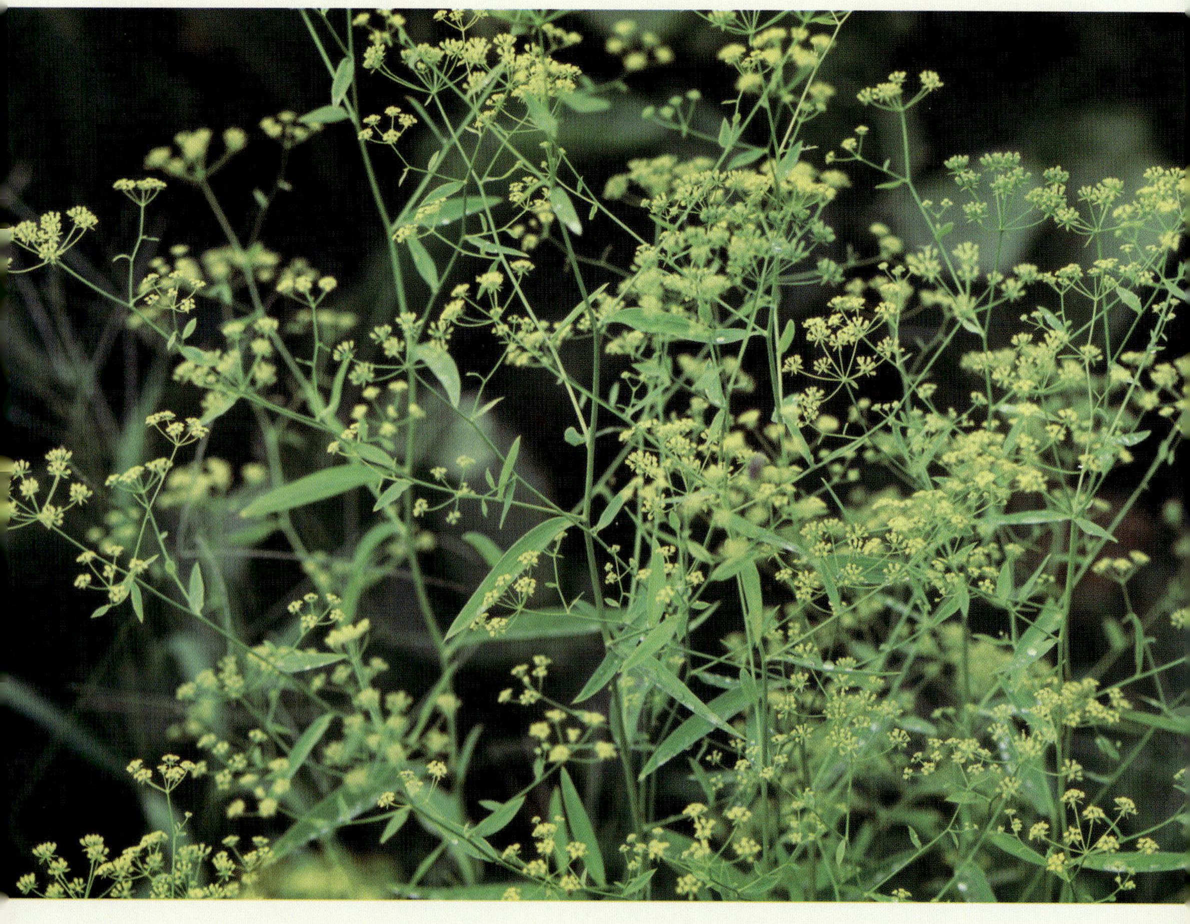

효능

시호는 해열, 진통, 소염, 항염증, 항바이러스, 항궤양, 간세포 보호, 면역력 증강 등에 효능이 있다. 또한 신경불안증(히스테리) 치료에 사용한다. 특히 말라리아 원충의 발육을 저지하고 박멸하는 작용을 하여 말라리아 치료에 특효하게 이용되며 이 밖에도 귀울음(耳鳴), 황달, 자궁하수, 두통, 치통, 감기, 기관지염, 기침 등도 치료한다.

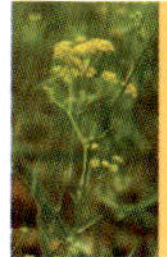

생김새와 특징

시호는 여러해살이풀로 높이는 40~70㎝ 정도로 자라고 줄기는 곧게 모여 나고 가지는 많이 갈라지며 S자형으로 굽어진다. 잎은 넓은 선형 또는 피침형으로 뾰족하고 잎 가장자리는 밋밋하고 윗면은 녹색이고 아랫면은 담녹색이며 평행 맥이 7~9줄 있다. 꽃은 산형화서로 원줄기 및 가지 끝이나 잎겨드랑이에서 나와 8~9월에 황색의 꽃이 피고 열매는 납작한 타원형에 9~10월경 결실한다.
어린잎은 식용으로 쓰이고, 산지에서 약용으로 재배되기도 한다. 시호는 희귀식물(취약종)로 분류되어 보호 관찰이 필요한 품종으로서 우리나라와 일본, 중국, 몽골, 시베리아, 유럽 등지에 분포한다.

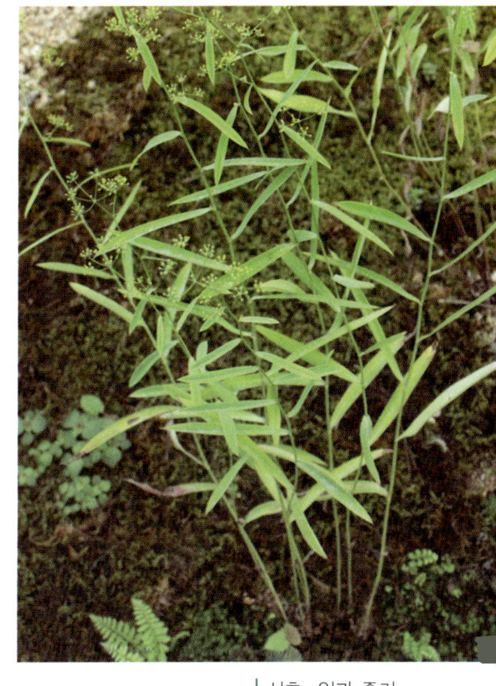

| 시호_ 잎과 줄기

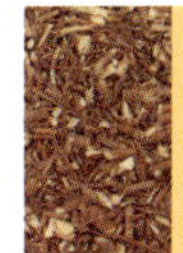

사용방법

① **일반적인 복용법** : 물 600mL에 시호 말린 뿌리 10g을 넣고 반이 될 때까지 달인 액을 아침저녁 매 1컵씩(150mL) 복용한다. 또는 곱게 가루 내어 1회에 4g씩 하루 3회 복용한다.

② **해열** : 시호 말린 뿌리 10~30g을 물 900mL에 넣고 반량이 될 때까지 달여 매 식후에 1컵씩(150mL) 복용한다.

③ **신경불안증** : 시호 말린 뿌리 20~30g을 물 900mL에 넣고 반량이 될 때까지 달여 매

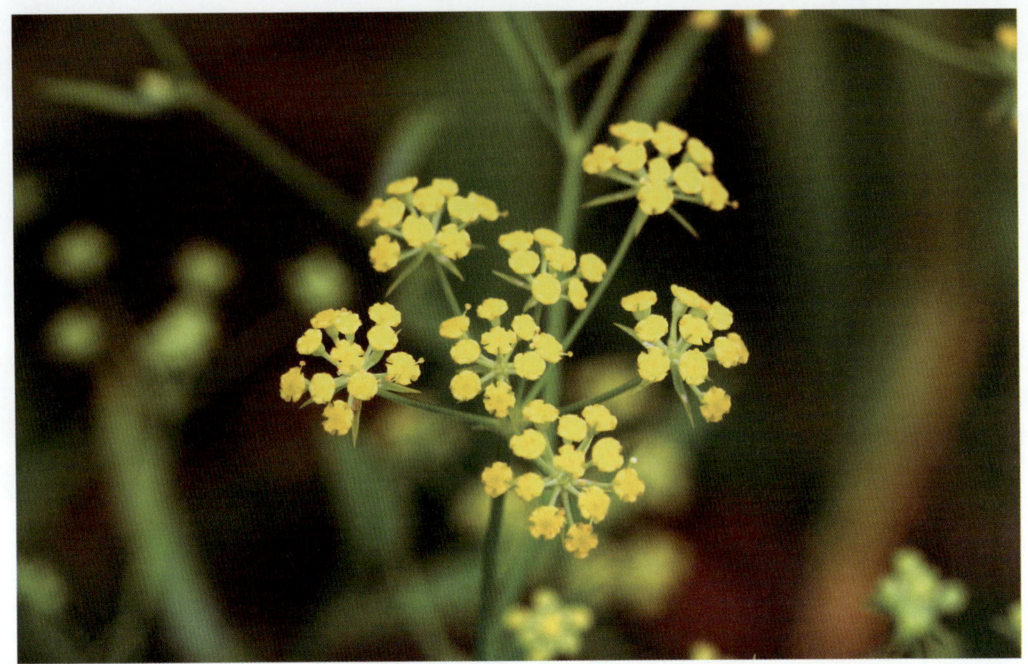

| 시호_ 꽃

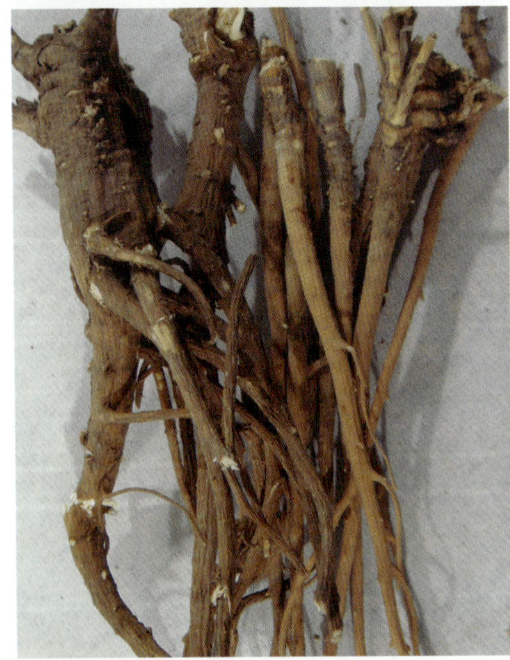

| 시호_ 약재로 말린 뿌리

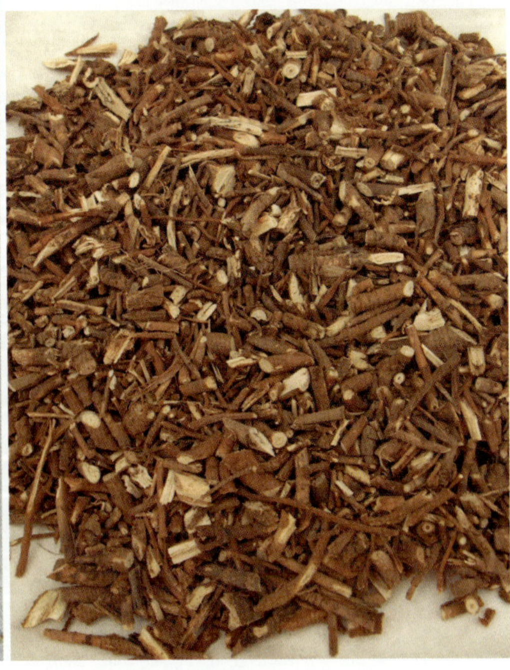

| 시호_ 약재로 쓰는 뿌리(건조 절단)

식후에 1컵씩(150mL) 복용한다.

④ **황달** : 시호 말린 뿌리 30~50g을 물 900mL에 넣고 반량이 될 때까지 달여 매 식후에 1컵씩(150mL) 복용한다.

⑤ **민간요법** : 감기 몸살에 시호 전초(全草)를 일반 한약 달이는 방법으로 달여서 매 식후에 복용한다고 전해지고 있다.

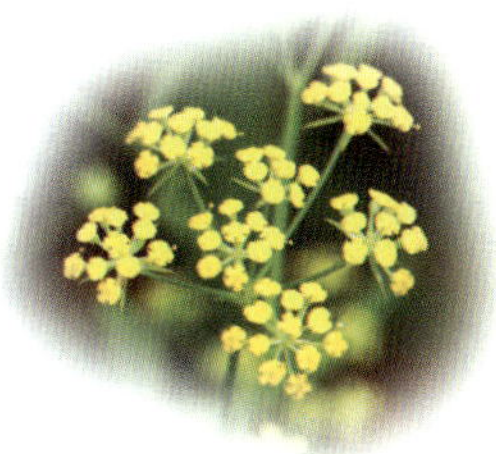

시호의 기능성 및 효능에 관한 특허자료

● 시호 추출물을 포함하는 뇌암 치료용 조성물 및 건강기능성 식품

본 발명은 시호 에탄올 추출물을 유효성분으로 함유하는 뇌암 예방 및 치료용 조성물 및 뇌암 예방용 기능성 식품에 관한 것이다. 본 발명에 따른 뇌암 치료용 조성물 및 기능성 식품은 뇌암 세포의 성장을 억제하고 세포사멸을 유도하는 효과가 있어 뇌암 치료 및 예방에 효과적으로 사용할 수 있다.

– 공개번호 : 10-2012-0092272, 출원인 : (주)한국전통의학연구소

● 시호 추출물을 포함하는 신장암 치료용 조성물 및 건강기능성 식품

본 발멍은 시호 에탄올 추출물을 유효성분으로 함유하는 신장암 예방 및 치료용 조성물 및 신장암 예방용 기능성 식품에 관한 것이다. 본 발명에 따른 신장암 치료용 조성물 및 기능성 식품은 신장암 세포의 성장을 억제하고 세포사멸을 유도하는 효과가 있어 신장암 치료 및 예방에 효과적으로 사용할 수 있다.

– 공개번호 : 10-2012-0122414, 출원인 : (주)한국전통의학연구소

● 시호 추출물을 유효성분으로 함유하는 약물 중독 및 금단증상의 예방 및 치료용 조성물

본 발명의 시호 추출물은 반복적인 니코틴 투여로 인한 민감화 유발 동물 모델에서 약물 중독의 지표로 사용되는 행동적 민감화(behavioral sensitization) 반응인 보행성 활동량 및 상동적 행동량의 감소 효과뿐만 아니라 뇌의 측핵과 선조체에서의 신경활성 지표인 c-Fos 및 FosB 발현을 급격히 감소시킴을 확인함으로써, 상기 조성물은 약물 중독 및 금단증상의 예방 및 치료를 위한 약학조성물 또는 건강기능식품으로 유용하게 이용될 수 있다.

– 공개번호 : 10-2010-0081405, 출원인 : 대구한의대학교 산학협력단

시호주

맛은 쓰다. 기호와 식성에 따라 꿀, 설탕을 가미하여 음용할 수 있다.

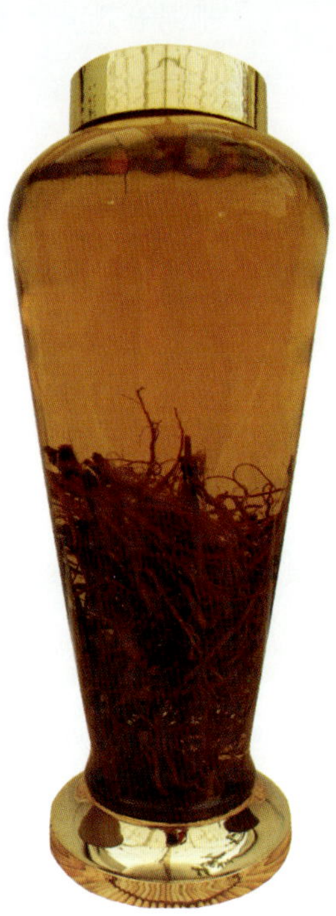

【적용병증】

- **흉통(胸痛)** : 심장과 비장 사이에 통증이 오는 가슴앓이 병을 말한다. 30mL를 1회분으로 1일 2~3회씩, 7~12일 정도 복용한다.
- **담낭염(膽囊炎)** : 담즙 배설에 장애가 생긴 병증이며 얼굴에 누런빛을 띠게 된다. 즉 세균이 침입해 염증을 일으킨 경우이다. 30mL를 1회분으로 1일 2~3회씩, 10~12일 정도 복용한다.
- **흉협팽만(胸脇膨滿)** : 명치에서부터 양 옆구리에 걸쳐 사지를 누르면 긴장감과 저항이 느껴지고 압통이 나는 병증이다. 30mL를 1회분으로 1일 2~3회씩, 10~15일 정도 복용한다.
- **기타 질환** : 골절번통, 구안와사, 뇌졸중, 신경통, 위팽만, 중풍, 치통

【만드는 방법】

① 약효는 시호 뿌리에 있다.
② 구입한 뿌리는 깨끗이 물로 씻어 말린 후 사용한다.
③ 말린 뿌리 200g, 생뿌리는 240g을 소주 3.8L에 넣고 밀봉한다.
④ 8개월 이상 숙성한 다음 찌꺼기를 걸러내고 보관, 사용한다.

【구입방법 및 주의사항】

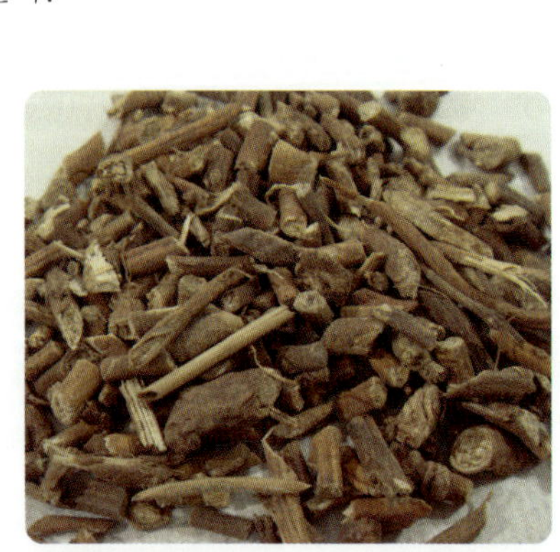

- 전국의 산야에 자생하지만 재배농가도 많이 있다.
- 치유되는 대로 중단한다.
- 본 약술을 복용 중에 신장염, 구토가 있을 시는 금한다.

089

거풍, 지혈, 진통, 타박상

연영초

- **학 명 :** *Trillium kamtschaticum* Pall. ex Pursh
- **과 명 :** 백합과
- **이 명 :** 왕삿갓나물, 큰꽃삿갓풀, 큰연령초, 큰연영초
- **생약명 :** 우아칠(竽皃七)
- **성 분 :** 트릴린, 트릴라린, 시아스테론, 엑디스테론, 디오스게닌 등
- **이용부위 :** 뿌리줄기
- **채취 및 가공법 :** 여름에서 가을에 뿌리줄기를 채취하여 수염뿌리를 제거하고 씻어 말린다.

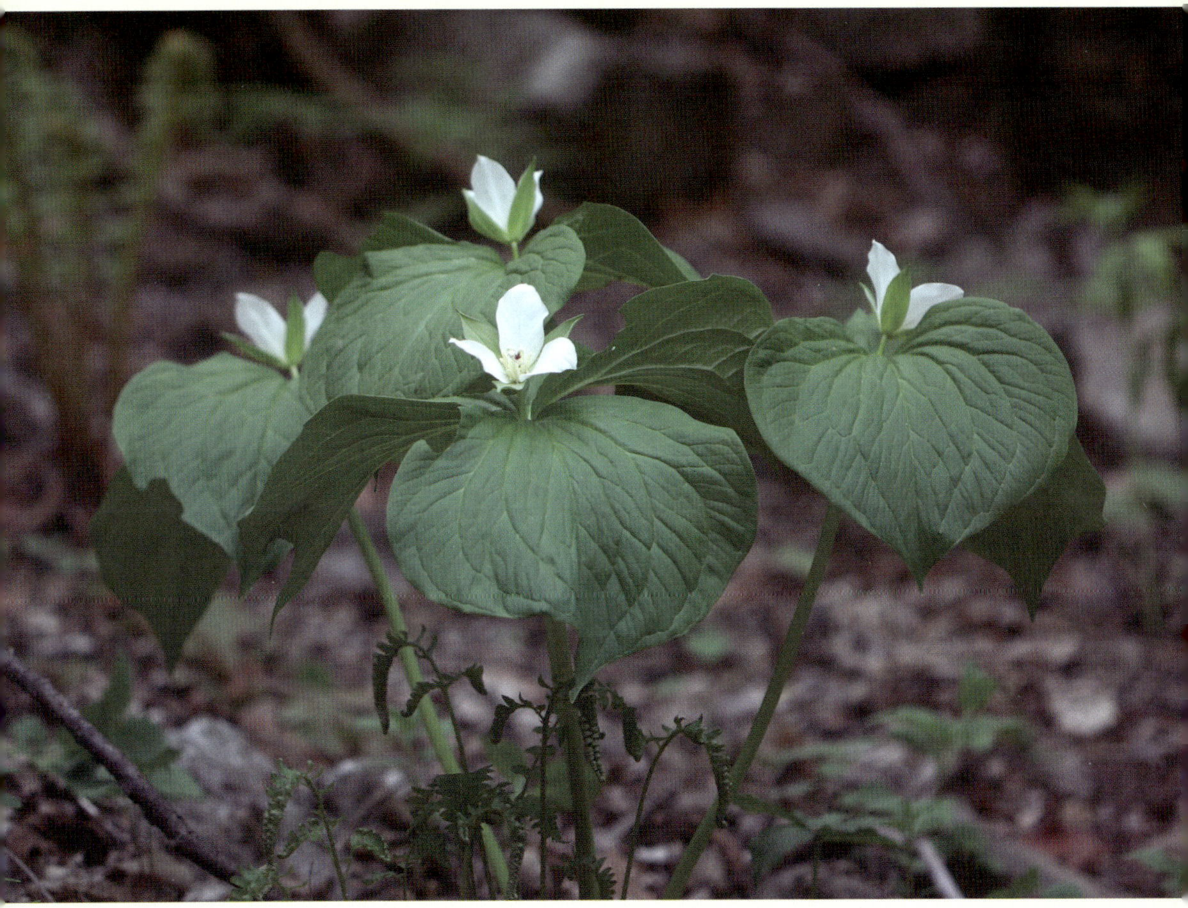

효능

연영초는 거풍이나 활혈, 지혈, 진통의 효능이 있어 두통과 요통에 효과를 나타낸다. 또한 타박상이나 외상출혈의 치료에 좋고 위장약으로도 사용된다. 이 밖에도 물집이나 점액이 고이거나 흘러나오지 못하게 하는 수렴제, 자극, 통경 및 거담제로 쓴다.

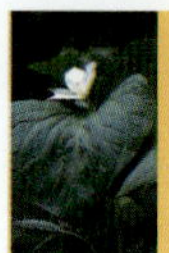

생김새와 특징

연영초는 여러해살이풀로 높이는 20~30㎝ 정도로 자란다. 굵고 짧은 뿌리줄기에서 올라온 원주상의 줄기대가 자라서 끝에 잎자루가 없는 3개의 잎이 돌려난다. 잎은 넓은 달걀 모양으로 길이와 나비가 7~17㎝ 정도이다. 잎의 가장자리는 밋밋하고 3~5맥이 발달한다. 꽃은 5~6월에 돌려난 잎 중앙에서 꽃대가 자라서 끝에 1개씩 하얗게 달린다. 꽃잎의 길이는 2.5~4.5㎝이며 꽃잎과 꽃받침조각은 3개씩이고 수술은 6개이다. 꽃밥은 수술대보다 길고 길이 1~1.5㎝이며 선형이다. 열매는 장과로 둥글고 지름은 1.5㎝ 정도이다.
강원도, 경기도, 충북, 경북, 지리산의 숲속에서 자라며 중국과 일본에도 분포하고 있다.

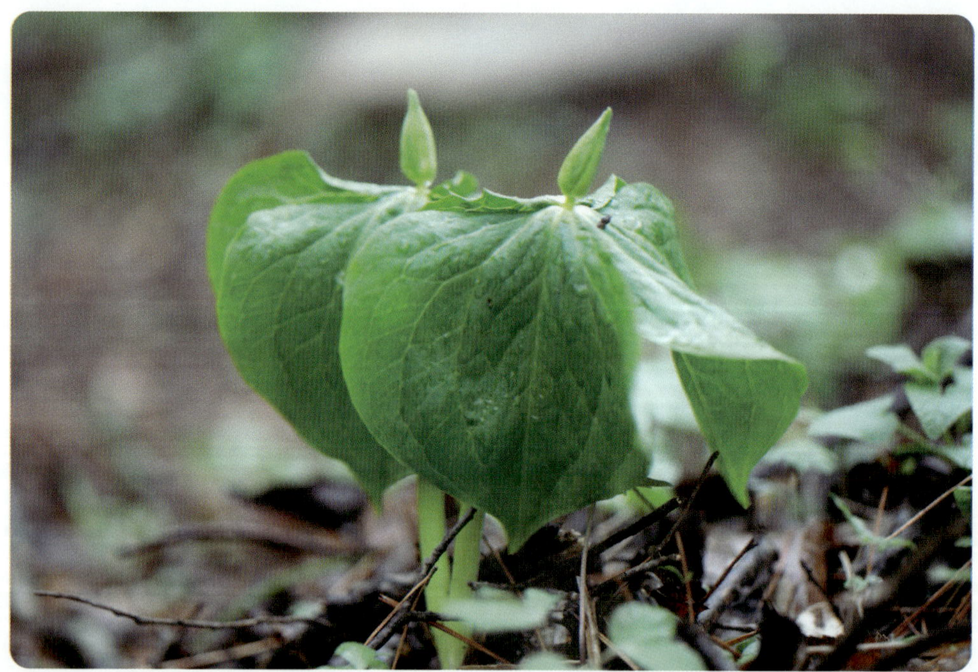

연영초_ 새순이 나고 꽃봉오리 올라온 모습

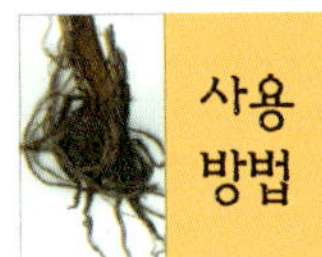

사용 방법

① **일반적인 복용법** : 물 900mL에 말린 연영초 뿌리줄기 30g을 넣고 반으로 될 때까지 달인 물을 아침저녁 식후에 1컵씩(150mL) 마신다. 활혈, 진통에 효과가 있다. 여기에 뿌리줄기 양을 10g으로 증량해 같은 방법으로 마시면 위장병 치료에도 효과가 있다.

② **두통** : 말린 연영초 뿌리줄기 가루 10g에 끓는 물을 부어 골고루 섞은 후 복용한다. 두통 외에도 요통에 효과가 있고 타박상이나 어혈 등의 치료에도 효과가 있다.

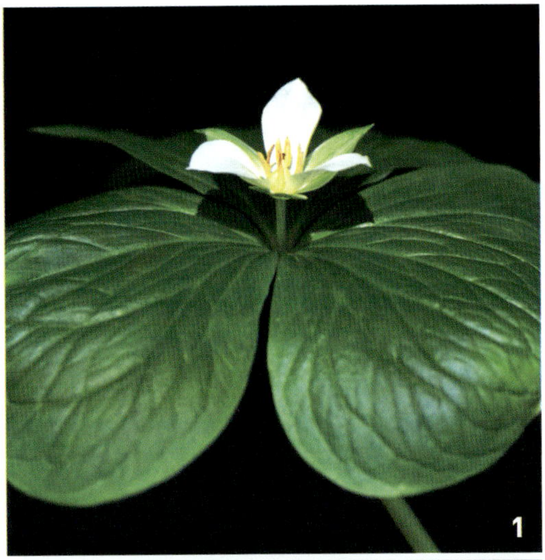

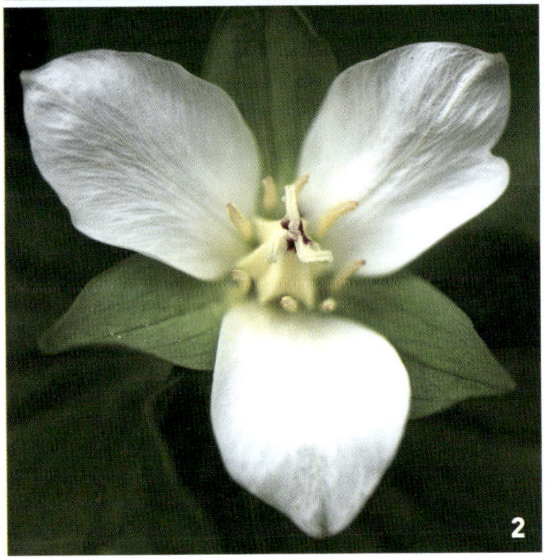

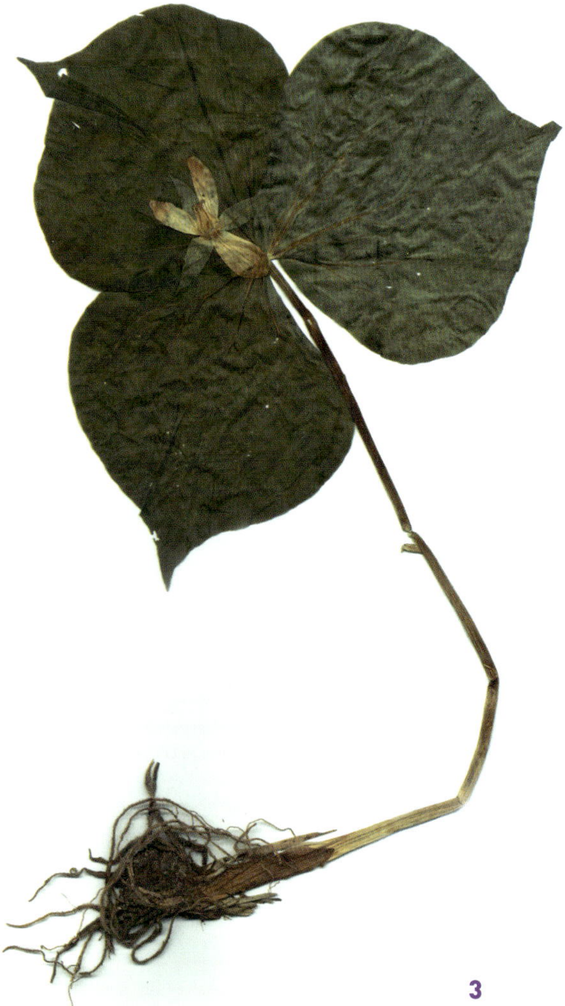

1

2

3

❶ 연영초_ 꽃과 잎 ❷ 연영초_ 꽃(위에서 내려다본 모습) ❸ 연영초_ 전초(건조)

청열, 진통, 해독, 배농

090 지리고들빼기

- **학 명 :** *Crepidiastrum koidzumianum* (Kitam.) Pak & Kawano
- **과 명 :** 국화과
- **이 명 :** 지이산꼬들빽이, 지리산고매채, 씬나물, 고매채, 매채나물
- **생약명 :** 고접자(苦禖子)
- **성 분 :** 저마니콜아세테이트, 코르졸산, 클레피디아시드 C, 올레아놀산, 트리글리세리드, 플라보노이드 등
- **이용부위 :** 전초(잎, 줄기, 꽃, 뿌리)
- **채취 및 가공법 :** 9~10월 개화기에 전초를 채취하여 그늘에서 말리며, 식용은 개화기 이전에 수확한다.

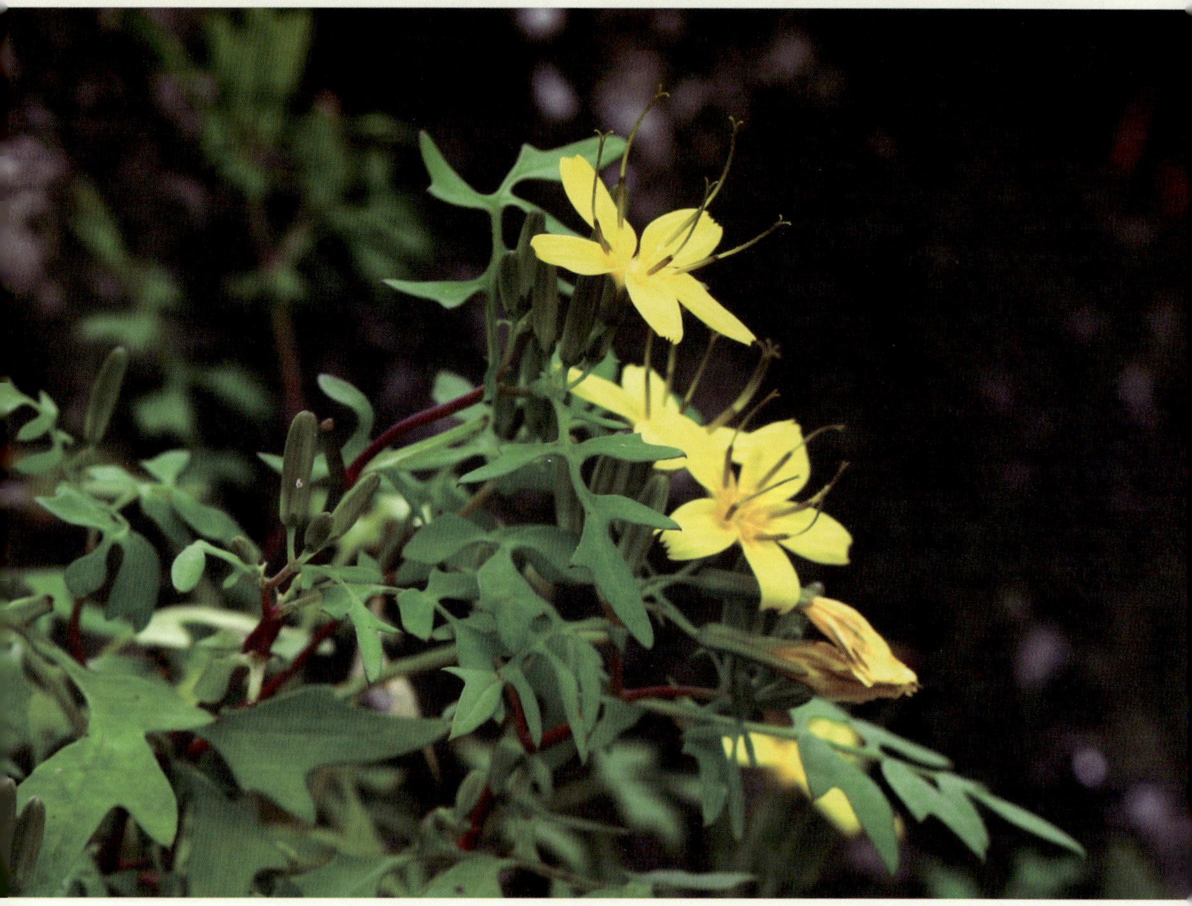

효능

지리고들빼기는 장염, 맹장염 등 각종 염증과 종기, 악창 등의 치료에 탁월한 효능을 나타낸다. 두통, 치통, 복통 등에도 효과가 있다.

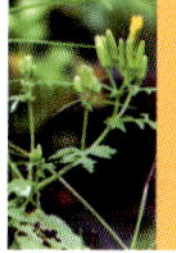

생김새와 특징

지리고들빼기는 두해살이풀로 높이는 40㎝ 정도로 자란다. 줄기는 가지가 많으며 털이 없고 분백색으로 뿌리에서 처음 나온 잎은 꽃이 필 때쯤 없어진다. 잎은 길이가 4.5~6㎝, 너비는 2.5~3㎝로 긴 타원형인데 새의 날개처럼 갈라진다. 꽃은 꽃줄기 길이가 0.3~1.2㎝이고 원줄기와 옆에서 나온 가지의 줄기 끝에 많이 달린다. 11월경에 달리는 열매는 납작한 방추형인데 11개의 능선이 있고 끝이 부리 모양이며 관모는 흰색이다.

식용으로 많이 찾는 '고들빼기'는 산과 들이나 밭 근처에서 자라며 농가에서 재배하기도 하지만 '지리고들빼기'는 한국의 특산종으로 지리산 높은 곳에서 자라고 중국 등지에도 분포한다. 지리고들빼기와 가까운 유사종으로는 고들빼기, 왕고들빼기, 이고들빼기 등이 있다.

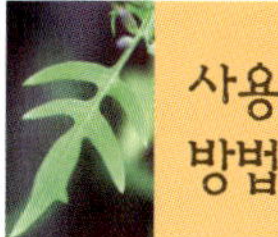

사용 방법

① **일반적인 복용법** : 말린 전초 50g을 물 900mL에 넣고 반으로 될 때까지 약한 불로 달여서 매 식전 공복에 1컵씩(150mL) 마신다.

② **종기와 악창** : 전초를 짓찧어서 환부에 바르면 효과가 있다.

③ **열이 날 때** : 잎이나 줄기 50~100g을 물 900mL에 넣어 열탕으로 달여 매 식후 1컵씩(150mL) 복용하면 염증이나 종기, 악창 등으로 나는 열을 풀 수 있다.

④ **민간요법** : 김치로 만들어 먹으면 소화불량, 식욕부진, 요로결석, 혈액순환 등에 효과를 보기도 한다.

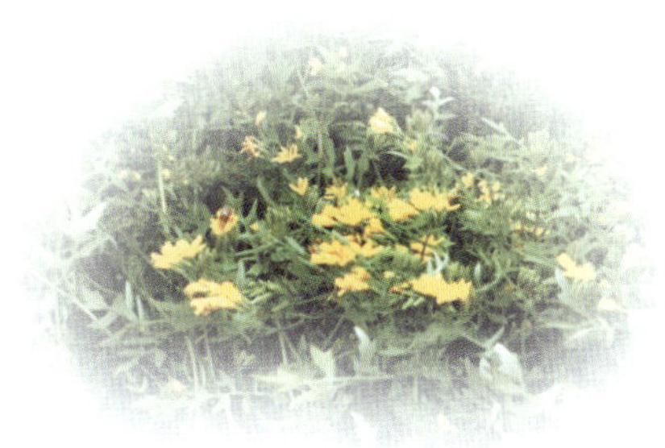

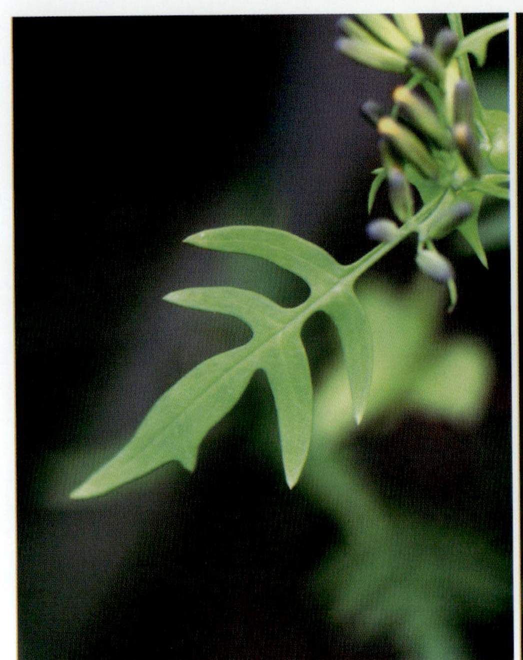

| 지리고들빼기_ 잎

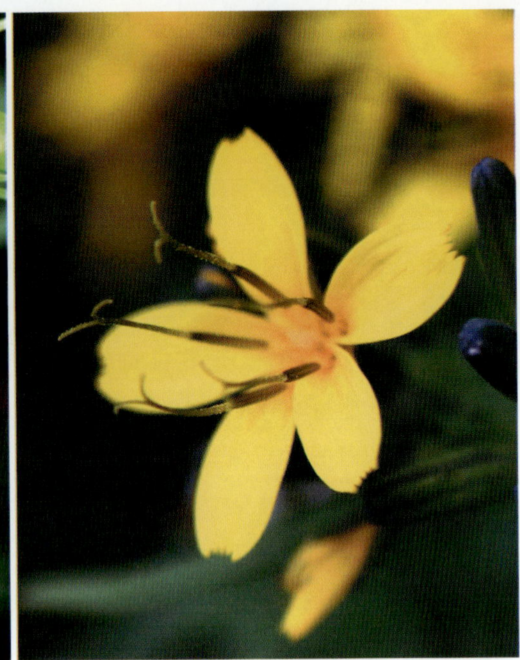

| 지리고들빼기_ 꽃

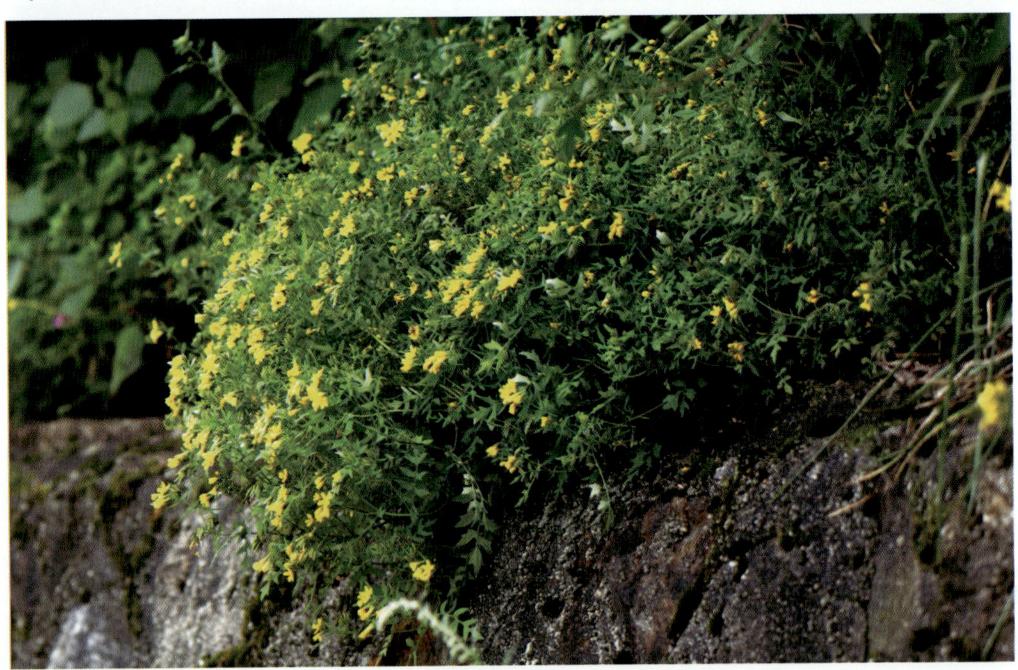

| 지리고들빼기_ 무리

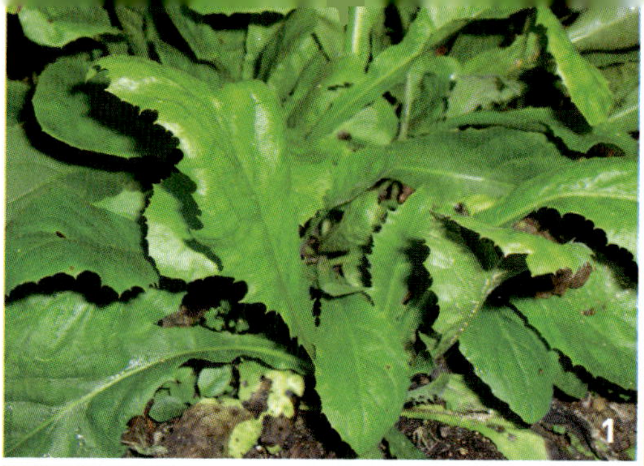

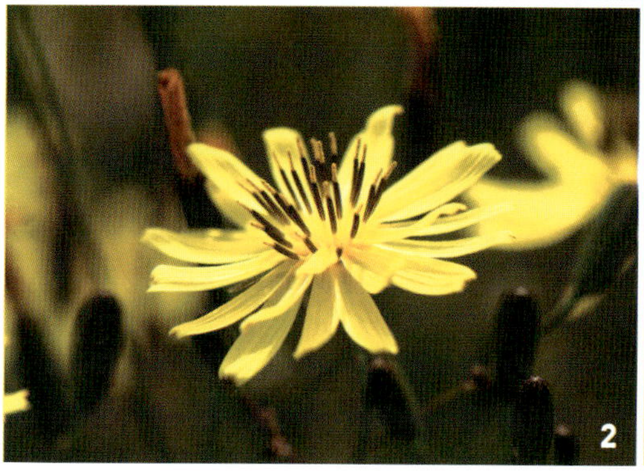

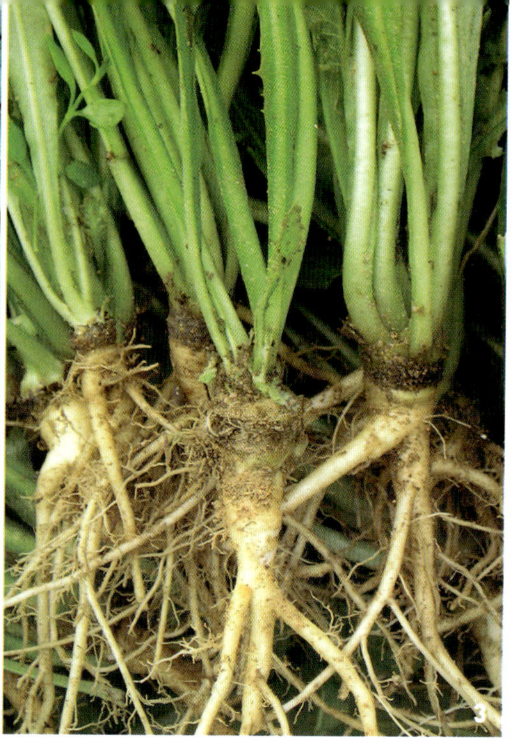

❶ 고들빼기_ 어린잎 ❷ 고들빼기_ 꽃 ❸ 고들빼기_ 생뿌리

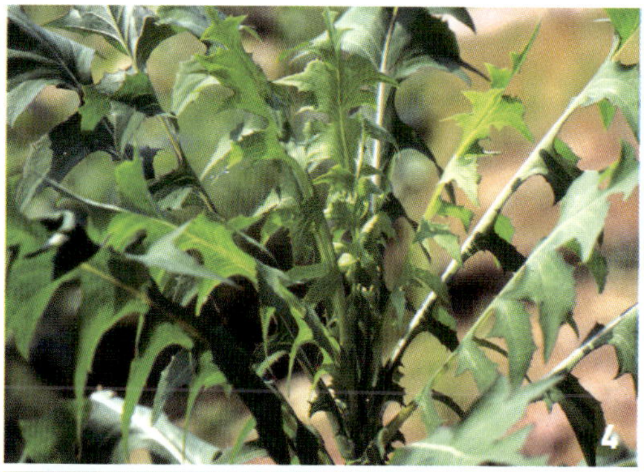

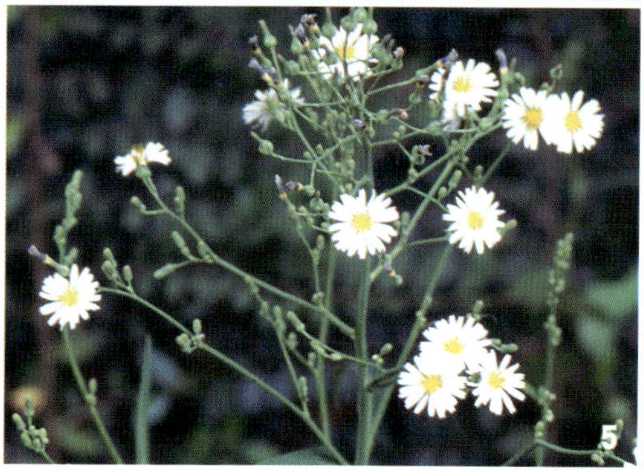

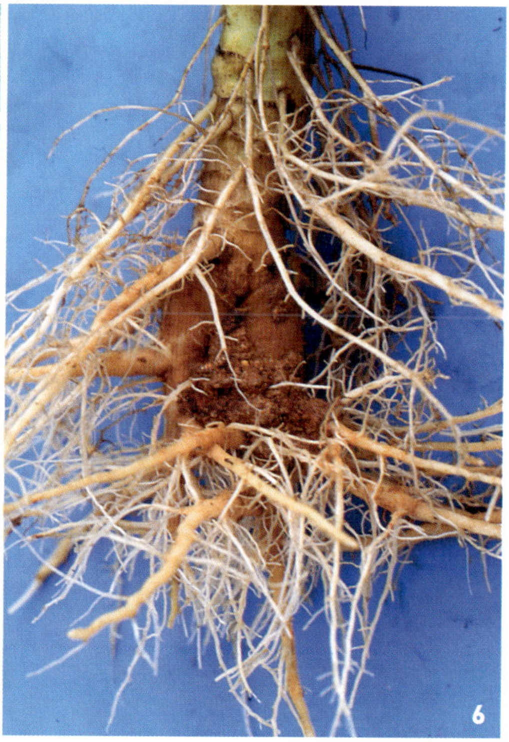

❹ 왕고들빼기_ 잎 ❺ 왕고들빼기_ 꽃 ❻ 왕고들빼기_ 생뿌리

091

중풍, 반신불수, 심장질환

지리바꽃

- **학 명 :** *Aconitum chiisanense* Nakai
- **과 명 :** 미나리아재비과
- **이 명 :** 지이바꽃, 지리산바꽃, 지리산오두, 지리산투구꽃
- **생약명 :** 초오(草烏), 오두(烏頭), 부자(附子)
- **성 분 :** 아코니틴, 메사코니틴, 아코니톤, 하이파코니틴, 쿠부신, 칼미카엘린 등
- **이용부위 :** 뿌리는 약용, 꽃은 관상용
- **채취 및 가공법 :** 가을에 채취한 뿌리를 말려서 찬물에 담그고 매일 2~3회씩 물을 갈아주며 맛을 본다. 아린 맛이 적어지면 건져서 50㎏을 감초 3㎏과 검정콩 5㎏을 넣고 삶아서 약간 건조해지면 잘라서 햇볕에 말린다. 또한 채취한 뿌리를 소금물에 하루 정도 우려내어 건조해도 되고, 약한 불에 볶으면 독성이 없어진다.

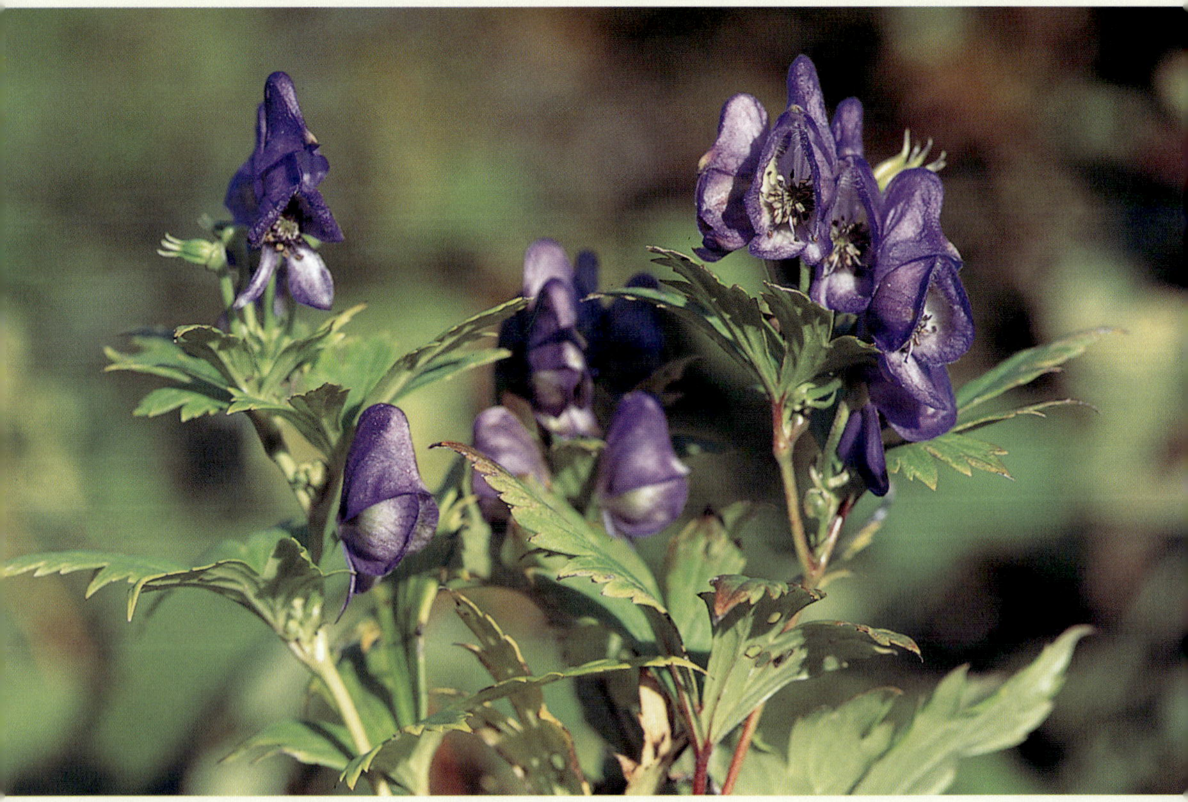

효능

지리바꽃은 반신불수나 하지마비에 탁월한 효능을 보인다. 이 밖에도 소화불량, 위장경련, 두통, 복통, 관절염, 요통, 종기, 중풍, 심장질환 등에 사용한다.

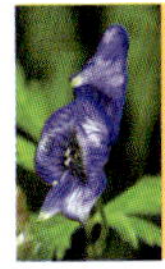

생김새와 특징

여러해살이풀인 지리바꽃은 바꽃의 한 종류로서, 높이는 약 1m에 달하며 꽃 모양과 색상이 투구꽃과 비슷하게 생겼다. 줄기는 곧게 서고 뿌리는 마늘쪽처럼 굵은 육질이다. 잎은 어긋나고 잎자루가 있으며 손바닥 모양으로 3~5개로 깊게 갈라진다. 갈라진 조각은 긴 타원형으로 다시 새 날개 깃꼴로 갈라지며, 갈라진 조각은 피침형으로 끝이 뾰족하며 털이 없다. 꽃은 7~9월에 가지와 줄기 끝에 총상꽃차례를 이루어 자주색으로 피고, 꽃자루에 털이 많으며 꽃받침 잎 포는 줄 모양이다. 꽃받침조각은 5개이며 뒤쪽의 조각이 고깔처럼 위에서 내려 덮고 길이가 2㎝ 정도이다. 수술은 여러 개이고, 수술대는 밑부분이 퍼지며, 씨

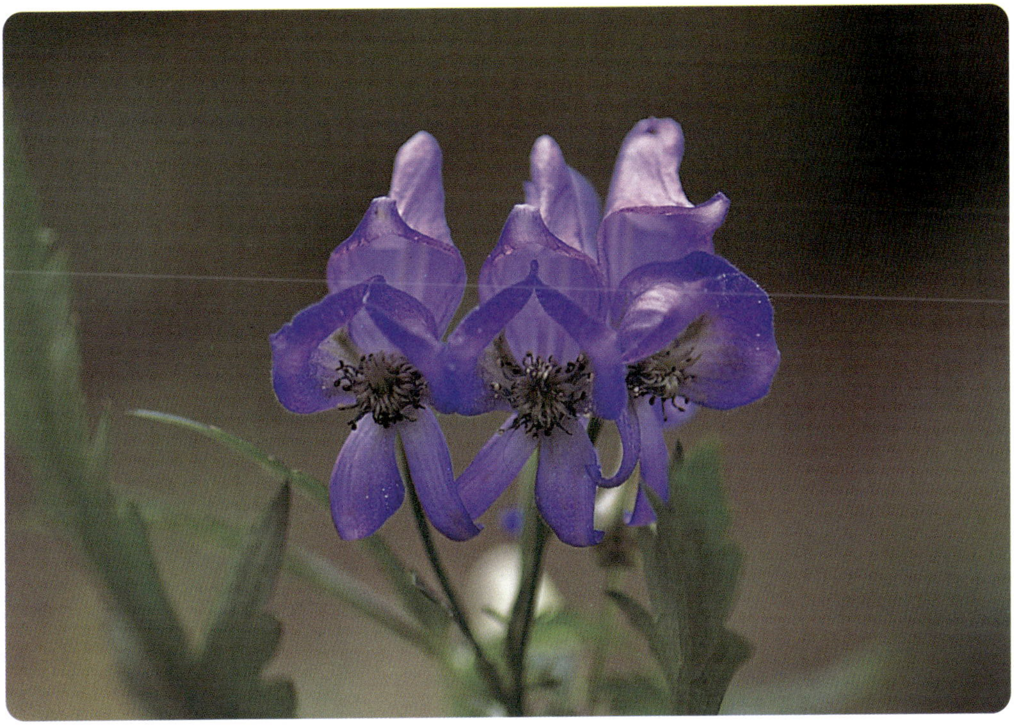

지리바꽃_ 꽃

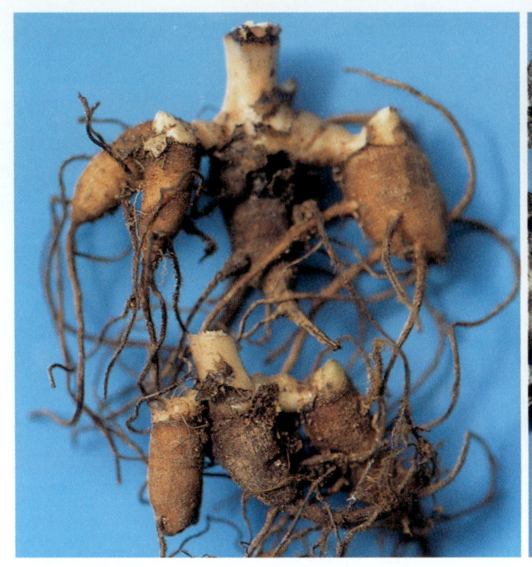
| 지리바꽃_ 뿌리

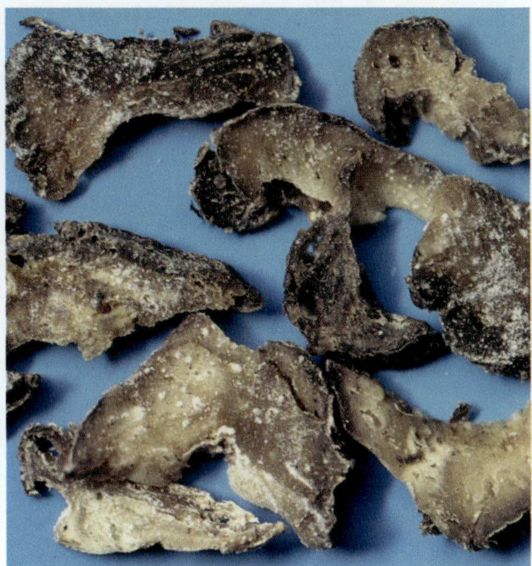
| 포부자(炮附子)라는 약재로 법제한 지리바꽃 뿌리

방은 5개가 서로 떨어진다. 열매는 골돌과로 끝에 암술대가 길게 남아 있으며 10~11월에 익는다. 지리바꽃은 한국 특산식물로 지리산 및 중부 이북의 산지에서 자란다.

약용되는 지리바꽃의 뿌리는 마늘처럼 굵고 육질인데, 한방에서 초오(草烏), 오두(烏頭), 부자(附子)라는 생약명으로 지칭하며 독성이 강하기 때문에 식용은 불가하다. 뿌리를 약재로 가공하는 방법 중의 하나로, 부자를 물에 불려 잿불에 묻어 구운 것을 포부자(炮附子)라 한다.

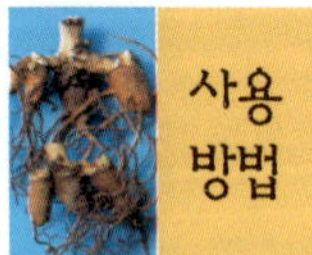
사용 방법

① **일반적인 복용법** : 건조 가공한 지리바꽃 뿌리 10g을 물 600mL에 넣고 반으로 될 때까지 약한 불로 달여서 매 식후에 100mL씩 마신다. 감초나 검정콩을 같이 넣고 7~8시간 정도 달여도 좋다.

② **해열과 진통** : 건조 가공한 지리바꽃 뿌리 20g을 900mL 물에 넣고 달여서 매 식후에 1컵씩(150mL) 복용한다.

③ **주의사항** : 독성이 강하므로 1일 20g 이상 복용할 때는 전문가의 지시나 처방을 따라야 한다. 특히 열이 높은 사람이나 어린이, 임산부는 사용을 금한다.

092

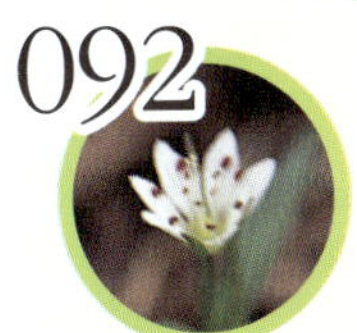

해수, 식욕부진, 정신피로

지리산개별꽃

- 학 명 : *Pseudostellaria okamotoi* Ohwi
- 과 명 : 석죽과
- 이 명 : 지이미치광이풀, 지리산들별꽃, 지리들별꽃, 해인삼
- 생약명 : 태자삼(太子蔘)
- 성 분 : 뿌리에 과당, 전분, 사포닌, 오르니틴, 프롤린 등이 함유
- 이용부위 : 뿌리(덩이뿌리)
- 채취 및 가공법 : 7월 하순에 인삼처럼 생긴 덩이뿌리를 채취하는데 흙을 깨끗이 씻고 끓는 물에 약 3~5분간 담갔다가 꺼내어 햇볕에 말린다. 수염뿌리는 마르면 깨끗이 비벼 없애고 완전히 마를 때까지 햇볕에 말린다. 열탕에 담그지 않고 수염뿌리를 제거한 다음 직접 햇볕에 말려도 된다.

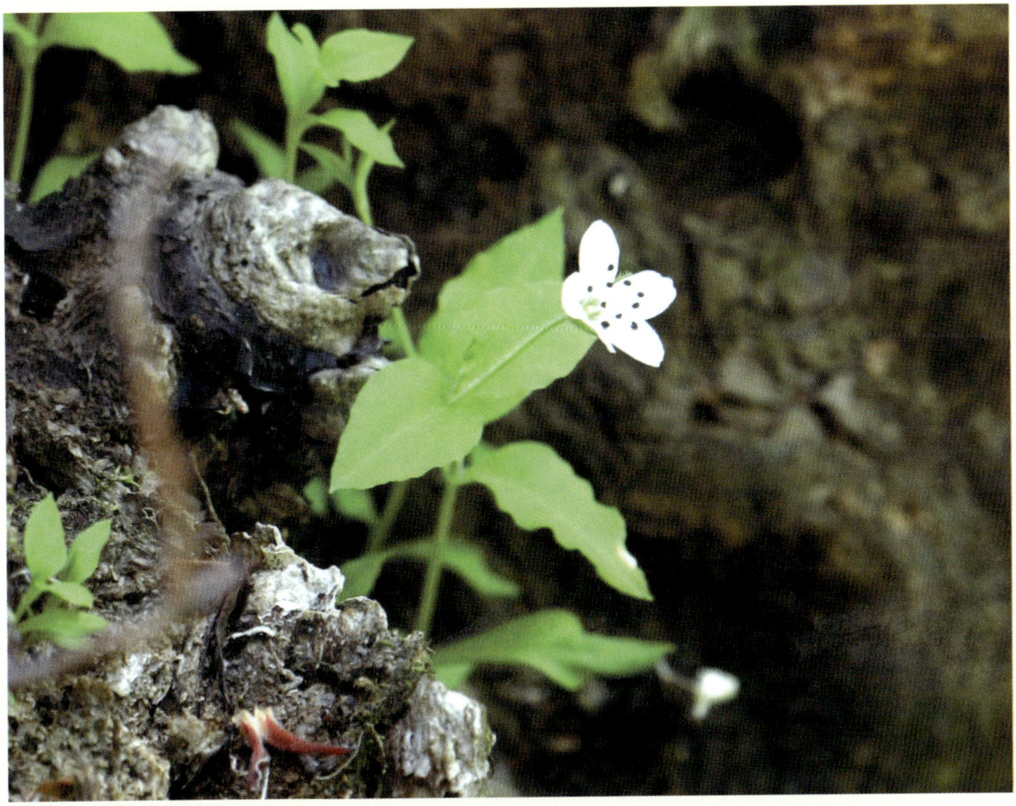

효능

지리산개별꽃은 기를 보충하고 위 기능 강화와 양기강화, 식욕부진 및 정신피로 회복약으로 사용된다. 폐결핵에 의한 해수, 거담, 소화불량, 신경쇠약, 설사, 병후 체력 쇠약, 구갈 등의 치료에도 사용된다. 최근에는 위암과 폐암의 치료에도 도움이 되는 것으로 밝혀졌다.

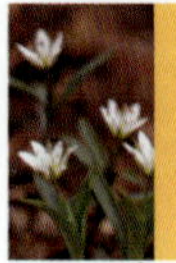

생김새와 특징

지리산개별꽃은 여러해살이풀로 높이는 10~15㎝ 정도로 자란다. 긴 타원형 또는 피침형의 잎은 줄기 끝에서 4장의 잎이 돌려나고 2장은 크고 2장은 작으며 양 끝이 뾰족하다. 꽃은 백색으로 줄기 끝에서 한 송이 피는데, 관상용으로 쓰인다. 지리산개별꽃의 약리작용은 유사종인 개별꽃, 긴개별꽃, 참개별꽃과 거의 동일하다.

지리산 중턱 이상과 덕유산에서 자라는 국내 특산식물로, 생육환경은 반그늘이고 토양의 비옥도가 높은 곳에서 잘 자란다.

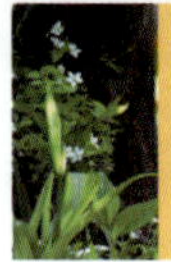

사용 방법

① **일반적인 복용법** : 정신적 피로, 저절로 땀이 나는 증상, 건망증, 불면증, 입맛 없는데, 입 안이 마를 때, 가슴이 두근거릴 때에는 가을에 뿌리를 캐서 그늘에 말려 두었다가 하루 30g을 물 900mL에 넣고 반으로 될 때까지 달여서 하루 매 식후에 1컵씩(150mL) 복용한다.

② **위암, 폐암** : 가을에 뿌리를 캐서 그늘에 말려 두었다가 하루 50~80g을 물 1,200mL에 넣고 반으로 될 때까지 달여서 매 식후에 1컵씩(150mL) 복용한다.

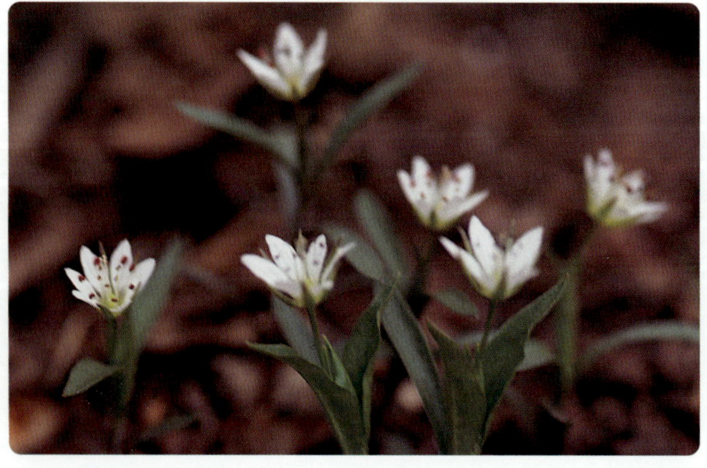

지리산개별꽃_ 꽃과 잎

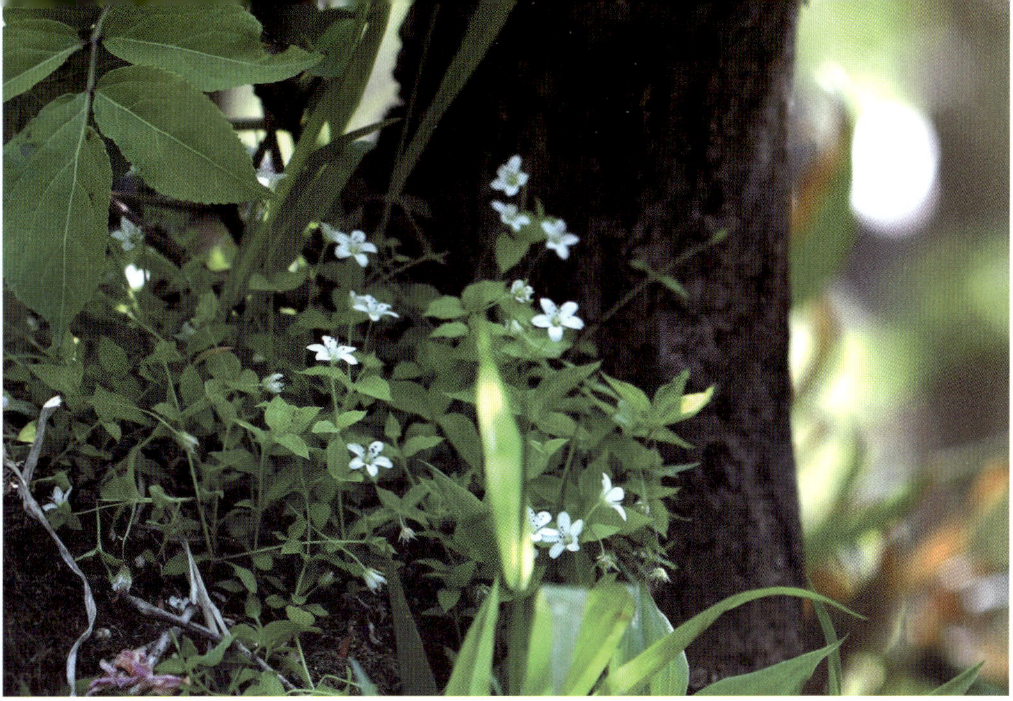

| 지리산개별꽃_ 무리

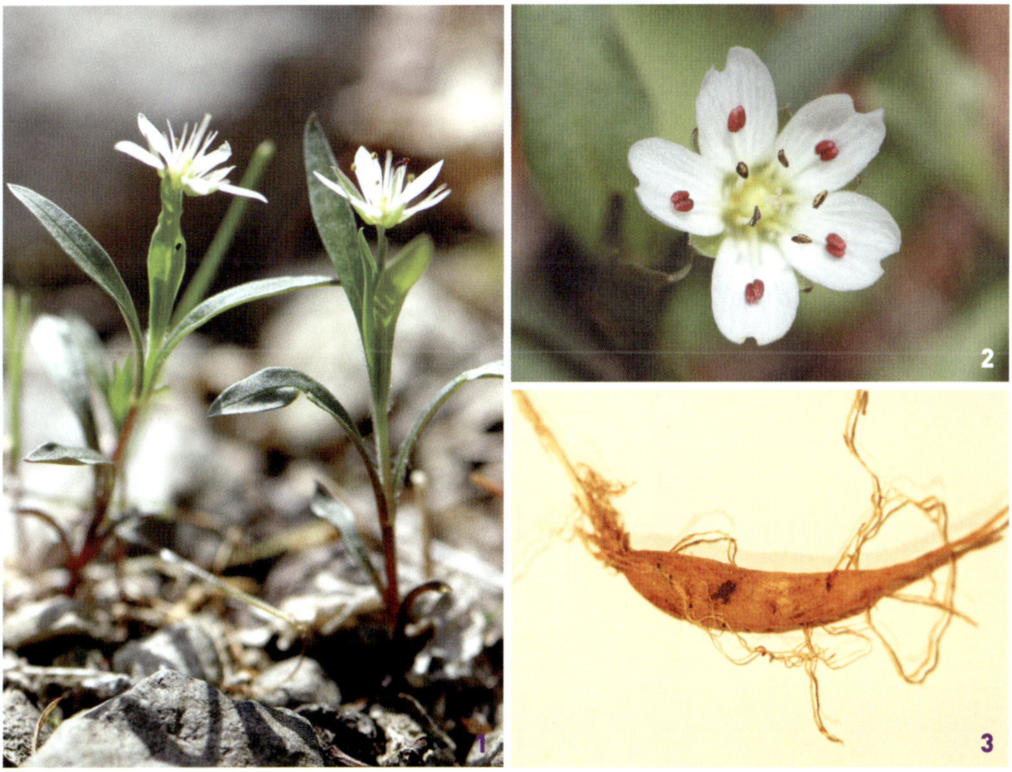

❶ 개별꽃_ 전초 ❷ 개별꽃_ 꽃 ❸ 개별꽃_ 덩이뿌리(건조)

093

해열, 면역력 향상, 살균작용

지리산고사리

- 학 명 : *Athyrium excelsius* Nakai
- 과 명 : 꼬리고사리과
- 이 명 : 꼬사리, 게사리
- 생약명 : 궐(蕨) 또는 궐채(蕨菜)
- 성 분 : 아노이리나아제, 티아미나아제라는 비타민 B_1을 분해하는 효소와 베타카로틴과 나이아신, 단백질, 식이섬유, 칼슘, 칼륨 함량이 높다.
- 이용부위 : 어린순, 뿌리줄기
- 채취 및 가공법 : 나물용은 이른 봄에 잎이 피기 전에 어린순을 채취하여 삶아서 말리고, 약재용 뿌리는 이름 봄과 가을에 채취하여 말린다.

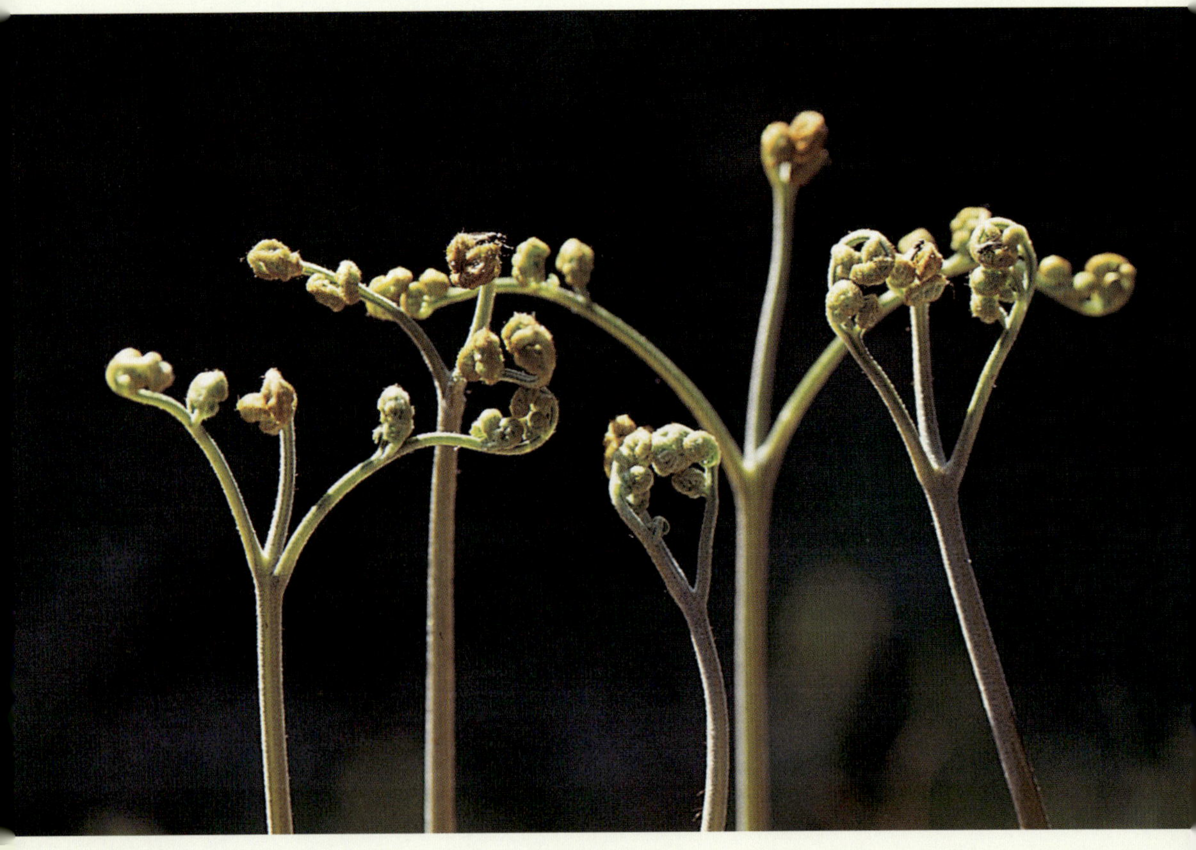

효능

지리산고사리는 구충, 뼈 강화, 해열, 면역력 향상, 살균작용 등에 효능이 있다. 뿌리줄기를 잘 말려 가루로 만든 것은 기생충 제거에 효과가 있으며, 뿌리줄기를 날로 먹으면 청혈작용과 기관지염 치료 효과가 있다. 식이섬유질이 다량 함유되어 변비를 없애주고 소변을 잘 나오게 하며 부기를 내리게 한다. 최근에는 새로운 살충제 성분을 찾고 있다. 식용 또는 약용되는 지리산고사리의 기능성 효능은 일반 고사리와 거의 동일하다.

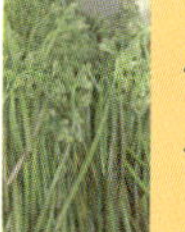

생김새와 특징

지리산고사리는 여러해살이풀로 높이는 1m 정도로 자란다. 줄기에 해당하는 부분을 중축이라 하고, 이에 딸린 잎을 날개 모양 조각이라는 뜻의 우편이라고 부른다. 잎을 편 고사리는 8월쯤 포자낭을 형성하며, 다 익은 포자를 물기가 축축한 흙에 뿌리면 씨앗을 뿌린 것처럼 싹이 올라온다. 싹이 올라올 때의 어린순을 삶아서 말렸다가 나물로 먹고, 땅속으로 길게 뻗는 뿌리줄기에서는 전분을 뽑아 풀을 만들거나 약으로 쓴다. 고사리는 이끼보다는 분명 더 진화한 식물이지만, 꽃이 피는 다른 식물보다는 이끼와 비슷한 점이 더 많다. 가장 공통적인 특징은 포자로 번식한다는 점이다. 포자 번식에는 반드시 물이 필요한데, 이는 암술의 밑씨에 해당하는 대포자와 수술의 꽃가루에 해당하는 소포자가 만나 가루

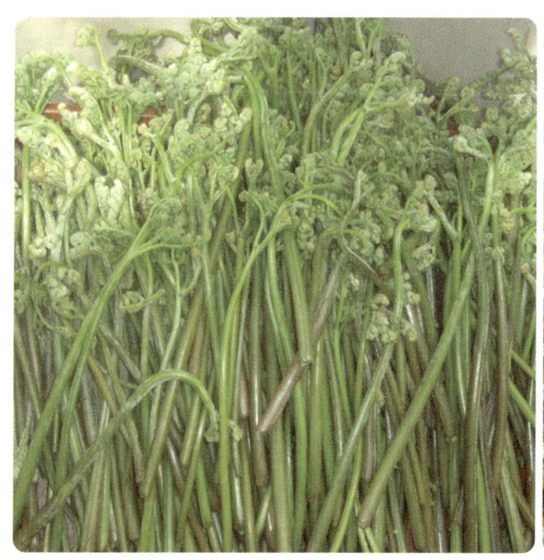

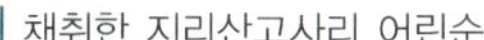
채취한 지리산고사리 어린순

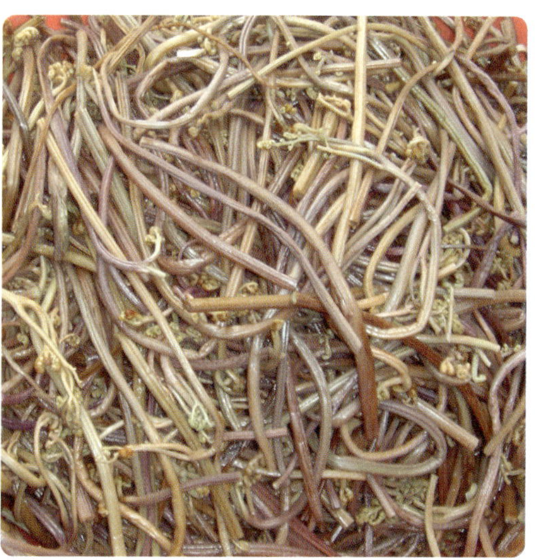

식용으로 삶은 지리산고사리 어린순

잎이 핀 후의 지리산고사리

받이와 수정을 하는 데 도움을 주기 때문이다.

일반 고사리는 전국의 산과 들 양지바른 곳에서 잘 자라지만 지리산고사리는 지리산 및 백양산, 양덕에서 자라고 있으며 희귀 및 멸종식물로 지정되어 있다.

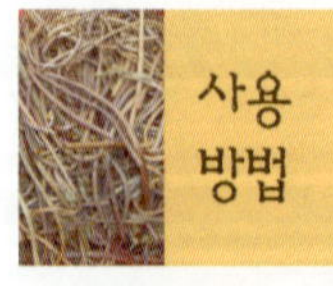

① **기생충** : 뿌리줄기를 말려 가루로 만들어 아침저녁 공복에 10g씩 복용한다.

② **기관지염** : 뿌리줄기를 날로 먹는다. 열을 내리는 청열(淸熱)의 효능도 있다.

③ **정신안정** : 지리산고사리나 고사리 어린순에는 단백질과 생체에 필요한 칼슘, 칼륨 등 무기질 성분이 많아 정신을 안정시키는 효과가 있다. 또한 열을 내리고 양기를 줄이며 정신을 맑게 해주는 효과가 있어 수도하는 사람들이 먹으면 도움이 될 수 있다.

094 

만성기관지염, 두통, 요통

지리산꼬리풀

- **학 명 :** *Veronica rotunda* var. *coreana* (Nakai) T. Yamaz.
- **과 명 :** 현삼과
- **이 명 :** 큰산꼬리풀, 구와꼬리풀, 우단꼬리풀, 털꼬리풀
- **생약명 :** 일지향(一枝香)
- **성 분 :** 만니톨과 플라보노이드 배당체, 아글리콘, 6-하이드록시루테올린 등
- **이용부위 :** 뿌리를 포함한 전초
- **채취 및 가공법 :** 개화기에 뿌리를 포함한 전초를 채취하여 햇볕에 말리며 약재로 쓰기 전에 잘게 썬다.

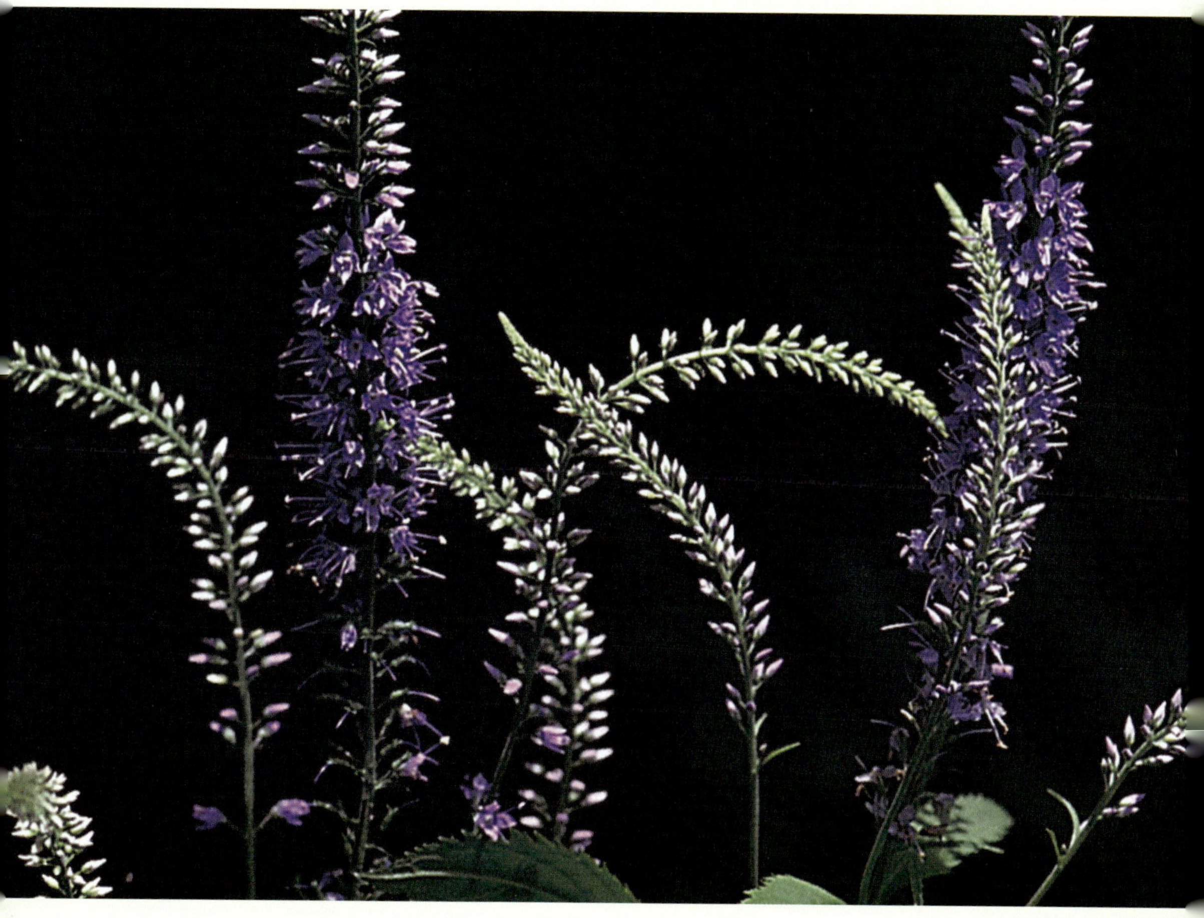

효능

지리산꼬리풀은 만성기관지염에 탁월한 효능이 있으며, 두통이나 월경불순, 후두가 부으며 생기는 통증에 효과가 있다. 이 외에도 타박상, 종창, 화농성 유선염 등에도 효과가 있으며, 민간에서는 풀 전체를 중풍, 방광염, 요통 등의 치료에 사용한다. 지리산꼬리풀의 효능은 같은 Veronica 속(屬)의 식물들인 꼬리풀, 긴산꼬리풀 등과 거의 동일하다.

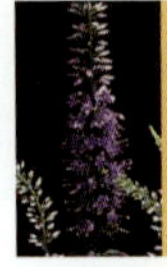

생김새와 특징

지리산꼬리풀은 여러해살이풀로 높이는 1m 정도로 자란다. 줄기는 전체에 털이 거의 없고 곧게 선다. 잎은 마주나기하며 긴 타원형 또는 피침형이고 잎자루가 없다. 잎은 길이가 10㎝, 너비는 2.2㎝로 뒷면 맥 위에 굽은 털이 있고 윗부분에 톱니가 약간 있다. 꽃은 7~8월에 하늘색으로 피고 열매는 삭과로 둥글게 열린다.

꼬리풀은 전국의 산속 숲에서 자라지만 지리산꼬리풀은 한국 특산식물로서 지리산 이북에서만 자라며 전국적으로 표고 800m 이상의 높은 산에 난다. 또한 지리산꼬리풀은 긴산꼬리풀과 거의 유사하게 생겼지만 1m 이상으로 자라는 긴산꼬리풀에 비해 높이가 약간 낮은 듯하고 줄기에 털이 산생하는 긴산꼬리풀에 비해 줄기에 털이 거의 없는 점이 다르다.

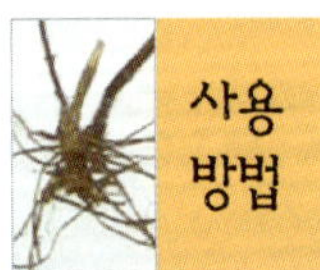

사용 방법

① **일반적인 복용법** : 말린 지리산꼬리풀 전초 20~30g을 물 900mL에 넣고 반으로 될 때까지 약한 불로 달여서 매 식후에 1컵씩(150mL) 복용한다.

② **월경통** : 말린 지리산꼬리풀 전초를 하루에 20~30g, 600mL의 물에 달여서 아침저녁 식후 1컵씩(150mL) 복용한다. 또는 말린 전초 분말 10g에 끓인 물을 부은 다음 잘 섞어서 복용한다. 후두가 부으며 생기는 동통에도 잘 듣는다.

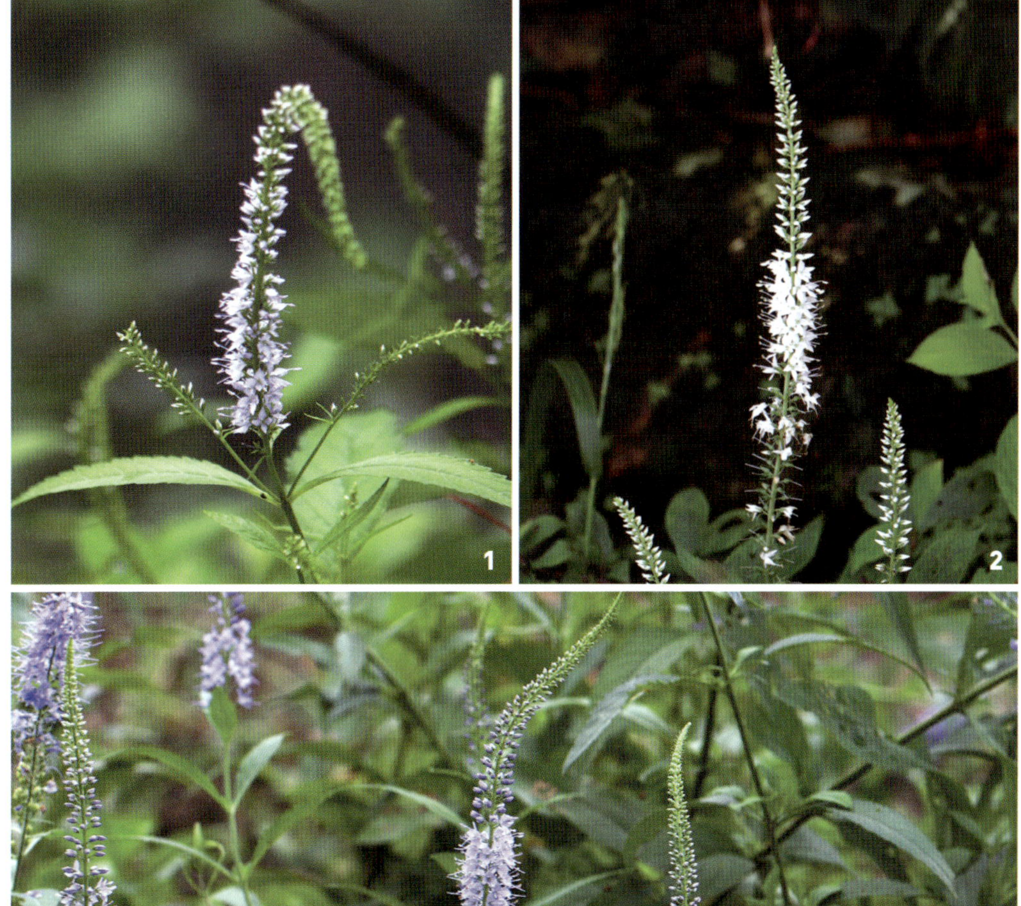

❶ 유사종인 긴산꼬리풀 전초 ❷ 유사종인 흰꼬리풀 전초 ❸ 긴산꼬리풀_ 무리

지리산꼬리풀의 기능성 및 효능에 관한 특허자료

● 항염, 항알레르기 및 항천식 활성을 갖는 꼬리풀속 식물 추출물을 함유하는 약학조성물

본 발명은 항염, 항알레르기 및 항천식 활성을 갖는 긴산꼬리풀을 포함한 꼬리풀속(屬) 식물의 추출물을 유효성분으로 함유하는 약학조성물에 관한 것이다. 본 발명의 추출물은 기도 과민성 억제활성, 기관지 폐포 세척액의 인터루킨 생산을 억제하는 활성, 부종 억제활성을 가짐으로써 항염, 항알레르기 및 천식의 예방 및 치료를 위한 약학조성물로서 이용될 수 있다.

– 공개번호 : 10-2006-0125489, 출원인 : 한국생명공학연구원

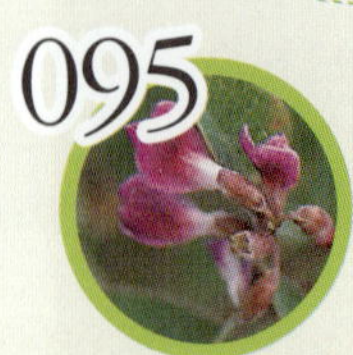

095

허약체질 개선, 무좀, 습진

지리산싸리

- **학 명** : *Lespedeza* X *chiisanensis* T.B.Lee
- **과 명** : 콩과
- **이 명** : 사리, 비싸리
- **생약명** : 줄기나 잎은 호지자(胡枝子), 뿌리나 뿌리껍질은 호지자근(胡枝子根)
- **성 분** : 알칼로이드, 플라보노이드, 아스코드빈산, 타닌, 사포닌 등
- **이용부위** : 잎, 줄기, 뿌리, 뿌리껍질
- **채취 및 가공법** : 개화기에 잎에서 뿌리까지 식물체 전체를 채취하여 잘 말려서 이용하거나 생으로 이용한다.

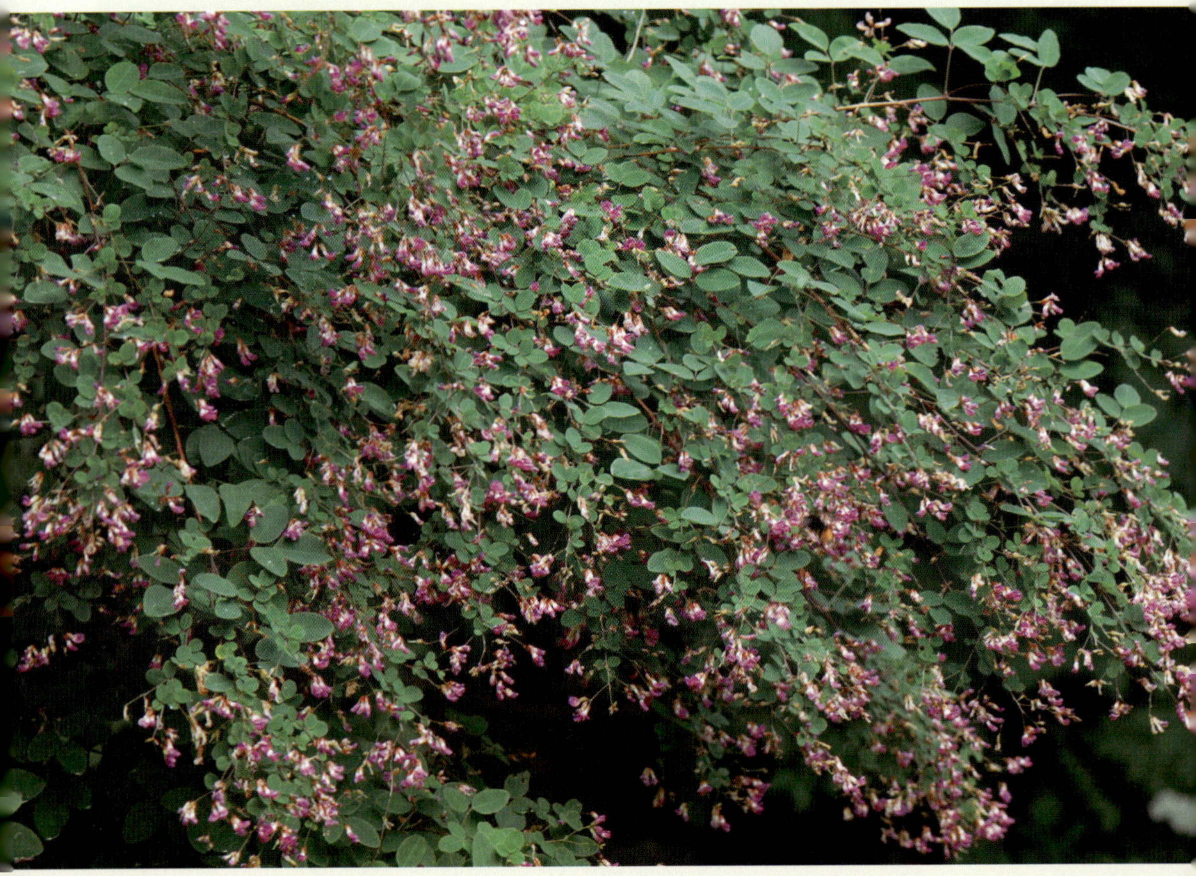

효능

지리산싸리는 싸리 또는 참싸리의 효능과 동일하며 두통과 무좀, 습진, 마른버짐 등의 피부병에 탁월한 효능을 보인다. 또한 폐열로 인한 기침, 백일해, 코피가 날 때, 소변이 잘 안 나올 때, 요통이나 관절통, 여성들 대하증에 사용해도 좋은 효과가 있다. 특히 뿌리와 씨앗은 허약체질을 개선하는 훌륭한 보약이다. 가을에 싸리나무 씨를 많이 받아 두었다가 가루 내어 떡을 만들어 먹거나 반죽하여 국수나 수제비 같은 것을 만들어 먹어도 좋다. 오래 먹으면 기운이 나고 몸이 가벼워지며 얼굴빛이 고와진다. 한편, 뿌리는 기력을 돋게 하고 막힌 기혈을 뚫어 주며 근육과 뼈를 튼튼하게 하는 작용이 있다.

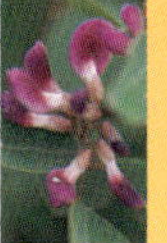

생김새와 특징

지리산싸리는 낙엽활엽 관목으로 높이는 2m 정도로 자란다. 줄기는 가늘고 가지가 많으며 능선과 더불어 털이 있으며 드물게 팔뚝만큼 줄기가 굵은 것도 볼 수 있다. 잎은 3출엽으로 나는데 타원형 또는 거꿀달걀 모양이며 표면은 녹색이지만 뒷면은 분백색을 띤다. 꽃은 7~9월에 홍자색으로 피는데, 잎의 겨드랑이 또는 끝부분에 달리며 꽃자루에는 흰색의 털이 있다. 열매는 협과로서 지름이 2~3mm 되는 둥근 씨앗이 달린다. 싸리나 참싸리는 높이가 3m까지 자라며 자홍색의 꽃이 7~8월에 피는데 총상꽃차례로 잎의 겨드랑이 또는 끝부분에 달린다. 싸리는 참싸리에 비해 꽃차례가 크고 길다는 것, 꽃받침 갈래조각이 참싸리는 길고 뾰족한 데 비해 싸리는 길지 않은 것이 차이점이다.

지리산싸리는 지리산 및 백운산에서만 자라는 특산식물로 조록싸리와 싸리의 잡종이다. 싸리나 참싸리는 우리나라 어디에나 잘 자라는데 특히 큰 나무가 우거지지 않은 양지쪽 산비탈에서 잘 자란다.

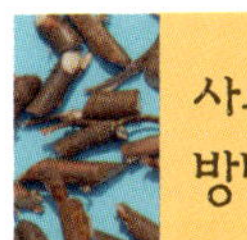

사용방법

① **일반적인 복용법** : 지리산싸리 잎을 그늘에 말려 두고 하루 용량 80g을 물 900mL에 넣고 반으로 달여서 하루 매 식후 1컵씩(150mL) 복용한다. 또는 지리산싸리(또는 싸리) 잎을 달여서 차처럼 마신다. 잎을 가루 내어 한 번에 10g씩 먹거나 가루를 꿀로 버무려 알약을 빚어 먹어도 된다. 편두통이나 후두통 등 여러 종류의 두통에 효과가 있다.

② **피부병** : 지리산싸리 뿌리껍질을 곱게 가루 내어 달걀 흰자위나 바셀린, 참기름 등에

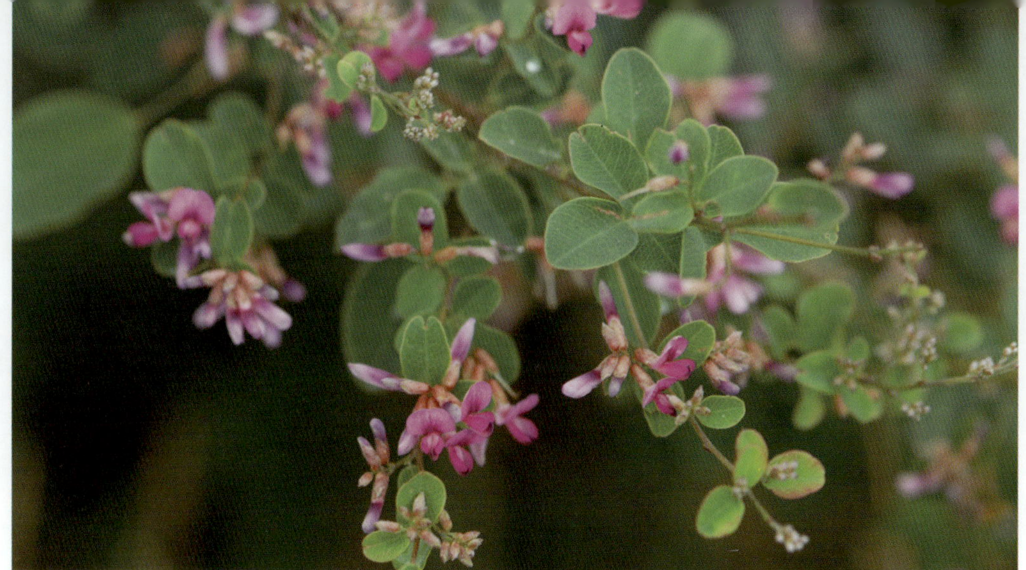

| 지리산싸리_ 꽃과 잎

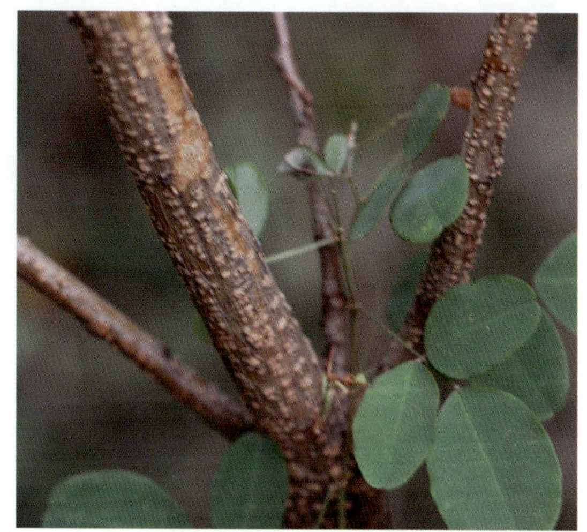

| 지리산싸리_ 가지

개어서 바른다.

③ **티눈** : 조릿대를 진하게 졸여서 만든 농축액, 쑥잎, 싸리 기름 각 20g, 송진 10g, 유산마그네슘 10g, 백반 10g, 밀랍 10g, 바셀린 적당량을 섞어서 중탕에서 저으면서 끓인 다음 식혀서 쓴다. 약을 작은 솜뭉치에 발라 티눈 위에 놓고 비닐을 덮은 다음 반창고로 고정한다. 이틀이 지난 다음에 약을 떼어 버리고 깨끗한 물로 씻은 뒤 약으로 인해 녹은 부분은 깎아 버리고 다시 같은 방법으로 티눈이 완전히 없어질 때까지 치료한다.

④ **습진** : 지리산싸리 줄기를 약 20㎝ 길이로 잘라서 한 줌가량 되게 묶은 후 한쪽 끝을 약간 높게 세우고 높은 쪽 끝에 불을 붙이면 다른 한쪽으로 기름이 조금씩 흘러내린다. 이 기름을 받아서 하루 한두 번씩 습진이 생긴 부위에 바른다.

⑤ **해수와 백일해** : 신선한 지리산싸리 잎과 줄기 100g, 설탕이나 꿀 50g에 물 1L를 넣고 물이 반으로 줄어들 때까지 달여서 매 식전에 1컵씩(150mL) 복용한다.

⑥ **코피** : 지리산싸리 잎과 줄기 100g에 설탕을 약간 넣고 물 900mL을 넣어 반이 되게

달여서 매 식후 1컵씩(150mL) 복용한다.

⑦ 소변이 잘 안 나올 때 : 신선한 지리산싸리 잎과 줄기 50~100g, 질경이 30~40g, 설탕 40g에 물 1L를 넣고 물이 반이 되게 달여서 하루 두 번 1컵씩(150mL) 복용한다.

⑧ 무기력증 : 지리산싸리 뿌리 500g, 오리 한 마리, 증류주 1L에 물 5L를 붓고 푹 고아서 매 식후 1컵씩(150mL) 복용한다. 서너 번 만들어 먹는데 오리 대신 돼지고기나 닭을 써도 된다. 허약체질 개선에도 효과가 있다.

⑨ 대하증 : 지리산싸리 뿌리껍질 30g, 돼지 살코기 150g에 물 1L를 붓고 물이 반이 되게 달여서 매 식후 1컵씩(150mL) 복용한다.

⑩ 요통 : 지리산싸리 뿌리 100g, 돼지 살코기 100g, 쌀을 증류하여 만든 소주 500mL에 물 1L를 붓고 물이 반이 되게 달여서 아침저녁 식후에 1컵씩(150mL) 복용한다. 콩팥 기능이 허약해서 생긴 요통과 관절의 통증에 잘 듣는다.

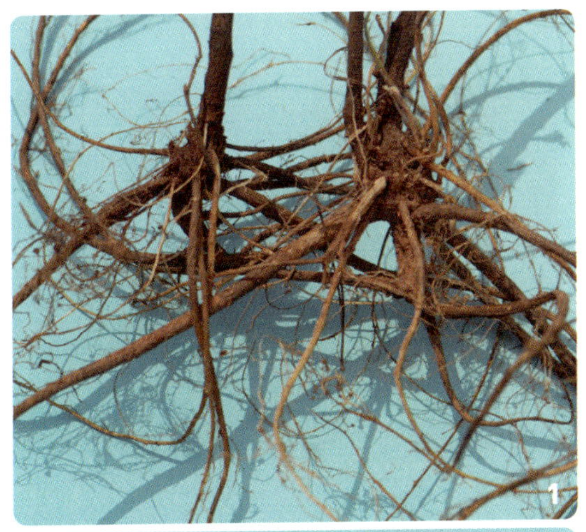

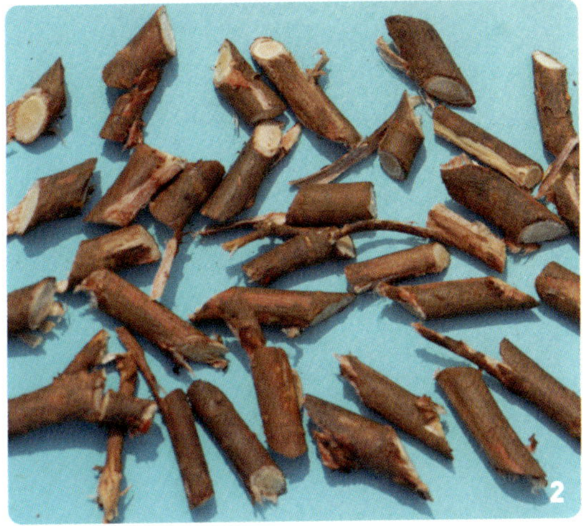

❶ 지리산싸리_ 뿌리 ❷ 지리산싸리_ 뿌리(세절)

지리산싸리의 기능성 및 효능에 관한 특허자료

● 항산화, 항염증 및 미백에 유효한 싸리나무 성분의 추출방법

본 발명은 항산화, 항염증 및 미백 효과를 갖는 싸리나무 추출물에 관한 것으로, 보다 구체적으로는 다단계 추출법을 이용하여 항산화 및 항염증 효과가 가장 좋은 추출물을 고농도로 획득하는 방법 및 그 추출물에 관한 것이다. 본 발명의 추출방법은 70% 메탄올, 클로로포름, 에틸아세테이트 등을 순차적으로 이용하여 목적하는 싸리나무의 추출물을 얻는 것을 특징으로 한다.

– 공개번호 : 10-2011-0088868, 출원인 : 계명대학교 산학협력단

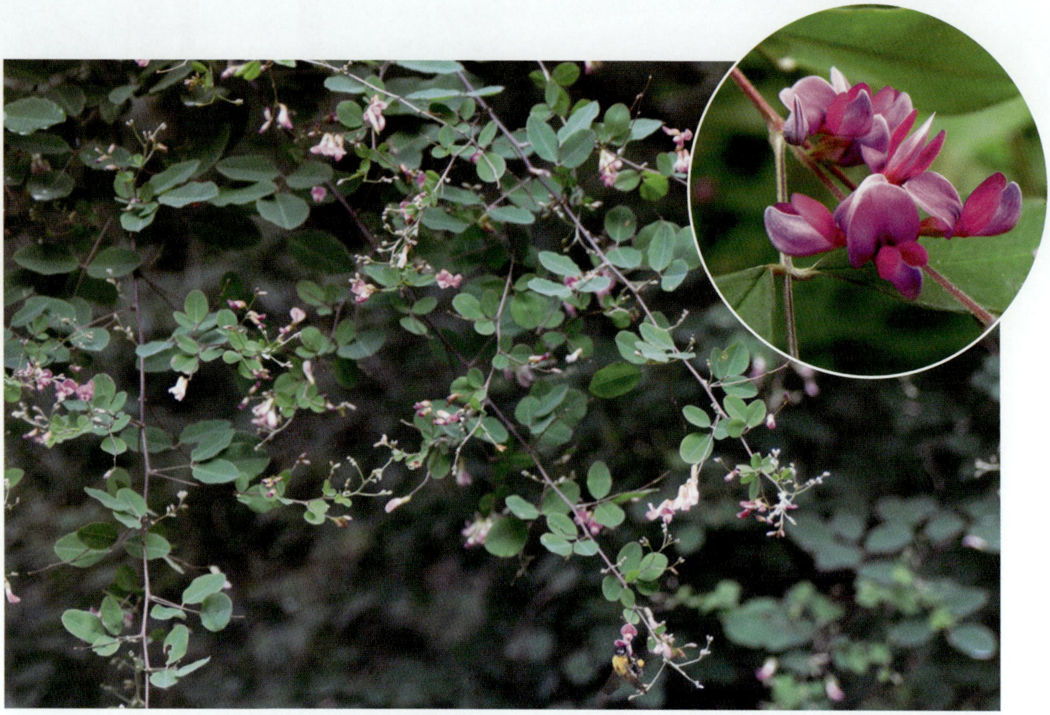

| 유사종인 싸리_ 꽃과 잎 / **(원 안)** 싸리_ 꽃

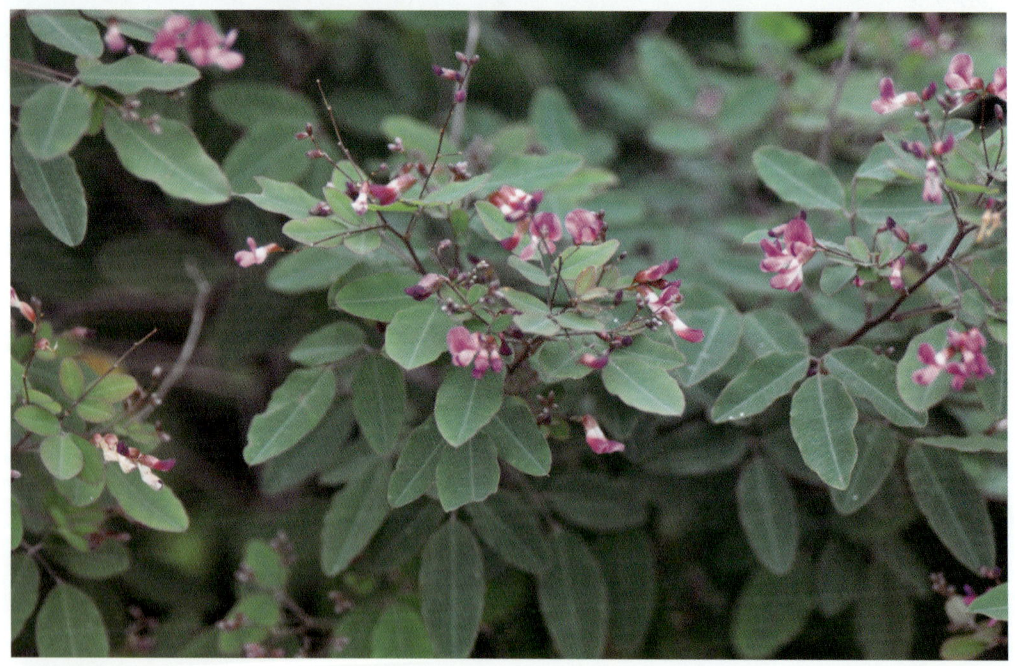

| 유사종인 참싸리_ 꽃과 잎

096

종기, 동통, 해수, 각혈

지리산하늘말나리

- 학 명 : *Lilium tsingtauense* f. *carneum* (Nakai) T.B.Lee
- 과 명 : 백합과
- 이 명 : 지리하늘말나리, 야백합, 하눌말나리, 백합화, 백합자, 윤엽백합, 산경미, 산경자, 구단반
- 생약명 : 소근백합(小芹百合), 백합
- 성 분 : 콜히친, 알칼로이드, 전분, 단백질, 지방, 수분, 회분, 환원당, 비타민 B_1, B_2, 판토텐산, 비타민 C 및 베타-카로테노이드 등
- 이용부위 : 연한 잎, 비늘줄기(뿌리), 꽃
- 채취 및 가공법 : 가을에 채취하여 비늘줄기만 깨끗이 씻어 인편을 끓는 물에 잠깐 담갔다가 건져 살짝 쪄서 햇볕에 말린다.

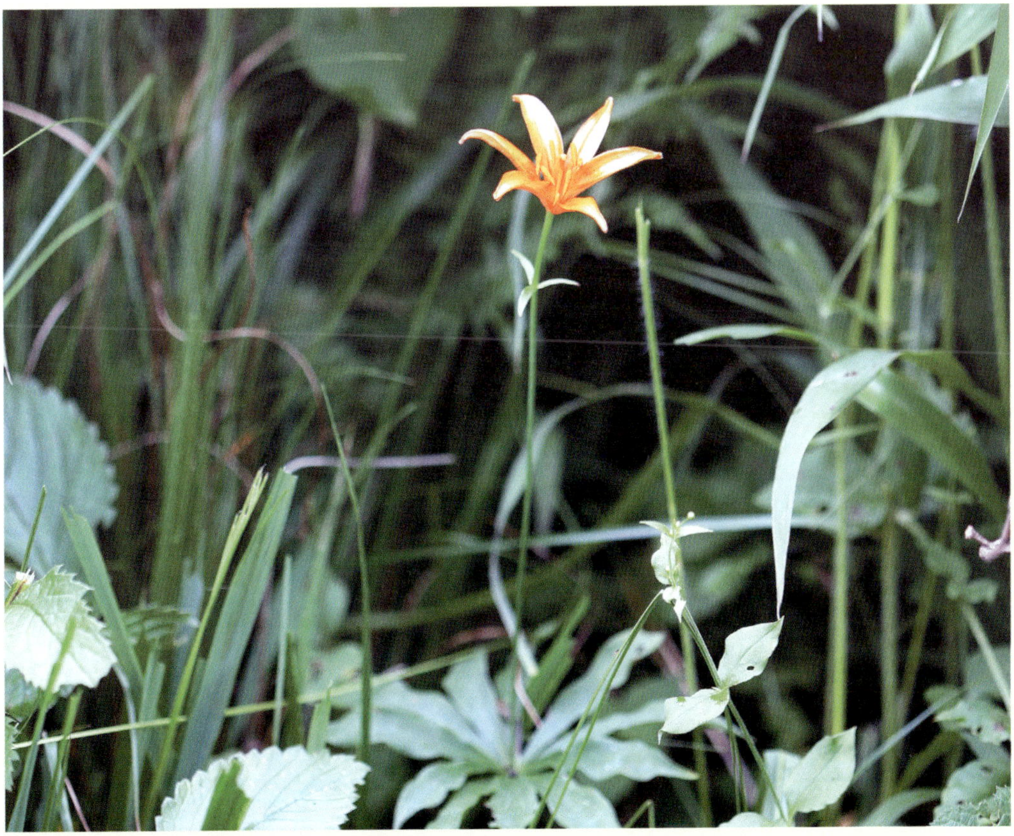

효능

지리산하늘말나리는 결핵으로 인하여 오랫동안 낫지 않는 기침, 각기 부종, 각혈에 효과가 있다. 특히 비늘줄기는 해수, 백일해, 기관지염, 후두염, 폐렴, 토혈, 종기, 유방염 등을 다스린다. 이 밖에도 동통, 신경쇠약, 골절, 월경과다에 쓰인다. 인경과 어린 이삭은 나물용으로도 이용하며 관상용으로 심기도 한다.

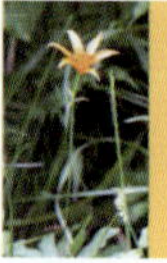

생김새와 특징

지리산하늘말나리는 여러해살이풀로 높이는 1m 정도로 자란다. 줄기는 곧게 서며 거의 털이 없고 뿌리인 비늘줄기는 지름 2~3㎝이고 달걀 모양 구형이다. 잎은 돌려나거나 어긋나고, 돌려난 잎은 6~12개로 피침형 또는 달걀을 거꾸로 세운 듯한 모양의 타원형이며, 1개씩 어긋난 잎은 위로 갈수록 작아진다. 꽃은 7~8월에 노란빛을 띤 연한 붉은색으로 원줄기 끝과 가지 끝에서 위를 향하여 핀다. 열매는 삭과로 10월경에 길이 2.2㎝, 지름은 2.5㎝ 정도로 익으며 3갈래로 갈라져 있고 각 방에는 갈색으로 된 납작한 종자가 빽빽이 들어 있다. 하늘말나리와는 외형이 모두 동일하지만 꽃잎에 점이 없는 것이 특징이어서 지나가면서 각별히 신경을 쓰지 않으면 찾기 힘든 식물 종류 중의 하나다. 유사종인 말나리는 우리나라 외에 중국,

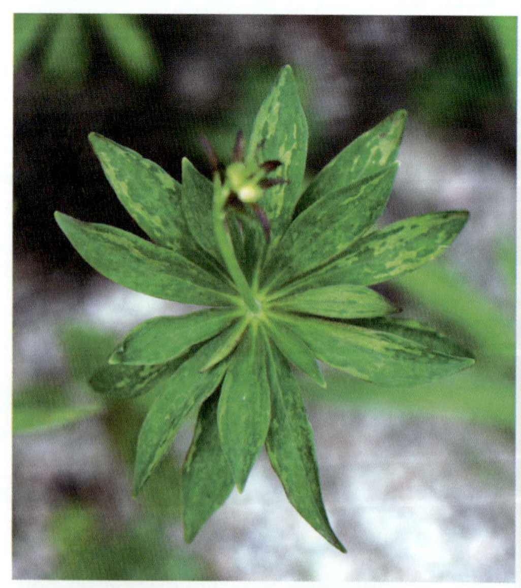

| 지리산하늘말나리_ 잎이 돌려나기로 전개되는 모습

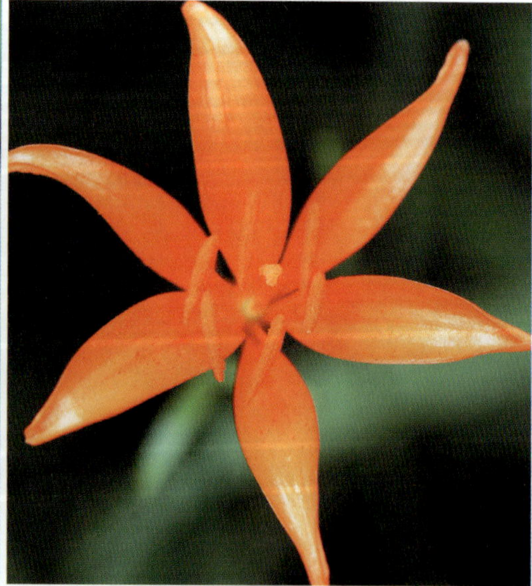

| 지리산하늘말나리_ 꽃

러시아 등에도 분포하지만 지리산하늘말나리는 우리나라 지리산 자락에서만 분포한다. 지리산하늘말나리는 유사종인 말나리, 하늘말나리, 참나리 등과 같이 약용 또는 식용하며 꽃은 관상용으로 쓰인다.

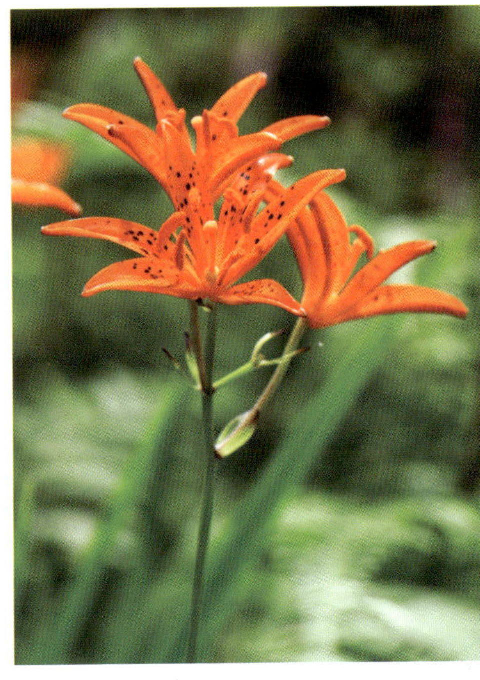

| 유사종인 하늘말나리 꽃

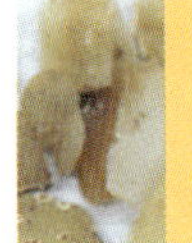

사용방법

① **일반적인 복용법** : 비늘줄기 20~30g을 물 900mL에 넣고 반으로 될 때까지 달인 물을 1컵씩(150mL) 매 식후에 마시거나 삶아서 먹는다. 결핵으로 인한 기침과 가래, 각기 부종, 열병과 기침할 때, 가래와 피를 토할 때 등에 치료 효과가 있다. 또한 잠자리 불안감과 정신을 안정시키는 효과도 있다.

② **민간요법** : 자양강장, 종독, 건위 등에 많이 사용되어 왔다.

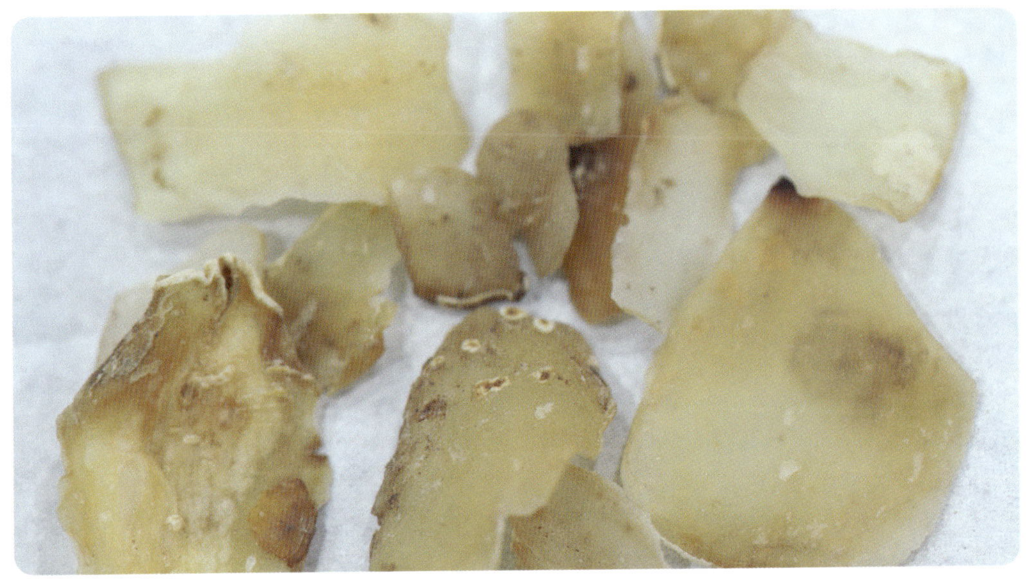

| 지리산하늘말나리_ 비늘줄기 인편 건조

097

건위, 진통, 해독, 타박상

지리오리방풀

- **학 명** : *Isodon excisus* var. *coreanus* T. B. Lee
- **과 명** : 꿀풀과
- **이 명** : 지리산오리방풀
- **생약명** : 연명초(延命草)
- **성 분** : 엔메인, 디하이드로엔메인, 이소도칼핀, 노도신, 이소도트리신, 오리도닌, 포니시딘, 에피노도시놀, 소도포닌, 이소도아세탈, 에피노도시닌, 오도니신 등
- **이용부위** : 뿌리를 제외한 지상부 전초(잎, 줄기, 꽃)
- **채취 및 가공법** : 개화기에 전초를 채취하여 그늘에서 말렸다가 잘게 썰어서 이용한다.

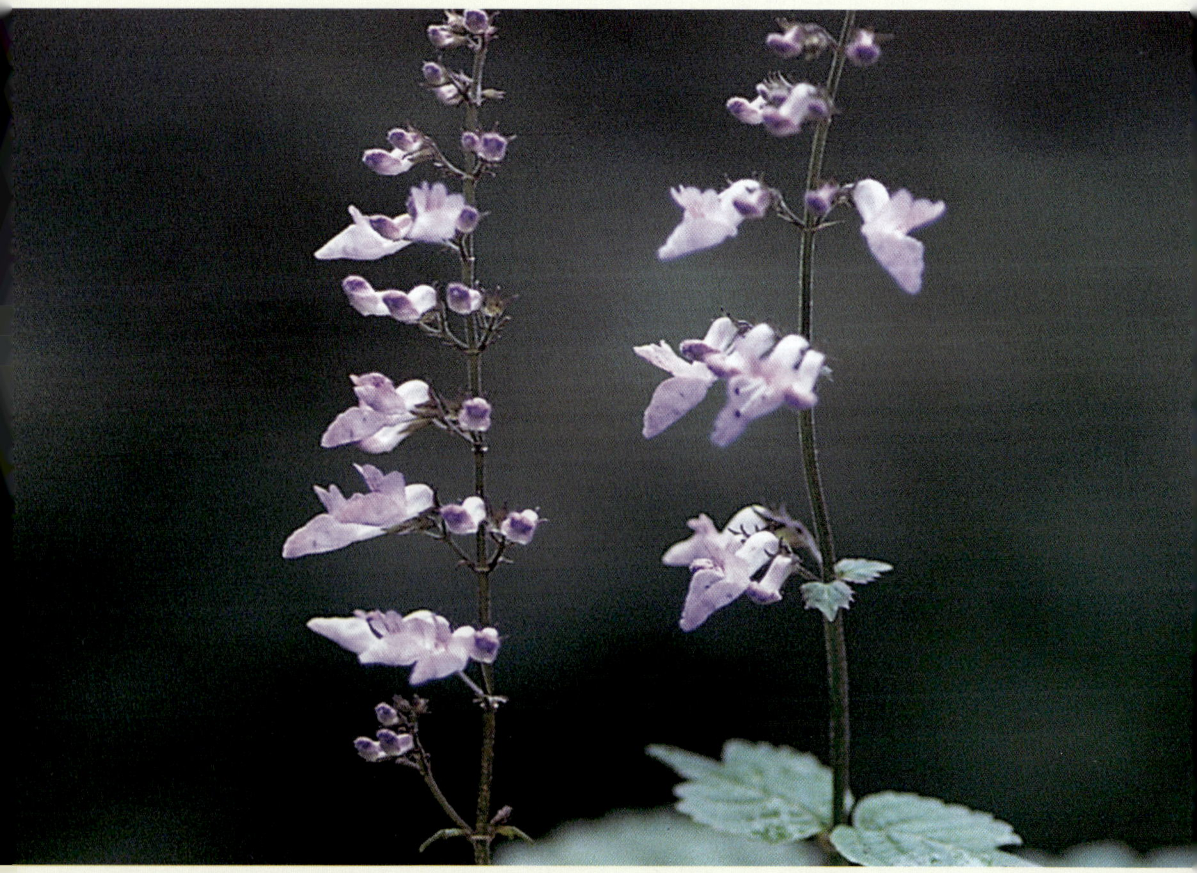

효능

지리오리방풀은 건위, 진통, 양혈, 소종, 옹종, 해열, 해독의 효능이 있다. 소화불량, 위염, 장염 등에 효과가 크게 나타나며, 종양, 타박상도 치료한다. 복통, 인후종통이 있을 때 약한 불로 달이거나 즙액을 내어 마셔도 효과가 있다. 어린순을 나물로 먹는다. 오리방풀, 지리오리방풀, 방아풀의 지상부 전초의 생약명은 모두 연명초(延命草)이며 동일한 처방의 약재로 쓴다.

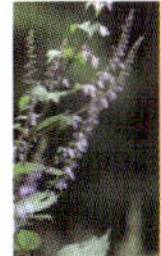

생김새와 특징

지리오리방풀은 여러해살이풀로 높이는 50~100㎝ 정도로 자란다. 줄기는 네모진 능선을 따라 밑을 향한 짧은 털이 있으며 밑에서 여러 대가 모여 같이 자란다. 마주나는 잎은 달걀 모양의 원형으로 잎 끝은 3개로 갈라지는데, 중앙 갈래조각은 거북꼬리처럼 길다. 잎의 폭이 길이보다 긴 것이 특징이며 잎의 밑부분 가장자리에는 톱니가 있다. 꽃은 6~8월에 취산꽃차례를 이루며 자주색으로 핀다. 꽃받침은 5개로 갈라지고 수술은 4개인데 2개가 길다. 열매는 여러 개의 씨방으로 이루어져 9~10월에 익으면 벌어진다. 지리오리방풀은 전국 각지의 심산지역에서 자라지만 특히 지리산에 많이 분포하고 있고 오리방풀은 전국적으로 분포하고 있다.

고려오리방풀이라고도 하는 지리오리방풀은 오리방풀의 변이종으로 원종과

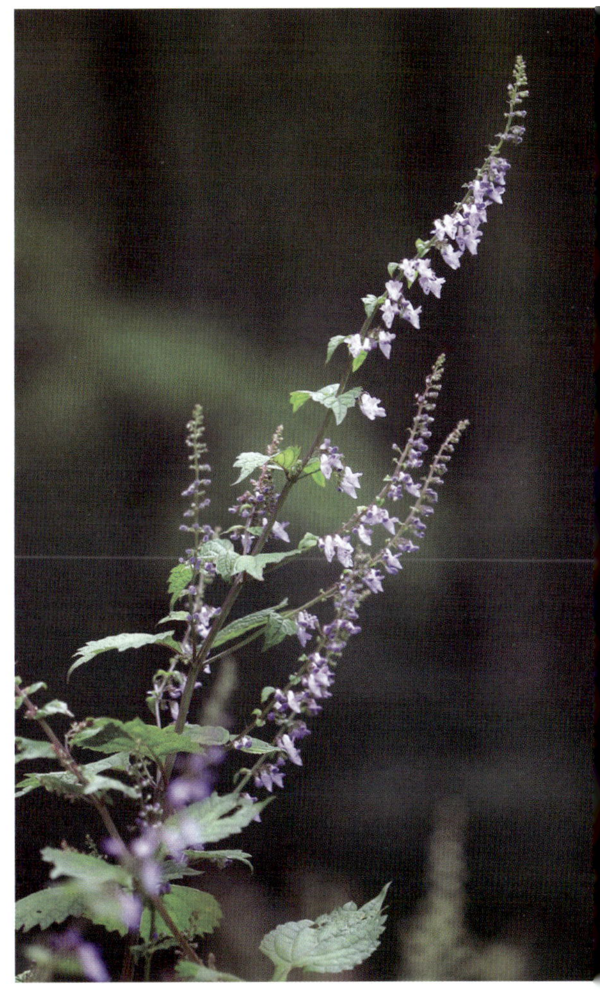

| 지리오리방풀_ 전초

키는 비슷하지만 꽃부리의 길이가 약간 크고 꽃꼭지 길이는 약간 작은 것이 특징이다. 이 밖에도 오리방풀의 변이종으로는 흰색 꽃이 피는 흰오리방풀과 톱니가 넓은 이빨처럼 생긴 둥근오리방풀 등이 있다.

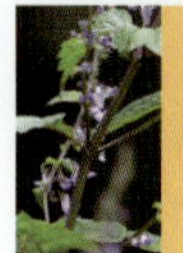

사용 방법

① **일반적인 복용법** : 말린 연명초(지리오리방풀의 지상부 전초) 30g을 물 900mL에 넣고 반으로 될 때까지 약한 불로 달여서 매 식전 30분에 1컵씩(150mL) 마신다.

② **소화불량** : 말린 연명초(지리오리방풀의 지상부 전초)를 약한 불로 달이거나 즙액을 내어서 마신다. 즙액은 복통이나 인후종통에도 잘 듣는다.

③ **종기** : 지리오리방풀 지상부 전초를 짓찧어 즙액을 환부에 바른다. 종양에도 사용된다.

④ **담석증** : 말린 지리오리방풀의 지상부 전초 40g을 물 900mL에 넣고 반으로 될 때까지 약한 불로 달여서 매 식전 30분에 1컵씩(150mL) 복용한다.

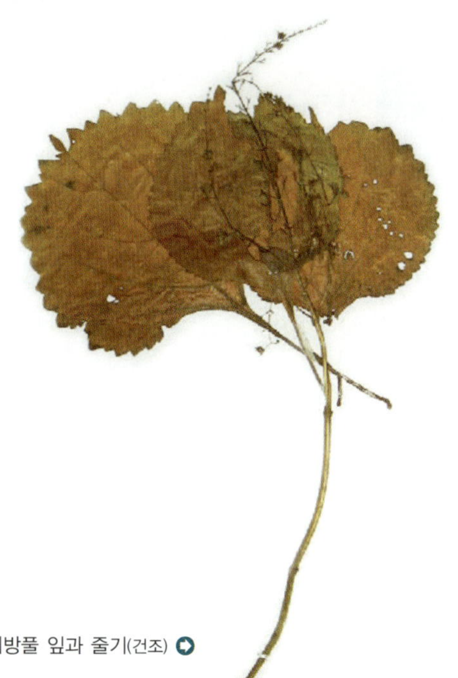

약용하는 지리오리방풀 잎과 줄기(건조)

지리오리방풀의 기능성 및 효능에 관한 특허자료

- 인플렉시놀을 유효성분으로 포함하는 암의 예방 또는 치료용 약제학적 조성물

본 발명은 오리방풀(지리오리방풀)로부터 분리한 디테르페노이드(Diterpenoid)계 화합물인 인플렉시놀(inflexinol)을 함유하는 암의 예방 또는 치료용 조성물에 관한 것이다. 본 발명의 조성물의 유효성분인 인플렉시놀은 암세포에서만 특이적으로 NF-κB의 활성을 억제하여 아폽토시스(apoptosis)에 의한 암세포의 사멸을 유도하는 효능을 가짐으로써 암의 예방 또는 치료에 매우 유용하게 사용될 수 있다.

– 공개번호 : 10-2009-0037561, 출원인 : 충북대학교 산학협력단

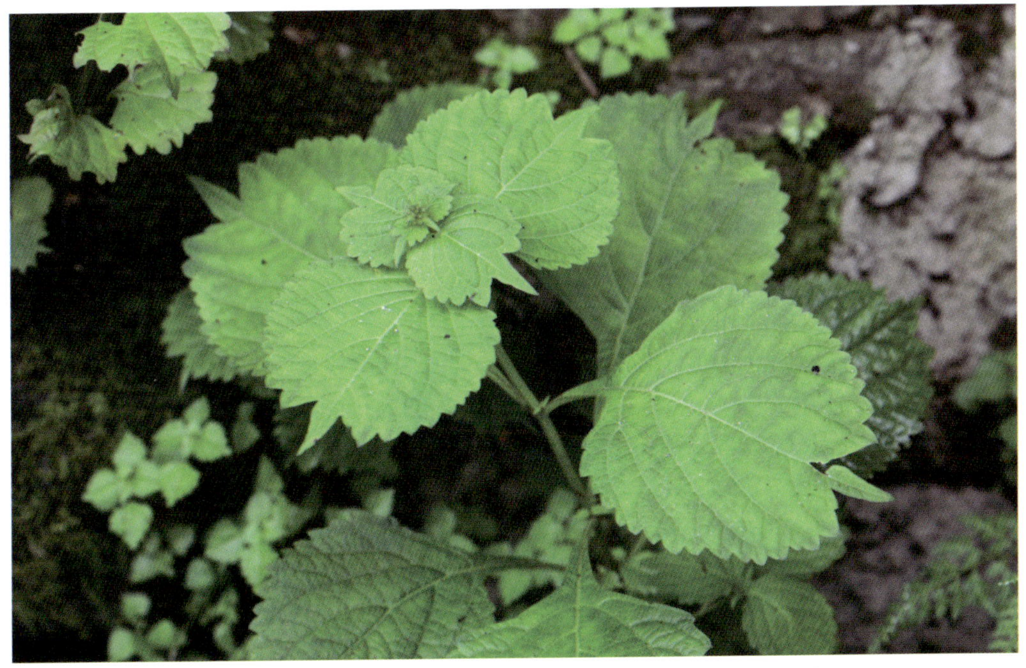

| 유사종인 오리방풀 잎

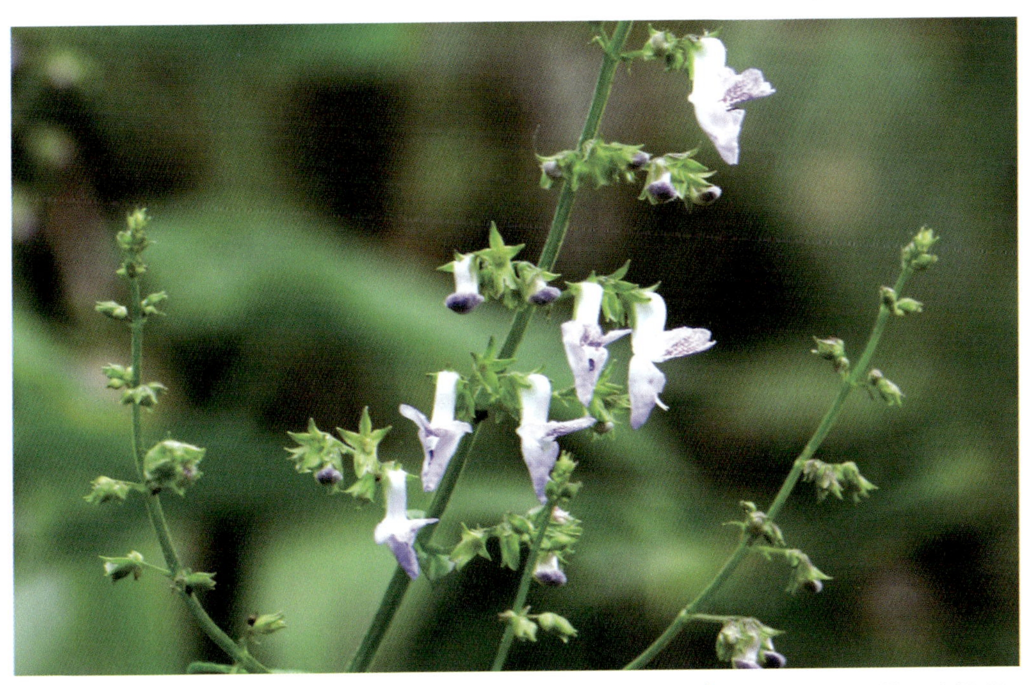

| 지리오리방풀과 유사한 오리방풀 꽃

098

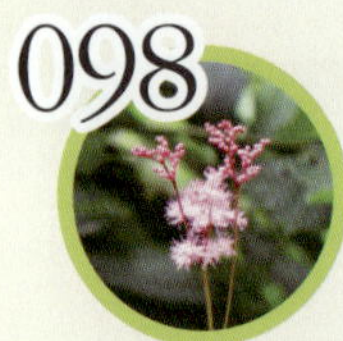

화상, 동상, 이뇨, 해독

지리터리풀

- 학 명 : *Filipendula formosa* Nakai
- 과 명 : 장미과
- 이 명 : 지리산터리풀, 지리털이풀, 터리풀
- 생약명 : 문자초(文字草)
- 성 분 : 페놀성 화합물, 플라보노이드, 타닌, 캠페롤, 케르세틴 등
- 이용부위 : 전초(잎, 줄기, 뿌리)
- 채취 및 가공법 : 7월 개화기 전후에 전초를 채취하여 그늘에서 말렸다가 이용하는데 약재보다 밀원으로 많이 이용되고 있다.

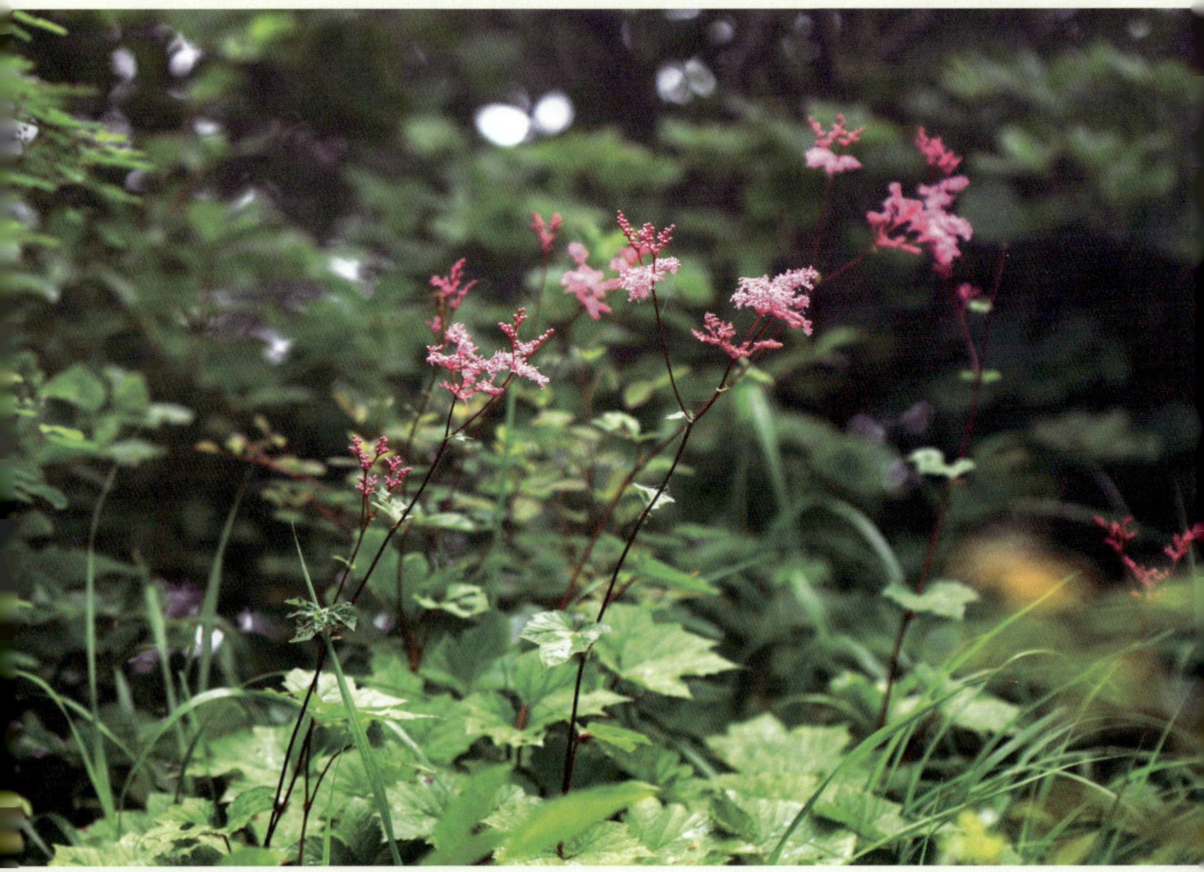

효능

지리터리풀은 예전부터 어린순을 먹거나 밀원식물로 이용되며 식물체 전체나 뿌리를 약으로 쓰는데, 특히 화상이나 동상에 특이한 효과가 있고 이뇨, 해독에도 효과가 좋다.

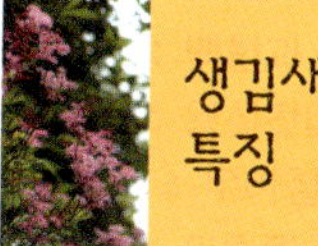

생김새와 특징

지리터리풀은 여러해살이풀로 높이는 1m 정도로 자란다. 뿌리줄기가 발달한 편인데 굵고 짧으며 흑갈색이다. 뿌리에서 난 잎은 잎자루가 길고 손 모양 겹잎이며, 정소엽은 중앙까지 갈라지는데 길이 7㎝, 너비 10㎝로 만부(彎部)가 넓고 둥글며 열편은 넓은 달걀 모양이고 끝이 꼬리처럼 길며 가장자리의 톱니는 길이 1㎜ 이하로서 자줏빛이 돌며 끝이 날카롭다. 꽃은 7~8월에 자홍색으로 피고 열매는 9~10월에 결실한다.

지리터리풀은 우리나라 특산식물로서 지리산 깊숙한 곳에 있는 계곡 주변이나 습윤지의 양지에서 자라는데, 특히 지리산 신양재(표고 700~900m)에 많이 분포하고 있다.

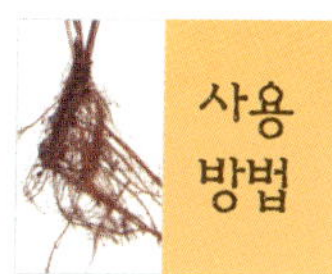

사용 방법

① **일반적인 복용법** : 지리터리풀 말린 전초(뿌리 포함) 20g을 600mL 물에 넣고 달여서 아침저녁 식후에 1컵씩(150mL) 복용한다.

② **화상, 동상** : 지리터리풀 식물체 전체나 뿌리를 짓찧어 환부에 바른다.

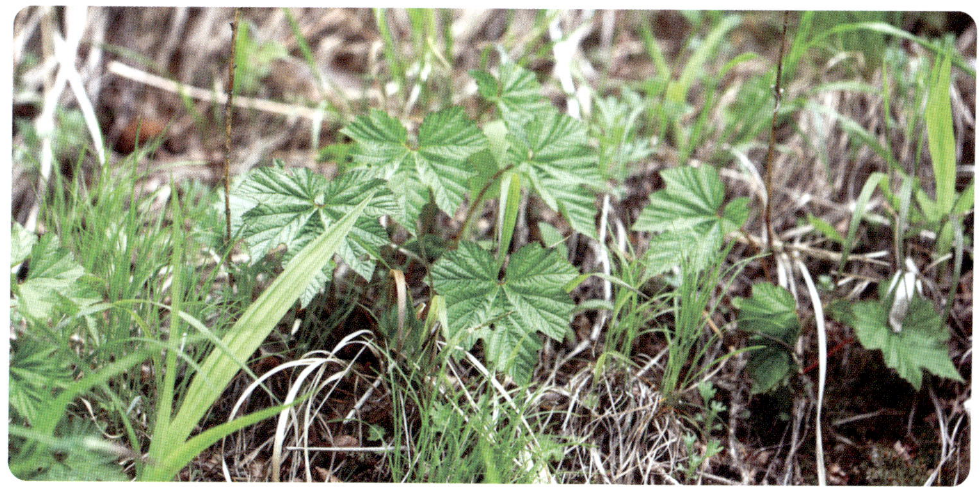

지리터리풀_ 새순

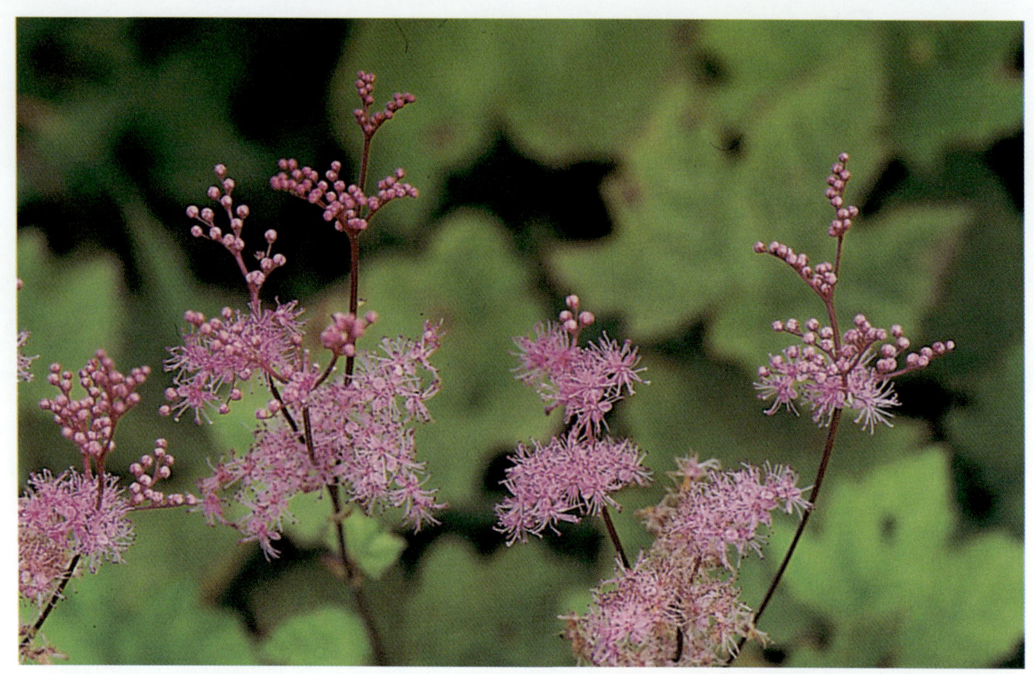

지리터리풀_ 꽃과 꽃봉오리

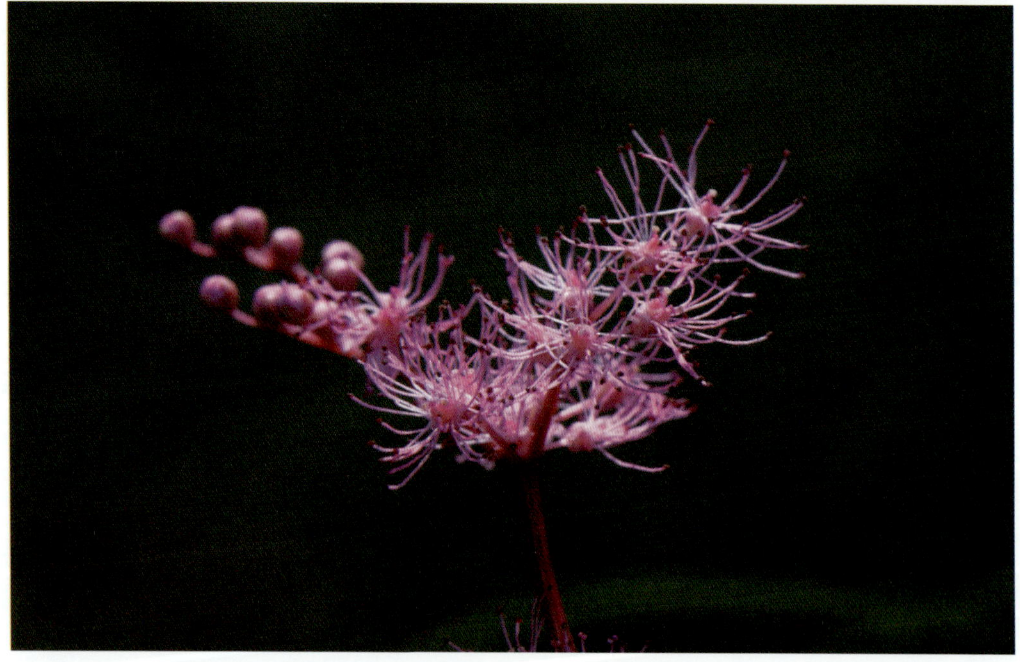

지리터리풀_ 꽃(확대)

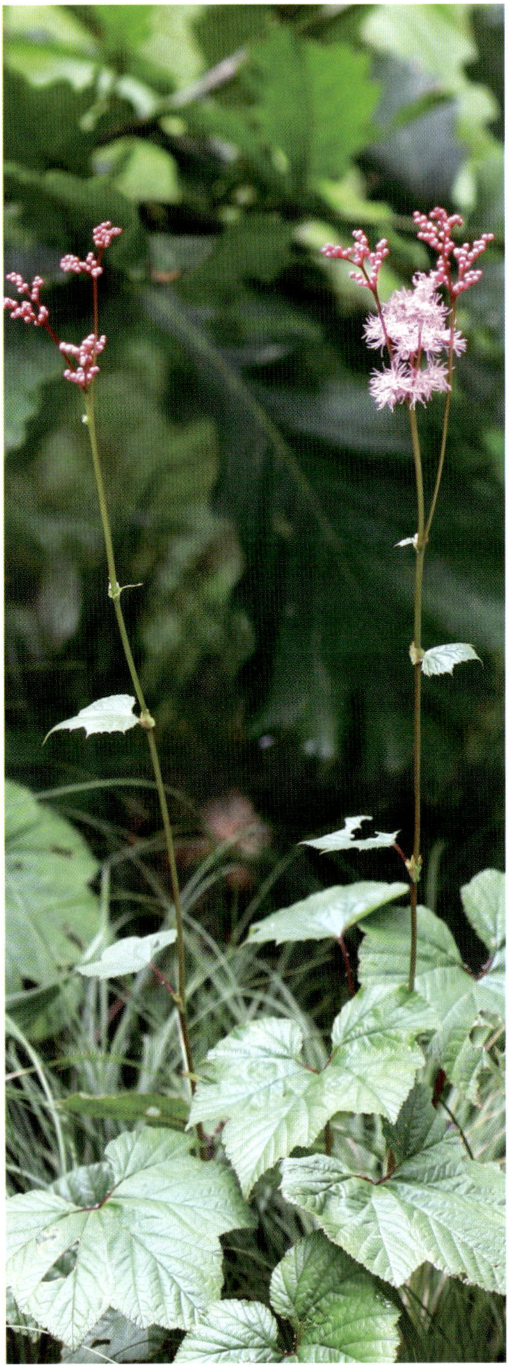

| 지리터리풀_ 지상부 전초

| 약용하는 지리터리풀 전초(건조)

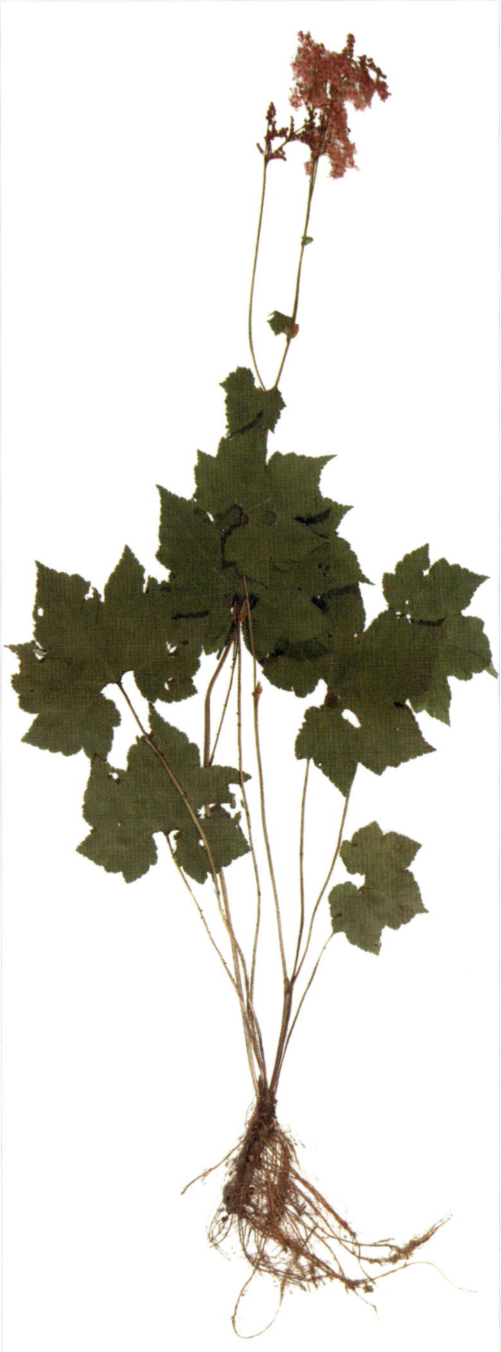

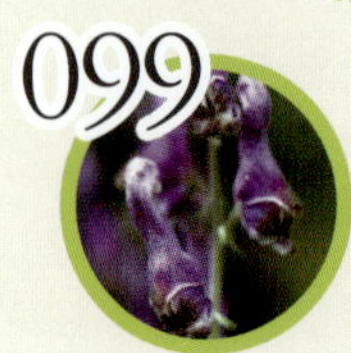

099

관절염, 황달, 중풍, 근육경련

진범

- 학 명 : *Aconitum pseudolaeve* Nakai
- 과 명 : 미나리아재비과
- 이 명 : 진교, 줄오독도기, 줄바꽃, 오독도기, 진과, 마랍화, 고모오두, 대구
- 생약명 : 진교(秦艽)
- 성 분 : 리카코니틴, 미오스틴, 리코크토닌, 아바드하리딘, 셉텐트리오딘 등
- 이용부위 : 뿌리
- 채취 및 가공법 : 가을에 뿌리를 채취하여 깨끗이 씻어 햇볕에 말린다.

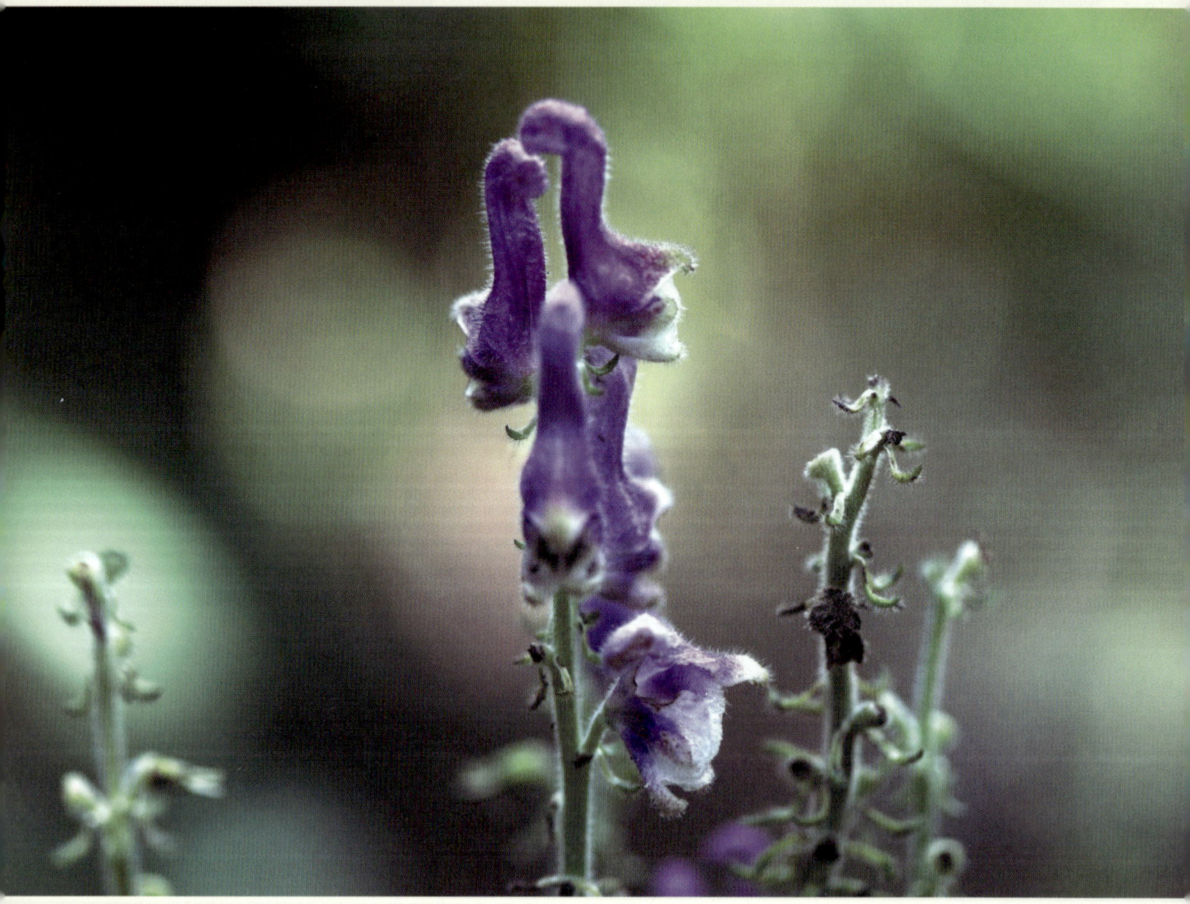

효능

진범의 뿌리를 진교라 부르며 약용하는데, 관절염, 관절통, 풍습과 황달 치료에 효과가 있다. 또한 중풍에 의한 반신불수나 마비 등에도 좋은 효과를 나타내며, 근육과 뼈의 경련, 소변이 안 나올 때에도 사용한다. 다만, 뿌리에 독성이 있으므로 사용에 주의를 요한다.

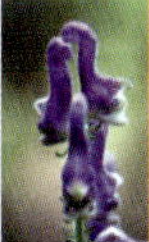

생김새와 특징

진범은 여러해살이풀로 높이는 30~80㎝ 정도로 자란다. 숲속의 그늘에 잘 자라는데, 곧은 뿌리는 깊이 들어가고 흑갈색이다. 원줄기는 흔히 자줏빛이 돌며 밑부분에 뾰족한 모서리인 능각이 있다. 뿌리나 땅속줄기에서 돋아 나온 근생엽은 원심형으로 잎자루가 길고 5~7개로 갈라지고 잎의 가장자리가 깊이 파인다. 꽃은 8월에 연한 자주색으로 원줄기 끝과 윗부분의 겨드랑이에 달려 핀다. 꽃받침 조각은 5개로 꽃잎 모양인데 뒤쪽의 것은 투구 같으며 2개의 꽃잎은 길어져 끝부분이 밀선(꿀샘)처럼 된다. 과실은 골돌은 3개이고 거센

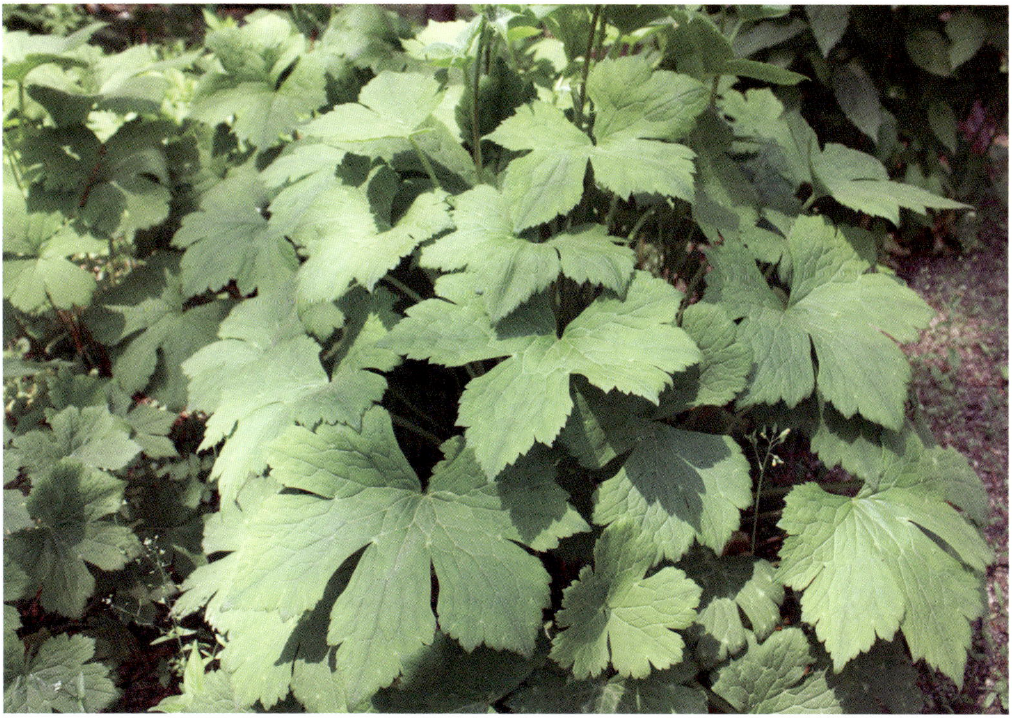

진범_ 새로 난 잎(근생엽)

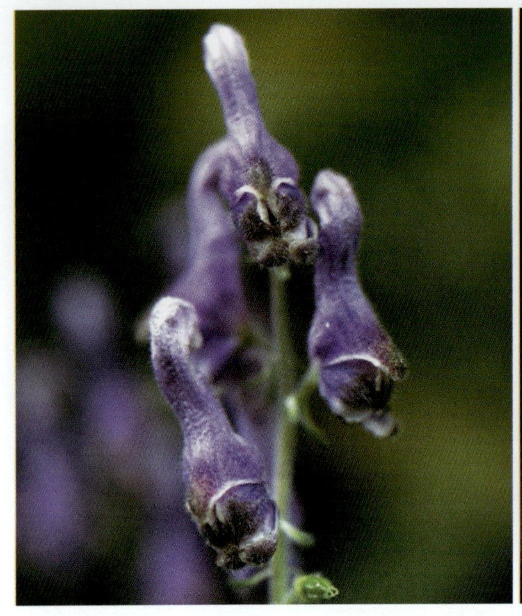

| 진범_ 꽃

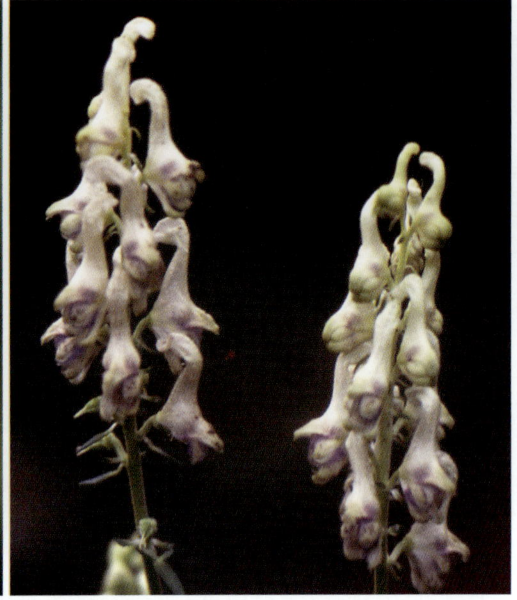

| 흰진범_ 꽃

털이 있다.

진범은 흔히 '진교'라고도 부르는데, 특산식물로 등록되어 있으며 우리나라와 중국, 일본 등지에 분포한다. 유사식물로는 흰진교라고도 불리는 흰진범이 있다. 8월에 연한 황백색의 꽃이 피는 흰진범의 뿌리도 '진교'라는 생약명으로 부르며 약재로 이용한다.

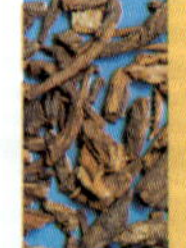

사용 방법

① **일반적인 복용법** : 말린 진범 뿌리 30g을 물 900mL에 넣고 반으로 될 때까지 달여서 매 식후에 1컵씩(150mL) 복용한다.

② **반신불수** : 말린 진범 뿌리 30g을 물 1L에 넣고 반으로 될 때까지 달여서 매 식후에 1컵씩(150mL) 복용한다. 중풍으로 반신불수나 마비, 동통을 호소할 때 통증을 완화시키고 마비를 풀어 주기도 한다.

③ **주의사항** : 진범의 뿌리에는 강한 독성을 나타내는 리카코니틴, 미오스틴 등이 함유되어 있어서 간을 해칠 우려가 있으니 과다 복용을 피해야 한다. 또한 뿌리의 독성이 호흡중추 및 순환계를 마비시키는 작용을 나타내므로 약재로 사용할 때에는 반드시 전문가의 처방에 따라야 한다.

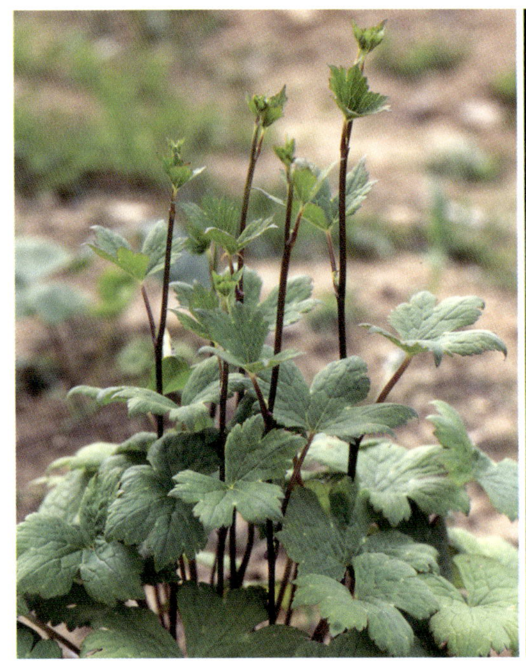

진범_ 잎과 줄기

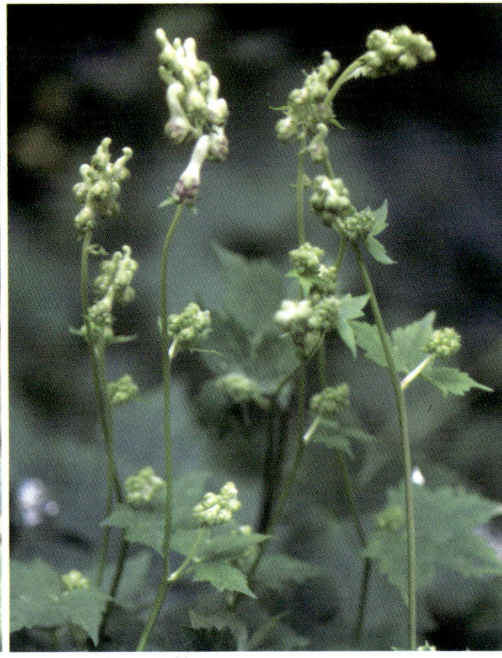

흰진범_ 잎과 줄기

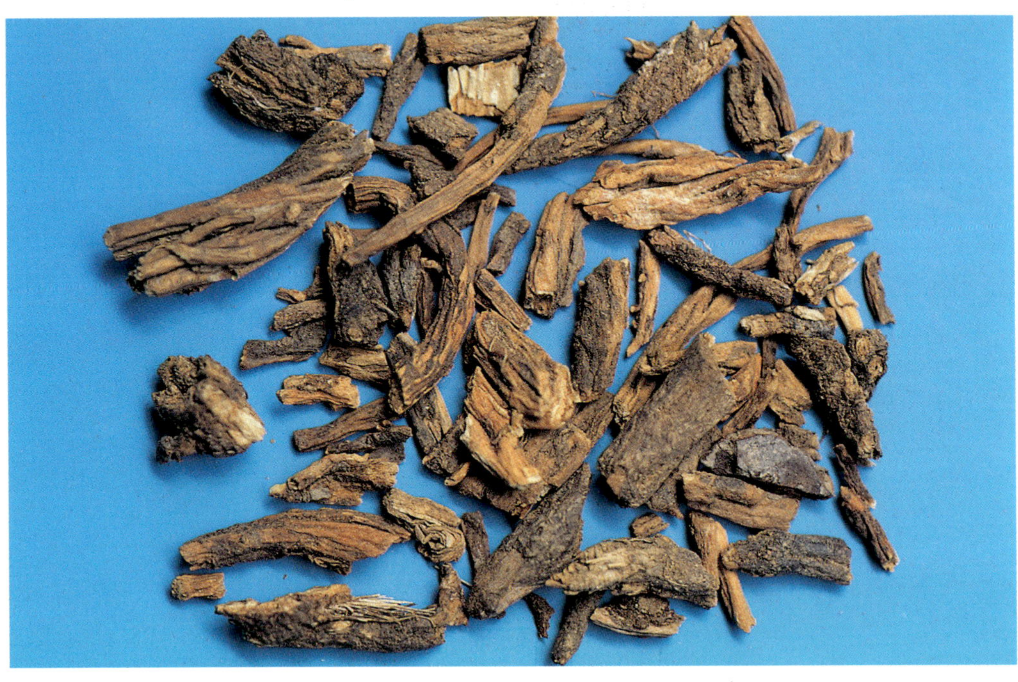

말려서 약용하는 진범 뿌리(진교)

100

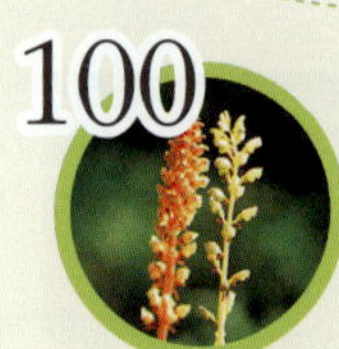

중풍, 두통, 고혈압, 종창

천마

- **학 명 :** *Gastrodia elata* Blume
- **과 명 :** 난초과
- **이 명 :** 수자해좃, 적마, 신초, 명천마
- **생약명 :** 천마(天麻), 적전(赤箭)
- **성 분 :** 가스트로딘, 베타시토스테롤, 구연산, 팔미트산, 바닐린, 뮤신, 비타민 A, 칼슘 등
- **이용부위 :** 뿌리(덩이줄기)
- **채취 및 가공법 :** 가을부터 이듬해 봄 사이에 뿌리(덩이줄기)를 채취하여 잘 씻은 후 뜨거운 찜솥의 증기로 쪄서 말린 다음 잘게 썰어서 이용한다.

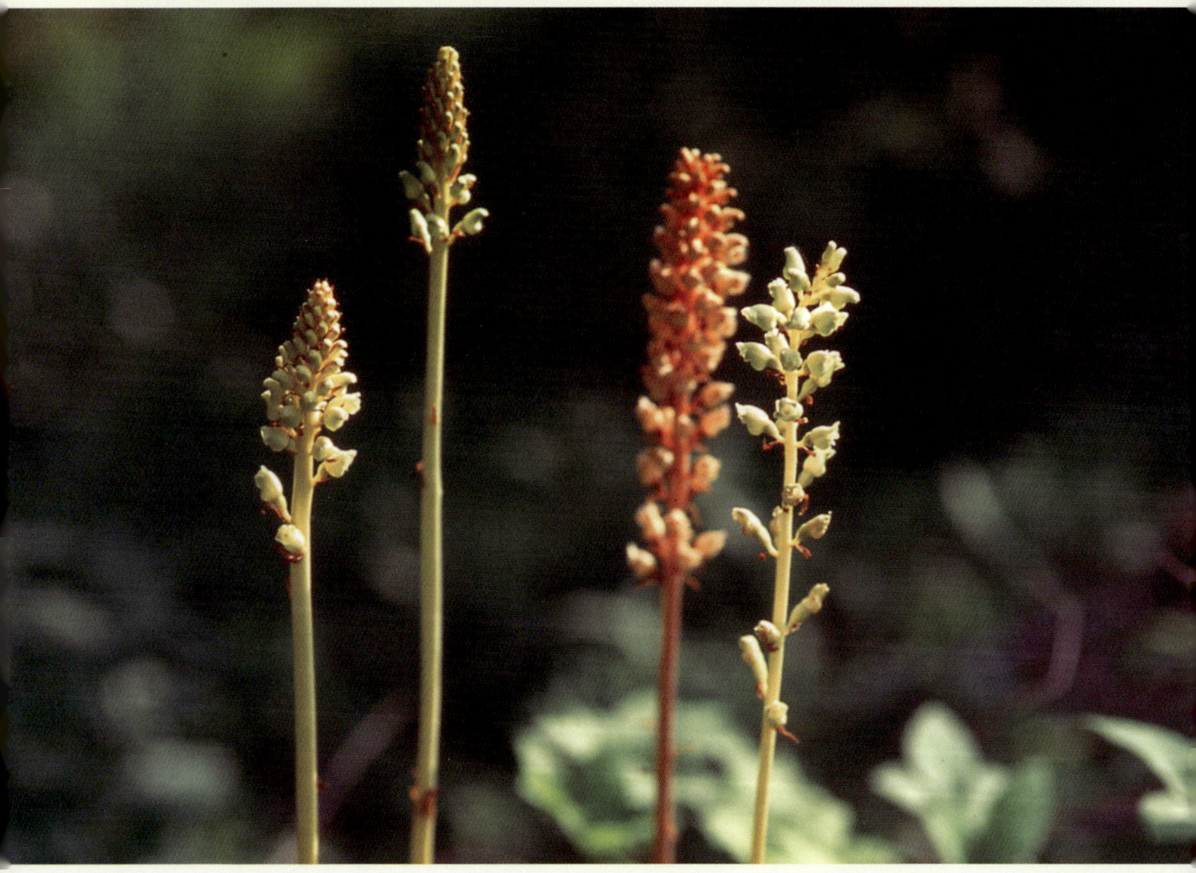

효능

천마는 보약의 원료인 강장약으로 중풍이나 고혈압, 종창과 악창, 무좀과 습진 등에 약재로 쓰인다. 특히 천마라는 이름은 마비 증상을 풀어주는 하늘이 내린 약재라는 의미를 담고 있어 반신불수, 사지마비, 언어장애 등에 특효가 있다. 이 밖에도 관절염이나 두통에도 효과를 나타내고, 최근에는 항염증, 심장과 뇌혈류 증가, 혈압강하, 항산화력 증가, 면역 활성화 작용이 보고되었다.

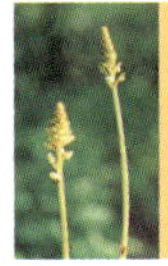

생김새와 특징

천마는 여러해살이풀로 높이는 60~100m 정도로 자란다. 곧게 서는 황갈색의 줄기에는 듬성듬성 잎이 나 있지만 퇴화되며 잎의 밑부분은 줄기로 싸여 있다. 6~7월에 피는 꽃은 황갈색이며 정생하는 총상꽃차례의 길이는 10~30㎝로서 줄기에 붙어 층층이 많은 꽃이 달린다. 긴 타원형의 뿌리(덩이줄기)는 비대하며 가로로 뻗는데, 길이 10~18㎝, 지름 3.5㎝ 정도이고, 뚜렷하지는 않으나 테가 있다. 열매는 9~10월경에 삭과로 달리는데 달걀을 거꾸로 세운 모양이다.

천마는 뿌리(덩이줄기)가 더벅머리 총각의 성기를 닮았다고 하여 수자해좆이라는 이명으로도 불린다. 전국적으로 부식질이 많은 계곡의 숲속에서 자라며 우리나라를 비롯해 일본, 중국에 분포한다.

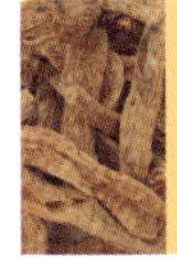

사용 방법

① **일반적인 복용법** : 물 600mL에 선조 가공한 천마 뿌리 20g을 넣고 반으로 될 때까지 달인 물을 아침저녁으로 1컵씩(150mL) 복용하거나 환제, 분말로 복용한다. 반신불수나 사지마비의 치료에 효과가 있다.

② **중풍** : 건조 가공한 천마 뿌리 30g을 물 900mL에 넣고 열탕으로 달여서 매 식후 1컵씩(150mL) 복용한다.

③ **종창과 악창** : 수확한 천마 뿌리를 잘 씻은 후 강판에 갈아서 생즙을 내어 환부에 붙여 준다. 무좀, 습진, 피부염에도 마찬가지로 하면 좋은 효과가 있다.

④ **어지럼증** : 건조 가공한 천마 뿌리 20g을 끓인 물 900mL에 넣고 5분 정도 우려내어 식후 1컵씩(150mL) 마신다.

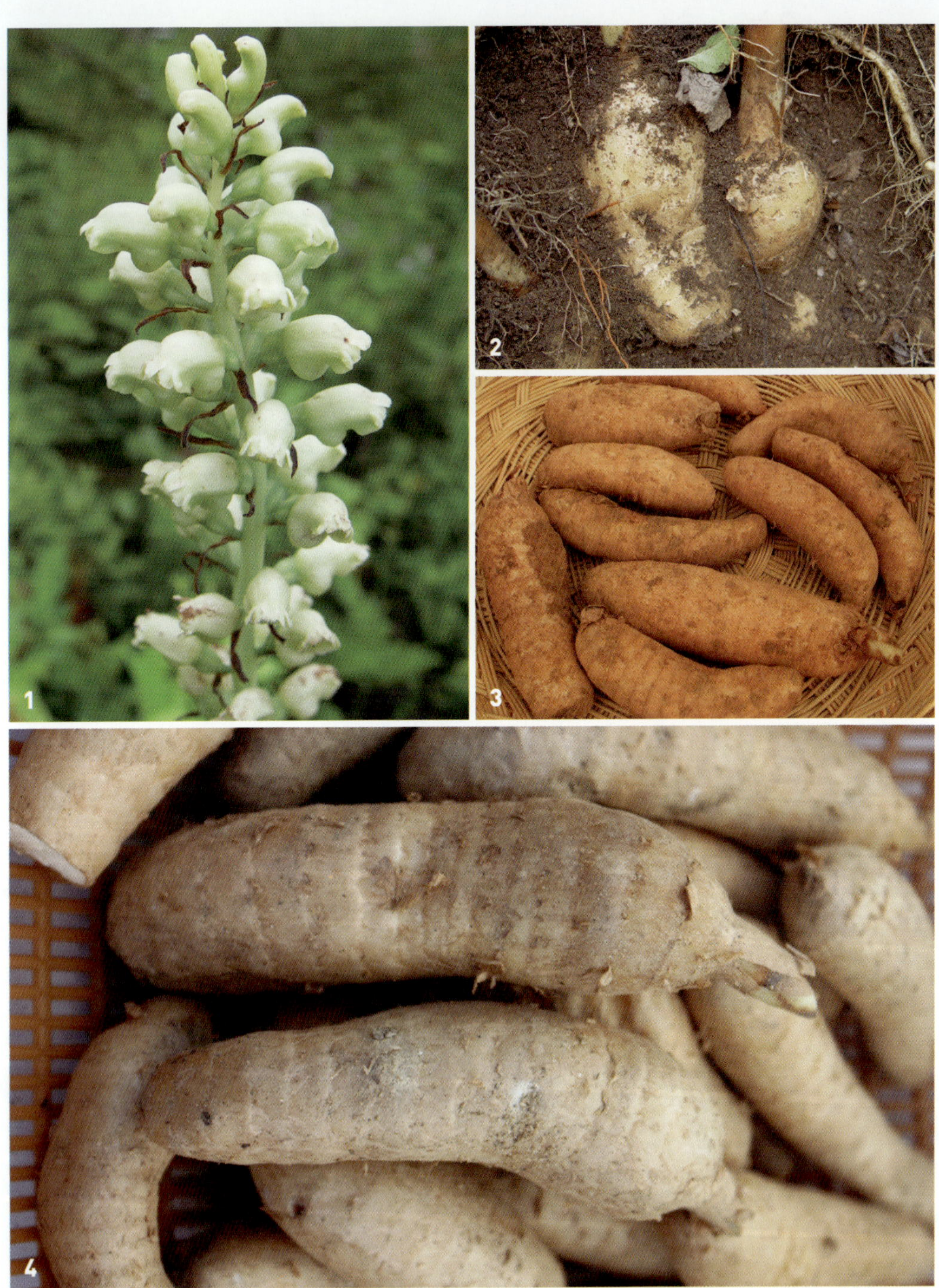

❶ 천마_ 꽃 ❷ 채취하기 전의 천마 뿌리(덩이줄기) ❸ 수확한 천마 뿌리 ❹ 생즙으로도 약효를 내는 천마 뿌리

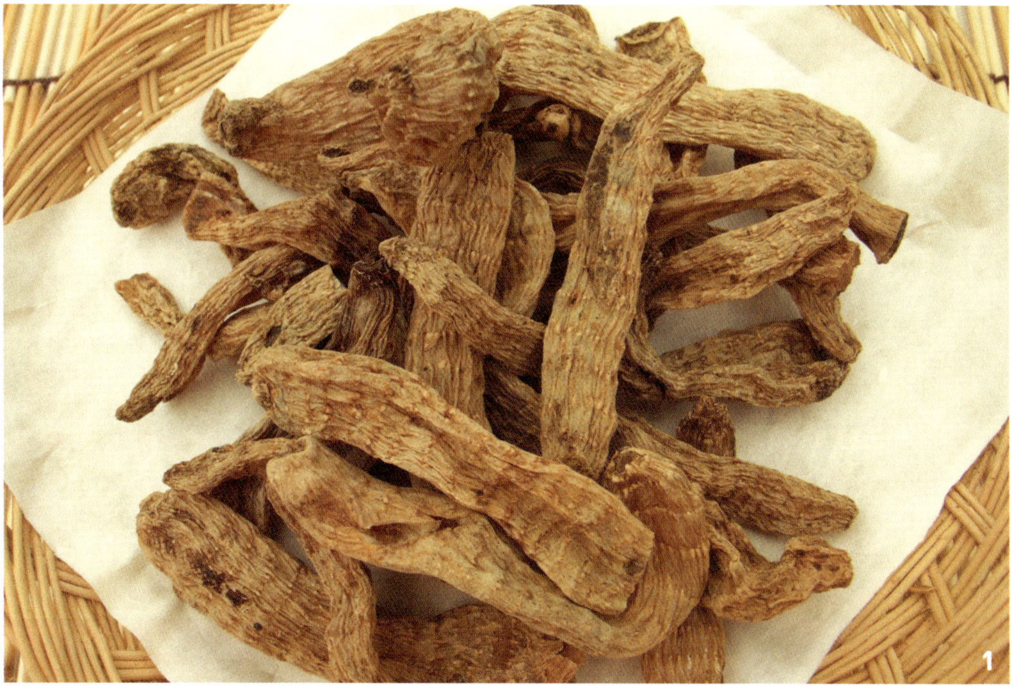

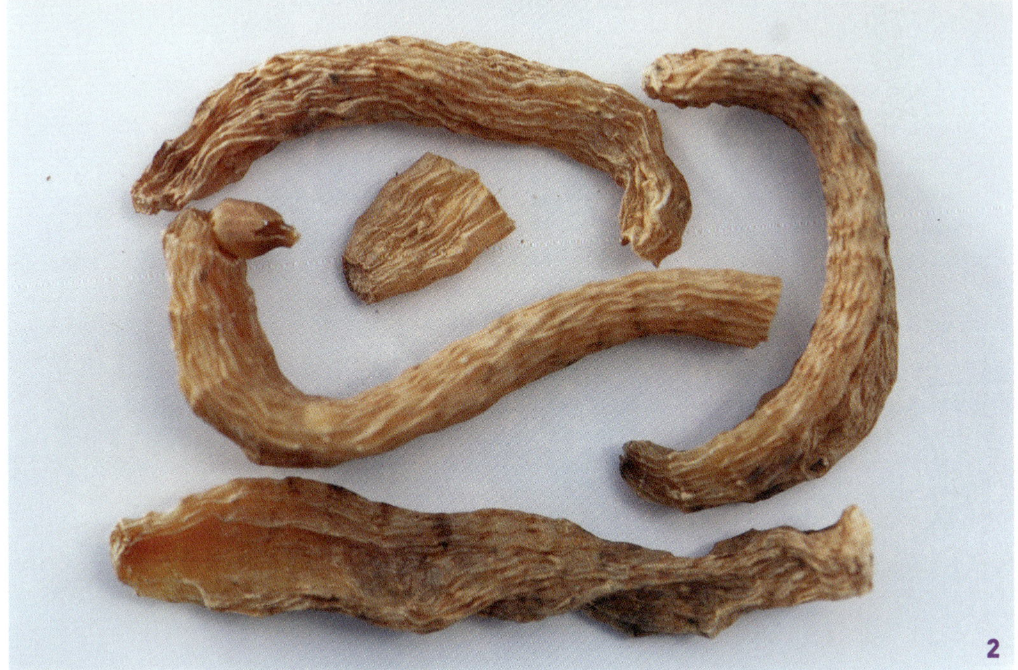

❶❷ 약재로 건조한 천마 뿌리

천마의 기능성 및 효능에 관한 특허자료

● 천마 추출물을 함유하는 위염 또는 위궤양의 예방 또는 치료용 조성물

본 발명에 따른 천마 추출물은 침수성 스트레스 유발로 인한 위 점막 세포의 손상을 보호하고, 염증 유발 인자인 산화질소의 합성을 억제하여 위염 또는 위궤양 억제 효과를 나타내므로 위염 또는 위궤양의 예방 또는 치료에 유용하다.

- 공개번호 : 10-2009-0046425, 출원인 : 경북대학교 산학협력단

● 신경보호 활성을 가지는 천마 추출물 및 이를 포함하는 치매 예방 및 치료용 조성물

본 발명은 신경보호 활성을 가지는 천마 추출물 및 이를 포함하는 치매 예방 및 치료용 조성물에 관한 것으로, 천마 추출물은 신경보호작용을 하여 아밀로이드 β-펩타이드에 의해서 유도되는 신경 세포사를 억제하는 효과가 있으므로 알츠하이머 질병, 치매 등을 예방 및 치료할 수 있는 뛰어난 효과가 있다.

- 공개번호 : 10-2003-0071035, 출원인 : C.F.(주)

● 천마 추출물을 유효성분으로 함유하는 파킨슨 질환의 예방 및 치료용 조성물

본 발명의 천마 추출물은 자발운동량의 감소 및 운동 실조 수행능력 감소를 억제, 도파민의 감소와 도파민 대사율의 증가 및 티로신 하이드록실레이즈(TH) 단백질 발현의 감소를 억제함으로써 파킨슨 질환의 예방 및 치료에 유용한 약학조성물 및 건강기능식품에 이용될 수 있다.

- 공개번호 : 10-2011-0080544, 출원인 : 강원대학교 산학협력단

● 천마 추출물을 유효성분으로 포함하는 골다공증 예방 및 치료용 조성물

본 발명은 천마 추출물 및 이를 유효성분으로 포함하는 골다공증 예방 및 치료용 조성물에 관한 것이다. 특히 본 발명에 따른 골다공증의 예방 및 치료용 조성물은 부작용이 없을 뿐 아니라 조골세포의 증식을 촉진하고 파골세포의 형성을 억제하여 골화 작용을 촉진함으로써 골다공증 치료에 유용하게 사용될 수 있다.

- 공개번호 : 10-2007-0115242, 출원인 : 박재영

● 천마 추출물을 유효성분으로 함유하는 약물 중독 또는 정신분열증 예방 또는 치료용 약학적 조성물

본 발명은 천마 추출물을 유효성분으로 함유하는 약물 중독 또는 정신분열증 예방 또는 치료용 약학적 조성물에 관한 것으로, 본 발명에 따른 약학적 조성물은 약물 중독에 따른 급성 중독증상을 억제하고 심리적 또는 육체적 의존성의 생성을 억제하는 효과를 나타내므로 약물 중독의 예방 또는 치료에 유용하게 사용될 수 있고, 상기의 조성물은 정신분열증 환자에게서 나타나는 양성 증상, 음성 증상 및 인지 기억 능력의 저하를 개선함으로써 정신분열증의 예방 또는 치료에 유용하게 사용될 수 있다.

- 공개번호 : 10-2010-0066802, 출원인 : 강원대학교 산학협력단

천마주

맛은 달다. 기호와 식성에 따라 꿀, 설탕을 가미하여 음용할 수 있다.

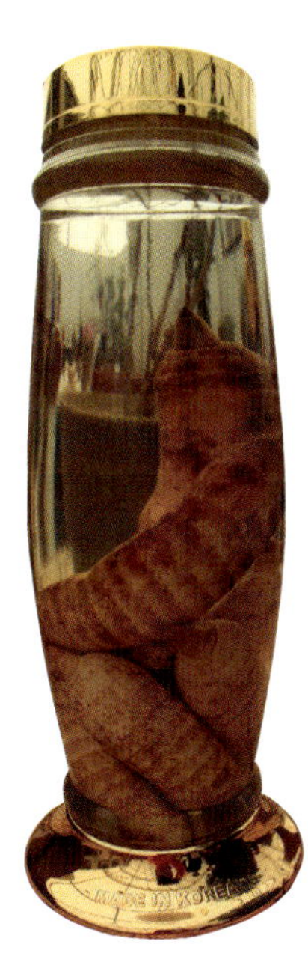

【적용병증】

- 사지구련(四肢拘攣) : 팔과 다리를 제대로 쓰지 못하는 증상을 말한다. 30mL를 1회분으로 1일 3~4회씩, 17~20일 정도 음용한다.
- 현기증(眩氣症) : 눈앞에 별이 보이면서 어지러운 증상을 말한다. 30mL를 1회분으로 1일 2~3회씩, 15~20일 정도 음용한다.
- 마비증세(麻痺症勢) : 신경이나 힘줄 등의 기능이 정지되거나 상실되어, 지각(知覺)운동 기능의 장애가 일어나는 경우이다. 30mL를 1회분으로 1일 3~4회씩, 17~20일 정도 음용한다.
- 기타 질환 : 뇌졸중, 발저림, 언어장애, 중풍, 척추질환

【만드는 방법】

① 약효는 천마 덩이뿌리에 있으므로 주로 덩이뿌리를 사용한다.
② 천마를 구입한 후 말리거나 생뿌리는 그대로 깨끗이 물에 씻어 물기를 없애고 사용한다.
③ 말린 덩이뿌리는 약 230g, 생 덩이뿌리 약 370g을 소주 3.8L에 넣고 밀봉하여 서늘한 냉암소에서 보관, 숙성시킨다.
④ 말린 덩이뿌리는 360일, 생뿌리는 240일 이상 침출한 다음 찌꺼기를 걸러내고 보관, 음용한다.

【구입방법 및 주의사항】

- 산지(產地)에서 직접 구입하는 것이 좋다. 자연산이 효험이 있으나 요즘은 재배가 주류를 이룬다.
- 20일 이상 음용해도 무방하다.
- 본 약술을 음용 중에 가리는 음식은 없다.

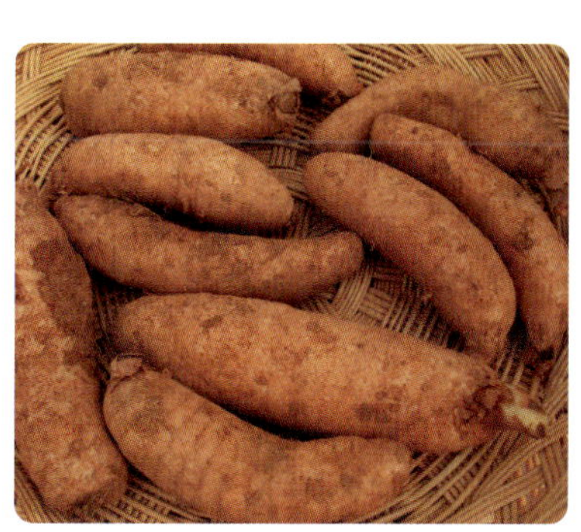

한방 용어해설

[ㄱ]

개라(疥癩) : 옴. = 개창.

개창(疥瘡) : 옴. 살갗이 몹시 가려운 전염성 피부병. 풍(風), 습(濕), 열(熱) 등의 사기가 피부에 엉키어 생긴다. 개라(疥癩)라고도 함.

객담(喀痰) : 각담(咯痰)이라고도 함. 가래. 가래가 끼는 증상.

거담(祛痰) : 담을 제거함.

거풍(祛風) : 풍사(風邪)를 없애는 것.

거풍활락(祛風活絡) : 풍사를 제거하고 경락을 통하게 함.

경간(驚癎) : ① 놀라서 발생한 발작, 간질. ② 소아경풍을 가리킴. 경(驚)은 몸에 열이 나고 얼굴이 붉어지며 잠을 잘 자지 못하지만 경련은 나지 않는 증상. 간(癎)은 경(驚)의 증상 외에 몸이 뻣뻣해지며 손발이 오그라들면서 경련이 발생함.

골절동통(骨節疼痛) : 뼈마디가 쑤시고 아픈 증상.

관중(寬中) : 정서적 억울로 기가 막힌 것을 잘 통하게 함. 소울이기(疏鬱理氣).

구어혈(驅瘀血) : 어혈을 풀어주는 작용.

구창(口瘡) : 입안이 허는 병증. 입안이 헐고 부스럼이 생기는 일종의 궤양성 구내염. 입 안쪽으로 입술, 뺨 부위의 점막에 원형 또는 타원형의 담황색 또는 회백색의 작은 점이 한 개 또는 여러 개 발생하는 것. 빨간 테두리가 있고 표면은 오목하게 패이며 국소가 화끈거리고 아프다.

구해(久咳) : 오래된 기침.

근골동통(筋骨疼痛) : 근육과 뼈가 쑤시고 아픔.

근골산통(筋骨痠痛) : 근육과 뼈가 시큰거리면서 아픔.

금창(金瘡) : 쇠붙이로 인한 상처.

[ㄴ]

나력(瘰癧) : 림프절에 멍울이 생기는 병증. 주로 목, 귀 뒤, 겨드랑이에 생김. 연주창.

냉리(冷痢) : 장이나 위가 허한(虛寒)한데 한사(寒邪)가 침입하여 발생하는 이질. 대개는 차고 날것, 불결한 음식 등을 지나치게 먹고, 한기가 막혀서 통하지 않음으로 인해 비의 양기가 상해서 발생한다.

[ㄷ]

단독(丹毒) : 화상과 같이 피부가 벌겋게 되면서 화끈거리고 열이 나는 증상.

담다불리(痰多不利) : 가래가 많고 이를 뱉어내지 못하는 증세.

담마진(蕁麻疹) : 발진성 전염병의 하나로 피부에 돋는 발진이 마립(痲粒)처럼 생겨서 붙은 이름.

담옹(痰壅) : 가래가 목구멍에 막히는 증세. 목에 가래가 낀 듯한 느낌임.

도체(導滯) : 적체를 없애서 기를 잘 통하게 함.

도한(盜汗) : 몸이 쇠약하여 잠잘 때 나는 식은땀. 잠잘 때 땀 흘리는 병증으로 대부분 허로(虛勞) 한 사람에게서 많이 나타남.

독사교상(毒蛇咬傷) : 독사에 물린 상처.

독충교상(毒蟲咬傷) : 독충에 물린 상처.

동통(疼痛) : 신경 자극으로 몸이 쑤시고 아프게 느껴지는 고통. 심한 통증.

두정통(頭頂痛) : 머리 정수리가 아픈 증상.

두훈(頭暈) : 어지럼증, 현기증. = 현훈(眩暈).

[ㅁ]

마진(痲疹) : 홍역. 병독 등으로 인하여 생기는 발진성 전염병.

명목(明目) : 눈을 밝게 함.

목예(目翳) : 눈 다래끼.

목적(目赤) : 눈에 핏발이 서는 증상. 목적종통.

목적종통(目赤腫痛) : 눈의 흰자위에 핏발이 서고 부으며 아픈 증상.

무명종독(無名腫毒) : 각종 종기나 부스럼으로 인한 독.

[ㅂ]

반위(反胃) : 음식물을 소화시켜 아래로 내리지 못하고 위로 토하는 증상으로 위암 등의 병증이 있을 때 나타남.

백탁(白濁) : 뿌연 오줌, 난백뇨.

변당(便糖) : 변당설사의 줄임말. 대변이 묽고 배변 횟수가 많은 증상.

보간(補肝) : 간의 기운을 보함.

보익(補益) : 보기(補氣)와 익기(益氣). 보법(補法)과 같은 말. 기, 혈, 음, 양이 허해서 생긴 여러 가지 허증(虛症)을 치료하는 방법.

보허(補虛) : 허한 것을 보함.

복사(腹瀉) : 설사. 대변이 묽고 배변 횟수가 많음.

복창(腹脹) : 복부의 창만증. 배가 더부룩하면서 불러 올라 불편한 증후. 외부적으로 양기가 허하고, 내부적으로 음기가 쌓여서 생긴다. 얼굴과 수족에는 부종이 없다.

붕루(崩漏) : 월경기가 아닌 때 갑자기 대량의 자궁출혈이 멎지 않고 지속되는 병증. 출혈이 급작스럽고 양이 많아 물줄기와 같음.

빈뇨(頻尿) : 오줌을 지나치게 자주 누는 증상.

[ㅅ]

사교상(蛇咬傷) : 뱀에 물린 상처.

사지마목(四肢痲木) : 팔다리가 마비되는 증세.

사화(瀉火) : 허열을 내림. 화기를 없앰.

산기(疝氣) : 고환이나 음낭이 붓고 커지면서 아랫배가 켕기고 아픈 병증. 산기통(疝氣痛).

산제(散劑) : 약재를 가루 형태로 조제한 것.

서근(舒筋) : 굳어진 근육을 풀어주는 작용.

서체(暑滯) : 여름철 더위 먹은 증상.

석림(石淋) : 임질의 하나. 콩팥이나 방광에 돌처럼 굳은 것이 생겨서 소변 볼 때에 요도 통증이 심하며 돌이 섞여 나옴. 신 · 방광 · 요도 등에 생기는 결석.

소간(疏肝) : 간기(肝氣)가 울결(鬱結)된 것을 흩어지게 함.

소변불리(小便不利) : 소변 배출이 원활하지 않은 증세.

소비산결(消痞散結) : 결린 것을 낫게 하고 맺힌 것은 흩어지게 함.

소식(消食) : 소화를 돕고 식욕을 촉진시키는 작용.

소아감적(小兒疳積) : 감질(疳疾)에 음식 적체가 있는 병증. 아이의 얼굴이 누렇고 배가 부은 듯하며 몸이 여위는 병.

소아경풍(小兒驚風) : 어린아이들의 심한 경기.

소적(消積) : 적취를 없앰. 가슴과 배가 답답한 것을 없앰.

수렴(收斂) : 기를 거두어들이는 작용.

수종(水腫) : 체내 수습(水濕)이 정체되어 발생하는 부종.

습사(濕邪) : 습(濕)이 병을 일으키는 해로운 사기(邪氣)가 됨.

식적창만(食積脹滿) : 음식을 내리지 못하고 적체(積滯)가 되며 헛배가 부르는 증상.

식체(食滯) : 음식을 지나치게 많이 먹거나 차고 익지 않으며 변질된 음식을 먹고 비위(脾胃)가 상해 허약(虛弱)해진 병증임. 음식에 의해서 비위가 상한 병증. = 식상(食傷).

신허요통(腎虛腰痛) : 신장의 기능이 허약해져서 나타나는 요통.

실음(失音) : 목이 쉬어 말을 하지 못하는 증세.

심계(心悸) : 가슴이 두근거리면서 불안해하는 증상.

심계항진(心悸亢進) : 가슴 두근거림이 멈추지 않고 계속됨.

[ㅇ]

아통(牙痛) : 치통.

악창(惡瘡) : 악성 화농성 종기.

양위(陽萎) : 양도가 위축되는 증상. 발기부전.

양혈(凉血) : 피를 차게 함. 혈분의 열사를 제거하는 청열법.

어혈(瘀血) : 혈액이 체내에서 어체(瘀滯)된 것. 경맥의 외부로 넘쳐 조직 사이에 쌓이거나 혈액 운행에 장애가 발생하여 경맥 내부 및 기관(器官) 내부에 정체되는 것을 포함함.

염좌(捻挫) : 삔 것.

오풍(惡風) : 풍사(風邪)를 싫어함. 바람이 없으면 아무렇지도 않고 바람을 싫어하며 바람을 쐬면 한기가 든다.

옹(癰) : 급성 화농성 질환의 총칭. 빨갛게 부어오르고 열과 아픔이 있으며 고름이 들어 있는 종기. 몸 바깥에 생기는 것을 외옹이라고 하고 장부에 생기는 것을 내옹이라 한다. 종기(瘡) 가운데 3㎝ 이상인 것을 옹이라 하거나 절(癤)이 악화된 것을 가리켜 옹이라고 하는 경우도 있다.

옹저(癰疽) : 피부화농증, 종기. 창(瘡)의 면적이 크고 얕은 것을 옹(癰)이라 하고, 창의 면적이 좁고 깊은 것을 저(疽)라 함.

옹저종독(癰疽腫毒) : 피부화농증, 즉 종기로 인한 독성.

옹종(癰腫) : 기혈의 순환이 순조롭지 않아 피부나 근육 내에 역행하면서 혈이 응체하여 국부에 발생하는 부스럼이나 종기. 피부에 난 화농성 종기. 종기(옹저)가 부어오른 것.

완비(頑痺) : 피부에 감각이 없는 병증. 살갗과 살이 나무처럼 뻣뻣해져 아픔도, 가려움도 느끼지 못하며 손발이 시큰거리면서 아픈 증세.

완하(緩下) : 대변을 부드럽게 하여 잘 나가게 함.

외감풍한(外感風寒) : 감기. 외부에서 침입한 풍한사(風寒邪).

요슬마비(腰膝痲痺) : 허리와 무릎 마비 증상.

유옹(乳癰) : 가슴에 생기는 옹저. 급성 화농성 유선염.

유음(溜飮) : 수종(水腫)이 쌓여 흩어지지 못하는 증상. 비위의 양기가 허하여 수음이 오랫동안 머물러 있어서 야기됨.

유정(遺精) : 몸이 허약하여 성행위 없이 무의식중에 정액이 흘러나가는 병증.

윤폐(潤肺) : 폐를 촉촉하게 함. 폐의 기운을 원활하게 함.

이기(理氣) : 기를 잘 통하게 함.

이뇨(利尿) : 소변 배출을 원활하게 함.

이수(利水) : 수도를 이롭게 하고 습사를 잘 나가게 함.

이습(利濕) : 습사를 잘 배출시킴.

인후홍종(咽喉紅腫) : 목안이 벌겋게 붓는 증상.

임병(淋病) : 성전염병의 일종.

임신수종(妊娠水腫) : 임신 7~8개월의 임부에게 나타나는 임신중독증. 하지에 가벼운 부종이 생기다가 몸 전체가 붓거나 체중이 비정상적으로 증가함.

임신유종(妊娠乳腫) : 임신 중 유방이 붓고 아픈 증세. 임신 6~7개월에 간기(肝氣)가 소통되지 않아 기(氣)가 울체(鬱滯)되어 혈(血)이 맺혀서 경락(經絡)이 통하지 않고 유관(乳管)이 막히므로 유방이 단단하게 붓고 아프며 오한(惡寒)과 발열(發熱)이 나타남.

임탁(淋濁) : 임질. 소변이 자주 나오고 오줌이 탁하며 요도에서 고름처럼 탁한 것이 나오는 병증.

[ㅈ]

자한(自汗) : 양(陽)의 기운이 허하여 가만히 있어도 이유 없이 땀이 나는 증세.

장옹(腸癰) : 장 안에 옹(癰)이 생기면서 복부에 동통(疼痛)이 수반되는 병증. 장의 기가 통하지 않고 막혀서 생기는 응어리와 이로 인한 동통.

장풍하혈(腸風下血) : 치질의 하나. 대변을 볼 때 맑고 새빨간 피가 나오는 증상이 있는데 이는 풍사가 장위를 침범하여 생김. 장풍이라고도 함.

적백대하(赤白帶下) : 여성의 음도에서 흘러나오는 점액성 액체.

적백리(赤白痢) : 붉은색 또는 흰색의 곱이 나오는 이질.

적백하리(赤白下痢) : 곱과 피고름이 섞인 대변을 보는 이질. 끈끈하게 덩어리진 피고름이 나오는데 붉은색과 흰색이 서로 섞여 있는 것을 말함. 적리(赤痢), 백리(白痢), 하리(下痢)를 통틀어 일컫는 말.

적체(積滯) : 음식물이 소화되지 않고 위에 머물러 있는 병증.

적취(積聚) : 뱃속에 덩이가 생겨 아픈 증. 적은 5장에 생기고 취는 6부에 생기는데, 적은 음기이고 한 곳에 생기기 때문에 아픔도 일정한 곳에 나타나며 경계가 뚜렷하지만 취는 양기이고 한 곳에서 생기지 않고 왔다 갔다 하기 때문에 아픈 곳도 일정하지 않음.

전액(煎液) : 탕액(湯液)이나 약재의 액을 끓인 것.

정종(疔腫) : 정창과 옹종.

정창(疔瘡) : 형태가 작고 뿌리가 깊으며 몹시 딴딴한 부스럼.

조습(燥濕) : 습사를 다스림.

종독(腫毒) : 종기, 부스럼.

종창(腫脹) : 염증이나 종양 등으로 인해 피부가 부어오른 것을 가리킨다. 부기(浮氣), 팽만감 증상의 총칭.

종통(腫痛) : 붓고 아픈 증세.

좌상(挫傷) : 넘어지고, 부딪치거나 눌리거나 삐어서 연조직이 손상되는 것.

중초(中焦) : 삼초의 하나. 삼초의 중간부로서 주로 비위를 도와 음식물을 부숙(腐熟)하고 진액을 훈증하여 정미로운 기운으로 변화시키는 소화기능을 담당함.

진경(鎭痙) : 경기, 경련을 진정시킴.
진토(鎭吐) : 토하는 것을 가라앉힘.
진해(鎭咳) : 기침을 멎게 함.
질타내상(跌打內傷) : 넘어지거나 부딪쳐서 생긴 상처.

[ㅊ]

창독(瘡毒) : 부스럼의 독기.
창옹(瘡癰) : 부스럼과 악창.
창종(瘡腫) : 헌데나 부스럼.
천포습창(天疱濕瘡) : 물집이 생기는 종기. 창독 또는 매독.
청간(淸肝) : 간의 기를 깨끗하게 함.
청맹내장(靑盲內障) : 시력저하로부터 시작되어 점차 실명(失明)에 이르게 되는 내장질환.
청열(淸熱) : 열을 내리게 함.
청열사화(淸熱瀉火) : 열을 내리고 화기를 없앰.
청열해독(淸熱解毒) : 열을 내리고 독성을 풀어줌.
청폐(淸肺) : 열기에 의해 손상된 폐기를 맑게 식히는 효능.
청혈(淸血) : 혈액을 맑고 깨끗하게 함.
충창(蟲瘡) : 벌레로 인해서 생긴 부스럼.
치창(痔瘡) : 치핵, 치질.

[ㅋ]

코피 : 육혈(衄血).

[ㅌ]

타박종통(打撲腫痛) : 타박상에 의한 부종과 통증.
탁독(托毒) : 독성을 배출시킴.
탈항(脫肛) : 직장 탈출증. 항문 및 직장 점막 또는 전층이 항문 밖으로 빠져나오는 병증.

[ㅍ]

평천(平喘) : 천식을 다스림.
폐로해수(肺癆咳嗽) : 폐결핵으로 인한 기침.
폐옹(肺癰) : 폐농양. 폐에 농양이 생긴 병증으로 기침에 농혈을 섞어 토함.

표사(表邪) : 표피 아래에 머무는 차가운 사기, 표피 아래에 차가운 사기(邪氣)가 머무르는 증.

풍담(風痰) : 풍증을 일으키는 담병 또는 풍으로 생기는 담병.

풍담현운(風痰眩暈) : 풍사로 인하여 담이 결리고 어지럼증이 오는 증세.

풍사(風邪) : 육음의 하나. 바람으로 인한 해로운 사기(邪氣). 외감병을 야기하는 주요 원인으로 다른 사기와 결합하여 여러 가지 병을 야기시킴.

풍습(風濕) : 풍사와 한습사(寒濕邪)가 겹쳐서 나타난 증상.

풍습마비(風濕痲痺) : 풍사(風邪)와 습사(濕邪)로 인한 마비 증상.

풍습비통(風濕痺痛) : 풍사와 습사로 인해 저리고 아픈 증상. 현대적으로는 통풍.

풍한습비(風寒濕痺) : 풍한습사, 즉 찬바람 등으로 인하여 결리고 아픈 증상.

피부소양증(皮膚瘙痒症) : 피부 가려움증.

피부자양(皮膚刺痒) : 침으로 찌르는 듯하며 가려운 피부병.

[ㅎ]

하리(下痢) : 설사와 이질.

한사(寒邪) : 추위나 찬 기운이 병을 일으키는 사기(邪氣)가 됨.

해수(咳嗽) : 폐의 호흡기능 실조에서 흔하게 나타나는 증상. 가래를 동반하는 심한 기침병.

해수토혈(咳嗽吐血) : 기침과 함께 피를 토하는 증상.

해역상기(咳逆上氣) : 기침과 구역으로 기가 위로 치솟는 증상.

해울(解鬱) : 기가 울체된 것을 풀어줌.

해혈(咳血) : 기침할 때 피가 나는 증상.

혈리(血痢) : 대변에 피가 섞여 나오는 이질. = 적리(赤痢).

혈림(血淋) : 소변에 피가 섞여 나오는 임증.

혈붕(血崩) : 월경 주기가 아닌데도 갑자기 음도(陰道)에서 대량의 출혈이 있는 증상.

화담(化痰) : 담(痰)을 삭아지게 함. 가래를 삭인다는 뜻.

후비종통(喉痺腫痛) : 목구멍이 붓고 아픈 증세. 목안이 벌겋게 붓고 아프며 막힌 감이 있는 인후염 등의 인후병을 통틀어 이르는 말.

후종(喉腫) : 목구멍의 종기. 달이거나 볶거나 기름이 많은 음식을 먹거나 혹은 과음한 채로 성교를 해서 독기가 흘러나가지 못하고 후근(喉根)에 뭉친 것으로 신속하게 치료하지 않으면 위험하다.

후통(喉痛) : 인후통.